心血管病学文库

实用心律失常介入治疗学

主编　汤宝鹏　陈明龙　杨新春

科学出版社

北　京

内 容 简 介

　　本书从心律失常分类、发病机制、诊断、治疗、管理及发展趋势等方面全面阐述了心律失常的临床相关问题，试图以目前可得到的研究证据和心律失常介入专家的经验为基础来建立心律失常介入治疗的实体论。本书除介绍心律失常射频消融及起搏器治疗的基础知识外，还大量介绍了该领域近年来的新技术、新进展，如三维标测技术及长程记录（LINQ）的应用，使我们能在空间上看到心律失常的起源及传导径路，在时间上连续观察到心律失常的发生与终止全程。本书涵盖了由技术熟练且经验丰富的介入术者提出的操作要点、技巧和建议，对心律失常介入医师具有较强的实用性。

　　本书主要供广大心血管内科医师，尤其是从事临床心律失常介入诊治工作的心血管医师参考使用。

图书在版编目 (CIP) 数据

实用心律失常介入治疗学 / 汤宝鹏，陈明龙，杨新春主编 . —北京：科学出版社，2017.8
（心血管病学文库）

ISBN 978-7-03-054104-8

Ⅰ . ①实… Ⅱ . ①汤… ②陈… ③杨… Ⅲ . ①心律失常－介入性治疗 Ⅳ . ① R541.705

中国版本图书馆 CIP 数据核字（2017）第 190439 号

责任编辑：董 林 杨小玲 / 责任校对：何艳萍 张小霞
责任印制：肖 兴 / 封面设计：黄华斌

科学出版社 出版
北京东黄城根北街 16 号
邮政编码：100717
http://www.sciencep.com

北京汇瑞嘉合文化发展有限公司 印刷
科学出版社发行 各地新华书店经销
*
2017 年 8 月第 一 版 开本：889 × 1194 1/16
2018 年 1 月第二次印刷 印张：34 3/4
字数：1 145 000
定价：198.00 元
（如有印装质量问题，我社负责调换）

主 编 简 介

汤宝鹏 主任医师、教授、医学博士、博士生导师。
现任新疆医科大学第一附属医院副院长、新疆医科大学
临床医学研究院常务副院长、心电生理重点实验室主任、
新疆维吾尔自治区心血管病研究所副所长。享受国务院
政府特殊津贴专家,新世纪百千万人才工程国家级人选。
兼任国家心血管病中心第一届专家委员会委员、国家卫
生计生委房颤脑卒中防治专业委员会副主任委员、中国
医师协会心律学专业委员会副主任委员、中华医学会心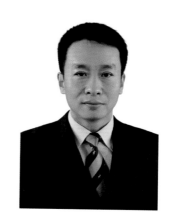
电生理与起搏分会常务委员、心力衰竭器械治疗专业委员会副主任委员、心脏远
程医疗专业委员会副主任委员、长程心电监测工作委员会副主任委员、室性心律
失常与心脏猝死专委会副主任委员、中国老年医学会心脑血管病分会常务委员、
新疆医学会心电生理与起搏专业委员会主任委员、新疆医学会心电学专业委员
会主任委员,美国心律学会(FHRS)、欧洲心律学会(EHRS)、欧洲心脏学
会(FESC)及亚太地区心脏节律学会(APHRS)会员。担任《中华心律失常
学杂志》《中华内科学杂志》等杂志编委。近五年承担国家"十三五"重点研
发项目——国家精准医学研究项目 1 项,国家自然科学基金 3 项,新疆维吾尔
自治区高技术研究发展项目 1 项、科技支撑项目 1 项等。曾获省部级科技进步
奖二等奖 8 项,乌鲁木齐市科技进步奖一等奖 1 项,2007 年获新疆维吾尔自治
区有突出贡献优秀专家。以第一作者或通讯作者发表学术论文 140 余篇,其中
在 *Heart Rhythm*、*Int J Cardiol*、*Europace*、*PACE* 等期刊发表 SCI 论文 50 余篇,
主参编专著 9 部。

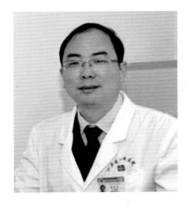

陈明龙 主任医师、教授、博士生导师。现任南京医科大学第一附属医院心内科副主任，中国医师协会心律学专业委员会副主任委员，中国生物医学工程学会心律学分会副主任委员，中华医学会心电生理与起搏分会会员，美国心律学会会员，欧洲心律学会会员，亚太心律学会会员、分会主席，江苏省医学会心电生理与起搏分会候任主任委员，江苏省医学会心血管病分会副主任委员，国际知名杂志 *JACC Clinical Electrophysiology* 编辑顾问。曾荣获中华医学科技奖二等奖 1 项、教育部科技进步奖二等奖 1 项。目前主持数项国际及国内大规模临床研究。近年来以第一作者或通讯作者发表学术论文 50 余篇，杂志包括 *Circulation: Arrhythmia and Electrophysiology, Heart Rhythm, Journal of Cardiovascular Electrophysiology*，*Europace*，*PACE*，《中华心血管病杂志》《中华心律失常学杂志》等。

杨新春 主任医师、教授、医学博士、博士生导师。现任首都医科大学附属北京朝阳医院心脏中心主任、首都医科大学心血管疾病研究所所长、首都医科大学心血管病学系副主任。在心律失常、冠心病诊治及高血压病研究方面有着较深的造诣。学术兼职有美国心脏病学学会会员，欧洲心脏病学学会会员，美国心律学会会员，中国生物医学工程学会心律学分会副主委，中华医学会心血管病学分会常委，中华医学会心电生

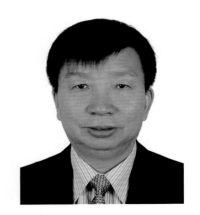

理和起搏分会常委，中华医学会介入培训中心专家委员会委员，国家卫计委心血管病专家委员会专家，北京医学会内科学分会主委等。兼任《中华心血管病杂志》《中华心律失常学杂志》等多种杂志编委。承担多项国家自然科学基金项目及其他研究项目，以第一作者或通讯作者发表学术论文 110 篇，其中 SCI 论文 15 篇，影响因子累计 89 分。主编《急性冠状动脉综合征》《现代心血管药物与临床》等多部著作。曾获 1999 年塞克勒中国医师年度奖、国家科学技术进步奖二等奖、北京市科技进步奖二等奖等。

《实用心律失常介入治疗学》
编委会

主　编　汤宝鹏　陈明龙　杨新春

编　委　（按姓氏笔画排序）

马长生	首都医科大学附属北京安贞医院	李耀东	新疆医科大学第一附属医院
王　君	江苏省人民医院	肖方毅	江苏省人民医院
王　磊	上海长征医院	沈　敏	第四军医大学西京医院
王景峰	中山大学附属第二医院	沈法荣	浙江绿城医院
方　印	江苏省人民医院	张　玲	新疆医科大学第一附属医院
尹先东	首都医科大学附属北京朝阳医院	张疆华	新疆医科大学第一附属医院
邓文宁	首都医科大学附属北京朝阳医院	陈红武	江苏省人民医院
龙德勇	首都医科大学附属北京安贞医院	陈明龙	江苏省人民医院
卢振华	首都医科大学附属北京安贞医院	陈样新	中山大学第二附属医院
冯向飞	上海交通大学医学院附属新华医院	周祁娜	新疆医科大学第一附属医院
邢　强	新疆医科大学第一附属医院	周贤惠	新疆医科大学第一附属医院
乔　青	南京鼓楼医院	姜述斌	新疆维吾尔自治区中医医院
任淑静	美敦力（上海）有限公司	祖克拉·吐尔洪	新疆医科大学第一附属医院
刘　兵	第四军医大学西京医院	袁沃亮	中山大学附属第二医院
刘兴斌	四川大学华西医院	夏时俊	首都医科大学附属北京安贞医院
刘海雷	江苏省人民医院	徐　伟	南京鼓楼医院
汤宝鹏	新疆医科大学第一附属医院	徐　强	江苏省人民医院
孙国建	浙江绿城医院	常三帅	首都医科大学附属北京安贞医院
芦颜美	新疆医科大学第一附属医院	董建增	首都医科大学附属北京安贞医院
杜先锋	江苏省人民医院	喻荣辉	首都医科大学附属北京安贞医院
杨志平	江苏省人民医院	雷　娟	中山大学附属第二医院
杨新春	首都医科大学附属北京朝阳医院	廖德宁	上海长征医院
李毅刚	上海交通大学医学院附属新华医院	薛小临	西安交通大学医学院第一附属医院

序

　　心律失常为临床常见、多发疾病，可独立发生，也可伴发于其他疾病。轻者影响患者生存质量，重者可致残、致死。心脏性猝死中 80% 为心律失常性猝死。因此，加强对心律失常基础与临床研究，尤其是优化心律失常防治策略具有更重要的临床意义。

　　心律失常的药物治疗虽历经一个世纪之久，然而众多的循证医学证据提示：药物防治心律失常的净效益甚微，有些药物在针对某些类型心律失常治疗时甚至增加死亡率。在药物治疗的疗效评判中，能遏制心律失常的药物不少，但能根治心律失常、降低心律失常性死亡率及全因死亡率的药物乏见。因此，寻找新的治疗方法，优化其治疗策略则显得更为重要。

　　心律失常的介入治疗业已用于临床达半个世纪之久，最初仅有起搏治疗缓慢型心律失常。直至 20 世纪 90 年代，经导管射频消融治疗房室结折返性心动过速、房室折返性心动过速喜获成功后，心律失常的介入治疗方发展迅速。目前，消融的能源已不仅限于热效应（射频、激光等），其冷效应（冷冻球囊等）也已显示出很好的应用前景；标测技术已不仅限于二维标测、短程记录，三维标测、长程记录（LINQ）的应用，使我们能在空间看到心律失常的起源及传导径路，在时间上连续观察到心律失常的发生与终止全程；导管工艺和影像学的发展，也为心律失常消融治疗插上了成功的翅膀；起搏器的体积逐渐减小趋势、生理化趋势、"寿命"延长趋势、兼容趋势、无导线趋势等，均为其在起搏治疗中趋利避害、造福患者增添了许多成功的因素；更重要的是，本领域一批学者和中青年专家，他们把握前沿，多思善学，勤于实践，乐于积累，不断刷新成功经验并使之升华成理性认识，这是对丰富心律失常介入治疗学的卓越贡献。

　　捧读由汤宝鹏、陈明龙、杨新春教授主编的《实用心律失常介入治疗学》，但见条目系统、科学，内容丰富、新颖；既有对心律失常介入治疗基础的介绍，又有对每一类心律失常、每一项介入技术的翔实叙述；既有他人的理性认识，又有作者自己的实践领悟；字里行间跳跃着作者的睿智与勤勉，文内图中闪烁着作者对职业的忠诚。我由衷赞美作者及行业内的一批专家，他们常年在 X 线下工作，其身躯不断遭受医源性毁损，但他们敬业地用缩短自身生命来挽救患者生命，其事业之伟大，其情操之高尚应为之高歌！

　　这是一部用心血凝聚成的医章，应作者之邀为之作序，委实不敢，好在捧读后自有心得感悟，权以代序。

　　借此，向从事心律失常介入治疗的同仁们致敬。

黄从新　张　澍

2017 年 6 月

目　　录

第一篇　心律失常介入治疗基础

第二篇　室上性心律失常的导管消融

第三篇　室性心律失常的导管消融

第四篇　心脏起搏植入技术

第五篇　埋藏式心律转复除颤器植入技术

第六篇　心脏再同步化治疗技术

第一篇
心律失常介入治疗基础

第一章
心律失常的病理生理基础与临床

第一节 心律失常发生的解剖学基础

心脏正常的传导系统（图 1-1）是由窦房结、结间束、房室结、希氏束、左右束支以及浦肯野纤维网等组成。而心律失常，尤其是可经射频消融干预治疗的快速性心律失常，其心脏解剖学基础主要涉及房室结区、房室环胚胎发育不全遗留的房室连接、肺静脉肌袖、心房及心室心肌组织。本节主要介绍与快速性心律失常相关的心脏解剖学基础。

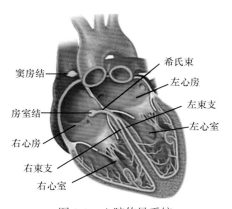

图 1-1 心脏传导系统

一、心房的解剖结构特点

（一）右心房的解剖特点

右心房（图 1-2）位于左心房的右前方，呈不规则卵圆形，其长轴几呈垂直位。根据右心房胚胎发育来源可将其分为前、后两部。前部为心房体，由原始心房衍变而来，其壁内有许多带状肌束（梳状肌）向后连于界嵴；后部为静脉窦，由原始静脉窦发育而成，上、下腔静脉和冠状窦开口于此。解剖上将右心房区分为 6 个壁，上壁被上腔静脉口占据，下壁有下腔静脉口和冠状窦口，前壁有右心房室口通右心室，后壁呈凹槽状，为介于上、下腔静脉口之间的静脉窦后部，内侧壁主要为房间隔，外侧壁即心房体和静脉窦侧面的部分。

心房体与静脉窦以界嵴和下腔静脉瓣为界。界嵴（cristae terminalis，CT）为一明显肌嵴，其横部从上腔静脉口前内方起于房间隔，横行向外至上腔静脉口前外方，移行为界嵴垂直部。垂直部垂直向下，于下腔静脉口前外方延续于下腔静脉瓣

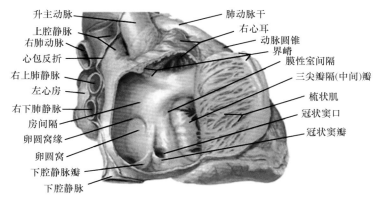

图 1-2 右心房剖面：右侧观

3

（Eustachian 瓣），向内与房间隔相连。通常所说的界嵴一般指其垂直部。在右心房壁外面有一与界嵴相对应的浅沟即界沟（terminal sulcus），是心表面区分静脉窦和心房体的标志。当胚胎发育至第 6 ～ 8 周时，静脉窦右角连同上、下腔静脉与原始心房融合，形成界嵴，并将右心房分为由原始静脉窦成分为主的光滑部和由原始心房部为主的小梁肌部。而处于原始起搏区域的起搏细胞也随着静脉窦移动而集中分布于右心房上部及界嵴上部。

上腔静脉开口于静脉窦上壁，两者交界处的心外膜下有窦房结。上腔静脉口下方，腔静脉窦后壁稍隆起的部分为静脉间嵴（Lower 结节），胎儿的 Lower 结节明显，具有引导静脉血液流如右心室的作用，成人则不显著。下腔静脉前缘为下腔静脉瓣，胎儿时该瓣具有引导血液经卵圆孔流向左心房的作用，肪儿出生后该瓣逐渐退化，留下一瓣膜残痕。腔静脉壁内有心房肌细胞延伸，这一特殊结构被称为腔静脉肌袖（venal cacal sleeves），功能类似瓣膜，防止心房收缩时，血液回流入静脉系统。下腔静脉瓣的前下方常有一袋状突出，称后心耳（Eustachian 下窦），有许多肌小梁衬垫，插心导管时，导管有时可嵌插于此处。

冠状窦（coronary sinus，CS）是冠状沟的左后部主要结构，部分被左心房覆盖。冠状窦系统是心脏静脉系统的一个重要部分，收集心小静脉、心中静脉、心大静脉、斜行左心房的 Marshall 静脉和左心室后静脉的血液，其组成为 Vieussens 瓣膜或斜行 Marshall 静脉在冠状窦的开口处为开始，回收左侧边缘静脉、左心室后静脉和心中静脉的血液，最后开口于下腔静脉口内上方与右房室口之间的冠状窦口（coronary sinus ostium，CSO），相当于房室交点深面。窦口后下方有冠状窦瓣（Thebesian 瓣），呈半月形，常与下腔静脉相延续。冠状窦口直径为 0.5 ～ 1.0cm，窦口异常增大常常是冠状窦回流血量增加的反映。冠状窦胚胎发育时起源于窦状静脉，在胎儿的发育过程中窦状静脉融进右心房，原始的窦状静脉右角发育成上腔静脉，而窦状静脉的左角发育成冠状窦。

Kock 三角位于冠状窦口、Todaro 腱、三尖瓣隔瓣附着缘之间，Todaro 腱是与中央纤维体相连的纤维索，向后与下腔静脉瓣延续，在儿童较明显。中央纤维体是心脏纤维支架的一部分，在右心房，

该结构位于膜性房室隔后方和下缘支前下方。房室结和房室束起始部位于 Koch 三角心内膜深面。

（二）左心房的解剖特点

左心房组成心底大部，根据胚胎发育来源可分为两部分，左心耳和左心房窦（固有房腔），前者由原始左心房发育而来，后者由胚胎时期肺静脉共干扩大而成。左心耳系左心房向右前下方的突出部，边缘有多个深陷的切迹使其呈分叶状，心耳形状不规则，略似三角形。左心耳上缘对向肺动脉干凹面，在内侧，左冠状动脉旋支行于左心耳与左心房交界处深面，左心耳腔面凹凸不平，容易导致血栓形成。左心房窦腔面平滑，其后方两侧分别有左、右肺静脉开口，前下部借左房室口通左心室。

左右、上下肺静脉进入左心房后壁，与心房连接处无瓣膜。近心房处的肺静脉由纵向、横向以及环形的心肌纤维环绕，可以延伸 1 ～ 2cm，形成心肌袖（myocardial sleeves），且上肺静脉的括约肌和心肌袖较下肺静脉发育好。组织学、光镜和电镜下证实肺静脉由内皮层、内皮下层、内连接组织层、横纹肌层、外连接组织层等构成，其中横纹肌层与左心房的心肌连续，形成外层纵行内层环行走向，随肺静脉腔径的减小，横纹肌逐渐减少。

左心房后壁有一条由左上斜向右下方的 Marshall 韧带，是 Marshall 静脉的延续，该静脉是冠状窦的第一个心房支，汇入冠状窦。Marshall 韧带来源于左原始静脉进化过程中留下的残遗物，包含有心包的浆液层、肌细胞、脂肪组织、纤维组织、小血管和神经组织，解剖走行朝着左上肺静脉根部方向。

（三）心房内传导系解剖特点

心肌细胞可分为两类：一类是一般收缩心肌，它们构成心房和心室的肌层，收缩以推动血液循环；另一类是特殊心肌，它们集成相连的结和束，构成心脏的传导系统，主要功能是产生并传导冲动从而维持心脏的节律性活动。心脏的传导系统有窦房结、结间束、房间束、房室结、房室束和左右束支及其终末分支以及若干变异的副传导束，即 Kent 房室副束、Mahaim 结室和束室副束和 James 房室结旁路。

窦房结位于上腔静脉和右心耳之间的界沟的上端，居外膜下 1 ～ 2mm，与内膜之间隔以心房肌，

沿界沟长轴排列，呈梭形、半月形或马蹄铁形，扁平的椭圆形结构。其长轴平行于上腔静脉和右心房交界处，从上腔静脉与右心耳嵴相连处向右下后延伸，可分为头（前部）、体（中间）、尾（后部）三部，其内有四种类型细胞：结细胞、移行细胞、心房肌细胞、浦氏纤维。

结间束是连接窦房结和房室结的传导束。可分为前、中、后三个结间束。前结间束从窦房结的头部发出，行向左前，弓状绕过上腔静脉和右心房前壁，在此分为两束纤维：一束继续延入左心房，成为上房间束，即 Bachman 束；另一束弯向后下入房间隔前部，在房间隔内此束在主动脉根部后方斜行下降入房室结后上缘，称为前结间束。中结间束从窦房结尾部发出弓状绕上腔静脉的后方，下行入房间隔后部，然后沿房间隔右侧下降入房室结后上缘，相当于 Weckebach 束。后结间束从窦房结尾部发出后入界嵴，沿界嵴向下至下腔静脉瓣，越至冠状窦至房室结后上方，然后急转向下入房室结下部，相当于 Thorel 束。

房间束可分为上房间束和下房间束，上房间束即 Bachman 束，此束从窦房结前端发出向左至左心房体部和左心耳。下房间束即房室结上方相互交织的三条结间束的纤维与房间隔左侧左心房的肌纤维相连的传导束。

房室结位于房间隔下部右侧面，冠状窦口前方，室间隔膜部的后方，上方为卵圆窝的下缘，下方为三尖瓣环，即位于由冠状窦口、卵圆窝和三间瓣隔瓣附着处形成的三角区域内。房室结呈长椭圆形，稍扁平，可分为上、下两缘和左、右两面。右侧面凸向右心房，左侧稍凹，与中心纤维体和二尖瓣环相邻。房室结的后上缘和下部有结间束的纤维进入，前下方连于房室束。房室结同窦房结相似，也有结细胞、移行细胞、心房肌细胞和浦氏纤维四种细胞类型。

房室结 - 希氏束 - 浦肯野系统被认为是房、室之间传导系统的正路，而 Kent 束、James 束、Mahaim 纤维均属变异的副传导束，即旁路纤维。前、中、后三条结间束到达房室结处相互交织，前、中结间束的大部分和后结间束的小部分纤维进入房室结后上缘，后结间束的大部分和前、中结间束的小部分纤维共同绕过房室结主体而止于房室结的下部或房室束，这些纤维由 James 首先描述，称

为 James 旁路纤维或 James 束。此外尚有连接心房和心室的 Kent 束，及从房室结下部、房室束、左右束支直接至室间隔的 Mahaim 纤维。Mahaim 纤维原来认为是由房室结与右心室心内膜之间的连接纤维（结室纤维），或房室结与右束支之间的连接纤维（结束纤维），但目前认为多数 Mahaim 纤维还是右心房游离壁与右束支远端之间的连接纤维，途经三尖瓣环，呈前向递减性传导。这些旁路纤维多是普通心肌，为发育过程中所遗留，胚胎早期，房、室心肌是相连的，在发育过程中，心内膜垫和房室沟组织形成中央纤维体和房室环，替代了房、室之间的心肌连接，但仍遗有心肌相连并逐渐自动退化消失，如没完全消失，则成为异常房室旁路。

二、心房内的结构与心律失常

界嵴参与的心律失常

1. 界嵴的形成及心内形态　界嵴（cristae terminalis，CT）（图 1-3）位于右心房侧壁，是自上腔静脉口前方至下腔静脉口前方的肌性隆起，与下腔静脉口前方的欧氏嵴（Eustachian valve，EV）相延续。当胚胎发育至第 6 ~ 8 周时，静脉窦右角连同上、下腔静脉与原始心房融合，形成 CT，并将右心房分成由原始静脉窦成分为主的光滑部和由原始心房部为主的小梁肌部。而处于原始起搏区域的起搏细胞也随着静脉窦移动而集中分布于右心房上部及 CT 上部。

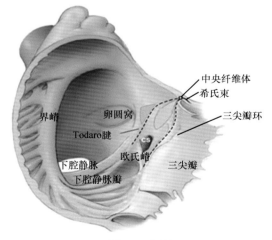

图 1-3　界嵴

CT 的心内形态并非均匀一致。Kalman 等应用

导管心内超声心动图对 27 例心律失常患者右心房进行检查，发现 CT 的解剖位置变异较大，与 X 线下导管定位有差距。CT 的心内形态变化也明显，表现为心内完全隆起的只是 CT 的上 1/3，继续在 CT 中 1/3 为隆起者为 44.4%。全段 CT 呈隆起者只近 26%，而 74% 患者中下 1/3 的 CT 无心内隆起，而只表现为小梁肌与光滑肌的分界线。

2. 界嵴的电生理特征 右心房独特的解剖结构与电生理现象的关系一直被人们所探讨。1909 年，Thorel 首次提出邻近 CT 或在 CT 内存在由窦房结至房室结的"特殊"传导束。1963 年著名学者 James 总结并发展 Thorel 等的研究成果，将 Thorel 束作为三条房内传导束中的后结间束，并详细描述为：由窦房结后缘发出沿 CT 下行，并延续至 EV 内。冲动在 CT 内传导过程中，向侧面呈树枝样伸展支配右心房背侧，向前则呈扇面样与小梁肌相续。1986 年 Frame 在狗心房扑动（atrial flutter，AFL）模型制备中发现，AFL 折返需要两个屏障：一个是三尖瓣环形成的外部屏障，另一个为处在上、下腔静脉间人工缝合造成的内部屏障。而此缝合屏障正是 CT 所在位置。1992 年 Feld 在狗右心房上挤压而造成传导阻滞带，制成围绕此阻滞带折返的 AFL 模型。在此扑动折返中心记录到双电位（double potentials），并证实此双电位代表折返波通过阻滞带两侧的连续活动，并由此证明双电位代表解剖上的传导阻滞。1995 年 Olgin 等在心内超声心动图引导下，在人典型 AFL 中，在 CT 两侧放置导管电极，明确测得 AFL 发作时存在双电位。因此，在典型 AFL 中，CT 的横向传导阻滞保证 AFL 折返环不能跨越 CT 而形成短路，是典型 AFL 发生的基本条件。

3. 界嵴在房性心律失常的作用 CT 与 AFL、AF：CT 的横向传导阻滞在 AFL 折返发生中意义重大，但在心房颤动（atrial fibrillation，AF）时，CT 却表现为有一定的横传能力，有人就此认为 CT 横传能力是频率依赖性的，即 CT 横传阻滞是功能性的，而非解剖性的。

EV 是 CT 在下腔静脉口前方向房间隔后下方延续的组织。为验证 EV 在 AFL 中是否是解剖性屏障，Nakagawa 等设计一个精巧的实验方法，在 AFL 发作时，在 EV 两侧检测到双电位，而在窦性心律时，则无双电位现象，并以此为主要证据之一以证明 EV 是人右心房解剖上固定的传导阻滞带，

而非功能性阻滞带。从此实验中我们清楚地看到，双电位的产生在于折返波阵围绕阻滞线一周。那么在 AFL 折返中，Olgin 等又如何在 CT 上测得双电位呢？Cheng 等在为 29 名 AFL 患者行心内电生理检查中，发现 6 人存在 2 个折返环：一个是典型的绕三尖瓣环折返，另一个是绕下腔静脉口的低位小折返环，2 折返环共用下腔静脉至三尖瓣口的峡部，低位小折返环明显跨越 CT 而形成折返。在下腔静脉至三尖瓣口峡部消融并形成双向阻滞后，2 个折返环均消失。难道 CT 是不连续的吗？Kalman 等的观察结果给了我们部分答案，很大一部分 CT 是不连续的。这也部分地解释了在有些 AF 中 CT 表现为横传的现象。

当然也有研究表明 AF 时，CT 上的不应期明显缩短，纵向传导明显延迟，说明 CT 在电重构中变化很大。CT 很可能在横向上表现出优势折返路径的特征来。因此 CT 的横传是解剖发育所致还是功能性（频率低依赖性）所致，CT 是否是右心房解剖性屏障，CT 发育是否与 AF 有关有待于进一步探索。CT 在房性心律失常的发生、发展中起着重要作用。对 CT 的进一步研究有助于房性心律失常射频治疗方案的制订。在 I 型 AFL 射频消融治疗中，下腔静脉至三尖瓣口峡部的双向阻滞可使大部分 AFL 中止。但对 II 型 AFL 和某些复发的 I 型 AFL，由于前述的 CT 不连续性，有同时存在跨越 CT 折返环的可能。此时加做沿 CT 长轴的线性消融，可能会收到更佳的治疗效果。AFL 和 AF 可同时存在于右心房。AFL 与 AF 可相互转换，实验证明心房内阻滞线长短的变化决定转换方向，即阻滞线加长，则 AF → AFL；阻滞线缩短，则 AFL → AF。可以推论，CT 在临床 AF 与 AFL 转换中是至关重要的。在 AFL 启动的 AF 治疗中，沿 CT 的消融可能阻止 AFL 向 AF 的转换，再加做下腔静脉至三尖瓣口的消融，有望治愈此类 AF。

部分特发性心房颤动（简称房颤）的右心房局灶性起源点也位于 CT，而房颤时，CT 上的不应期明显缩短，纵向传导明显延迟，亦说明 CT 在电重构中变化很大，可能在横向上表现出优势折返路径的特征。AFL 和 AF 可同时存在于右心房，CT 因其横向传导阻滞在心房扑动（简称房扑）中起重要意义，但房颤时，CT 却表现出一定的横传能力，有学者就此认为 CT 横传能力具有频率依赖性，即 CT 横传阻滞是功能性的而非解剖性的，Kalman 等

的观察结果亦证实 CT 的不连续性。房扑和房颤可相互转换，实验证明心房内阻滞线长短的变化决定转换方向，即阻滞线加长，则 AF 转变为 AFL；阻滞线缩短，则 AFL 转变为 AF。因此推论，CT 在临床 AF 与 AFL 转换中至关重要。

4. 峡部与心房扑动　心房扑动（房扑）的发生机制被认为是右心房内形成一个或多个大折返环，近年来的研究表明，右心房内的一些解剖结构作为传导屏障，对典型房扑的折返环路起着保护作用。其中连接下腔静脉与 CSO 的欧氏嵴和三尖瓣环的隔段在右心房后下部形成一个狭长传导通道，是房扑折返环路的关键性部位，并具有慢传导特性。右房峡部实际上包括三部分：三尖瓣后环——下腔静脉（Ⅰ区），三尖瓣隔环——CSO（Ⅱ区）和CSO——下腔静脉（Ⅲ区）（图1-4）。若在CSO口起搏，峡部出现顺阻滞，起搏冲动沿三尖瓣环逆向传导，抵达峡部时，一旦单向阻滞点恢复兴奋性，则可发生逆钟向房扑。相反，若在低位右心房起搏，峡部出现逆钟向阻滞而顺钟向传导存在，因此可发生顺钟向房扑。文献报道房性早搏起源于间隔和左心房较多，而起源于前侧或低侧右心房较少，因此临床以逆钟向房扑多见。其激动经后位峡部（下腔静脉－三尖瓣环隔段之间）进入这一慢传导通道，随后从间隔峡部（欧氏嵴与三尖瓣环隔段之间）传出。因此，在后位峡部或间隔峡部的线性消融均可阻断房扑的折返环路，达到根治房扑的目的。射频线性消融后位峡部是目前消融治疗房扑所普遍采用的主要方法，其临床疗效已得到充分肯定。

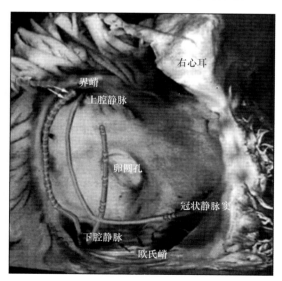

图 1-4　三尖瓣峡部

5. 房室交界区与快速心律失常

（1）房室交界区：房室交界区（atrioventricular junctional region）位于房室隔内。由房室结、房室结的心房扩展部和房室束的近侧部组成。后者包括穿部和末分叉部。以上三个部分相连接处又可称为房结区和结希区。这样，房室交界区可分为房结区（AN 区或移行细胞区）、结区（N 区或致密结）、结希区（NH 区）。许多复杂的心律失常在此发生。房室交界区位于 Koch 三角的深面。Koch 三角后至冠状窦口，下至三尖瓣环（三尖瓣隔瓣的附着缘），前上至 Todaro 腱。Koch 三角位于间隔，并构成右心房肌性房室间隔的心内膜面。致密房室结位于右心房心内膜的正下方、Koch 三角的顶点，向前至冠状窦口，正好位于三尖瓣隔瓣插入点上方，经 Todaro 肌腱汇集到中心纤维体。略微向前向上，是希氏束通过中心纤维体和房室间隔膜部后方穿透房室交界区的地方。

房室结：房室结（atrioventricular node，AVN）是一个矢状的扁薄结构，额状切面为三角形，约 1/4 的人结后端分成两叉。大小约为 7mm×4mm×1mm。房室结左侧紧贴中心纤维体，右侧为右房心内膜，内膜深面有薄层房肌（覆盖层）。房室结距后下方的冠状窦口约 5mm，向前距室间隔膜部后缘 4mm。向下距隔侧瓣附着缘约 4mm。距表面的心内膜 0.5mm。

房室结主要由 T 细胞组成，P 细胞较少，后者主要位于结的深层。此外，在结的前下部尚有 Purkinje 细胞。光镜下，结可分浅、深两部：浅部位于结右侧表面，纤维前后纵行，向前止于房室结前下部。深层结纤维排列较杂乱，相互交织成网。有的结深层伸入中心纤维体形成结细胞岛，岛中也有 P 细胞和 T 细胞，婴幼儿细胞岛多见。电镜下所见 P 细胞与 T 细胞等与窦房结同。Purkinje 细胞宽而短，肌原纤维少且排列在细胞的周边部分。新生儿房室结 P、T 及浦氏细胞均较易见到高尔基复合体、中心粒及含有心钠素的电子致密颗粒。

房室结的心房扩展部：房室结的上缘、后缘和右侧面均接受一些从心房来的过渡性肌纤维。它们组成房室交界区的房区。这些纤维可能包括以下部分：①前结间束的终末部经前峡应下经 Todaro 腱的浅面和深面至房室结上缘；②中结间束的终末部从房间隔向下至结上缘的后部；③后结间束的终末部经下腔静脉瓣、房间隔至结后缘及下缘的前部；④从冠状窦周围的房肌（主要从下缘起始）向前直接至房室结的后缘；⑤从冠状窦口周围的房肌经房室隔右心房壁、房室结覆盖层连至房室结浅层；⑥来自右心房壁的房肌纤维，向左经冠状窦口下方向前沿房室隔右心房心内膜深面至房室结后下缘。后三条路径可能均来自界嵴的肌束。

（2）房室交界区的功能和临床意义：正常情况下，将窦房结传来冲动经此区传入心室，但在结区约有 0.04s 的延搁，延搁可能是由于结纤维细小、排列杂乱和缝隙连接少；异常情况下，可形成双路传导、快传导和慢传导，有人认为浅层平行排列、属快径；深层交织成网，属慢径。有时冲动可从心室经要此区传入心房。由于深层连接呈网格状，冲动可互相干扰和冲撞以致消失，因而，此区对冲动可有过滤、递减等作用。在某些情况下，此区尚有起搏功能，主要在结的两端或房室束近侧段。房区是多径路的，结分浅、深层，至结前端才汇聚一处；1/4 的人结后部分为 2 叉，故此区存在较多的双路传导或形成大小环路的解剖基础。

房室交界区存在延缓传导、双向传导、递减传导和双径路现象等电生理特征。延缓传导特性能保证房室顺序收缩，为心室充盈能提供足够的时间。双向传导指心房到心室及心室到心房的传导。递减传导指随心房率递增，房室交界区传导速度出现递减，甚至出现功能性阻滞。

房室结区（atriolventricular nodal region）又称房室交界区，是心传导系在心房与心室互相连接部位的特化心肌结构，位于房室隔内，其范围基本与房室隔右侧面的 Koch 三角一致。它由三部分组成：房室结、房室结的心房扩展部（结间束的终末部）以及房室束（His 束）的近侧部（穿部和未分叉部）。房室结是一个矢状位的扁薄的结构，在 Koch（图1-5）三角的尖端，结的左下面邻右纤维三角，右侧有薄层心房肌及心内膜覆盖。结的后上端和右侧面有数条纤维束伸至房间隔和冠状窦口周围，即房室结的心房扩展部，亦即结间束的入结部分。房室结的前端变细穿入中心纤维体，即为房室束。房室束出中心纤维体即行于肌性室间隔上缘，以后经过室间隔膜部的后下缘分为左、右束支。房室结只是房室结区的中央部分。应该指出，房室结区的各部之间没有截然的分界。

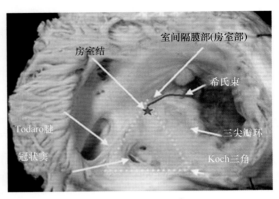

图 1-5　Koch 三角

房室结区将来自窦房结的兴奋延搁下传至心室，使心房和心室肌依次先后顺序分开收缩。该区的传导功能有两个特点：一是双向传导，它可将心房来的冲动向下传入心室，也可以将心室的异位冲动逆行传向心房，形成折返环路；二是双路传导，冲动下传经该区时可分离成快传导和慢传导两条通路。房室交界区是冲动从心房传向心室的必经之路，且为最重要的次级起搏点，许多复杂的心律失常在该区发生。

6. Kent 束、James 束、Mahaim 纤维与预激综合征　Kent 束、James 束、Mahaim 纤维（图1-6）属于快反应纤维，传导速度较快，没有明显的频率依赖性传导速度衰减的特征，可使冲动提前到达心室，是预激综合征的形态学基础。早期有学者认为 James 束是 LGL 综合征的解剖基础，但 James 束在正常心脏普遍存在，而非 LGL 综合征患者所特有，因此其在 LGL 综合征中的意义尚存在争议。Kent 束作为 WPW 综合征的解剖生理基础则是房、室之间的一股肌束，目前已取得公认。Mahaim 纤维是一种成人房室传导系外的附加传导旁路，作为变异型预激综合征的解剖学基础。Mahaim 纤维心动过速较为少见，只有前传且具有递减传导特征而无室房逆传，窦性心律时无或只有轻微的心室激动，引起逆向型房室折返心动过速。1982 年后外科手术和导管消融的应用将 Mahaim 纤维进一步扩展，证实以前认为结-室和结-束纤维引起的心动过速，实际上主要是由起源于右心房游离壁的具有递减传导功能的特殊纤维，即右心房-分支纤维或右心房-室纤维所致。该纤维起源于右心房游离壁，跨过三尖瓣环至右束支远端（右心房-分支纤维）或右心室游离壁近三尖瓣环处（右心房-室纤维）相连。

目前认为该纤维很可能为早期胚胎发育中类似房室结组织的残余物。在正常心脏中，此类似房室结样残余物局限于心房组织中，但在部分患者中该残余物跨过三尖瓣环与右心室远端（右心房-分支旁路）或近端（右心房-室旁路）相连，从而表现出所谓的 Mahaim 旁路的特征。

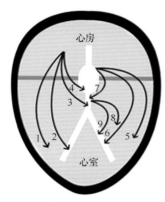

图 1-6　Kent 束、James 束、Mahaim 纤维

1. 房室旁束；2. 房束旁束；3. 房希旁束；4. 房结旁束；5. 结室旁束；
6. 结束旁束；7. 结希旁束；8. 希室旁束；9. 希束旁束

7. Bachman 束（BB）与心律失常　James 的研究认为前结间束离开窦房结后向左前行走，弓状绕过上腔静脉和右心房前壁，后分为二束纤维，一束继续延入左心房体部和右心耳，成为 BB。BB 向左延伸穿过房间沟，进入左心耳。目前对 BB 的组织构成仍存在着一些争议，但相关研究已经逐步否定了 BB 是由特殊组织构成的假设，认为 BB 仍为肌肉束，属性同界嵴相似。而 BB 作为心房间的优势传导目前已经被证实，其优势传导是由于房肌细胞各向异性排列所致。

折返是快速性房性心律失常发生的重要机制，但是 BB 是否在这个过程中发挥作用目前尚未得到确切证明。Ogawa 等发现在犬心脏中起源于高位左心房的早搏可诱发折返，记录到早搏冲动缓慢传至右心房并且造成左房回波。Abe 等也发现冲动传导经过 BB 时由于存在纵向分离可导致折返发生。因此，BB 可能与阵发性室上性心动过速发生有关。此外，在对犬的无菌性心包炎模型进行诱发房颤的过程中进行心外膜和心内膜标测，发现环路长度较短的不稳定折返使得 AF 的持续发生。大量研究表明不稳定折返环将 BB 作为其折返路径上的一部分，基于上述研究，可以推测对 BB 进行损伤或许可以终止持续性 AF。研究者们通过在一系列连续性研究，观察了在相同模型中观察 BB 导管消融对房颤的影响。该模型中 AF（被定义为持续时间需 > 2 分钟）由快速心房起搏诱发，通过导管消融对 BB 中部进行横断阻滞后，房颤终止。随后无法通过快速起搏来诱发房颤。2001 年 Goyal 和 Spodick 等推测 BB 传导阻滞与快速性房性心律失常有关，他们认为心房间传导阻滞作为左心房失功能的标志，可能同时也是房颤的易患因素。有研究通过应用超声心动图技术，对左心房功能参数进行比较，并根据心房大小进行匹配，发现心房间传导阻滞者较无组织者左心房失功能更严重，并且与经 BB 传导延迟程度有关，但明确的因果关系目前尚不能得出。

8. Marshall 韧带与心房颤动　随着对阵发性房颤异位兴奋灶的研究，Marshall 韧带（ligament of Marshall，LOM）的解剖结构和电生理特性引起了人们的注意。早在 1850 年，Marshall 将其描述为"心包皱襞的残迹"。Scherlag 等发现，在胚胎发育过程中，左前主静脉迅速萎缩，但不完全消失，在成人的心脏中这条血管仍然存在，并注入冠状静脉窦。这条血管就是存在于 LOM 中的 Marshall 静脉（the oblique vein of Marshall，VOM）。LOM 中还存在心肌纤维束，称为 Marshall 束（Marshalls bundle，MB）。在少数胚胎心脏的发育中，左前主静脉未退化，而保留为永存左上腔静脉（persistent left superior vena cava，P-LSVC），注入冠状静脉窦。永存左上腔静脉有类似于 Marshall 束的肌肉组织。

1972 年 Scherlag 等对 20 只犬的 LOM 进行研究。在 80% 的犬中，他们用两个双极记录电极在左房后壁沿 Marshall 韧带记录到了双极电位，包含有两个独立的电位。根据电位的特点，他们认为在窦性心律时，第一个电位是左心房电位，第二个电位则来自 Marshall 韧带中的 Marshall 束。当刺激左心室交感神经，诱发出异位节律时，上述两个电位的顺序颠倒了。他们还指出 LOM 中的左心房心肌通道是房间下部通道（在房室结区沿冠状静脉窦联系右心房后下部和左心房后下部的电学通道）的末段，是盲端，与其相邻的左心房心肌电绝缘，在左心房无电学入口。Prinzmetal 等在 1950 年就提出用局灶激动来解释快速性房性心律失常。Mirowski 等认为在人和犬的左心房上都有自律性灶，这些局灶的自律性活动可导致临床上重要的心律失常，但局灶确切的部位不详。Jais 等 1997 年报道了左心房局灶消融成功中止房颤的病例，这些局灶接近左上肺静脉及Marshall韧带，可记到双电位，局灶的快速冲动可触发房颤，这些局灶很可能就是房颤的起源，但是机制不清。后来他认为肺静脉，尤其是与Marshall韧带邻近的左上肺静脉是最常见的产生房性异位冲动的部位。此后有人在离体羊心脏的研究中也发现肺静脉是房颤快速电活动的部位。Doshi等在对离体灌注的犬心脏进行心外膜标测时，在Marshall韧带上也记到了双电位，第一个是左心房电位，第二个是Marshall韧带电位，这个双电位与他们在左上肺静脉口部和内部记到的双电位相似。在左心房异位活动或阵发性房颤起始时，这两个电位的顺序颠倒了。这些发现表明，人类的Marshall韧带可能在阵发性房颤的产生与维持中起一定作用，为了对其细微解剖有更清晰的认识，Kim等进行了7例尸解，对与Marshall韧带有关的局灶性房颤的机制提出两点可能：第一点，因Marshall韧带中富含交感神经，所以交感兴奋能提高Marshall束的自律性，也能导致此区域的自律性和触发活动。第二点，Marshall束与冠状静脉窦及心房肌组织的复杂联系可能是折返的基础，这种局部折返可能是房颤产生的机制。由于Marshall韧带内含多条心房肌束和神经纤维，其纤维束中富含酪氨酸羟化酶，所以有人认为Marshall韧带可能与交感神经兴奋所引起的房颤有关。目前认为阵发性房颤多是交感神经兴奋性房颤。Doshi等也认为Marshall韧带与交感神经兴奋性房颤有关，他们对离体灌注的犬的左心房进行多极标测，结果表明，一般情况下左心房的自律灶处于静止状态，但异丙肾上腺素灌注后就变得活跃了，且异位节律总是起源Marshall韧带附近。因而推断Marshall韧带可能是交感兴奋时诱发房颤的结构。

9. 肺静脉与心房颤动 肺静脉进入左心房后壁，与心房连接处无瓣膜，但心房肌可绕肺静脉延伸1~2cm，形成心肌袖。组织学证实肺静脉内由内皮层、内皮下层、内连接组织层、横纹肌层和外连接组织层等构成。肺静脉内的肌束与左心房是连续的，在静脉内皮层之间被内连接层隔开。上肺静脉的心肌袖显著发达，可深达13~18mm，而下肺静脉心肌袖仅为8~10mm。

肺静脉内自发性电活动是引发房颤的重要来源。这种自发电活动可以表现为局灶异位兴奋性异常，并以局灶触发和驱动的方式参与房颤的形成。

其中，肺静脉异位兴奋灶发放快速冲动的机制，首先推测可能与自律性升高和触发活动有关。另外，由于肺静脉自发性电活动产生机制和复杂的肌纤维结构及不应期短有关，折返机制可能也起到一定的作用。研究表明，传导延迟及阻滞与肌纤维走行方向的改变有关，因而肺静脉及其与心房交界处存在各向异性传导及不一致的复极化，程序刺激可以发现单向传导阻滞及缓慢传导区，并引发优势环折返。另外，肺静脉不仅参与房颤的发生，而且在房颤的维持中也起到重要的作用。Haissaguerre等对长期自发性或诱发性房颤进行肺静脉消融，同时，在远离消融点的冠状静脉窦监测房颤周期，发现肺静脉隔离使房颤周长逐渐延长，在部分患者，房颤可以停止。而在房颤未终止的患者，房颤周长延长的程度较小。房颤终止及房颤周长延长与需要隔离的肺静脉数量和房颤发作持续时间密切相关。肺静脉隔离后，约有57%的患者房颤不能为快速刺激所诱发。这一结果提示肺静脉在房颤的维持中亦起到重要的作用。相应的以肺静脉电隔离为主要消融终点的术式可以达到较高的手术成功率，也证实了肺静脉在房颤发生与维持中的重要作用。

在心律失常机制的研究中应进一步结合心房胚胎起源、解剖结构及电生理的复杂与特殊性，最终为其治疗寻找有效的方式。

第二节 心律失常发生的机制

心律失常表现多样，机制复杂，经典的机制包括自律性增强、折返和触发活动。在过去半个多世纪，围绕心律失常的发生机制进行了深入研究，从基因水平、细胞水平到组织水平和整体心脏水平，从动物实验研究到人体实验研究，均取得了一定的进展。近年来，心律失常发生学研究的突破主要体现在心房颤动（房颤）和遗传性心律失常的发生机制研究。在近代对房颤发生机制的研究中，先后提出了多种假设或学说，较为经典的有：多发子波折返假说、主导折返环伴颤动样传导理论、局灶激动学说，此外，较为著名的还有自旋波假说。但是直到人们认识到肺静脉近端肌性组织（心肌袖）内异位兴奋灶是触发房颤的主要因素，房颤的临床治疗才有革命性突破。

遗传性心律失常由细胞离子通道、细胞骨架蛋白、细胞间连接蛋白等基因突变导致细胞电生理功能异常引起。分子生物学及基因组学等研究进展，对遗传性心律失常的发生机制有了长足的认识，多个致病基因在遗传性长 QT 综合征、短 QT 综合征、Brugada 综合征和儿茶酚胺依赖性多形性室性心动过速等多种遗传性心律失常中被发现。

下面就心律失常的发生机制做一阐述。

一、自律性机制

自律性是指心肌细胞自发产生动作电位的能力。其电生理基础是四期自发性去极化活动。通常在较负的静息电位水平（−90 ～ −80mV）开始自发去极化。窦房结、心房传导束、房室交界区和希氏、浦氏系统细胞均具有高度的自律性。在正常的情况下，心脏窦房结的自律性最高，控制着整个心脏跳动的节律，其他部位为潜在起搏点，均被抑制，并不能发挥起搏作用。当窦房结细胞的频率降低或者潜在起搏点兴奋性增高时，窦房结对其他起搏点的抑制作用被解除，潜在起搏点发挥起搏功能，产生异位心律。正常的心肌细胞在舒张期不具有自动除极的功能，但是，当心肌细胞的静息电位由原来的 −90mV 升高到 −65mV 时，开始出现四期自发性去极化并反复发生激动，称为异常自律性。在心脏存在器质性病变或外来因素的影响下，可导致心肌膜电位降低引起异常自律性。当窦房结的频率降低到病变心肌细胞的自律性以下时，异常自律性就以异常节律的方式表现出来。

冲动起源异常如发生在窦房结，可产生窦性心律失常，发生于窦房结以外的节律点，则产生异位节律。当窦房结的自律性降低、冲动产生过缓或传导遇到障碍时，房室交界区或其他部位节律点便取代了窦房结的起搏功能，其发出的冲动完全或部分地控制心脏的活动，形成了被动性异位搏动（称为逸搏）或异位心律（又称为逸搏心律）。当异位节律点的自律性超过窦房结时，便可控制整个心脏的搏动，形成主动性异位节律。若异位节律只有一个或两个，则称为过早搏动；若连续出现一系列自发性异位搏动，则称为异位快速心律失常。

窦房结和异位起搏点的自律性增强多发生于以下病理生理状态包括：①内源性或外源性儿茶酚胺增多；②电解质紊乱（如高血钙、低血钾）；③缺血缺氧；④机械性效应（如心脏扩大）；⑤药物，如洋地黄等。

被动性异位搏动是主要起搏位点窦房结功能障碍，不足以产生有效频率下，正常生理下被抑制的次级起搏点代偿性活动。而与快速性心律失常密切相关的是异位性心律失常。

由自律性增高引起的快速性心律失常主要包括不恰当窦性心动过速、加速性异位自动节律、并行心律等。不恰当窦性心动过速主要是由于自主神经影响下，造成起搏点在窦房结内游走引起的。而加速性异位自动节律是由于刺激起搏点的正常自律性增高引起。当次级起搏位点自律性超过窦房结时，则可以抑制窦房结节律，同时发送电冲动，引起期前收缩。其机制也和自主神经张力增高相关，同时低氧血症、心肌缺血、电解质紊乱等也可以引起。而并行心律是两个具有不同放电频率的固定频率起搏点相互作用的结果。

二、触发活动

触发活动是指心脏的局部出现儿茶酚胺浓度增高、低血钾、高血钙与洋地黄中毒时，心房、心室与希氏束、浦氏组织在动作电位后产生除极活动，称为后除极。若后除极的振幅增高并达阈值，便可引起反复激动。其可分为早期后除极和延迟后除极。

早期后除极发生于动作电位复极过程中，通常产生较高的膜电位水平（−90 ～ −75mV），发生于期前基础动作电位频率缓慢时，系"慢频率依赖性"后去极化活动。早期后除极引起的第二次超射可产生与前一激动联律间期相对固定的早搏及阵发性心动过速。早期后除极（early after depolarzation EAD）是一种异常的心肌细胞电活动。当心室快反应细胞（浦肯野细胞或心室肌细胞）动作电位 2 期发生除极障碍时（由于心肌疾病或药物毒副作用），膜电位停滞在 2 期（平台期）水平，这时膜电位很不稳定，易于发生反复的膜电位振荡，这种振荡由于发生在动作电位平台期故早期后除极又称平台振荡（plateau oscillation）。早期后除极的"早期"，是相对于延迟后除极（delayed afterdepolarization，DAD）的"延迟"而言（图 1-7）。DAD 发生在动作电位完全复极化以后，EAD 发生在动作电位未完全复极化前的 2 期或 3 期。在早期后除极中，反复发生的除极由慢钠电流或者 ICaL 内流引起，而复极由 IKr 外流引起。当早期后除极的除极幅值达到邻近细胞的阈电位以后，可以引起邻近细胞产生一个动作电位甚至一串动作电位，造成室性心律失常，是触发活动的另一种形式。临床研究发现，一种高危性的室性心律失常——尖端扭转型室性心动过速（torsades depointe，TdP）很可能就是由于早期后除极引起。动作电位过长、细胞外钾离子浓度过低等可增强早期后除极。

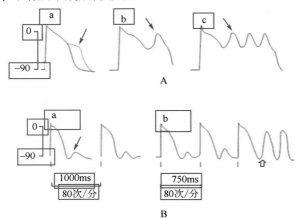

图 1-7　早后除极与晚后除极引起的触发活动
A. 早后除极与触发活动
a. 早后除极的膜电位变化；b. 早后除极引起第二个动作电位；
c. 早后除极引起一连串触发动作电位
B. 迟后除极与触发活动
a. 迟后除极的膜电位变化（↓指示）；b. 迟后除极引起的触发活动
（↑指示）

延迟后除极（DAD）是在动作电位复极完成后发生的短暂的振荡，当达到阈电位时可引起新发的动作电位，进而形成触发活动。洋地黄中毒，儿茶酚胺、高血钙等均能使延迟后除极增强，从而诱发快速心律失常。

三、折 返 激 动

当心脏在解剖或功能上存在双重传导途径时，激动可沿一条途径下传，又从另一途径返回，使在心脏内传导的激动持续存在，并在心脏组织不应期结束后再次兴奋心房或心室，这种现象称为折返激动。折返激动是心律失常的重要发生机制，尤其在快速性异位搏动或异位心律失常的发生中占有非常重要的地位。临床上常见的各种阵发性心动过速、心房扑动或颤动、心室扑动或颤动，其发生机制以

及心律失常的延续往往都是由于发生了折返激动。

折返激动（图 1-8）是所有的快速性心律失常最常见的发生机制。正常心脏，激动从窦房结产生后经传导系统激动扩布到工作肌细胞，最后消失，等待下一次激动自窦房结产生后再次传导扩布。而激动最后之所以会消失，根源在于刚刚经历电活动后的心肌细胞尚未恢复可兴奋状态，仍处于有效不应期内，造成电活动无法继续下传而终止。而所谓折返，根源即在于经历了去极化激动的心肌细胞前向传导方向组织已经经历完有效不应期，进入可兴奋期，从而可以周而复始产生循环传导，在无外来激动插入引起前传阻滞下可无限制循环激动。

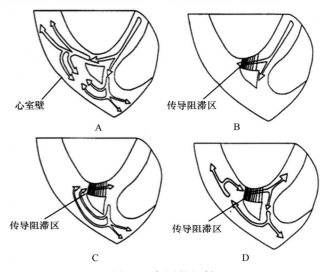

图 1-8　折返的机制
A. 正常传导过程；B. 传导减慢并发生单向传导阻滞；C. 传导阻滞区反向导通；D. 折返形成

正常心脏传导活动无形成折返激动基础，当心脏存在解剖或功能性障碍时，可形成折返基础，因此可分为解剖学折返和功能性折返。前者形成的解剖环路与特定的解剖结构密切相关，具有明确的解剖学折返通路，如房室折返性心动过速。而功能性折返则折返环与解剖无明确关系，而是由于功能性阻滞区域的形成导致折返环的形成，如心肌梗死后持续性单形性室性心动过速。

形成折返激动的条件是：①心脏的两个或多个部位的电生理的不均一性（即传导性或不应性的差异），这些部位互相连接，形成一个潜在的闭合环。形成闭合环的关键在于存在中心阻滞区域，中心阻滞区域造成激动兴奋到达该部位后，中心阻滞区域心肌细胞不产生电活动，不具有传导性，而中心阻

滞区的两侧心肌细胞分别受到激动兴奋产生激动并沿着中心阻滞区两侧各自传导。正是由于中心阻滞区的存在，形成两侧传导通路，而不是全区域心肌激动兴奋，同时中心阻滞区使两侧激动传导只能沿着阻滞区两侧前向传导而无法横跨阻滞区形成捷径传导，这正是折返机制形成的重要基础之一。若无中心阻滞区的存在，则激动同时扩布，即使该区域部分心肌细胞电生理特性不同，可形成缓慢传导区域，也会因捷径传导而无法形成环路。②在环形通路的基础上一条通道内发生单向阻滞。当激动传导到达存在中心阻滞区的心肌区域时，中心阻滞区的两侧传导必须一侧处于可兴奋状态，一侧处于阻滞。若中心阻滞区的两侧均处于可兴奋状态，则兴奋沿着两侧扩布，最后则两个传导波的波峰在中心阻滞区的下缘相遇，彼此心肌细胞均刚刚完成动作电位，仍处于有效不应期内，因此波峰与波峰碰撞后激动消失，无法形成折返。③可传导通道的传导减慢，使最初阻滞的通道有时间恢复其兴奋性。构成折返环的心肌细胞必须传导足够慢，从而使被激动过的心肌细胞有足够时间从有效不应期中恢复过来，以使激动在折返环中的传导前向均为可兴奋心肌。即在折返传导过程中，前向波前面永远是可激动间隙区域。④折返的触发和终止。折返的形成除了必须具有基质外，还须额外刺激触发。当心率改变，自主神经张力改变，或者心肌缺血，电解质紊乱，期前收缩等都可以触发折返。折返的触发，本质在于激动到达折返环所在区域，引起缓慢传导和单向阻滞。而折返环的终止，一方面在于心肌细胞由于自主神经、电解质等情况造成电生理特性改变，引起传导速度和（或）有效不应期改变，造成波长延长超过折返环路，或者额外刺激，可以是本身期前收缩或者人为电刺激，当刺激落入可激动间隙，则沿着可激动间隙产生双向扩布，最终进入折返环可激动间隙的额外刺激产生的前向波与波头和波尾分别碰撞泯灭，从而终止折返。

四、基因缺陷

心律失常的发病机制常与心肌细胞复极化异常有关，任何离子通道蛋白的变化均可能导致离子流异常而产生畸形的动作电位，最后体现在心电图上显示出心律失常的特征。

1995 年 Wang 等发现了致长 QT 综合征（LQTs）的第一个致病基因，心律失常研究由此走进了基因机制研究的新时代。到目前为止，共发现了 12 种 LQTs 的致病基因，其中 8 种为离子通道基因，其余为与通道相互作用的蛋白基因。LQT1 和 LQT5 为编码心肌细胞延迟整流钾电流慢成分（IKs）通道蛋白的 α 和 β 亚基因 KCNQ1 或 KCNE1 突变所致，IKs 对儿茶酚胺敏感。KCNQ1 或 KCNE1 的纯合突变或者双重复合突变分别导致 Jervell-Lange-Nielsen1（JLN1）综合征和 JLN2 综合征，Iks 通道在内耳存在，JLN 综合征者伴有神经性耳聋。LQT2 和 LQT6 由编码延迟整流钾电流的快成分（IKr）通道蛋白 α 亚基 KCNH2（HERB）或 β 亚基 KCNE2 突变引起。LQT3 由编码心肌细胞钠通道基因 SCN5A（NV1.5）突变引起，突变体通道失活门受损，使内向晚钠电流增加。LQT4 由锚蛋白 B（Ankyrin-B）基因（ANK2）突变导致。LQT7 即 Andersen 综合征，由内向整流钾电流（IK1）基因 KCNJ2（Kir2.1）突变所致。LQT8 即 Timothy 综合征，是由 CACNA1C（Cav1.2）基因突变使 L 型钙通道半失活电压右移所致。LQT9 是由小凹蛋白 3（CAV3）基因突变引起，该蛋白基因编码衔接蛋白。LQT10 由 SCN4B 基因突变造成，SCN4B 基因编码由电压门控钠通道四个 β 亚基中的一个。LQT11 是由 Yotiao 蛋白突变导致，Yotiao 是一种激酶 A 锚蛋白（AKAP），能帮助 Iks 通道、激酶 A（PKA）、磷酸酶 1（PP1）形成大分子复合物。LQT12 是由互生蛋白（SNTA1）突变 A390v 引起，它通过激活神经一氧化氮合酶（nNOS）—SCN5A 大分子复合物从而导致 LQTS。

Brugada 综合征（BrS）的分子遗传学研究也取得重大进展，已将 BrS 分为 5 型。除了 Brs1 型的致病基因 SCN5A 基因外，近来又分别发现了致 Brs2 型、3 型、4 型的编码 3- 磷酸甘油脱氢酶1 的 GPD1L 基因以及编码 L 型钙通道 α1 亚单位、β2 亚单位的 CACNA1C 基因和 CACNB2 基因，后两者同时也是短 QT 综合征（SQTs）4 型、5 型的致病基因。Brugada 6、7、8 型的致病基因分别是 SCN1B、KCNE3 和 SCN3B 基因，编码钠通道 β1 亚基、瞬时外向钾离子流通道 Ito 的 MiRP2 亚基和钠通道 β3 亚基，其基因突变分别使钠离子流下调而 Ito 增强。

短 QT 综合征（SQTs）致病基因肯定的至少有 5 个，SQT1-3 型分别为 HERG、KCNQ1 和 KCNJ2

基因突变所致，致病突变体导致钾离子流增强；而SQT4，5 的致病基因分别是编码 L 型钙通道 α1 亚单位 CACNA1C 基因和 β2 亚单位的 CACNB2 基因，其突变均使钙离子减少。无论是钾离子流增强还是钙离子流减小，均导致动作电位缩短，表现出SQTs 的临床表型。

儿茶酚胺敏感性多形性室速（CPVT）有常染色体显性遗传和隐性遗传两种形式，分别与编码肌浆网钙释放通道（RyR2）和肌质网贮钙蛋白（CASQ2）基因的突变有关。致心律失常性右心室心肌病（ARVC）有家族史者多呈常染色体显性遗传，据染色体定位可分为 10 型：14q23—24（ARVC1）、lq42—q43（ARVC2）、14q12—q22（ARVC3）、2q32（ARVC4）、3p23（ARVC5）、10p12—14（ARVC6）、10q22（ARVC7）、6p24（ARVC8）、12p11（ARVC9）及 18q12（ARVC10），目前已证实的基因有编码桥粒斑蛋白的 DSP 基因、编码斑菲素蛋白 -2 的 PKP2 基因、桥粒核心糖蛋白 -2 的 DSG2 基因和 DSC2 基因、RyR2 基因以及编码转移生长因子的 TGFβ3 基因。ARVC 呈隐性遗传者伴有掌跖角化和羊毛状头发，定位在 17 号染色体上，称为 "Naxos" 病，表达辅肌动蛋白（actinin）和角蛋白（keratin）的基因缺陷可能与此类 ARVC 有关。

致心律失常性右心室肌病（arrhythmogenic right ventricular cardiomyopathy，ARVC）有家族史者多呈常染色显性遗传，据染色体定位可分为 10 型：14q23—24（ARVC1）、lq42—q43（ARVC2）、14qk—qzz（ARVC3）、zq32（ARVC4）、3p23（ARVC5）、10p12—14（ARVC6）、10qzz（ARVC7）、6p24（ARVC8）、12p11（ARCV9）及 18p12（ARVC10），目前已证实的基因有编码桥粒斑蛋白的 DSP 基因、编码斑菲素蛋白 -2 的 DSC2 基因、RYR2 基因以及编码转移生长因子的 TGFβ3 基因。ARVC 呈隐性遗传者伴有掌跖角化和羊毛状头发，定位在 17 号染色体上，称为 "Naxos" 病，表达辅肌动蛋白（actinin）和角蛋白（Keretin）的基因缺陷可能与此类 ARVC 有关。

家族性心房颤动（Familial atrial fibrillation，FAF）的致病基因目前已发现 10 余种，分别是 KCNQ1 基因、KCNE2 基因、KCNJ2 基因、编码心房连接蛋白 40 的 GJA5 基因、KCNE1 基因、编码超速激活延迟整流钾电流（IKur）α 亚单位的 KCNA5 基因、锚蛋白基因 ANK2、HERG 基因、编码 SUR2A β 亚单位的 ABCC9 基因和 SCN5A 基因。最近又有证实编码核孔蛋白的 NUP155 基因突变是心房颤动的致病基因。

此外，编码心脏起搏电流 If 通道的 HCN4 基因或心脏 SCN5A 基因突变可引起病态窦房结综合征。编码心脏同源框转录因子的基因 NKX2.5 与心脏的形态发生及维持房室传导功能有密切关系，突变可引起家族性传导阻滞。SCN5A 突变也可致心脏传导疾病。编码 Amp 激活的蛋白激酶 γ-2 的 PRKAG2 基因是预激综合征的致病因素。此外，编码心脏起搏电流 If 通道的 HCN4 基因或心脏 SCN5A 基因突变可引起病态窦房结综合征。编码心脏同源框转录因子的基因 NKX2.5 与心脏的形态发生及维持房室传导功能有密切关系，突变可引起家族性传导阻滞。SCN5A 基因突变也可导致心脏传导疾病。编码 AMP 激活的蛋白激酶 γ-2 的 PRKAG2 基因是预激综合征的致病基因。

五、离子靶点假说

心脏电信号传导的基础是心肌细胞跨膜离子通道电流，心肌细胞钠钾钙等离子通道顺序开放并保持动态平衡是心脏正常工作的基础。当某种通道的功能或表达异常时，通道间的平衡被打破，心肌电信号传导紊乱，INa、ICa、IKr 通道基因突变将会导致心律失常的发生。离子通道功能改变或失去平衡，其病变通道即为靶点，靶点针对性药物可能是未来抗心律失常新药的开发方向。

第三节　心律失常的临床分类

一、根据心律失常的发生机制 和部位进行分类

1. 冲动起源异常

（1）窦性心律失常：窦性心动过速、窦性心动过缓、窦性心律不齐、窦性停搏。

（2）异位心律失常：①主动性：过早搏动（房性、房室交界性、室性）；阵发性心动过速（室上性、室性）；非阵发性心动过速（室上性、室性）；心房扑动与颤动；心室扑动与颤动；②被动性：房性逸搏与逸搏心律；房室交界性逸搏与逸搏心律；

室性逸搏与逸搏心律。

2. 冲动传导异常

（1）生理性传导障碍：干扰与干扰性房室分离。

（2）心脏传导阻滞：窦房阻滞、房内阻滞、房室阻滞、室内阻滞。

（3）旁路传导：WPW 综合征、LGL 综合征、结室或束室纤维传导。

3. 人工心脏起搏性

二、按临床心率变化分类

临床上，心律失常可按其发作时心率的快慢分为快速性和缓慢性两大类，此种分类方法较为简便、实用。

（一）快速性心律失常

1. 过早搏动（房性、房室交界性、室性）

2. 心动过速

（1）窦性心动过速。

（2）室上性心动过速：阵发性室上性心动过速、非折返性房性心动过速、非阵发性交界性心动过速。

（3）室性心动过速：室性心动过速（阵发性、持续性）、加速性心室自主心律。

3. 扑动和颤动　心房扑动、心房颤动、心室扑动、心室颤动。

4. 可引起快速性心律失常的预激综合征

（二）缓慢性心律失常

1. 窦性　窦性心动过缓、窦性停搏、窦房阻滞、病态窦房结综合征。

2. 房室交界性心律

3. 心室自主心律

4. 引起缓慢性心律失常的传导阻滞

（1）房室传导阻滞：一度、二度（Ⅰ型、Ⅱ型）、三度。

（2）心室内传导阻滞：完全性右束支传导阻滞、完全性左束支传导阻滞、左前分支阻滞、左后分支阻滞、双侧束支阻滞、右束支传导阻滞合并分支传导阻滞、三分支传导阻滞。

（李耀东　祖克拉·吐尔洪　汤宝鹏）

参考文献

Abe Y，Fukunami M，Yamada T，Ohmori M，et al. 1997. Prediction of transition to chronic atrial fibrillation in patients with paroxysmal atrial fibrillation by signal-averaged electrocardiography：a prospective study. Circulation，96：2612-2616.

Antzelevitch C，Pollevick GD，Cordeiro JM，et al. 2007.Loss-of-function mutations in the cardiac calcium channel underlie a new clinical entity characterized by STsegment elevation，short QT intervals，and sudden cardiac death. Circulation，115（4）：442-449.

Cheng J，Cabeen WR，Scheinman MM. 1999. Right atrial flutter due to lower loop reentry. Circulation，99（13）：1700-1705.

Doshi RN，Wu TJ，Yashima M，et al. 1999. Relation between ligament of Marshall and adrenergic atrial tachyarrhythmia J . Circulation，100（11）：876-883.

Feld GK，Rad FS. 1992. Mechanism of double potentials recorded during sustained atrial flutter in the canine right atrial crush-injury model. Circulation，86（2）：628-641.

Frame LH，Page RL，Hoffman BF. 1986. Atrial reentry around an anatomic barrier with a partially refractory excitable gap.A canine model of atrial flutter. Circ Res，58（4）：495-511.

Goyal SB，Spodick DH. 2001. Electromechanical dysfunction of the left atrium associated with interatrial block. Am Heart J，142：823-827.

Harada A，Konishi T，Fukata M，et al. 2000. Intraoperative map guided operation for atrial fibrillation due to mitral valve diseaseJ . Ann Thorac Surg，69（6）：446-450.

Jais P，Haissaguerre M，Shah DC，et al. 1997. A focal source of atrial fibrillation treated by discrete radiofrequency ablationJ . Circulation，95（8）：572-576.

Jais P，Haissaguerre M，Shah DC，et al. 1997. A focal source of atrial fibrillation treated by descrete radiofrequency ablation.Circulation，95（3）：572-576.

James TN. 1963. The connecting pathways between the sinus node and A-V node and between the right and the left atrium in the human heart. Am Heart J，66：498-508.

James TN. 1963. The connecting pathways between the sinus node and a-v node and between the right and the left atrium in the human heart. Am Heart J，66：498-508.

Kadish A，Goldberger J，Horvath G. 1998. Is atrial fibrillation/flutter a real entity. JACC，suppl：332A.

Kalman JM，Olgin JE，Karch MR，et al. 1998. Cristal tachycardias：Origin of right atrial tachycardias from the crista terminalis identified by intracardiac echocardiography. J Am Coll Cardiol，31（2）：451-459.

Kim DT，Lai AC，Hwang C，et al. 2000. The ligament of Marshall：A structural analysis in human hearts with implication for atrial arrythmias J . J AMColl Cardiol，36（16）：1324-1327.

Kumagai K，Uno K，Khrestian C，et al. 2000. Single site radiofrequency catheter ablation of atrial fibrillation：studies guided by simultaneous multisite mapping in the canine sterile pericarditis model. J Am Coll Cardiol，36：917-923.

Mandapati R，Skanes A，Chen J，et al. 2000. Stable microreentrant sources as a mechanism of atrial fibrillation in the isolated sheep heart J . Circulation，101（3）：194-199.

Marshall J . 1850. On the development of the great anterior veins in man and mammalia：including an account of certain remnants of foetal structure found in the adult，a comparative view of these great veins in the different mammalia，and an analysis of their occasional peculiarities in the human subject J . Phil Trans R Soc Lond，140（2）：133-269.

Mirowski M，Alkan WJ . 1966. Left atrial rhythm：diagnostic criteria and differentiation from nodal arrhythmias J . Am J Cardiol，17（4）：203-

209.

Mirowski M，Lau SH，Bobb GA，et al. 1970. Studies on left atrialaut-omaticity in dogs . Circ Res，26（4）：317-325.

Nadagawa，H，Lazzara R，Khastgir T，et al. 1996. Role of the tricuspid annulus and the eustachian valve/ridge on atrial flutter.Circulation，94（3）：407-424.

Ogawa S，Dreifus LS，Osmick MJ. 1977. Longitudinal dissociation of Bachmann's bundle as a mechanism of paroxysmal supraventricular tachycardia. Am J Cardiol，40：915-922.

Olgin JE，Kalman JM，Fitzpatrick AP，et al. 1995. Role of right atrial endocardial structures as barriers to conduction during human type Ⅰ flutter. Activation and entrainment mapping guided by intracardiac echocardiography. Circulation，92（7）：1839-1848.

Ortiz J，Niwano S，Abe H，et al. 1994. Mapping the conversion of atrial flutter to atrial fibrillation and atrial fibrillation to atrial flutter.Circ Res，74（5）：882-894.

Saksena S，Giorgberidze I，Mehra R，et al. 1999. Electrophysiology and endocardial mapping of induced atrial fibrillation in patients with spontaneous atrial fibrillation.Am J Cardiol，83（2）：187-193.

Scherlag BJ，Yeh BK，Robinson MJ . 1972. Inferior interatrial pathway in the dogJ . Circ Res，31（1）：18-35.

Thorel C. 1910. Uber den aufbau des sinusknoters und seine verbindung mit der cava superior eund den wenckebachscdhen bundeln，munchen.Med Wchnschr，57：183.

Wang Q，Shen J，Splawski I，et al.1995. SCN5A mutations associated with an inherited cardiac arrhythmia，long QT syndrome. Cell，80（5）：805-811.

Zhang X，Chen S，Yoo S，et al. 2008.Mutation in nuclear pore component NUP155 leads to atrial fibrillation and early sudden cardiac death.Cell，135（6）：1017- 1027.

第二章
心内电生理检查

第一节 心律失常介入操作基本技术

一、颈内静脉穿刺术

颈内静脉是颈部最粗大的静脉干,在颅底的颈静脉孔处续于乙状窦,伴随颈内动脉下降,最初在该动脉的背侧,后达其外侧,向下与颈总动脉(偏内)、迷走神经(偏后)共同位于颈动脉鞘内。该静脉在胸锁关节后方与锁骨下静脉汇合成头臂静脉。以乳突尖和下颌角连线中点至胸锁关节中点的连线作为颈内静脉的体表投影。甲状软骨上缘水平以上为上段,甲状软骨上缘水平以下再分成中、下段。颈内静脉上、中、下段的外径分别为12.0mm、13.9mm和14.6mm。胸锁乳突肌位置恒定,其前缘与颈内静脉上、中、下段的中点的距离分别为1.0mm、7.0mm和13.3mm,后缘与颈内静脉上、中、下段的中点的距离分别为19.4mm、12.7mm和9.3mm。颈内静脉末端膨大,其内有一对静脉瓣,可防止头臂静脉中的血液逆流(图2-1)。

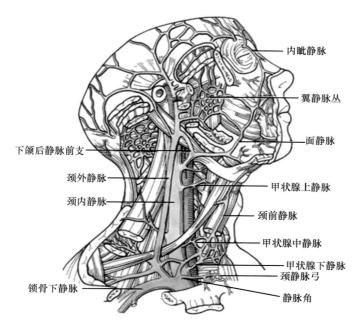

图 2-1 头颈部静脉血管解剖图

内眦静脉

翼静脉丛

面静脉

下颌后静脉前支

颈外静脉

颈内静脉

甲状腺上静脉

颈前静脉

甲状腺中静脉

甲状腺下静脉
颈静脉弓

锁骨下静脉

静脉角

右颈内静脉垂直进入上腔静脉、较左颈内静脉粗大、距颈内动脉又相对较远、右肺尖稍低于左肺尖、胸膜损伤的可能性小、胸导管位于左侧等原因,临床上往往采取右颈内静脉穿刺。颈内静脉路径的优点:解剖位置相对固定,插管的成功率较高,距右心房距离短且较直,易于将导管置入右心房或上腔静脉,有学者认为并发症少于锁骨下静脉穿刺路径。

穿刺方法:患者平卧头略后仰,以伸展颈部,减少空气栓塞。肥胖、肌肉发达或颈部较短的患者,可在其肩下放置一小枕头以伸展颈部。患者头转向穿刺静脉对侧(左侧);常用的颈内静脉穿刺径路有中央径路、前位径路和后侧径路。

（一）中央径路

用左手确定胸锁乳突肌胸骨头和锁骨头及锁骨所形成的三角，触摸颈动脉搏动，并在穿刺时固定皮肤。先用注射器接 20～24G 针头定位颈内静脉，以减少误穿颈动脉和定位困难时的组织损伤。将针头置于前述三角的顶端，与皮肤成 35°～45° 角向同侧乳头方向进针。如未回抽到静脉血，可将针头向外转或与中线呈平行方向进针。定位成功后，将注射器接 3 英寸（1 英寸 =2.54cm）长的 18G 薄壁静脉穿刺针，沿定位方向在持续负压吸引下进针，抽吸到通畅的静脉回血后，移去注射器。此时应注意迅速用手指堵住穿刺针尾部，以防空气栓塞。经穿刺针置入 45cm 长的 J 形头导引钢丝，导引钢丝应在无阻力的情况下置入。导引钢丝置入后退出穿刺针。固定导引钢丝位置并注意患者心律变化，因为导引钢丝置入过深会进入右心室刺激右心室壁，导致室性期前收缩或短阵室速。用 11 号尖刀片在导引钢丝进入皮肤处做一小切口。沿导引钢丝置入鞘管。注意保持导引钢丝的末端始终露出于鞘管。退出导引钢丝，用注射器抽吸回血后，用肝素盐水冲洗鞘管。可用缝线将鞘管固定于皮肤。如无透视帮助，置管后常规摄胸片确定鞘管位置。

（二）前位径路

用左手在甲状软骨水平、胸锁乳突肌前缘触摸颈动脉搏动，并在穿刺时固定皮肤。用注射器接小号针头（20～22G）定位颈内静脉，在颈动脉搏动的外侧 0.5～1.0 cm，与皮肤成 30° 角，针尖指向乳头方向进针。定位穿刺成功后，将注射器接 18G 薄壁静脉穿刺针，沿与定位针相同的方向，在持续负压吸引下缓慢进针，深度一般为 4cm，如果进针时未吸到回血，可将穿刺针缓慢后退，调整方向后再缓慢进针。送入导引钢丝及鞘管方法同"中央径路"。

（三）后位径路

定位胸锁乳突肌后缘。用注射器接小号针头（20～22G）定位颈内静脉，在胸锁乳突肌后缘、锁骨上 5cm 处（或颈外静脉与胸锁乳突肌交点的上方）进针，针尖向前指向胸骨上切迹，并与矢状面和水平面成 30°～45° 角。如未抽到回血，可稍

向前或向后调整穿刺针方向后再进针。定位穿刺成功后，将注射器接 18G 薄壁静脉穿刺针，沿与定位针相同的方向，在持续负压吸引下缓慢进针，深度一般不超过 5～7cm，如果进针时未吸到回血，可将穿刺针缓慢后退，调整方向后再缓慢进针，有时在针头回撤时也可能进入颈内静脉。送入导引钢丝及鞘管方法同"中央径路"。

二、锁骨下静脉穿刺术

锁骨下静脉是腋静脉的延续，呈轻度向上的弓形，长 3～4cm，直径 1～2cm，由第 1 肋外缘行至胸锁关节的后方，在此与颈内静脉相汇合形成头臂静脉，其汇合处向外上方开放的角称静脉角。近胸骨角约右侧，两条头臂静脉汇合成上腔静脉。锁骨下静脉的前上方有锁骨与锁骨下肌；后方则为锁骨下动脉，动、静脉之间由厚约 0.5cm 的前斜角肌隔开；下方为第 1 肋，内后方为胸膜顶。锁骨下静脉下后壁与胸膜仅相距 5mm，该静脉的管壁与颈固有筋膜、第 1 肋骨膜、筋斜角肌及锁骨下筋膜鞘等结构相互紧密连接，因而位置恒定，不易发生移位，有利于穿刺，但管壁不易回缩，若术中不慎易进入空气可能导致气栓。在锁骨近心端，锁骨下静脉有一对静脉瓣，可防止头臂静脉的血液逆流（图 2-2）。

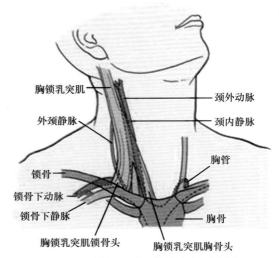

图 2-2　锁骨下动、静脉走行示意图

锁骨下静脉穿刺术：锁骨下静脉是置入中心静脉导管、漂浮导管及起搏电生理导管的常用路径，此部位穿刺易于固定，对患者活动影响较小，患者

头颈部的活动也较少影响导管的位置。如锁骨下静脉穿刺经验不足，操作次数不多，则穿刺的相应并发症发生率相对较高，如气胸、血胸、误穿锁骨下动脉等。在肺充气过度的患者，如肺气肿、慢性阻塞性肺病、使用呼吸机以及出凝血功能障碍的患者应尽量避免锁骨下静脉穿刺。

穿刺方法：患者取 15°～25° 角头低仰卧位或平卧位，头部偏向操作对侧。嘱患者两肩放松，充分外展，必要时可去枕，将两肩胛之间垫高，或嘱患者取向后垂头仰卧位。用碘伏消毒胸部前面上至下颌骨下缘，下至乳头水平，肩部及上臂前面均应包括在内。此消毒范围适用于一侧穿刺不成功可换至对侧，锁骨下静脉穿刺不成功可换为颈内静脉穿刺。确定穿刺点：沿锁骨由内向外走行有一自然弯曲点，此转弯处可作为体表标志，其下 1～2 cm 即为穿刺点。2% 利多卡因 3～5ml 局部浸润麻醉。将非持针手拇指按在锁骨下缘以固定穿刺部位皮肤，示指放于胸骨上窝做方向指示。从定位点穿刺皮肤，针尖指向胸骨上窝方向，穿刺针与胸廓成 15°～30° 角，持续负压吸引下沿锁骨下后缘缓慢进针，密切注意有无回血。如估计针尖已接近锁骨下静脉，但未见回血，则须将穿刺针尖退至皮下，向上或向下调整穿刺方向，重复操作一旦有回血，应立即停止移动，固定穿刺针，拔下注射器，从流出血液的颜色和速度判断是否为静脉血。确认后放入导引钢丝（若有 X 线，应再次确认导引钢丝在静脉系统或右心房或右心室内），拔出穿刺针，用 11 号刀片在穿刺插入导引钢丝部位皮肤做一小切口，置入扩张管和鞘管，将导引钢丝连同扩张管一并拔出，固定鞘管，肝素盐水冲洗鞘管。如果无 X 线透视，应拍胸片确认鞘管位置。

三、股静脉穿刺术

股三角位于股前内侧部上 1/3，为底在上尖朝下的三角形凹陷。由腹股沟韧带、缝匠肌和长收肌围成。上界为腹股沟韧带，内侧界为长收肌内侧缘，外侧界为缝匠肌的内侧缘。前壁为阔筋膜，底为髂腰肌、耻骨肌和长收肌。股三角的结构由外向内依次为：股神经、股鞘及其包含的股动脉、股静脉、股管和腹股沟深淋巴结、脂肪组织等。股动脉居中，位于腹股沟韧带中点深面，外侧为股神经，内侧为

股静脉（图 2-3）。

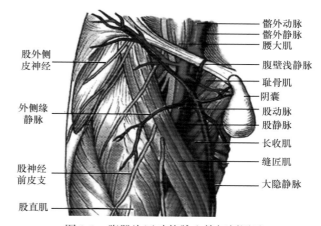

图 2-3　腹股沟区动静脉血管解剖图示

股静脉穿刺术：经股静脉穿刺插管适于操作或留置时间较短的心导管术，穿刺较为容易，严重并发症少。

穿刺方法：患者取仰卧位，大腿稍外展、外旋。碘伏消毒双侧腹股沟区，上至脐水平，下至膝盖，两侧至腋中线，以便在一侧穿刺不成功后改穿另一侧。触摸股动脉搏动，在股动脉内侧 1cm、腹股沟韧带下方 2～3 cm 处作为股静脉穿刺部位。2% 利多卡因 3～5ml 局部浸润麻醉。在预备穿刺点处皮肤做一小切口，可适当进行钝性分离。左手示指及中指触及股动脉搏动，选用 16～18G 穿刺针，尾部接带有生理盐水的注射器，针尖斜面向上，以与皮肤成 30°～45° 角刺入皮肤，持续保持负压，当穿刺针进入股静脉时，注射器内可见静脉回血。右手撤走注射器，左手固定穿刺针并迅速示指堵住穿刺针尾，以免出血过多或空气吸入。经穿刺针缓慢送入导引钢丝，有阻力时可轻轻旋转穿刺针或调整导引钢丝方向，不可强力操作，必要时在 X 线透视下观察导引钢丝位置，通常需将导引钢丝送入 15 cm 以上。撤出穿刺针，沿导引钢丝送入鞘管，注意导引钢丝尾端应始终露出于鞘管外数厘米，鞘管置入血管后，将导引钢丝及扩张管一并退出。用肝素盐水抽吸、冲洗鞘管。

四、股动脉穿刺术

股动脉穿刺术：股动脉由于具有内径大；穿刺技术容易掌握；血液循环不容易受影响；可根据需要置入较大鞘管等优点，股动脉穿刺术已成为经动

脉介入检查与治疗最常选择的方法。

穿刺点的选择：选择搏动最强侧的股动脉作为血管入路。如果两侧腹股沟处股动脉搏动相当，则一般选择右侧股动脉。如果股动脉在1周内曾被穿刺过，最好使用对侧股动脉。穿刺点应选择在股横纹下方约2cm处，股动脉搏动正下方。穿刺点过高可能使穿刺针越过腹股沟韧带，术后止血困难或引起腹膜后血肿。穿刺点过低，则因股动脉穿行在大腿前群收缩肌位置较深部位，穿刺不易成功，且有动脉分支，同时有股静脉走行于股动脉下方，容易造成动静脉瘘。采用2%利多卡因3～5ml局部浸润麻醉。先在皮内注射形成皮丘，然后沿股动脉血管走行动脉搏动明显方向进穿刺针，估计到达股动脉深度后，在其周围进行浸润麻醉。每次注药前先回抽注射器，证实无回血后再行注入。以后边退针边注入，逐层麻醉至皮下组织。左手三个手指保持一条直线置于穿刺点上方股动脉搏动最明显处，穿刺针与皮肤成30°～45°角，中空穿刺针斜面向上进针，当持针手感觉到明显的动脉搏动时即可迅速进针刺破血管，随即见搏动性血流从穿刺针尾喷出，迅速延穿刺针送入导引钢丝后，退出穿刺针，扩张穿刺口处皮肤，沿导引钢丝送入动脉鞘。肝素盐水冲洗动脉鞘管。

五、房间隔穿刺术

正常情况下经皮途径导管不能直接到达左心房。虽然可以逆行通过主动脉瓣和二尖瓣的两个转弯进入左心房，但导管操作上较困难。穿刺房间隔可使导管经右心房到左心房进行左心系统检查操作变为可能。1959年，Ross和Cope几乎同时报道了房间隔穿刺术的临床应用。此后Brockenbrough和Mullins等在此基础上对穿刺针和鞘管以及穿刺技术加以改良。早年的房间隔穿刺术主要用于二尖瓣或主动脉瓣狭窄的患者进行左心导管检查。近20年，随着心血管病介入治疗的开展，特别是经皮二尖瓣成形术和射频消融术，尤其是心房颤动（房颤）射频消融术的蓬勃发展，房间隔穿刺术这项技术开始日益被电生理医生所重视。该技术已成为电生理医生必须掌握的基本技术之一。

房间隔解剖：房间隔位于右心房和左心房之间，在右心房后部偏左，与额面和矢状面均成约45°夹角。房间隔呈长方形，厚约2mm，高约为宽的2倍，中下1/3处为卵圆窝，卵圆窝直径为2cm，边缘隆起，前缘和上缘明显，中心窝底部很薄，厚约1mm，此位置是房间隔穿刺进入左心房的理想部位。卵圆窝为胚胎时期卵圆孔的所在，20%～30%正常的心脏，在出生后虽在生理上闭合，但仍在窝底部上方残留一潜在性的解剖通道，正常情况下无血液分流现象，当右心房压力高于左心房时或进行心导管插管时无需穿刺也可经此通道进入左心房。

卵圆窝大小不一，其右侧面凹成窝状，左侧面则轻度凸出于左心房腔内。卵圆窝前上方和膜性室间隔间的膨隆区域，为主动脉隆凸，其左侧毗邻主动脉根部的主动脉窦。卵圆窝的前下方为冠状窦和三尖瓣环隔侧，后缘为右心房后侧游离壁。二尖瓣病变时，左心房增大，特别是向下、向后和向右扩大，房间隔也随之移位，卵圆窝从正常时凹向左心房变成凸向右心房。这时，卵圆窝从正常房间隔的中下部向下移位，当严重病变时，卵圆窝上缘移至下1/3，同时随着左心房压的升高，房间隔也可向右心房膨出，使其与主动脉根部的交界更为向前，与右心房交界更为向后，形成沟状，这样干扰导管在右心房内的转动，并使导管更难接近卵圆窝。这时在正位影像下不易判断穿刺方向，需要加用其他方法协助确定穿刺方向。在主动脉瓣病变时，扩大的主动脉牵拉卵圆窝向上向前，使卵圆窝的上缘可移至房间隔的上1/2处，房间隔变得更加垂直；并且由于主动脉扩张，房间隔的穿刺范围变小。因此对于疑难病例，可能需要进行主动脉造影确定主动脉扩张和伸展的程度。与存在二尖瓣病变时穿刺点应更向下和向后不同，在主动脉病变时穿刺点应向上和稍向前（图2-4）。

（一）适应证和禁忌证

1. 适应证

（1）二尖瓣球囊成形术。

（2）房颤导管消融术。

（3）起源于左心系统其他心律失常的导管消融术。

（4）左心房-股动脉循环支持。

（5）经皮左心耳堵闭术。

（6）经皮经导管主动脉瓣及二尖瓣放置术等。

（7）动物实验研究。

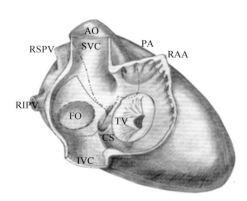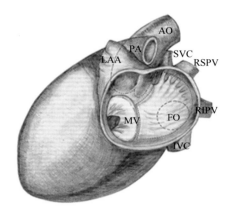

图 2-4 卵圆窝、主动脉窦、冠状窦、二尖瓣环、三尖瓣环解剖

卵圆窝（fossa ovalis，FO）前上方和膜性室间隔间的膨隆区域，为主动脉隆凸，其左侧毗邻主动脉根部的主动脉窦；

前下方为冠状窦（coronary sinus，CS）和三尖瓣环（tricuspidal valve，TV）隔侧，后缘为右心房后侧游离壁

2. 禁忌证　绝对禁忌证为位于左心房内的血栓如房间隔部位或左心耳内的血栓；因房间隔缺损而接受了金属伞堵闭的术后患者为相对禁忌证，其他导致房间隔穿刺困难，风险增加的情况包括：处在华法林有效抗凝治疗中的患者、巨大的右心房、心脏大动脉的畸形和主动脉根部显著扩张者。

（二）穿刺方法及过程

1. 房间隔穿刺的经典方法　房间隔穿刺的经典方法是由 Ross 创立的，其要领是在后前位透视下将穿刺导管沿导引钢丝送入上腔静脉，去除导引钢丝，再将穿刺针送至穿刺导管顶端距开口约 1cm 处，于 X 线透视下将穿刺针、穿刺扩张管和鞘管同步整体在从上腔静脉向下缓慢回撤到右心房的同时顺时针旋转指向左后下方，从下至上看时钟 4～5 点的位置。继续向下缓慢回撤时，顶端越过主动脉根部的隆凸向右移动（患者的左侧）而与脊柱影重叠，再向下回撤时顶端滑进卵圆窝，所以穿刺导管在回撤过程中共发生三次跳跃征象，自上腔静脉回撤至右心房为第一次跳跃，再回撤越过主动脉隆凸出现第二次跳跃，最后回撤滑进卵圆窝的底部时产生最为明显的第三次跳跃，约 50% 患者第一次和第二次跳跃并不明显，仅能显示第三次跳跃。房间隔穿刺点一般约在右心房的中间部分，左心房轻度增大时房间隔的穿刺点在脊柱中、右 1/3 交界线心脏投影的较高位置，随着左心房的继续扩大，穿刺点偏向下方和脊柱右缘，穿刺针指向也更为向后。透视下可见跳跃征，缓慢整体推送穿刺针、穿刺扩张管和鞘管，同时感觉到前端的心脏搏动后，左手固定穿刺扩张管和鞘管，右手推送穿刺针即可刺入左心房内。

2. 房间隔穿刺方法的改良　在 Ross 法的基础上，先后出现许多改良方法以增加成功率，减少并发症。Keefe 等建议在后前位的基础上加用倒位透视以观察穿刺方向。Croft 等建议右前斜位透视下根据主动脉根部造影对穿刺点前后位置进行判断。Inoue 等提出进行右心房造影法进行房间隔穿刺点的定位，国内有学者提出左心房 - 脊柱定位法进行房间隔穿刺。此外，还有主动脉瓣定位法、希氏束电图定位法、电生理方法定位、右心导管定位法、经食管超声定位法、经心内超声定位法等。

3. 右前斜位 45° 透视指引下房间隔穿刺术　以上这些房间隔穿刺方法有些不易掌握，有些要增加操作和成本，这使房间隔穿刺需要较多的经验积累，对于术者熟练程度要求较高。经过改进的右前斜位 45° 透视指引下房间隔穿刺术是一种比较简单、可靠且易于掌握的穿刺方法。

确定穿刺点高度：后前位透视下沿脊柱中线左心房影下缘上 0.5～1.5 个椎体高度；左心房影下缘不清楚者，可行肺动脉造影顺向显示左心房影以定位左心房下缘；有冠状窦电极者，以冠状窦电极与脊柱中线交界点代表左心房下缘。

确定穿刺点前后位置：右前斜位 45° 透视下穿刺点位于心影后缘前 1 个椎体高度至心影后缘与房室沟影的中点之间。

确定穿刺方向：穿刺针及鞘管在右前斜位 45° 透视下远段弧度消失呈直线状或接近直线状，这说明鞘管头端指向左后 45° 方向，即垂直于房间隔，并且在房间隔中央，此时鞘管尖的位置即是穿刺点的准

确位置，沿该方向穿刺可避免穿刺点过于偏前（主动脉根部）和过于偏后（右心房后壁）而导致穿入主动脉或心脏穿孔。后前位透视下认为理想的穿刺点在右前斜位 45° 透视下可能明显偏离房间隔，因此右前斜 45° 是房间隔穿刺点定位不可替代的体位。

4. 房间隔穿刺步骤 常规采用经股静脉途径完成。术前进行心脏超声检查，测定主动脉及心脏的大小、房间隔的形态，除外左心房血栓。穿刺股静脉血管前拍摄心脏三位相，以观察心房的形态、升主动脉的大小和走行方向、胸部及脊柱有无畸形。

术前准备：穿刺器械包括 0.032 英寸 145cm 长指引导丝；房间隔穿刺扩张管和鞘管；房间隔穿刺针。术前应检查穿刺针角度与扩张管和鞘管是否匹配。如不匹配可进行适当调整。

穿刺过程：首先穿刺股静脉成功，将长的指引导丝送入上腔静脉，沿导丝送入房间隔穿刺扩张管和鞘管，退出指引钢丝，经扩张管送入房间隔穿刺针。房间隔穿刺针使用注意事项：撤出房间隔穿刺针内的保护钢丝；调整穿刺针头部角度；连接已抽取造影剂的 10ml 注射器，推注造影剂以验证导管通畅并排空内部空气。在透视下将穿刺针送至扩张管顶端距开口约 1cm 处，房间隔穿刺针的方向要同穿刺鞘管同轴。然后边顺钟向旋转穿刺针和鞘管（从

下至上看为时钟 4 ～ 5 点的位置）边同步回撤，同样注意穿刺导管回撤过程中的三次跳跃征象，撤到卵圆窝时影像上跳跃感最明显，此为初步定位的穿刺点，并且在后前位透视下适当调整穿刺点的高度（头足方向）。在初步确定穿刺点位置的基础上，在右前斜位 45° 透视下适当旋转穿刺外鞘，使穿刺针及鞘管头端影像弧度消失呈直线状或接近直线状，此时鞘管尖的位置即是穿刺点的准确位置。如果位置满意，将穿刺针轻轻向前推送，即可刺破卵圆窝进入左心房。在穿刺针进入左心房后，用力推注造影剂，可以见到造影剂呈细线状到达左心房壁后散开。此外，可在左前斜位下见造影剂喷向脊柱方向。穿刺针穿入左心房后，固定穿刺针同时短距离推送扩张管和外鞘管使扩张管头端刚出穿刺针为止。左手固定扩张管和外鞘管，右手撤出穿刺针，并迅速延扩张管送入长导引钢丝进入左心房至左上肺静脉。沿长导引钢丝同时整体推送扩张管和外鞘管进入左心房和左上肺静脉。之后撤出长导引钢丝和扩张管，保留外鞘管在左心房内。穿刺成功后注意追加普通肝素。对房间隔较厚或穿刺点未在膜部者，穿刺针通过房间隔后鞘管通过会遇较大阻力，此时应避免盲目用力推送，即使用力推送也应避免鞘管通过后惯性前进（图 2-5）。

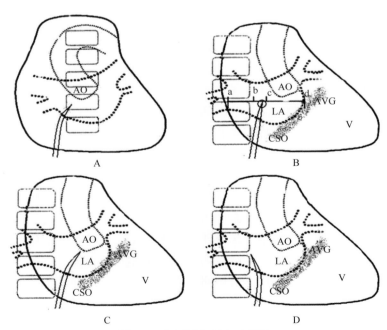

图 2-5 房间隔穿刺术示意图

A. 确定穿刺点高度，后前位透视下左心房影下缘上约 1 个椎体高度，范围 0.5 ～ 1.5 个椎体，左心房影下缘可用冠状窦电极估计或肺动脉造影显示；B. 确定穿刺点前后位置和穿刺方向，右前斜位 45° 透视下穿刺点位于心影后缘前 1 个椎体高度至心影后缘与房室沟影的中点之间，且穿刺针及鞘管远段弧度消失呈直线状或接近直线状；C. 穿刺方向偏前，易穿入主动脉根部；D. 穿刺方向偏后，易穿入右心房后壁

注意事项：房间隔穿刺技术上要求较严格，以避免并发症的发生。对经验丰富的术者，房间隔穿刺相对是安全的，很少发生并发症。对初学者或正处在学习曲线阶段者，要充分掌握和熟悉心脏影像解剖以及房间隔穿刺术基本要领，一般可在上级医师指导下顺利完成。需要注意的是：①至少两个透视位证实穿刺针尖方向正确；②注意穿刺导管回撤过程中的三次跳跃；③操作轻柔，控制好穿刺针力度，避免穿刺后惯性力量；④在推送鞘管进入左心房前，注射造影剂确认导管头端已进入左心房；⑤如果一旦穿刺失败，首先可以微调穿刺点，将穿刺针外撤至鞘管内，在右前斜位45°，透视确保前段伸直前提下，适当旋转鞘管，调整穿刺点位置并再次穿刺，仍失败者需重新将长导丝放回鞘管内，送至上腔静脉按原方法定位穿刺；⑥撤出内鞘后应用肝素。通过鞘管在左房内操作导管时也应注意，每次更换电生理导管时要先回抽鞘管内血液并用肝素盐水冲鞘管，从鞘管内撤换电生理导管时不宜速度过快，以免负压进气。经鞘管送入电生理导管时要尽早透视，以免穿破左心房，因经鞘管送导管时力量易传导至头端，尤其是进入左心耳时更易穿出。

（三）并发症及处理

房间隔穿刺的并发症同术者的经验有关，多数并发症发生在初期。经验较少的术者并发症率高，而经验丰富的术者和单位则很少发生。

房间隔穿刺最主要的并发症是心脏压塞。在房间隔穿刺点过于偏向前方时，有可能损伤三尖瓣和冠状窦，造成心脏压塞。也有可能穿入主动脉，如果只是穿刺针穿入主动脉，立即退出，多数不会引起症状。如果已经将鞘管送入主动脉则需要外科手术。在房间隔穿刺点过于偏向后方时，可能穿透右房后壁引起心脏压塞。尽管心脏压塞属于严重的并发症，但如果诊断及时，处理得当，可无严重不良后果。心脏压塞的主要表现为患者烦躁、淡漠，也可突然意识丧失。体征为血压下降，心率减慢。症状出现的轻重同出血速度密切相关，有时少量的出血即可造成严重症状。左前斜位下可见心影扩大，心影外缘搏动明显减弱或消失，有时可见积液影。在明确已发生心脏压塞的情况下，首先要穿刺引流。

采用X线透视与造影剂指示下的心包穿刺引流。具体方法是普通18号长穿刺针连接有造影剂的10ml注射器，从左剑肋角进针，指向患者的左侧后下方，与水平面夹角30°～45°，矢状面夹角15°。透视下进针到达膈肌下后缓慢进针，针尖通过膈肌，刺入心包后有突破感，回抽血液，注射5ml造影剂，可证实针尖所在的位置，如在心包腔内造影剂会滞留在心包腔内，如在心脏内则随血流流出心脏。证实穿刺针在心包腔内后，送入145cm长导丝，沿导丝送入鞘管，再送入6F的猪尾导管至心脏的后基底部。心包积血排空后观察30分钟，如无新的心包积血和压塞出现，则可回病房观察6～12小时后拔出鞘管。如果引流后仍然出血不止，则应外科治疗。总之，房间隔穿刺术是电生理医生必备的技能之一，出现心脏压塞并发症要会及时判断，心包穿刺引流处理也是必须掌握的基本功。

第二节 食管心房调搏术

经食管心脏调搏是一种无创性的临床电生理诊断和治疗技术。它包括经食管心房调搏（through esophagus atrial pacing，TEAP）和经食管心室调搏（through esophagus ventricle pacing，TEVP）。经食管心房调搏术是一项心脏电生理检查的安全非创伤性检查技术。方法是将食管电极安置于心房后部的食管内，通过发出调整或程序刺激来描记心电活动。根据多种参数来诊断或治疗某些心脏病。主要以测定心脏窦房结及窦房传导功能、房室传导功能，明确心律失常的发生机制及诊断，以指导进一步治疗，如心脏射频消融术、抗心律失常药物疗效的判定及调整。终止室上性心动过速（室上速）发作及通过超速负荷试验诊断冠心病。

食管和心脏解剖关系密切，两者都位于纵隔内，心脏在前，食管在后，食管的前壁与左心房后壁紧贴在一起。利用这种解剖关系，应用食管调搏仪，经放置在食管的电极导管，间接刺激心房和心室，同时记录体表心电图，这样便可以对人体心脏各个部位的电生理参数进行测量，揭示心律失常的发生机制，诱发某些不易观察到的心律失常，并可终止某些类型的快速心律失常（图2-6）。

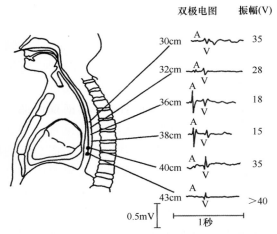

双极电图　振幅(V)

30cm　A V　35

32cm　A V　28

36cm　A V　18

38cm　A V　15

40cm　A V　35

43cm　A V　>40

0.5mV　1秒

图2-6　记录食管导联心电图和经食管起搏心房的最佳位置

图示食管电极插入的不同位置、深度时，双极记录的食管心电图波形。在距离门齿36～38cm处记录的心房波振幅最高，起搏阈值也最小，为此患者记录食管导联心电图和经食管起搏心房的最佳位置

（引自张澍，黄从新，黄德嘉.2007.心脏电生理及心脏起搏专科医师培训教程.北京：人民卫生出版社，170～171）

经食管导联心电图，能很好地显示P波，对区别房性与室性心动过速极为有用（图2-7）。常用于评价窦房结的功能，对房室结双径传导及预激综合征等进行电生理研究，对筛选治疗心律失常的最佳药物也有一定帮助，设备要求简单，操作方便，安全可靠，适合于普及应用。测得的各项心电参数与心内刺激法所得的参数相关性良好。

一、仪器设备

（1）一台能够发放各种程控和非程控电脉冲的心脏刺激仪，要求操作简单、频率和程控计数准确，起搏电压能在0～40V之间连续调节。

（2）一根专用2极、4极或6极食管电极导管，因起搏阈值与两电极间的面积和间距呈反比，适当增加电极面积和电极间距能降低起搏阈值，采用调整电极间距或多极起搏的方法能使起搏阈值降至10～25V。

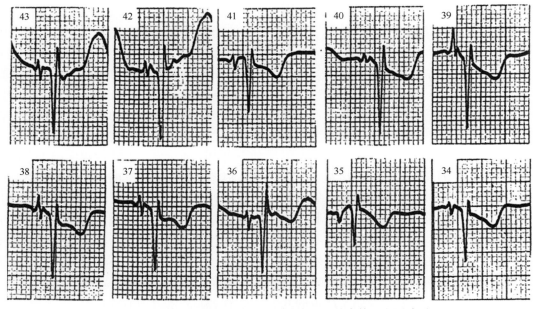

图2-7　食管电极插入距齿门不同深度记录的食管心电图波形

（引自张澍，黄从新，黄德嘉.2007.心脏电生理及心脏起搏专科医师培训教程.北京：人民卫生出版社，170～171）

（3）一台带示波的心电图机或多导电生理记录仪，如有冻结、储存功能则能有效捕捉瞬间出现的心电生理现象或进行心房标测以了解激动顺序。

（4）检查室内应备有氧气、抢救药品及心脏除颤器等以防止意外。

二、临床应用范围

（1）测定窦房结功能。主要测定窦房结恢复时间、窦房结传导时间、窦房结不应期。

（2）测定全传导系统的不应期。主要测定窦房结、心房、房室结、希-浦系统及心室的不应期。

（3）明确预激综合征的诊断。可用来测定旁路或房室结的不应期，制造完全预激图形、诊断隐性预激、多旁道预激、研究预激综合征并发心律失常的机制。

（4）阵发性室上性心动过速中的应用。研究室上速的发病机制，诱发和终止室上速的发作，有助于室上速的治疗和预后的估计，也有助于药物治疗效果的客观评价和治疗药物的筛选。

（5）研究和诊断某些特殊的生理现象，如隐匿性传导、超常传导、房室结双径路及裂隙现象。

（6）药物研究中的应用，可用来研究和评价某种药物对心脏传导系统的影响，从而揭示和解释抗心律失常药物的作用机制。

（7）作为临时起搏器，用于窦性停搏和心搏骤停患者的抢救。也可作为心脏电复律术和外科危重患者手术时的保护措施。

三、术前准备

（1）检查前停止使用心脏活性药物 3 天以上。

（2）检查当日禁用咖啡饮料或油脂食物。停止使用心脏活性药物：多巴胺、多巴酚丁胺等。

四、操作方法

用石蜡油润滑导管前端后从患者一侧鼻孔插入，到达咽部时，嘱患者深呼吸以抑制恶心反射，并做吞咽动作，使导管电极一步一步进入食管。插入导管的深度为 30 ~ 40cm，具体深度因人而异，以某一电极能紧靠左心房为最佳（一般以患者自身的鼻-耳垂-剑突基底部为导管插如长度和深度的参考）。将导管尾端电极接心电图机的胸导联，记录 P-QRS-T 波群，当 P 为先正后负双向并且振幅最大，QRS 呈 QR 型，T 波倒置即是理想的定位标志。将导管撤离心电图机，与心脏刺激仪接通，调节刺激仪输出脉冲的幅度和频率，使之能完全起搏心脏为止。根据不同的检查目的而设置起搏程序进行起搏，连续显示或记录心电图进行分析以取得诊断结果。

（一）放置食管电极

食管导管电极：为一特制的 4 极电极导管，经鼻腔送入食管，在距鼻孔 32 ~ 37cm 即达左心房水平，如再向下送 4 ~ 5cm，则电极达左心室后壁水平。以上为可进行心房或心室起搏的位置。

患者平卧记录 12 导联心电图作对照。用纱布将经过消毒的电极导管顶端涂上适量的润滑剂，将导管顶端略弯曲，然后从患者一侧鼻腔徐徐插入，动作要轻、慢、稳，尽量减小导管头部对咽喉壁刺激。如导管到达咽部有阻力并出现恶心时，可稍许旋转导管，同时嘱患者做吞咽动作，随之将导管送入食管。对咽喉部刺激较敏感者可向咽部喷少量 1% 丁卡因液，或采用其他一些减轻反应的方法（如嘱患者喝水、做深呼吸等）。导管误入气管时患者会出现剧烈咳嗽或气急，此时应将导管退出重新插入。当导管进入 35 ~ 40cm 或到达按身高测算公式计算 [（受检者身高 +200）÷10]cm 并出现标准的食管心电图图形时，电极基本位于相当于左心房水平。将导管尾端电极与心电图导联（通常采用 V_1 导联）连接后上下略微调节电极在食管内位置，待记录到最大振幅双相或直立 P 波时将导管固定，导管尾端电极与刺激仪输出端连接后即可测试起搏阈值。

（二）测定起搏阈值

以快于自身心率 10 ~ 20 次 / 分的频率刺激，逐步调整起搏电压，直至心房被稳定起搏后的最低电压即为起搏阈值。进行检查时刺激电压应高于起搏阈值 2 ~ 5V，以保证全部有效起搏心房。不同患者受心房肌应激性不同，电极在食管内位置不同以及电极和食管接触是否紧密等因素影响，起搏阈值不尽相同，一般为 15 ~ 25V。如高于此值患者会感到灼痛，甚至少数患者躯干随刺激频率发生跳动，此时需设法将起搏电压降低。常用方法有：①仔细调整导管电极在食管内位置，使电极贴靠左心房最近；②交换近、远端电极的极性；③使用多电极导管改变两电极的极间距；④采用负极居中，正极分别位于负极的近端和远端两侧的双正极法起搏或多极法起搏。由于增加了电极面积和电极间距，起搏阈值可明显降低；⑤导管反复消毒使用后，电极金属表面严重氧化或连接线接触不良等是引起搏阈值增高的主要原因，应及时更换新的电极导管。食管电极能有效起搏心房后，再按临床需要进行不同的心脏电生理检查。

（三）调节感知

1. 感知灵敏度 刺激仪的电脉冲需感知 R 波或 P 波后经过一个延时间期再发放，以防电脉冲落入心脏不应期和易颤期，可保证刺激安全有效。将感知灵敏度的旋钮由低向高缓慢旋转，当听到刺激仪中发出的蜂鸣声与示波器上的心搏一致时表明感知正常。灵敏度过高会误感知较小的干扰信号，灵敏度过低则无法有效感知心电信号。

2. 感知不应期 刺激仪在感知 R 波或 P 波信号后不再感知其他信号的一段时间称为感知不应期，感知不应期设置应 > RT 间期及 < RR 间期，通常设置在 0.3 秒，可防止仪器对 R 波之后 T 波的再感知。

（四）刺激方法

临床应用的刺激方式、方法较多，可分为以下几个方面：①按是否能程序控制刺激将刺激方式分为程控刺激和非程控刺激两种；②按刺激频率分为起搏、超速、亚速、猝发等刺激；③按刺激程度的强弱分为阈上刺激和阈下刺激；④按发放方式可分为定时、定数和任意发放等。

1. 非程控刺激法 亦称 S_1S_1 法，是一种恒定频率或变频的刺激脉冲，适用于测定窦房结功能和房室交界区功能、明确是否存在房室结双径路和预激综合征、诱发和终止心动过速、进行心脏负荷试验等。常用有以下几种：

（1）分级递增刺激法：为最常用的非程控刺激。采用比自身心率快 10 ~ 20 次 / 分的频率开始刺激，如夺获良好每次刺激 5 ~ 10 秒则可，每级递增 10 ~ 20 次，直到需观察的电生理现象出现。

（2）连续递增刺激法：开始时采用接近自身心率的频率进行刺激，随后连续逐渐递增频率，直到需观察的电生理现象出现。

（3）超速刺激法：采用高于心动过速发作频率 30 ~ 50 次 / 分的频率连续刺激 3 ~ 5 秒，如未能终止可反复应用，此为最常用的终止各种心动过速的刺激法，一般最高频率不宜超过 300 次 / 分。但对于特殊情况，如心房扑动，有时需高于扑动频率的刺激频率才能终止，此时可超过 300 次 / 分。

（4）亚速刺激法：采用低于心动过速的频率进行连续刺激，较缓慢的电脉冲随机进入折返环路终止窗口内可终止心动过速，较安全但效果较差，仅适用于频率较慢的心动过速。

（5）短阵猝发刺激法：采用比心动过速发作频率快 40% 左右的频率发放 5 ~ 10 次电脉冲，用于终止心动过速效果最佳，但有一定危险性。可采用第 1 个刺激脉冲与前 R 波同步，以避开心脏易损期。

2. 程控期前刺激法 按事先编排好的程序进行期前刺激，可在基础刺激情况下发放期前刺激，也可在自身心率的基础上发放期前刺激。适用于心脏不应期测定、明确是否存在房室结双径路和预激综合征、诱发和终止心动过速、揭示常见的电生理现象等。常用有以下几种。

（1）S_1S_2 刺激法：为最常用的程控期前刺激法。发放 4 ~ 8 个 S_1 基础刺激，然后配以 1 次 S_2 期前刺激。S_1S_2 偶联间期以每次间隔 10ms 或 20ms 的时间逐次递减提前刺激间期（负扫描），也可逐次递增期前刺激间期（正扫描），一般采用负扫描（图 2-8）。

（2）S_2S_3 或 $S_2S_3S_4$ 刺激法：在 S_1S_2 刺激基础上增加 S_3 及 S_4 或 S_5 期前刺激，分别固定各期前刺激的偶联间期后，以最后一次期前刺激进行负扫描或正扫描。

（3）PS_2 或 RS_2 刺激法：采用患者的 P 波或 R 波触发 S_2，在自身心搏 4 ~ 8 次后配发一次 S_2 期前刺激进行负扫描或正扫描（图 2-9）。

（4）各种期前刺激法刺激时，S_1 基础刺激必须稳定有效起搏。因电生理特性与心动周期长短相关，基础心率稳定才能保证期前刺激得到的电生理数据准确。

五、临床应用

（一）窦房结功能测定

1. 窦房结恢复时间 成年人 > 1500ms、老年人 > 1600ms 为异常。当窦房结恢复时间 ≥ 2000ms，或继发性窦房结恢复时间延长或交界区恢复时间 > 1500ms，可诊断病态窦房结综合征（图 2-10）。

2. 窦房传导时间测定 窦房传导时间＞120ms 或房性早搏之后造成窦性停搏或代偿间歇显著延长为窦房传导异常，窦房传导时间＞160ms 可诊断为窦房传导阻滞。

由于窦房传导时间测定受多种因素影响，重复性差，因此对病态窦房结综合征诊断中的价值存在一定争议。

3. 窦房结有效不应期测定　＞600ms 为异常。

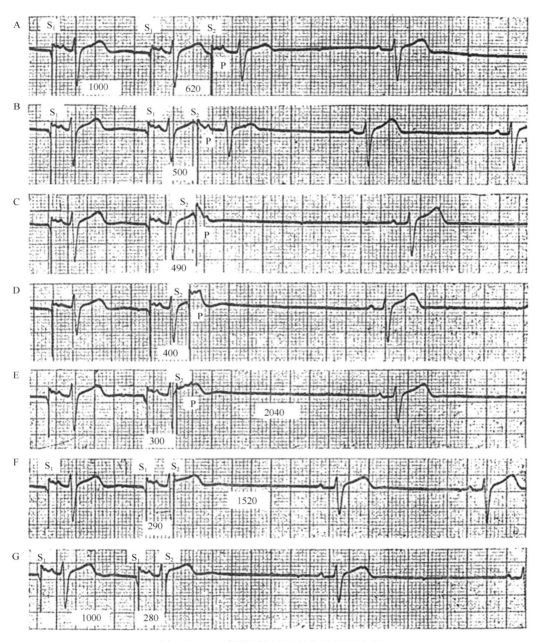

图 2-8　S_1S_2 刺激测定房室结与心房不应期

S_1S_2 间期自 1000/620ms 以 -10ms 步长负扫，自 1000/500ms（B 幅）递减至 1000/490ms（C 幅）时，S_2 刺激的 P 波后没有跟随的 QRS 波群，提示已经进入房室结有效不应期。继续负扫至 1000/290ms（F 幅）时，S_2 刺激后不再出现跟随的 P 波，提示已经进入心房有效不应期（引自张澍，黄从新，黄德嘉 .2007. 心脏电生理及心脏起搏专科医师培训教程 . 北京：人民卫生出版社，177）

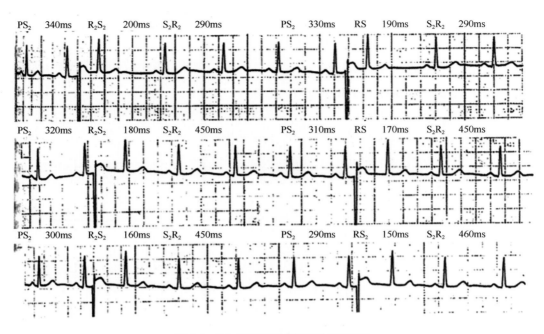

图 2-9　PS₂ 刺激法检测房室结双径路

图示 PS₂ 以 4∶1 心房起搏以步长 10ms 反向扫描 Ⅱ 导联连续记录，PS₂ 扫至 340ms、330ms 时，S₂R₂ 突然延长至 450ms（延长值 160ms）说明冲动在快径受阻，只好经慢径下传。PS₂ 继续扫描至 300ms 及 290ms，仍为房室结缓慢传导，提示房室结双径路（引自陈新 . 2009. 临床心律失常学 . 北京：人民卫生出版社，253 ～ 254）

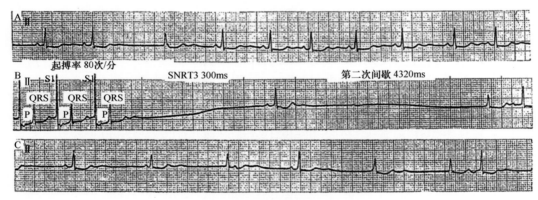

图 2-10　SNRT 明显延长伴继发性停搏

A 幅为窦性心律，第 3 个 QRS 波为交界性逸搏。B、C 幅为以 80 次 / 分进行经食管心房起搏 30s 后的心电图连续描记，最后 3 次 S₁ 刺激后出现长间歇（SNRT=3300ms），之后为更长的间歇（SNRT=4320ms）及交界性逸搏为继发性停搏（引自张澍，黄从新，黄德嘉 . 2007. 心脏电生理及心脏起搏专科医师培训教程 . 北京：人民卫生出版社，174）

（二）明确房室结双径路

常用 S_1S_2 程序期前刺激法，S_1S_1 周长常采用 600ms 或 500ms、450ms，当 S_1S_2 刺激间期缩短 10ms 时，S_2R 突然"跳跃"性延长 50ms 以上，出现房室传导曲线中断，即 S_2R 曲线不连续者为存在房室结双径路（图 2-11）。

（三）明确房室异常传导通路（旁路）

常采用 S_1S_1 分级递增刺激法使可疑预激明显化或诱发房室折返性心动过速；采用 S_1S_2 程序期前刺激法测定旁路前向不应期并判断预后：不应期 > 270ms 为

长不应期旁路，发生心动过速时频率多不超过200次/分；不应期＜270ms为短不应期旁路，发生心动过速

时频率多超过200次/分，如合并发生心房颤动时频率过快易导致心室颤动（图2-12，图2-13）。

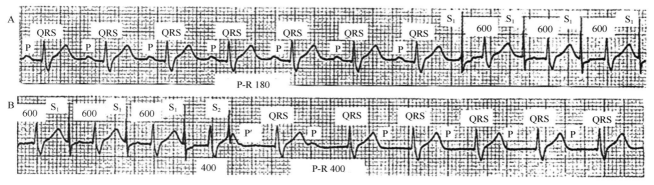

图2-11　S₁S₂刺激诊断房室结双径路

A、B两幅为连续描记。S₁S₂间期为600/400ms，S₂刺激使S₂R间期突然延长，延长量≥60ms（跳跃现象），提示S₂刺激进入快径路的有效不应期，激动由慢径路缓慢下传，诊断房室结双径路（引自张澍，黄从新，黄德嘉.2007.心脏电生理及心脏起搏专科医师培训教程.北京：人民卫生出版社，178）

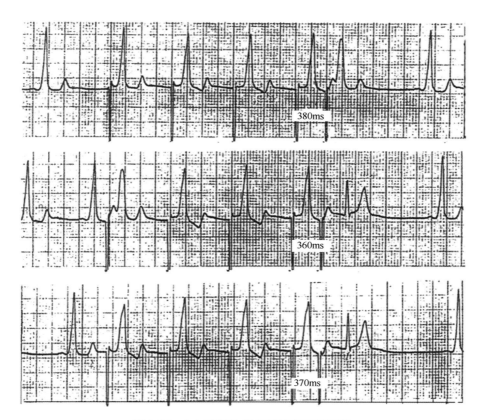

图2-12　S₁S₂刺激法测定预激旁路不应期

用S₁S₂刺激法扫描至380ms时，S₂R₂较短，R₂为完全心室预激图形。当S₁S₂缩短为370ms时，S₂R₂突然明显延长且R₂转为正常图形，提示已达旁路不应期，冲动经房室传导系统下传，旁路有效不应期为370ms。S₁S₂为360ms时仍由房室传导系统下传。从本图可以看出患者的旁路不应期长于房室传导系统（引自陈新.2009.临床心律失常学.北京：人民卫生出版社，251）

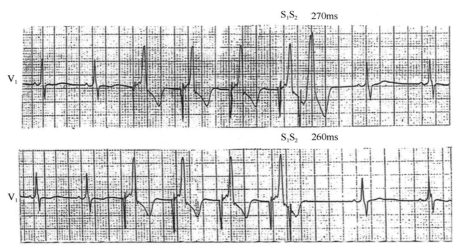

图 2-13　旁路不应期短于房室传导系统不应期

用 S_1S_2 刺激法扫至 270ms 时，R_2 呈完全心室预激图形，S_1S_2 260ms 时，R_2 消失，说明已达旁路有效不应期，旁路有效不应期为 260ms。本图显示 R2 由完全预激图形直接脱落，未出现正常图形，说明该患者旁路不应期短于房室传导系统不应期（引自陈新 . 2009.临床心律失常学 . 北京：人民卫生出版社，251）

（四）房室传导功能检测

1. 房室结功能不应期　正常人 ≤ 500ms，>

550ms 提示隐性房室传导阻滞或迷走神经张力过高（图 2-14）。

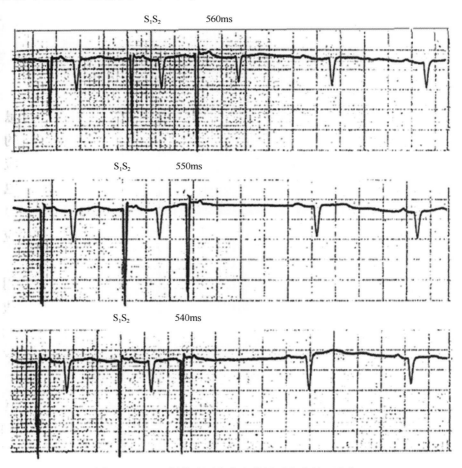

图 2-14　S_1S_2 刺激法测定房室传导系统有效不应期

S_1S_1 700ms，S_1S_2 560ms，房室传导系统处于相对不应期。S_1S_2 550ms、540ms 时 P_2 后无 R_2，提示已达房室传导系统有效不应期，取 P_2 不下传的最常配对间期 550ms 为房室传导系统有效不应期（引自陈新 . 2009.临床心律失常学 . 北京：人民卫生出版社，257）

2. 房室传导文氏点 正常人≥130次/分，＜130次/分提示存在隐性房室传导阻滞或迷走神经张力过高。

3. 房室传导2：1阻滞点 正常人≥180次/分，＞200次/分提示存在房室加速传导或旁路传导；若＜150次/分提示隐性房室传导阻滞或迷走神经张力过高。

（五）诱发和终止心动过速

经食管心房调搏可寻找心动过速的诱发窗和终止心动过速的发作。终止心动过速的发作主要用于治疗心动过速的急症，在终止长时间发作心律失常时，为预防发作导致的心脏停搏，经食管心房调搏可作为替代起搏治疗（图2-15）。

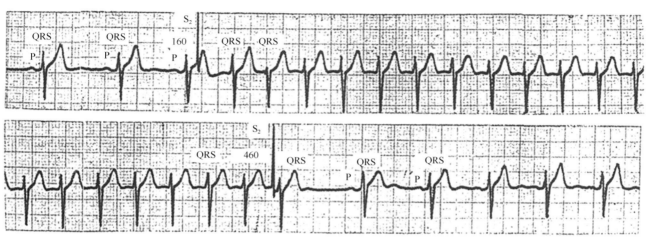

图2-15　RS₂刺激诱发和终止阵发性室上性心动过速

（引自张澍、黄从新，黄德嘉.2007.心脏电生理及心脏起搏专科医师培训教程.北京：人民卫生出版社，180）

（六）终止室性心动过速和鉴别部分宽QRS心动过速

以 S_1S_1 分级递增刺激法或 S_1S_2 程序期前刺激法终止药物治疗无效的或不能耐受药物治疗的室性心动过速。当出现宽 QRS 心动过速不能明确室上性或室性心动过速时，可通过观察心动过速时室房传导关系和起搏终止心动过速时的情况来进行初步诊断。

（七）心脏负荷试验

食管心房调搏心脏负荷试验适用于年老、体弱、病残或有生理缺陷不能接受运动试验者。采用 S_1S_1 分级递增刺激法，逐渐调整起搏频率，如70次/分、90次/分、110次/分、130次/分、150次/分逐级递增，每级起搏1分钟，刺激达到最大心率后维持3分钟，起搏突然终止后，记录即刻、2分钟、6分钟、8分钟心电图。如起搏频率递增时出现房室传导阻滞者，应注射阿托品1～2mg后检查。阳性标准为：①试验过程中出现心绞痛；②出现缺血性ST段压低＞1mm且维持2分钟。

第三节　常规心内电生理检查术

心脏心内电生理是体表心电图的延伸，心脏电生理检查（electrophysiological study，EPS）技术和基本原理是心脏介入电生理学的基础。电生理检查的目的是从窦房结、心房、房室结、希-浦系统和心室及其相关的结构、肺静脉等心脏的各个层面进行检查，明确正常或异常。任何层面的异常均可引起心动过速和（或）心动过缓，轻者可引起患者心悸不适的症状，重者可引起患者低血压、黑蒙和晕厥等血流动力学不稳定的情况。严重者可发生心脏性猝死危及生命。

简单的电生理手术，通常需要一位电生理医师、一名助手、一名护士和一名负责刺激、标测、记录和发放射频电流的医师或训练有素的工程师共同完成。有些手术可能需要全身麻醉，如小儿不能配合手术还需要一位麻醉师。进行电生理检查的医师应掌握丰富的心脏电生理知识，应有电生理检查技术、导管消融和起搏器植入术训练的经历，并已掌握了这些检查技术相治疗方法，对每一个异常结果的临床意义均能根据目前心脏电生理学科的发展水平做出合理的解释；应了解每例患者做电生理检查的特殊要求，尽可能个体化；同时应了解每一项检查可能带来的益处和可能出现的并发症及处理方法。

电生理导管室可单独或与冠脉、先天性心脏病和其他介入学科共用。各电生理导管室通常需要以下设备：①X线影像及X线防护设备；②电生理记录仪、刺激仪和射频仪或三者合一；③穿刺针、各种血管穿刺鞘、电生理检查导管和射频消融导管及连接线；④高级电生理中心还需要有三维电生理标测系统（EnSite、CARTO、Rhythmia 及 3Ding）；⑤各种抗心律失常药物、诊断和抢救用药；⑥除颤器和心肺复苏设备；⑦血压、氧饱和度和（或）ACT监护仪；⑧心胸外科急诊手术后备。

术前应尽可能收集较完整的病史和病历资料，如血常规、血生化、出凝血时间、X线胸片、超声心动图、静息时和心律失常发作时的心电图，特别是发作时的心电图，对心律失常的分类、机制的理解、心动过速起源部位和手术方案的制订，都有重要的参考价值。

电生理手术通常是择期手术，术者应尽早通知患者，与患者及家属进行交流与沟通，并需要签署书面知情同意书。患者常认为电生理检查所需时间不长，且是绝对无风险，所以术前应该告知患者根据各人的不同情况，检查可能需要的时间；手术有一定的风险，包括出血、血肿、感染、穿孔、血栓形成、血栓栓塞、脑卒中、心肌梗死、死亡和需要植入起搏器治疗等。这些并发症可能但不一定发生，重要的是告知患者，可能由于检查和手术的情况不同，其相应并发症发生的概率不同。如房室结折返性心动过速射频导管消融术后三度房室阻滞的发生率为3‰；但对于某例患者，一旦发生即为100%，而且一定需要植入永久性心脏起搏器。对于并发症常用比喻的方法，患者可能更易理解并发症的发生情况。如果患者服用抗心律失常药物、抗血小板药物和抗凝药物，在手术前要决定是继续用药或停药，一般来说抗心律失常药物需要停用5个半衰期以上，以免影响电生理检查的结果。导管室工作人员友好、和善与肯定的态度，也有助于减轻患者的焦虑使检查更加顺利地进行。

一、电生理检查的特殊导管

多道生理记录仪，以16道以上较为合适。记录希氏束图时为保证各间期测量数值的准确，应用时记录体表心电图3个导联（如Ⅰ、aVF、V₁或Ⅰ、Ⅱ、Ⅲ）。如果同时要记录右心房上部、冠状静脉窦、右心室等各部电位，还需加用各自的心内记录导联，记录时走纸速度多用 100 ～ 200mm/s。

二、常用起搏与刺激程序

1. 分级递增刺激 先由比患者固有心率或基础心率快 10 ～ 20 次 / 分的频率开始起搏，然后每级递增起搏率 10 次 / 分。每次持续时间不等，以发放刺激连续夺获 10 次后观察相应电生理特征为准，必要时连续刺激可持续 30 秒至 1 分钟，直至出现 2∶1 房室传导阻滞。以后测定窦房结恢复时间（sinus node recovery time，SNRT），房室传导文氏阻滞点及 2∶1 阻滞点的确立。

2. 心房及心室程控期前刺激（程序早搏刺激法） 程控输入一个或多个期前刺激，进行程序扫描。本法应用测传导系统的不应期，诱发或终止心动过速，对房室旁道的确定、阐明房室结双径路及揭示房室传导裂隙现象有重要的诊断价值（图 2-16）。

三、心 内 电 图

（一）测量方法

1. P-A 间期 自体表 ECG 的 P 波开始处至希氏束（His）的 A 波开始，代表心房的传导时间。正常值儿童 12 ～ 45ms，成人 25 ～ 45ms，> 60ms 提示房内传导阻滞。

2. A-H 间期 His 的 A 波起始至 H 波的始点。为房室结的传导时间。正常值儿童 58 ～ 89ms，成人 50 ～ 120ms，> 120ms 提示房室结区传导阻滞。此间期可明显受自主神经张力的影响。

3. H-H′ 间期 为 H 波本身的宽度。为希氏束的激动时间。正常值儿童 9 ～ 19ms，成人 10 ～ 20ms，> 20ms 提示希氏束内传导阻滞。

4. H-V 间期 H 波起始点至 V 波的起始点，为激动由希氏束至心室的传导时间。正常值儿童 30 ～ 50ms，成人 35 ～ 45ms，> 60ms 表示传导阻滞。此间期较少受自主神经张力的影响。

5. V 间期 为 V 波本身的宽度。正常值 62 ～ 120ms（图 2-17）。

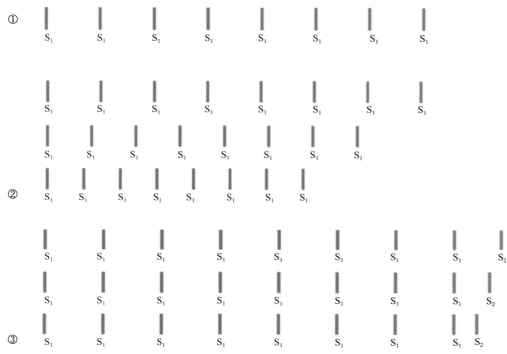

图 2-16　①固定频率刺激；②分级递增；③期外（程序）刺激（S_1S_2 刺激）

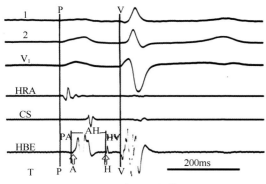

图 2-17　心内电图间期测量

（二）心腔内电生理检查的适应证

1. 评价窦房结功能

（1）不明原因晕厥者，了解窦房结功能是否正常。

（2）窦性心动过缓患者，了解窦房结功能障碍程度。

（3）窦性心动过缓患者是否存在其他类型心律失常。

2. 评价房室结功能

（1）不明原因晕厥怀疑房室传导障碍所致。

（2）房室传导障碍疑为其他原因所致，如室上性早搏致隐匿房室传导阻滞。

（3）二度房室传导阻滞，了解阻滞部位。

3. 窄 QRS 心动过速　心动过速症状明显和（或）药物治疗效果不理想，了解心动过速发生机制以便为射频消融等其他治疗做准备。

4. 宽 QRS 心动过速

（1）常规心电图不能明确心动过速性质，通过心腔内电生理检查明确发病机制，以便为进一步诊治做准备。

（2）常规心电图已经能明确心动过速性质，心电生理检查为选择射频消融治疗做准备。

5. 预激综合征

（1）接受射频消融术前定位。

（2）不明原因晕厥或心脏猝死幸存者。

（3）高危职业、不明原因心悸等症状。

（4）因其他原因拟行心脏手术。

6. 频发室性早搏、非持续性室性心动过速

（1）有结构性心脏病、左心室射血分数减低等。

（2）症状明显考虑射频消融治疗者。

7. 不明原因晕厥和猝死幸存者　首先除外急性心肌梗死早期（48 小时内）患者。检查窦房结、房室结功能；了解是否能诱发室性和室上性心律失常。

8. 评价不明原因心悸

（1）临床发现心悸发作时脉率明显加快但无

心电图记录者。

（2）晕厥前心悸考虑为心源性者。

9. 指导抗心律失常药物应用

10. 一般不适合心内电生理检查的情况

（1）心电图能明确症状与房室传导阻滞关系者。

（2）无症状一过性房室传导阻滞如二度Ⅰ型者。

（3）无症状室内传导阻滞。

（4）临床上明确的长 QT 综合征。

（5）已知晕厥和猝死原因，电生理检查不能指导治疗者。

（6）急性心肌梗死早期（48小时内）心搏骤停幸存者。

（7）心悸原因明确为心外原因者（如甲状腺功能亢进）。

（8）单个房性早搏、室性早搏等无明显症状者。

（三）心腔内电生理检查的禁忌证

（1）全身感染、局部化脓、细菌性心内膜炎。

（2）出血性疾病和严重出血倾向。

（3）严重肝肾功能障碍、电解质紊乱、恶病质。

（4）严重心功能障碍。

（5）临终期。

（6）不具备心电生理检查条件。

（四）电生理检查参数的设置

电生理检查时，关注的事件从大到小，例如，QRS 波群是什么时候开始的？其宽度如何？这些是大的事件；而激动从希氏束到右束支传导需要多少毫秒则是小的事件。区别这些大小事件是通过信号滤波和电极间距来实现的。

1. 低频滤波和宽电极间距 测量 QRS 波群时间最好的心电图滤波群是 0.5 ~ 100Hz。因为心跳最大电能是发生在低频的范围内，另外低频端的信号比高频端的传播得更远。这些其实是体表心电图的原形。建议的 0.5 ~ 100Hz 滤波范围记录到的 QRS 波形可能与 0.5 ~ 20Hz 略有不同。临床上所用的心电图机设定的滤波范围可能不尽相同，但都是大同小异，如 GE Marquette MAC1200 型心电图机设的滤波范围为 0.08 ~ 20Hz。相对来说电极间距也较大，如左右手臂、上下肢和胸壁与 Wilson 中心电站之间。腔内电极用较低频的滤波和较宽的电极间距，除记录到电极近端最大心内电图

外，还可能记录远端的远场电位。如有心室电极用 0.5 ~ 100Hz 记录，可能记录到一个宽的心内电图，第一个波可能是振幅相对低的心房波，第二个波可能是振幅较高的心室波，第三个可能是较宽和圆钝的 T 波；记录到心室波可能有多个成分。

2. 高频滤波与较短电极间距 记录"局部"事件（如 His 电位）最好将滤波频率设置为 30Hz 或 40 ~ 500Hz 或更高。实际上 His 几乎没有心肌纤维，所产生的电量也小，用 30Hz 或 40 ~ 500Hz 和较短的电极间距（2 ~ 10mm）可记录到最大的 His 电位；同时较高的滤波频率其电信号传播相对差，可排除远场电位和较大的电信号。其他腔内电图的滤波频率设置与希氏束相同。

信号滤波术语 高通与低通经常会引起混淆："高通"并不是频率范围较高，而是高于此频率信号将被记录，可以理解为"高通"高于此频率"通过"；同样"低通"是低于此频率信号将被记录，即"低通"低于此频率"通过"。典型滤波范围 30 ~ 500Hz，其高通是 30Hz，而低通则是 500Hz。

（五）术中相关处理

1. 心电、血压监测 除了电生理过程中能监测到的心电以外，还需要对患者的血压、血氧以及神志和肢体活动等进行监测。

2. 液体补充 整个电生理过程中必须始终保持静脉通路畅通，既可以经静脉鞘也可以单独静脉穿刺给液。适当静脉充盈有利于静脉穿刺，对于心功能受限者补液速度和补液量则须限制。

3. 肝素 左心导管操作和婴幼儿患者需要常规使用肝素。对需要穿房间隔的患者在穿间隔成功后需要使用肝素。常用剂量为 70 ~ 100U/kg 体重。1 小时后每小时追加 1000U。少数单位对经动脉消融的患者采用较大量补液取代肝素，这只适用于心功能良好可以耐受短时间大量液体补充的患者。

4. 麻醉 多数情况下成人患者采用局部麻醉，对于部分时间要求较长或者患者精神较为紧张者也可以采用静脉全身麻醉。对于年龄较小的患者（如 <9 岁）多需要静脉全身麻醉使检查得以顺利进行。

（六）心内电极的放置

根据电生理检查和射频消融（RFCA）需要，选择不同的穿刺途径放置心腔导管（图2-18）。

1. 高右心房（High right atrium，HRA）　HRA 导管常用 6F 放置于右心房上部，图形特点为高大 A 波，与体表心电图 P 波起点相同，V 波不明显。

2. His　His 导管常用 6F，放置于三尖瓣膈瓣上缘，局部心电图为：理想状态最好呈大 A 大 V，A、V 波振幅相当，H 波清楚。但多数情况下长呈现小 A 大 V，H 波清楚。

3. 右心室（right ventricle，RV）　RV 导管常用 6F，放置于右心室尖部，局部心电图为大 V 波，无 A 波，与体表心电图 QRS 波群出现在相同时限。

4. 冠状静脉窦（coronary sinus，CS）　CS 电极可用 6F4 极（电极间距 1cm）或专用塑形的 6F10 极（电极间距 2-8-2mm）导管，经颈内、锁骨下静脉或经股静脉于右心房插管易进入 CS，理想位置应将导管最近端电极放置在冠状窦口部（Coronary sinus orifice，CSO），局部电图特点：多数患者 A＞V，A 波时相在 P 波终末，V 波与 QRS 相同时相。

5. 左心室导管　常用 7F 4 极消融电极，主要标测消融，其部位取决于消融的靶点部位。

（七）记录

（1）体表记录一般要求 3 个互相垂直导联，如 I、aVF、V_1 导联。

（2）心内导联一般包括：HRA、His、RV 心尖、CS 电极导管（图 2-18）。

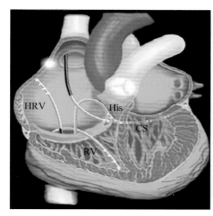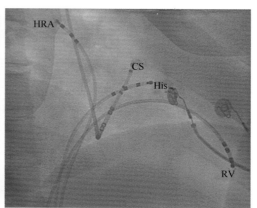

图 2-18　心内电极的位置

（3）对于部分特殊心律失常有时为了了解心律失常起源或折返途径还需要放置特殊标测导管，如用于房扑标测的右心房 HALO 导管，用于右心房房速标测的终末嵴电极，以及用于肺静脉标测的 Lasso 导管。

（八）心内电生理测定和标测方法

1. 窦房结功能检查　主要包括 SNRT、窦房结传导时间（sinoatrial conduction time，SACT）。此外尚有校正窦房结恢复时间（corrected sinus node recovery time，CSNRT）。

窦房结恢复时间（sinus modal recovery time，SNRT）测定的基本原理与心脏自身基本电生理特性有关。①频率优势控制规律：即在没有保护机制的情况下，心脏是在自律性最高的起搏点控制之下，形成单一心律的电活动。②超速抑制：即频率高的起搏点对频率低的起搏点有抑制作用。SNRT 测定正是基于以上两点，将刺激电极置于高位右心房，以高于自身心室率 10～20 次/分的频率起搏，频率逐级加速，随后骤然终止起搏。从最后一个起搏脉冲至第一个恢复的窦性心房波之间的时限，即为窦房结恢复时间。正常值为 800～1500ms。如将此值减去起搏前一个窦性心律的周期，成为校正的窦房结恢复时间（corrected sinus modal recovery time，CSNRT），正常人不超过 550ms。

窦房传导时间（sinus atial conduction time，SACT）：真正的窦房传导时间，需描记窦房结电图，然后测量窦房结电位到心房波的时间，此法记录技术较为复杂，目前临床上常用间接发测定 SACT。即从刺激脉冲传入开始，到窦房结冲动传出至心房的时间被称为总窦房传导时间。有两种刺激方法可选，Strauss 刺激法及 Narula 刺激法。

（1）Strauss 刺激法：常用 S_1S_2 法，一般用高于自身心率 5～10 次/分为基础刺激 S_1，其窦

性冲动为 A_1，连续起搏 8 次后发放一个期前收缩刺激 S_2 夺获心房 A_2，期前刺激后恢复的第一次窦性心律称为 A_3。自 S_2 后间隔 4 秒，在进行下一周期的刺激。期前收缩刺激周期逐渐缩短（逆扫），每次缩短 10ms，以第一个期前收缩配对时间略低于起搏周期的长度开始，当出现 A_1A_3 大于 A_1A_1，但小于 2 倍 A_1A_1，且 A_2A_3 代偿间期恒定时停止刺激，计算窦房传导时间，公式为 SACT= $(A_2A_3-A_1A_1)/2$。

（2）Narula 刺激法刺激法：当窦性节律稳定时，以较基础心率快 6～8 次 / 分的起搏频率起搏，连续起搏心房 8 次，停止刺激，恢复窦性心律 20 个周期后，再刺激 8 次，停 20 个窦性周期，如此反复 5 次，计算每次最后 1 个刺激脉冲至第 1 个窦性心房波出现的间距，取 5 次的平均值为总窦房结传导时间。取起搏前连续 10 次窦性周期的平均值为 A_0A_0，第 8 个起搏脉冲 A_2 到其后第一个窦性搏动 A_3 出现的间距为 A_2A_3，计算公式为 SACT= $(A_2A_3-A_0A_0)/2$。不同操作者、不同方法所测得的 SACT 值有时差异较大。所以关于 SACT 正常值的范围，目前尚未统一，一般认为 < 120～160ms，大于 160ms 为阳性。

2. 房室结功能检查和房室结参与心律失常的诱发 主要包括有效不应期（ERF）、文氏点、2：1 阻滞点、房室结快慢径以及室房逆传情况。采用心房和（或）心室刺激可诱发心律失常，根据诱发情况和激动顺序可以判断心律失常的机制。有时需要在心动过速过程中给予额外刺激鉴别心律失常的类型。

3. 房性心律失常的诱发 常采用心房 S_1S_1、S_1S_2、$S_1S_2S_3$ 或快速刺激以诱发快速房性心律失常。有时需给予某些药物如异丙肾上腺素或阿托品等药物增加诱发心律失常。在心房不同部位放置电极进行标测有助于了解心律失常的起源部位和发生机制。

4. 室性心律失常的诱发 通常采用 S_1S_1、S_1S_2、$S_1S_2S_3$ 心室刺激以诱发心律失常。如心律失常难以诱发可采用右心室不同部位刺激，如右心室心尖和右心室流出道等部位，有时也需要给予某些药物如异丙肾上腺素或阿托品以增加诱发，心室不同部位放置标测电极有助于鉴别和协助标测心动过速

的起源。

5. 房室旁路存在与否的测定 根据窦性心律、心房或心室刺激下房室或室房传导特性和激动顺序变化，判断是否存在房室旁道和旁道的前传、逆传特性。有时需要诱发心动过速以便了解房室旁路传导径路。

6. 典型房扑折返环的确定 根据房扑时右心房内心电激动顺序差异确定房扑性质，明确房扑是否为峡部依赖性或非峡部依赖性。

7. 局灶起源心律失常的认定 方法包括：①心律失常时标测最早激动点，该激动点即是激动起源（图 2-19）；②起搏标测，即当起搏产生的心电图图形与自发心律失常图形一致时认定该部位就是心律失常的起源部位。

四、心脏程控刺激

心脏电生理检查中常选择 HRA 和 RV 心尖作为心房和心室的刺激部位，特殊情况下可选择心脏任一部位进行刺激。程控刺激的主要用于评价心脏起搏和传导系统的电生理特征，诱发和终止心动过速。刺激强度常选择 1.5～2.0 倍刺激阈值（恰好夺获心房或心室的刺激强度）。常规刺激方法为 S_1S_1 增频（递减周期）刺激和 S_1S_2 单早搏或多早搏（$S_1S_2S_3$、$S_1S_2S_3S_4$）刺激。

五、药物试验

用于心动过速诱发、诊断和评价的药物试验有阿托品、异丙肾上腺素激发试验和 ATP（腺苷）抑制试验。主要用于射频消融前后以评价消融效果。

1. 阿托品试验 多用于室上性心动过速患者，尤其是房室结折返性心动过速基础电生理检查不能诱发心动过速患者。静脉注射 0.02～0.04mg/kg 后重复心脏程控刺激以促发心动过速或对比用药前后的电生理变化。

2. 异丙肾上腺素激发试验 多用于室上性心动过速患者和室性心动过速患者。用于促发心动过速和评价消融疗效。0.5～1mg 加入 250ml 液体内静脉滴注，以心率增加 20%～40% 时心脏刺激诱发。

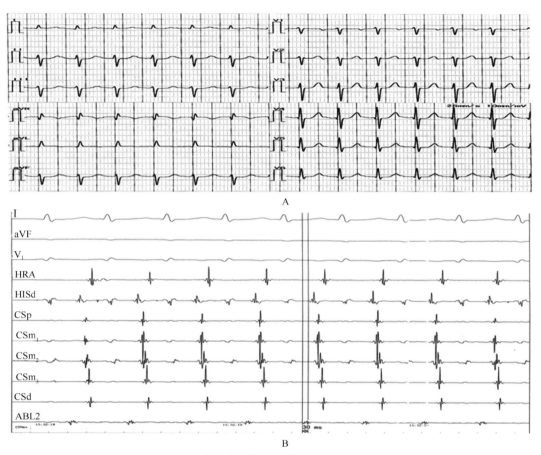

图 2-19　无冠状动脉窦性起源房速

A. 为房速发作时十二导联体表心电图；B. 为采用右股动脉逆行法在无冠窦内标测到提前体表心电图 P 波 30mm 靶点，手术成功

3. ATP 试验　用以抑制房室结传导以评价旁道和房室结折返性心动过速慢径消融后判断消融效果。

六、分析心电生理资料

对心电生理资料的分析的目的是确定心动过速的性质和消融靶部位，如阵发性室上性心动过速患者，分析时应明确心动过速是房室结折返性心动过速或是房室折返性心动过速，然后确定相应的消融方式。

1. 心房程控刺激　分析房室传导和心动过速诱发的特点。

正常房室传导具有递传导性能，即随着 S_1S_1 间期或 S_1S_2 间期缩短，AH 间期逐渐延长；而房室传导间期恒定并伴有心室预激是房室旁道前传特点；随着 S_1S_2 间期缩短，AH 间期跃增性延长则是双径

的表现，为房室结折返性心动过速的电生理基础。房性心动过速和室性心动过速与房室传导没有关系。心房刺激、重复性诱发心动过速常提示与折返有关的室上性心动过速。

2. 心室程控刺激　分析室房传导和心动过速的诱发特点。

与前传一样，正常室房传导具有递减传导性能，即随 S_1S_1 和 S_1S_2 间距缩短，VA 间期逐渐延长；室房传导间期恒定常提示旁道传导，伴心房激动顺序异常则旁道位于游离壁，而心房激动顺序正常则提示旁道位于间隔部。室房递减传导伴心房激动顺序异常则提示游离壁慢旁道。心室刺激不仅可诱发室性心动过速，也可诱发房室结折返性心动过速、房室折返性心动过速和房性心动过速。与折返有关的心动过速，常有临界性的心室刺激间期"窗口"。

3. 分析心动过速的特点　分析心动过速的心腔电图特点是确定心动过速性质的主要方法。

（1）房室和室房关系：房速可共存不同比例的房室传导，房室结折返性心动过速可共存 2 ：1 房室传导；房室折返性心动过速仅为 1 ：1 房室传导；室性心动过速可共存室房分离。

（2）房波和室波关系：房速 A 波常位于 V 波前；

房室结折返性心动过速慢快型则 A 波常与 V 波重叠（图 2-20）；房室折返性心动过速的 A 波常位于 V 波之后（图 2-21）；室性心动过速 A 波和 V 波可以无关或 A 波位于 V 波之后。

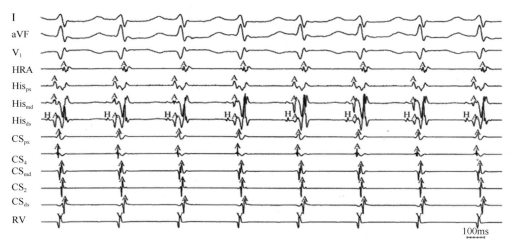

图 2-20　房室结折返性心动过速慢快型
希氏束逆传 A 波领先，A 波常与 V 波重叠

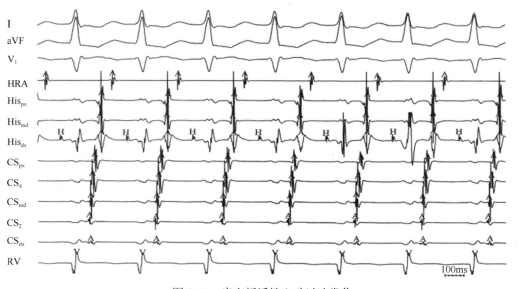

图 2-21　房室折返性心动过速发作
希氏束逆传 A 波落后，冠状窦电极 S₂ 逆传 A 波领先希氏束逆传 A 波

（3）心房和心室激动顺序：房性心动过速的心房激动顺序取决于心动过速的部位，越邻近心动过速病灶则心房激动越早。房室结折返性心动过速和房室折返性心动过速心房均为逆向传导激动，而房室结折返性心动过速患者窦性心律时，心室刺激下室房和心房激动顺序类同正常室房传导，但发作

时 A 波重叠于 V 波以致难以分析。房室折返性心动过速为旁道逆传，其心房激动顺序取决旁道部位。宽 QRS 波群心动过速时呈典型的左、右束支阻滞常提示室性心动过速、阵发性室上性心动过速伴功能性束支阻滞或室上性心动过速如房速、房扑、房颤伴旁道前传。

（4）对 ATP 的反应：心动过速时静脉注射 ATP 10～20mg，观察心动过速的房室或室房关系是确定心动过速性质的重要方法。ATP 常使房室折返性心动过速、房室结折返性心动过速及部分房速终止。室速患者应用 ATP 后可出现室房分离，部分房速则出现房室阻滞。

第四节　三维电生理标测与导航系统

射频消融治疗心律失常的传统标测方法是通过直接记录多导心内电图，根据局部电位的形态、振幅及相互之间的时间关系来进行定位。这种标测方法对于机制明确的简单心律失常具有简单、实用和快捷的优点。然而对于复杂的快速性心律失常，由于其发生部位没有明确的解剖标志或其机制本身不清楚，此时需要了解标测心腔各个部位的激动情况来判断心动过速的起源及其传导顺序。这就需要对已经标测过的部位进行记忆存储；有限的几个常规标测电极显然难以全面准确地反映三维心腔的真实情况。对于持续时间较短或血流动力学不稳定的患者需在短时间内完成标测；而这些是常规的逐点标测方法无法做到的。另外，在常规 X 线引导下行射频消融术不仅会对患者和术者造成放射损害，而且手术成功率低，有时甚至造成严重的并发症。三维标测系统正是在这种情况下应运而生的。

近年来三维标测定位技术日趋成熟，三维标测系统由于其独特的安全性、准确性及高效性，现在已广泛应用于各种复杂心律失常的标测及导管射频消融。目前临床上以 EnSite 三维电解剖标测系统（美国圣犹达医疗）和 CARTO 磁电结合标测系统（美国强生医疗）为主导，近年则又陆续有国产 3Ding 三维标测系统（中国锦江电子）及 Rhythmia 三维标测系统（美国波士顿科学）上市。

一、CARTO 三维标测系统

CARTO 三维电磁标测系统是冷战后高科技技术军转民的典范。将原拟用于军事上的定位技术应用于医学工程，设计出一种心脏电磁标测定位系统，将其应用于心律失常的消融中，降低了射频消融时的 X 线曝光剂量，使复杂性心律失常的消融治疗成

为可能，为阐述心律失常的发生机制提供了新的手段。CARTO 三维标测系统已从最初的 CARTO XP 磁导航标测系统发展至最新的 CARTO-3 电磁双导航定位系统。其功能日益完善，操作流程更加简洁。

（一）CARTO 三维标测系统组成及其基本原理

1. 系统组成　该系统由定位板（体外地磁场发生器）、参考定位电极、消融标测导管、CARTO 处理器、计算机工作站、人机界面单元组成（图 2-22）。

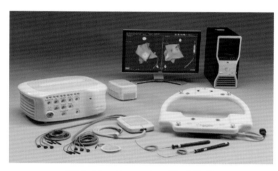

图 2-22　CARTO-3 组成构件

（1）定位板（location pad）：由内置 3 个体外低磁场发生器构成。3 个磁场发生器排列成正三角形，每个产生约 0.05Gs 的磁场，磁头放置导管床下，使心脏位于三磁场交界处。计算机可以对定位板上方的磁场进行分区编码和空间定位。

（2）参考定位电极（ref-Star with qwik patch）：参考电极顶端带磁场感应器，放置于体表，贴在背部第 7 胸椎左侧心脏正位投影下，它可提供三维空间参考零点。

（3）消融标测导管（navistar catheter）：该导管的外形和结构与普通射频消融导管外形相似，顶端埋置了 3 个位置磁感应器。用于整个标测过程中采集心电信号、电压及磁场定位信号，标测并指导消融，其标测消融采用同一导管。

（4）CARTO 处理器（磁电信号转换处理器，communication unit）：是 CARTO 系统的核心，内置磁场和心电放大处理器，采用 GPRS 卫星定位原理将标测导管头端采集的磁场信号转换成电信号，与同时采集的心电信号一起经滤波、放大并数字化处理后输入到计算机中。

（5）计算机工作站（PC work station）：该工作站将 CARTO 处理器送来的信号经过高速计算、处理，显示出心腔内的三维解剖图像、电激动传导顺序、电压分布范围及消融标测导管位置，同时可像多导电生理记录仪一样，显示局部心电的形态、振幅及周期。

（6）人机界面单元（patient interface unit）：用于连接标测消融导管、Carto 定位导管、多导电生理记录仪、射频消融仪和 Carto 处理器使各个系统有效地共同工作。

2. 原理　其原理类似于 GPS 卫星定位系统，CARTO 系统的磁场是由置于检查床下的定位板里内置的 3 个磁场发生器发出。患者躺在手术床上时其心脏位于定位板所发出的磁场之中，导管一旦进入心腔后，置于导管顶端的磁场传感器就可将接收到的磁场信号的振幅、频率以及周期的变化传入 CARTO 磁电处理器。CARTO 处理器是 CARTO 系统的核心，内置磁场和心电放大处理器，将标测导管头端采集的磁场信号转换成电信号，与同时采集的心电信号一起经滤波、放大并数字化处理后输入到计算机中。经计算机的工作站处理，显示出心腔的三维解剖图像、电激动传导顺序、电压分布范围等。并将导管顶端在磁场内的三维位置、导管顶端所指的方向、导管顶端弯曲的前后径及其贴靠程度显示出来。在具体操作时，当导管和室壁接触良好、心动周期稳定时，可以自动或手动将某点的电磁定位和局部心电信号的变化记录下来。一般在一个心腔记录到 30 ～ 50 个点就可获得满意的心腔解剖图像、心腔内各点的除极顺序以及电激动传导的路径，费时 10 ～ 30 分钟，视操作者的熟练程度和所标测心腔的难易程度而定。一般标测点越多，获取的图像越精确，但费时也越多。故一般只需对整个心腔进行粗略标测，而对感兴趣的地方进行精细标测。

根据电解剖图分析心律失常产生的发生机制。CARTO 系统将心内电生理信息与空间解剖结构结合起来，有助于了解不同心律失常机制及起源的特殊心内结构。若为局灶性，如局部微折返或自律性增高机制，将表现为激动时间的全范围小于心动过速周长；同时可标测到心动过速的起源和传导径路。如果为大折返激动，则激动时间范围将等于心动过速周长，且最早和最晚激动点在空间位置上很接近；同时可发现折返激动的环路、缓慢传导区、关键峡部。明确心律失常机制后，综合电生理和解剖标测，制定消融的策略与部位。消融过程无需在 X 线下完成，导管可在系统导航下到达拟定的消融部位。消融放电可在窦性节律下完成，也可在心动过速时完成，最后诱发心动过速观察消融成功与否。

3. CARTO 系统特点

（1）定位记忆功能：与传统标测方法相比，CARTO 系统直观性强，所有标测点的位置、局部电位均记忆在计算机内，包括标测时大头导管所处的位置、导管顶端弯曲程度及所指方向与参考电极的关系等；这样就可以随时将消融标测导管导航至任一标测过的位置。消融后可在原图上重新标测，用以检测线性消融的连续性。

（2）三维显示功能：三维构建心脏的解剖结构并可对特殊结构做解剖标记（图 2-23）。可分别构建电解剖图、电激动图、电压图、网格图等，立体显示特殊的解剖结构及位置，如冠状窦、上下腔静脉、希氏束、双电位、靶点、起搏点等。以电解剖图为基础利用不同颜色，实时显示不同心脏部位的电激动顺序，局部激动时间根据早晚分别以红、黄、绿及紫色代表叠加着色在电解剖图上。从而能

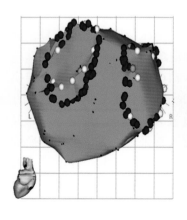
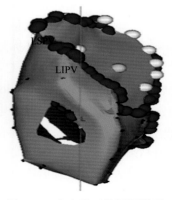
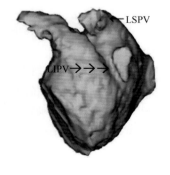

图 2-23　左心房三维解剖模型

直观显示病灶起源、传导径路和速度及其折返环路。根据心动周期中测得心内膜的电位变化，从而能构建电压图，根据心腔内不同部位的电压大小，能直观显示瘢痕区域、低电压区域和正常心肌组织，为术者制定手术路线提供更多帮助。再者利用网格图检查标测点的数目及分布，减少假腔，可以获得更趋于真实心腔解剖的心电解剖图。

（3）磁电双定位技术：CARTO-3 系统在磁场定位的基础上加用电场，使抽象的电生理手术变得直观，特别有助于新术者缩短导管操作的学习曲线。

（4）影像化建模技术（FAM）：CARTO-3 系统拥有影像化建模技术，建模与标测同步，术者只要移动消融导管，便可以快速构建三维解剖图、电激动图、电压图，能明显缩短标测时间；构建的解剖图精度更高，尤其适用于病情危重的患者。

（5）CARTO 融合技术（carto merge）：CARTO 融合技术是将 CARTO 心脏三维电解剖图与多排螺旋 CT 或 MRI 增强扫描所获得的心腔血管的三维解剖图融合起来，以真实地反映患者心腔大血管解剖形态和相互位置关系的新型技术。在对心房颤动患者的消融中，不同患者的肺静脉形态及相互位置关系变化多样，利用心脏三维融合图进行消融，避免手术过程中想当然地进行圆形或近似圆形的线性消融，可根据每名患者的肺静脉实际特点设计和实施不同形状的线性环肺静脉消融。避免重复和无效消融放电，有利于保证消融损伤的透壁和连续性。

（6）减少放射损伤：明显缩短 X 线曝光时间，减少曝光剂量，降低患者及术者的潜在辐射损害。

（二）临床应用

CARTO 系统自问世以来，广泛用于多种心律失常的标测，特别是在许多疑难心律失常的标测与指导消融方面发挥出优势。

1. 心房颤动（房颤） 由于左心房后壁在电学上的相异性和组织排列上的多样性，此处是形成多重折返的基础。而肺静脉内的异常电活动是触发左心房后壁多折返的启动子。目前针对心房颤动的消融策略是肺静脉前庭环形消融，在破坏房颤基质的基础上同时达到肺静脉电学隔离的终点。该方法具有成功率高、复发率低的优点，对阵发性房颤、持续性房颤及慢性房颤都具有较高的成功率，是目前临床上应用较多的方法。该方法必须借助于三维标测系统引导，而 CARTO 系统是采用较多的工具之一。通过环肺静脉线性消融可达到根治房颤的目的。利用三维电解剖导航系统虽然可以重建左心房肺静脉的大致三维电解剖图像，但因标测点数和导管操作的限制，重建的三维左心房图像并不能完全真实地显示复杂并且变异性大的左心房和肺静脉解剖结构，且对其准确性的判断主要依赖经验。新近出现的三维电解剖图像融合（carto merge）技术是在电解剖标测图像的基础上，引入心脏 CT/MRI 三维重建图像，然后将两者整合产生新的电解剖图像。由于 CT/MR 扫描对心脏的采样点密集无死角，三维重建后的图像更接近真实解剖，故可帮助术者校正和弥补电解剖图像的不足，指导环肺静脉线性消融，缩短学习曲线，提高成功率，减少并发症的发生。

2. 心房扑动 心房扑动（房扑）是 CARTO 系统应用最早、也是最多的心律失常。应用 CARTO 可以大大地缩短房扑消融的手术时间，特别是 X 线照射时间。对于峡部依赖性房扑而言，与标测其他心律失常不同，只需在下腔静脉 – 三尖瓣环峡部标测 8 ～ 10 个点即可，加上对 His 束和冠状窦口定位，标测时间仅需数分钟。由于可以三维显示消融线径与 His 束及冠状静脉窦口的关系，应用 CARTO 可以明显降低房室传导阻滞的并发症，减少放电次数。此外，CARTO 还可以以二维和三维的形式显示激动波传导的走向，使确定峡部的双向阻滞更加明确，从而可提高成功率，降低复发率。对于非峡部依赖性房扑，如起源于右心房游离壁或左心房，均可应用 CARTO 系统标测出折返环路，再进一步结合拖带技术，即可确定缓慢传导区及关键峡部，从而成功消融（图 2-24）。

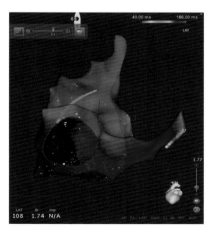

图 2-24 典型房扑高密度激动标测

由图可见沿三尖瓣环呈由红（领先激动）渐变为蓝的逆钟向折返激动

3. 局灶性房性心动过速（房速） 对于未接受过心外科手术、无明显器质性心脏病依据的患者。发生大折返性房速的概率较低，对这部分患者利用CARTO系统电解剖标测可能发现心房内自发的心肌低电压和瘢痕，与固定的电传导障碍共同构成折返基质。CARTO系统使导管消融局灶性房速变得非常简单有效。利用CARTO系统的定位和热点追踪功能，可以非常迅速地找到局灶性房速的激动传出点。据双极电图电压确定瘢痕区。对于折返性房性心动过速，线性消融关键峡部或瘢痕区与正常解剖障碍区之间或两瘢痕区间，对于局灶性房速，点消融局部最早激动区域（图2-25）。

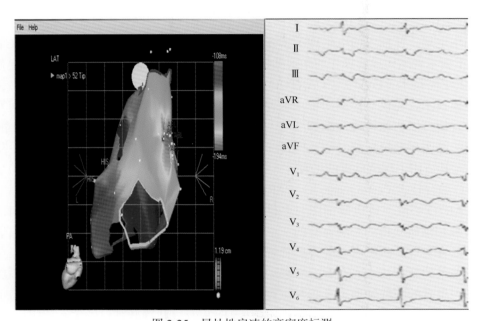

图 2-25　局灶性房速的高密度标测

1. 据体表心电图特征：aVL、aVR、Ⅱ/Ⅲ/aVF 导联 P 波直立，术前判定起源于右房 I 区界嵴房速；

2. 术中行高密度激动标测，可见界嵴起源点最早，与术前判定相印证

4. 外科手术后切口性房速或房扑 外科术后切口处形成一传导阻滞带，其两端若不与生理性传导阻滞区如房室环或腔静脉口相连，则可形成房速或房扑的折返基础。心脏外科手术后的患者，心房内存在切口、缝线或补片等，加上原有房室瓣环等自然解剖传导障碍，可形成缓慢传导区，即所谓的"通道"，产生折返。体外循环插管后，右心房侧壁留下的切口瘢痕，常为切口性折返房速的中央峡部。应用CARTO系统可以三维形式清楚地显示心动过速与瘢痕组织及其周边组织的关系，直观地显示关键峡部、缓慢传导区及其出口。在此基础上指导消融放电成功率高、复发率低。

5. 缺血性心脏病室性心动过速（室速） 随着三维标测技术的出现和对器质性心脏病室速研究的深入，射频消融治疗的成功率可达42%～89%，可作为部分患者的一线治疗和植入ICD后减少放电的一种重要辅助手段。缺血性心脏病室性心动过速绝大多数与心肌梗死后瘢痕组织有关。瘢痕组织内存活心肌的延迟电活动及缓慢传导是构成心动过速的电学基础。应用CARTO系统标测，以三维形式显示了室速的"8"字折返环和电兴奋在心室内的传导。在共同通道上放电可成功地终止室速（图2-26）。CARTO系统的电压标测较为可靠，可清楚显示瘢痕区、病变区及健康区。在瘢痕区内或其周边寻找碎裂电位并结合起搏标测，可以发现心动过速在瘢痕内的关键径路及其出口，以此指导消融也可成功根治心动过速。此过程在窦性心律下即可完成，特别适合于心动过速发作时血流动力学不稳定而不能耐受消融的冠心病室速。

6. 阵发性室上性心动过速（室上速） 使用三维导航系统指导阵发性室上速消融安全、有效，可较传统方法显著减少X线曝光时间及曝光量，甚至在某些病例中可实现"零射线"操作。但与NavX系统相比，NavX系统在减少总体X线曝光量及左

侧旁路患者的手术时间、X 线时间及曝光量方面较 CARTO 系统更有优势。

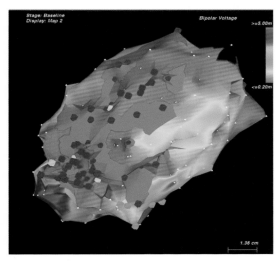

图 2-26 器质性室速高密度电压高密度电压标测
如图所示可见可标记低电压区（≤ 0.5mv）（即瘢痕区）

（三）CARTO 三维标测系统局限性

（1）CARTO 系统要求在整个标测过程中，心脏节律必须规则、稳定，只允许在同一种心脏节律下取样作图，使参考导联的基点对每一取样点保持一致。以保证标测的心脏激动顺序与解剖结构相一致，这样对于血流动力学不能耐受的心动过速、短阵性心动过速以及发作次数较少的早搏就不能进行有效的标测。

（2）完成 CARTO 标测需要采用与 CARTO 系统配套的标测和消融导管。尤其是在阵发性室上速的消融中，必须选择与系统相配套的磁性电极导管，不能应用普通电极导管，消融手术费用相对较高。

二、EnSite 三维标测系统

EnSite 三维标测系统较早研发并应用于临床，这一系统由美国圣犹达公司生产，最初的 EnSite-3000 三维标测系统几经升级换代，现已发展至具有强大兼容性的 EnSite Velocity 系统。Velocity 系统能够监测消融导管与组织的实时接触程度，实现更安全可靠的手术操作。另外，EnSite Velocity 三维导航系统是完全开放的平台，可以兼容目前所有应用的消融导管，临床医生可以根据个人习惯

特点随意选择导管。EnSite Velocity 三维标测系统可同时支持 EnSite Array 球囊非接触标测和 EnSite NavX 接触标测两种标测手段；两者各有优势，即一个平台，两套系统。

（一）Ensite 系统的组成

EnSite NavX 系统由三对 NavX 体表电极、信号分配器、信号处理器、计算机工作站及数据计时模块组成（图 2-27）。

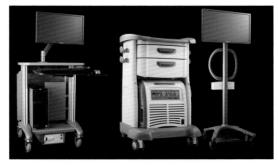

图 2-27 EnSite Velocity 三维标测系统的硬件组成

EnSite Array 系统则仅需将 NavX 系统的三对 NavX 体表电极替换为 Array 囊状导航标测电极，其余系统组成不变。

1. NavX 体表电极 三对电极片贴于体表前胸（胸前贴片右侧的缺口对应体表心电图胸导联 V_1 电极的位置）、后背、左腋、右腋、后颈、左大腿内侧（图 2-28）。每对电极两两之间通过 5.68 kHz 的弱电流形成三维正交电场，通过感知导管电极在心腔内移动时的电信号而定位导管空间位置。

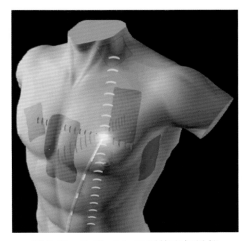

图 2-28 EnSite NavX 系统电场导航

2. Array 囊状导航标测电极 Array 囊状电极

导管直径为 9F，顶端较软，呈猪尾状（图 2-29）。紧靠猪尾端有一球囊，球囊容积为 8 ～ 10ml，球囊表面为含有 64 根电极的电极网，既多极矩阵（multielectrode array，MEA），球囊充盈后可使 MEA 以恰当的形状排列在心腔内。球囊支持电极以保证电极位置的相对稳定。Array 囊状电极头端 64 个电极构成了多电极阵列，与心腔内移动导管头端电极发射的 5.68 kHz 低能电流形成环形电场，多电极阵列通过感知导管电极在心腔内移动时的电信号强度、与多电极阵列中心点的相对角度而定位导管空间位置。系统对于心内膜电信号的检测与消融导管的导航均由此导管同步完成。

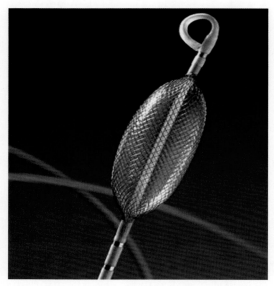

图 2-29　EnSite Array 系统球囊非接触标测电极

3. 信号分配器　将多通道电生理仪器、射频消融仪、消融导管及 NavX 体表电极与 EnSite 系统相连，并分配心电信号至 EnSite 三维系统及常规多通道电生理系统。

4. 信号处理器　其 Ensite 系统工作的核心部件，内置信号放大处理器，将标测电极记录到的心电信号传入信号电处理器，经过整合滤波后放大，并以数字化方式传输至计算机工作站待进一步处理。

5. 计算机工作站　信号处理器传输而来的数据经具有高性能计算机工作站进行科学运算处理后，同步整合显示可视化三维解剖图像、激动标测图像、导航定位图像。同时还可以如常规电生理系统一样显示多通道腔内心电信号的振幅及周期。

6. 数据计时模块　一次性数据计时模块是一种自动限定装置，激活后如超过 18 小时三维电解剖标测系统将终止此次使用权限。

（二）原理

EnSite NavX 系统三对电极片两两之间形成 X、Y、Z 三维正交电场，以腔内电极或体表电极作为位置参考，在感知电场内任意电极电信号的同时，通过计算机工作站处理，定位其空间位置、运动方向，并通过相邻电极的空间位置关系运算出导管弯曲程度，将这些信息实时显示出来。采用 EnSite NavX 构建心房几何图形时，通过记录激活导管的移动轨迹建模，在心内膜构建过程中，系统自动储存每一方位最远的心内膜接触点，并自动按相应程序平滑地构建图像，由此产生标测心腔的高分辨几何构型。系统采集样点在舒张期完成，因此 EnSite NavX 通常得到的是舒张晚期心内膜几何构型。

EnSite NavX 电解剖标测系统在基本原理上与 CARTO、Rhythmia 及 3Ding 标测系统大同小异，均采用传统标测的基础即接触式标测。在两个最常用的三维标测系统 EnSite 与 CARTO 之间，最根本的区别是 NavX 感受的是电场强度而 CARTO 感受的是磁场强度。EnSite NavX 通过标测电极在心腔内膜表面接触式的移动连续采集轨迹点（点云）而构建心腔三维结构，即采用连续采点模式；最初三维标测系统单腔模型构建时，均无法避免由于点牵拉而形成的假腔，NavX 系统也不能例外；而其改进技术后，EnSite 6.0 以上版本均具有多腔建模的功能，采用多腔建模的方式对心房、心室、肺静脉、心耳腔等结构分别构型，有效地避免了无效腔，这就是我们通常所说的三维电解剖功能——通过电场点云重现心腔解剖。NavX 可以同步显示数量众多的导管，同时定位 132 个电极，实时追踪多电极导管包括可变环状和螺旋状导管在内的真实形态变化，因此任意导管都可以参与电解剖模型重建。

EnSite Array 系统则通过 Array 囊状头端多电极阵列与移动导管头端电极形成环形电场，在距多电极阵列中心点 40mm 有效范围内，多电极阵列可准确感知导管电极在心腔内移动时的电信号强度、与阵列中心点的相对角度而定位导管空间位置。模型重建时，系统可由自动计算或手动设定的三维模型中心原点，通过记录所选定导管的移动轨迹点来构建心腔模型，被选定导管上的所有电极都参与记录轨迹。在一片区域反复记录时，距原点的最远点被保留构成心腔模型表面，近点被自动删除（锁定点除外）。在心腔内均匀记录足够多的轨迹点后，系统通过经过填充、平滑处理完成模型。EnSite 系统可通过位置导管优化及呼吸补偿分别准确屏蔽掉移动导管因心脏搏动及呼吸运动引起的导管假移位现象，加上电场相对封闭，受体外干扰较小，EnSite 系统定位精度 < 1.0mm。

NavX 的另一个强大功能则是诊断工具，通过电极与心内膜接触式的移动逐点采集接触点所在的局部激动时间、电压强度、激动频率等信息，并实时将采集到的数据以定义的不同颜色在三维电解剖模型表面呈现，从而揭示心律失常的起源、激动传导的路径、碎裂电位区及低电压区等，帮助电生理医生分析心律失常的机制，制定相应的消融策略。心腔内膜的局部激动时间、电压强度、激动频率信息称为膜电位。EnSite NavX 系统诊断工具直接依靠的是膜电位，NavX 系统在定位电场内任意电极空间位置的同时，也序贯的同步采集了电极内膜接触点的膜电位，操作者可通过计算机工作站手动选择性的将兴趣位点的以上所有信息保存下来，并经系统自动运算按特定顺序排列及投射到对应的电解剖模型表面。心腔内所有内膜电位的向量总和称为腔电位，膜电位与腔内电极的远近决定了其对腔电位影响的大小，不同空间位置的腔内电极采集到不同的腔电位，在已知膜电位的情况下可通过拉普拉斯方程计算出腔电位，而在已知腔电位的情况下可通过逆拉普拉斯方程计算出膜电位。

EnSite Array 系统诊断工具直接依靠的就是腔电位，通过逆运算间接得出膜电位信息。Array 系统囊状头端多电极阵列包含 64 个电极，每次可同时同步逆运算出 3360 个膜电位，并可将反推出的膜电位信息以激动时间或电压等方式投射模型表面，通过激动等时图或电压等势图呈现。

（三）系统特点

1. 开放式绿色电生理平台 EnSite 系统基于电场导航的原理，使其能兼容并导航定位各种品牌、类型、功能的电极，NavX 体表电极可在有效期限

内反复应用。医生可以在手术进程的任一阶段，根据使用习惯、患者经济情况、手术进程需要选择合适的电极，从而在保证手术有效性、安全性的前提下，又为患者节约了医疗费用。CARTO 系统目前只能导航定位带有对应磁传感器的电极，而临床上大部分电极都不具备磁传感器而应用受限，这是比较令人遗憾的。EnSite 系统在熟悉三维标测的成熟医生手中，可以帮助其手术全程三维导航定位及标测，甚至可以做到几乎"零" X 线曝光，最大限度减少了身着沉重的铅衣防护服对体力的消耗及 X 线曝光对医患双方身体功能的射线损害，实现了绿色电生理的安全性和可持续性，真正做到了"无铅无挂"。

2. 高匹配度电解剖重建 EnSite 系统连续采集高密度轨迹点的解剖模型重建方式，最精细化的重现了心腔解剖细节。基于心腔各部位复杂的解剖形态和变异度，为避免在采集轨迹点过程中不同腔室点云密度不一致而导致局部假腔形成的问题，EnSite 系统的多腔建模功能可根据需要最多构建 16 个独立解剖腔室，与 CT 模型有非常高的匹配度。EnSite V3.0 系统新增加了 One Model 功能，进一步改进了模型表面智能计算方法，重建模型更接近于 CT 模型，并将模型重建用时缩短 54% 以上（图 2-30）。

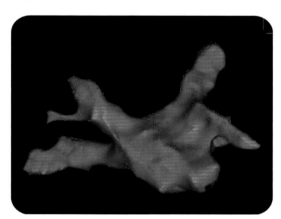

图 2-30 One Model 功能下左心房电解剖重建模型

EnSite 系统最大区别于其他三维标测系统的方面是其可应用各种多电极标测导管，在标测过程中多电极标测导管的所有电极，甚至所有心腔内导管的所有电极均可同时同步采集接触内膜的电信号。传统单点标测需逐点采集，耗时费力，当遇到以下特殊状况时均严重影响了手术的效率、准确性及安

全性：①复杂多变的心律失常常需反复重新标测；②症状严重无法耐受的心律失常又无法进行长时间标测；③短暂发作不持续的心律失常则需长时等待发作。

高密度标测即心腔内膜标测采集点超过 500 个点的标测方式，EnSite 系统在 OneMap 功能下，能在进行电解剖模型重构的同时同步做高密度标测，短短 5 分钟即可准确标测到 600 个以上有效点，能迅速呈现复杂心律失常的机制和特性，极大提高了的标测效率和消融有效性（图 2-31）。

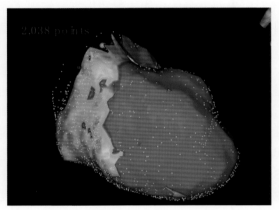

图 2-31　OneMap 功能指导下的室性心律失常的高密度标测

EnSite 系统提供的复杂碎裂电位标测工具，能快速识别出心房碎裂电位。医生可以灵活的定义标测这些碎裂电位的最适合参数。EnSite 系统可以在每个标测位点记录 8 秒的电位片段，并对超过 10 000 点的电信号进行辨别，从而正确识别碎裂电位区域，消除主观目测的误差。多中心研究表明肺静脉隔离结合心房复杂碎裂电位标测指导的消融可使 74% 的房颤患者单次手术获益，而单纯肺静脉隔离的消融手术只有 47%。

3. 一跳式非接触式标测　Array 系统在一个心动周期内能同时同步采集超过 3000 个位点的电信号，因此仅需一跳心律失常即能高效的定位和诊断其激动起源、传导路径，对于局灶起源点及折返环路均有准确的提示，尤其适用于难以诱发或发作较少，接触式标测无法进行和无法耐受长时间发作的心律失常患者。在美国其适用于右心房，在国际范围内其适用于右心房或左心室，但在日本其可适用于四个心腔。我国目前多数适用于右心室。此外，EnSite Array 系统下同样可以做接触式标测。

4. 影像动态融合功能　EnSite 系统除可提供高匹配度的电解剖模型重建外，还可进一步将重建模型与心腔 CT 或 MRI 模型作动态融合。动态融合功能不像其他三维标测系统那样只是简单的硬性融合，还可根据移动电极在心腔内的动态位置与心腔 CT 或 MR 模型做动态融合，从而使医生能在最佳的心脏结构可视化条件下进行导航和标测，有助于更好地理解患者独特的解剖结构和心律失常（图 2-32）。验证研究显示在左心房动态融合的准确精度为（2.5±2.4）mm。

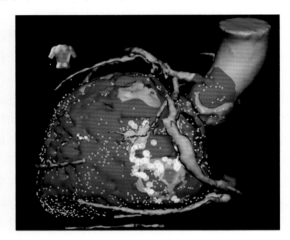

图 2-32　三维系统实时重建心室模型，并与术前获取的心脏 CT 扫描数据进行融合
可见左心室与主动脉以及心脏表面的主要血管。电生理标测显示紫色区域为电压正常区域，蓝色绿色黄色红色区域显示电压依次较低区域，提示瘢痕区域的存在。射频消融能量释放于低电压区域周边，以白色点进行标记（Roderick Tungetal. Catheter. Ablation of Ventricular Tachycardia）

（四）EnSite 系统的临床应用

1. 不适当窦性心动过速　不适当窦性心动过速（窦速）因心律失常起源点变化无常，用常规方法标测定位比较困难，而 EnSite 系统非接触式标测对此类心律失常简单有效。Array 标测指导不适当窦速的消融显示，连续的药物无效的不适当窦速患者，静脉滴注异丙肾上腺素，对最大心率时的最早激动点进行消融，P 波变化时重新标测，最终获得成功。

2. 阵发性室上性心动过速（室上速）　狭义的阵发性室上性心动过速包括阵发性房室结折返性心动过速（AVNRT）和阵发性房室折返性心动过速（AVRT）。AVNRT 以房室结区 His 与冠状静脉窦口 CSO 连线下 1/3 左右位点为靶点，解剖消融慢径路。在 EnSite 系统下，先标记出房室结区 HIS 位点，结合消融导管与电解剖构建模型的空间关系判

断位置（建模法）或依据消融导管三维空间指向及腔内电图判断位置（空间定位法），并对消融导管在位点附近记录的腔内电图进行标测，对消融位点、有效位点、风险位点进行特殊标记，成功率可达100%。

3. 房性心动过速

（1）局灶性房性心动过速：对于局灶性房性心动过速（简称房速），NavX 系统可采用高密度标测实现静态等时图及静态等势图信息，指导导管精确消融病灶。Array 系统则通过一跳标测，简洁明了，对于不持续、不稳定或多源的心动过速更显其优势。Segal 等报道了 1 例多源性房速患者，房速的体表心电图有 4 种形态，Array 将其逐一标出并指导消融成功。

（2）大折返房性心动过速：对于大折返房性心动过速（简称房扑），NavX 系统及 Array 系统可分别通过静态等时图、动态等势图信息快速明确折返路径及缓慢传导区域，指导设计消融线路设计，终止持续心动过速。

4. 室性心动过速（室速） 无论是室性早搏还是阵发性室性心动过速，NavX 系统可标测出起源、传导通路，甚至对于心肌病室速等机制非常复杂多变的心律失常也有非常好的应用价值。而 Array 系统对于那些心动过速过程中血流动力学不稳定的患者，则通过一跳标测，快速准确地指导消融（图 2-33），保证手术安全，更显其优势。

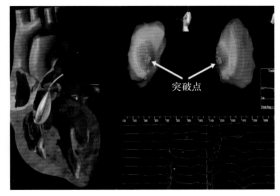

图 2-33 EnSite Array 系统指导下的室性心律失常的标测
（一跳标测）

5. 心房颤动 心房颤动包括阵发性房颤和慢性房颤，目前主流的消融策略均以左心房双侧环肺静脉线性消融（CPVI）为基石，是普遍采用的解剖消融。EnSite 系统指导下，对左房解剖结构尤其是双侧肺静脉及前庭区域做精确构建，使 CPVI 能够完整、彻底、有效（图 2-34）。对于慢性房颤患者，在 CPVI 完成后可转复为窦律，并对其做窦律下高密度电压基质标测，个体化地对存在左心房房颤基质的区域进行补充消融。

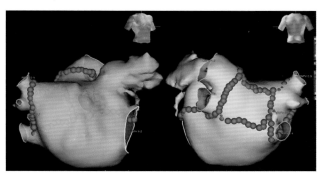

图 2-34 左心房 CT 动态融合指导下的房颤消融

EnSite 三维标测系统自身也在不断追求改进及发展。即将在国内上市的软件系统 EnSite Precision 标测模块进一步对原有模块进行了优化改进，如实现实时同步进行多个标测图，自动式单、双极标测数据采集等；而硬件系统 MediGuide 则将导航技术集成在 Artiszee 平板血管造影系统上，不再需要对患者进行反复 X 线透视以确定导管位置，从而进一步降低射频曝光剂量；目前，德国莱比锡心脏病中心已经利用集成了该技术的西门子 Artiszee 平板血管造影系统完成了首批介入手术。

综上所述，EnSite 三维标测系统作为目前非常专业的心脏电生理标测系统，提供了完整、精确、高效及开放式的选择功能，可以直观显示心内解剖结构、异常激动起源、电激动传导方向、低电压区等，对疑难快速性心律失常进行准确快捷的标测并分析其机制，以指导消融策略的制定。无论是对初步接触心脏电生理射频消融的医生，还是对成熟的临床术者，均能显著缩短学习曲线，提高临床诊疗技术，保障手术成功率，降低术中、术后并发症的发生。

三、Rhythmia 心脏电生理三维标测系统

随着社会日趋老龄化，复杂心律失常患者，如房颤、房速、室速比例逐年增加。这类心律失常通常单纯药物治疗效果欠佳，需要借助射频消融来获

得更好的治疗效果。无论在窦性心律、心动过速或是起搏标测下，成功的消融手术均依赖于对电信号的仔细分析。然而，导管消融是否成功的效果取决于电解剖标测的精确性和分辨率。现有的接触性三维电解剖标测系统虽然准确性较高，但仍有较多的缺陷，如必须逐点采集解剖位置和心电图信息；需要对感兴趣区域进行耗时费力的仔细标测才能获得较好的分辨率；需要在标测过程中不断地人工校正复杂电位的激动时间分配。而非接触性三维标测系统虽然标测迅速，但其准确性会随着离标测球囊的距离增加而降低，故而不断有人对其准确性提出质疑。

由美国波士顿科学公司（Boston Scientific）研发的全球领先 Rhythmia 心脏电生理三维标测系统于 2015 年 7 月 10 日通过中国国家食品药品监督管理总局的上市许可。Rhythmia 心脏电生理三维标测系统可用于各种心律失常，尤其是复杂心律失常的诊断、精确定位并指导消融治疗。作为新一代的三维标测系统，Rhythmia 独有的高密度标测技术、连续自动化采点能力和较高的信号识别精度，可以精确清晰地展现心脏三维结构和激动传导，协助临床医师对复杂心律失常机制展开深入研究并提高治疗成功率。

（一）系统组成及基本原理

Rhythmia 三维标测系统由定位板（体外地磁场发生器）、信号站（即信号处理器）、计算机工作站、人机界面单元、接线板及高密度标测导管（Orion 导管）组成（图 2-35）。

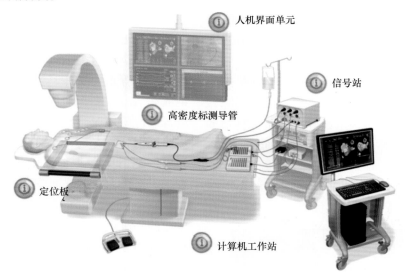

图 2-35　Rhythmia 三维标测系统组成

Rhythmia 标测系统是采用了复合定位技术的三维电解剖标测平台，它整合了磁场和阻抗两种定位技术。磁场是由挂在导管床下的磁场发生器产生，进入到磁场标测区域内的磁定位导管均可被准确定位，定位的精度≤1mm。阻抗定位技术是用来定位那些没有磁场定位器的导管。系统会将标测区域内每一坐标位点的磁场定位坐标与阻抗定位相匹配，生成校准后的电场标测区域，获取到的是接触式心电信号，更能准确地反映心内膜的实时电位变化。这一过程可以增加电场定位的准确性。

构建心脏模型时，根据不同目标心律设置适当的心跳触发选项，在不同目标心律下有不同组合；适当设置心跳探测是高效连续标测的必要前提。满足心跳触发的条件有：①稳定的心动周期；②两个时间参考电极间时间差稳定；③呼吸门控；④导管位置的稳定性；⑤导管局部电位稳定性；⑥定位质量。在标测心房颤动时，只需要选择标准③、④和⑤即可。在标测室性期前收缩或室性心动过速时，系统还会启用另外一个标准：识别标测时记录的 QRS 形态与参考体表心电图 QRS 形态的匹配程度。在目标心腔内轻柔的操作 Orion 导管到感兴趣的区域，对于每个可接受的心跳，系统会自动采集电解剖点。获取的心腔三维模型是由数分钟内采集到的数千个点所构成的。而之前其他接触式标测系统是由多个电极的标测导管采集数百个点来构建的心腔模型，要使这数百个点记录的信息准确，还需要对每个点的标注进行手工校正。Nakagawa 等医生报道了应用该新型标测系统进行自动取点和构建模型，图形的分辨率是 2.6（1.8～4.4）mm。这些采集到的详尽信息可以帮助我们了解心律失常的基质，标测和揭示其中很多有价值的信息。

标测窗口的设定是系统自动完成的。设定开始前，系统会采集 10 秒钟的心电信号，计算出心律失常的平均周期，然后在时间参考电极（通常选择选择一个 CS 导联上的信号，或者某个体表导联的 QRS 波作为室速参考）前后设置标测窗口，标测窗口的宽度为 100% 的心动周期。最终采集到的图展示的是激动传导而不仅仅是点的"早"或"晚"。标测窗口无论在标测过程中还是标测后均可通过鼠标拖动来任意挪动调整，也可以拖动窗口到心动周期中某个需要关注的时段，如室性心动过速标测时只关注心室舒张期，标测房性心动过速时排除不相关的 QRS 波群。另外，在标测过程中系统可随时主动进行呼吸补偿，不需要额外的模块支持。

（二）系统特点

1. 自动化程度高 Rhythmia 能完全支持连续电解剖标测的三维标测系统，自动化程度高；在选择参考电图，设置触发参数后，系统可根据所设置的参数条件自动过滤所有心跳，最后得到目标心跳。自动记录目标心跳每一个点的位置，并标注局部电位，从而获得一组含有位置和腔内心电学信息的电解剖点。速度快，易于掌握，诊断时间较以往三维标测系统缩短 2/3，大幅提高手术效率。

2. 精度高 Rhythmia 心脏电生理三维标测系统采用突破性的心电信号处理技术，磁场与电场结合的定位原理，使得标测的精确度在 1mm 以内；同时，通过多电极接触式的收集高保真的心电信号，可清晰捕捉局部微小信号，最小信号识别可达 0.02mV。其独特的 64 极微网篮导管设计，其电极间距小，平均 2mm 即有一个电解剖点，将取点数量提高为以往的 10 倍以上；且系统支持自动化的连续标测，

将标测速度提高至以前的 3 倍，实现了在几分钟内采集数千个点。所获取的图像可以非常高清地展现心内膜电激动的传播方向、速度以及电压分布等信息。国外有临床研究数据显示，选择 20 例患者（房性心动过速 7 例，心房颤动 8 例，室性心动过速 3 例，室性期前收缩 2 例）应用该系统共构建了 62 幅标高密度心腔标测图，其中 4 幅标测图中的 70 862 个点中仅有 16 个点（0.02%）需要人工校正。Rhythmia 心脏三维标测系统的自动标测准确率高达 99.8%，大大减少人工校点的必要性，提高手术成功率，有助于复杂心律失常的消融治疗。

3. 快速验证 Rhythmia 心脏电生理三维标测系统可以很准确地揭示出消融线上的漏点验证消融结果。有研究显示在该系统指导下，进行激动标测可快速找到消融线上的漏点，仅需数次有限的消融就能终止心动过速或达到消融线的完全阻止。同时，心房的电压标测，对于持续性房颤的消融也能提供很多有益的信息。

4. 动态回顾 该系统的一个独特优势是给术者提供了浏览图像，可以回顾性地改变标测窗口。使术者可以更关注于感兴趣时段，如室性心动过速心动周期的舒张期。已有相关报道显示，在室性心动过速标测过程中，术者调整兴趣窗到心动周期的舒张期部分，并在窗口中排除掉 QRS 波群，这样操作者就可以标测出舒张期沿着关键峡部的局部传导。但这一特性还需要今后更大的样本研究来验证。

5. 高密度标测导管（Orion 导管） 该导管前端由 8 条光滑的可弯曲臂组成微网篮，其上共有 64 个低干扰电极，电极间距离为 2.5mm，电子印刷微电极产生更佳信号质量；距近头端处埋藏有磁定位感受器，管身最大直径 8.5F 双向可调弯，该导管可以通过调节网篮的收放程度在心腔不同部位采集点，全部打开直径 22mm，全部收起直径 3mm，适用于不同解剖结构。顶端无标测电极，打开网篮用侧面标测，增大表面积，但不增加压力（弹性臂），可在 PVI 时代替 LASSO。迷你网篮导管经细致冲水排气后送入心腔，整个标测过程中应通过静脉给予肝素保持 ACT ≥ 300 秒，网篮导管需由肝素盐水持续灌注，预防血栓。迷你网篮导管不需要球囊来撑开，也不需要额外的硬导丝或鞘才能放置到位，网篮以不同角度打开送入目标心腔都比较容易操作。该导管外观见图 2-36。

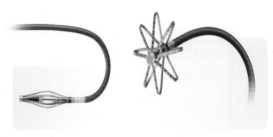

图 2-36 网篮导管

该款迷你网篮导管（IntellaMap Orion，波士顿科学）的管身为双向可调。网篮由八条臂组成，每条臂上有 8 个小间距的微电极，网篮可以以不同的角度打开，未打开时直径 3 mm，完全打开最大直径 22 mm

6. 诊断和消融导管开放 能兼容并导航定位没有磁场定位器的导管，医生可以根据使用习惯、患者经济情况、手术进程需要选择合适的电极，可用任意导管多电极采点，从而在保证手术有效性、安全性的前提下，又为患者节约了医疗费用。

7. CT/MRI 融合技术 同其他三维标测系统一样，Rhythmia 标测系统亦可以将 Rhythmia 心脏三维电解剖图与多排螺旋 CT 或 MRI 增强扫描所获得的心腔血管的三维解剖图融合起来，以真实地反映患者心腔大血管解剖形态和相互位置关系，且此功能不需要其他模块的支持。

8. 连接简单 Rhythmia 心脏电生理三维标测系统连接更为简洁，接线板可同时显示多达 192 通道，只需 1 个背部参考贴片，减少手术成本。

（三）临床应用

Rhythmia 心脏电生理三维标测系统清晰、高效等特性将心脏标测带入了新纪元，为开展复杂心律失常的消融治疗提供更可靠的保障。国外 Lilian 等率先将该系统应用于复杂心律失常的消融，选择 20 例患者（房性心动过速 7 例，心房颤动 8 例，室性心动过速 3 例，室性期前收缩 2 例），应用网篮导管构建高密度心腔模型，并采集可接受心跳和电解剖点，应用 Rhythmia 心脏电生理三维标测系统进行标测、消融；随访 6 个月，结果显示有 1 例持续性心房颤动消融术后 2 个月出现房扑，1 例室速术后 4 个月时因室速再次住院；图 2-37 为其中 1 例术中诊断为典型心房扑动的电解剖图。结果显示该系统全自动标注的高密度激动和电压标测，可以获取到心腔的所有详尽信息。

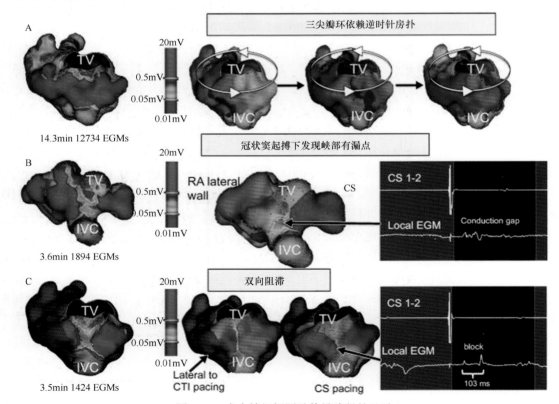

图 2-37 术中精细标测及传导路径的显示

A. 典型逆钟向折返的房扑，电压图和激动图；B. 右心房峡部消融后的电压图，可以看到峡部的线性低电压区，但是峡部可能仍有传导；通过冠状窦起搏下的激动标测，发现峡部仍有漏点，在漏点处可以看到有碎裂的电位；C. 进一步消融后的电压图提示峡部为非常低电压的区域。激动标测提示双向阻滞，可见分的很宽的双电位 [引自 Lilian Mantziari MD，Charles Butcher MRCP，Andrianos Kontogeorgis MRCP，et al. 2015. Utility of a Novel Rapid High-Resolution Mapping System in the Catheter Ablation of Arrhythmias.JACC clinical electrophysiology，5（1）：417]

尽管这款新型三维标测系统的很多特性可以帮助我们了解很多复杂心律失常的机制，提高消融手术的成功率，在不同的心律失常患者中的应用证实了它的安全性和有效性，目前国内部分电生理中心也陆续开始应用 Rhythmia 心脏电生理三维标测系统指导复杂房性心律失常射频消融术，患者也均快速准确地得到了诊断并成功得到了救治，但目前采用 Rhythmia 标测系统引导消融的临床报道中，研究入选患者偏少，尚缺乏大样本临床应用的报道，且未与其他标测系统进行组间对比，故还需要进一步的研究来优化在复杂心律失常病例中的应用。

四、3Ding 心脏三维标测系统

3Ding 心脏三维标测系统（以下简称 3Ding 系统）由中国四川锦江电子科技有限公司制造，其临床功能包括完整的多道电生理功能、三维标测功能、刺激功能、射频仪控制功能等，能满足临床医师对复杂心律失常机制深入探讨的需求，并提高治疗成功率。3Ding 心脏三维标测系统 PROMAPPING-V1 是二维心电生理标测与三维标测功能完整的融合。

（一）系统组成

3Ding 系统主要由生物信号前置放大器、计算机工作站、信号分配器、体表参考电极等组成（图 2-38）。

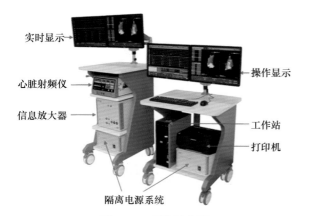

实时显示
心脏射频仪
信息放大器
操作显示
工作站
打印机
隔离电源系统

图 2-38 系统组成图

1. 体表参考电极 三对体表参考电极片贴于体表前胸（胸前贴片右侧的缺口对应体表心电图胸导联 V1 电极的位置）、后背、左腋、右腋、后颈、左大腿内侧（图 2-39）。每对电极两两之间通过安全的弱电流形成三维电场，通过感知导管电极在心腔内移动时的电信号而定位导管空间位置。

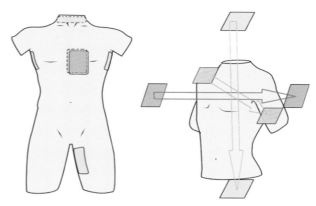

图 2-39 参考电极贴敷及电场构建示意图

2. 信号分配器 信号分配器包括消融转接盒、心内信号输入盒、体表参考电极转接线等，将体表参考电极、消融导管、标测导管、射频消融仪与 3Ding 系统相连。因为 3Ding 系统集成了多道电生理系统，所以不需要额外与多道电生理系统相连接。

3. 生物信号前置放大器 生物信号前置放大器是 3Ding 系统的核心组件，通过采集体表、心内和三维定位信号，经过数字化转换、滤波放大，再将信号传输给计算机工作站。

4. 计算机工作站 计算机工作站是信号处理和图像处理的关键组件，将体表、心内信号转换为电生理波形，进行显示、记录和回顾；将三维定位信号转换为导管定位图像、三维解剖图像、电激动标测图像。

（二）原理

1. 定位原理 3Ding 系统采用三对体表参考电极两两形成安全的 X、Y、Z 三维弱电场，以腔内冠状窦电极为三维定位参考。感知腔内消融导管、标测导管的心电信号和三维位置信号，通过计算机工作站处理，显示、记录电生理波形和消融导管、标测导管的位置、方向、移动。3Ding 系统在建模原理上与 CARTO、ENSITE 系统基本一致，都是感知电极的 X、Y、Z 三维信号，通过计算机工作站处理形成三维位置和解剖图，不同之处在于各个系统提供不同的定位信号。

2. 信号处理 3Ding 系统可同时对每个电极进

行每秒2000个心电信号和30个三维定位信号的采集，实现实时心电波形、导管轨迹的记录、显示、回顾。通过高效的呼吸补偿、心跳补偿对呼吸运动、心脏搏动引起的导管伪迹进行补偿，实现准确的导管三维定位，精度可达到1.0mm。通过数字化采集滤波，实现清晰细致的12通道体表心电信号、36通道心内心电信号、2通道有创血压信号。

3. 构建解剖图 3Ding系统可支持两种构建解剖图的模式：点对点、连接快速构建。同时支持电激动标测，支持多腔构建，可分别构建心房、心室、

肺静脉、心耳等解剖结构。

点对点模式，采用逐点接触式构建解剖图，系统提供8个采集标测点备选。

连续快速构建模式，采用类似CT/MRI图像的构建算法，实现平滑、准确的解剖结构，可构建复杂的解剖结构，避免假腔结构。

3Ding系统通过采集心内电位，将电位按照10种颜色（红、橙、黄、绿、青、蓝、紫）对应投影到解剖图表面，形成电激动解剖图，从而清晰直观的揭示心律失常的起源、激动传导路径和低电压区域，有效提高医生的诊疗效率（图2-40）。

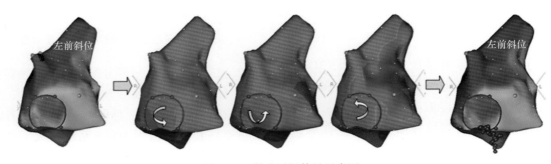

图2-40 激动时间传导示意图

（三）系统特点

1. 开放的平台 3Ding系统兼容市场上主流的消融导管、标测导管，医生可根据使用习惯、患者经济情况、手术进程选择合适的导管，从而保证手术的顺利、安全和有效。

2. 完整的多道电生理功能 3Ding系统具备完整的多道电生理功能，包括电生理波形的实时显示、冻结、回顾、记录、测量等功能，即不用再连接额外的多道电生理系统，也能满足电生理系统的完整功能，降低了系统的复杂度和干扰，提高了心电信号的质量。

3. 准确的三维标测功能 3Ding系统支持每个电极提供每秒30个标测点的高效构建解剖图，既可以满足点对点构建模式，又可实现更精细化的连续的、高密度的、快速的构建心腔内解剖结构。基于心腔各部位复杂的解剖形态和变异度，为避免在采集标测点过程中局部假腔的问题，3Ding系统的多腔建模功能可根据需要最多构建4个独立解剖腔室。

3Ding系统具备CT/MRI图像重构和融合功能，从而使医生能在最佳的心脏结构可视化条件下进行

导航和标测，有助于更好的理解患者独特的解剖结构和心律失常。

4. 独特的波形模板匹配功能 3Ding系统具备独特的波形模板匹配，医生可根据特定的心律失常选定一个波形模板，系统会自动将波形模板与实时波形进行对比匹配，并标记出匹配置信度。当波形匹配置信度满足阈值时，系统会以绿色提示医生，从而实现准确采集特定心律失常标测点。另外，系统支持只采集波形匹配符合阈值要求的标测点，可有效采集到错过的特定心律失常标测点。

5. 内置刺激功能 3Ding系统集成了内置的程序刺激模块，无需外接刺激仪。内置刺激模块可设置刺激脉宽、间隔、刺激个数、步长、刺激通道等参数，实现S1Sn、RS2等刺激发放，有效降低了系统的连接复杂度。

6. 射频仪远程控制功能 3Ding系统可与四川锦江电子科技有限公司制造的心脏射频消融仪进行信息共享，实时显示消融参数，消融的时间、温度、阻抗、功率。提供对射频仪的远程控制面板，可远程设置消融参数，控制射频消融，提高了手术效率。

7. 有创血压功能 3Ding系统支持2通道的有

创血压功能和心率提示音，有效帮助医生实施冠脉手术。

先标记出希氏束区域，结合消融导管、标测导管与电解剖结构的空间关系，并依据心电图进行标测和消融，对消融位点、有效位点、风险位点进行特殊标记（图2-41）。

（四）临床应用

1. 室上性心动过速　在 3Ding 系统引导下，首

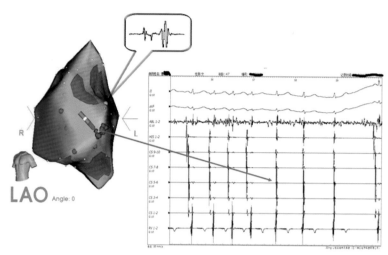

图 2-41　构建右心房模型并标记 His、瓣环等特殊位置，于慢径处消融出现交界性心律

2. 房性心动过速　设置房性心动过速的心电感兴趣窗，通过 3Ding 系统的电标测解剖，可明确直观的显示折返路径和缓慢传导区域，指导消融（图2-42）。

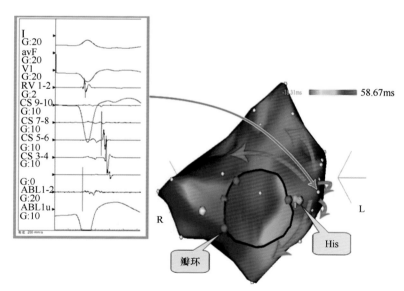

图 2-42　CS5-6 导联 A 波起始为参考，标测 ABL1-2 电位
在三尖瓣左前斜位下标测到 His 束旁最早起源点，提前参考电极 30ms。于此处消融房速终止

3. 室性心动过速　采用 3Ding 系统特有的波形模板匹配功能，结合连续快速构建，可准确快速地标测出室性心动过速的起源点，有效提高室性心动过速的手术效率（图2-43）。

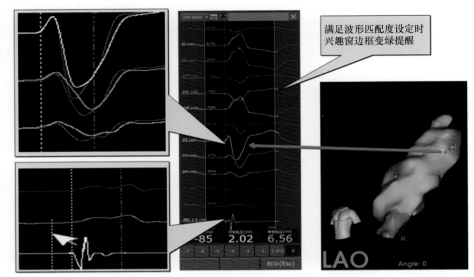

满足波形匹配度设定时
兴趣窗边框变绿提醒

图 2-43　利用模板匹配功能，于右心室流出道间隔部标测到一个与模板波形基本匹配的波形

4. 心房颤动　心房颤动包括阵发性房颤和慢性房颤，目前主流的消融策略均以左心房双侧环肺静脉线性消融为基础，是普遍采用的解剖消融。在 3Ding 系统指导下，能对左心房解剖结构尤其是双侧肺静脉及前庭区域做精确重构，使得消融能够完整、彻底、有效（图 2-44）。

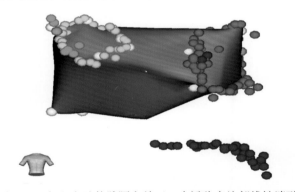

图 2-44　行左右肺静脉隔离并于三尖瓣狭实施部线性消融

（五）综述

3Ding 系统作为目前专业的心脏三维标测系统，提供了完整、精确、高效、开放和特有的功能，可以直观显示腔内解剖结构、异常激动起源、电激动传导、低电压区等，对快速性心律失常进行准确快捷的标测并分析其机制，以指导消融策略的制定。无论是对初步接触心脏电生理射频消融的医生，还是对成熟的临床术者，均能显著缩短学习曲线，提高临床诊疗技术，保障手术成功率，降低术中、术后并发症。在临床应用中应充分熟悉其系统原理，

最大限度地发其临床支持作用。

五、高密度标测

经导管射频消融目前已为根治快速性心律失常的临床治疗手段，发病机制主要是异常自律性增高、后除极、折返环路存在和三种机制。消融术中对于前者标记出领先激动位置尤其重要，后者若能准确标记折返环路，进而选择消融路径则为术中核心步骤。许多电生理学已总结了较为完整的腔内电生理诊断方法，然而因技术发展所限，操作流程多复杂，X 线曝光时间和手术操作时间大为延长。随之三维电解剖技术发展，高密度激动标测因其更为高效、精确，已逐步为临床电生理医师所广泛应用。

（一）高密度标测的定义

一次心动过速发作过程中，单个心腔同期描记高于 300 个电学激动点，进而完整描述心动过速激动扩布顺序或电压高低排序的标测方法。

（二）高密度标测优势

1. 高速率　在建立三维解剖模型同时可完成电学扩布模型。显著缩短手术时长，尤适用于心动过速发作时间短暂或不能长程耐受心动过速发作之病患。

2. 高精度　可在单侧心腔表面积 $\leqslant 1.0cm^2$ 至少记录 1 个电激动点，故可准确描记心动过速发生机

制。此可为进一步准确记录缓慢传导区，制定消融策略，避免无效消融提供重要参考。

（三）高密度标测临床适用范围

（1）局灶性房性心动过速（atrial tachycardia，AT），房颤术后大折返性房速。

（2）室性心动过速（特发性及器质性）（ventricular tachycardia，VT）。

（3）峡部依赖性心房扑动（atrial flutter，AF）。

（四）临床应用

1. 高密度标测在 AT 消融中应用（消融难点：如何准确标测最早激动点）　据报道房速发病率为 0.34%～0.46%，其中成人房速多以器质性心脏病为基础。在美国心脏病协会/美国心脏协会/欧洲心脏病协会（ACC/AHA/ESC）的指南中，将对药物治疗效果欠佳的 AT 列为导管消融的 I 类推荐。

（1）局灶性房速的常见起源部位见图 2-45。

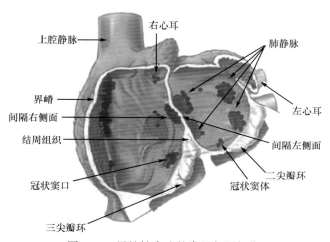

图 2-45　局灶性房速的常见起源部位

（引自吴立群. 2010. 临床心电生理学，北京：北京大学医学出版社，93）

（2）房速电生理诊断标准：①心房激动顺序较之窦性激动不同，与心室起搏逆传心房激动顺序亦不同；②房室结阻滞不能终止心动过速；③若房速起源点靠近房室交界（如低位房间隔起源、冠状静脉窦起源、房室瓣环起源），易与房室结折返

（AVNRT）房室折返（AVRT）相混淆，鉴别点：若心室起搏未传导至心房诱发心动过速终止可排除房速；若心室起搏于房室束不应期逆转至心房可排除房速，应确诊为房速旁道；若心室拖带逆转心房激动顺序较心动过速存异，则可能为房速；心室拖带后，若成 A-A-V 继而恢复心动过速，则诊断房速。

（3）房速的定位诊断：据 TADA 法：①根据 aVL 导联 P 波方向初步判定心房起源；②据 II/III/aVF 导联判定心房上部抑或下部起源；③若为右房起源，则进一步据 aVR 导联 P 波指向进一步区分为界嵴、三尖瓣/房间隔区域。前者据 II/III/aVF 导联分为第 1/2 区域界嵴，后者据 V6 导联 P 波指向分为 KOCH 三角顶部及第三区域以外起源。

以上罗列为判定房速起源流程之一，虽则逻辑严谨但过于繁琐，极其考验手术医师操作技巧且极耗费时间，当使用高密度激动标测，如上难题迎刃而解。

（4）右侧房间隔房速见图 2-46。

（5）上腔静脉起源房速见图 2-47。

（6）房颤消融术后房速见图 2-48。

2. 高密度标测在峡部依赖性房扑消融应用（消融难点：如何确定是否为三尖瓣峡部依赖）

（1）解剖特点：右心房通过前方界嵴及下方欧氏嵴分为后方的腔静脉窦及前方的固有心房。而三尖瓣峡部折返环路则由界嵴、冠状静脉窦、下腔静脉、三尖瓣环为限定。据其激动顺序进一步分为逆钟向激动（始于低位房间隔继之三尖瓣环、右心房侧壁，终于三尖瓣环外侧壁），顺钟向激动（传导顺序较之前者相反）。

（2）确定其传导是否为峡部依赖性

1）峡部拖带标测：①隐匿性的体表心电图融合波；②起搏后间期（PPI）减去心动过速周长（TCL）应小于 20ms（说明：若起搏周长显著短于心动过速周长存诱发峡部传导延迟诱发 PPI 延长，故导致两者差值存高于 20ms 可能），如图 2-49。

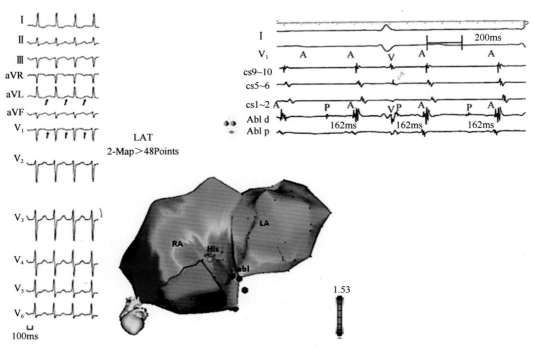

图 2-46　右侧房间隔房速

据体表心电图特征（V₁ 导联 P 波低平并 aVL 导联 P 波直立）判定右侧房间隔起源可能（若为左侧房间隔起源，则如上体表心电图特征相反）。行高密度标测可见红色激动处（右侧房间隔）为最早激动点，继行腔内电生理标测，ABL 至于此处可见领先 CS 近段电极激动。于此处消融，房速终止。

（引自吴立群.2010.临床心电生理学，北京：北京大学医学出版社，95）

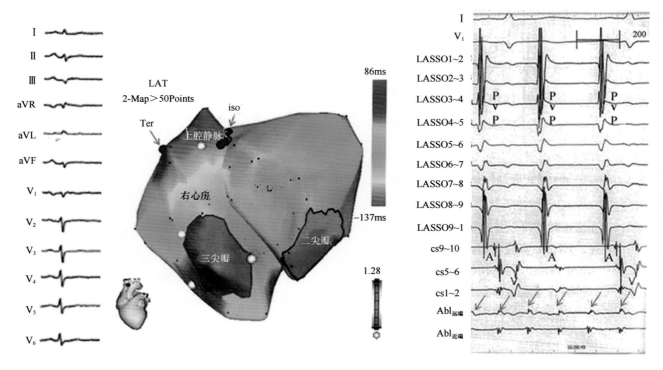

图 2-47　上腔静脉起源房速

说明：①体表心电图特征（Ⅱ/Ⅲ/aVF 导联 P 波直立、Ⅰ/aVL 导联 P 波直立、aVR 导联 P 波倒置提示起源于右心房右上部。V₁ 导联 P 波正负双向提示异常激动点通过右心房侧壁而非间隔部传导）；②高密度激动标测亦提示上腔静脉处为最早激动点；③为进一步排除右上肺静脉起源可能，遂将环肺电极置入，较之置于上腔静脉处的 ABL 电极明显落后。于此处放电消融，房速终止

（引自吴立群.2010.临床心电生理学.北京：北京大学医学出版社，94）

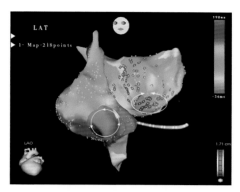

图 2-48 房颤消融术后房速

①患者既往行房颤射频消融治疗；②穿刺房间隔于左心房行高密度激动顺序及电压标测；③发现围绕三尖瓣环的房速折返环路并在局部复行拖带标测亦证实；④遂于二尖瓣与左心耳基底部放电消融，房速终止

（引自曾和松，王琳主译.2011.心律失常电生理学——诊断和消融图谱.北京：科学出版社）

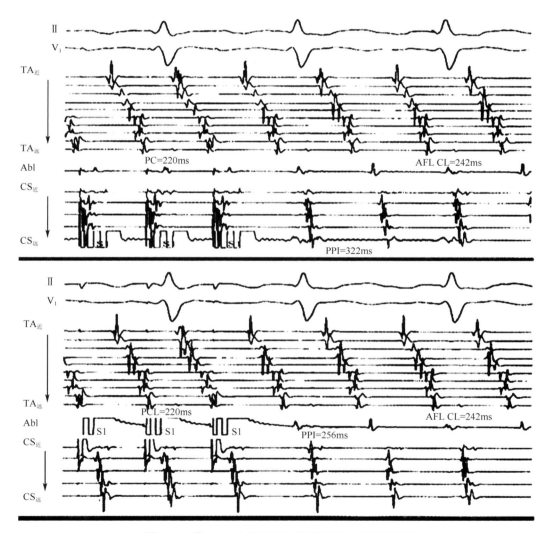

图 2-49 将 ABL 电极置于三尖瓣峡部，行拖带标测

PPI 减去 TCL 小于 20ms，证实为典型房扑

（引自曾和松，王琳主译.2011 心律失常电生理学——诊断和消融图谱.北京：科学出版社，217）

以上罗列为经典腔内电生理诊断方法。然笔者在临床实践接诊病患中，于三尖瓣峡部未能拖带成功者亦屡见不鲜，此刻行高密度激动标测则更加直观、简洁。

2）高密度激动标测见图2-50。

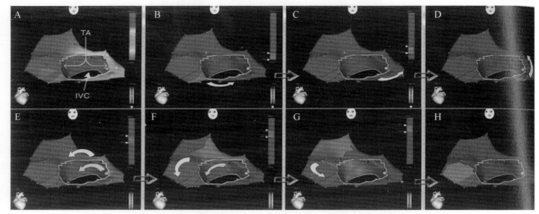

图2-50　高密度标测清晰显示，围绕三尖瓣环的颜色渐变，提示激动沿三尖瓣环向房间隔继之右心房侧壁、终于三尖瓣环外侧

同期据显示所示的折返环路最早/晚激动关系，提示折返环路符合大折返激动特征

（引自吴立群.2010.临床心电生理学.北京：北京大学医学出版社，114）

3. 高密度标测在室速消融应用　持续性室速常发生于器质性心脏病患者，尤以心肌梗死后患者为甚（1%～2%患者发病数年后可发生持续性室速）。非缺血性心肌病患者（如扩张型心肌病、肥厚型心肌病、致心律失常型右室发育不良等）亦可发生室速。据相关电生理检查资料显示，约67%的致心律失常型右室发育不良（ARVC）患者可诱发左束支VT。

室速起源部位判定：①据 V_1 导联QRS波主波指向，判定心室起源；②据 II / III /aVF 导联QRS波指向判定心室上部/下部；③以右心室上部起源室速为例，其可为流出道（游离壁、前/后间隔），右心室流入道（游离壁、前/后间隔）。凡此种种，若行逐点标测均需电生理医师耗费巨大才可准确定位起源部位，现使用高密度激动标测，可显著简化手术流程。

（1）右心室流出道（right ventricular outflow tract，RVOT）起源室速：病理生理及局部解剖如图2-51。此为儿茶酚胺敏感性室速。为G蛋白耦联受体激活，Gs蛋白诱发效应器——腺苷酸环化酶激活，继而导致CAMP浓度增高，诱发心肌后除极导致，如图2-52。

（2）特发性左室室速：病理生理为维拉帕米敏感性室速。常起源于室间隔后下部，左后分支起源部位，如图2-53。因其可被拖带且可被维拉帕米抑制故为钙离子依赖性的折返激动。

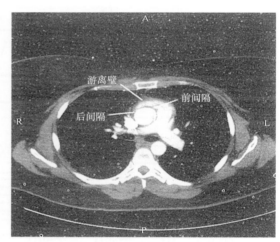

图2-51　右心室流出道包裹主动脉根部

游离壁因居前方，故其起源导致胸前导联移行较晚；前间隔居左，故 I 导联呈负向，后间隔居右，则 I 导联呈正向（引自曾和松，王琳主译.2011.心律失常电生理学——诊断和消融图谱.北京：北京科学出版社，316）

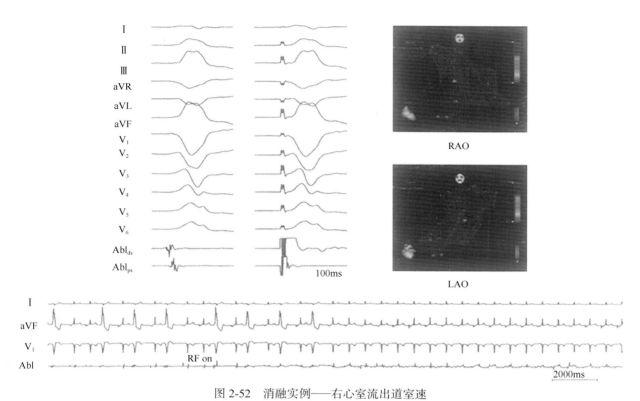

图 2-52 消融实例——右心室流出道室速

①行高密度激动标测，于右心室游离壁处标记到最早提前激动（红色标记处）；②行起搏标测（见图）可见与自发室速图形吻合。以此为消融靶点，室早消失（引自曾和松，王琳主译．2011.心律失常电生理学——诊断和消融图谱．北京：科学出版社）

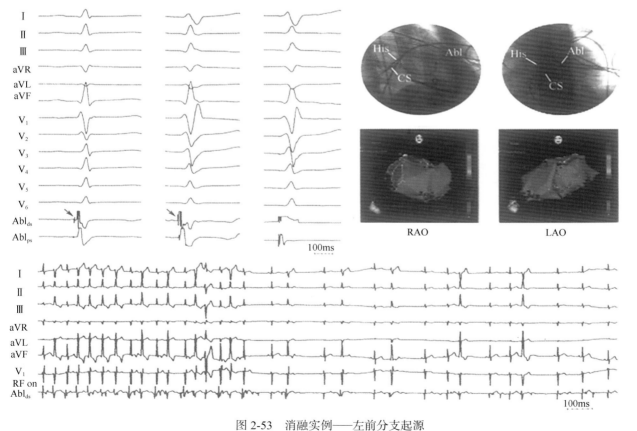

图 2-53 消融实例——左前分支起源

①行高密度激动标测，于左前分支处标记到最早提前激动（红色标记处）；②行起搏标测（见图）可见与自发室速图形吻合。以此为消融靶点，室早消失（引自曾和松，王琳主译．2011.心律失常电生理学——诊断和消融图谱．北京：科学出版社）

（3）器质性室速：血流动力学不稳定的器质性室速或难易诱发的室性心动过速，其消融难点在于如何界定病灶区域，如何判定缓慢传导区，如何判定心室晚电位。凡此种种，均需以高密度基质标测为前提，如图 2-54、图 2-55。尤以瘢痕周边的心室晚电位对于消融较敏感，故对其精确定位可有效指导消融策略，有效避免漏点，进而减少室性心动过速复发。传统的逐点标测方法高度依赖术者的主观经验且极其耗费时间，大大增加了 X 线曝光量，对于术者和患者都存极大隐患。

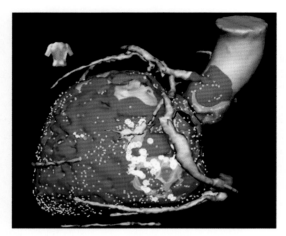

图 2-54　消融实例 - 器质性室速高密度电压标测
①电生理标测显示：紫色分布为电压正常区域，蓝、绿、黄、红等区域电压逐次递减，后者提示瘢痕区域所在；②以白色点标记行低电压周边区域行射频消融

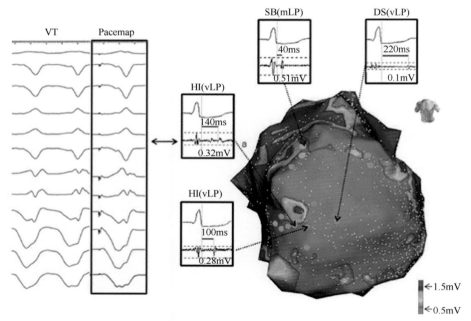

图 2-55　消融实例——器质性室速高密度电压标测
①首先行高密度电压标测，如图所示可见可标记低电压区（即瘢痕区）；②在心室晚电位处行起搏标测，可见诱发如心动过速发作即刻之起搏室早图形，在此处消融，室速停止发作

高密度标测因其高效的标测速率可显著缩短手术时长，减少病患痛楚。同时因其可精确描记心动过速激动扩布和电压分布顺序，故可帮助术者更好的理解心动过速发生机制，从而为制定更加高效的消融策略提供可能。

（姜述斌）

参 考 文 献

丁燕生，李康，周菁，等 . 2009. 非外科手术瘢痕相关性右心房房性心动过速：电解剖标测与消融 . 中华心律失常学杂志，13（5）：337-339.

杜先锋，储慧民，何斌，等 . 2015. 不同三维导航系统指导阵发性室上性心动过速消融治疗的差异性分析 . 中华心律失常学杂志，19（1）：33-36.

王洪，洪浪，赖珩莉，等 . 2011. 三维标测系统指导下多环心房扑动的射频消融治疗 . 中国心脏起搏与心电生理杂志，25（5），401-405.

吴书林，杨平珍，方成宏，等 . 2002. CARTO 标测指导射频消融治疗非峡部依赖性心房扑动的初步研究.中国心脏起搏与心电生理杂志，16（2）：122-124.

姚焰，张澍，郑黎晖，等.2007.致心律失常性右心室心肌病室性心动过速的导管射频消融.中华心律失常学杂志，2：88-94.

喻荣辉，马长生，董建增，等.2009.应用三维磁导航系统标测和消融快速性心律失常的初步经验.中国心脏起搏与心电生理杂志，23（3），229-232.

Arentz T，von Rosenthal J，Blum T，et al. 2003. Feasibility and safety of pulmonary vein isolation using a new mapping and navigation system in patients with refractory atrial fibrillation. Circulation，108（20）：2484-2490.

Calkins H，Niklason L，Sousa J，et al. 1991. Radiation exposure during radio-frequency catheter ablation of accessory atrioventricular connections. Circulation，84：2376-2382.

Calkins H，Yong P，Miller JM，et al. 1999. Catheter ablation of accessory pathways，atrioventricular nodal reentrant tachycardia，and the atrioventricular junction：final results of a prospective multicenter clinical trial. Circulation，99：262-270.

Cappato R，Kuck KH. 2000. Catheter ablation in the year 2000.Curr Opin Cardiol，15：29-40.

Damilakis J，Perisinakis K，Grammatikakis J，et al. 1996. Accidental embryo irradiation during barium enema examinations：an estimation of absorbed dose. Invest Radiol，31：242-245.

Damilakis J，Prassopoulos P，Perisinakis K，et al. 1997. CT of the sacroiliac joints：dosimetry and optimal settings for a high-resolution technique.Acta Radiol.，38：870-875.

Finlay MC，Hunter RJ，Baker V，et al. 2012.A randomised comparison of Cartomerge vs. NavX fusion in the catheter ablation of atrial fibrillation：the CAVERN Trial. J Interv Card Electrophysiol，33（2）：161-169.

Food and Drug Administration. 1994. Avoidance of Serious X-Ray Induced Skin Injuries to Patients During Fluoroscopically Guided Procedures. Wash-ington，DC：Center of Devices and Radiological Health，FDA，Public Health Advisory.

Golikov VY，Nikitin VV. 1989. Estimation of the mean organ doses and the effective dose equivalent from Rando phantom measurements. Health Phys，56：111-115.

Gulletta S，Tsiachris D，Della BP. 2014.Catheter ablation of an anteroseptal accessory pathway guided by contact force monitoring technology and precise electroanatomical mapping. Europace，16：825.

Heist EK，Perna F，Chalhoub F，et al.2013.Comparison of electroanatomical mapping systems：accuracy in left atrial mapping. Pacing Clin Electrophysiol，36（5）：626-631.

Hindricks G. 1993. Complications of radiofrequency catheter ablation of ar-rhythmias. Eur Heart J，14：1644-1653.

Huda W，Sandison GA. 1984. Estimation of mean organ doses in diagnostic radiology from Rando phantom measurements. Health Phys，47：463-467.

ICRP 60. 1990. Recommendations of the International Commission on Radio-logical Protection. Ann ICRP，21：1-3.

Jadidi AS，Duncan E，Miyazaki S，et al. 2012. Functional nature of electrogram fractionation demonstrated by left atrial high-density mapping. Circ Arrhythm Electrophysiol，5（1）：32-42.

Jones DG，McCready JW，Kaba R a，et al.2011.A multi-purpose spiral high-density mapping catheter：initial clinical experience in complex atrial arrhythmias. J Interv Card Electrophysiol，31（3）：225-235.

Jongblced MR，Bax JJ. 2005. Muhislice computed tomography versus intraeardiac echoeardiography to evaluate the pulmonary veins before

radiofmquency catheter ablation of atrial fibrillation：A head-to-head comparison. J Am Coll Cardiol，45：343-350.

Jun D，Timm D，Darshan D，el a1.2006. Initial experience in the use of integrated electroanatomic mapping with three-dimensional MR/CT images to guide catheter ablation of atrial fibrillation. J Cardiovasc Electrophysiol，17：459-466.

Kagawa H，shall N，Matsudaira K，et a1.2001.Characterization of reintrant circuit in rnaeroreentrant right atrial tachycardia after surgical rcpmr of congenital heart disease：isolated channels between scars allow "focal" ablation. Circulation，103：699-709.

Kiplapinar N1，Ergul Y，Akdeniz C，et al.2014. Assessment of atrioventricular conduction following cryoablation of atrioventricular nodal reentrant tachycardia in children. Pacing Clin Electrophysiol，37（6）：712-716.

Kovoor P，Ricciardello M，Collins L，et al. 1998. Risk to patients from radiation associated with radiofrequency ablation for supraventricular tachycardia. Circulation，98：1534-1540.

Kumagai K，Sakamoto T，Nakamura K，et al.2013.Combined dominant frequency and complex fractionated atrial electrogram ablation after circumferential pulmonary vein isolation of atrial fibrillation. J Cardiovasc Electrophysiol，24（9）：975-983.

Lakac P，Pedersen AK，Mortensen PT，et a1.2005. Ablation of atrial tachycardia after surgery for congenital and acquired heart disease using an electroanatomic mapping system：which circuits to expect in which substrate? Heart Rhythm，2：64-72.

Lilian Mantziari MD，Charles Butcher MRCP，Andrianos Kontogeorgis MRCP，et al. 2015. Utility of a Novel Rapid High-Resolution Mapping System in the Catheter Ablation of Arrhythmias.JACC clinical electrophysiology，5（1）：411-420.

Limacher MC，Douglas PS，Germano G，et al. 1998. Radiation safety in the practice of cardiology. J Am Coll Cardiol，31：892-913.

Lindsay BD，Eichling JO，Ambos HD，et al. 1992. Radiation exposure to patients and medical personnel during radiofrequency catheter ablationfor supraventricular tachycardia. Am J Cardiol，70：218-223.

Liu Y，Huang H，Huang C，et al.2011. Catheter ablation of atrial fibrillation in Chinese elderly patients. Int J Cardiol，152（2）：266-267.

Mantovan R，Calzolari V，Cavallini C，et al.2006. Anatomical and eleetrophysiological approach to atrial fibriUation：technical limits. J Cardiovasc Med，7：586-591.

Mini RL，Vock P，Mury R，et al. 1995. Radiation exposure of patients who undergo CT of the trunk. Radiology，195：557-562.

Mobinizadeh M，Arabloo J，Hamouzadeh P，et al. 2015. A systematic review of the effectiveness of catheter ablation NavX mapping system for treatment of the cardiac arrhythmia. Med J Islam Repub Iran，29：189.

Muto C，Ottaviano L，Canciello M，et al.2007.Is it possible to perform a linear lesion with no local electrograms using a three-dimensional mapping system for the ablation of typical atrial flutter? Cardiology，108（4）：358-362.

Nagamoto Y，Tsuchiya T，Miyamoto K，et al.2011.Atrial tachycardia during ongoing atrial fibrillation ablation. EnSite array analysis. Circ J，75（5）：1080-1089.

Nakagawa H，Ikeda A，Sharma T，et al. 2012. Rapid high resolution electroanatomical mapping：evaluation of a new system in a canine atrial linear lesion model. Circ Arrhythm Electrophysiol，5（2）：417-424.

Nakahara S，Kamijima T，Hori Y，et al. 2014. Substrate modification by adding ablation of localized complex fractionated electrograms after stepwise linear ablation in persistent atrial fibrillation. J Interv Card

Electrophysiol, 39（2）：121-129.

Nayyar S, Wilson L, Ganesan AN, et al. 2014. High-density mapping of ventricular scar：a comparison of ventricular tachycardia（VT）supporting channels with channels that do not support VT. Circ Arrhythm Electrophysiol, 7（1）：90-98.

Okishige K, Kawabata M, Umayahara S, et al.2003. Radiofrequency catheter ablation of various kinds of arrhythmias guided by virtual electrograms using a noncontact, computerized mapping system. Circ J, 67（5）：455-460.

Oral H, Pappone C, Chush A, et al.2006. Circumferential pulmonary—vein ablation for chronic atrial fibrillation.N Ensl J Med，354：934-941.

Papagiannis J, Tsoutsinos A, Kirvassilis G, et al.2010. EnSite Velocity cardiac mapping system：a new platform for 3D mapping of cardiac arrhythmias. Expert Rev Med Devices, 7（2）：185-192.

Perisinakis K, Damilakis J, Voloudaki A, et al. 2001. Patient dose reduction in CT examinations by optimizing scanogram acquisition. Radiat Prot Dosim, 93：173-178.

Ptaszek LM, Chalhoub F, Perna F, et al. 2013. Rapid acquisition of high-resolution electroanatomical maps using a novel multielectrode mapping system. J Interv Card Electrophysiol, 36（3）：233-242.

Reithmann C, Hahnefeld A, Ulbrich M, et al.2009. Different forms of ventricular tachycardia involving the left anterior fascicle in nonischemic cardiomyopathy：critical sites of the reentrant circuit in low-voltage areas. J Cardiovasc Electrophysiol, 20（8）：841-849.

Rosenthal LS, Mahadevappa M, Beck TJ, et al. 1998. Predictors of fluoroscopy time and estimated radiation exposure during radiofrequency catheter ablation procedures. Am J Cardiol, 82：451-458.

RotterM, Takahashi Y, Sanders P, et al. 2005. Reduction of fluoroscopy exposure and procedure duration during ablation of atrial fibrillation using a novel anatomical navigation system. Eur Heart J, 26（14）：1415-1421.

Schneider HE, Schill M, Kriebel T, et al. 2012.Value of dynamic substrate mapping to identify the critical diastolic pathway in postoperative ventricular reentrant tachycardias after surgical repair of tetralogy of fallot. J Cardiovasc Electrophysiol, 23（9）：930-937.

Segal OR, Markides V, Kanagaratnam P, et al.2004.Multiple distinct right atrial endocardial origins in a patient with atrial tachycardia：mapping and ablation using noncontact mapping. PACE, 27（4）：541-544.

Sivagangabala, Pouliopoulos J, Huang K, et al.2008. Comparison of electroanatomic contact and noncontact mapping of ventricular scar in a postinfarct ovine model with intramural needle electrode recording and histological validation. Circ Arrhythm Electrophysiol, 1（5）：363-369.

Sra J, Krum D, Hare J, et al. 2005. Feasibility and validation of registration of three-dimensional left atrial models derived from computed tomography with a noncontact cardiac mapping system. Heart Rhythm, 2（1）：55-63.

Stevenson WG, Soejima K. 2007. Catheter ablation for ventricular tachycardia. Circulation, 115（21）：2750-2760.

Tai C-T, Liu T-Y, Lee P-C, et al. 2004. Non-contact mapping to guide radiofrequency ablation of atypical right atrial flutter. J Am Coll Cardiol, 44（5）：1080-1086.

Takemoto M, Mukai Y, Inoue S, et al. 2012.Usefulness of non-contact mapping for radiofrequency catheter ablation of inappropriate sinus tachycardia：new procedural strategy and long-term clinical outcome. Intern Med, 51（4）：357-362.

Tondo C, Mantica M, Russo G, et al. 2006. Pulmonary vein vestibule ablation for the control of atrial fibrillation in patientswith impaired leftventricular function. PACE, 29（9）：962-970.

Trevisi N, Silberbauer J, Radinovic A, et al. 2015. New diagnostic criteria for identifying left-sided ventricular ectopy usingnon-contact mapping and virtual unipolar electrogram analysis. Europace, 17（1）：108-116.

Triedman JK, DeLucca JM, Alexander ME, et al.2005. Prospective trial of dectroanatomically guided, irrigated catheter ablation of atrialtachycardia in patients with congenital heart disease. Heart Rhythm, 2：700-705.

Ventura R, Rostock T, Klemm HU, et al. 2004. Catheter ablation of common type atrial flutter guided by three-dimensional right atrial geometry reconstruction and catheter tracking using cutaneous patches：a randomized prospective study. J Cardiovasc Electrophysiol, 15（10）：1157-1161.

Verma A, Kilicaslan F, Schweikert RA, et al. 2005.Short-and long-term success of substrate-based mapping and ablation of ventricutar tachycardia in arrhythmogenic right ventricular dysplasia. Circulation, 111（24）：3209-3216.

Weerasooriya R, Jaïs P, Wright M, et al. 2009. Catheter ablation of atrial tachycardia following atrial fibrillation ablation. J Cardiovasc Electrophysiol, 20（7）：833-838.

Wellens HJJ. 1999. Catheter ablation of cardiac arrhythmias：usually cure, but complications may occur. Circulation, 99：195-197.

第三章
射频消融的基本原理与概念

第一节 射频消融的基本原理

射频消融治疗快速性心律失常具有较高的成功率、低并发症的特点，因此是导管消融的主要特点。熟悉射频消融的基本原理有助于术者提高手术成功率以及增加消融的安全性。

（一）组织加热并产生损伤

射频消融可产生热源，导致组织形成热损伤，并通过直接受热和传导受热损伤组织。当电流经过某一阻抗性介质时所产生的热能即为阻抗热（阻抗热由组织的阻抗×电流密度组成）。射频能量释放后以距离的4次方这一比例逐渐耗损。据调查，一次放电所释放的能量，只有90%被电极周围（1～1.5mm）的心肌组织吸取。一般而言，相比于热传导，阻抗热的产生相当迅速，因此，靶点处至少接受30～60秒的放电才能有效地导致组织病变。

由于损伤灶周边的峰值温度是不变的，因此损伤灶附近可形成环形的等温线。研究指出，等温线的温度约为50℃，且等温线附近的心肌组织并无损伤。等温线梯度（50℃）与心热源温度成正比（不考虑血流散热）。根据这一原理，我们在进行射频消融手术时，就可预测消融损伤灶的面积与深度。

（二）组织的病理学变化

病理学观察，消融损伤灶表面为白色，略有凹陷。病理切片显示损伤灶呈泪珠状，口状较窄，损伤灶下2～3mm则增宽。组织学特点为凝固性坏死，损伤灶表面覆有一层纤维蛋白，边界浸润单核炎性细胞，4～5天后损伤灶内出现脂肪细胞，8～10周后，损伤灶被脂肪组织、软组织以及纤维组织所代替，并有慢性炎性细胞浸润。

（三）射频能量的分布

射频消融的导管并不只与心肌组织接触，还可与血液接触，由于血液阻抗较小，且可与导管接触良好，阻抗热能较易经血液损失。能量损失取决于患者阻抗和电极界面阻抗。

（四）形成血凝块

早期的射频消融，往往因电极表面形成碳化，导致阻抗迅速上升，严重影响消融的有效性。但自从温控消融法的发明，可以完美地解决此问题。Demolin首先报道了温控（80℃）消融软血栓的形成。电镜下，血栓是由变性的蛋白质组成。研究显示组织的局部温度达到70～80℃时，这种血栓即可形成。消融时由于组织表面温度最高，往往最易形成这种血栓。血栓可能黏附于电极表面，影响电极与组织的接触，且随着消融温度的增高，会导致血栓逐渐增多，阻抗增大，影响消融效果。因此，左心房消融建议降低消融功率和（或）采取盐水灌注导管消融，尽量减少血栓的形成。

（五）细胞效应

射频消融通过热效应和电效应产生细胞损伤，其效果和射频消融的时间及心肌组织的温度有关。加热后细胞膜变化，蛋白变性，骨架破坏，细胞核变性，最终细胞坏死。射频消融的目的在于造成细胞组织电生理特性出现永久性传导阻滞改变。

当处于37～45℃时，组织损伤很少，静息膜电位和动作电位小幅度变化。在45～50℃时，膜电位可出现除极过程，但动作电位幅度降低，同时自律性异常，兴奋性可逆性消失，传导速度降低。而当高于50℃时，兴奋性可出现永久性丧失，从而造成永久性传导阻滞。

不同部位的心肌细胞对热效应反应不同，造成不同部位心肌的消融温度不同。例如，消融房室结折返性心动过速时，消融慢径的温度要小于消融房室折返性心动过速的瓣膜环上的旁路。

第二节 射频消融的基本概念

射频（RF）是指交流电产生的电磁波中的一段频谱。电消融手术通常应用第 6 频段的两分波长（300～3000kHz），与无线电广播的波长相似，然而射频消融时射频能量是通过电传导的而不通过辐射。射频电流可以使组织加热并产生损伤，与低频交流电或直流电类似，但其振荡很快，以至于心肌与骨骼肌不会被刺激，从而避免诱发心律失常，并减轻患者所承受的疼痛。

射频电流很少诱发快速多形性心律失常，而低频电流（60Hz）刺激时可观察到这类心律失常。高于 1000Hz 的高频电流也能有效的产生加热效应，但如此高频的电流在传输线路中可产生能量丢失。因此，结合其有效性和安全性，常用的消融电流频段在 300～1000Hz 范围。

（一）射频消融局限性

射频消融治疗目的在于主要通过热效应使细胞坏死，失去电传导特性。依赖于电 - 温度的转换后温度在导管头端、组织及组织深部的传导，该过程如何保证合适的温度是关键。而其局限性也很大部分体现在无法在局部产生安全而有效的治疗温度而发生组织效应。电流和能力输送主要依赖于电极 - 组织交界区较低的阻抗，而电极周围组织可因发生凝固结痂而使效能降低。若盲目增加功率可使导管头端组织迅速凝固结痂，甚至气化，而深部组织温度依然达不到有效组织效应，从而导致消融失败。因此，导管头端的冷盐水循环对降低表面温度，提高消融功率，增加深部组织温度具有重要意义，是目前射频消融用于房颤治疗的重要手段。

（二）射频消融的监控

射频消融的目的是在局部产生深部温度，是深部组织产生有效治疗效应，同时导管头端不因局部温度的急剧升高而凝固甚至汽化。使组织产生有效的治疗效应的温度需要 50℃以上，而若温度超过 100℃，则可产生组织汽化。因此射频消融过程中的监控尤为重要。导管头端电极可对消融的温度和阻抗监控。组织温度若出现升高，必然伴随着局部阻抗的降低。消融的效果可与多因素有关，包括导管的稳定性，电极组织接触压力，电极相对于心内膜方向，有效的电极接触面积以及靶点位置等。由于消融效果的好坏受诸多因素影响，所以使用的能力，功率和电流不能很好地预测治疗消融的范围，而实际的导管头端电极的温度仍然是唯一的可预测治疗消融范围的指标。尽管该指标不理想，但检测温度和阻抗依然是目前评估射频消融过程中的安全性和有效性的指标。

消融前的阻抗大小与射频消融导管电极与组织接触紧密程度有关，如果接触不佳，阻抗可减少 20%～50%。在消融过程中，通常在临床有效的射频消融治疗后可以观察到阻抗下降 5～10Ω，其变化与组织温度的从 55℃增加到 60℃有关，而与导管头端是否形成凝块无关。若出现血凝块，则导管头端的阻抗监控可出现急剧上升 250Ω。尽管凝块的形成通常会同时出现阻抗明显的增大，但是也有部分情况下凝块形成，但阻抗无明显增高，因此消融过程中，不能以阻抗是否发生突发性增高作为检测是否形成导管头端凝块的唯一指标。由于组织的温度高，血凝块最初只黏附组织，而在温度相比组织低的导管头端黏附较少和疏松，这也造成血凝块形成后阻抗并无明显增高。总之，在射频消融过程中，若出现阻抗的增高，通常预测着血液凝块的形成或者导管头端出现移位或者接触不良，因此必须停止放电，予以影像学再次确认。

温度监控也是射频消融过程中重要检测指标。需要明确的是，射频仪温度检测显示的温度为导管头端电极的局部温度，而非组织温度。而组织温度可明显高于导管头端电极的温度，因为导管头端的温度会因冷却效应和电极组织接触状态的影响而显著小于组织温度。较高的温度可能会增加组织过度加热的发生率，形成凹陷和凝块。使用温控模式的消融方式，消融电极的目标温度可能会因为心律失常的机制不同而有差异。对于房室结折返性心动过速来说，目标温度通常设定在 50～55℃。对于房室旁路，局灶房速，室速应设置到 55～60℃。此外，温度监控还须考虑到导管头端电极的大小。不同大小的电极，产生的局部电流不同，而是否使用局部冷盐水进行冷却降温也需要被考虑，同时，处于瓣膜环等血流丰富地方，温度显示也会比实际组织温度降低。当应用4mm电极消融，监控温度不能高于80℃，而使用冷盐水的4mm电极，射频消融的时间应小于30秒，而应用8mm电极导管，电极的更大部分暴露在血液而被血流冷却，因此监控显示的温度比实际组织温度要更小，因此最高上限温度不能高于60℃。使用阻抗监控和温度监控，目的是在安全的前提下保证有效的治疗温度，预防头端凝块形成，然而有时仍然无法完全避免。

（三）射频消融应用

射频消融虽然存在缺点，但仍然是目前最常用的消融能量，广泛用于房室结折返性心动过速、房室折返性心动过速、房扑及房颤等各种类型的快速型心律失常的常规消融。射频消融治疗心律失常的具有安全、有效、经济合理等特点，广泛应用于临床。

第三节　导管消融的其他能源

（一）冷冻消融

冷冻能源最早应用于皮肤、肿瘤等疾病的治疗。Lister和Hoffman最早报道了冷冻标测房室结的可逆性损伤。此后，冷冻消融逐渐应用于心律失常的治疗。

冷冻消融是应用致冷物质和冷冻器械产生0℃以下的低温，破坏致心律失常心肌组织，从而达到治疗的目的。基本原理主要是在消融导管远端空腔内充满液态一氧化二氮（N_2O），根据压力液体减压扩容时会大量吸收热量的原理，导致电极附近的心肌组织温度骤降，其细胞内外液失衡，细胞发生冻结，从而达到损伤。冷冻心肌后会形成冰球形或半球形冷冻块，经过解冻期、出血与炎症期、纤维取代期后，形成不可以损伤。相比于射频消融，冷冻消融存在一些优势：①可逆性损伤。心肌细胞在-30℃以上时，细胞损伤是可逆的，而达到-50℃时就会出现不可逆损伤。因此，冷冻消融不仅可以帮助术者确定消融部位，还可避免消融灶周围的组织受到损伤，而且还可以提高消融效率。采用冷冻消融的时间较长，然而可以在关键部位先形成可逆性损伤，然后对可逆性损伤进行功能性评价，这样

可以保证在希氏束、房室结等关键部位进行消融时的安全性。②血栓发生率低。不同于射频消融，冷冻消融局部温度不易致使组织发生碳化，能够保证组织的完整性，减少血栓的发生率。与射频消融不同，冷冻消融治疗对内皮损伤轻微，更少激活血小板，具有更低的血栓风险，凝固、汽化等风险均比传统射频消融降低。③减少周围血管的损伤。冷冻消融治疗后会产生密集均匀的纤维化损伤，边界清晰，不引起与高温效应相关的胶原变性或阻滞挛缩，因此冷冻消融能量释放时，如果治疗部位邻近血管，可减少血管损伤的概率。④导管稳定性好。冷冻消融时，导管远端温度可降至0℃以下，会与心肌之间形成冰球加固导管与心肌的连接，因此在消融希氏束旁路引起的心律失常时效果显著。⑤冷冻消融可减少麻醉药物的使用，因为患者疼痛感轻。但冷冻消融也存在一些缺点：耗时、消融线容易漏点、易复发等。

冷冻消融应用于房室结折返性心动过速消融中，具有传统射频消融无法替代的重要价值，主要体现在房室结折返性心动过速的消融部位特殊，常可损伤到快径路和HIS，产生永久性房室传导阻滞风险，此外，部分房室结折返性心动过速的消融部位较高，在低位长时间多部位放电后仍无效，因恐惧损伤快径路而不敢在较高位置消融。而这也是传统射频消融治疗该疾病最大的风险和失败原因所在。而冷冻消融可先产生可逆性损伤后评估效应，这是最大的优势。应用于房室结折返性心动过速的消融中，常规消融靶点位置的房室折返性心动过速无需采用冷冻消融，且有数据显示，其成功率低于传统射频消融房室。因此选择合适病例尤为重要，包括快径路或房室结位置偏后，以及需要消融中间隔位置。上间隔和中间隔的旁路靠近房室结，传统射频消融有损失房室结可能，导致永久性房室传导阻滞，因此针对该部位的旁路消融，冷冻消融也相比射频消融具有更高的安全性。

（二）冷冻球囊消融

冷冻球囊导管消融（图3-1）治疗房颤的原理是通过液态制冷剂的吸热蒸发，带走组织的热量，使得目标消融部位温度降低，异常电生理性质的组织遭到破坏，从而消除房颤的根源。冷冻能源导致组织损伤的机制主要包括两个方面：冷却阶段组织

中产生冰晶，使组织脱水发生坏死，冰晶产生的剪切力直接破坏细胞结构；复温阶段冰晶融化导致微循环障碍，使组织产生不可逆损伤。组织学上，冷冻能源导致的组织损伤表现为中心区域的均质性凝固性坏死和周围区域的不均匀性损伤。

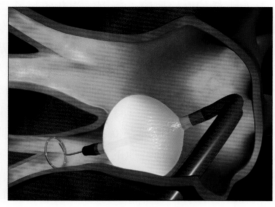

图 3-1 冷冻球囊

传统的射频能源导致组织损伤的机制主要是通过高频电磁波使局部组织温度升高，从而破坏异常电生理特性的组织。与射频能源相比，冷冻能源最突出的优势在其安全性：①冷冻消融形成的组织损伤灶更均匀，边界更清晰，且不引起高温效应相关的焦痂、汽化爆裂及胶原变性挛缩，最大限度地保留了组织细胞的完整性，理论上可减少了血栓形成、肺静脉狭窄、心脏穿孔、心房食管瘘等严重并发症的风险；②冷冻消融过程中球囊导管黏附于消融组织上，导管移位小，提高了消融安全性；③深低温冷冻消融之前，冷冻能源可造成组织的一过性、可逆损伤，显著降低重要组织出现永久性损伤的风险。

传统射频消融方式用于房颤的肺静脉隔离时，可产生肺静脉狭窄，血栓栓塞及心房食管瘘风险，而采用冷冻消融可以规避该风险，目前仍未见采用冷冻消融后出现血栓，肺静脉狭窄和心房食管瘘报道。然而，肺静脉处较高的血流量可导致较高的局部热量，因此限制冷冻消融深度和广度。目前，主要应用冷冻球囊进行肺静脉消融，当球囊充气后可以减少血流量导致的热量增加，因此减少局部热量负荷，可产生较为满意的消融效果。

2006 年第 1 代冷冻球囊导管首次用于房颤患者的临床治疗，2012 年第 2 代冷冻球囊导管应用于临床。与第 1 代冷冻球囊导管相比，第 2 代冷冻球囊导管对器械设计进行了改进：①冷冻能源释放孔由4 个增加到 8 个，冷冻的组织渗透能力明显提高；②球囊表面有效冷源释放面由带状面变为半球面，增加了球囊有效冷冻面与肺静脉口部组织的接触面积；③球囊前半部分的变形能力增强，提高了对肺静脉口部形态的适应性；④输送鞘前端可折叠段的弯曲度由 90° 增加至 135°，导管的操控性能提高。2013 年 Fürnkranz 等首先比较了两代冷冻球囊导管的消融效果，发现第 2 代冷冻球囊导管明显改善肺静脉电隔离成功率，降低手术时间、X 线曝光时间、肺静脉电隔离时间。Casado-Arroyo 等研究显示，与第 1 代冷冻球囊导管比较，第 2 代冷冻球囊导管消融治疗房颤发生膈神经麻痹的风险显著增加（19.50% VS 6.25%，P=0.033），术后 7 个月时第 2 代冷冻球囊导管组仍有 1 例患者（2.5%）膈神经麻痹不能恢复。前瞻性、多国家、多中心 FREEZE 序列研究对 532 例阵发性房颤患者应用第 1 代和第 2 代冷冻球囊导管消融治疗的围术期数据进行了分析。与第 1 代冷冻球囊导管相比，第 2 代冷冻球囊导管手术时间和 X 线曝光时间减少，肺静脉电隔离成功率差异无统计学意义，单次手术使用两种大小球囊的比例明显降低，出院时房颤复发率相似，总的并发症发生率差异无统计学意义，膈神经麻痹发生率未见明显增加的趋势。

目前冷冻球囊导管消融治疗房颤已在全球 30 多个国家和地区的 1000 多个中心开展，积累了近 8 万例患者的临床使用经验。荟萃分析显示，冷冻球囊导管消融治疗房颤的急性成功率达 91.67%，98.81% 的患者实现完全肺静脉隔离，1 年后房颤无复发率为 72.83%。前瞻性、多中心、随机、对照临床试验 STOP-AF 比较了冷冻球囊导管消融与抗心律失常药物治疗阵发性房颤的有效性和安全性，245 例阵发性房颤患者以 2 : 1 比例随机分配到冷冻球囊导管消融组和药物治疗组，随访 12 个月后，冷冻球囊导管消融组 69.9% 的患者无房颤复发，而药物治疗组仅为 7.3%。此外，冷冻球囊导管消融患者生活质量显著高于抗心律失常药物治疗组。STOP-AF 临床试验证实，对于阵发性房颤患者，冷冻球囊导管消融是一种有效的治疗方式。因此，现有临床证据显示，冷冻球囊导管消融治疗阵发性房颤的有效性与传统射频导管消融相似，虽然两者总体并发症发生率差异无统计学意义，但冷冻球囊导管发生膈神经麻痹的风险有所增加。

（三）激光消融

随着光导纤维技术的不断发展，激光可用于治疗冠心病，在治疗冠心病的基础上，激光又可用于药物难治性心律失常的治疗。激光产生的能量主要分为激光发射和激光能量吸收两种。其基本的原理主要是某一介质内的大量相同原子或分子发生一致能量状态改变时，可产生同一波段、时间与空间均同步的电磁辐射。因此，单色性、方向性、能量集中、相干性是激光辐射的特点。

激光本身能量为热能，组织的损伤程度与激光作用于组织的密度及组织光学特性相关。当激光消融局部组织表面时，一部分被散射；另一部分转化为热能，使组织发生气化和凝固性坏死，形成消融灶。激光能量在组织中呈指数递减，组织的吸收程度、散射以及组织与光源的距离均可影响激光能量。

激光消融的优点可形成较大、精确的消融灶，特别适合于室性心律失常的消融。临床上也可用于房室旁路的开胸手术。与冷冻消融一致，激光消融后也可以保持消融灶的完整性，心室穿孔或室间隔受损的可能性小。但是术中需注意激光参数的正确设置，以防心内膜受损、血栓形成。

（四）微波消融

微波消融与射频消融相似，也是通过热能来损伤心肌组织的。微波消融包括微波能源、开关组件、能量检测以及控制回路四部分组成。能源通过同轴电缆传至天线，再由天线发射微波导组织，被组织吸收。但是与射频消融不同的是前者的损伤机制是介质热，而后者为热阻抗。当电磁辐射引起介质内的极性分子振荡时，可产生介质热，可使电磁能转化为热能。微波的频率为 30 ～ 300Hz。这种高频电磁波可以在真空或传导介质内传导。目前动物实验与临床应用的微波频率为 915 ～ 2450MHz。组织成分及介电常数、微波频率及功率、微波发射模式和极性均可影响微波在组织中的传导。微波发出后，经过介质传导，最终会被组织吸收转化为热能，但由于组织含水量的不同，不同组织的消融灶深度不一。与射频消融不同，射频消融是通过电阻加热，而高频微波是通过电截值方式加热，当高频电磁放射刺激周围介质的双极分子，可产生高速振荡，将电磁能转换成机械能而致电介质加热。这种加热模式比传统射频消融可以出现更大的损伤程度，理论上损伤范围可以更广。微波能量的特点是可以不被血液吸收，可以通过血液，干燥组织扩散。无论有无中间介质，微波都可以经过一定距离直达心肌组织。消融导管产生的微波能量可导致 6 ～ 8mm 深的损伤而无心内膜的过度加热，这也是微波能量的优势。

微波能量可以使组织细胞因热效应而坏死，在治疗中央去形成局灶的心肌细胞凝固性坏死。由于微波能量具有良好的穿透性，所以在心肌组织表面不会产生碳化现象。经微波消融后，纤维组织最终将替代坏死的心肌组织，并且与正常的心肌间有明显的界限。

理论上微波消融明显要比射频消融治疗产生的表面过热程度低，如果采用微波消融时，治疗靶向部位的温度当达到 90℃时，表面温度将达到 70℃。而较高的温度可发生碳化，气化，甚至气爆，因此应用温度控制模式的微波能量治疗控制靶温度在 80℃，可以预防组织过热和降低组织碳化风险。

微波消融引起特性决定了其对心房透壁消融损伤及起源于心室肌内深部的局灶心动过速具有较好效果，将来可能会成为治疗快速性心律失常的能量之一。微波消融因可以通过介质如水出现偶极子振动产生热效应，而可以将能量传导到更深部位。因此，微波消融可以穿过更深组织，甚至瘢痕组织将能量传递到深部，而同时不产生表面过度加热而导致气爆等现象。目前微波消融仍为真正大规模进入临床研究，其适用范围及安全性仍有待研究。

（五）超声消融

声音是一种振动波，是原子和分子围绕其传播方向的平均位置周期性位移的传播。当频率超过 2000Hz 就可以称为超声波。当频率超过 18kHz 时，超声以机械波的形式在介质里传导。介质粒子的机制运动可以产生压力波，此压力波可作用于组织，能量被吸收并转化为热能，从而形成损伤。根据这一原理，超声能量亦可用于导管消融。超声通过超声发射器产生，电流通过时，发射器可通过振动发射固定频率的可被心肌组织吸收转化为热能的声波，通过热能对消融组织产生破坏性损伤。超声频率、组织吸收效率可影响超声转换的组织热。因此，利用超声能量进行消融时，由于吸收率低，导管远端无需与组织接触即可产生较高的温度。

超声产生的组织损伤程度取决于两个因素：热能和机械能。超声波能穿透活体组织和体液而不对细胞产生任何损害，而当聚焦的高能量超声波作用特定组织，通过局部升高温度，可以造成组织凝固性坏死。当超声穿过黏性介质，会产生热效应，超声能量可产生衰减而转换为热能，从而产生热效应。此外当超声通过含气组织，当压力波在含气组织中传播时，在组织中会出现周期性扩张和收缩微小气泡，可导致细胞的振动而产生热效应，这也会导致细胞死亡。

微波消融可以消融深部组织，因此具有一定优势，可以应用于心外膜消融。此外，用于肺静脉隔离时，因不需要依靠肺静脉内膜温度加热后传导到深部，因此可以避免肺静脉狭窄风险。目前，微波能量用于消融仍处于临床研究中，尚未大规模推广。

（六）射频热球囊

目前临床应用较为广泛的房颤消融治疗能量主要包括射频及冷冻，其中射频能量主要通过消融导管进行逐点释放。通过射频热球囊（radiofrequency hot balloon，RHB）可以按照 box 消融策略安全地完成肺静脉隔离及左心房后壁消融。目前关于此种新型消融方法的报道较少，最近发表在 *J Cardiovascular Electrophysiology* 上的研究报道了一项日本长期随访 RHB 在阵发性房颤中治疗的数据，结果值得借鉴。研究共纳入 238 例阵发性房颤的患者接受 RHB，其中男性患者共 194 例，平均年龄（62.6±9.4）岁。术后共随访了平均 75 个月，有 154 例（64.7%）患者在停用抗心律失常药物（AADs）后无快速房性心律失常（ATAs）的发生。84 例 ATA 复发的患者中有 69 例接受了三维标测下的常规导管再次消融术（平均 1.3±0.6 次，中位数 1，共 91 次）。这 69 例患者中有 61 例（88.4%）在肺静脉（PV）恢复了传导，有 58 例在左心房后壁恢复了传导。最后在随访平均时间为 4.6 年时，201 例患者在停用 AADs 后仍无 ATA 发作。随访中共有 4 例（1.7%）发生了肺静脉狭窄，但均无需干预治疗。有 8 例（3.4%）出现膈神经麻痹，但均在 3 个月内恢复。

由此可见，阵发性房颤患者接受射频热球囊消融的远期随访结果是有效的，并且其安全性也是在可接受范围内的。

（李耀东　张　玲　汤宝鹏）

参 考 文 献

黄从新，张澍，马长生，等 . 2012. 心房颤动：目前的认识和治疗建议 . 中华心律失常学杂志，16：246-289.

Andrade JG，Khairy P，Guerra PG，et al. 2011. Efficacy and safety of cryoballoon ablation for atrial fibrillation：a systematic review of published studies. Heart Rhythm，8：1444-1451.

Casado-Arroyo R，Chierchia GB，Conte G，et al. 2013. Phrenic nerve paralysis during cryoballoon ablation for atrial fibrillation：a comparison between the first and second-generation balloon. Heart Rhythm，10：1318-1324.

Fürnkranz A，Bordignon S，Schmidt B，et al. 2013. Improved procedural efficacy of pulmonary vein isolation using the novel second-generation cryoballoon. J Cardiovasc Electrophysiol，24：492-497.

Packer DL，Kowal RC，Wheelan KR，et al. 2013. Cryoballoon ablation of pulmonary veins for paroxysmal atrial fibrillation：first results of the North American Arctic Front（STOP AF）pivotal trial. J AmColl Cardiol，61：1713-1723.

Straube F，Dorwarth U，Vogt J，et al. 2014. Differences of two cryoballoon generations：insights from the prospective multicentre，multinational FREEZE Cohort Substudy. Europace，16：1434-1442.

第四章
绿色电生理方法学概论

绿色电生理是指运用三维标测系统结合心腔内超声等辅助设备并整合导管操作，实现最小X线甚至零射线下心内电生理检查及导管消融术。该方法学是现代标测工具及标测技术进步的结晶，是各种技术整合的创举，是健康理念的又一次革新，是从仅追求安全有效性的传统思想提升至绿色、环保、无污染、无损伤境界的一次飞跃。绿色电生理方法学的建立及完善对于电生理医师而言无疑既是锦上添花，又是一次全新的挑战和体验。

一、绿色电生理方法学的发展历程

电生理检查及导管消融已成为揭示心律失常机制和根治心律失常的主要手段，是心脏介入治疗的重要组成部分，对于房室结折返性心动过速、房室折返性心动过速、典型心房扑动其成功率高达90%以上。对于基于X线指导下的电生理标测及消融，除需考虑围术期相关风险（如血管穿刺并发症、脑栓塞、心脏穿孔）外，尚需注意X线辐射暴露。

传统心脏介入诊疗的X线辐射是患者及医护人员不可回避的重大健康隐患。X线对人体危害可分为随机性效应和确定性效应两类。随机性效应是指损伤发生的概率与射线剂量大小无关的效应，此效应不存在剂量的阈值，即使微小的辐射剂量也可能引起这种效应，只是发生的概率较小，如射线导致癌症和遗传效应的发生则属于随机性效应。确定性效应是指受照射组织中大量细胞被杀死或严重损伤，损伤严重程度与射线剂量大小相关，此效应存在剂量阈值，一旦辐射剂量超过阈值，这种效应就可能会发生，如白内障、皮肤辐射损伤等则属于确定性效应。随着心律失常导管消融治疗病例数的逐年增加，X线辐射危害正逐渐引起医务人员的重视，尤其操作复杂、X线曝光时间较长的心导管手术过程中（如房颤等射频消融术）如何规避辐射风险

显得尤为重要。尽管穿戴防护服（如铅衣、铅围脖等）是最常用的防辐射措施，但厚重的防护服对术者脊柱特别是腰椎影响甚大，轻则造成腰肌劳损，重则可引起椎间盘突出症，严重影响术者的健康。由于X线的危害具有累积性及终身性，美国心脏病学会提倡所有导管室应采取"ALARA" radiation doses（As Low As Reasonably Achievable）原则以尽可能降低X线辐射。

绿色虽然是一种颜色，在中国文化中却赋予生命的含义，可代表自然、生态、环保等。绿色技术是指充分发挥现代科学技术全部潜能的无污染技术，旨在要求企业在选择生产技术、开发新产品时必须考虑从生产原料开始到生产全过程的各环节减少对环境的破坏和污染，即必须做出有利于环境保护、有利于生态平衡的选择。而绿色电生理技术是指运用三维标测系统结合心腔内超声等其他辅助设备并整合导管操作，在保证安全性及有效性的同时，追求无毒、无害的全三维操作技术，即实现最小X线甚至零射线下心内电生理检查及导管消融术，最大程度降低医护人员及病人的X线辐射，尤其适用孕妇、儿童等需特殊X线防护的群体。

二、全三维需熟知心脏解剖

心脏位于胸骨体和第2～6肋软骨后方、胸椎第5～8椎体前方的胸腔中纵隔内，其1/3居中线的右侧，2/3居中线的左侧（图4-1）。心尖部主要由左心室构成，心底部则由大动脉、静脉组成。心脏具有四个腔室及四个瓣膜。心脏的四个腔室包括：左心房、左心室、右心房、右心室。右心房与右心室之间的瓣膜为三尖瓣，左心房与左心室之间的瓣膜为二尖瓣，右心室与肺动脉之间的瓣膜为肺动脉瓣，左心室与主动脉之间的瓣膜为主动脉瓣。在左右心房及心室间存在房间隔和室间隔。上、下静脉血流汇入左

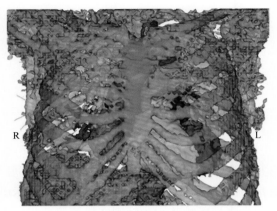

图 4-1　心脏在胸腔中的位置

右心房经右心室到达肺动脉；肺静脉血流汇入左心房经左心室到达主动脉（图 4-2，图 4-3）。

心包分为 3 层：纤维心包层，是最外层的坚韧结缔组织；浆膜层，包括脏层和壁层。脏层紧贴心脏，壁层位于脏层和纤维心包的中间。供应心脏的冠状动脉起源于主动脉根部，分为左、右冠状动脉。左冠状动脉又分前降支和回旋支。心脏的传导系统包括窦房结、结间束、房室结、希氏束、左右束支及浦肯野纤维（图 4-4）。其中窦房结自律性最高，是心脏的正常起搏点。

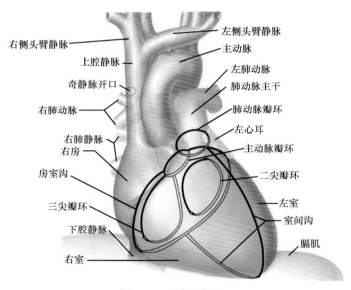

图 4-2　心脏正位观

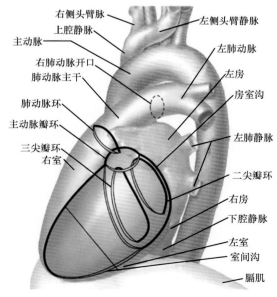

图 4-3　心脏左侧位观

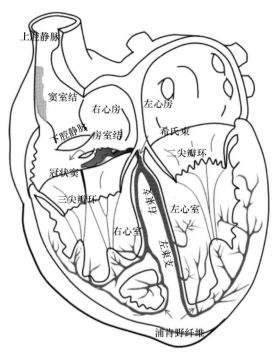

图 4-4 心脏传导系统

三、全三维需熟知心脏二维影像

实时影像能提供术者操作的精准性及重复性。熟知心脏影像（简称心影）是学习全三维操作的基础和前提，将心脏的空间位置与电生理操作相结合需反复实践体验，逐步认识和构建心脏的立体结构。此外，术中的三维操作必要时也需影像证实。

心影是心壁各层组织和心腔内血液的复合影像，四个心腔和大血管 X 线投照影像彼此重叠，仅能显示各腔室和大血管的轮廓。在后前位影像上（图 4-5），右心缘上段为上腔静脉及升主动脉的复合投

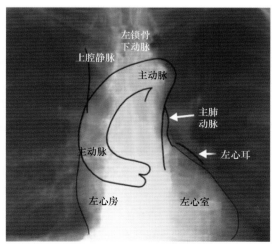

图 4-5 心脏正位影像

影，下段由右心房组成。左心缘上段为主动脉结，中段为肺动脉段，下段由左心室构成。在左侧位影像上（图 4-6），心脏大血管居中偏前，自心尖到心底由前下向后上倾斜。心前缘下段为右心室，其上部的漏斗部与向后并略向上延伸的主肺动脉干相连。升主动脉在主肺动脉上方构成上段，几乎垂直走行。心后缘为左心房及左心室。

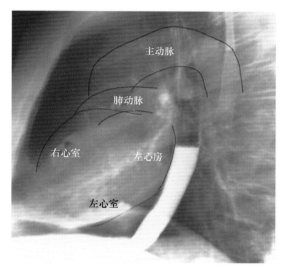

图 4-6 心脏左侧位影像

四、全三维需熟知三维定位系统

传统 X 线指导下的电生理标测仅能提供二维影像，无法全面展现心腔的三维空间结构，定位重复性差，不能满足日益发展的心律失常诊治需求。三维标测系统的出现很大程度上能取代 X 线透视，心腔及位于其中的心导管由不可视变为可视、由平面变为立体。通过多腔建模可构建心腔几何形状，将整个心腔细节及邻近解剖结构"立体化"，并且能够在多个体位同时显示。此外，还能获得心腔内各位点的电学（电位、电压、阻抗、激动时间、激动传播）及解剖学信息，有助于建立三维空间观及时间观，尤其适于复杂心律失常（包括房性、室性），在心脏三维模型空间上对不同位置进行电学激动标测或电压标测，并与参考电极比较，通过不同颜色显示心律失常激动顺序（即激动标测）或心肌电压水平和瘢痕区（即基质标测），将心律失常机制可视化，术中直观显示心律失常最早激动点、折返环路及缓慢传导区（关键峡部），从而揭示心律失常机制，指导导管消融治疗。术后也能回顾标测及消

融过程，这些优势使得三维电生理逐渐成为主流。

目前临床上常用的三维电解剖标测系统有强生公司的 Carto 系统及圣犹达公司的 Ensite 系统。Carto 系统是目前广泛使用的基于磁场定位的三维电解剖标测系统。该系统采用位于患者身体下方定位板的 3 个独立线圈发出的超低强度的磁场（$5 \times 10^{-6} \sim 5 \times 10^{-5}$T）来定位导管的空间位置。每个线圈的磁场强度不同，可被埋于导管头端的磁感应器所识别。因磁场强度与导管距线圈的距离成反比，通过微积分磁感应器所感知的磁场强度可以计算出每个线圈与导管头端的距离。基于此原理，导管头端的位置相对于黏附于患者背部及胸前的电极片在空间上可被三角化测量。3 个两两垂直的定位感知器在导管转动时可明确导管头端的方向。此外，标测导管拥有 4 个电极可记录心内单极及双极电图。随着导管沿着心腔内表面的移动，术者通过逐点采集可以获得导管在 X、Y、Z 轴的三维空间数据，每个位点的心内电图及颜色编码的电信息也可显示。磁场定位的优势在于准确度高（空间分辨率为 0.54 ± 0.05mm）。

Carto 系统的优势在于：①整合磁场定位技术及电场可视化技术，既保证了定位的精确性，又在一定程度上实现了导管的可视化。②可快速实时精细建模（FAM）、多腔建图，在保证精度的前提下可批量采集心脏解剖数据，使得建模时间大大缩短，也使得整个过程更加直观、形象化。③ CartoMerge 可将多排螺旋 CT 或 MRI 增强扫描所获得的心脏各腔室和大血管的三维解剖图形与基于导管操作构建的心脏模型融合，可真实地反映心脏各腔室及大血管的解剖形态和相互位置。

五、全三维需熟知相关器械的性能

Smart Touch 压力监测导管（ST 导管）头端具有 4 个电极，管身 2 个电极，电极间距为 1-6-2 mm。其头端共有 6 个磁场传感器，能提供准确压力信息（包括压力的大小和方向），压力大小和向量默认显示的是平均值，系统每 50ms 采样一次压力值。当压力方向与导管头端平行时指向 12 点方向，当压力方向与导管头端垂直时指向 3 点方向。此外可自定义压力上限和下限，当压力超过警示门限，背景会闪动红色提示。当第 5、6 电极在鞘外时可

得到实时的导管管身显示；当第 4 电极在鞘内时显示黑色，提示鞘管靠近导管头端。通过导管顶端的压力反馈可客观反映导管贴靠不良或贴靠过度。此外，可实时监测压力和压力 - 时间指数（FTI），通过调整压力和 FTI 实现有效性和安全性的统一。

既往逐步采点标测的方式虽然精确度高，但建模所花费的时间长，对术者要求较高，学习曲线较长。多极电极（如 Lasso Nav Sas 导管、PentaRay Nav 导管）标测技术可同时获取多个高精度标测点的电学和解剖信息，使得建模时间大为缩短，并且整个建模过程更加直观形象。此外，多极标测实现快速精细解剖构建的同时尚可快速获取心内激动顺序或电压标测数据。

六、运用三维电解剖标测系统显示器械

Carto 系统通过电场可实现电极导管（如 ST 导管、CS 电极）的可视化，基于此原理将金属器械（导丝、房间隔穿刺针）头端变成虚拟的电极即可在系统中被显示。

首先在 Carto 系统中自定义 1 个 2 极导管（图 4-7），导丝或穿刺针尾端通过鳄鱼夹与 pinbox 相连即可得到一个虚拟的 2 极电极在系统中被显示（图 4-8）。此外，ST 导管头端 3-4 极位于长鞘中时显示为黑色，由此可得知长鞘的位置。导丝或穿刺针位于长鞘内时无法在系统中显示，而当导丝或穿刺针头端出长鞘时即可在系统中显示出来，此可定位导丝、穿刺针或长鞘的位置。

七、全三维操作方法

全三维操作的关键是通过导管操作结合空间想象将各个心腔（右心房、右心室、左心房、左心室）及血管（主动脉、冠状窦等）精准构建，而后在构建的心腔内放置电极导管并进行电生理检查及导管消融。

1. 0 射线股静脉穿刺 股静脉为髂外静脉的延续，在腹股沟韧带下方与股动脉同行于股血管鞘内，位于股动脉的内侧（图 4-9）。由于股动脉搏动容易触及，定位标志明确，故股静脉穿刺无需 X 线。通常采用 Seldinger 法穿刺（图 4-10），穿刺点通

常选在髂前上棘与耻骨结节连线的中、内段交界点下方 2～3cm、股动脉搏动内侧 0.5～1.0cm 处。

股静脉穿刺成功后可给予普通肝素 3000U。

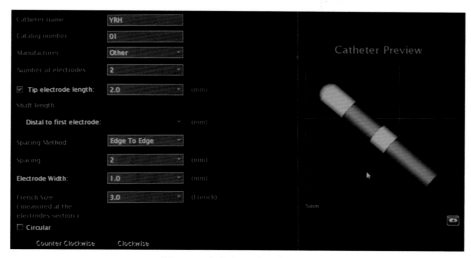

图 4-7　自定义心脏电极导管

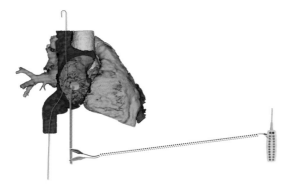

图 4-8　导丝或房间隔穿刺针尾端与 pinbox 连接示意图

2. 体表心脏定位　采用 ST 导管预先在体表进行心脏定位，通常选择剑突下及胸骨角两点作为心脏在体表投射范围（图 4-11），而后通过股静脉将 ST 导管送

入两点之间时即可判断导管到达心腔内（图 4-12）。

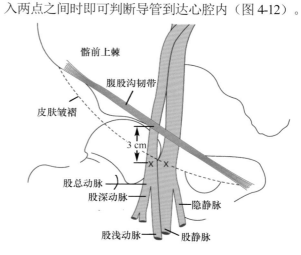

图 4-9　股静脉解剖

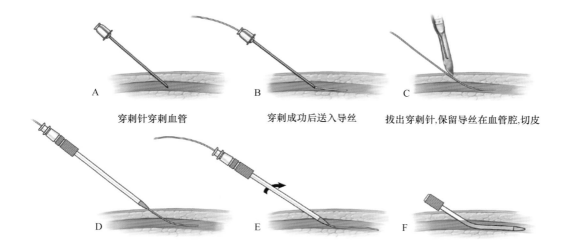

图 4-10　Seldinger 法股静脉穿刺

73

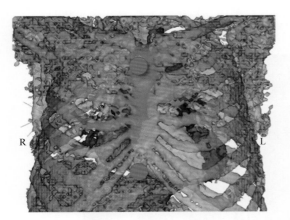

图 4-11　ST 导管放置体表，对剑突下及胸骨角两点定位（红点所示）

3. 全三维右心房构建　右心房连接上、下腔静脉，为全三维心腔的天然入路，通过股静脉送入 ST 导管、Lasso Nav Sas 导管或 PentaRay Nav 导管可快速准确构建上下腔静脉及右心房（图 4-13），标记 His 束位点。解剖上 His 束位点可代表主动脉根部，房间隔穿刺时可作为参考。此外，解剖上卵圆孔上缘、三尖瓣环顶点、His 束位点居于同一水平，因此，精准构建右心房后在后前位上 His 束位点与右心房侧缘之间的中点进行标记，此可作为房间隔穿刺定位参考点。ST 导管构建三尖瓣后在 His 束水平打弯后顺时针旋转即可顺利进入冠状窦（CS）内并构建 CS。

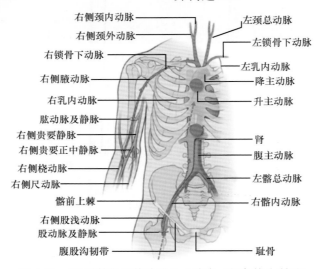

图 4-12　ST 导管经股静脉送入心腔内（红色箭头所示）

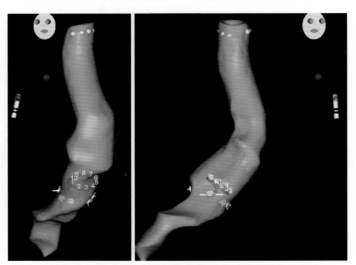

图 4-13　Lasso Nav Sas 导管构建上下腔静脉（箭头所示）

4. 全三维 CS 电极放置过程　将 CS 电极（北京安贞医院通常选择 IBI 可调弯 10 极电极）及其尾线与 PIU 相连，通过股静脉轻柔送入右心房，将 CS 电极数字显示或将 CS 远端电极高亮显示，沿着已构建的 CS 模型通过打弯顺时针旋转即可进入 CS 内（图 4-14）。

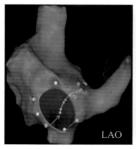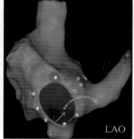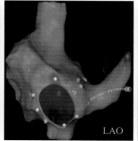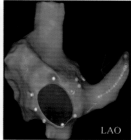

图 4-14 全三维 CS 电极放置过程（箭头所示）

5. 全三维房间隔穿刺过程 将导丝送至上腔静脉（图 4-15），而后沿着导丝送入 SL1 长鞘，导丝来回拉动可明确导丝与长鞘的相对位置。拔出导丝，回抽长鞘尾端排除空气，送入房间隔穿刺针，指示器与鞘管同轴（指向 12 点），距鞘管 3～4 横指时拔出针芯，再继续送入房间隔穿刺针直至 2 横指时停止送入。此时固定房间隔穿刺针，回撤长鞘时一旦房间隔穿刺针头端冒出长鞘时系统中即可显示出房间隔穿刺针。回抽穿刺针尾端排除空气，长鞘与穿刺针顺时针旋转至 4～5 点方向，逐渐回撤直至出现跳跃（此跳跃位点通常位于 CS 口后上方、His 束后下方）。调整房间隔穿刺针方向而后进行房间隔穿刺（图 4-16），如穿刺针进入左房可在穿刺针尾端接上压力监测或观察穿刺针的走形及穿刺针尾端血液的颜色可判断是否进入左房。固定房间隔穿刺针，沿着房间隔穿刺针前送长鞘，此时可拔出穿刺针而后送导丝至左房，反复调整导丝的位置，如见导丝位于心影边缘（邻近 CS 远端）或被送入左上肺静脉内即可证实导丝位于左房（图 4-17）。随后沿着导丝送入长鞘至左房，拔出长鞘内鞘管，保留外鞘管至左房。将长鞘送至左房的另一种方法是沿着房间隔穿刺针前送长鞘至刚好盖过穿刺针头端（此时穿刺针不再被系统显示出来），随后经送穿刺针待穿刺针冒出长鞘时再次在系统中显示出来，固定穿刺针及内鞘管，再沿着穿刺针及内鞘管送入外鞘。房间隔穿刺成功后追加普通肝素 3000U。

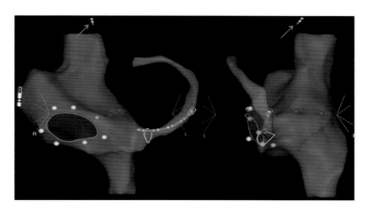

图 4-15 导丝送入上腔静脉（箭头所示）

全三维房间隔穿刺术无需 X 线及心腔内超声辅助，所采取的穿刺方法与常规 X 线下辅助下完全相同，只是用心腔的精准模型替代了 X 线，安全性高，尤其适合心脏结构异常（如右位心）患者。房间隔穿刺成功后即可进行左房、左室相关心律失常的标测及消融（如左侧旁道、左房房速、房颤、左室室性早搏等）。

6. 三维构建心腔 三维系统重建的心腔构型是通过导管逐点采集而来，尽管与真正的解剖存在一定程度的差异，但其本质上是真实解剖的虚拟空间投射。熟知心脏在各个体位（如 RAO、LAO、AP、PA、LL、RL、SUP 位等）的形状（图 4-18），通过空间想象结合导管操作将心脏轮廓描绘出来。如进行房颤消融，需先构建左房。此时可沿着长鞘送入 ST 导管，沿着 CS 走形构建二尖瓣环，而后依次构建右肺静脉及左肺静脉。导管进入肺静脉后通过打弯、旋转、回撤寻找滑落点，并结合导管压力、阻抗及电位可定位肺静脉口。或通过右心房 CartoMerge 后获取左心房的解剖及位置，再送入 ST 导管至左房构建及消融。对主动脉及左室构建时，可先将 ST 导管在体表进行预先定位，通常选择胸骨左缘第二肋间作为主动脉弓的体表投射位点，而后通过股动脉穿刺逆行途径将 ST 导管在该点水平打弯前送即可到达主动脉根部，来回移动、打弯及旋转导管即可构建主动脉根部模型。通过打弯推送导管进入左室后可对左室进行三维构建。也可通过房间隔穿刺途径将 ST 导管送至左室进行解剖构建。

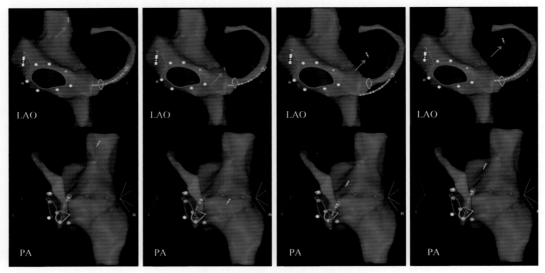

图 4-16　全三维房间隔穿刺过程（箭头所示）

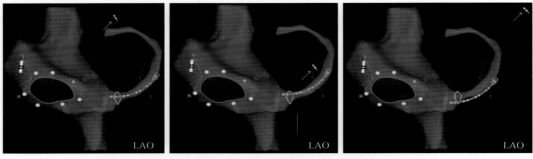

图 4-17　导丝送入左房过程（箭头所示）

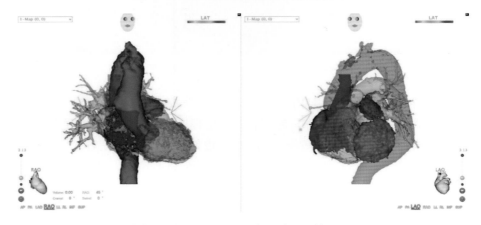

图 4-18　RAO 及 LAO 各心腔及血管形态

7. 心律失常导管消融　可在已构建的心脏三维模型上进行解剖消融（如环肺静脉前庭消融、慢径区消融），也可在心律失常发生时采点先进行电学标测明确心律失常的机制后再进行导管消融。针对不同的心律失常，通过上述各种全三维技术的组合应用对感兴趣的心腔进行详细的解剖构建及标测：如房室结折返性心动过速、右侧旁道参与的房室折返性心动过速，需重点构建右心房、CS、三尖瓣环、His束区域；而左侧旁道参与的房室折返性心动过速，需重点构建左心房、二尖瓣环。构建心腔过程中需识别并标记各心腔关键区域的电位，如 H 波、肺静脉前庭电位（窦性心律下肺静脉口周围的双电位或碎裂电位，图 4-19）、瓣环电位（小 A 大 V 波，通常 A 波与 V 波比例为 1：4 左右）等。

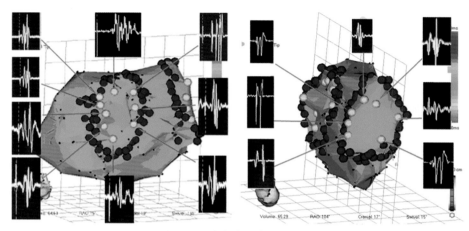

图 4-19　肺静脉前庭电位特征

八、绿色电生理方法学的局限性

1. 电极放置过程中的局限性　电生理检查过程中需常规放置参考电极（通常选择 CS 电极）。北京安贞医院常规采用左侧股静脉途径放置 CS 电极。但左侧股静脉走形变异或静脉迂曲时，CS 电极常难以送至心腔，此时 X 线透视或造影有助于及早识别，及时更换至右侧股静脉常可成功。此外，尚可见 CS 电极在静脉系统内打结的情况，进退两难，适时 X 线透视可明确电极走形。即使 CS 电极能顺利进入右房，在放置时可能遇到一些特殊情况，多次尝试失败，可行下腔静脉造影明确心腔解剖变异。

2. 房间隔穿刺过程中的局限性　如无 ICE 及 X 线等影像学指引下，全三维操作很难实施房间隔穿刺。但 ICE 目前仅为二维超声切面，即使存在 ICE 辅助，对于复杂的病例房间隔穿刺缺乏整体观念，而传统的 X 线指导下房间隔穿刺可实时参照气管影像、CS 电极影像、脊柱影像，有助于房间隔穿刺（高低、左右）的定位。此外，某些房间隔缺损封堵术后患者行房间隔穿刺时，由于鞘管难以通过封堵伞，必要时需在 X 线影像下行球囊扩张术。

3. 导管操作的局限性　为实现导管消融的有效性、安全性，消融时导管与组织的贴靠方式、导管的稳定性至关重要，某些特定部位的消融常需采取特定的导管弯形。Pouch、突出的梳状肌、突出的欧式嵴为三尖瓣峡部消融的三大难点，尤其是 Pouch 的存在，常导致消融时遗留 Gap。CS 内消融时，因 CS 分支较多，且远端逐渐变细，在三维下将消融导管送至 CS 远端有时较困难，必要时需 X 线透视或 CS 造影明确导管走形。左房顶部线及二尖瓣峡部消融时，因左房顶部、二尖瓣峡部的形态变异较大，且常存在 Pouch，常需特殊的导管操作，此时需借助 X 线。邻近冠状动脉的室性心律失常的消融，如左冠窦、右冠窦、左室巅峰部等起源的室性早搏及室性心动过速标测及消融时，需 X 线造影明确靶点与冠状动脉的距离，可避免盲目消融造成冠状动脉狭窄或闭塞。此外全三维操作时无法及时识别术中并发症。心脏压塞堪称导管室的噩梦，如术中患者血压突然降低，实时的影像学如 ICE 或 X 线有助于及时明确有无心脏压塞，并可在这些影像学指导下行心包穿刺引流。

4. 全三维操作需经历学习曲线　全三维操作需要术者具有丰富的解剖、电生理知识及导管操作经验。西班牙 Juan Ramon Jimenez 医学中心报道了单中心零 X 线或近零 X 线心律失常消融病例，该中心近 6 年来在 328 例患者（153 例典型房扑，146 例房室结折返性心动过速，35 例房室折返性心动过速，4 例切口相关的非典型性房扑，2 例局灶性房速）中完成了 340 次消融手术，手术成功率为 99.1%，其中 322 例为零 X 线。作者认为影响手术效率最重要的因素为术者的经验，完成这些手术的术者往往具有至少 2 年以上的三维操作经验。此外，全三维操作可能会增加手术时间，Reddy 等成功实现了 20 例阵发性房颤的全三维消融，而术中探索性操作使得整体手术时间增加。不过 Gist 等通过对比前后 2 年的房室结折返性心动过速全三维消融的手术时间认为全三维操作需要学习曲线，随着术者经验的增长，手术时间将显著降低。

5. 全三维需考虑社会医疗成本 阵发性室上性心动过速及流出道室早等心律失常 X 线指导下的二维操作成功率较高，费用低，一般人群易于接受。而三维标测及消融耗材昂贵，无疑增加了医疗负担，部分人群难以接受。此外，我国地域之间经济发展不平衡，某些地区心律失常二维操作都尚未普及，全三维的普及道路更长。应权衡花费 / 效益比、风险 / 获益比，针对不同人群、不同类型心律失常选择三维标测及消融。

绿色电生理是每一个电生理医师所追求的最高境界，但这种境界是在对心脏影像学有着充分认识和理解的前提下进行的，涉及的全三维操作也只是整个电生理手术的一部分，术前的影像学检查包括经胸超声心动图（有助于明确心脏的大小、形态、结构及功能），食管超声心动图（有助于明确心腔内有无血栓）、左房肺静脉 CT/MRI（有助于了解左房、肺静脉的结构及变异），术中实时的影像学监测（有助于识别术中并发症），术后影像学随访（有助于发现术后并发症如肺静脉狭窄、左房食管瘘等）都非常重要，离开真实的影像解剖谈"全三维"彰显乏力。绿色电生理是学习曲线的升华，是熟练术者基于影像学深刻理解之后的新体验，不适宜初学者。此外，绿色电生理不是终点，不能为了全三维而"三维"，我们能做到的是尽量减少 X 线投照，术中适时 X 线回归，追求有效性及安全性才是电生理的硬终点。

（喻荣辉　卢振华）

参 考 文 献

Fernandez-Gomez J M, Morina-Vazquez P, Morales E R, et al. 2014. Exclusion of fluoroscopy use in catheter ablation procedures: six years of experience at a single center.J Cardiovasc Electrophysiol，25(6):638-644.

Gist K, Tigges C, Smith G,et al. 2011. Learning curve for zero-fluoroscopy catheter ablation of AVNRT: early versus late experience. Pacing Clin Electrophysiol，34(3):264-268.

Limacher M, Douglas P, Germano G, et al.1998. Radiation safety in practice of cardiology. J Am Coll Cardiol, 31:892-913.

Reddy V Y, Morales G, Ahmed H, et al. 2010.Catheter ablation of atrial fibrillation without the use of fluoroscopy. Heart Rhythm, 7(11):1644-1653.

第二篇
室上性心律失常的导管消融

第五章
房室结折返性心动过速的导管消融

第一节　房室结折返性心动过速的解剖基础

房室结折返性心动过速（atrioventricular nodal reentrant tachycardia，AVNRT）在阵发性室上性心动过速中最常见，射频导管消融治疗由于成功率高、安全性好，目前已在临床上广为采用。在我国射频导管消融治疗 AVNRT 成功率可达 96.1%～98.8%，复发率为 2.3%。房室结双径路的折返被认为是发生 AVNRT 的基础，多年来随着科研人员对其解剖、电生理特性认识的不断深入，目前对 AVNRT 折返环的组成成分有了更多、更新地认识。

一、房室结双径路及多径路的概念

1913 年 Mines 提出折返概念，认为折返可能是引起阵发性心动过速的重要机制。1956 年 Moe 等通过动物实验证实房室结可能存在功能性双径路（图 5-1），假设此两条房室传导途径，一条是快径路，一条是慢径路，快径路有较快的传导速度和较长的不应期，慢径路有较慢的传导速度和较短的不应期，因此当一个期前刺激落在快径路的不应期内被阻断时，激动则通过慢径路传导，并从快径路的远端结合点以逆传方式返回到激动起源的心腔。房室结双径路的生理学是根据对心房期前刺激试验的反应来定义的，当随着局部心房起搏配对间期（A_1-A_2）缩短 10ms 时，从局部心房电位到希氏束电位的传导时间（A_2-H_2）延长 ≥ 50mg，则定义为房室结双径路。这种房室结传导时间的突然延长被解释为房室结快径传导阻滞后，而选择经由慢径传导。当在慢径上传导时间足够长，快径从不应期中恢复，传导

就可能通过快径逆传回心房，从而产生心房回波或诱发 AVNRT。按房室结双径路的定义将房室结的传导按心房早搏的配对间期和房室传导时间做一曲线进行的研究中发现，部分 AVNRT 患者房室传导曲线可以出现多个跳跃，即出现三重或四重不连续的 A_1A_2、A_2H_2 传导时间曲线，这可能反映了房室传导多条径路的存在。房室结双径路的折返用于解释 AVNRT 这一基本概念已得到广泛的承认，但长期以来，对于 AVNRT 是由于房室结内功能上的纵向分离所产生的双径路上的折返，还是由于解剖上不同的心房 - 房室结连结间的折返存有争议。早期研究者认为 AVNRT 是由于真房室结内功能上的纵向分离而在房室结内形成快、慢径之间的折返的结果，而近几年的研究表明在 AVNRT 的折返环内，快、慢径代表不同的心房 - 房室结连结间的传导，而不是真房室结内的纵向分离所致。

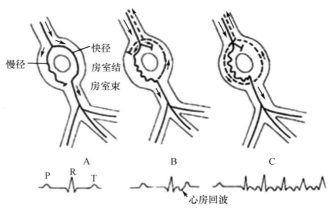

图 5-1　房室结双径路形成的折返性心动过速示意图
A. 正常窦性心律；B. 单个心房回波；C. 慢快型 AVNRT

二、房室交界区的解剖

在正常心脏，房室环隔离了心房和心室，房室

结是心房和心室之间的唯一电学传导径路。Tawara首先描述了房室结是一个纺锤形的致密网状组织，位于房间隔近三尖瓣环处的前方，其解剖界限位于以Koch命名的三角内。Koch三角是由后方的Todaro腱、下方的冠状静脉窦（cronary sinus，CS）口上缘、前方的三尖瓣隔瓣附着缘围成。真房室结位于膜部间隔，位于Koch三角的前上角，它穿过中心纤维体连接于希氏束。组织学上，心房和心室连接区由三组不同的组织构成：①心房肌和真房室结之间的移行细胞区；②真房室结或致密房室结区；③穿过膜部间隔的房室穿透束区。Becker等将心房肌与真房室结之间的移行细胞区分成三个小区，即表浅区、深区和后区，表浅区汇入房室结的前上部分，后区汇入房室结的后下部分，深区将左心房和房室结的深部连接在一起。Inoue和Becker在人类房室结的解剖重建研究中发现，房室结存在着两条后延伸，右侧后延伸（right posterior extension，RPE）和左侧后延伸（left posterior extension，LPE）（图5-2）。房室结右侧后延伸在三尖瓣环和CS窦口之间，左侧后延伸开始于Todaro腱，沿房间隔下行，终止于CS近端的上方二尖瓣环附近。大部分人同时存在RPE和LPE，部分仅存在RPE，另有少数仅存LPE。右侧后延伸在解剖发育上通常较左侧后延伸为长，有更明显的递减特征和更长的传导时间，故在大多数AVNRT患者中右侧后延伸可能是功能上的和解剖学上的主要基质。但在部分患者中，房室结左侧后延伸可能也参入AVNRT的折返。通常认为典型的慢快型AVNRT发生机制为，应用经典房室结慢径（即房室结RPE）前传，房室结快径逆传；慢慢型应用右侧后延伸前传，非经典慢径（房室结LPE）逆传；快慢型应用房室结快径前传，右侧后延伸逆传。此种心动过速的核心和本质是房室结和（或）其附近心房肌参与的折返激动，和心肌相邻的房室结组织参与了此种心动过速折返环的构成，但房室结周围心房肌是否参与此种心动过速折返环的构成，目前尚无定论，一般认为房室结外的心房肌、希氏束和心室肌不参与AVNRT

折返环的构成。

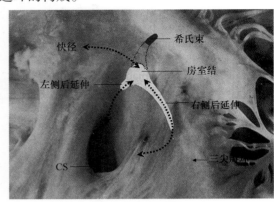

图5-2　人类心房和房室结的三个连接示意图

心房肌与真房室结之间的移行细胞区由房室结快径、右侧后延伸（经典慢径）和左侧后延伸组成；左侧后延伸将左心房和房室结的深部连接在一起，可能代表房室结的另一条慢径

第二节　房室结折返性心动过速的心电图诊断

AVNRT的折返部位在房室结及其周围组织，折返环路比较小，折返过程中，激动可以分别向心房和心室方向传导，向上逆行激动心房，向下前向激动心室。激动逆传和前传的速度可能相同，也可能不同。房室结折返性心动过速根据前向传导径路可分成三种类型：①慢快型，即冲动经房室结慢径前传，快径逆传；②快慢型，冲动经快径前传，慢径逆传；③慢慢型，冲动经由一条慢径前传，另一慢径逆传。其中慢快型又称为典型AVNRT，其发生率约90%，其他两类称为非典型AVNRT仅占10%。体表心电图是诊断AVNRT的重要方法，具体表现归纳如下。

1. 房室结双径路在窦性心律时体表心电图可出现一些特征性的表现

（1）有时可能突然或持续性PR延长，类似一度房室阻滞，PR间期长短交替，长PR比短PR延长，大于或等于60ms。

（2）单一的房早可经快慢径路同时下传心室致心室双重反应。

2. 慢快型房室结折返性心动过速体表心电图特点（图 5-3）

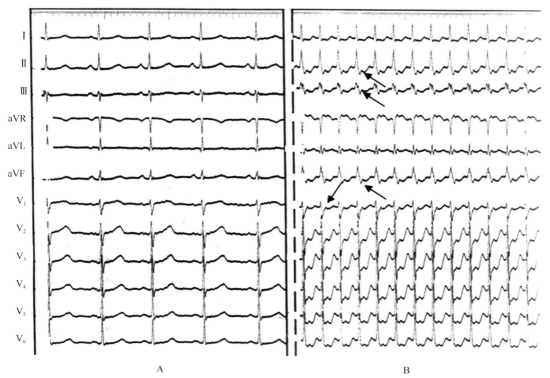

图 5-3 慢快型房室结折返性心动过速体表心电图

A. 图为窦性心律心电图；B. 图为发作慢快型 AVNRT 心电图。箭头所指为 P′ 波，↖所指为 Ⅱ Ⅲ aVF 导联假性 s 波，↙所指为 V₁ 导联 r′ 波

（1）节律规整，频率 140 ～ 240 次 / 分；属于窄 QRS 波群心动过速。

（2）P′ 波融合于 QRS 波群或位于 QRS 波群终末部，P′ 波与 QRS 波群保持恒定关系，RP′ ＜ P′R，RP′ ≤ 70ms。

（3）无逆传 P′ 波，提示折返激动的前传速度与逆传速度大概相同，心房心室同时除极，P′ 波隐没于 QRS 波群内。

（4）假性 "S" 波，提示前传速度＞逆传速度，心室除极先于心房，Ⅱ、Ⅲ、AVF 导联明显，假性 "S" 波对诊断 AVNRT 的敏感性不高仅 14% 左右，但特异性达 100%。

（5）V₁ 导联出现 r′ 波，r′ 波为逆传 P 波在 V₁ 导联的投影，其发生机制与假性 "S" 波同理，r′ 波对诊断 AVNRT 的敏感性约 58%，特异性达 91%。

尽管一些肢体导联假性 "S" 波，V₁ 导联 r′ 波诊断 AVNRT 的敏感性不是很高，但其具有很高的特异性和阳性预测价值，是作为鉴别诊断的重要特征。值得注意的是假性 "S" 波、r′ 波的判定需要参考窦性心律时的心电图，避免将原本就存在的不完

全性右束支阻滞和下壁导联 S 波误认。

3. 快慢型 AVNRT 体表心电图表现（图 5-4）

（1）心动过速时逆行 P′ 出现在 QRS 波群之后，P′R 间期长，RP′ 间期短，RP′ ＞ P′R，P′ 波多在下一 QRS 波群前。

（2）P₂ 波在 Ⅱ、Ⅲ、AVF 导联倒置，V₁ 导联直立。常呈无休止发作；心动过速可合并房室传导阻滞，兴奋迷走神经可减慢或终止心动过速。

4. 慢慢型 AVNRT 体表心电图表现（图 5-5）

（1）频率相对较慢。

（2）心动过速时 RP′ ≤ P′R，RP′ ＞ 70ms。

（3）可合并房室传导阻滞（atrioventricular block，AVB）。

（4）兴奋迷走神经可减慢或终止心动过速。因 AVNRT 折返环不需要心房、心室参与，少数情况可见 AVNRT 伴各种形式的前传心室阻滞（图 5-6）或逆传心房阻滞（图 5-7）。

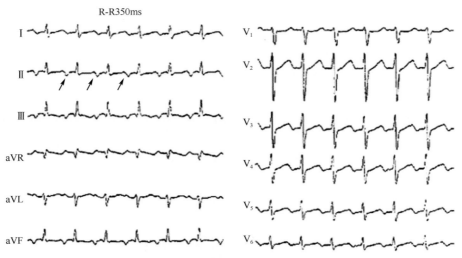

图 5-4　快慢型房室结折返性心动过速

箭头所指为逆传 P′ 波。RP′ > P′R，P′ 波在下一 QRS 波前

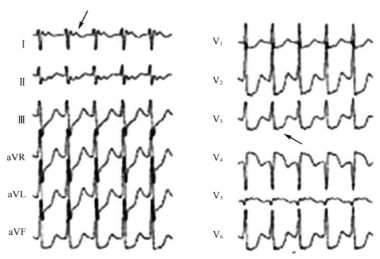

图 5-5　慢慢型房室结折返性心动过速

箭头所指为逆行 P′ 波，心动过速时 RP′ ≤ P′R，RP′ > 70ms

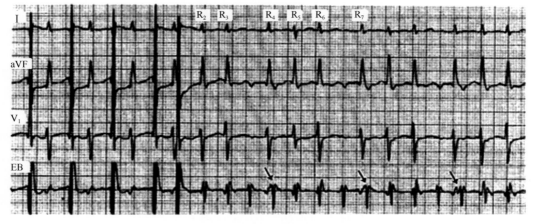

图 5-6　AVNRT 伴前传心室阻滞

用基础周长 600ms 的心房期前刺激，当 S_1S_2 偶联间期为 340ms 时诱发出慢快型 AVNRT，食管导联中清楚显示 P-P 间期始终固定为 350ms。但 R-R 间期却出现较明显的变化，$R_2 \sim R_3$、$R_4 \sim R_5$ 间期为 370ms，$R_3 \sim R_4$、$R_6 \sim R_7$ 间期为 600ms，$R_5 \sim R_6$ 间期为 360ms，$R_2 \sim R_3$ 呈 2：1 传导，$R_4 \sim R_6$ 呈 4：3 房室文氏型顺传，但心动过速未终止，自 R_7 后反复 4：3 房室文氏型顺传。食管导联清楚显示出折返激动顺传和逆传速度的不同，P 波出现在 QRS 波群的不同部位，当折返激动顺传心室快于逆传心房时，P 波可出现在 QRS 波群之后（箭头示）。食管心脏电生理诊断：①房室结双径路；②慢快型 AVNRT 伴下行共同通道 2：1 ～ 4：3 文氏型传导

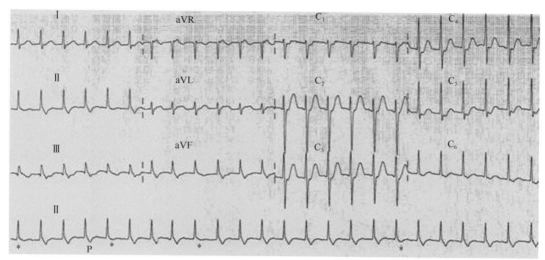

图 5-7　AVNRT 伴逆传心房阻滞

房室结折返性心动过速伴"不等比"心房激动，* 处 P 波消失

第三节　房室结折返性心动过速的导管消融

一、房室结折返性心动过速的电生理机制

结合电生理检查中 AH 间期、HA 间期和最早逆传心房激动部位（最早逆传心房激动位于希氏束周围或 CS 口附近）的标测结果，目前多数文献根据 AVNRT 的可能电生理机制将其分为慢快型、快慢型和慢慢型 AVNRT，这是能够较好结合房室交界区解剖、电生理特性和机制的一种分型方法。慢快型：为房室结慢径前传，快径逆传（希氏束 A 波领先），AH 间期明显大于 HA 间期，且 AH 间期 ≥ 220ms，平均 270 ～ 280ms。快慢型：为房室结快径前传，逆传呈典型慢径逆传顺序（CS 口水平 A 波领先），AH 间期通常小于 HA 间期，且 AH 间期 < 200ms，平均 90ms。慢慢型：为房室结慢径前传，逆传呈典型慢径逆传顺序（CS 口水平 A 波领先），AH 间期通常大于 HA 间期，AH 间期多 > 220ms，平均 260ms。慢快型还可以进一步分为典型慢快型和左侧慢快型，快慢型还可以进一步分为快慢型、变异快慢型和左侧快慢型，这样 AVNRT 可分为经典慢快型、左侧慢快型、快慢型、变异快慢型、左侧快慢型六种类型。值得注意的是，慢快型 AVNRT，需要行心房拖带及心房希氏束不

应期内刺激，与交界性心动过速鉴别；心室拖带与前间隔房速鉴别；快慢型及慢慢型 AVNRT，在电生理检查时还需要通过心室拖带及希氏束内不应期刺激，与后间隔旁道或窦口房速鉴别。

（一）慢快型 AVNRT 的折返机制

慢快型 AVNRT 分为典型慢快型和左侧变异慢快型 AVNRT。典型慢快型 AVNRT 是 AVNRT 中最为常见的一种，占 80% ～ 90%。尽管目前已明确慢快型 AVNRT 应用房室结慢径前传和快径逆传，但在结周组织的折返途径目前尚不清楚，在房室结快径与慢径之间的心房激动的精确路线还没有确定。传统上认为在慢快型 AVNRT 中，快、慢径远端的连接点是在房室结内，在快、慢双径的远端与希氏束之间存在房室结组织区域（即下行共同通道 the lower common pathway，LCP）。由房室结组织组成的下行共同通道的存在能够预示在慢快型 AVNRT 时，有时可出现在希氏束以下的传导阻滞，但是这种现象却极为罕见。近期较多证据提示在慢快型 AVNRT 中仅存在很短或者几乎没有下行共同通道。Jackman 教授等提出慢快型 AVNRT 的折返环可能为经房室结快径逆传后，经左侧房间隔或左心房传导至 CS 近端，通过 CS 与右心房结周心房组织相连接，然后沿慢径前传至房室结，从而完成 AVNRT 的折返环。

左侧变异慢快型 AVNRT 比较罕见，其最早的逆传心房激动与慢快型 AVNRT 一样在 Todaro 腱以

上的区域，但是参与折返环的慢径却不能在右心房后间隔或是 CS 口处消融成功。在部分患者，参与折返环的慢径可以在 CS 的顶部（最远可距离 CS 口 5 ～ 6cm）消融成功。这些患者均有右侧慢径改良失败病史，此型心动过速可以被左后间隔或左后游离壁心房侧二尖瓣环附近所发出的房性早搏刺激所重整，提示此部位心房组织位于心动过速的折返环内。在这些部位释放射频电流后，可发生与典型的慢快型 AVNRT 在右心房后间隔放电所产生的同样的加速性的交界性心律（伴快径 1 ∶ 1 逆传），表明慢径的心房连接部位的受热反应。这些观察提示房室结的左侧后延伸可能是参与折返的前传慢径。与普通慢快型 AVNRT 不同，左侧变异慢快型 AVNRT 的整个折返环可能均在心脏左侧，通过房室结左侧后延伸前传（前传慢径），房室结快径逆传，通过 CS 肌组织连接完成折返环。

（二）慢慢型 AVNRT 的折返机制

1985 年，Ross 等首先报道有一型 AVNRT 既不符合慢快型也不符合快慢型，此型 AVNRT 与慢快型相似的是 AH 间期较长，HA 间期较短，但其最早逆传心房激动在 CS 口附近却与快慢型相似。以后的研究结果提示此型 AVNRT 的机制可能为慢径区域的折返，故目前常用慢慢型来定义此型 AVNRT。Wu 等报道此型 AVNRT 患者的逆传慢径与快慢型的逆传慢径相比，递减特性较小。Heidbuchel 等报道发现，与慢快型 AVNRT 相比，慢慢型的折返环存在着较长的 LCP，提示慢慢型在房室结内的折返点与慢快型不同；慢慢型中逆传慢径部位明显不同于前传慢径；在某些慢慢型中前传和逆传慢径分别需要在右心房后间隔的不同部位消融成功。近期的研究表明在慢慢型中存在多条功能上和解剖上各异的慢径：①在慢慢型时，AH 和 HA 间期分别代表大致的前传和逆传慢径传导时间，两者明显不同，提示前传和逆传慢径之间有不同的传导特性。②在大多数慢慢型中，前传和逆传慢径传导需要在不同的部位消融成功。前传慢径多需要在三尖瓣环和 CS 口之间消融成功，而逆传慢径则多需要在 CS 口和 CS 近端的顶部消融成功。③在前瞻性地仅消融前传慢径治疗慢慢型 AVNRT 的研究中，成功消融前传慢径并治愈 AVNRT 后，逆传慢径功能在绝大多数病例中不变。曾有两种电生理

机制被用来解释慢慢型 AVNRT：第一种认为是慢快型 AVNRT 的逆传快径为后部出口的一种变异型（后位型 AVNRT），而研究表明慢慢型存在较长的 LCP，其逆传慢径的递减特性也明显不同于逆传快径，大多数慢慢型 AVNRT 患者成功消融逆传慢径后快径逆传仍然存在。第二种机制认为慢慢型 AVNRT 是在慢径区域内的纵向或功能上的分离形成两条或多条慢径而在慢径之间形成折返，而周长和传导顺序较为恒定的折返性心动过速均为电激动围绕解剖学上或病理学上存在着的较大的、固定的传导阻滞区折返所致，而非单纯性的功能阻滞所致，在慢慢型中前传和逆传慢径的电生理特性和解剖分布均明显不同。结合 Inoue 和 Becker 在人类房室结的解剖重建中的研究，目前考虑：慢慢型 AVNRT 可能应用长的房室结右侧后延伸作为前向传导，而应用短的左侧后延伸逆向传导至 CS 窦口顶部的肌组织，折返激动通过 CS 肌组织激动三尖瓣环和 CS 口之间的右心房，然后激动右侧后延伸，从而完成折返环。

（三）快慢型 AVNRT 的折返机制

1977 年 Wu 等描述了一种以快径前传和慢径逆传为特征的 AVNRT。这种快慢型 AVNRT 的特点是短 AH 间期和长 HA 间期，心动过速时可在 CS 窦口记录到最早逆传心房激动。由于相对于慢快型 AVNRT 少见，故快慢型 AVNRT 曾被命名为不典型或不常见型 AVNRT。以往认为快慢型 AVNRT 的折返机制均为房室结快径前传，慢径逆传，但早期快径消融治疗快慢型 AVNRT 在部分此型患者中不能成功，提示部分快慢型 AVNRT 患者的快径并不在心动过速的折返环内；部分快慢型 AVNRT 的诱发依赖于前传慢径的跳跃，提示部分此型心动过速除逆传慢径外，尚存在与逆传慢径不同的前传慢径；尚有研究结果表明与慢快型 AVNRT 有较短的 LCP 不同，快慢型 AVNRT 存在较长的 LCP；在快慢型 AVNRT 患者中，心动过速时 AH 间期平均为（95 ± 5）ms，且 AH 间期变化范围较大，明显长于慢快型 AVNRT 的 HA 间期 [（48 ± 5）ms]，难以用快慢型 AVNRT 均为慢快型 AVNRT 的逆向折返环来解释；另外，在快慢型 AVNRT 的消融中，逆传慢径在大多数患者中（80% ～ 90%）可以在 CS 口和三尖瓣环之间消融成功，但在 10% ～ 20% 的患者中，逆

传慢径需要在 CS 近端和（或）二尖瓣环消融成功。故此型 AVNRT 的机制可能有以下三种：①快慢型：房室结快径前传，传统慢径（房室结右侧后延伸）逆传，为传统快慢型机制，即与慢快型 AVNRT 的折返环相反；②变异快慢型：房室结左侧后延伸前传（前传慢径），右侧后延伸逆传（逆传慢径），即与慢慢型 AVNRT 的折返环相反；③左侧变异快慢型：房室结快径前传，房室结左侧后延伸逆传，即与左侧慢快型的折返环相反。以上折返激动均通过 CS 肌组织完成折返环。

二、AVNRT 的电生理诊断、鉴别诊断

（一）电生理检查

1. 电极放置　放置标测电极于 CS、HIS 束、右心室和高位右心房。横位心（肥胖）者 CS 口和 HIS 位置较低，垂位心者（肺气肿、瘦长体型、儿童）CS 口和 HIS 位置较高。CS 标测电极在明确 AVNRT 诊断、分型、与隐匿性房室旁路所致心动过速鉴别诊断，明确 HIS 位置与 CS 口解剖关系，指导消融导管标测及放电有很大意义，要求 A 波振幅较大，图形稳定。

2. 电生理检查内容及步骤

（1）在基础状态下测定各间期，特别是 PR 间期，房室激动顺序。

（2）心室递增刺激：观察室房传导顺序及递增刺激时传导顺序有无变化，VA 间期，有无明显室房递减传导，1：1VA 传导周长、诱发和终止心动过速等。必要时行心室程序刺激。

（3）心房递增刺激：在大多数病例中，随着心房起搏周长的缩短，AH 间期逐渐延长并突然跳跃（＞50ms），部分病例在 AH 跳跃延长时出现心房回波或诱发出 AVNRT，部分病例仍维持 1：1 的慢径前传，AH 间期逐渐延长直至出现心房回波、诱发心动过速或直至房室传导阻滞。

（4）心房程序刺激：约 70% 的患者在心房 S_1S_2 刺激时可诱发出房室结双径路现象，并产生心房回波或诱发心动过速。在这些患者中应该确定出快慢径的有效不应期及心动过速诱发窗口，作为消融终点时的参考。如心房 S_1S_2 刺激无双径路现象，部分病例可通过 $S_1S_2S_3$ 刺激诱发出双径路现象，并

产生心房回波、诱发 AVNRT。

（5）心动过速的诱发：心房程序刺激、快速 S_1S_1 刺激均可用来诱发心动过速，部分不能通过常规刺激诱发出心动过速的可静脉滴注异丙肾上腺素后诱发。少数病例只能通过心室刺激诱发；少数病例不能诱发心动过速。

（二）AVNRT 的电生理诊断

目前根据心动过速时 AH 间期和 HA 间期的长短及最早逆传心房激动部位的不同将 AVNRT 分型如下。

1. 慢快型　房室结慢径前传，快径逆传（希氏束部位 A 波领先），AH 间期明显大于 HA 间期，AH 间期≥220ms，平均 270～280ms。

2. 快慢型　房室结快径前传，慢径逆传（CS 口水平逆传 A 波领先），AH 间期小于 HA 间期，且 AH 间期＜200ms，平均 90ms。

3. 慢慢型　为房室结其中一条慢径前传，慢径逆传（CS 口水平逆传 A 波领先），AH 间期通常大于 HA 间期，AH 间期≥220ms，平均 260ms。

（三）AVNRT 的鉴别诊断

在临床电生理检查及导管消融治疗过程中，AVNRT 的鉴别诊断十分重要。不同类型的 AVNRT 主要应与房室折返性心动过速（AVRT）和房性心动过速（房速，AT）相鉴别。慢快型 AVNRT 主要应与交界性心动过速、前间隔旁路和房速相鉴别，慢慢型和快慢型 AVNRT 主要应与位于后间隔旁路所致的顺向型 AVRT 和后间隔或 CS 周围的房速相鉴别。

1. 与房室旁路所致的顺向型 AVRT 鉴别　心动过速时 VA 传导时间小于 50 ms 可以排除 AVRT：在顺向型 AVRT 中，前向折返激动通过希氏束－蒲氏纤维系统激动心室，然后心室通过房室旁路激动心房，导致 VA 传导时间（从最早的心室激动测量至逆传心房激动的起点）至少 50 ms，通常为 65～85 ms，故心动过速时 VA 间期小于 50 ms，可以排除 AVRT。而在 AVNRT 时，心室并不在折返环内，在大多数慢快型 AVNRT 和部分慢慢型 AVNRT 患者中，VA 间期小于 50 ms，据此可以排除顺向型 AVRT。

于希氏束不应期内引入心室期前刺激：AVNRT

可以用一次晚发的室性早搏来判断心室是否是折返环的一部分，从而和顺向型 AVRT 相鉴别。具体方法为心动过速时，在希氏束电位后 50 ms 左右给予单个室早刺激（RS₂），然后在不逆向激动希氏束的前提下给予每次提前 5～10 ms 的心室期前刺激，测量心室期前刺激后心房激动的时间和传导顺序的变化。对刺激的反应可能出现下列情况：①在没有逆向激动希氏束前，心房激动时间提前证明旁路的存在；②如果提前的心房激动顺序与心动过速的逆传顺序完全相同，且轻微提前的心房激动就可以使相邻的希氏束激动时间改变（重整心动过速），表明旁路为心动过速折返环的一部分而非旁观者，证明心动过速的机制为顺向型 AVRT；③如果在邻近最近的心房激动部位处（假设旁路所在部位）给予室性期前刺激，如果该刺激提前心室激动而不能改变心房激动的时间和激动顺序，则可排除旁路的存在。最好的心室起搏部位为在室间隔的基底部尽量靠近最早逆传心房激动处；④心室起搏部位的选择：对于心动过速时最早心房激动部位在前间隔的患者，心室起搏最好在邻近右束支近端的地方（希氏束旁起搏部位）；对于心动过速时最早心房激动在三尖瓣环后间隔或 CS 近端时，心室起搏最好在右心室间隔的后基底部。因为基底部的心室激动必须首先激动心尖部才能进入到希氏束 - 蒲氏纤维系统。假如有间隔部位旁路存在，这些起搏部位允许最大程度提前有最早心房激动处附近的心室激动，而不产生逆向希氏束激动。

2. 与房性心动过速的鉴别 心动过速时应用早发的心室期前刺激：如果心室刺激明显提前逆向希氏束（≥30～60ms）并改变心房激动时间而不改变心房逆传激动顺序，或产生 VA 阻滞并终止心动过速支持 AVNRT 的诊断。在房性心动过速时，早发的心室期前刺激对心房激动时间无影响。若心动过速时一个或多个室性期前刺激提前希氏束激动 60～80 ms 以上而不改变心房激动时间，支持房速的诊断。

于心动过速时给予比心动过速周长短 10～60ms 的心室刺激，若心室刺激能拖带心动过速且室房逆传顺序同心动过速时相同，则通常情况下可排除 AT。另外在停止心室刺激后，若最后一个心室刺激后的房室激动顺序是"A-A-V"方式，就可诊断 AT，而如果表现为"A-V-A"方式，则是 AVNRT 和 AVRT 的特点，可排除 AT。但是此方法

所具备的前提条件为：①心室刺激能产生 1：1 的室房逆向传导；②心动过速不被心室刺激所终止。但应注意排除逆传慢径递减传导对室房或房室传导关系的可能影响。

3. 与交界性心动过速的鉴别 交界性心动过速时右心房前间隔部位的 A 波激动最早，与慢快型 AVNRT 激动模式相似，心室刺激常不能鉴别；可以应用心房拖带或希氏束不应期内心房早搏鉴别；心房拖带时，如果拖带后反应为 A-HV，则诊断慢快型 AVNRT；如果为 A-HV-HV，则诊断为交界性心动过速。心房 RS₂ 刺激时，如果希氏束不应期内早搏能够提前或推迟下一跳 H 波，可以诊断为慢快型 AVNRT；如果希氏束不应期内早搏对下一跳 H 波没有影响，诊断交界性心动过速的可能性大，但不能完全排除慢快型 AVNRT。

于心动过速时通过应用腺苷（或三磷酸腺苷）来鉴别 AVNRT、AVRT 和 AT：静脉注射腺苷（或三磷酸腺苷）后出现一段时间的完全性房室阻滞（2～3 跳以上）不改变心房激动的时间和顺序强烈支持 AT 的诊断。但是如果心动过速终止前没有明显的房室阻滞则不能排除 AT，因为静脉注射腺苷终止 AT 在心电生理检查中很常见，尤其多见于间隔部位 AT。

三、经导管射频消融治疗

经导管消融治疗 AVNRT 在 20 余年的历史中经历了从消融阻断房室结传导转向房室结改良、从直流电消融转向射频消融、从快径改良转向慢径改良的三次飞跃。慢径改良由于具有成功率高、并发症低、复发率低、安全性好等优点，目前在临床上已广为采用。由于导管消融治疗 AVNRT 极高的成功率和安全性，AHA/ACC/ESC 指南对 AVNRT 导管消融的适应证明显放宽，以下情况均作为射频消融的 I 类适应证：①发作时伴低血压、心绞痛或晕厥等血流动力学不稳定者（ I B）；②反复发作症状性 AVNRT（ I B）；③ AVNRT 发作不频繁或单次发作但患者期望完全控制再次发作的（ I B）；④记录到患者阵发性室上速发作，心电生理检查仅显示房室结双径路或单个心房回波，且无原因心动过速者（ I C）；⑤发作不频繁，且可很好耐受心动过速发作者（ I B）。不同 AVNRT 的可能折返

机制和消融策略汇总参见图 5-12。

（一）慢快型 AVNRT 的经导管射频消融

慢快型 AVNRT 以慢径为前传支，快径为逆传支，早期曾以快径为消融靶点。但快径改良存在较高的完全性房室传导阻滞发生率，影响了该项技术的推广。20 世纪 80 年代末 90 年代初，多位学者报道在近冠状窦口（coronary sinus ostium，CSO）的三尖瓣环隔瓣处消融可治愈 AVNRT，并在临床广泛推广，这就是现在的慢径改良术。

1. 慢径改良方法　主要有两种，影像解剖法和电解剖法。

（1）电解剖法：此法以 CS 电极和希氏束为解剖标记，利用心内电图的特征来指导慢径消融。通常采用右前斜位，可充分展开 Koch 三角的轮廓（图 5-8）。窦性心律下，消融导管先越过三尖瓣环，逐渐后撤至记录到希氏束电位，再将电极顶端轻轻弯向后下方，同时轻轻后退导管并顺时针轻轻旋转，寻找特征性的慢径电位，靶电图标准为 A/V < 1，

慢电位有两种类型：①紧跟心房电图起始部的尖锐、高频电位；②多挫折的心房电位。

（2）影像解剖法：主要通过影像解剖标志来选择消融靶点，唯一的标准是消融靶点处的心内电图为 A/V=0.5 ~ 1.0，而不追求选择慢电位来消融（图 5-9）。Jazayeri 等首先报道利用影像解剖法指导改良房室结慢径，从冠状窦口下缘的水平开始逐点由下往上（不超过希氏束电位记录处）消融，成功率可达 97%；Wathen 等报道采用移动消融法，从左前斜位三尖瓣环 6：00 开始逆时针到 5：30、5：00、4：30、4：00 消融，消融过程中每当出现交界性心律导管停止移动，在此处继续放电直至交界性心律消失，上述方法在中间隔产生线性损伤，直至 AVNRT 不能诱发；Wu 等则采取简化的影像解剖法——中位法，采用右前斜位，消融导管记录到最大希氏束电位，然后缓慢下弯使消融导管位于希氏束和 CSO 连线的中点，且 A/V < 1.0，其成功率达 97.9%，高度房室传导阻滞的发生率为 1%。

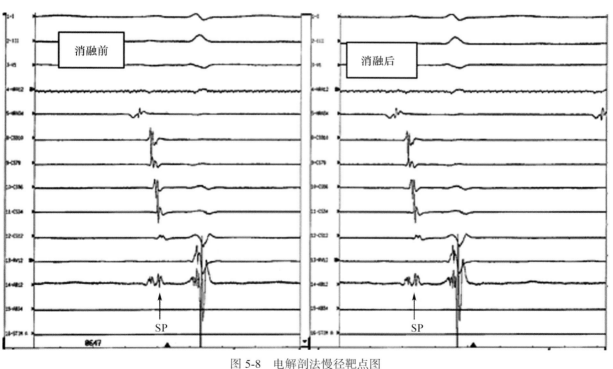

图 5-8　电解剖法慢径靶点图
箭头所指为紧跟心房电图起始部的尖锐、高频电位慢径电位（SP）

由于慢径分布于三尖瓣环与 CS 口之间的较小区域内，故采用上述两种方法一样有效，但影像解剖法可能需要更多的消融次数及造成更多的局部组织损伤。目前推荐两种方法的结合。

2. 放电功率及方法　目前多推荐温控模式消融，设置温度在 55 ~ 60℃，最高功率 30 ~ 40W。放电时间一般在 60 秒以上，但如果有停止放电的指征应随时停止，预防房室传导阻滞的发生。

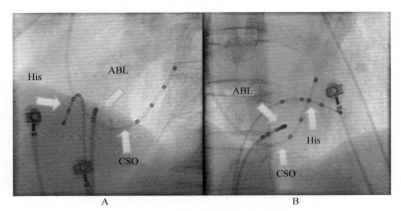

图 5-9　影像解剖法慢径靶点图

A. 为左前斜位；B. 为右前斜位，箭头所示消融大头（ABL）记录的慢径靶点在冠状窦口（CSO）和希氏束（His）中点位置

3. 消融时机　多采用窦性心律下放电，同时消融过程严密监测，注意以下情况。①消融导管位置：要保持电极位置的稳定，在出现交界性心律时易发生移位，需严密监测观察；②交界性心律频率：交界区心律频率过快提示消融部位邻近或累及快径及希氏束区域，易发生房室传导阻滞，应立即停止放电并在更低的位置标测；③房室传导阻滞或延长：交界性心律时 VA 间期明显延长或 A 波脱落，说明消融损伤了快径，应立即停止放电，避免造成不可逆损伤；④窦性心律下 PR 间期或 AH 间期延长，应立即停止放电。

4. 交界性心律　多项研究表明：①在消融成功部位 90% 以上出现交界性心律，敏感性较高（图5-10）；②在消融过程中，快速性交界性心律与暂时或永久的房室传导阻滞明显相关；③消融过程中出现的短暂的高度房室传导阻滞前，均有交界性心律或室性早搏伴室房传导阻滞或延长；④交界性心律的出现对判断慢径消融成功与否敏感性高，但特异性低。

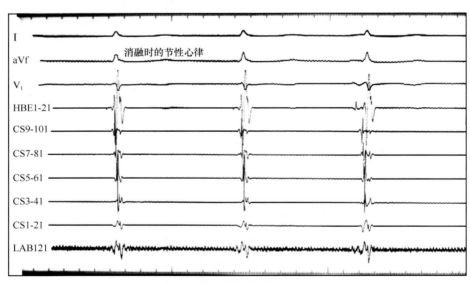

图 5-10　在慢径消融时出现交界性心律

5. 消融终点　①1：1 慢径前传功能消失和房室结前传跳跃现象消失，并且不能诱发 AVNRT；②1：1 慢径前传功能消失，但房室结前传跳跃现象仍存在（伴或不伴 1 个心房回波），但静脉滴注异丙肾上腺素不能诱发 AVNRT；③消融后新出现的持续性一度及以上房室传导阻滞应停止消融，此时 AVNRT 有成功的可能（相当于快径改良），继续消融则有发生完全性房室传导阻滞的可能性。对于是否需常规使用异丙肾上腺素来检验慢径改良的效果目前存在争议。文献报道认为在消融前不需要异丙肾上腺素即可诱发 AVNRT 的病例，术后是否使用异丙肾上腺素检验消融效果与术后复发率无

关，而对消融前必须使用异丙肾上腺素才能诱发心动过速的病例，消融后静脉滴注异丙肾上腺素能够降低复发率。2000年我国经导管消融治疗快速性心律失常注册研究显示，慢径改良治疗AVNRT的成功率达98.8%，复发率2.3%，完全性房室传导阻滞发生率为0.8%。

6. 特殊情况下AVNRT消融

（1）窦性心律下一度房室传导阻滞的病例：已有文献报道窦性心律下一度房室传导阻滞的病例行慢径改良后，其PR、AH间期保持不变，在以后的随访中无高度房室传导阻滞发生，无心动过速复发，认为在这些病例行慢径改良是安全有效的。

（2）快径逆传不良：部分病例在平静状态下快径逆传功能不良，只有在静脉滴注异丙肾上腺素后才能恢复快径逆传诱发心动过速。对于此类病例在窦性心律下放电时出现交界性心律会无快径逆传（室房传导阻滞），无法及时判断消融时是否损伤到房室结快径。此时可采用较短的周长起搏心房（多采用450～600ms），在保持1∶1快径前传的情况下放电，此时较快的起搏频率抑制了"慢结"心律，当出现超过心房起搏频率的交界性心律伴室房传导阻滞或心房起搏时AH间期延长，应暂停放电，重新选择靶点，此方法可达到成功阻断慢径靶点，又可最大程度降低高度房室传导阻滞的发生。

（3）儿童AVNRT的消融：儿童心脏较小，房室结体积较小，在导管操作时可能机械性压迫到房室结造成损失，操作应小心轻柔。解剖上慢径距离快径和希氏束位置也较近，放电时应严密观察导管位置及心电图变化，一般消融靶点应在希氏束至CSO水平偏下，消融范围不要过大，功率取10～20W，一次放电时间30～60秒。对于年龄小于4岁的儿童应严格掌握适应证。

（4）心动过速不能诱发的病例：部分临床记录到典型AVNRT发作心电图，但心内电生理检查无法诱发，甚至在静脉滴注异丙肾上腺素后仍无法诱发的病例，采用慢径改良仍然有效，消融的终点是1∶1慢径前传消失或房室结跳跃传导现象消失。但如电生理检查无房室结跳跃传导现象，则消融终点无法判断。对于术前仅有心动过速发作史而未记录到发作心电图的病例，即使术中电生理检查有房室结跳跃传导现象，诊断AVNRT和消融慢径也应慎重，因为文献报道健康人群中有10%～20%

存在房室结双径路传导现象，对于这些病例应进行充分的心内电生理检查排除其他机制引起的心动过速。

7. 左侧变异性慢快型AVNRT　电生理特点为典型的慢快型AVNRT，常规消融不能阻断慢径，冠状窦内(2cm)或二尖瓣环后间隔消融可阻断慢径。

（二）慢慢型AVNRT的经导管射频消融

慢慢型AVNRT可能应用房室结左侧后延伸和右侧后延伸作为折返环的逆传和前传支，故在慢慢型AVNRT中消融前传或逆传慢径，或消融两者均可能治愈慢慢型AVNRT。

1. 消融逆传慢径（图5-11）　消融逆传慢径心房插入点是以前较常用的消融方法，但此方法消融需要详细的电生理标测和较广泛的消融，复发率可高达10%左右；且在慢慢型AVNRT时，其最早逆传心房激动点（房室结左侧后延伸）多在CS内或CS近端，在此部位消融通常较为困难，一方面由于国内很少在射频消融时行深度镇静或静脉麻醉，故在CS内消融患者多感到明显疼痛而不能耐受，且可能发生冠状动脉损伤、心脏压塞等并发症；另一方面，由于房室结左侧后延伸与CS近端有较广泛的联系，故通常需要在CS窦口附近及CS近端进行广泛的消融，甚至在二尖瓣环心房侧冠状静脉窦的相对应部位消融，才能消除逆传慢径的传导；另外，如果在CS内消融逆传慢径不成功，通常使逆传慢径的传导时间明显延长，将可能使心动过速变为无休止性。

2. 消融前传慢径　由于慢慢型AVNRT前传慢径的传导速度慢，有效不应期短，可能为维持慢慢型AVNRT折返环的关键支，故和典型慢快型AVNRT的消融方法一样，在慢慢型AVNRT，中消融前传慢径，可能会有相似的效果。研究结果表明：①慢慢型AVNRT，应用解剖上不同的慢径形成折返环；②慢快型AVNRT，一样在慢慢型AVNRT消融前传慢径有相近的高成功率和低复发率。其原因可能为在慢慢型AVNRT患者中成功消融前传慢径（右侧后延伸）后，尽管患者仍存在前传快径和逆传慢径（左侧后延伸），但由于慢慢型AVNRT的逆传慢径的递减传导特性较前传慢径明显减弱，传导速度较快，故在绝大多数患者中难以和前传快径之间形成折返条件（图5-12）。

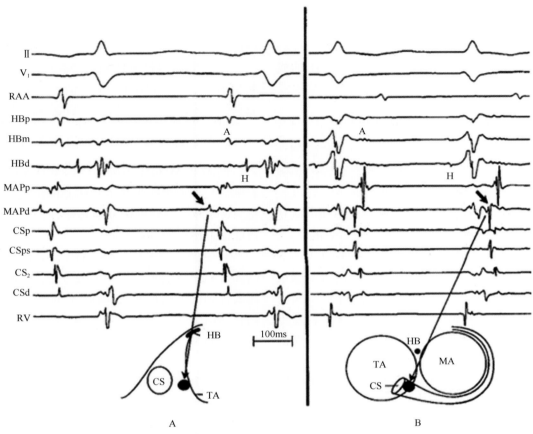

图 5-11　快慢型和慢慢型房室结折返性心动过速常见消融靶点

A. 快慢型 AVNRT；B. 慢慢型 AVNRT

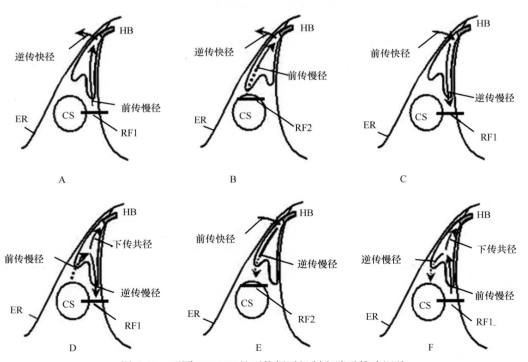

图 5-12　不同 AVNRT 的可能折返机制和消融策略汇总

RF1：在 CS 口和三尖瓣环之间消融房室结右侧后延伸；RF2：在 CS 近端和（或）二尖瓣环左心房侧消融左侧后延伸

A. 快慢型；B. 左侧变异慢快型；C. 快慢型；D. 变异快慢型；E. 左侧变异慢慢型；F. 慢慢型

（三）快慢型 AVNRT 消融

根据快慢型 AVNRT 的机制可能有以下三种：①快慢型：房室结快径前传，传统慢径（房室结右侧后延伸）逆传，为传统快慢型机制。②变异快慢型：房室结左侧后延伸前传（前传慢径），右侧后延伸逆传（逆传慢径）。③左侧变异快慢型：房室结快径前传，房室结左侧后延伸逆传。大部分快慢型 AVNRT 病例可在三尖瓣环和 CS 口之间的传统慢径区域（右侧后延伸）消融成功（图 5-11A），CS 标测导管显示其记录的最早心房激动部位多位于 CS 口。而在少数病例 CS 标测导管显示其记录的最早心房激动部位多位于 CS 导管的近端，可深达 1～3cm，用消融导管标测时其最早逆传慢径心房激动部位主要在 CS 近端和（或）二尖瓣环房侧（左侧后延伸），部分病例逆传慢径需要在 CS 近端顶部 1.5～3cm 的较广泛区域和相对应的二尖瓣环房侧（经穿刺房间隔途径）同时消融才能获得成功。在 CS 近端消融房室结左侧后延伸通常较为困难，一方面在 CS 内消融患者多感到明显疼痛而不能耐受；另一方面由于房室结左侧后延伸与 CS 近端有较广泛的连接，通常需要在 CS 近端甚至二尖瓣环房侧进行广泛的消融才能消除逆传慢径的传导。

若有患者同时存在前向传导慢径，往往前传慢径和逆传慢径在同一部位消融成功，提示快慢型 AVNRT 的前传和逆传慢径多为解剖学上的同一条慢径而同时具有前传和逆传功能。但在少数病例中逆传慢径消融成功后，如果 1：1 前传慢径仍然存在，则应消融前传慢径，以免以后复发其他类型 AVNRT。

（四）多种类型 AVNRT 的消融

部分病例存在两种或两种以上类型的 AVNRT，为慢快型、慢慢型、快慢型的不同组合。多数情况下房室结右侧后延伸作为不同类型 AVNRT 的前传支和逆传支，只要消融右侧后延伸可治愈两种类型的 AVNRT，少数病例中不同类型 AVNRT 分别使用右侧、左侧房室结后延伸作为前传、逆传支，此时需要同期消融两侧和后延伸才能治愈所有类型的 AVNRT。

（五）和慢径消融有关的房室传导阻滞

尽管慢径改良中发生房室传导阻滞的风险很低，但鉴于 AVNRT 为良性的心律失常，年轻患者发生高度房室传导阻滞也是一个严重的并发症。房室传导阻滞多发生在消融当时，部分发生在术后 24 小时内，24 小时以后发生罕见。以下因素与发生房室传导阻滞有关：放电部位邻近房室结和希氏束；放电时快交界性心律过或伴室房逆传阻滞；放电时或者放电后房室结前传功能减退；放电区域广泛致损伤面积大。一旦消融后出现高度房室传导阻滞，需植入永久起搏器。国内浙江省人民医院报道使用冷冻消融治疗 AVNRT 可取得与射频消融一样的有效性，由于一定范围内冷冻消融造成的组织损伤是可逆性，可完全避免发生永久性房室传导阻滞并发症，推荐对年轻 AVNRT 患者可使用冷冻消融。

（陈明龙 陈红武 徐 强）

参 考 文 献

陈新 . 2009. 黄宛临床心电图学 . 第 6 版 . 北京：人民卫生出版社，265-269.

陈新，黄从新，王方正，等 . 2009. 临床心律失常学 . 第 2 版 . 北京：人民卫生出版社，353-363.

王雪，王祖禄，梁延春，等 . 2010. 快慢型房室结折返性心动过速的电生理机制和经导管射频消融 . 中国心脏起搏与心电生理杂志，24（1）：34-38.

王祖禄，Jackman WM，韩雅玲，等 . 2005. 慢慢型房室结折返性心动过速的电生理机制和射频消融治疗 . 中华心律失常学杂志，9：17-24.

王祖禄，陈新 . 2002. Jackman 教授访华讲座纪要 . 中华心律失常学杂志，6（2）：123-124.

王祖禄，韩雅玲，梁延春，等 . 2005. 房室结折返性心动过速的可能折返机制和分型及其指导慢径消融中的意义 . 中华心律失常学杂志，9：264-268.

中国生物医学工程学会心脏起搏与电生理分会，中华医学会心电生理与起搏分会 . 2001. 2000 年全国射频消融治疗快速性心律失常资料总汇 . 中国心脏起搏与心电生理杂志，15（6）：368-370.

Anselme F，Poty H，Cribier A，et al. 1999. Entrainment of typical AV nodal reentrant tachycardia using para-Hisian pacing：Evidence for a lower common pathway within the AV node. J Cardiovasc Electrophysiol. 10：655-661.

Baerman J，Wang X，Jackman WM. 1991. Atrioventricular nodal reentry with an anterograde slow pathway and retrograde slow pathway：Clinical and electrophysiologic properties [abstract]. J Am Coll Cardiol，17：338A.

Blomstrom-Lundqvist C，Scheinman MM，Aliot EM，et al.2003. ACC/AHA/ESC guidelines for the management of patients with supraventricular arrhythmias-executive summary：a report of the American College of Cardiology/American Heart Association Task Force on Practice Guidelines and the European Society of Cardiology Committee for Practice Guidelines （Writing Committee to Develop Guidelines for the Management of Patients With Supraventricular Arrhythmias）. Circulation, 108: 1871-1909.

Bogun F, Knight B, Weiss R, et al. 1996. Slow pathway ablation in patients with documented but noninducible paroxysmal supraventricular tachycardia. J Am Coll Cardiol, 28（4）: 1000-1004.

Crosato M. Vaccari D. Calzolari V. 2012. Catheter ablation of atrioventricular nodal reentrant tachycardia in patients with a prolonged PR interval at sinus rhythm. J Cardiovasc Med（Hagerstown）, 13（5）: 325-329.

Demosthenes G, Katritsis DG, Camm AJ. 2010. Atrioventricular nodal reentrant tachycardia. Circulation, 122: 831-840.

Fisch C, Mandrola JM, Rardon DP. 1997. Electrocardiographic manifestations of dual atrioventricular node conduction during sinus rhythm. J Am Coll Cardiol, 29: 1015-1022.

Goldberger J, Brooks R, Kadish A.1992. Physiology of "atypical" atrioventricular junctional reentrant tachycardia occurring following radiofrequency catheter modification of the atrioventricular node. PACE, 15: 2270-2282.

Haissaguerre M, Gaita F, Fisher B, et al. 1992. Elimination of atrioventricular nodal reentrant tachycardia using discrete slow potentials to guide application of radiofxequency energy. Circulation, 85（6）: 2165-2175.

Hazlitt HA, Beckman KJ, McClelland JH, et al. 1993. Prevalence of slow AV nodal pathway potential in patients without AV nodal reentrant tachycardia.[abstract]. J Am Coll Cardial, 21: 281A.

Heidbuchel H, Ector H, Van de Werf F. 1998. Prospective evaluation of the length of the lower common pathway in the differential diagnosis of various forms of AV nodal reentrant tachycardia. PACE, 21（part Ⅱ）: 209-216.

Hintringer F, Hartikainen J, Davies DW, et al. 1995. Prediction of atrioventricular block during radiofrequency ablation of the slow pathway of the atrioventricular node.Circulation, 92（12）: 3490-3496.

Hsieh M, Chen S, Tai C, et al. 1998. Absence of junctional rhythm during successful slow-pathway ablation in patients with atrioventricular nodal reentrant tachycardia. Circulation, 98: 2296-2300.

Inoue S, Becker AE. 1998. Posterior extensions of the human compact atrioventricular node: A neglected anatomic feature of potential clinical significance. Circulation, 97: 188-193.

Jackman WM, Beckman KJ, McClelland JH, et al. 1992.Treatment of supraventricular tachycardia due to atrioventicular nodal reentry by radiofrequency catheter ablation of slow-pathway conduction. N Engl J Med, 327: 313-318.

Jackman WM, Lockwood D, Nakagawa H, et al.2008. Catheter ablation of atrioventricular nodal reentrant tachycardia. In: Wilber DJ, Packer DL, Stevenson WG. Catheter Ablation of Cardiac Arrhythmias: Basic concept and clinical applications, 3rd. eddition. Wiley-Blackwell, 342-363.

Jazayeri M, Hempe S, Sra J, et al. 1992. Selective transcatheter ablmion of the slow pathway for the treatment of atrioventricular nodal reentrant Circulation, 85: 1318-1328.

Jentzer JH, Goyal R, Williamson B, et al. 1994. Analysis of junctional ectopy during radiofrequency ablation of the slow pathway in patients with atrioventricula nodal reentrant tachycardia. Circulation, 90: 2820-2826.

Josephson ME, Kastor JA. 1976. Paroxysmal supraventricular tachycardia: Is the atrium a necessary link? Circulation, 54: 430-435.

Kelly PA, Mann DE, Adler sw, et al. 1994. Predictors of successful radiofrequency ablation of extranodal slow pathways. PACE, 17: 1143-1148.

Li HG, Klein GJ, Stites HW, et al. 1993. Elimination of slow pathway conduction: an accurate indicator of clinical success after radiofrequency atrioventricular node modification. J Am Coll Cardiol, 22（7）: 1849-1853.

Li YG, Bender B, Bogun F, et al. 2000. Location of the lower turnaround point in typical AV nodal reentrant tachycardia: A quantitative model. J Cardiovasc Electrophysiol, 11: 34-40.

Lin JL, Stephen Huang SK, Lai LP, et al. 1998. Clinical and electrophysiologic characteristics and long-term efficacy of slow-pathway catheter ablation in patients with spontaneous supraventricular tachycardia and dual atrioventricular node pathways without inducible tachycardia. J Am Coll Cardiol, 31（4）: 855-860.

Lipscomb KJ, Zaidi AM, Fitzpatrick AP, et al. 2001. Slow pathway modification for atrioventricular node re-entrant tachycardia: fast junctional tachycardia predicts adverse prognosis. Heart（Br Cardiac Soc）, 85（1）: 44-47.

Lockwood D, Otomo K, Wang Z, et al. 2004. Electrophysiological characteristics of atrioventricular nodal reentrant tachycardia: implications for the reentrant circuit, 537-557.

Manolis AS, Maounis T, Vassilikos V, et al. 2002. Arrhythmia recurrences are rare when the site of radiofrequency ablation of the slow pathway is medial or anterior to the coronary sinus os. Europace, 4（2）: 193-199.

Manolis AS, Wang PJ, Estes NA, et al. 1994. Radiofrequency ablation of slow pathway in patients with atrioventricular nodal reentrant tachycardia. Do arrhythmia recurrences correlate with persistent slow pathway conduction or site of successful ablation? Circulation, 90（6）: 2815-2819.

McGavigan AD, Rae AP, Cobbe SM, et al. 2005. Junctional rhythm— a suitable surrogate endpoint in catheter ablation of atrioventricular nodal reentry tachycardia? Pacing Clin Electrophysiol, 28（10）: 1052-1054.

Medkour D, Becker AE, Khalife K, et al. 1998. Anatomic and functional characteristics of a slow posterior AV nodal pathway: Role in dual-pathway physiology and reentry. Circulation, 98: 164-174.

Mignone RJ, Wallace AG. 1966.Ventricular echoes: Evidence for dissociation of conduction and reentry within the AV node. Circ Res, 19: 638-649.

Mines GR. 1913. On dynamic equilibrium in the heart. J Physiol, 46: 349-382.

Moe GK, Preston JB, Burlington H. 1956. Physiologic evidence for a dual A-V transmission system. Circ Res, 4: 357-375.

Moulton KP, Wang X, Xu Y, et al. 1990. High incidence of dual AV nodal pathway physiology in patients undergoing radiofrequency ablation of accessorypathways [abstract]. Circulation, 82: 314-319.

Ooie T, Tsuchiya T, Ashikaga K, et al. 2003. Anterograde slow pathway is not the same as retrograde slow pathway conducted in the reverse direction in patients with uncommon atrioventricular nodal reentrant tachycardia. J Cardiovasc Electrophysiol, 14: 722-727.

RH Anderson, AE Becker, C Brechenmacher. 1975. The human atrioventricular junctional area. A morphological study of the A-V node and bundle. European Journal of Cardiology, 3（1）: 11-25.

Ross DL, Johnson DC, Denniss AR, et al. 1985. Curative surgery for atrioventricular junctional reentrant tachycardia. J Am Coll Cardiol, 6: 1383-1392.

Schuilenburg RM, Durrer D. 1968. Atrial echo beats in the human heart elicited by induced atrial premature beats. Circualtion, 37: 680-693.

Sorbera C，Cohen M，Woolfe P，et al. 2000. Atrioventricular nodal reentry tachycardia：Slow pathway ablation using the transeptal approach. Pacing Clin Electrophysiol，23：1343-1349.

Tai CT，Chen SA，Chiang CE，et al. 1996. Multiple antegrade atrioventricular nodal pathways in patients with atrioventricular node reentrant tachycardia.J Am Coll Cardiol，28：725-731.

Tai CT，Chen SA，Chiang CE，et al. 1996. Electrophysiologic characteristics and radiofrextuency catheter ablation in patients with multiple atrioventricular nodal reentry tachycttrdias. Am J Cardiol，1996，77（1）：52-58.

Tawara K. 1896. Die topogrephie und histogogie der bruckenfasern：ein beitrag zurlehre von der bedeutung der purkinjeschen faden. Zentralbl Physiol，19：70-76.

Tondo C，Beckman KJ，McClelland J H，et al. 1996. Response to radiofrequency catheter ablation suggests tiiat the coronary sinus forms part of the reentrant circuit in some patients with atrioventricular nodal reentrant tachycardia [abstract]. Circulation，94：i-380.

Tondo C，Bella PD，Carbucicchio C，et al. 1996. Persistence of single echo beat inducibility after selective ablation of the slow pathway in patients with atrioventricular nodal reentrant tachycardia：relationship to the functional properties of the atrioventricular node and clinical implications. J Cardiovasc Electrophysiol，7（8）：689-696.

Van Hare GF1，Chiesa NA，Campbell RM，et al. 2002. Atrioventricular Nodal Reentrant Tachycardia in Children：Effect of Slow Pathway Ablation on Fast Pathway Function. J Cardiovasc Electrophysiol，13（3）：203-209.

Wang Z，Otomo K，Arruda M，et al. 1999. Ablation of slow/slow atrioventricular nodal reentrant tachycardia：Evidence for multiple slow pathways. J Am Coll Cardiol，33：166A.

Wathen M，Natale A，Wolfe K，et al. 1992. An anatomically guided apptoch to atrioventricular node slow pathway ablation. Am J Cardiol，70（9）：886-889.

Wu D，Denes P，Amat-y-Leon F，et al. 1977. An unusual variety of atrioventricular nodal reentry due to retrograde dual atrioventricular nodal pathways.Circulation，56：50-59.

Wu D，Yeh SJ，Wang CC，et al. 1994. Double loop figure-of-8 reentry as the mechanism of multiple atrioventricular node reentry tachycardias. Am Heart J，127：83-95.

Wu D，Yeh S，Wang C，et al. 1993. A simple technique for selective radiofrequency ablation of the slow patllway in atrioventricular node reentrant tachycardia. J Am Coll Cardiol，21：1612-1621.

Wu J，Wu J，Olgin J，et al. 2001. Mechanisms underlying the reentrant circuit of atrioventricular nodal reentrant tachycardia in isolated canine atrioventricular nodal preparation using optical mapping. Circ IV，88：1189-1195.

Yamabe H，Misumi I，Fukushima H，et al. 1999. Electrophysiological delineation of the tachycardia circuit in atrioventricular nodal reentrant tachycardia. Circualtion，100：621-627.

Yeh SJ，Wang CC，Wen MS，et al. 1994. Radiofrequency ablation therapy in atypical or multiple atrioventricular node teentry tachycardia. Am Hearl J，128：742-758.

第六章
房室折返性心动过速的导管消融

第一节 房室折返性心动过速的解剖基础

一、房室折返性心动过速的定义

房室折返性心动过速（atrial-ventricular reentry tachycardia，AVRT）是由房室旁路前传或逆传，心房、心室及正常房室传导系统均参与折返的一种室上性心动过速，约占室上性心动过速的50%。

二、房室折返性心动过速的解剖结构

房室折返性心动过速的折返环路由心房、房室结、浦肯野系统、心室及房室旁路组成，其中房室旁路的形成与胚胎发育有关。在胚胎早期，心房肌和心室肌相连成一体，当胚胎发育到10～15mm时，在心房和心室之间出现一薄层结缔组织。该层开始出现时是比较疏松的，并有若干孔隙，随着胚胎的逐渐发育，这层结缔组织在增厚的同时，孔隙也逐渐关闭。该层结缔组织在心房和心室间起到绝缘作用，使心房激动波只能沿正常发育的房室交界区下传心室。如果这一纤维结缔组织层发育是不连续，或结缔组织层的孔隙关闭不完全，则在心房和心室之间形成有心电传导能力的通路，这种通路我们称之为房室旁路，心房激动可以沿着结缔组织层上孔隙的旁路预先激动心室。

三、房室折返性心动过速的电生理机制

房室旁路可以存在于房室纤维环周围的任何部位（除了二尖瓣环与主动脉的移行处）。如果旁路有前向传导功能，在心电图上就会表现预激的特点，即PR间期缩短、δ波出现、QRS间期延长、继发性ST-T改变以及与之相关联的阵发性室上性心动过速。这种能在体表心电图上表现为δ波的具有前向传导功能的旁路通常被称为显性旁路。另外，旁路也可以只有逆向传导功能。此时，基础状态和心房期前刺激状态下，体表心电图均无δ波出现，我们称这种旁路为隐匿性旁路。并非所有具有前向传导功能的旁路都会在体表心电图上表现出δ波，其原因为如果旁路的位置远离房室结（通常是左侧前壁旁路），且房室结的传导足够快，能够在旁路前传激动心室前已激动了心室，此时的传导为正常的经房室结传导，故心电图上不会有心室的提前激动波出现，当房室结传导变慢或旁路传导变快的情况下，心电图上可以显现出预激波。临床上应特别注意将此类患者与存在隐匿性旁路的患者相鉴别，原因是此类患者在发作房颤时，有发生快速心室率甚至室颤的危险。可以通过心房期前刺激使房室结传导速度减慢，从而使旁路前传功能得以显现。另外，在窦性心律或心房起搏情况下，应用腺苷后可使房室结传导减慢，也可以使房室旁路得以显现。

习惯上，我们把房室折返性心动过速分为顺向型和逆向型房室折返性心动过速。顺向型房室折返性心动过速是正常房室结和希氏束、浦肯野纤维作为前向传导，再经旁路逆向传导，从而形成的折返性心动过速。若房室旁路有双向传导功能，通常旁路的前向传导速度较房室结传导速度快，窦性心律时激动经旁路下传，同时也经房室结下传，因为旁路下传较快，所以在体表心电图表现为δ波；若旁路无前向传导功能而只有逆向传导功能时，窦性心律时患者心电图与正常人无差别。当一个心房早搏发生时，若先遇到了旁路的不应期，激动则完全由房室结缓慢下传，从而使P-R间期后的QRS波群

正常化。如果通过房室结下传的时间长到使处于不应期的旁路恢复兴奋时，激动沿房室旁路逆传就能产生一个心房回波。如果房室结没有及时恢复其兴奋性，心房回波经房室结前向传导则不能通过，这时仅产生一个单一的心房回波，心动过速不能发生。如果一个更早的心房早搏在房室旁路传导受阻，但沿房室结传导会更加缓慢，激动经旁路逆向传导激动心房，产生一个回波。由于心房早搏经房室结前向传导时间足够长，使房室结有更长的时间恢复兴奋性，使得逆传至心房的回波可再次经恢复兴奋性的房室结前传至心室，周而复始，形成持续的房室折返性心动过速。

因此，对于顺向型房室折返性心动过速的患者，心动过速发作时的 QRS 波群是不增宽的，即使在窦性心律时体表心电图有 δ 波出现的显性旁路患者（除非合并固有或是功能性的束支传导阻滞）。

逆向型房室折返性心动过速是由旁路前向传导，房室结或希氏束、浦肯野纤维逆向传导形成折返性心动过速。窦性节律时，激动经旁路下传，同时也经房室结下传，旁路下传较快，体表心电图表现为 δ 波。当一个心房早搏发生时，若先遇到房室结的不应期，激动则完全由旁路下传，QRS 波群则变为类似束支传导阻滞的宽 QRS 波群图形。如果通过旁路下传的时间长到使处于不应期的房室结恢复兴奋性，就能产生一个经心室向房室结逆传的心房回波。如果房室旁路没有及时恢复其兴奋性，使下一个经旁路前向传导的激动受阻，仅产生一个单一的心房回波。当一个更早的心房早搏在房室结受阻时，同时沿旁路的前向传导也变慢，在心室激动逆向经房室结产生一个心房回波时，旁路有更长的时间恢复其兴奋性，心房回波可能再次经旁路前向传导激动心室，周而复始，形成持续的房室折返性心动过速。逆向型房室折返性心动过速发作时，房室结的兴奋传导方向与窦律时房室传导方向相反，心房至心室的激动完全经旁路而无正常房室结传导的参与，心电图表现为宽大畸形的 QRS 波群。

临床上逆向型房室折返性心动过速较为少见，需要与有旁路激动心室引起 QRS 波宽大畸形的房性心动过速相鉴别。如房性心动过速伴前向预激、房颤伴前向预激以及房室结折返性心动过速伴不参与心动过速的前向传导旁路（图 6-1）。

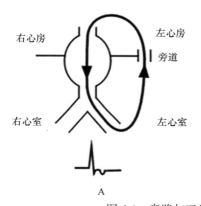 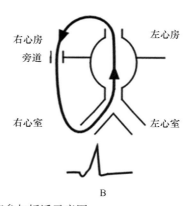

图 6-1　旁路与正常传导束参与折返示意图

A. 顺向型房室折返示意图，正常传导束顺传，旁路作为逆传支；B. 逆向型房室折返示意图，正常传导束逆传，旁路前传，心动过速体表心电图 QRS 波群宽大畸形，逆向型房室折返性心动过速少见 [引自李忠杰 . 2008. 房室旁路的电生理与心电图定位 . 心电学杂志，27（2）：174-177]

另外，我们还可以见到一些特殊的宽 QRS 波房室折返型心动过速。例如，有一种逆向型房室折返性心动过速以房束纤维（Mahaim 纤维）作为前向传导路径，以房室结或希氏束、浦肯野纤维作为逆向传导路径，进而形成折返诱发心动过速。还有一种类型为患者有两条存在于心脏不同位置的旁路，在心动过速发生中，一条为前传通路，一条为逆传通路，而正常的房室结传导不参与这种心动过速环路的形成，此时必须有大量的心房及心室肌组织参与才能使折返得以维持。

四、解剖位置定位

目前认为，右前间隔旁路（RAS）位于希氏束上下 5mm 内，因为在消融成功的靶点图上有可分辨的希氏束电位，故又称希氏束旁旁路。右中间隔旁路（RMS）位于希氏束下 5mm 至冠状静脉窦口上缘之间，右后间隔旁路（RPS）位于冠状静脉窦口上缘以下至三尖瓣环 6 点钟之间，右后侧旁路（RPL）位于三尖瓣环 6：00 ～ 8：30 之间，正右侧（右侧游离壁）旁路（RL）位于三尖瓣环 8：30 ～ 9：30 之间，右前侧旁路（RAL）位于三尖瓣环 9：30 ～ 12：30 之间。左后间隔旁路（LPS）位于冠状静脉窦口远侧 1.5cm 内且在左侧能够消融成功，左后侧旁路（LPL）位于冠状静脉窦口远侧 1.5 ～ 3.0cm，正左侧（左侧游离壁）旁路（LL）位于冠状静脉窦口远端 3.0 ～ 5.0cm，左前侧旁路（LAL）位于冠状静脉窦口远侧 5cm 以上，其余大致同 Arruda 等分区法。实际上，旁路解剖学定位与电生理学定位不完全对应，如解剖学上只有中间隔旁路，而电生理学描述的右前间隔在中心纤维体前方，已达右前游离壁，后间隔旁路位于中心纤维体后方，邻近冠状窦，已不属房室间隔部（图 6-2）。

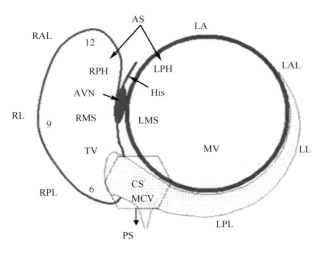

图 6-2　Akhtar 分区法旁路定位

左前斜（LAO）45° 投照，将房室环分为间隔部、右侧游离壁、左侧游离壁。间隔部分为前间隔、中间隔、后间隔，前间隔分为右侧希氏束旁（RPH）和左侧希氏束旁（LPH），中间隔分为左中间隔（LMS）和右中间隔（RMS），后间隔（PS）分为右后间隔（RPS）、左后间隔（LPS）和心中静脉（MCV）。右侧游离壁自上至下依次分为右前侧壁（RAL）、正右侧壁（RL）、右后侧壁（RPL），左侧游离壁自前至后依次分为正前壁（LA）、左前侧壁（LAL）、正左侧壁（LL）、左后侧壁（LPL）（MV：二尖瓣环；TV：三尖瓣环；His：希氏束；AVN：房室结）（引自胡大一，马长生 .2002.射频消融图谱 .第 2 版 .北京：人民卫生出版社）

第二节　房室折返性心动过速的体表心电图定位

房室旁路是房室折返性心动过速的解剖基础。射频消融术前通过心脏电生理检查详细标测做出准确定位是其成功治疗的前提。临床上，体表心电图是诊断房室折返性心动过速最常用的方法，根据最早的异常激动顺序也可做出初步定位，但是容易受到起搏点至旁路部位距离、房室结 - 希浦系传导速度、同时存在多条旁路等多种因素的影响。掌握旁路电生理定位与心电图的关系可提高心内科医师心电图定位的能力。

一、显 性 旁 路

通常情况下，显性旁路的部位可通过体表心电图上心室预激波的极性和 QRS 波群主波方向或形态，以及胸导联移行部位（R/S > 1）来判断。心房激动沿旁路快速下传时，旁路插入端心室肌首先激动形成除极向量，投影在某导联轴上即形成 QRS 波群起始 40ms 的 δ 波。如果某导联 QRS 波群起始 40ms 的 δ 波直立则 δ 波为正向，表示为（＋）；如果 QRS 波群起始 40ms 的 δ 波倒置向下偏离基线则 δ 波为负向，表示为（－）；当预激向量的方向与某导联轴垂直时，则 δ 波平坦，表示为（±）（图6-3）。值得注意的是无论以何种方法定位显性旁路，均需在 QRS 时间 ≥ 0.12s，即形成最大心室预激时定位较准确。当预激程度较轻判断困难时，可通过腺苷等药物或心房调搏的方法获得最大心室预激。临床上常用两种较为简易的初步体表心电图旁路定位法。

（一）初步定位

1945 年 Rosenbaum 根据胸导联心电图变化将心室预激粗略分为 A、B 两型，简单易行，一直沿用至今。① A 型心室预激：反映左侧房室间存在旁路。左心室形成的预激向量在水平面从左后指向前方，投影在 V_1 ～ V_6 导联的正端，心电图 V_1 ～ V_6 导联 δ 波均呈正相，QRS 波群主波向上。② B 型心室预激：反映右侧房室间存在旁路。右心室形成的预激向量在水平面从右前指向左后，心电图 $V_1 \sim V_3$ 导联的 δ 波呈负相或正相，QRS 波群主波向下为主；$V_4 \sim V_6$ 的 δ 波呈正相，QRS 波群主波均向上。③ C 型心室预激：预激向量在水平面从左指向右前，投影在心电图 V_1、V_2 导联正向，δ 波正相以及 QRS 波群主波向上；预激向量背离 V_5、V_6 导联正向，δ 波呈负相及 QRS 波群主波向下，反映存在左前侧壁旁路。

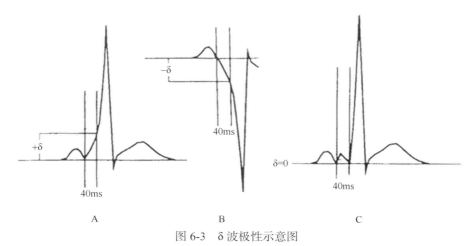

图 6-3 δ 波极性示意图

A. QRS 波群起始 40ms 的 δ 波直立，δ 波为正向，表示为（＋）；B. QRS 波群起始 40ms 的 δ 波倒置向下偏离基线，δ 波为负向，表示为（－）；C. 预激向量的方向与某导联轴垂直时，则 δ 波平坦，表示为（±）（引自胡大一，马长生 . 2002. 射频消融图谱 . 第 2 版 . 北京：人民卫生出版社）

（二）步骤法定位

初步定位虽然方便，但缺乏精准，无法满足临床需要。根据心内电生理的旁路部位分区及其心室预激向量投影在相关导联的心电图改变，可快速、方便地采用步骤定位的方法先将房室旁路分为左前、左后、右前、右后 4 个区域，然后再在不同的区域内进一步细定具体部位。

1. 根据 V_1 定左右 根据心室预激向量（δ 波）投影在水平面 V_1 导联轴的方向可分出左右：① δ 波在 V_1 呈正，QRS 形态呈 R 或 Rs 型，R/S ＞ 1 时旁路位于左侧；② δ 波在 V_1 呈负相，QRS 形态呈 QS 或 rS、RS 型，R/S ＜ 1 时旁路位于右侧。少数右后旁路 V1δ 波也可呈正相，但 R/S ＞ 1 出现在 V_2。

2. 根据 Ⅲ、aVF 定前后 根据心室预激向量（δ 波）投影在额面 Ⅲ、aVF 导联可反映旁路在瓣环前后的位置：① δ 波在 Ⅲ、aVF 呈正相，旁路位于前方；② δ 波在 Ⅲ、aVF 呈负相，旁路位于后方；③结合 V1 便可大致分出左前、左后和右前、右后 4 个区域。

3. 根据 Ⅰ、aVL 细分左侧 左侧不同部位旁路产生面对或背离 Ⅰ、aVL 导联的预激向量，可形成不同的 δ 波和 QRS 形态：① δ 波在 Ⅰ、aVL 呈负相或正负双相，旁路位于左侧游离壁。Ⅰ 导联 QRS 形态呈 QS 型时旁路位于左前侧壁，QS 波越深旁路位置越偏向左前。QRS 形态呈 qR 型时旁路位于左侧壁；② δ 波在 Ⅰ、aVL 导联呈正相或等电位线，R 波较低或呈 Rs 型时旁路位于左后侧壁；③ δ 波在 Ⅰ、aVL 呈正相，结合 Ⅲ、aVF 导联 δ 波负相，旁路位于左后间隔（需根据 V_1、V_2 排除右后间隔）；④ δ 波在 Ⅰ、aVL 呈正相，R 波高大时旁路位于右侧。

4. 根据 V_1、Ⅲ、aVF 细分右侧 右侧旁路包括 3 个间隔部位和 3 个游离壁部位，在确定为右侧旁路后，需先区分旁路位于间隔部还是游离壁，再根据 Ⅲ、aVF 分出前后：① V_1 导联 QRS 波群形态呈 QS 型时旁路位于右侧间隔部。若 QRS 波群呈 rS 型，R/S ＜ 1 时位于右侧游离壁；② Ⅲ、aVF 导联 δ 波呈正相，旁路位于右前间隔或右前侧壁。Ⅲ、aVF 导联 δ 波呈负相，旁路则位于右后间隔或右后侧壁；③ V_1 导联 R/S ＜ 1，但 V_2 立即呈 R、Rs 型，R/S ＞ 1 是右后间隔旁路的特点，可区别左后间隔旁路；④右侧间隔部位旁路 aVF 导联 δ 波呈正负双相或等电位线时提示为右中间隔旁路，右侧游离壁旁路 aVF 导联 δ 波呈正负双相或等电位线时提示为右侧壁旁路。

二、隐匿性旁路

只有逆传功能的隐匿性旁路无论窦性心律或心房起搏均不会出现δ波。只有当发生顺向性房室折返性心动过速或心室起搏（包括室性期前收缩）时，依赖逆行心房激动形成的P′波形态才可大致推断出旁路的部位。一般旁路插入心房端的部位最早形成逆行激动（心房预激），然后向其他部位传导形成逆行P′波，若投影在导联正端时，则直立向上，若投影在导联负端时则倒置。与心室预激一样，心房预激可根据P′波的特点及分布进行旁路定位，但P′波形态较小，且起始向量不明确，不易辨别，借助食管导联能显示出高尖的P′波，其与V₁的不同RP′间期可辅助旁路定位。

1. 右侧旁路 右心房逆行激动在前、左心房激动在后。P′波在V₁倒置或双相，Ⅰ、aVL导联直立，食管导联RP′间期长于V₁导联RP′间期。①P′波同时在Ⅲ、aVF倒置时旁路位于右后间隔或右后侧壁；②P′波同时在Ⅲ、aVF直立时旁路位于右前间隔或右前侧壁。

2. 左侧旁路 左心房逆行激动在前、右心房激动在后。P′波在V₁直立，Ⅰ、aVL倒置，食管导联R-P′间期短于V₁导联RP′间期。①P′波在Ⅰ、aVL倒置，Ⅲ、aVF直立时旁路位于左前侧壁；②P′波在Ⅰ、aVL直立，Ⅲ、aVF倒置时，旁路位于左后间隔或左后侧壁。

第三节 右侧房室折返性心动过速的导管消融

右侧旁路可分为右侧游离壁旁路及右侧间隔旁路。右侧间隔旁路见间隔旁路章节，本节主要对右侧游离壁旁路定位及消融进行阐述。

一、旁路标测定位

常规置入右心室心尖部（RVa）、希氏束（HBE）及冠状静脉窦电极（CS）后行电生理检查。一般情况下，若右侧游离壁房室旁路为显性旁路，则在窦性心律或高位右心房刺激下，RVa、HBE及冠状

静脉窦近端（CSp）电极所记录的心室波（V波）会明显早于冠状静脉窦中远端电极记录的V波。而当在RVa处行电生理刺激时，其特点则为右心房游离壁侧逆传的心房波（A波）领先其他部位A波。此时，若HBE逆传A波领先于CSp，则旁路偏右前侧；反之，若CSp逆传A波领先于HBE，旁路则偏右后侧；而当HBE与CSp逆传A波领先程度相近，旁路则可能位于右侧游离壁9点钟位置附近。在此基础上再沿三尖瓣环对旁路靶点进行精确标测。

若标测显示旁路无前向传导，应注意考虑是否为隐匿性旁路。以下心电生理特征可提示为右侧隐匿性旁路：①心动过速符合房室折返性心动过速（AVRT）的特点，HBE及CSp逆行A波领先于CS电极中远处，CS处局部VA不融合，右心房游离壁A波领先其他所有部位；②心室S1S2刺激下，室房传导多无递减，心房激动顺序同心动过速时；但部分情况下，HBE处VA可呈递减特点，此为房室结同时参与逆传所致，此时，需行三尖瓣瓣环标测才能判断是否有右侧旁路。根据希氏束部位和冠状静脉窦口处逆传A波时间差，可初步估计右侧隐匿性旁路位置，但准确的定位仍要依靠沿三尖瓣瓣环的精确标测。

右侧游离壁旁路理想靶点心电学特征如下：①窦性心律或高位右心房刺激下，靶点图多表现为AV完全融合（少数可不融合），V波较体表心电图δ波提前多在25ms以上（图6-4）；②RVa刺激时，靶点图多表现为VA完全融合（少数可不融合）；③部分情况下可于靶点处附近可记录到旁路电位。而透视下，可见消融电极导管摆动与心动周期一致，且与HBE电极导管摆动同向，提示消融导管在靶点处贴靠稳定。

应当指出的是，靶点图A、V波的振幅比值并无特殊要求（大多数为A/V < 1，少数为A/V=1，偶尔还可呈A/V > 1），但必须A、V波均有。强调此点是因为，在行右侧旁路标测时，由于消融电极导管缺乏稳定支撑，导管头端与瓣环组织容易接触不良且不稳定，记录到的局部电图质量不高，形态多变，A、V波的起止常不易识别。初学者容易把单纯的A波或V波看成是AV或VA融合，并在此处放电消融导致消融失败，因此明确判断靶点图有无A、V波甚为关键。可根据靶点图特点判断是

否记录到 A 波：①旁路前传情况下，靶点图起始部分为高频碎裂成分提示起始部有小 A 波。②比较消融导管远端电极与近端电极电图：因近端电极一般相对靠近心房侧，故若近端电极记录成分中有 A 波，则靶点图可能有 A 波；若靶点图起始部与近端电极记录起始部平齐或接近平齐，则靶点图有 A 波；若靶点图起始部明显落后于近端电极记录的起始部，则靶点图无 A 波。③与 CSp 处的 A 波起点对比，若靶点图起始部分较之落后，则靶点图无 A 波；反之，若靶点图起始部分较之早，则靶点图可能有 A 波，此法尤为重要。④动态移动消融导

管并判定：在标测右侧游离壁旁路时，若逆时针方向旋转导管时靶点图起始部振幅增大，顺时针方向旋转时振幅减小或消失，说明靶点图有 A 波；此外，若将消融导管头沿三尖瓣瓣环上下小幅滑动，偏离旁路位置后，原来融合较好的 AV 融合程度会减小，亦可较易判断原靶点图内有无 A 波。⑤若窦性心律下无法判断有无 A 波，则可行心室刺激或诱发心动过速，在逆传下可能较易判断旁路逆传时的 A 波。此外，在透视下，可观察到消融导管呈与心动周期一致的"鸡啄米"样点头运动，提示消融标测电极贴靠在三尖瓣环上。

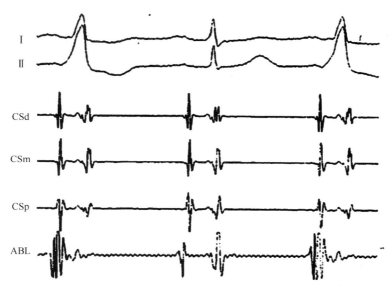

图 6-4　右侧游离壁显性旁路理想靶点图

最早前向心室激动点（EVA），多表现为 AV 完全融合，V 波较体表心电图 δ 波提前多在 25ms 以上

（引自胡大一，马长生 .2002. 射频消融图谱 . 第 2 版 . 北京：人民卫生出版社）

二、消融导管操作

首先是消融导管选择方面，右侧旁路消融通常首选 8F 中弯加硬消融导管；若右心房增大，可选大弯导管以求贴靠稳定。此外，右前侧壁和右前壁旁路选用中、小弯导管；右侧壁和右后侧壁旁路则选用中、大弯导管。而在部分困难病例中，使用相应的长鞘可改善消融导管头端与心肌组织的接触及稳定性。一般常规采用经股静脉途径行标测消融。取左前斜位 45°（LAO 45°，或以右心室心尖部电极与 X 线投射方向平行为宜）。经右侧股静脉置入标测消融导管至右心房中部，稍打弯判断导管指向。

当顺时针方向旋转时，导管指向间隔侧（脊柱方向），则导管原来指向三尖瓣口；若导管指向右心缘，则导管原来背向三尖瓣口；当逆时针方向旋转时，导管指向右心缘，则导管原来指由三尖瓣口；若导管指向间隔侧，则导管原来背向三尖瓣口。一旦确定好导管指向，即可行下一步的标测。标测遵循"先粗后细"的原则。

一般而言，粗标游离壁简单易行，但消融导管稳定贴靠在有效位置不易。若体表心电图已提示旁路的大致部位，则可首先在此进行粗标。在每一粗标位点，比较 V 波提前程度，大致判定旁路所在区段。也可在小 A 大 V 波时标测、观察和记录，

结合 HBE 和 CSp（最好跨窦口记录）粗判旁路方位。①右后壁标测：消融电极导管完成倒"U"字塑形后（倒"U"字塑形及意义详见下述），打大弯并前送导管，可使导管定位于右后壁。此外，也可将消融导管先送入右心室，显示大 V 波，打弯并向冠状静脉窦口水平稍偏下外侧的 6 点钟位回撤，至出现小 A 大 V 波。②右侧壁标测：标测消融电极导管完成倒"U"字塑形后，通过调弯及前送或回撤使导管顶端达右侧壁水平，显示大 A 波，缓慢顺时针方向旋转，至出现小 A 大 V 波。③右前壁标测：消融导管顶端打小弯，指向右心缘侧，显示大 A 波，推送至 10 点钟高度，缓慢顺

时针方向旋转至出现小 A 大 V 波。若消融导管已完成倒"U"字塑形，则回撤导管并同时伸开导管弯度，可使标测消融电极向右前侧壁方向移动，即在 LAO45°透视为向上移动至 10 点钟高度。注意此位点甚难稳定，最好换用 Swartz 长鞘管做支撑，以增加稳定性（图 6-5）。在完成粗标的基础上，即可在粗标游离壁确定的旁路区段，沿瓣环小幅度滑动导管，连续标测定位，直至理想靶点。在 10 ～ 12 点区间可用 Swartz 长鞘管或冠状静脉窦导管做支撑，以利消融导管头端与瓣环保持良好接触。细标操作须有耐心，宜小幅度慢节奏，否则欲速则不达。

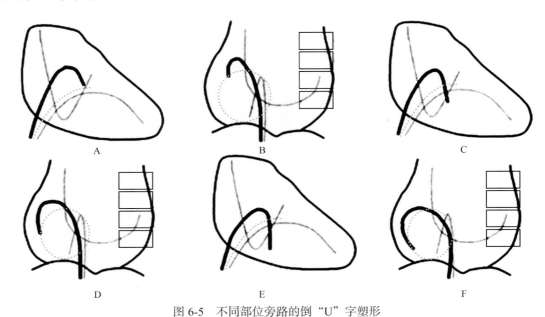

图 6-5　不同部位旁路的倒"U"字塑形

A、B. 右前壁倒"U"字塑形；C、D. 右侧壁倒"U"字塑形；E、F. 右后壁倒"U"字塑形（引自胡大一，马长生 .2002. 射频消融图谱 . 第 2 版 . 北京：人民卫生出版社）

消融电极导管倒"U"字形操作（图 6-6）：诚如上述，相对于左侧旁路消融时主要讲究消融导管操控的灵巧性；由于三尖瓣瓣环的解剖结构不利于消融导管头端的贴靠（如三尖瓣瓣环平面向上与脊柱成角约 70°，比二尖瓣瓣环成角大 25°），故右侧旁路消融更强调消融导管操控的稳定性。除应用长鞘支撑可增加贴靠稳定性外；其中，国内由马长生等早期摸索并推广的消融导管倒"U"字形操作亦适用于三尖瓣环 6 ～ 12 点范围内的右侧游离壁旁路。在后前位透视下，首先将标测消融导管送至接近高右心房部位。在透

视下，弯曲标测消融导管，使其头端指向三尖瓣环 9 点位置。同步继续弯曲和推送导管，标测消融导管远段则形成倒"U"字形。可适当顺时针或逆时针方向旋转导管使之贴靠于三尖瓣环。消融电极导管倒"U"字形操作具有很大优点，消融导管头端与消融靶点部位贴靠好，消融导管的弹性作用和操作者主动屈伸导管的力量使消融导管头端与消融靶点部位充分贴靠并且稳定。消融导管头端与靶点部位无相对运动，消融导管随心脏同步运动，心脏位置随呼吸改变时，消融导管头也不会偏离消融靶点部位。

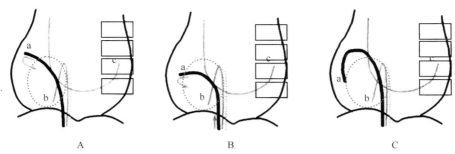

图 6-6 标测消融导管倒 "U" 字塑形模式图

该模式图为 LAO 45°，可见标测消融导管（a）、右心室电极导管（b）和冠状静脉窦电极导管（c）。首先将标测消融导管送至接近高右心房部位（A）；然后弯曲标测消融导管，使头端指向三尖瓣环9点位置（B）；最后同步继续弯曲和推送导管，标测消融导管远段形成倒 "U" 字形（C）。

可适当顺钟向或逆钟向旋转导管使之贴靠于三尖瓣环（引自胡大一，马长生.2002.射频消融图谱.第2版.北京：人民卫生出版社）

三、放电消融及电生理评价

可采取多种方法行右侧游离壁旁路消融：①一般多在窦性心律时放电，阻断旁路后消融导管稳定，消融有效表现为预激波消失；②若在心室起搏时标测靶点，则亦可在心室起搏时放电，消融有效表现为室房脱节或局部室房分开；③若在心动过速时标测靶点，则可在心动过速时放电，消融有效表现为心动过速终止且预激波消失；但要注意，心动过速中止后，消融导管头可能移位，右心室起搏拖带心动过速时放电，阻断旁路后消融导管头位置较心动过速时放电稳定，但增加操作复杂度。非盐水导管消融时，试消融功率可为 30 ～ 40W 或温控 50 ～ 60℃；巩固消融需 2 ～ 3 次，首次巩固功率同试消融有效功率，第 2、3 次巩固可增加 5 ～ 15W，每次巩固 60 ～ 90 秒。盐水灌注导管消融功率及温度则可分别设定在 35W，45℃水平。每次消融后应行简要电生理检查，根据消融效果，调整巩固消融参数。消融完成后行电生理评价，强调消融成功后继续观察 15 分钟，电生理检查证实旁路顺传和逆传均被阻断，方可结束手术。对房室结逆传功能较强者，须在心室起搏下进行 ATP 药物试验，显示房室分离则可确定旁路逆传已被消融阻断。

应当强调的是，以上所述的操作主要是在传统的二维透视指导下进行的标测消融。在当下三维电解剖系统指导下的消融时代，右侧游离壁旁路的标测已变得更为简单、直观及精确，且安全性更高。如标测消融导管大大改进，在三维心腔解剖壳中能实现导管头端可视，并能同时显示不同投照体位，从而实现标测消融导管的实时三维定位。使得术者

及患者所受的射线暴露更少，甚至有不少手术经验丰富的术者已实现了零射线的标测消融。但标测消融的主要原则及要点仍不变。

此外，应注意右侧游离壁旁路标测有其特殊性：①右侧房室沟无类似冠状静脉窦样结构，无法放置类似左侧冠状静脉窦电极导管样的标测导管，无参照电极的指示，右侧游离壁隐匿旁路有被漏诊的可能；②右侧旁路纤维可能较宽，部分可能远离瓣环内膜侧，但多与瓣环平面垂直，斜交者少见；③右侧可存在多条旁路（尤其是并 Ebstein 畸形时），这会增加标测及消融难度；此种情况下，试用右冠状动脉标测电极导管或 Halo 多极标测电极导管，可能有助于旁路的定位。总之，术中应注意行规范电生理检查，以免漏诊。

第四节 左侧房室折返性心动过速的导管消融

一、心内膜标测定位

下节会论及间隔部位旁路的导管消融，故本节仅讨论左侧游离壁旁路的导管消融。左侧旁路位于二尖瓣环周缘。成人二尖瓣环周长约 10cm，右前斜位透视时，二尖瓣环平面向上与脊柱成角 45°。通常将左侧游离壁旁路定义为沿二尖瓣环距冠状静脉窦口 1.5cm 以远的旁路。文献报道左侧游离壁旁路占所有旁路的 50% ～ 60%。冠状窦开口于右心房三尖瓣环后下方，绕二尖瓣环走行，可以放置冠状窦电极对左侧旁路部位进行粗略标测定位，多极

（10 极）标测电极间距为 5mm 或 10mm，有助于精细定位旁路。

左侧游离壁旁路可以最早心室激动点、最早逆行心房激动点或记录到旁路电位处为消融靶点。鉴于旁路可与瓣膜交叉呈斜行走行，房室两侧旁路插入位点相距可达 1～2cm，因此心室侧消融应以最早前向心室激动点为消融靶点，心房侧消融应以最早逆行心房激动点为消融靶点，若同时存在旁路电位则更为理想。

左侧显性旁路最早心室激动较 δ 波提前的程度一般没有右侧显性旁路明显。左侧旁路逆传时，旁路部位记录的 VA 通常融合，但是切记 VA 融合部位

不一定邻近旁路。例如，右心室起搏经右侧旁路逆传时，二尖瓣环左侧壁心房和心室激动均晚，并且可接近同时激动，因此左侧壁标测可能表现为 VA 融合，但其实远离旁路部位，因此，追求靶点图融 VA 融合应在确定宏观方向的基础上进行。右心室起搏有时只经房室结逆传，而不经左侧旁路逆传，因此标测之前应选择不同周长起搏，并确定经旁路逆传。

左侧游离壁显性旁路靶点部位应标测窦性心律下的最早心室激动点（EVA）。寻找靶点时应着重分析以下参数：①δ 波到心室波（δ-V）间期；②心房电图振幅；③腔内电图的稳定性；④局部 AV 间期；⑤有无旁路电位；⑥单极电图形态（图 6-7）。

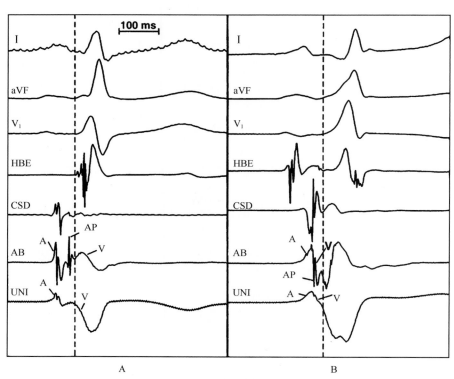

图 6-7　经主动脉逆行法在两例患者左侧游离壁显性旁路记录到的消融靶点

从上至下分别为体表心电图 I、aVF、V₁ 导联，希氏束电极（HBE），冠状静脉窦电极远端（CSD），标测消融电极的双极记录（AB）及其单极记录（UNI）。A. 尽管在标测消融电极上记录到可能的旁路电位，但其他标测参数并不理想，标测消融电极局部 V 波（双极电图）落后于 δ 波 20ms，A/V 比值＞2，A 波振幅 0.97mV；单极电图显示出 A 波和 V 波之间有 25ms 的等电位线，V 波在 δ 波之后 15ms；双极心内电图振幅 A/V 比值＞1 的特点提示标测消融电极在 MA 上方。B. 消融靶点的心内电图各参数均较为理想，双极标测消融电极记录到较明确的旁路电位，V 波比 δ 波提前 15ms，A/V 比值为 0.33，心房波振幅 0.25mV，提示标测消融电极在 MA 下方；单极记录显示 AV 波连续融合，心室激动比 δ 波提前 15ms。A：心房波；AP：旁路电位；V：心室波（引自马长生 .2012. 介入心脏病学 . 第 2 版 . 北京：人民卫生出版社）

δ-V 间期的测量是从 δ 波到靶点所记录的双极电图的波峰或类本位曲折处，在左侧游离壁旁路中，成功靶点通常需要 δ-V 间期 ≤ 0ms，平均是 -10～-2ms。

瓣下消融的成功靶点 A 波多为一低振幅激动波，该图提示导管靠近瓣环，若无该电图，说明导管远离瓣环。通常 A 波振幅＞ 0.4～1mV，或 A/V 比值＞ 0.1。穿间隔途径的标测中 A/V=1 提示导管

在瓣环上，因为该途径中导管一般在瓣环上方。该比值过大或过小意味着导管远离瓣环。

电图稳定性是指 A 波、V 波的振幅或 A/V 比值在 5 ～ 10 个心动周期内变化 < 10%。主动脉途径导管钩挂于 MA 下稳定性较好，穿间隔途径导管稳定性稍差。评价参数有腔内电图振幅是否稳定及导管是否和冠状窦电极同步摆动等，此外局部单极电图对于判断贴靠有一定参考意义，导管和心房肌贴靠紧时局部单极电图 PR 连续抬高。

局部 AV 间期 ≤ 40ms，通常提示消融靶点理想。左侧游离壁旁路的 AV 间期通常长于其他旁路，需强调的是，虽然左侧游离壁显性旁路的靶点有时 AV 波并不融合，但若 V 波较体表 QRS 波群明显提前，仍是良好靶点。

旁路电位也是理想靶点的标志之一。旁路电位通常是高频的孤立电位，位于 AV 波之间，通常较 △ 波起始处提前 10ms 以上，靶点处电位振幅为 0.5 ～ 1mV。由于对旁路电位标测的价值认识不一，

目前在临床工作中仍多以 EVA 处作为首选消融靶点，并未刻意寻找旁路电位，亦能获得成功。除上述标测方法外，局部单极电图在靶点标测中也有重要的辅助作用。

左侧游离壁隐匿性旁路通常需要在心室起搏或顺向型 AVRT 时标逆传，此亦可用于显性旁路的标测。在二尖瓣下标测逆传 EAA 时，理想靶点的参数包括：①导管稳定性；②旁路电位；③连续心电激动；④局部 VA 间期。旁路电位在逆传时可能溶于 V 波中难以辨识。成功消融靶点的 VA 间期通常在 25 ～ 50ms，当 VA 间期极短时，A 波常融入 V 波终末部，甚或"假性消失"。少数情况下旁路传导较慢，局部 VA 间期较长，表现为 VA 不融合，此时仍应以 EAA 处为消融靶点。与标测旁路前传相同，旁路逆传标测时同样不能仅以局部 VA 融合处为靶点，而应强调在心室起搏或心动过速时标测到的最早逆传 A 波，即以 EAA 处为靶点（图 6-8）。

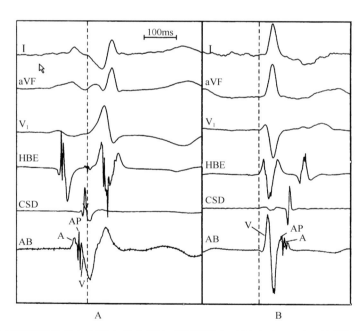

图 6-8 左侧游离壁旁路患者在窦性心律和顺向型折返性心动过速（ORT）时标测到成功消融靶点图

从上至下分别为体表心电图 I、aVF、V₁导联，希氏束电极（HBE），冠状静脉窦电极远端（CSD），以及标测消融电极的双极记录（AB）。A. 窦性心律时，可见预激波形，A 波和 V 波相连续，中间似有旁路电位，局部 AV 间期为 25ms，V 波比 δ 波提前 15ms，A/V 比值为 0.1。B. ORT 时，可见 A 波融合在 V 波终末部，QRS 波起始部（虚线）到局部 A 波的距离为 70ms，局部 VA 间期为 55ms，且可见一较小的旁路电位。A：心房波；AP：旁路电位；V：心室波（引自马长生．2012．介入心脏病学．第 2 版．北京：人民卫生出版社）

左侧心外膜旁路标测特征：二尖瓣环下最早心室激动点 AV 融合不好，二尖瓣环心房侧最早逆行心房激动点处 VA 融合不好，并且经心内膜消融不

能阻断旁路传导。但是仅依靠靶点图 AV 或 VA 融合不好，不能诊断心外膜旁路。

二、消融导管操作

（一）消融导管选择

依据旁路所在部位可以选择不同规格的导管。对左后侧壁旁路，首选 7F 黄或红把的小或中弯消融导管；对左侧壁旁路，首选 7F 红把中弯消融导管；对左前侧壁旁路，消融导管选择与导管在左心室钩挂方式有关，以平行于二尖瓣环方向钩挂时，需要中、大弯消融导管；以垂直于二尖瓣环方向钩挂时，需要小、中弯消融导管。儿童患者左侧旁路首选穿间隔途径，选用 7F 小弯或中弯消融导管。

（二）经主动脉逆行途径

经主动脉逆行途径在二尖瓣环心室侧消融，是左侧旁路消融最常用的途径。操作方法如下。

1. 消融导管至主动脉根部 穿刺右股动脉，注入肝素 3000U，随后导管在动脉系统操作，每隔 1 小时加注肝素 1000U。取右前斜位 30° 透视，也可以右心室心尖部电极达最大伸展为标准确定透视角度。经股动脉送入消融导管，沿降主动脉上行至与主动脉弓交界部，导管顶端略打弯，沿主动脉弓前送，导管头端自然转弯向下至升主动脉，松开头端弯曲，推送至出现阻力，或见头端又自然弯曲，即达主动脉根部，此时可见导管跳动。记下主动脉瓣口位置。

2. 跨越主动脉瓣口 跨瓣前，导管顶端应略有弯度，新导管需稍打弯，导管头端应指向前方，顺时针方向旋转同时前送，即可突然跨越主动脉瓣进入左心室。在推送导管时，若阻力较大，且导管头端弯曲向上越来越长，则不能跨瓣，须回撤销弯再试，切忌粗暴用力推送导管。在回撤同时顺时针方向旋转导管多可使之伸直，必要时需撤至髂总动脉分叉处或完全撤出才能伸直。若导管通过主动脉瓣无突然跨越样运动，或在瓣上水平向前深入，或出现心电图 ST 段压低，或患者感胸闷胸痛，则须警惕导管误入冠状动脉，一经断定应立即回撤导管至升主动脉内。通常导管进入冠状动脉，走行典型，易被发现。另外导管头端进入冠状动脉后阻抗会有升高，可资鉴别。跨过主动脉瓣后，标测消融电极多以较大弯形进入左心室，头端指向左前侧壁（图 6-9 A 所示）。

3. 抵达左心室心尖部 消融电极以大弯跨过主动脉瓣后，在左心室内伸直时有顶破左心室的可能，应边顺时针方向旋转边回撤导管使导管伸直，不宜只顺时针方向旋转，切忌同时推送导管。导管跨瓣进入左心室后，轻轻顺时针方向旋转并回撤，完全松弯打直，顶端指向左心室心尖部，如此可排除误入冠状动脉情况（图 6-9B 所示）。

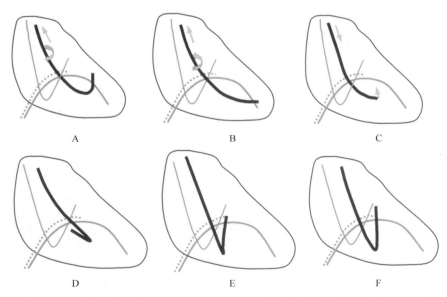

图 6-9 经主动脉逆行途径将标测消融电极钩挂至左心室侧壁二尖瓣环下操作

A. 跨过主动脉瓣后标测消融电极多以大弯形进入左心室，头端指向左前侧壁，然后同时顺钟向旋转和回撤导管可使标测消融导管伸直；B. 标测消融电极头端接近指向心尖方向，在该位置同时逆钟向旋转和回撤导管使之指向预定位置；C. 在该位置同时钩挂和推送导管使之贴靠于二尖瓣环下，如果推送有阻力不可勉强；D. 标测消融电极与冠状静脉窦电极垂直钩挂于二尖瓣环下心室侧；E. 标测与消融电极与冠状静脉窦电极平行贴靠于二尖瓣环下心室侧；F. 标测消融电极呈大弯斜行钩挂于二尖瓣环前侧壁心室侧（引自胡大一，马长生 . 2002. 心律失常射频消融图谱 . 第 2 版 . 北京：人民卫生出版社）

4. 退回左心室流入道 调整消融导管远端位置，使之利于完成钩挂。若导管头端位置太偏向心尖部，则钩挂时头端易顶向左心室壁，不易钩至二尖瓣环下。若位置太偏向心室基底部，则钩挂时导管易弹回主动脉。导管头端最佳位置多在心尖与基底部中点偏基底部侧，但不同患者差别较大，应根据上次钩挂结果，确定下次钩挂时导管远端的位置。缓慢回撤导管至距冠状窦电极导管约2cm处，逆时针方向旋转使导管顶端近趋垂直向下，如见导管随心脏舒缩较大幅度上下跳动，即达左心室流入道。注意控制导管，以防跳出左心室（图6-9 C所示）。

5. 调整消融导管指向准备钩挂部位 取右前斜位30° 透视，投照角度使左心室长轴展开良好，易指引消融导管钩挂到二尖瓣环下。左前斜位45° 透视是重要补充，在对导管走行有疑问时，应进行左前斜位45° 透视，这一角度有助于判断导管贴靠于间隔或游离壁。当消融导管顶端位于左心室侧中间隔希氏束下方时，右前斜位30° 透视下可误认为在左侧游离壁，此处消融可导致三度房室传导阻滞（图6-10）。明确冠状窦标测电极指示的旁路目标位点，准确判定消融导管头端指向，保证使之指向左心室游离壁。

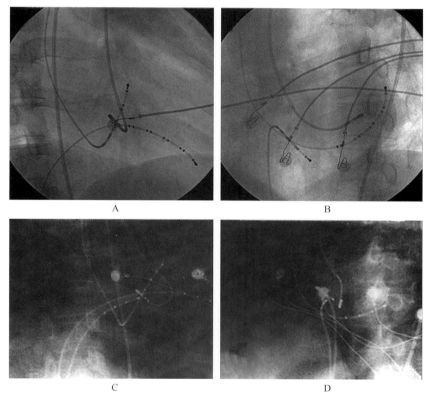

图6-10 左后游离壁与左中间隔的鉴别

A、B. 分别为消融电极位于左后侧壁二尖瓣心房侧时 RAO 30° 及 LAO 45° 的X线影像；C、D. 分别为左中间隔旁路成功消融病例消融电极位于左中间隔时RAO 30° 及 LAO 45° 的X线影像。仅从A图和C图不易肯定消融电极是贴靠在间隔部位或者是游离壁部位，而LAO则可将两者明确区别开。若误将图C所示的消融电极认为位于游离壁，消融时有造成三度房室传导阻滞的危险（引自胡大一，马长生.2002.心律失常射频消融图谱.第2版.北京：人民卫生出版社）

6. 钩挂二尖瓣环 若旁路位点偏左前，应顺时针旋转；若旁路位点偏左后，应逆时针旋转。使导管尖端指向目标位点，缓慢充分打弯，同时向目标位点前送，即可钩挂在瓣下。消融电极头端与冠状窦电极可垂直，可斜交，可平行，但顶端必须指向旁路位点。若导管钩挂满意，消融导管与冠状窦电极呈现同向运动，消融标测电图示小A大V波。否则，

应松弯回撤至左心室流入道，重调方位，再打弯前送。若钩挂部位比预想部位远，下次钩挂方向应比上次更多一点逆时针方向旋转力。若钩挂部位比预想部位近，下次钩挂方向应比上次更多一点顺时针方向旋转力。钩挂时，切忌过度用力推送，尤其是在头端固定时，以免心室穿孔。在推送和弯曲导管过程中，根据导管头端前进的方向可适当保持顺时针或逆时

针方向的"旋转"力，使导管头端朝着预想的部位推进。"旋转"不一定要有位移，只是便于控制方向。

左前侧壁旁路消融时，消融导管远端部分从左后侧壁钩挂至左前侧壁二尖瓣环下，近似平行于冠状窦电极，称为"平行钩挂法"（图6-9E），主要用于左前侧壁旁路。消融导管远端部分直接从左前壁钩挂至左前壁二尖瓣环下，类似垂直于冠状窦电极，称为"垂直钩挂法"（图6-9D）。由于在左前侧壁直接钩挂，需要较小弯度的标测消融导管。这种钩挂方法为左后侧壁旁路常用的钩挂方法，即"十字交叉"法。对于左前侧壁旁路，两种钩挂方法均可到达同一部位，但是，平行钩挂有时不能阻断旁路，而垂直钩挂可以阻断旁路，可能原因是瓣下结构不规则，平行钩挂时远端电极与心内膜贴靠差，而垂直钩挂时贴靠较好。若反复钩挂均告失败皆因旋转不利，方位难调，提示导管可能弯度过大，头端未伸直，可换用小弯度的消融导管尝试；若方位易调但不易钩挂，可换大弯度的消融导管尝试。钩挂动作完成后，双手同时稳定导管，观察局部电图，判断导管顶端位置。小A大V在瓣下，小A小V游离于瓣口，大A小V在瓣上，无A大V在室壁。导管试图钩挂至左前侧壁时，用力推送可能会导致心室穿孔。预防方法是避免导管头端固定后，过度用力推送导管。此外，当大弯消融导管总是顶到左心室侧壁而不易到达瓣下时，需换用小弯标测消融导管。

7. 旋转细标 若肯定导管已钩挂在瓣下、邻近旁路目标位点，但靶点图不理想，则应稳住导管，缓慢地顺时针方向或逆时针方向旋转导管，寻找理想靶点，通过旋转可使导管顶端沿瓣环移动0.5～1.0cm。

8. 逆行二尖瓣上标测（图6-11） 在二尖瓣环心室侧消融不能阻断旁路时可尝试于瓣上心房侧标测。消融导管进入左心室流入道时，使导管尖端指向左后侧壁，充分打弯后无V波时前送，易进左心房抵达瓣上。有时在瓣下调整导管时，无意中也会抵达瓣上。影像学特征是消融导管倒钩弯度较大，顶端与冠状窦电极在同一水平或高出冠状窦电极，并呈左右大幅度摆动。心内电图特征是大A小V波，或大A大V波，或大A波。若抵达瓣上，则在瓣上标测。导管顶端弯度完全松开打直，保持大A大V波。顺时针方向旋转时，导管向左前运动；逆时针方向旋转时，导管向左后运动。待靠近冠状窦目标位点时，缓慢后撤导管。观察到A波大于或等于

V波时，进行细标定位。注意稳定导管以防退出心房。切忌用力推送，以免心脏穿孔，该操作不宜勉强。

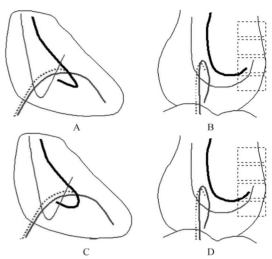

图6-11　标测消融导管经主动脉逆行途径到达二尖瓣环心室侧和心房侧

A、B. 为钩挂在二尖瓣环心室侧的右前斜位和左前斜位；C、D. 为钩挂在二尖瓣环心房侧的右前斜位和左前斜位（引自胡大一，马长生.2002.心律失常射频消融图谱.第2版.北京：人民卫生出版社）

（三）经房间隔途径

经主动脉逆行途径为大多数医生所采用，但因为穿刺股动脉，在动脉及心室内操作，需要跨越主动脉瓣等，可能会导致相应并发症，包括穿刺血管局部并发症、瓣膜损伤反流、动脉栓塞及脑血管意外等，经房间隔途径可以避免经主动脉逆行途径的相关并发症同时可以减少患者卧床时间，但房间隔穿刺可能会增加心脏压塞的风险，这主要取决于术者房间隔穿刺的水平。二尖瓣环（MA）心房侧无肌小梁和腱索样结构，内膜光滑，有利于导管操作，缩短手术时间。对于小儿、老年动脉迂曲、合并主动脉瓣狭窄、跨瓣困难、主动脉瓣置换术后以及旁路位于二尖瓣环左前侧壁或以逆主动脉途径难以到达者应首选经房间隔途径。

对旁路的定位与经主动脉逆行法相似，以冠状窦标测电极粗略标测最早的逆行心房激动点或心室前传激动点，然后将标测与消融电极送到粗标的旁路所在部位进行细标。消融导管在左心房内操作，技巧简单，易于抵达目标位点，无论旁路位于后间隔或左前侧，几乎均可选用大弯消融导管。前送或松弯则导管向左前侧运动，回撤或打弯导管则向左后侧运动，顺时针方向旋转则向左后侧房壁运动，逆时针方向旋转则从左后侧房壁向瓣口运动。标测与消融时，LAO位X线透视可清楚显示电极与冠状

窦口间的距离，RAO 位时标测与消融电极与冠状窦电极平行，有助于判断电极与房室沟的关系，局部心内膜电图 A/V 振幅比值有助于判断电极偏 MA 心房侧或偏心室侧，若 A/V 比值较大则电极偏心房侧，若 A/V 比值较小则电极位于 MA。标测时适当的顺钟向旋转有助于保持标测与消融电极位于 MA 上，若电极进入左下肺静脉则记录的 AV 波幅度极小，LAO 位可见电极顶端在心影之外。旁路的位置在左前侧壁或近左前纤维三角时，常需要根据局部双极心内膜电图确定电极是否位于瓣环上，并需要耐心操作以避免导管进入左心耳或跨过二尖瓣口进入左心室。

常规采用 7F、弯度可控、头端电极长 4mm 的标测消融导管进行标测和消融。RAO 位透视下标测与消融电极靠近 CS 电极，并且和 CS 电极同步摆动是电极位于 MA 上（房室沟）的影像表现，另外，局部双极心内膜电图 A/V 振幅比值＞ 0.5 提示标测与消融电极位于 MA 上。对于隐匿性旁路在 MA 心房侧标测与消融旁路在心房侧的入口，即在顺向型心动过速或心室起搏下进行标测与消融；对于显性旁路则一般于窦性心律下在心房侧标测经显性旁路前传的最早心室激动点，但也可以标测消融旁路的心房侧入口（图 6-12）。消融靶点确认后，消融导管与靶点部位的稳定贴靠是消融成功的关键，导管头端电极局部双极电图上 A/V 振幅及比值的相对恒定和影像上消融导管与冠状窦电极之间随心脏跳动同步运动是导管贴靠稳定的表现。房间隔途径心房内操作时应避免导管从左心耳穿出导致心脏压塞（尤其在二尖瓣环左前侧壁附近标测和消融时），心耳特有的高大梳妆肌电位和影像学特点以及轻柔的导管操作可以避免。

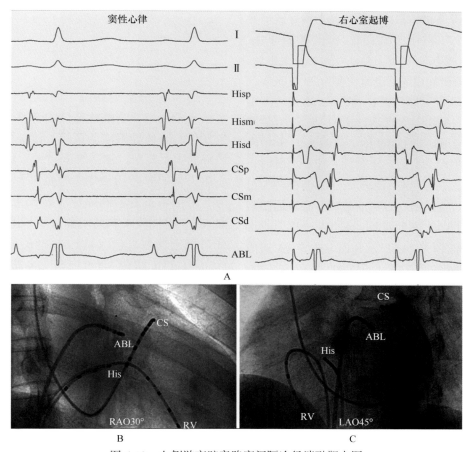

图 6-12　左侧游离壁旁路穿间隔途径消融靶点图

从上至下依次为心动过速时体表心电图 I、II 导联，希氏束电极近、中、远端（Hisp、Hism、Hisd），冠状静脉窦电极近、中、远端（CSp、CSm、CSd），以及标测消融电极（ABL）心内双极记录。A. 窦性心律时靶点图，ABL 经房间隔途径到达 MA 正前方，心内记录呈小 A 大 V（AV 之前的信号为伪差），右心室起搏时 VA 融合，希氏束电极部位心房激动晚，CSd 部位心房激动早，基本符合左前侧壁旁路逆行心房激动顺序。但是该激动顺序有其特殊性，即 Hisd 部位的心房激动时间较 CS 最晚心房激动差别较小，仅 20ms，这种激动顺序主要见于左侧希氏束旁路和 MA 正前方的旁路。B. RAO 30° 透视下消融成功的 X 线影像。C. LAO 45° 透视下消融成功的 X 线影像。MA 正前方的旁路很少见，经主动脉途径不易到位，穿间隔途径是重要的选择（引自马长生. 2012. 介入心脏病学. 第 2 版. 北京：人民卫生出版社）

（四）经冠状静脉窦途径

若经主动脉和经房间隔途径消融均告失败，考虑旁路远离心内膜而邻近心外膜，可以尝试在冠状窦或冠状窦分支进行标测和消融。导管推送须轻柔，以防冠状窦破裂穿孔，目标位点细标，消融时导管头端应指向瓣环心房侧。

三、放电消融

一旦发现理想靶点，即以 100～200mm/s 速度观察记录 5～10 个心动周期，若 A 波、V 波振幅或 A/V 比值的变化＜10%，则说明靶点稳定，可以开始消融。

消融应采用温控导管放电，主动脉逆行途径消融一般设置温度 60℃，功率 20～40W。若放电 5 秒内未阻断旁路传导则需重新标测。一般情况下若导管贴靠稳定并且放电 5 秒内即可阻断旁路者，放电 30 秒即可；若导管贴靠不好，放电时间则应达 60～90 秒甚至更长。房间隔途径时消融时使用射频电流功率为 20～50W，对于放电 10 秒未阻断旁路传导者需要停止放电，并重新标测，若 5 秒内阻断旁路传导则继续放电至 60 秒并巩固放电 1 次或 2 次，每次 60 秒。消融 5～10 秒内出现下列任何一项即为有效：①窦性心律下消融时，体表 δ 波消失；②心房起搏消融时，QRS 波群转为正常；③心室起搏消融或窦性心律消融短暂心室起搏监测时，冠状窦电图 VA 间期延长，或 VA 分离，或希氏束电图逆行 A 波领先，或显示其他方式的 VA 逆传顺序；④顺向型 AVRT 消融时，AVRT 因 VA 逆传中断而终止；⑤逆向型 AVRT 消融时，AVRT 因 AV 顺传中断而终止，且窦性心律 QRS δ 波消失。

温控监测对了解导管与组织贴靠程度有帮助。放电过程中还应连续监测阻抗，间断（必要时持续）透视以监视导管位置有无变化。若阻抗突然变化，要立即停止放电（在自动停止放电之前），以减小焦痂形成的可能。如果焦痂形成，则在透视下轻轻旋转回撤导管，并清除头端电极表面的焦痂。

消融后需行系统电生理检查，其目的是评价消融疗效以及除外合并多旁路和（或）房室结双径路的可能性。旁路合并双径路时，先行旁路消融，再刺激诱发，若异丙肾上腺素激发后不能诱发 AVN-RT，则不必消融房室结慢径。注意有时左心室刺激可揭示右心室刺激所不能揭示的左侧隐匿旁路。旁路消融成功标准包括：①不能诱发 AVRT；②心室刺激呈向心性 VA 文氏传导或 VA 分离；③心房刺激呈向心性 AV 文氏传导。

第五节　间隔部位房室折返性心动过速的射频消融

约 30% 房室旁路位于间隔部位，由于邻近房室结及希氏束，消融此部位的旁路有损伤正常传导束发生心脏传导阻滞的风险，该部位尤其后间隔区域解剖关系复杂，消融难度较大。1993 年全国快速心律失常的非药物治疗专题研讨会将间隔旁路划分为 5 个区域：右前间隔位于希氏束上下 5mm 范围内；右中间隔位于右前间隔以下，冠状静脉窦（CS）开口以上区域，CS 口以 CS 电极最大弯曲顶点为标志；右后间隔位于 CS 口与三尖瓣环最低点之间；左中间隔位于希氏束电极至 CS 开口间区域；左后间隔位于距 CS 窦口 1.5cm 以内区域（图 6-13）。这

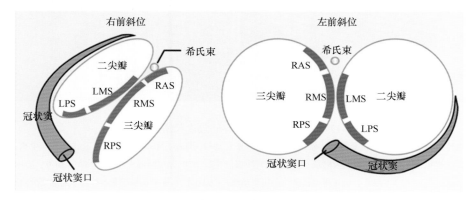

图 6-13　间隔部旁路定位示意图

RAS：右前间隔；RMS：右中间隔；RPS：右后间隔；LMS：左中间隔；LPS：左后间隔（引自马长生 .

种分类是根据旁路相对于希氏束、房室结及冠状窦口位置并结合 X 线影像人为规定的，与实际的解剖定位并不完全一致。本节中，我们根据解剖学上的位置，大致分为前间隔房室旁路、中间隔房室旁路和后间隔房室旁路。这些旁路在体表心电图及电生理特征上表现有相似之处，均称之为"间隔旁路"。

通过体表心电图及心内电生理检查可以对房室旁路进行粗略定位。心内电生理检查能精确定位房室旁路的位置。本节从心内膜标测电位、导管消融操作技巧及放电消融和电生理评价三方面进行阐述。

一、后间隔旁路射频消融

后间隔解剖结构最复杂，旁路与多个结构相关，有时还存在右心房 - 左心室沟，右心房 - 左心室之间的旁路走行于该处。后间隔旁路位于解剖间隔后部，可分为右后间隔旁路和左后间隔旁路。右后间隔旁路位于冠状窦口附近三尖瓣环处，而左后间隔旁路多位于二尖瓣环后部冠状窦口近端（< 1.5cm）的心内膜下，也可见于冠状窦近端或心中静脉附近的心外膜下（见心外膜旁路篇）。

若体表心电图为显性预激，根据体表心电图形态，可大致判断旁路分布在右后间隔、左后间隔及心中静脉或冠状憩室附近。①若 V₁ 导联 δ（−）或（±），QRS 主波群向下（呈 QS 型），胸导联移行在 V₂ 导联（呈 R 或 Rs 波），Ⅱ、Ⅲ、aVF 导联 δ（−）则旁路在右后间隔；②若 V₁ 导联 δ（+）或（±），QRS 波主波向上（呈 R 或 Rs 型），V₂ 导联呈 R 或 Rs 波，Ⅱ、Ⅲ、aVF 导联 δ（−），则旁路多在左后间隔。此外，V₁ 导联 QRS 呈 rsr′ 形态是左后间隔旁路较特异的心电图表现；③若 V₁ 导联 δ（+）或（±），QRS 呈 R、Rs、rSR、rS 型（rS 中 r 波比一般右侧游离壁旁路 rS 波的 r 波宽而高一些），Ⅱ、Ⅲ、aVF 导联 QRS 呈 QS、δ 波宽负向，有可能为心中静脉或冠状窦憩室附近的心外膜旁路。

虽然体表心电图对显性旁路定位有一定帮助，但确切的诊断仍有赖于心内电生理的检查结果，尤其是隐匿性旁路存在时。

（一）心内膜标测定位

1. 右后间隔旁路　在确定存在旁路的心内电生理检查中，若出现以 CSp 领先的心房向心室及心室向心房传导的表现，则可诊断后间隔旁路。为进一步判断，可将冠状窦近端电极置于窦口，若 CSm（coronary sinus midlle）逆行 A 波领先，或 CSp、CSm 和 CSd（coronary sinus distal）的 VA 间期相等或近似但逆行 A 波均领先于希氏束（HBE）A 波，提示左后间隔旁路；若 CSp 逆行 A 波较 CSm 和 CSd A 波领先 20 ~ 30ms，或高位右心房（HRA）逆行 A 波较希氏束（HBE）A 波领先 10 ~ 20ms，提示右后间隔旁路。

对于标测右后间隔旁路，通常采用经股静脉途径沿三尖瓣环后间隔部位标测。而标测左后间隔旁路时，通常采用经主动脉逆行途径在二尖瓣环心室侧左后间隔部位标测。当考虑存在后间隔部位隐匿性旁路时，可通过心室刺激判断其位于左后间隔或右后间隔，如仍不清楚，可经右股静脉途径在冠状窦口进行标测，明确右后间隔隐匿性旁路是否存在。无论哪种途径标测，消融靶点应为标测消融电极在房室环记录到的最早逆行心房激动点、最早前传心室激动点或局部心内膜电图有旁路电位处（图 6-14A，图 6-14B）。

2. 左后间隔旁路　对于 V₁ 导联 δ 波（+）、QRS 主波向上的后间隔旁路，在左后间隔均可消融成功，无须在右后间隔消融。当出现 V₁ 导联呈 R 型、δ 波正向，Ⅱ、Ⅲ、aVF 导联有宽的负向 δ 波时，应怀疑心外膜旁路。

少数左后间隔旁路心电图特征与右后间隔显性旁路类似。当 V₁ 导联 δ 波负向或双向、QRS 呈 QS、V₂ 导联 QRS 主波向上者，右后间隔消融失败，应考虑左后间隔旁路可能，可经主动脉逆行途径在左后间隔消融以阻断旁路。

下列线索需考虑在左后间隔消融：①右后间隔消融无效（前提条件）；② V₁ 导联 QRS 波不宽；③三尖瓣环右后间隔部位的前向心室或逆向心房激动不早于冠状静脉窦口内的记录；④经主动脉逆行途径在左后间隔记录到最早前向心室激动点或最早前向心房激动点。

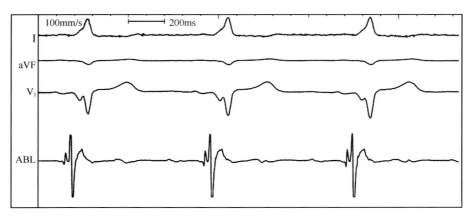

图 6-14A　右后间隔显性旁路不典型靶点图

自上至下依次为体表 I、aVF 及 V₁ 导联和消融电极记录的双极心内电图（ABL）。可见靶点类似呈小 A 大 V 形态，且 AV 融合不好。但根据在该点消融成功后记录，判断该靶点图 AV 融合好，且 V 波起始处与 A 波重叠融合，V 波较 δ 波提前 40ms（引自胡大一，马长生 .2002. 射频消融图谱 . 第 2 版 . 北京：人民卫生出版社）

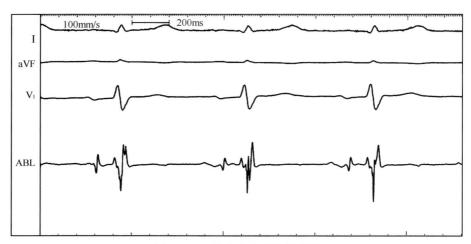

图 6-14B　消融成功后的靶点图

自上至下依次为体表 I、aVF 和 V₁ 导联，可见图 B 靶点在阻断旁路后 AV 完全分开，呈小 A 大 V 形态，A 波形态与图 B 处所记录的 A′ 波不同，说明图 B 中的 A 波与 V 波重叠融合（引自胡大一，马长生 .2002. 射频消融图谱 . 第 2 版 . 北京：人民卫生出版社）

左后间隔隐匿性旁路逆行心房激动顺序有明显特征，经左后间隔旁路逆传时，冠状静脉窦近、中、远段记录的心房激动时间差别不大，而右心室侧希氏束旁记录的逆行心房激动落后明显。左后间隔旁路消融点多局限于左后间隔较小的范围内，该处消融靶点图特点为小 A 大 V，但 A 波振幅通常极小（图 6-15）。

（二）消融导管操作

1. 经股静脉途径

（1）右后间隔旁路消融：右后间隔旁路消融首选 8F 加硬中弯消融导管。取左前斜位 45°，经右股静脉送入消融导管，在三尖瓣环右后间隔部位、冠状窦口及其附近区域进行标测与消融。

（2）冠状静脉窦口消融：当在右后间隔消融旁路失败且冠状静脉窦口内标测的靶点图更好时，可考虑在冠状静脉窦口内消融旁路。取左前斜 45°，经右股静脉送入 7F 中弯消融导管，轻轻推进至冠状窦口内 2～3cm，缓慢回撤，直至记录到 AV 融合波，V 波较体表心电图明显提前；或心室刺激下 VA 融合，A 波较 CS 及右心房电极明显领先。消融点位置一般在冠状静脉窦口内 0～1cm，靶点图可为大 A 大 V 或大 A 小 V 或小 A 大 V（心中静脉内），当有效消融点非常靠近冠状静脉窦口时，消融时必须注意控制导管，以避免导管进入冠状窦内或滑落至心房。

2. 经主动脉逆行途径

消融左后间隔旁路时，首选主动脉逆行途径。首选 7F 黄把小弯消融导管，次选 7F 红把小弯消融导管。若旋转易而贴靠难，

尚可试用 7F 蓝把中弯消融导管。导管操作体位：取右前斜 30°或左前斜 45°，消融特点：经主动

脉逆行途径较易到位，选择小弯标测消融导管易以小弧形直接顶至左后间隔局限空间。

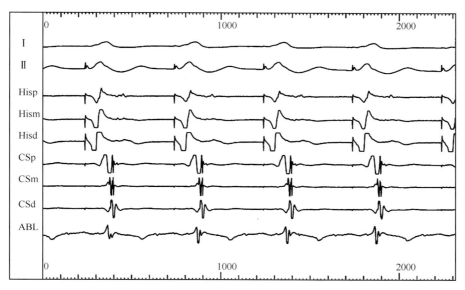

图 6-15　左后间隔靶点图

500ms 周长心室起搏时希氏束部位逆行心房激动明显晚于冠状静脉窦记录，而冠状静脉窦近中远记录的逆行心房激动顺序差别不大（几乎同时），这是左后间隔旁路逆行心房激动顺序特征。ABL 记录的 VA 完全融合，A 波提前量不易测量，因 A 完全融合到 V 波内。纸速 100mm/s（引自胡大一、马长生 .2002. 射频消融图谱 . 第 2 版 . 北京：人民卫生出版社）

3. 其他消融途径　部分左后间隔旁路主动脉逆行途径消融失败后可考虑经穿间隔途径。

（三）放电消融及电生理评价

右后间隔消融放电消融功率为 10 ～ 30W。经冠状静脉窦途径消融，试消融功率≤ 10W，成功后以≤ 25W 的功率巩固 60 ～ 90 秒。冠状窦造影检查冠状窦有无破裂。经主动脉逆行途径消融，消融功率在 15W 左右。消融终点为旁路前传和逆传完全阻断。

二、前间隔和中间隔旁路射频消融

前间隔旁路通常位于最大希氏束电位记录部位上方或下方 5mm 之内，因在该范围多能同时记录到希氏束电位，故前间隔旁路又被称为希氏束旁路（见图 6-13）。Jackman 等认为能同时记录到旁路电位和希氏束电位处的旁路即为前间隔旁路。右前间隔旁路与主动脉根部紧邻，临床上有部分右前间隔旁路在主动脉无冠状窦内可消融成功。中间隔旁路指位于希氏束与冠状窦口上缘之间的旁路，包括左中间隔旁路和右中间隔旁路。右中间隔旁路位于

三尖瓣环间隔部，左中间隔旁路位于二尖瓣环间隔部，中间隔旁路同样邻近希氏束和房室结。

显性旁路时体表心电图形态有一定定位作用。若心电图Ⅰ、Ⅱ、Ⅲ、aVL 和 aVF 导联 δ 波（+），为前间隔旁路特征，前间隔旁路又被称为希氏束旁旁路，绝大多数希氏束旁旁路位于右前间隔。若Ⅰ、Ⅱ、aVL 和 V_2 ～ V_6 导联 δ 波（+），Ⅲ和 aVF 导联 δ 波（-），aVR 和 V1 导联 δ 波（±），则旁路靠近冠状窦口。若Ⅰ、Ⅱ、aVL 导联 δ 波（+），Ⅲ和 aVF 导联 δ 波（±），则旁路靠近房室结，房室结旁路也称为中间隔旁路。但体表心电图不能区分左、右中间隔旁路。

前间隔和中间隔旁路标测的特殊性在于心房逆行激动顺序呈向心性或接近向心性，可与正常室房传导途径混淆，增加诊断和确定靶点的难度，同时因为旁路邻近正常传导束，因此消融过程中易导致房室传导阻滞并发症。

（一）心内膜标测定位

1. 右前间隔和中间隔旁路

前间隔旁路标测定位：心内电生理检查若明确诊断旁路，且顺传和（或）逆传均以 HBE 领先，

或导管在前间隔区能同时记录到旁路电位和希氏束电位，则可明确诊断为前间隔旁路（图 6-16）。消融房侧室侧均可，但室侧消融可能损伤右束支。理想靶点为小 A 大 V 波，也可大 A 大 V，但 V、A 波必须融合及或有旁路电位处，但消融标测电图 H 波应小于等于最大 H 波的 1/2，且 H 波越小越好。

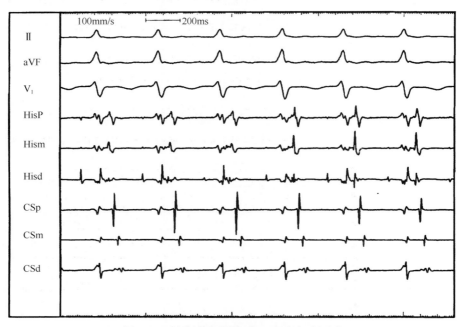

图 6-16　右侧前间隔旁路心动过速时标测

心动过速发作时心内电图，自上而下依次为体表心电图 Ⅱ、aVF、V₁导联、希氏束近（Hisp）、中（Hism）、远（Hisd）和冠状静脉窦近（CSp）、中（CSm）、远（CSd）心内双极记录。可见心动过速发作时希氏束 VA 融合，说明旁路靠近希氏束（引自胡大一，马长生 .2002. 射频消融图谱 . 第 2 版 . 北京：人民卫生出版社）

2. 中间隔旁路标测定位　如心内电生理检查能诊断旁路，且顺传和（或）逆传以 CSp 和 HBE 记录电位同时领先或两者相差甚微，或在中间隔区记录到旁路电位，则可明确诊断中间隔旁路（图 6-17）。右中间隔旁路消融时靶点宜尽量靠近心室侧，即 A 尽可能小些，V 尽可能大些，这样可减少损伤房室结的风险。

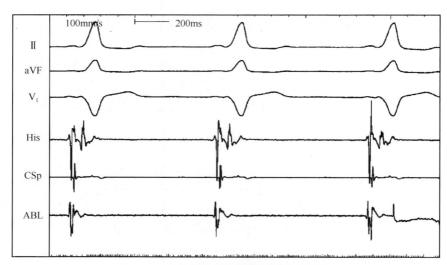

图 6-17　右前间隔显性旁路窦律标测靶点

向上而下依次为体表心电图 Ⅱ、aVF、V₁导联和希氏束部位（His）、冠状静脉窦口（CSp）及标测消融电极（ABL）心内记录。标测消融电极（ABL）在希氏束旁记录呈大 A 大 V、AV 完全融合，AV 之间似有旁路电位，V 较 δ 波提前 40ms，为最早心室激动。该图为典型理想靶点图（引自胡大一，马长生 .2002. 射频消融图谱 . 第 2 版 . 北京：人民卫生出版社）

采用心室起搏标测前间隔和中间隔旁路时，需除外经正常途径的室房传导。可通过下列方法确定旁路逆行激动心房：①旁路参与心动过速发作时，标测靶点的可靠性最高，可排除正常途径传导的影响。因为心动过速时正常传导途径的激动方向与旁路相反。在顺向性心动过速中，旁路逆传，正常途径前传；同时对于希氏束旁路，希氏束电位独立于VA融合波之前（图6-18），易判断希氏束电位振幅，以及估计最早心房逆行激动点距最大希氏束电位记录部位距离；②另外右心室前基底部刺激可排除希氏束逆传影响，局部心内记录呈 S-VA-H 关系，即希氏束激动在逆行心房激动之后，可确定旁路造成逆行心房激动，同时右心室前基底部刺激也可对该部位旁路进行定性诊断；③对显性旁路可在窦性心律下标测最早心室激动点。在窦性心律时，邻近希氏束的显性旁路，因旁路传导速度明显快于房室结传导，因此，在希氏束部位记录的心内电图呈 A-V-H 关系，希氏束电位（H波）位于V波起始之后，可资鉴别。

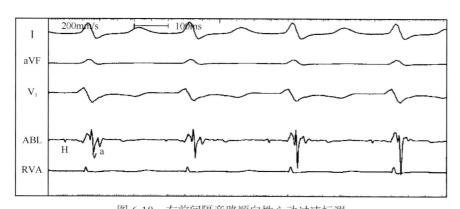

图6-18 右前间隔旁路顺向性心动过速标测

心动过速时，希氏束电位独立于 VA 融合波之前，ABL 导联标测到心房波最前处，VA 波融合，

希氏束电位明显（引自胡大一，马长生.2002.射频消融图谱.第2版.北京：人民卫生出版社）

3. 左前间隔和中间隔旁路 大多数学者认为左前间隔区域无旁路分布。左中间隔旁路亦少见，且因常规标测时该区域无记录导管放置，易被漏诊，因而造成左侧旁路消融失败。当标测提示左侧旁路，但是标测不到理想靶点时（包括心外膜部位标测），同时消融不成功时，应考虑左中间隔旁路可能，尤其标测发现右侧希氏束旁、左后间隔（冠状静脉窦口）、左前壁逆行心房激动时间差别小时强烈提示左中间隔旁路可能，因为除左中间隔旁路外，其他部位旁路逆传时右侧希氏束旁和冠状静脉窦部位的心房激动时间差别大。根据以下两点可确诊左中间隔旁路：①左中间隔部位逆行心房激动最早，但是与右侧希氏束旁、冠状静脉窦口及左前壁逆行心房激动时间差别小；②在左中间隔区域操作导管时，旁路可被机械刺激反复一过性阻断。应该注意的是在间隔左侧消融较间隔右侧更易阻断希氏束。

（二）消融导管操作

希氏束旁旁路易被机械损伤导致一过性传导阻滞，操作导管时，应严密监测 QRS 形态及心内激动顺序的变化，以便及时发现机械刺激阻断旁路传导的部位，便于尽快标测到消融靶点。当机械损伤阻断旁路传导且5分钟以上仍不恢复传导时，可在窦性心律下，于机械损伤阻断旁路传导部位消融，但仅限于经验丰富术者，但没有把握者最好等到恢复传导后进一步标测消融。

1. 前间隔旁路 右前间隔旁路消融主要经股静脉途径。首选 8F 中弯加硬消融导管，次选 7F 中弯消融导管，取左前斜位45°，建议采用长鞘管加 7F 中弯消融导管，以便支撑消融导管，增强稳定性。消融部位在希氏束附近三尖瓣环心房侧，先以消融导管标测到最大希氏束电位（H波）处，随后在邻近部位细标，导管操作尽量轻柔，以防机械性一过性阻断旁路，延长操作时间。也可将导管送入右心室流入道再回撤至最大希氏束电位附近，细标定位，室侧消融。一般而言标测靶点时稍偏心室侧消融，同时采用长鞘支撑消融导管，有助于降低损伤正常传导束的风险。

对于前间隔旁路，需强调的是应避免在心室起搏下放电。这是因为放电过程中若阻断了房室结或希氏束，而未阻断旁路，室房传导顺序及时间不会发生改变，因此易造成不可逆性房室传导阻滞；另一方面，起搏放电时阻断旁路传导后一般多表现为室房分离，而继续巩固放电过程中若阻断希氏束和房室结亦表现为室房分离，不易及时发现损伤正常房室传导途径。

2. 中间隔旁路 首选 8F 中弯加硬消融导管，次选 7F 中弯消融导管，取左前斜 45°或右前斜 30°，7F 消融导管沿三尖瓣环在希氏束电极与冠状窦口之间细标。腔内电图示小 A 大 V 波，且 AV 融合及或有旁路电位处为理想靶点。为能及时发现三度 AV 阻滞，当靶点靠近希氏束时，应避免心室起搏下放电消融。在窦律下消融时，若突然出现 QRS 波群增宽，提示房室结前传受损，心房激动经旁路前传增加，应立即停止放电消融。在 AVRT 时消融，若 AVRT 终止，则立即停止消融，证实无三度 AV 阻滞，再巩固消融。若经股静脉消融失败，可选主动脉逆行消融。首选 7F 黄把小弯消融导管，次选 7F 红把小弯消融导管。取右前斜位 30°，消融导管到达左室心尖部后，应顺时针方向旋转并回撤指向间隔，消融部位在希氏束电极与冠状窦电极之间二尖瓣环心室侧间隔部，若逆行进入心房则在二尖瓣环心房侧间隔部标测。消融前必须经左前斜位证实导管位点，靶点图 H 波应小于等于最大 H 波的 1/2，且 H 波越小越好。其他同左侧旁路消融。

（三）放电消融与电生理评价

在对显性希氏束旁旁路和中间隔旁路消融前，应先明确正常房室传导途径的功能状态，尤其是在既往有过消融失败病史的患者中。下列证据提示存在正常传导途径：①窄 QRS 波群心动过速；② QRS 波群形态表现为不完全预激，在心房 S_1S_2 刺激时，QRS 波群宽度进行性增加或 AH 间期进行性延长；③心房 S_1S_2 刺激负扫描至旁路不应期时，出现窄 QRS 波群；④记录到前向性希氏束激动。前间隔旁路脆弱，因此导管操作时应格外轻柔。当出现机械阻断旁路时，应立即停止消融，待其恢复后再行标测消融。若不恢复，可尝试在机械阻断旁路处进行消融。对于前间隔旁路，应提高靶点准确性，5 秒内旁路未阻断应重新选择靶点，防止过长时间消融损伤正常传导途径。在希氏束旁旁路和中间隔旁路消融时，应在 X 线连续透视下进行放电，确保消融电极位置稳定，无移位。切记前间隔和中间隔旁路消融的关键之处是预防完全性房室传导阻滞。

1. 心动过速时放电 消融希氏束旁旁路和中间隔旁路应首选心动过速时放电，因为无论阻断旁路或是损伤正常传导通路，均表现为心动过速终止，术者应立即判断心动过速终止的原因。若为旁路逆传，心动过速因 VA 阻滞而终止，则明确为旁路被阻断，可在窦性心律下继续巩固放电。若心动过速因 AV 阻滞而终止，则提示正常传导途径受损，应重新选择靶点。但当放电过程中心动过速中止时，易出现导管移位。

2. 窦性心律时放电 窦性心律下放电主要适用于右前间隔和中间隔显性旁路。通常以局部双极心内膜电图呈 A ＜ V，能记录到明确旁路电位和振幅尽可能小的希氏束电位及局部 V 波最提前处为消融靶点。窦性心律时，前间隔部位记录的希氏束电位若位于 V 波终末部或位于 V 波结束之后，则明确可见；若与 V 波融合则不易分辨其存在及振幅。确定消融靶点后，可行低功率试消融，试消融功率在 10～15W，时间为 10 秒，在有效靶点巩固消融时间 30～60 秒，巩固消融可每次递增功率 5～10W，直至 20～35W，消融过程中应连续透视保持导管稳定性。窦性心律下放电可能出现四种结果：①若 QRS 波群形态无变化，则消融无效，需重新选择靶点；②若 QRS 波群变宽，应立即停止放电，验证正常房室传导功能，若无损伤或传导恢复，重新标测选择新靶点；③若 δ 波消失且维持窦性心律，提示旁路阻断，应在心电监测下巩固放电；④若 δ 波消失且出现交界性心律，可能阻断旁路或房室结，应立即停止放电，判断损伤部位。隐匿性旁路也可在窦性心律下放电，但是短时放电后，应行心室起搏以验证旁路是否阻断。若旁路阻断，则在窦性心律下巩固放电；若旁路未被阻断，则重新选择靶点。

3. 心室起搏下放电 对于明确为希氏束旁旁路和中间隔旁路者，应避免在心室起搏下消融，因为放电过程中若阻断了房室结或希氏束，而未阻断旁路，室房传导顺序及时间不会发生改变，因此易造成不可逆性房室传导阻滞；另外，起搏放电时阻断旁路传导后一般多表现为室房分离，而继续巩固放电过程中若阻断希氏束和房室结亦表现为室房分离，不易及时发现损伤正常房室传导途径。若在心室起搏时标测，放电时应停止起搏，在窦性心律下放电 5～10 秒，然后起搏心室观察是否阻断旁路，若阻断了旁路传导，应停止起搏，继续在原部位放电 60～90 秒，即对该部位隐匿性旁路应采用心室起搏标测、窦性心律放电的方法。

4. 消融后电生理评价　间隔旁路消融后，需非常仔细地进行电生理评价，评价消融效果及正常房室传导。若消融前后，VA 逆传顺序相同，还应进一步验证消融效果。

（1）心室 S_1S_1 分级递增：若最短 1∶1 VA 逆传周期与消融前相同且无 VA 递减传导，则旁路可能未阻断。

（2）心室 S_1S_2 程控：分别采用多个 S_1S_1 周长，如 600ms、500ms 和 400ms 做基础刺激，S_1S_2 以步长 10ms 负扫描，若见 VA 递减传导，则旁路逆传已断。若 VH 间期延长时，VA 间期仍保持不变，或 VA 间期突然延长伴心房激动顺序变化，则旁路可能仍存。

（3）ATP 试验：以 1∶1 VA 逆传的 S_1S_1 周期（常选 400～500ms）持续心室起搏，静脉弹丸式给药 ATP 20mg，若 VA 逆传持续存在，则旁路仍存；若呈 VA 分离则旁路已阻断。

第六节　特殊部位房室折返性心动过速的导管消融

临床上存在部分特殊类型的房室旁路，如对其缺乏认识，可导致误诊或漏诊。本节主要介绍 Mahaim 纤维旁路、慢旁路、心外膜旁路，以及多旁路的电生理特性、诊断以及导管消融治疗。

一、Mahaim 纤维消融

传统上 Mahaim 纤维包括三种特殊的房室旁路：连接房室结与心室肌的结室纤维、连接房室结与束支的结束纤维以及连接束支与心室肌之间的束室纤维。现已清楚，绝大部分被推测为结室纤维或结束纤维的 Mahaim 纤维实际上是位于三尖瓣环游离壁的一种特殊房室旁路，这些旁路仅具前传功能，且与房室结类似有递减传导特性，其起点绝大多数位于近三尖瓣环游离壁的右心房，而终点既可位于远离三尖瓣环的右束支远端（房束纤维），亦可位于邻近三尖瓣环的右心室基底部心肌（短房室纤维）。故而 Mahaim 纤维除了包括过去的结束纤维、结室纤维、束室纤维外，还包括短房室纤维和房束纤维等共五种特殊的房室旁路。目前，在解剖学上将具有 Mahaim 纤维心电图表现的附加旁路分为房束纤维、具有递减传导特性的房室纤维、结室纤维（也有学者称为结束纤维）和束室纤维（图 6-19）。其中房束纤维所致的心动过速占 Mahaim 纤维的绝大多数，具有缓慢传导特点的短房室旁路次之。临床表现为突发突止的宽 QRS 波群心动过速，可经导管射频消融根治。以下以房束纤维为例介绍 Mahaim 纤维的电生理特征、诊断和消融。

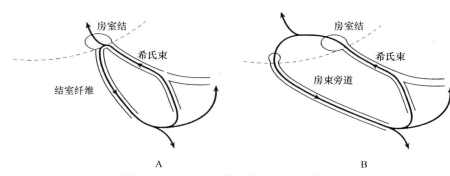

图 6-19　Mahaim 纤维介导心动过速模式图

A 图是结室纤维；B 图为房束纤维（引自胡大一，马长生.2002.射频消融图谱.第 2 版.北京：人民卫生出版社）

（一）Mahaim 纤维的电生理特征

房束纤维构成的旁路心房插入部位位于右心房游离壁，经三尖瓣环和右室心内膜走行，终止于右心室心尖部右束支远端和（或）其周围的心室肌，

病理学研究证实，这些旁路的组织学结构与正常的房室交界区相似，是由一个房室结样的结构引导着条状的类似希氏束样结构的旁路，有递减前传功能，无逆传功能，最早心室激动在右心室心尖部。通过

房束纤维前传，房室结或另外一条旁路逆传形成心动过速。心动过速心电图特征：逆向性 AVRT，QRS 波群为左束支阻滞图形、电轴左偏，胸前导联 QRS 移行慢。快速心房起搏或心动过速发作时，V-H 间期短而固定，同时伴有恒定程度的预激，同时右束支电位明显在希氏束电位之前，说明希氏束是逆向激动（图 6-20）。心动过速的折返环包括前向传导的房束（室）纤维和逆向传导的希氏束和房室结及心房组织。房束纤维参与形成心动过速时具有以下特点：①因心房和心室均是折返环的必需组成部分，故心动过速时不可能存在房室分离；②心动过速时在房室结不应期给予心房 S₂ 刺激能使心室提前激动（提示除房室结外，心房和心室之间还存在其他连接通路），且随后逆传的心房激动顺序不变；③心动过速时心房内快速刺激能拖带心动过速；④心动过速时在左心房行期前刺激通常不能使心室提前激动，而同样间期的右心房期前刺激却可使心房提前激动，从而证明右心房更接近旁路的心房插入点。

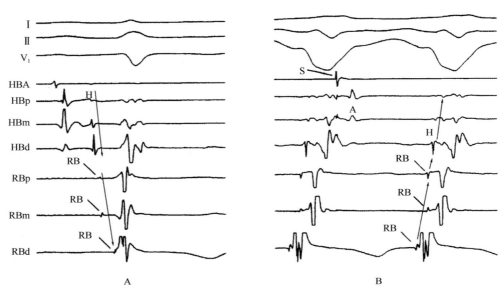

图 6-20　房束纤维患者窦性心律和心房起搏时右束支的激动

从上至下依次为体表心电图Ⅰ、Ⅱ、V₁导联，高位右心房（HBA）电极，希氏束近、中、远段（HBp、HBm、HBd）电极，右束支近、中、远段（RBp、RBm、RBd）电极的腔内记录。A. 窦性心律，心电图无明显预激，希氏束和右束支均为由近段向远段的前向激动（箭头所示）；B. 高右心房快速起搏心律，可见 QRS 时限变宽，希氏束和右束支均为由远段向近段的逆向激动，其中右束支远端（右心室心尖部）激动最早，希氏束近端激动最晚。

RB：右束支电位；S：刺激信号（引自马长生.2012.介入心脏病学.第 2 版.北京：人民卫生出版社）

（二）Mahaim 房束旁路诊断标准

诊断标准：①心房起搏或 AVRT 时，最早顺传心室激动点在右心室侧；②旁路顺向递减传导；③最大预激时，希氏束逆向激动；④ AVRT 时，晚发 AS2 早搏刺激使 HBE 的 V 波提前，但 HBE 的 A 波不提前；⑤若 VA 阻滞时室上速仍存，可排除房束旁路，提示结室或结束旁路。5 项均符合方可诊断。

（三）标测消融

沿三尖瓣环标测和消融：由于 Mahaim 纤维无逆传功能，不能精确判断其在心房的入口，因而不能在三尖瓣环心房侧消融。Mahaim 纤维的标测消融主要在三尖瓣环上进行。心房起搏点离 Mahaim 纤维在心房的入口越近，刺激信号至 δ 波的间期（S-δ）越短，在最短 S-δ 间期刺激点附近的三尖瓣环标测有利于较快标测到 Mahaim 电位。该电位通常为单一形态，时限较短的高频信号，与心房电位和心室电位之间均有长的等电位线，从三尖瓣环到右心室游离壁的心尖部均可记录到（图 6-21）。目前，大多数中心以在三尖瓣环上记录到的 Mahaim 电位或导管机械刺激造成 Mahaim 电位阻滞的部位为消融靶点。应在心房起搏显示预激时放电，阻断后 QRS 形态变化明显，易评价消融效果，此外近年来有研究认为在消融 Mahaim 电位时出现加速的自主性心动过速可作为消融成功的一个指标，且敏感性高。

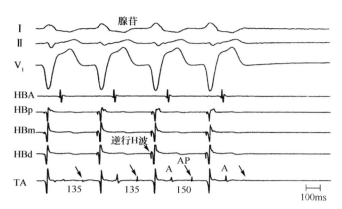

图 6-21　Mahaim 电位及其对腺苷的反应

由上至下依次为体表心电图 I 、II 、V$_1$ 导联及高位右心房（HBA），希氏束近、中、远段（HBp、HBm、HBd）及三尖瓣环（TA）的心腔内记录。该图显示在房束纤维介导的心动过速发作过程中，可在 TA 的游离壁部位记录到高频的 Mahaim 电位（AP），在静脉注射腺苷（adenosine）12mg 后，心房电位（A）和 AP 之间的间期由 135ms 延长至 150ms，继而随之在两者之间发生传导阻滞（引自马长生 .2012. 介入心脏病学 . 第 2 版 . 北京：人民卫生出版社）

二、慢传导旁路消融

慢传导旁路是一类具有慢传导特性的隐匿性旁路，后间隔区域慢旁路参与持续性交界区反复性心动过速（persistent junction reentry tachycardial，PJRT），PJRT 是一种少见心律失常，大多数幼年起病，心动过速持续发作，药物治疗效果不佳，日久可出现心动过速性心肌病，导致心力衰竭。其发生机制由房室结前传，后间隔区域慢旁路逆传，构成房室折返。慢旁路只能缓慢逆传，不能顺传。射频消融是治疗 PJRT 的强适应证，治愈后心脏形态和功能可明显改善甚至恢复正常。

其他部位的慢传导旁路可分布于瓣环任何位置，旁路电生理特性与 PJRT 的慢传导旁路类似，不仅传导速度慢，而且有递减特性，心动过速发作特点与 PJRT 相似，但是 P 波形态不同。

（一）慢传导旁路的诊断标准

慢传导旁路的诊断标准：①心室刺激 VA 呈递减传导；②室上速时，VA > AV；③室上速时，心室 RS$_2$ 刺激在希氏束前传有效不应期，能提前逆传激动心房，且心房激动顺序同室上速，或虽不能逆传心房但能终止室上速。以上三项均符合者可定性诊断慢传导旁路。若①、②两项符合，但在右心室

心尖部刺激不能证实第③项时，可取最早逆传心房激动点对应的心室侧近瓣环处进行刺激判定。定位诊断原则同一般旁路。

间隔慢传导旁路需通过详细的电生理检查鉴别诊断，需要鉴别诊断的心动过速有快慢型 AVNRT 和间隔部位的房速。

（二）标测消融

一旦诊断慢传导旁路，即为消融治疗适应证。一般主张在心动过速时标测消融，也可在心室起搏下标测。以最早逆传心房激动点为消融靶点，理想靶点不是 V、A 波融合，而是 V、A 波最近（图 6-22）。绝大部分后间隔慢传导旁路可在右侧消融成功。若体表心电图 I 导联 P 波正向，则强烈提示右侧消融易于成功。若 I 导联 P 波负向，则左右侧均可尝试。若最早逆传心房激动点距冠状窦口 ≥ 1cm，则左侧消融易于成功。试消融功率为 15 ～ 40W，时间为 10 ～ 15 秒，有效指征是心动过速终止或 VA 逆传顺序改变。在有效靶点适当递增功率巩固消融 60 ～ 120 秒。若出现交界性心律或阻抗升高，则立即停止消融。

消融成功标准：①观察 30 分钟，无自发心动过速；② 30 分钟后，心房、心室 S$_1$S$_2$ 程序刺激不能诱发心动过速；③心房逆传顺序改变，以 HBE 领先；④原为阵发性慢传导旁路者，在异丙肾上腺素激发时，程序刺激不能诱发心动过速。

三、多旁路消融

多旁路指存在两条或两条以上的附加房室传导通道，有学者认为多旁路应定义为相距 2cm 以上的旁路 2 条以上。2cm 是人为规定的，只因为相距小于 2cm 的两条旁路，在消融术中不易确定是 1 条还是 2 条，事实上两条旁路之间任何距离都是有可能的。多旁路在旁路患者中的发病率缺乏准确统计，多旁路时各旁路传导速度及不应期不同，旁路与旁路之间、旁路与正常传导系统之间可以组合成不同的折返环路，电生理现象较为复杂。存在多旁路的患者，出现危险性心律失常的概率较高，更应及早处理，发现和正确诊断多旁路是决定导管消融是否成功的关键因素。

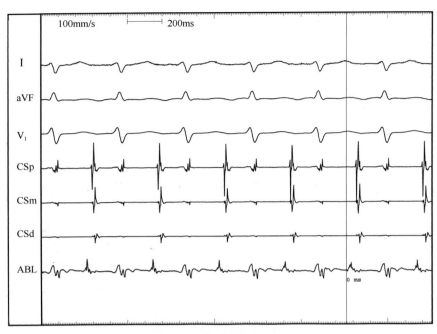

图 6-22　PJRT 慢旁路消融靶点

心动过速时在右后间隔三尖瓣环 5：30 心房侧标测到最早的逆行 A 波，VA 距离较远，以此处作为消融靶点进行消融（引自胡大一，马长生 .2002.
射频消融图谱 . 第 2 版 . 北京：人民卫生出版社）

　　下列线索提示多旁路的存在：预激 δ 波及 QRS 形态多变；按常规定位原则不能解释的预激综合征；心室率极快的旁路前传性心动过速；旁路前传的宽 QRS 心动过速和旁路逆传的窄 QRS 交替发生；心动过速频率、RP 间期及逆行 P 波形态多变；逆向型 AVRT 中 50% ～ 75% 存在多旁路，由后间隔旁路前传的逆向型 AVRT，100% 有多旁路；无房室结双径路的患者，逆向型 AVRT 的 RR 间期＜顺向型 AVRT 的 RR 间期。

　　电生理检查中，若有下列线索，则提示多旁路的存在：左、右心房分别刺激时，前传 δ 波不同，且顺向心室激动顺序不同；心室刺激或顺向型 AVRT 时，有多种逆 P 形态及 VA 间期，呈多种逆向心房激动顺序；心室 S_2 刺激产生的逆 A，与其诱发的 AVRT 的逆 A 激动顺序不同；旁路同侧束支阻滞时，对侧心房激动不延迟，左、右旁路可能构成大折返。顺向型 AVRT 发作中，出现符合旁路前传的室性融合波，顺向心室激动顺序发生变化，VA 间期不等；旁路前传的顺向心室激动顺序与旁路逆传的逆向心房激动顺序不符。

　　与单一旁路相比，多旁路的存在会增加标测

难度和消融难度，掌握多旁路消融的技术操作要点，有助于彻底干净地消除旁路。对于显性多旁路患者，应当逐条消融旁路直至体表心电图正常化，然后行心室刺激标测旁路逆传，在心室刺激和心动过速时消融并存的隐匿性旁路（图 6-23A、图 6-23B）。由于体表心电图的改变有时是多条旁路同时前传的结果，故只要标测到良好靶点图即可放电，不要受术前依据 ECG 对旁路部位判断的影响。一条旁路阻断后应常规重复电生理检查，行心房和心室的 S_1S_1 分级递增刺激，以判断消融结果和发现并存的其他旁路。当两条旁路邻近时，在较大范围内激动顺序差别较小，此时不易标测到最早前向心室激动点（EVA）或最早逆行心房激动点（EAA），而且放电阻断其中一条后，心内激动顺序变化较小，不易发现，致使有效靶点放电时间不够，停止放电后恢复传导，使操作时间和放电次数增加。因此，在这种情况下进行消融时，应严密监测靶点处激动顺序的变化（AV 分开），在可能阻断旁路部位，给予足够时间的巩固放电，首先彻底阻断一条旁路，以降低另一条旁路标测和消融的难度。

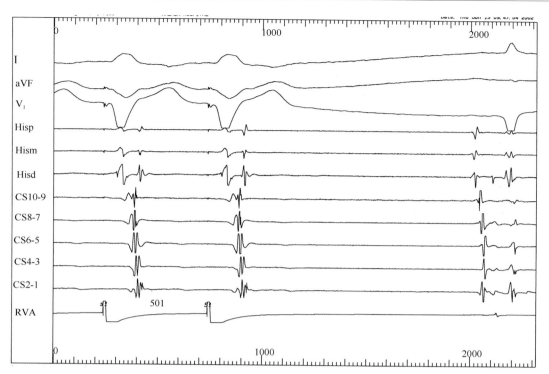

图 6-23A 左侧双隐匿性旁路心室 500ms 周长刺激记录

自上至下依次为体表 I、aVF、V₁ 导联和希氏束近端（Hisp）、中部（Hism）、远端（Hisd）及冠状静脉窦自近至远（CS10-9-CS2-1）的双极心内记录。第 1、2 跳为 500ms 周长心室起搏，可见左后间隔部位（CS10-9）逆行心房激动最早，符合左后间隔部位逆行心房激动顺序，第 3 跳为窦性记录。纸速为 100mm/s（引自胡大一，马长生.2002.射频消融图谱.第 2 版.北京：人民卫生出版社）

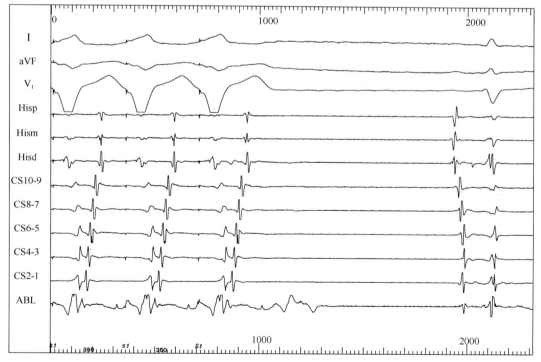

图 6-23B 左侧双隐匿性旁路心室 300ms 周长刺激记录

自上至下依次为体表 I、aVF、V₁ 导联和希氏束近端（Hisp）、中端（Hism）、远端（Hisd）及冠状静脉窦自近至远（CS10-9 ～ CS2-1）和标测消融电极（ABL）经主动脉逆行途径在左心室左前侧壁的双极心内记录。第 1、2、3 跳 350ms 周长心室起搏，可见 CS2-1A 波激动最早，提示为左前侧壁旁路。结合 A 图，可见患者有左侧双隐匿性旁路。标测消融电极（ABL）记录的逆行心房激动最早（较上图记录的逆行心房激动早）、局部心内电图呈大 V 小 A、VA 完全融合。A，B 为同一患者记录（引自胡大一，马长生.2002.射频消融图谱.第 2 版.北京：人民卫生出版社）

四、心外膜旁路消融

目前对心外膜旁路的认识主要来自冠状静脉窦参与的后间隔区域旁路和右心耳相关的右侧心外膜旁路。前者是冠状静脉窦参与的旁路。冠状窦近端、心中静脉（MCV）、心后静脉（PV）及憩室上均有心肌分布，电生理证实这些心肌组织与心房肌间存在电传导。如果这些肌束同时与心室肌相连，就形成心外膜旁路。此类旁路位于心外膜，远离心内膜，经心内膜标测无旁路电位，A、V 波不融合，反复消融不能

成功，为临床上后间隔区域旁路消融失败的主要原因。

后间隔区域心外膜旁路与普通旁路的解剖和电生理特点不同：普通旁路位于房室瓣环根部，是一束纤细的肌肉组织，电活动通过此肌肉组织连接心房与心室，旁路的心房和心室插入端相对局限。而后间隔区域心外膜旁路区域包括冠状窦、冠状窦属支（或者憩室）和与静脉相连的异常肌束（图 6-24）。旁路的心房端连接较广泛，因为冠状窦在近、中、远段均有肌束与心房相连，而心室端通过冠状静脉窦口周围或憩室上的异常肌束与心室肌连接，相对局限。此外后间隔区域心外膜旁路与普通旁路胚胎起源也不相同。

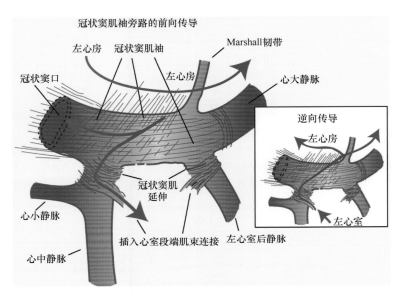

图 6-24　冠状窦肌袖形成的心外膜旁路传导示意图

左大图：冠状窦肌袖旁路的前传示意图，窦性激动通过冠状静脉窦肌袖与心房的连接传至冠状窦，然后通过与心室连接的肌袖传至心室（箭头所示）；右小图：冠状窦肌袖旁路的逆传示意图，传导方式与上述前向传导相反（箭头所示）（引自马长生 .2012. 介入心脏病学 . 第 2 版 . 北京：人民卫生出版社）

左右侧心外膜旁路临床少见，为临床上消融失败的常见原因之一。左前侧壁心外膜旁路心房侧插入点主要位于左心耳根部及冠状静脉远段，推测其解剖基础为上述部位与左心室之间的肌束连接。右侧心外膜旁路有报道其肌束连接位于右心耳内侧面与右心室基底部之间，该肌束连接横跨三尖瓣环，穿行于心外膜脂肪垫之间，在三尖瓣环心外膜侧插入心室肌。

体表心电图特点对于旁路定位有一定的预测价值，术前心电图 II 导联预激波呈宽的负向提示可能存在心外膜旁路。根据心内电生理检查诊断心外膜旁路更为准确，主要依据是在心外膜记录到比心内膜更早

的前传心室激动，在冠状窦肌束处记录到最早的逆传激动；另外，在心内膜标测无旁路电位，而在冠状窦内记录到代表冠状窦肌束激动的高频旁路电位。

当符合下列条件时可诊断为经心外膜旁路前向传导：在距离三尖瓣环和二尖瓣环心室侧 ≥ 1cm 处记录的最早心内膜心室激动落后于远场心室电位 ≥ 15ms；在 MCV、PV 和冠状窦憩室处记录到的心室激动提前于心内膜心室激动（图 6-25）；在 MCV、PV 或者冠状窦憩室颈部可以记录到领先于远场心室电位的前传旁路电位；在心房 S_1S_1 起搏、施以舒张晚期心室期前刺激可以使冠状窦肌束电位与局部心房和心室激动分离。

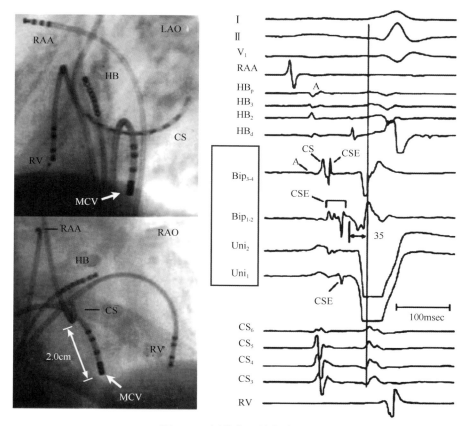

图 6-25　冠状窦肌袖旁路电位

在 2cm 长的 MCV 范围内均可记录到前传旁路电位（Bip$_{1-2}$），较体表心电图 δ 波领先 35ms，此处消融旁路前传中断。RAA：右心房；HB：希氏束；RV：右心室；CS：冠状静脉窦；MCV：心中静脉；CSE：冠状静脉窦肌束电位；Bip：双极记录；Uni：单极记录（引自马长生 . 2012. 介入心脏病学 . 第 2 版 . 北京：人民卫生出版社）

当符合以下条件时可以诊断为经心外膜旁路逆向传导：心室起搏时或顺向房室折返性心动过速时在 MCV、PV 或者冠状窦憩室颈部记录到最早的可能由冠状窦肌束（冠状窦肌性延伸）产生的高频电位（相当于逆传的旁路电位）；在冠状静脉开口部，冠状窦肌束电位领先于冠状窦肌袖电位；冠状窦肌束电位向左侧传导，先激动左心房再激动右心房；利用心室 S$_1$S$_1$ 刺激或心房舒张晚期期前刺激可以使冠状窦肌束电位与局部心房和心室激动分离。

诊断右侧心外膜旁路的线索：①标测与消融：在三尖瓣环上（A/V＜1）最早前传心室激动点和（或）最早逆行心房激动点处靶点图不理想，局部 AV 和（或）VA 融合不好，并且消融无效。②体表心电图特点：V$_1$ 导联 δ 波可呈负向，可能与心外膜旁路预激心室的除极方向背离 V$_1$ 导联有关，但在消融之前不易与间隔旁路区别，因后者 V$_1$ 导联 δ 波多呈负向，因此对 V$_1$ 导联 δ 波呈负向的右侧旁路在初步标测排除间隔旁路后应怀疑右侧心外膜旁路。另外预激程度较典型右侧旁路小，可能因旁路在心外膜下走行，路径较长所致。③心动过速发作时 VA 间期较长。

诊断左前侧壁心外膜旁路的线索：①标测与消融：二尖瓣环上最早前传心室激动和（或）最早逆行心房激动与参考记录（多为冠状静脉窦远端电极）相比，激动时间差别较少，局部 AV 和（或）VA 融合不好。②瓣环上反复消融无效。③远离瓣环的心房侧及冠状静脉内激动较瓣环水平的心内膜早。

左侧及后间隔部位心外膜旁路可经冠状静脉窦、MCV、PV、冠状静脉憩室等途径消融成功，但常规消融导管该处消融时患者疼痛明显，阻抗易升高，易形成焦痂，最好选用盐水灌注消融导管，以获取更大功率并减少结痂风险，采用冷冻消融导管亦可考虑。当考虑左侧壁和左前侧壁心外膜旁路时，可尝试穿间隔途径，以最早逆行心房激动点为消融靶点，在房侧消融。由于心房壁薄，心房侧消融易损伤房壁全层，从而易阻断心外膜旁路，尤其是左侧壁部位和左前侧壁的心外膜旁路。

右侧心外膜旁路：可经心内或心外膜途径消融旁路，仅在心内膜消融无效、心外膜靶点图更好时才考虑心外膜消融。通常心内膜消融即能阻断旁路，这是因为心房壁较薄消融时热量易穿透房壁到达心外膜旁路肌束。在右心耳内消融时有穿孔风险，应谨慎操作，建议采用盐水灌注导管。消融靶点通常远离瓣环，A/V 振幅比例 > 1。在心内膜和瓣环上仔细标测最早逆传心房激动点，可以发现心房最早逆传激动点远离瓣环最早激动点，在最早逆传心房激动点消融多可获成功。右侧心外膜旁路消融另一方法是穿心包经心外膜途径消融。如上述心内外膜联合消融仍未获成功，可尝试微创外科手术。

近十余年来采用三维标测系统指导心外膜旁路消融，可以精确定位最早前向及逆向激动位点，指导消融，同时盐水灌注消融导管的应用，在增加消融损伤深度增加手术成功率同时，能显著减少手术时间及 X 线曝光时间。

（杨新春）

参 考 文 献

胡大一，马长生. 2005. 射频消融图谱（第 2 版）. 北京：人民卫生出版社，166-216.

李忠杰. 2008. 房室旁路的电生理与心电图定位. 心电学杂志，27（2）：174-177.

马长生. 2012. 介入心脏病学（第 2 版）. 北京：人民卫生出版社.

马长生，赵学. 2005. 心脏电生理及射频消融. 沈阳：辽宁科学技术出版社，80-89.

Arruda MS, Mcclelland JH, Wang X, et al. 1998. Development and validation of an ECG algorithm for identifying accessory pathway ablation site in Wolff-Parkinson-White syndrome. J Cardiovasc Electrophysiol, 9: 2-12.

Chien WW, Cohen TJ, Lee MA, et al. 1992. Electrophysiological findings and long-term follow-up of patients with the permanent form of junctional reciprocating tachycardia treated by catheter ablation. Circulation, 85: 1329-1336.

Rosenbaum F, Hecht HH, Wilson FN, et al. 1945. The potential variations of the thorax and the esophagus in anomalous atrioventricular excitation（Wolff-Parkinson-White）. Am Heart J, 29: 281.

Sun Y, Arruda M, Otomo K, et al. 2002. Coronary sinus-ventricular accessory connections producing posteroseptal and left posterior accessory pathways: incidence and electrophysiological identification. Circulation, 106: 1362-1367.

Wellens HJJ, Brugada P. 1962. Value of programmed stimulation of the heart in patients with the Wolff-Parkinson-White syndrome. In: Josephson ME, Wellens HJJ, eds. Tachycardias: mechanisms and management. Philadelphia; Lea& Febiger, 199.

Ziad F. Issa, John M. Miller, Douglas P. Zipes, et al. 2012. Atrioventricular Reentrant Tachycardia. Clinical arrhythmology and electrophysiology: a companion to Braunwald's heart disease（2nd edition）, 411-467.

第七章
房性心动过速的导管消融

房性心动过速简称房速（atrial tachycardia，AT），包含多种起源于心房而无需房室结参与维持的心动过速，其机制包括自律性异常、触发活动及折返。

基于电生理机制的认识，规则的 AT 可分为局灶（归因于自律性、触发活动和微折返机制）和大折返（包括典型心房扑动和其他位于心房的具有固定大折返环的房性心动过速）两种类型。大折返性 AT 与心房扑动在机制、电生理特征和治疗上应归为一类。

局灶性 AT 定义为激动规律性地起源自心房很小区域（focus），然后离心地扩布，并于此后心动周期的一段时间内无心房肌的激动。该型 AT 与大折返 AT 主要不同点在于其激动产生自心房内的一个局灶点。

第一节　房性心动过速的解剖基础

Chen 等对 AT 机制进行了评估，认为局灶性 AT 包括 3 个可能的机制：异常自律性、触发活动及微折返。虽然局灶性 AT 定义为离心性传导，但 Higa 等利用非接触式标测发现有些 AT 的激动波乃从局灶起源点传出，经优势传导通路突破至出口，然后从出口再发生离心性传导。心房优势传导通路有着明确的概念，应注意与保护性峡部相鉴别。于起源点及优势传导通路近端消融可获得成功，在远端或出口位置消融则不然。Higa 等也发现了心房内存在着低电压区，提示 AT 患者可能存在心房局部的病变或心肌病。这种 AT 多源自低电压区内或边缘带。这样的区域多位于界嵴，因为该处易于发生传导的各向异性（纵向传导快，横向传导慢）。对窦房结功能不良及充血性心力衰竭的患者进行电解剖学标测可获得类似的结果。这样的区域尽管局限，但可为 AT 的基质。其他的一些结果同样发现，于

消融成功的靶点可记录到低幅、碎裂的电位，代表着慢传导区，提示局部心房可能存在病变。

组织学证实，多数 AT 的局部心肌组织并无异常，然而也有异常心肌组织的报道。异常的心肌在组织学上可表现为单核细胞的浸润、间质细胞增生、脂肪组织堆积、心肌细胞变薄及气泡样改变等。这些可能构成了微折返或异常自律性的基础。

目前发现 AT 的起源点并非遍布于整个心房，而是有着相对特征性的解剖分布。在右心房内常沿着界嵴、冠状静脉窦、希氏束旁、三尖瓣环及右心耳分布。在左心房，多数的 AT 源自肺静脉，而二尖瓣环、左心耳及间隔较为少见。

一、界　　嵴

Kalman 等报道了 1/2 ～ 2/3 的右心房 AT 来自界嵴。界嵴是右心房内膜面的一条纵行隆起，起始于房间隔的上部，经过上腔静脉的开口前侧，向下延续并跨越整个右心房后侧游离壁，在下腔静脉开口的前缘形成欧氏嵴和欧氏瓣。界嵴存在着明显的各向异性（横向偶联差，而纵向偶联比较紧密），窦房结网状结构沿着界嵴分布。由此推测界嵴成为右心房局灶性房速好发部位的原因有：①因为界嵴心肌细胞之间的横向偶联差，存在明显的各向异性和形成一个缓慢传导区，构成了微折返的基质；②窦房结位于界嵴的上方，其自律性细胞沿着界嵴的长轴排列，由于细胞间横向偶联差，产生一定的保护作用，使得这些自律性病灶不能被正常的窦性激动所抑制。

二、肺　静　脉

肺静脉（pulmonary vein，PV）起源的局灶在心房颤动触发中的作用已有详细的研究，但与肺静

脉 AT 的机制是否相同目前尚不清楚。Kistler 等报道了 27 例肺静脉起源的 AT，占 AT 总数的 16%。AT（78%）多源自上肺静脉，位于肺静脉口部。肺静脉 AT 患者于长期随访中无发生其他房性心律失常的趋势，而且复发的肺静脉 AT 亦多为局灶起源。

三、冠状静脉窦

冠状静脉窦（coronary sinus，CS）起源 AT 约占 AT 消融患者的 7%。Kistler 发现 CS 起源的 AT 多源自 CS 的上缘及后缘。62% 符合微折返或触发机制，38% 为自律性机制。CS 口部 Thebesian 瓣的心肌纤维走行方向不同，其各向异性为折返提供了基础。

四、房 间 隔

许多作者均报道了源自房间隔的 AT，多数符合折返机制。由于在解剖上毗邻房室结，消融时应注意防止房室传导阻滞的发生。然而，多数均可经消融治愈，且无并发症。另外，该处心房 - 主动脉无冠状窦下为经心房腔不可标测区域，有时需在主动脉窦内才能记录到最早激动点。

五、瓣 环

Morton 等报道了 64 例（67 种）源自三尖瓣环的 AT，占右心房 AT 的 13%。间隔部 AT 与其有着明显不同的特点已被除外。该研究中多数 AT 起源于三尖瓣环的前下部，而其他的研究却表明起源点可沿整个三尖瓣环分布。66% 为微折返机制，33% 为自律性机制。动物模型显示三尖瓣环周围存在着房室结样的细胞。这些细胞组织学表现接近心房肌细胞，但在细胞电生理上与房室结样细胞相似，对腺苷有反应，Connexin43 蛋白缺如。这些细胞可能构成了三尖瓣环起源的 AT 的基质。

六、心 耳

起源于心耳的 AT 相对少见，研究显示 246 例 AT 患者中左心耳 AT 比例为 3%，250 例房速患者中右心耳 AT 比例为 2.4%。Yamada 等报道 13 例左心耳 AT 均位于心耳基底部，其中 11 例分布于心耳内侧，2 例分布于心耳游离壁侧。另一组病例显示 7 例左心耳 AT，2 例位于基底部，2 例位于心耳尖，3 例位于中段。

七、其 他 部 位

上腔静脉、冠状静脉窦体部、卵圆窝及间隔左侧、主动脉无冠状窦。另外，部分患者可存在多个 AT 起源点。Hu 等报道，在该中心进行的 251 例局灶 AT 中，44 例为多源性 AT，左心房起源点、心血管并发症和周长较短为其独立预测因素，多源性 AT 术后复发的可能性与起源点数量有关。

第二节　房性心动过速的心电图诊断

一、房速的心电图一般特征

局灶性 AT 的频率多在 130 ～ 250 次 / 分，但 AT 频率也可低于 100 次 / 分或高达 300 次 / 分。年轻患者的频率常较快，曾有报道婴儿 AT 的频率达 340 次 / 分。房速开始时，心率有"温醒"现象，即开始几次心跳有轻度增快表现。通常房速持续时间很短，反复发作，可自行终止。P 波常常位于心动周期的后半部分，所有导联的 P 波之间往往有特征性的等电位线。P 波形态常与窦性不同，但源自右心房界嵴（尤其上部界嵴）的 AT 形态可能与窦性 P 波非常接近。AT 起源点具有和窦房结类似的特性，表现在对活动的反应，受神经张力的影响。频率与活动有关，睡眠时降至 40 次 / 分，清醒时加快。

二、房速起源点的心电图判断

局灶性 AT 的 P 波形态与 AT 的起源点及房内传导有关，根据其可大致判断起源部位。目前对 P 波形态的研究多限于正常结构的心脏。P 波形态的判断不适于解剖异常或者既往经过复杂心房线性消融的心脏。对 P 波起始向量的分析非常重要，应确保它未被 T 波掩盖。最好只对前方等电位线清晰的 P 波进行分析。

V_1 及 aVL 导联为鉴别右心房及左心房 AT 的最好指标。Kenneth 等综合多篇文献得出的 AT 起源算法在临床上应用较广泛（图 7-1）。V_1 导联 P 波负向提示右心房 AT。应注意观察 V_1 导联 P 波的起始向量，若 P 波为等电位线后继之以直立的成分常提示 CS 口或右心房间隔起源。若忽略了 P 波起始的等电位部分，仅注意到直立部分，就很可能错判为左心房起源。V_1 导联的正向 P 波诊断左心房 AT 的敏感性、特异性分别为 93%、88%。aVL 导联的正向或双向的 P 波诊断右心房 AT 的敏感性、特异性分别为 88%、79%。可见 V_1 导联的 P 波形态对鉴别 AT 左心房或右心房起源优于 aVL 导联。此外，某些特定的解剖位置也与特异的 P 波形态有关。

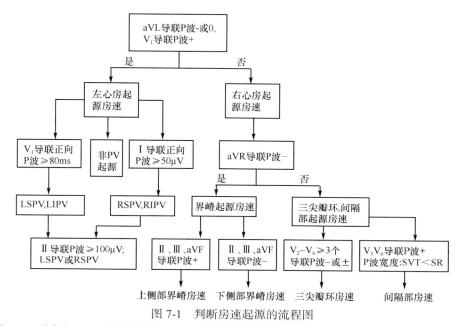

图 7-1　判断房速起源的流程图

+：P 波正向；-：P 波负向；0：P 波在等电位线；±：P 波正负双向；PV：肺静脉；LSPV：左上肺静脉；LIPV：左下肺静脉；RSPV：右上肺静脉；RIPV：右下肺静脉；SVT：室上性心动过速；SR：窦性心律

对于不同部位的右心房局灶性房速，Tada 等通过分析体表心电图 P 波形态，总结出右心房各部位房速的心电图定位诊断方法，作者以上下腔静脉开口的连线和希氏束记录部位的水平延长线分别作为纵轴和横轴，将左前斜位 45° 体位的右心房 X 线影像分成四个区域（图 7-2）。在所观察的 32 例右心房房速中，界嵴房速 17 例、三尖瓣环处房速 12 例（成功靶点的 A/V 波振幅值＜1）、下中间隔部房速 3 例，成功消融的靶点分别位于右心房的上侧区域（supero-lateral），即第一区域（segment 1）、下侧区域（infero-lateral），即第二区域（segment 2）和下中区域（infero-medial），即第三区域（segment 3）。如果 aVR 导联的 P 波为负向，诊断界嵴房速的敏感性为 100%，特异性为 93%；否则，是位于三尖瓣环或间隔部的房速。在界嵴房速中，如果 Ⅱ、Ⅲ 或 aVF 导联的 P 波均为正向，提示是位于第一区域内的界嵴房速。如 Ⅱ、Ⅲ 或 aVF 导联中任何一个导联有负向 P 波，提示是位于第二区域内的界嵴房速。在三尖瓣环和间隔部房速中，如果 V_5 和 V_6 导联的 P 波负向，提示房速是位于第三区域内；反之，则是位于第一或第二区域内的三尖瓣环房速。对于第三区域内的房速，如果下壁导联的房速 P 波间期短于窦性心律时，或两者的比值＜0.85，提示房速位于 Koch 三角的顶部。

三、不同部位房速的心电图特征

（一）界嵴

由于界嵴为一长形结构，因此该部位 AT 的 P 波形态不一。界嵴上部 AT 的 P 波于下壁导联为直立，而界嵴中部 AT 为等电位或双向性，下部的为负向。

（1）中上部起源的 AT 其 V_1 导联的 P 波常与窦性 P 波相同，为先正后负的双向波形。

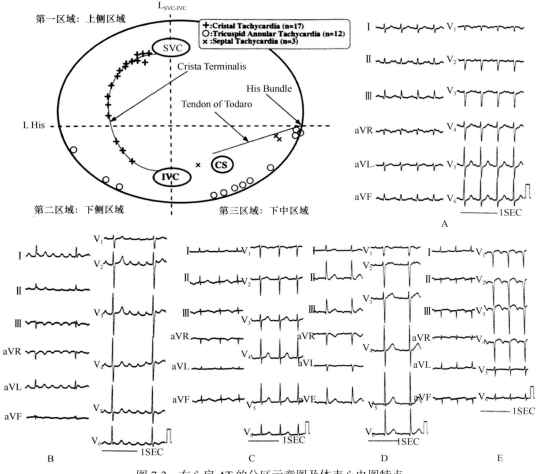

图 7-2　右心房 AT 的分区示意图及体表心电图特点

A. 源于第一区域界嵴的 AT，Ⅱ、Ⅲ或 aVF 导联的 P 波均为正向；B. 源于第二区域界嵴的 AT，Ⅲ、aVF 导联的 P 波均为负向；C. 源于第一区域三尖瓣环的 AT；D. 源于第三区域三尖瓣环的 AT，V_5、V_6 导联的 P 波均为负向；E. 源于 Koch 三角顶部的 AT（引自 Tada H. 1998. Pacing Clin Electrophysiol，21：2431～2439.）SVC：上腔静脉；IVC：下腔静脉；Crista Terminalis：界嵴；Tendon of Todaro：Todaro 腱；His Bundle：希氏束；CS：冠状窦

（2）低位起源的 AT 其 V_1 导联 P 波为负向。Ⅰ导联的 P 波多为正向，aVR 导联 P 波为负向。

（二）肺静脉

肺静脉起源的局灶性 AT，胸前导联的 P 波均为正向。根据 P 波形态特点可初步确定是哪一支肺静脉起源的 AT。左肺静脉起源 AT 的 P 波较右肺静脉起源 AT 的 P 波更宽。Ellenbogen 及 Wood 根据 P 波时限是否＞80ms 来鉴别左侧及右侧肺静脉的 AT。

（1）左侧肺静脉的 AT 常表现为 V_1 导联的 P 波宽钝而有切迹，尤其下壁导联的 P 波切迹更明显。Ⅰ导联 P 波直立高度提示右侧肺静脉起源的 AT，P 波倒置为左侧肺静脉起源（图 7-3）。

（2）下壁导联有助于判断 AT 的上下肺静脉起源，源自上肺静脉的 AT 于下壁导联常表现为直立的高幅 P 波，而源自下肺静脉者则为低幅 P 波。

（3）aVL 导联 P 波直立亦提示右侧肺静脉起源。然而，右肺静脉亦可表现为 aVL 导联的 P 波倒置。

（4）右上肺静脉是左心房房速十分常见的起源部位，位于左心房的后中位，靠近右心房的后侧面而不是右心房的左侧面，其距离窦房结头部仅有几厘米，该部位起源的激动经过 Bachman 束迅速跨过房间隔激动右心房，导致其 P 波形态与窦性心律相似。但是，V_1 导联的 P 波能够区分房速起源于右上肺静脉还是高位右心房。因为激动起源于左心房的后部时产生 V_1 导联直立的 P 波，而起源于高位右心房时产生 V_1 导联倒置或双向的 P 波，胸前导联的负向 P 波提示其起源于右心房前部或左心房游离壁。

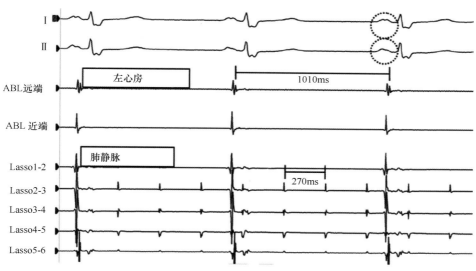

图 7-3　肺静脉起源房速

左上肺静脉起源房速，体表心电图可见 P 波切迹。肺静脉隔离后，心房为窦性激动，Lasso 环状电极仍记录到肺静脉内心动过速。

ABL：消融电极，Lasso：环状电极 [引自 Bazán V. 2010. Rev Esp Cardiol，63（2）：149-155]

（三）冠状静脉窦

冠状窦口起源的 AT 于胸前导联上有着特异的 P 波形态。

（1）V_1 导联 P 波起始为等电位或轻度的负向波，继以直立成分。胸前导联 P 波起始的负向波逐渐加深，第 2 个成分逐渐低平接近等电位线。P 波于 aVL 导联为正向，在下壁导联为很深的负向波。

（2）右心房间隔中部起源的房速具有类似的 P 波形态，同样，起源于左侧间隔部后下区域的房速在胸前导联 P 波呈等电位线或呈双向波。房速起源于三尖瓣环下部偏间隔区域（接近冠状窦开口），在 V_1 导联上可以见到负向的 P 波。

（3）CS 体部局灶点起源的 AT，距离冠状窦开口几厘米内，通常 V_1 导联 P 波呈双成分，起始为无等电位成分的直立波，胸前导联的 P 波常逐渐直立。

（四）房间隔

（1）前间隔及中间隔起源的 AT 的 P 波较窦性 P 波窄；左侧间隔起源的房速 P 波的宽度显著小于窦性 P 波。

（2）右侧间隔部起源的房速特征：后间隔的 AT 在下壁导联 P 波负向，V_1 导联 P 波直立；中间隔的 AT 在下壁导联 P 波负向，V_1 导联 P 波双向；前间隔的 AT 在下壁导联 P 波直立，V_1 导联 P 波双向。

（3）目前研究表明体表心电图的 P 波对起源于左侧间隔部的房速没有提示作用，左侧间隔 AT 的 V_1 导联上 P 波多为完全正向，而形态多变。

（4）起源于右侧间隔上部的 AT 与起源右上肺静脉的 AT 的鉴别点：起源右侧间隔上部的 AT，Ⅱ、Ⅲ、aVF、V_1 导联 P 波直立，Ⅰ 导联 P 波双向；aVL 导联 P 波直立提示右侧肺静脉起源。

（五）瓣环

（1）三尖瓣环 AT 的 V_1 导联上表现为负向 P 波，亦可有切迹。aVL 导联 P 波总表现为直立，其他导联的 P 波形态取决于局灶点在三尖瓣环上的位置。瓣环下部起源的 AT 于 Ⅱ、Ⅲ、aVF 导联上表现为负向 P 波，而上部起源者 P 波常为等电位或正向。$V_2 \sim V_6$ 导联 P 波为负向或负正双向。

（2）二尖瓣环为左心房局灶性 AT 次常见的位置，占左心房 AT 的 28% ～ 36%。Kistler 等首次报道了源自左纤维三角的主动脉 - 二尖瓣环联合处的罕见 AT，172 例右心房及左心房 AT 中有 7 例（4%）源自该区域。Gonzalez 等随后描述了在小鼠发育的早期于 2 种结构间可见特殊传导系细胞，并推测其残留物构成了 AT 的基质。Wit 等研究发现二尖瓣前叶的肌束纤维与左心房肌具有延续性，这些细胞表现出房室结样的自律性及传导的各向异性特点，因此构成了心动过速的潜在机制。

（3）Kistler 等报道了源自主动脉 - 二尖瓣环

联合处的二尖瓣环上部 AT 的特点。胸前导联表现为特征性的双向波，以负向波为起始，然后为正向波或等电位。其中 V$_1$ 导联负正双向的正向波明显，自 V$_2$ 导联开始正向成分的幅度迅速减低，以起始的负向波显著。该部位 AT 的 P 波于肢体导联上一致的表现为低振幅，aVL 导联上为负向，下壁导联为等电位或正向，如果下壁导联 P 波为正向，其振幅低于窦性 P 波。

（六）心耳

1. 左心耳 AT 的心电图表现为 V$_1$ 导联 P 波直立，下壁导联 P 波直立，Ⅰ、aVL 导联 P 波倒立，V$_2$～V$_6$ 导联 P 波为等电位或低平（＜0.1mV）较具特征性。

2. 右心耳 AT 的心电图表现为 V$_1$ 导联 P 波倒立，Ⅰ、Ⅱ、Ⅲ、aVR、aVF 导联 P 波直立，aVL 导联 P 波倒立或为等电位（图 7-4）。

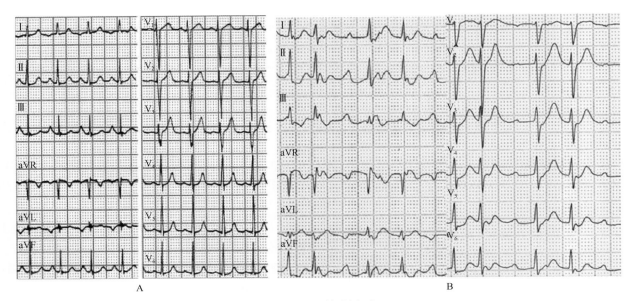

图 7-4　心耳起源房速

A. 为左心耳起源房速，P 波在Ⅰ和 aVL 导联负向，下壁导联直立高大，V$_1$ 导联直立或双向，V$_2$～V$_6$ 导联等电位线或直立；B. 为右心耳起源房速，P 波在Ⅰ、Ⅱ、Ⅲ、aVF 直立，aVR 导联倒置，aVL 导联直立或等电位线，V$_1$ 导联负向，V$_4$～V$_6$ 导联直立 [引自 Wang.2007. J Cardiovasc Electrophysiol，18（5）：459-464]

四、房速的体表和心内电图鉴别诊断

（一）局灶性 AT 与大折返 AT 的鉴别诊断

典型局灶性 AT 发作时，房波之间常有等电位线。然而，当房性心率很快但房间隔传导很慢时，等电位线可能消失，从而出现类似大折返 AT 的表现。相反，大折返 AT（包括心房扑动）常表现为持续的基线波动，心电图上无等电位线，但类似于局灶性 AT 的心电图（可见等电位线）也曾有过报道。因此，最终的诊断需经电生理检查明确。局灶性 AT 的心内标测显示起源点可位于心房内很小的区域，通常激动自该区域辐射传导，在大部分的心房周期内均无电活动，与体表心电图上的等电位间期一致。而大折返 AT 于整个周期内均可记录到电活动。

（二）局灶性 AT 与其他室上速的鉴别诊断

AT 有时与其他的室上速很难鉴别。尤其与 AT 频率或房室结传导速度有关的短 R-P 或长 R-P 间期的 AT 患者，心电图表现与房室结折返性心动过速（Atrioventricular nodal reentrant tachycardia，AVNRT）或房室折返性心动过速（Atrioventricular Reentrant Tachycardia，AVRT）非常相似。诊断要点包括：下壁导联 P 波直立（据此除外 AVRT 或 AVNRT，因为这常提示激动源自高位心房），R-P 关系不恒定。AVRT 及 AVNRT 的 R-P 关系稳定，因为它们均为折返环的组成部分。AT 的 R-P 关系并不相关，因此可变。自律性 AT 也可表现为自限性的突然发作，并有"温醒"及"冷却"现象。进行电生理检查时，各种心动过速的特点及起搏方案有助于鉴别 AT 与 AVRT/AVNRT。

心电图上 AT 与 AVNRT/AVRT 最主要的鉴别点在于 R-P 的关系。典型的 AVNRT 及 AVRT 常表现恒定的短 R-P 间期（前者 P 波重叠于 QRS 波内，后者 P 波落于 ST 段上），P 波形态常不易辨别。AT 的 R-P 关系不恒定，看到"脱节的"R-P 应考虑 AT。AT 常表现为长 R-P 间期，但频率快时，R-P 间期可较短。

1. R-P 间期　在临床实践中，R-P 关系是一个非常实用的鉴别诊断方法。室上速伴长 R-P 间期主要见于房速，而典型 AVNRT 与 AVRT 表现为室上速伴短 R-P 间期。在特定情况，这种 R-P 间期会出现例外。比如，房速合并较长的房室结传导将会出现短 R-P 间期的心动过速，然而，非典型 AVNRT 或 AVRT 通过慢旁路传导时，将出现长 R-P 间期的心动过速。

2. 心室起搏　心室起搏对房速与 AVNRT 和 AVRT 鉴别非常有帮助。假如在右心室中以稍快于心动过速的频率起搏时，出现室房分离，可以排除 AVRT；假如心室起搏可以反复终止心动过速且没有传到心房，可以排除房速。假如快速心室起搏可以夺获心房，在最后一次起搏后顺序出现 V-A-A-V 反应，基本可以诊断为房速；相反，呈 V-A-V 顺序者，应首先怀疑 AVNRT 或 AVRT。于希氏束不应期内引入 1 个室性期前收缩，若引起心房激动提前或心动过速终止而未除极心房可除外 AT。

心室起搏"显性"拖带后可见连续 2 个房波高度提示 AT。然而，AVNRT 可被起搏终止，继续起搏可再发心动过速，激动顺序亦为 A-A-V，这是由于激动先沿着快径路传导，而后沿着慢径路再次诱发了心动过速。

3. 心房起搏　心房起搏也是非常实用的鉴别手段之一。心房起搏的频率可以快于心室起搏。以心动过速相同频率行心房起搏，其 A-H 间期与心动过速时 A-H 间期的比较差别< 10ms 提示为 AT，> 40ms 提示为 AVNRT。心房起搏停止后第 1 跳的 V-A 间期固定（与心动过速的 V-A 间期差别不超过 10ms）诊断 AT 的阴性预测值很高。相反，若停止起搏后 V-A 间期不恒定，很可能为 AT。然而，AVNRT 患者起搏后可有 VA 传导变化，因此，该指标对于 AT 的诊断并不特异。

（三）局灶性 AT 与窦性心动过速鉴别诊断

局灶性 AT 的 P 波形态有时与窦性 P 波非常接近，因此从心电图上鉴别 AT 与窦性心动过速（尤

其源自界嵴上部的 AT）可能非常困难，尤其是起源于上部界嵴的 AT，仅能通过临床特点及电生理检查区别。频繁的自发房性异位活动或非持续性突发心动过速时 P 波常较明显。与窦性心律相似，局灶性 AT 也可表现为超过 50%R-R 间期的长 R-P 间期，但在频率很快发生房室传导延迟时 R-P 间期可明显缩短。心动过速突然发作或终止、3 ~ 4 跳的"温醒"或"冷却"现象支持 AT 的诊断，因为窦性心动过速常表现为频率逐渐加快或减慢，常发生于 30 秒至数分钟内。

1. 窦房折返性心动过速　过去定义为可经程序刺激诱发及终止，P 波形态与窦性 P 波相同或相似的心动过速。然而，目前已经认识到窦房结并非单一的"结状"结构，而是沿着界嵴长轴弥漫分布的网状结构。因此，窦性 P 波的形态根据其在界嵴的位置而有显著的不同。AT 被认为源自界嵴的长轴组织。所以，局限于窦房结组织区域的折返尚未描述。因此，最好将那些窦房折返性 AT 均归类于界嵴 AT 的范围。

2. 不适当的窦性心动过速与 AT　不适当的窦性心动过速（inappropriate sinus tachycardia，IST）表现为静息心率加快，超过 100 次 / 分，或轻度运动后心率过度反应。诊断依据：① 24 小时 Holter 监测证实清醒状态下持续的窦性心动过速（> 120 次 / 分），运动后心率上升异常，而夜间心率正常；②心动过速及症状为非阵发性；③ P 波形态及心内激动顺序同于窦性；④排除其他原发病（如甲状腺功能亢进、嗜铬细胞瘤和贫血）。

IST 有时与源自界嵴上部的局灶性 AT 很难鉴别。与 IST 不同，局灶性 AT 常表现为：①突发突止；②配对间期短，P 波常落在前面的 T 波上。而 IST 的心率常为逐渐上升；③固定的起源点。给予异丙肾上腺素后可加速，但起源点不变。而 IST 接受异丙肾上腺素后起源点沿着界嵴上移；④每次心动过速发作的间期心率正常。

第三节　房性心动过速的导管消融

一、房性心动过速的标测方法

（一）心内膜标测法

心内膜标测为最常用的标测技术。心内激动标

测开始时先将导管放置于希氏束和冠状静脉窦。其他为适应特定解剖结构而设计的特殊导管，如20极的界嵴导管，放置于 TA 的 Halo 导管，有助于对局灶点的定位。然而，需对感兴趣的区域进行精确标测才能确定起源点的确切位置。通常激动时间领先于体表心电图 P 波 20～30ms 可能为消融成功的靶点，但这种提前度往往比较多变。若 P 波起始无法稳定识别，可选择心内与 P 波起始关系稳定的某一标记点进行标测。

还有一种辅助的方法，即所谓的"蛙跳"标测技术，是使用来回移动的 2 根消融导管确定最早激动点的位置，主要为右心房房速。将一根导管固定于某一位置作为参考点，移动另一导管寻找更早激动点。根据房速时高位右心房、冠状窦、希氏束电图记录处 A 波提前情况（如 P 波明显时，测 P-A 间期，P 波不明显时，测 V-A 间期），初定房速异位灶或折返环的关键部位。再用 2 根大头消融导管进入右心房，在初定部位上下 2cm 水平面旋转导管从心间隔至外侧壁标测，一旦确定大头导管记录的心房激动比初定房速部位还早，该导管作为参考电极暂不移动，另一根大头导管在参考大头导管附近移动标测，如 A 波比参考大头导管记录的 A 波还早，又固定该导管作为参考。如此 2 根大头导管交替移动标测，直至有一根大头导管记录到最早的 A 处，此处 PA 为 -25ms 以上，试放电 20W，持续 15 秒，如果心动过速不终止，稍移动导管标测，试放电，如心动过速终止，则"巩固"放电 60～100 秒。笔者体会，2 根大头导管交替移动标测较容易，费时较短，成功率也高，但增加费用。对预示成功较为有用的指标为：P-A 为 -40～-25ms 和射频放电 5 秒内终止心动过速。这种方法的不足是 A-P 间期的测量是以体表心电图 P 波的起点作为参照。有时体表心电图 P 波的振幅较小或与 T 波重叠，无法确定 P 波的起始点，给测量带来困难。解决的方法有，采用心室刺激，使心动过速时 P 波与 T 波分离开，或选定某个相对稳定的电极导管（如希氏束或冠状静脉窦电极导管）所记录的 A 波作为参照点。成功消融靶点的 A-P 间期差异较大。对具体患者来讲，A-P 间期为 40ms 的标测点并不一定代表该例房速的最早激动部位和有效消融靶点，需要在此标测点的周围进行反复标测和比较，排除其他部位的 A-P 间期 > 40ms 的可能，或观察在此处试放电的消融结果。

（二）起搏激动顺序标测法

采用房速时激动标测和起搏顺序标测相结合的标测方法，利用消融导管于某点起搏观察是否可产生与自身心动过速相同的激动顺序。Tracy 等比较了起搏的和自发的右心房 AT 的心内电图的符合程度。再结合激动顺序标测，消融成功率达 80%。当心动过速不能持续或诱发困难时，起搏标测可有帮助。起搏标测是将房速时心房多个部位的激动顺序和激动时间作为参照值，当消融电极标测到较体表心电图 P 波明显提前的心房激动部位时，以快于房速的刺激频率进行起搏，如果起搏的心房激动顺序和心房各部位的激动时间与房速时完全一致，则确定该部位为消融靶点。Deen 等利用标准的右心房导管，对不同肺静脉起源的心动过速及起搏标测后产生的右心房激动顺序进行了标测。可通过右心房激动顺序的不同特点区别相应的肺静脉。此标测方法的两个主要特点：①对消融靶点的选择起到了"是"或"否"的直观判定作用，可减少无效的放电次数；②通过比较房速与起搏时心房激动顺序的差异，有利于术者掌握消融电极的移动和标测方向。

（三）机械刺激

Pappone 等有意在心房内进行机械刺激，并评估了其识别消融靶点的预测价值。机械刺激房速中止的部位中 76% 消融成功，敏感性、特异性及阳性预测值分别为 76%、71% 及 45%。此研究显示，机械刺激终止对消融成功的阳性预测值反而高于起搏标测或提前 30ms 的激动顺序标测。它还提高了其他标测技术的特异性及阳性预测值。

（四）新型标测技术

三维标测系统简化了局灶性 AT 的标测及消融过程，并明显减少了 X 线曝光时间及射线损害，近年来随着房颤导管消融治疗的开展，房颤合并局灶性 AT 的病例逐渐增多，由于该类病例更为复杂，有时常规标测技术无法判断，更加凸显了三维标测技术的重要性。三维电解剖标测（CARTO；Biosense Webster，USA）主要是基于激动顺序标测的技术，可精确重建心腔的空间模型，并提供相应的三维激动顺序的信息。Natale 等报道了电解剖学标测可快速准确地重建心腔的三维模型图，并标测出 AT 的局灶起源点。多项研究显示这种标测技术可提供高分辨率的最早激动标测图，并可表示于模型表面。局灶性 AT 在冠状窦电极记录到稳定的 A 波作为参考电图，CARTO 系统在相应心房内电激动图中红色区域多点详细

标测，寻找最红点即最早激动点作为靶点，也称为"热点"标测法。传播图上也可见激动从最早起源点向周围传导。在此处结合心内电图 A 波最早处确定为靶点，进行放电，易获得消融成功（图 7-5）。其局限性是必须存在稳定的期前收缩或持续性心动过速。

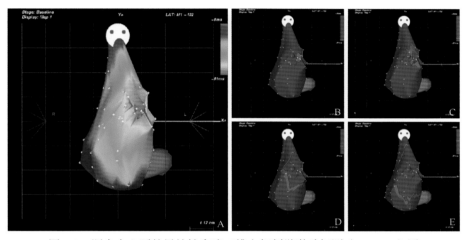

图 7-5　源自右心耳的局灶性房速三维电解剖学激动标测（CARTO）图

A. 双心房的左前斜位激动顺序图；B. 双心房的右前斜位激动顺序图；C ～ E. 双心房的左前斜位激动传播图。可见双心房重建后，最早激动点位于右心耳偏游离壁部位（红色区域），激动传播图显示了起源于右心耳的局灶性激动以离心方式向双心房传播

Hoffmann 等发现由于心动过速呈非持续性或无法诱发心动过速，有 12% 的患者无法构建电解剖标测图。非接触式标测（EnSite Endocardial solutions，St Paul，MN）导管由一个容量为 7.6ml 的球囊及表面的 64 根电极组成。重建心腔的构型后仅需一次心搏即可同步记录 3300 余个心腔虚拟电图从而重建心内的激动顺序。对于心动过速发作不频繁的患者，非接触式标测是一理想选择，仅有一跳期前收缩或不持续的心动过速亦可提供精确的标测图。Schmitt 等在非接触式标测指导下仅需几个心动周期即可识别 AT 的最早激动点，可以精确地定位局灶性 AT 的起源点和显示优势传导通道的电生理特征（图 7-6）。非接触标测系统的导航功能还可指引导管到预定消融的部位。

多极篮状导管也可用于标测非持续性 AT。Schmitt 等利用 64 极的篮状导管对各种右心房 AT 进行了标测。88% 的电极可记录到稳定的心内电图，60% 的病例中，移动的标准标测导管无法记录到比篮状电极更早的激动。然而，峡部、右心耳及上腔静脉无法稳定贴靠限制了对这些位置起

源的 AT 的标测。

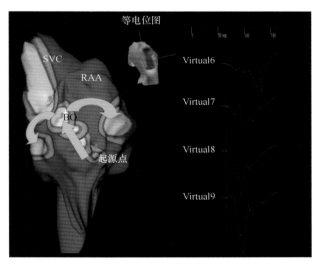

图 7-6　非接触标测系统标测局灶性房速

图为后侧位，等电势图（叠加）标测显示在 AT 的起源点、优势传导通道和出口的激动波阵面的定位。等电势图标测可以显示 AT 的激动顺序。此例 AT 局部激动起源于界嵴的中部，通过优势传导通道，激动的波阵面通过界嵴的上部，到达突破点，然后在此处以离心传导方式激动整个右心房。非接触标测的单极电图在起源点呈 QS 型。BO：AT 的出口；

RAA：右心耳

二、消融靶点的确定

（一）碎裂电位

消融成功的靶点常可记录到碎裂电位，然而并不见于所有的靶点。Kalman 等发现位于界嵴的 AT 可记录到这样的电位。在 Lesh 等的研究中于右心房和左心房内的多处均可记录到碎裂电位。碎裂电位可能反映心房局部的传导异常，细胞间偶联差导致的自律点或小折返环内的缓慢传导。Lesh 等提出在某些病例，自律性的局灶点与周围正常心肌间的

传导不匹配正是心动过速的必须机制。

（二）单极电图

单极记录亦常被用于识别 AT 的起源点。若除极波呈单纯的负向（QS 型），伴快速的起始斜率，理论上提示记录电极正位于 AT 的起源点。Tang 等分析了消融成功与不成功靶点的单极电图，所有成功的靶点均表现为 QS 型，不成功的靶点可记录到 RS 型。Poty 等认为在双极标测心房提前激动的基础上，结合单极电图上独特的 QS 样 A 波形态是确定消融靶点的可靠方法（图 7-7）。

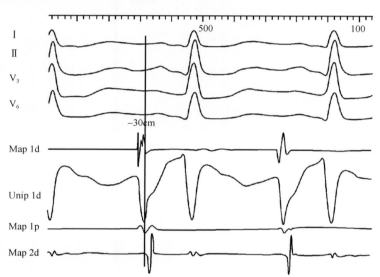

图 7-7　房速消融成功靶点的单极、双极电图
Map ld：消融电极的双极电图，A 波较体表心电图的 P 波提前 30ms；Unip ld：消融电极的单极电图，
A 波呈"QS"波形（引自 Poty H. 1996. Am Heart J，131：481～489）

三、不同起源部位房速的标测与消融

（一）界嵴

（1）20 极电极导管不仅显示心房的激动顺序和界嵴两侧的双电位，而且可以准确地标测到最早激动点。

（2）Kalman 等报道了约 93% 界嵴房速的成功靶点图上存在明显的碎裂电位。

（3）消融界嵴上部的 AT 时有可能损伤右侧膈神经而导致同侧膈肌麻痹。尽管多数报道这仅为一过性，但在消融前，最好先以高输出电流（10mA）进行心房起搏刺激膈神经以确保膈肌未被起搏。

（二）肺静脉

（1）10 极冠状窦标测电极标测起源于右侧肺静脉的房速时，其近端 A 波早于远端；起源于左侧肺静脉的房速则相反。

（2）对于右上肺静脉起源的房速，界嵴上的最早激动点显著早于冠状窦的最早激动点；对于左上肺静脉起源的房速，界嵴上的最早激动点与冠状窦的最早激动点几乎同时发生。

（3）右上肺静脉口部的房速常常被误诊为右心房房速，对于右心房后壁或希氏束部位激动提前，而在右心房又未能标测到理想消融靶点或消融失败的房速，应该考虑右上肺静脉口部房速的可能。可以使用一根 10 极的标测导管在右心房后壁进行标

测，如果在 10 极中的几个电极出现双电位，即可进行准确的鉴别。在房速发生时，双电位的第一个成分是在右心房记录到的最早出现的电位。双电位的第一个成分的振幅大于第二个成分提示房速来源于右心房后壁；反之，则是右肺静脉口部房速。如果双电位第一个成分的激动顺序是从远端到近端，提示起源于右上肺静脉；反之，则是右下肺静脉起源的房速（图 7-8）。

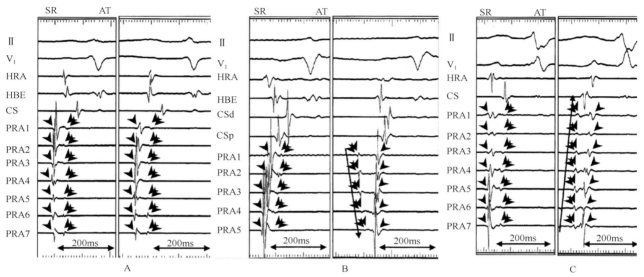

图 7-8　右肺静脉口部房速与右心房后壁房速的鉴别诊断

A. 放置于右心房后壁 (posterior right atrium，PRA) 的电极记录到窦性心律 (左) 和右心房房速时的腔内电图。10 极 PRA 标测导管的几个电极记录到了双电位 (double potentials，DPs)，单箭头指示 DPs 的第一个成分 (first potential，FPs)，双箭头指示 DPs 的第二个成分 (second potential，SPs)。在窦性心律和房速时 FP 的振幅比 SP 的高尖，房速时双电位的间期比窦性心律时长。SP 是低振幅电位，考虑记录到的是左心房激动的远场电位。PRA 标测导管第 5 对电极记录的 FP 比 P 波早 39ms。PRA 通道的校准电压为 1mV。AT：房速；HBE：希氏束电图；PRA1：PRA 标测导管远端第 1 对电极；PRA2 to 7：PRA 标测导管第 2 ～ 7 对电极；SR：窦性心律。B. 在窦性心律 (左) 和起源于右上肺静脉房速 (右) 的腔内电图。在窦性心律时 DP 的形态与 A 图相似，然而，在房速时，FP 的振幅比 SP 的低，值得注意的是房速发生时，DP 传导顺序发生了变化，与窦性心律时相反。PRA1 记录到 FP 比 P 波早 31ms。在窦性心律时单箭头指示的 FP 和房速时单箭头指示的 SP 均是右心房激动。在窦性心律时，双箭头指示的 SP 和房速时双箭头指示的 FP 均是左心房激动的远场电位。PRA 通道的校准电压为 0.5mV。C. 窦性心律 (左) 和起源于右下肺静脉房速 (右) 的腔内电图。在窦性心律时和房速时 DP 的形态与 B 图相似，注意起源于 RSPV 房速的 FP 的激动顺序是从上到下，而起源于 RIPV 的房速的 FP 激动顺序相反。PRA 导管第 5 对电极记录的 FP 比 P 波早 30ms。PRA 通道的校准电压为 0.5mV（引自 Yamada T. 2004. J Cardiovasc Electrophysiol, 15：745-751）

（4）右上肺静脉起源的 AT，窦性心律时消融导管在高位右心房后壁，右心房近场电位（高尖）在前，左心房远场电位（低振幅）在后；房早或房速时则相反。

（5）近年来三维激动标测技术的运用提高了右上肺静脉起源 AT 的标测和消融的成功率。

（三）冠状静脉窦

（1）最早激动点位于 P 波之前 20 ～ 40ms。

（2）需要仔细标测冠状窦开口边缘区域。

（3）有研究报道，左侧间隔部起源的局灶性房速，可以在右心房标测到的最早激动点比 P 波早 38ms。

（四）心耳

心耳标测消融前应进行造影，在常规电生理激动标测或三维激动标测指导下于心耳标测到最早激动点处放电，采用非盐水灌注消融导管预设功率为 20 ～ 50W，温度 55 ～ 60℃；采用盐水灌注消融导管预设功率为 30W，温度 45℃，放电时盐水流速 17ml/min。如果心耳穿孔开胸修补几乎不可避免，因此心耳的标测和消融应非常轻柔，不宜在长鞘辅助下标测消融，需提示患者咳嗽时应提前告知术者。心耳 AT 消融失败的主要原因包括：①导管难以到位或担心风险，标测到的"最早"激动点并非 AT 的起源点；②由于心耳是远端游离，活动度较大，三维解剖构型（CARTO）标测到的最早的激动点在消融时位置改变；③担心穿孔的风险，心耳消融的时间和功率不够；④心耳解剖变异大，存在憩室或 AT 为心外膜起源。如果局灶消融失败，不宜行心耳环状隔离，因为如果心耳电隔离丧失机械收缩功能后易形成血栓引起栓塞事件。对于标测明确的心耳 AT，在胸腔镜辅助下行微创外科心耳切除术可以治愈起源于心耳的 AT。

四、总 结

过去的十几年里，我们对局灶性 AT 的认识有了很大的进步。三维标测系统提供了直接准确的方法用来定位 AT 的消融靶点，即使是非持续或者不稳定的 AT。腔内超声的联合应用，使得我们对于来源于复杂解剖部位的 AT 有了更清楚的认识。冷冻消融的应用提高了对希氏束旁起源的 AT 消融的安全性。尽管这些先进的标测和消融系统为临床 AT 的治疗带来许多益处，但是对局灶性 AT 起源点的解剖位置和电生理特征的研究仍需进行较深入的研究。虽然 AT 的消融较为复杂并充满挑战，但是现有的文献充分说明经导管消融是安全有效的。

（董建增 常三帅）

参 考 文 献

Chen SA, Chiang CE, Yang CJ, et al. 1994. Sustained atrial tachycardia in adult patients. Electrophysiological characteristics, pharmacological response, possible mechanisms, and effects of radiofrequency ablation. Circulation, 90: 1262-1278.

Deen VR, Morton JB, Vohra JK, et al. 2002. Pulmonary vein paced activation sequence mapping: comparison with activation sequences during onset of focal atrial fibrillation. J Cardiovasc Electrophysiol, 13: 101-107.

Gonzalez MD, Contreras LJ, Jongbloed MR, et al. 2004. Left atrial tachycardia originating from the mitral annulus-aorta junction. Circulation, 110: 3187-3192.

Higa S, Tai CT, Lin YJ, et al. 2004. Focal atrial tachycardia: new insight from noncontact mapping and catheter ablation. Circulation, 109: 84-91.

Hoffmann E, Nimmermann P, Reithmann C, et al. 2000. New mapping technology for atrial tachycardias. J Interv Card Electrophysiol, 4 (Suppl 1): 117-120.

Hu YF, Higa S, Huang JL, et al. 2009. Electrophysiologic characteristics and catheter ablation of focal atrial tachycardia with more than one focus. Heart Rhythm, 6: 198-203.

Kalbfleisch SJ, el-Atassi R, Calkins H, et al. 1993. Differentiation of paroxysmal narrow QRS complex tachycardias using the 12-lead electrocardiogram. J Am Coll Cardiol, 21: 85-89.

Kalman JM, Olgin JE, Karch MR, et al. 1998. "Cristal tachycardias": origin of right atrial tachycardias from the crista terminalis identified by intracardiac echocardiography. J Am Coll Cardiol, 31: 451-459.

Kenneth A, Ellenbogen A WM. 2004. Cardiac Electrophysiology: From Cell to Bedside. Philadelphia: Saunders.

Kistler PM, Sanders P, Hussin A, et al. 2003. Focal atrial tachycardia arising from the mitral annulus: electrocardiographic and electrophysiologic characterization. J Am Coll Cardiol, 41: 2212-2219.

Lesh MD, Van Hare GF, Epstein LM, et al. 1994. Radiofrequency catheter ablation of atrial arrhythmias. Results and mechanisms. Circulation, 89: 1074-1089.

Morton JB, Sanders P, Das A, et al.2001. Focal atrial tachycardia arising from the tricuspid annulus: electrophysiologic and electrocardiographic characteristics. J Cardiovasc Electrophysiol, 12: 653-659.

Natale A, Breeding L, Tomassoni G, et al. 1998. Ablation of right and left ectopic atrial tachycardias using a three-dimensional nonfluoroscopic mapping system. Am J Cardiol, 82: 989-992.

Pappone C, Stabile G, De Simone A, et al. 1996. Role of catheter-induced mechanical trauma in localization of target sites of radiofrequency ablation in automatic atrial tachycardia. J Am Coll Cardiol, 27: 1090-1097.

Poty H, Saoudi N, Haissaguerre M, et al. 1996. Radiofrequency catheter ablation of atrial tachycardias. Am Heart J, 131: 481-489.

Saoudi N, Cosio F, Waldo A, et al. 2001. A classification of atrial flutter and regular atrial tachycardia according to electrophysiological mechanisms and anatomical bases; a Statement from a Joint Expert Group from The Working Group of Arrhythmias of the European Society of Cardiology and the North American Society of Pacing and Electrophysiology. Eur Heart J, 22: 1162-1182.

Schmitt H, Weber S, Schwab JO, et al.2001. Diagnosis and ablation of focal right atrial tachycardia using a new high-resolution, non-contact mapping system. Am J Cardiol, 87: 1017-1021; A1015.

Tada H, Nogami A, Naito S, et al. 1998. Simple electrocardiographic criteria for identifying the site of origin of focal right atrial tachycardia. Pacing Clin Electrophysiol, 21: 2431-2439.

Tang K, Ma J, Zhang S, et al. 2003. Unipolar electrogram in identification of successful targets for radiofrequency catheter ablation of focal atrial tachycardia. Chin Med J (Engl), 116: 1455-1458.

Tracy CM, Swartz JF, Fletcher RD, et al. 1993. Radiofrequency catheter ablation of ectopic atrial tachycardia using paced activation sequence mapping. J Am Coll Cardiol, 21: 910-917.

Wit AL, Fenoglio JJ Jr, Hordof AJ, et al. 1979. Ultrastructure and transmembrane potentials of cardiac muscle in the human anterior mitral valve leaflet. Circulation, 59: 1284-1292.

Yamada T, Murakami Y, Muto M, et al. 2004. Electrophysiologic characteristics of atrial tachycardia originating from the right pulmonary veins or posterior right atrium: double potentials obtained from the posterior wall of the right atrium can be useful to predict foci of atrial tachycardia in right pulmonary veins or posterior right atrium. J Cardiovasc Electrophysiol, 15: 745-751.

Yamada T, Murakami Y, Yoshida Y, et al. 2007. Electrophysiologic and electrocardiographic characteristics and radiofrequency catheter ablation of focal atrial tachycardia originating from the left atrial appendage. Heart Rhythm, 4: 1284-1291.

Yamada Y, Ajiro Y, Shoda M, et al. 2006. Video-assisted thoracoscopy to treat atrial tachycardia arising from left atrial appendage. J Cardiovasc Electrophysiol, 17: 895-898.

第八章
心房扑动的导管消融

第一节　心房扑动的解剖基础

作为临床最常见的心律失常之一，典型心房扑动（简称房扑，atrial flutter，AFL）早在 70 多年前就已被发现和认知，但其确切的折返机制及环路却是近年来才被明确的。拖带标测可证实右心房（right atrium，RA）内的激动传导与天然解剖学电传导屏障区之间的联系，其中三尖瓣转折点与下腔静脉（inferior vena cava，IVC）之间的心房肌是典型房扑折返的关键峡部，解剖上称之为下腔静脉-三尖瓣峡部（cavotricuspid isthmus，CTI）。正是基于此解剖学特点及电生理机制，临床上开展的横跨 CTI 的线性消融可有效终止典型房扑并预防其复发。临床介入治疗时的消融终点不仅是房扑的终止，还包括横跨 CTI 消融线的双向传导阻滞，以达到有效预防房扑再发。

在实际 CTI 消融过程中我们还可能遇到各种困难，包括由于解剖原因导致的消融线无法阻断？如何选择最佳的 CTI 线性消融路径？先天性心脏病外科术后患者的 CTI 有何异同？右心房中标测到双电位处的解剖学基础是什么？

因此，对于 RA 尤其是 CTI 相关的解剖学结构的正确认识，对深入理解和治疗典型房扑非常重要。

一、正常 CTI 解剖

正常心脏的 CTI 其前界为三尖瓣转折处，后界为 RA 向 IVC 的移行处，心肌纤维通常以平行于三尖瓣环（tricuspid annulus，TA）的方向呈环状排列，在靠近间隔部位与冠状窦组织相融合。在该交界部位的后方是欧氏嵴（eustachian ridge，ER），其与房间隔卵圆窝的下缘相延续。CTI 越靠外侧越宽，其下外侧比间隔侧宽约 6mm。其各部分厚度也不均

匀，以中间部分最薄，靠近外侧有梳状肌横跨的部分厚度变异较大。

在正常心脏中，CTI 的解剖较为复杂，并非单纯的扁平结构（图 8-1）。欧氏嵴是 CTI 抬高的部分，将峡部分成两部分：三尖瓣与欧氏嵴之间的欧氏嵴下峡部，欧氏嵴顶部下斜至下腔静脉的峡部。后间隔的冠状窦将 CTI 与致密房室结分开，后者组成慢径路，其汇入房室结的纤维也构成了 CTI 的中部边界。CTI 外缘近三尖瓣瓣环处与右冠状动脉远端分支及心小静脉相接。右冠状动脉远端分支（包括后降支、后侧支近段）与 CTI 间隔部相对靠近。

梳状肌自界嵴或 CTI 上的其他肌束发散而出，分布于心房与三尖瓣之间。下腔静脉-三尖瓣瓣环的平滑部分称为前庭部，CTI 前庭部的间隔部分紧靠慢径输入端和致密房室结（更高位的房间隔）。

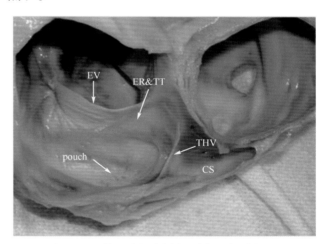

图 8-1　尸检心脏标本沿房室瓣环平面剖面观

下腔静脉-三尖瓣峡部（CTI）并非一个扁平结构，以图中标本为例，可见欧氏嵴（ER）下方存在一处明显的隐窝（pouch）结构，其边界由欧氏瓣（EV）、冠状窦瓣（thebesian valve，THV）及三尖瓣组成。欧氏瓣沿欧氏嵴边缘插入，托达罗腱（tendon of Todaro）沿欧氏嵴顶部走行并汇入房间隔。该隐窝结构已是间隔靠近冠状窦（CS）附近最深的结构

二、导致 CTI 消融困难的解剖基础

典型房扑导管消融时需沿垂直于 CTI 长轴的方向进行线性消融，当达到消融线两端双向传导阻滞后，可终止房扑。当遇到困难时，可使用冷盐水灌注导管或 8mm 头端消融导管，并增加消融能量输出。但有时即便做了上述调整仍不能完全阻断围绕 CTI 的缓慢传导，或者房扑虽能终止但可再次被诱发，或临床心律失常再次复发。导致复发的原因很多，包括 CTI 前庭部或与 IVC 交界处的消融灶存在缝隙（gaps）、导管贴靠不良、能量输出不足、局部心肌过厚以及消融损伤的不连续都会导致 CTI 消融失败。

因此在 CTI 消融时，常选择中部 [左前斜位，（left anterior oblique，LAO）] 时三尖瓣环约 6 点钟方向拉消融线会较为理想，因为此处肌肉相对较薄，同时又可避免损伤房室传导以及间隔部消融时不慎造成对心中静脉的损伤。其下外侧的峡部线往往消融线路更长、心肌更厚，不作为优选。

在部分病例中会因为很明显的解剖学异常而导致消融失败，如欧氏嵴下部较大的隐窝结构（pouch），伸入 CTI 的巨大梳状肌，以及特别明显的欧氏嵴。对这些解剖病因的准确识别将有助于我们找出消融失败的问题所在，从而制订个体化消融策略，提高成功率。

三、欧氏嵴下方隐窝

冠状窦口部，Thebesian 瓣可不同程度的覆盖窦口。在 CTI 上 Thebesian 瓣的外侧可见一个凹陷的隐窝（Keith 隐窝）。隐窝处心肌较薄，形成 CTI 上欧氏嵴与三尖瓣之间紧靠间隔部的相对低洼部分。

在个别病例中，这个隐窝结构很明显。有些患者的欧氏嵴下方隐窝可深达 6～10mm，呈舟状凹陷。当隐窝结构明显时可导致消融困难。尽管此处心肌并不是特别厚，但由于隐窝结构内血流差，能量传递效果不佳，会导致温度和阻抗急剧上升，并可能产生焦痂。因此会导致能量输出受限、消融不足、消融线缝隙，使消融线不能达到双向传导阻滞。隐窝结构的另一个问题是导管操作困难，尤其是从三尖瓣环向 IVC 拖动导管时。如果没有发现该隐窝结构，术者会误认为 CTI 相对平坦，回撤导管时造

成隐窝深处导管贴靠欠佳。

有学者认为明显的 Thebesian 瓣与较深的欧氏嵴下方隐窝结构之间存在相关性。如果隐窝结构深而易见，则 Thebesian 瓣也会显而易见。这一点对于电生理术者及左心室电极植入术者都非常重要，因为明显的 Thebesian 瓣会阻碍电极或导管进入冠状窦，但更重要的是，并存的隐窝结构会使得导引鞘管很难放置稳定。

在 CTI 消融时，如发现导管头端异常摆动，应注意鉴别是否存在隐窝结构，鉴别方法包括右心房造影、心腔内超声探查（将探头置于右心房，面向 CTI 方向"向下看"）或术前 CT 扫描。欧氏嵴下方隐窝是前庭峡部最靠近间隔的部分，识别了该结构特点会有助于改良我们的消融术式，即消融时可尽量偏外侧，尤其是前庭部上方，这样可以避免隐窝内消融导致的能量传递问题及潜在的穿孔风险（图 8-2）。如果由于导管稳定性、心肌厚度等问题导致无法靠外侧消融时，在隐窝内消融可选择内循环或外循环式的冷盐水灌注导管滴定能量输出，以避免阻抗突然升高或局部组织气化（steam pop，水蒸气"泡"）甚至穿孔；CTI 其余部分消融方式和常规导管操作相同。极少数病例中，也可以围绕隐窝结构进行环形消融以隔离其心房组织，然后两侧消融线分别延伸至 TA 及 IVC。

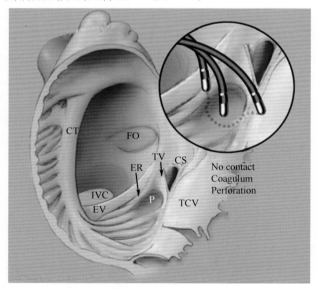

图 8-2　欧氏嵴下方隐窝消融

当存在明显欧氏嵴下方隐窝结构（P）时，会导致消融困难。消融导管在隐窝深处会产生贴靠不佳，从而产生消融缝隙。隐窝内由于血流欠佳，会产生焦痂而限制能量输出；当尝试加强贴靠时可能会导致局部穿孔。EV：欧氏瓣；IVC：下腔静脉；CT：界嵴；FO：卵圆窝；ER：欧氏嵴；TV：Thebesian 瓣；CS：冠状窦；TCV：三尖瓣；No contact Coagulum Perforation：非接触血凝块穿孔

四、延伸至峡部的梳状肌

不同肌束长度的梳状肌自界嵴处呈扇形发出延伸至 CTI。有时 CTI 上的梳状肌可以很粗大很明显，也可横跨 CTI 至冠状窦，此时 Thebesian 瓣可缺如或退化（图 8-3）。

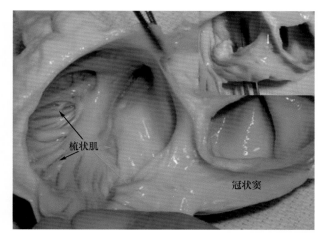

图 8-3　心脏尸检标本可见梳状肌自界嵴散发而出
注意梳状肌（Pectinates）可延伸至下腔静脉三尖瓣峡部，在界嵴中部也可见到（如箭头所示），图中梳状肌延伸入冠状窦。和图 8-1 中欧氏嵴下隐窝结构存在时可见的巨大 Thebesian 瓣不同，这幅图中 Thebesian 瓣（箭头所示）几近退化

梳状肌可能导致消融困难的原因包括：①梳状肌本身肌束粗大，会给透壁性消融带来困难；②消融导管在两束梳状肌之间容易嵌顿，使阻抗升高能量传输不足及局部血流淤滞导致焦痂形成（图 8-4）；③导管在梳状肌肌束组成的沟壑结构中不能稳定贴靠。

术中我们可通过如下方法识别这些解剖学特点或横跨峡部的梳状肌：①消融过程中突现较大的心房电位；②配合心腔内超声探查；③根据滑至梳状肌或嵌入巨大梳状肌时的导管运动特点判断。

当 CTI 消融时发现明显梳状肌并给消融带来困难时，以下方法有助于解决问题：①梳状肌多靠近界嵴，所以消融线可尽量靠近间隔部以避开粗大梳状肌结构；②使用冷盐水灌注导管，可加强消融能量的透壁性，避免导管嵌入梳状肌时的能量输出受限；③尝试使用可调弯指引鞘管加强消融导管的贴靠力。

也就是说，遇到明显欧氏嵴下隐窝结构时，消融线尽量靠外侧；而遇到巨大梳状肌导致消融困难时消融线应尽量靠间隔侧。

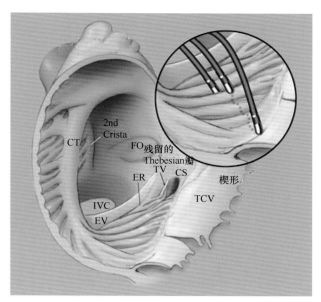

图 8-4　梳状肌延伸至 CTI 时会给消融带来困难
较厚的梳状肌肌束组成的沟壑，使得消融灶不能透壁；同时消融导管还容易嵌顿在沟壑中，使得局部阻抗升高及局部过热而导致能量输出受限。CT：界嵴；EV：欧氏瓣；IVC：下腔静脉；ER：欧氏嵴；TV：Thebesian 瓣；TCV：三尖瓣；CS：冠状窦；FO：卵圆窝，有些心脏中可见紧挨界嵴的第二界嵴（2nd Crista）结构

当然，在消融过程中也可以使用压力监测导管，来适时、准确量化消融导管与解剖结构之间的贴靠力，从而有助于我们对特殊解剖结构及消融效果的判断。

五、欧　氏　嵴

欧氏嵴将 CTI 分为前方的欧氏嵴下部和与 RA 及 IVC 相接的欧氏嵴下斜坡。欧氏嵴本身部分或大部分由纤维组织组成，消融时无需过多能量。通常欧氏嵴给消融带来的困难主要是导管操作及贴靠问题。

通常当我们通过股静脉途径将电极导管放至右心室或 CTI 时，顺钟向的扭力会使导管转向并贴靠于间隔侧。当患者欧氏嵴明显时，嵴的顶部就会成为一个支点，当顺钟向的扭力作用其上时，导管头端会从间隔侧偏移至瓣环侧壁。因此明显的欧氏嵴会成为贴靠的着力点，导管头端会贴靠于该着力点上。事实上对于有经验的电生理医生来说，这一特征性的反常导管运动方式会提示可能存在较大的欧氏嵴（图 8-5）。这些经验可以通过心腔内超声图像加以验证。

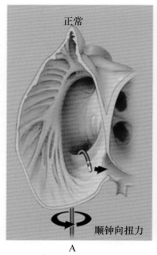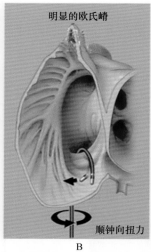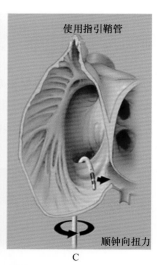

图 8-5　遇到明显欧氏嵴时导管定位和贴靠所遇到的问题

A. 为正常情况下施以顺钟向扭力，消融导管头端会转向间隔侧；B. 所示明显的欧氏嵴会成为导管旋转的着力点，顺钟向的扭力会使导管转向侧壁；
C. 所示在使用了合适弯型及摆放位置的指引鞘管后，可克服欧氏嵴所造成的消融导管到位困难，术者可操作导管准确到位、稳定贴靠

当欧氏嵴明显时，消融导管在嵴部上斜坡处（欧氏嵴顶部与三尖瓣环之间）贴靠时会出现贴靠困难。当无法扭动导管贴靠间隔或在嵴部上斜坡处贴靠不佳时，使用合适的指引鞘管可解决问题（图 8-6）。

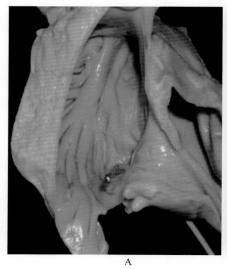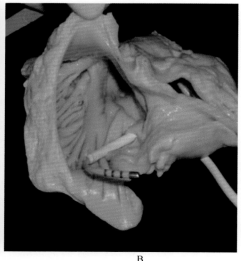

图 8-6　心脏尸检标本

A. 为欧氏嵴导致导管在下腔静脉三尖瓣峡部定位困难；B. 为使用指引鞘管后欧氏嵴可被压平，并可利用消融导管的
打弯以不同角度从不同位置保持 CTI 贴靠

此外，在通过激动标测诊断房扑或评估 CTI 消融线双向传导阻滞时，欧氏嵴还可能对术者产生误导。通常验证 CTI 双向传导阻滞是通过多极标测导管沿界嵴、CTI 至冠状窦口部环状贴靠放置，其头端电极置于冠状窦口部，通过冠状窦近端电极起搏及多极电极所记录的激动顺序来判断右心房内激动传导方向（图 8-7A）。如多极标测导管遇到明显的欧氏嵴结构并导致导管头端不能到达冠状窦口时（图 8-7B），会使得导管电极记录到的激动顺序发生错误，从而对 CTI 消融线两端的传导阻滞验证造成误导。X 线影像上可发现多极导管头端在 RAO 位时明显指向后方。当前送导管时，导管头端会遇到明显阻力，阻力来自于欧氏嵴与间隔部的连接处。若无欧氏嵴阻挡，多及导管的头端可送达冠状窦口部并可进一步前送入冠状窦内。在三维电解剖标测时代，多极标测导管的作用可被电解剖模型所取代，

在冠状窦口部的持续频率起搏下，消融标测导管可于右心房不同部位取点标测，从而模拟原先多极标测导管的作用对激动顺序进行记录，从而判断 CTI 消融线两侧是否达到传导阻滞。

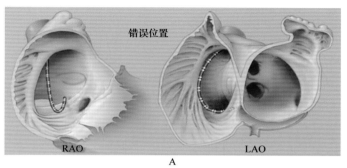

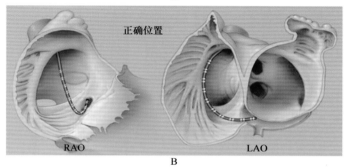

图 8-7　通过不同投照位角度判断多极标测导管位置的重要性

A. RAO 位时，多极导管的头端指向后方，导管受阻于欧氏嵴而不能进一步前送；B. 为正确的导管位置，
导管到达冠状窦口部时仍可进一步前送。RAO：右前斜位；LAO：左前斜位

第二节　心房扑动的心电图诊断

心房扑动是一种常见的快速心律失常，心电图表现为规律的扑动波，心房的激动频率为 240 ～ 350 次 / 分。房扑多合并器质性心脏病，16% 的房扑患者有心力衰竭，12% 的房扑患者合并慢性阻塞性肺病，仅有 1.7% 的房扑患者无明确病因。

一、房扑的命名和分类

Wells 根据房扑时心房波的形态和频率将房扑分为 I 、II 两型。I 型房扑（又称典型房扑）的心房率为 240 ～ 350 次 / 分，存在可激动间隙，可以被心房起搏拖带；I 型房扑又分为逆钟向房扑和顺钟向房扑。逆钟向房扑下壁导联 F 波倒置，呈典型心房扑动为一种围绕三尖瓣环的大折返性房性心律失常，一般分为顺钟向及逆钟向心房扑动两种类型。由于房扑具有相对固定的大折返路径及折返形式，因此在体表心电图上具有相对固定的特征性扑动波。

典型心房扑动

典型房扑是指三尖瓣峡部依赖的右心房大折返性房速。三尖瓣峡部是指以下腔静脉、欧氏嵴为后界，以三尖瓣环为前界的缓慢传导区域，是峡部依赖房扑折返的必经之路，且此处是房扑折返环相对狭窄的部分，故称之为峡部。扑动波是心房形态、除极方向及周长的综合表现。通常情况下，逆钟向典型房扑体表心电图 II 、III 、aVF 导联呈负向锯齿样扑动波，而 V_1 导联呈正向扑动波，V_6 导联 F 波向下。顺钟向房扑左心房的激动由 bachmann 束传导，下壁导联 F 波向上。低环折返房扑的心电图变化很大，终末嵴壁导联的负向波包含一个下降部分，之后跟随一个高斜率的快速下降负向波，最后为一个正向波。

1. 典型逆钟向心房扑动波　心房扑动中大部分为典型房扑。折返环被定义为围绕解剖屏障相对固定的路径。尽管，内科医生及心脏病学专家普遍认为下壁导联具有特征性的"锯齿样"波，对特征波形的分析可以获得更多的信息。下壁导联表现为初始的缓慢下降部分，后面跟随快速下降区，最后为快速上升部分和低幅度的终末正向成分，随后继续的房扑波缓慢下降部分。胸前导联可见两个部分，V_1 导联第一个部分为平缓初始等电位线部分，随后为直立的向上波，胸前导联逐渐移行，$V_2 \sim V_3$ 已

经移行为第一部分完全为负向波，第二部分为接近等电位线波形，而到 V_6 已经变为负向波（图 8-8）。Ⅰ 导联为低振幅或者接近等电位线，AVL 通常为直立向上的正向波。尽管这些都是典型逆钟向房扑的经典心电图变化，很少有变异发生，但是有些左心房的心房扑动可能也会表现为逆钟向心房扑动的心电图形态。

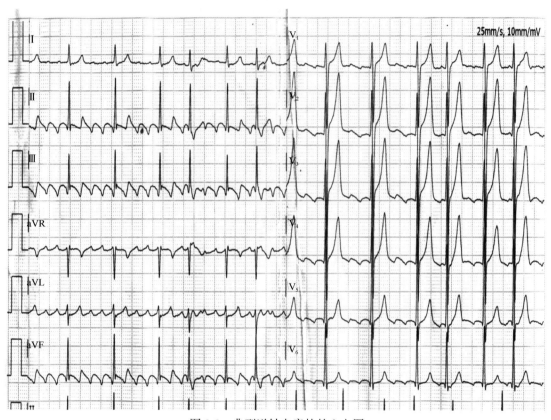

图 8-8 典型逆钟向房扑的心电图
下壁导联呈锯齿样波，胸前导联 V_6 为负向波

低环折返的三尖瓣峡部依赖的心房扑动体表心电图扑动波形态多变，主要取决于波形传导至界嵴的突破点。当突破点位于低位右心房的侧壁，顺钟向传导的波形与从房间隔逆钟向传导的波形相遇，因此抵消了部分右心房游离壁可见的典型逆钟向扑动波的下降部分。和典型的逆钟向心房扑动波相比，低环折返房扑的扑动波减少了终末的负向波成分，增加了终末的正向波成分。因为左心房及间隔与典型逆钟向房扑中激动顺序相同，扑动波的形态比较相似。这种心律失常的治疗同样是消融三尖瓣峡部。

2. 典型顺钟向房扑 在典型房扑中，折返环和解剖屏障都是相同的，只是激动方向不同。大概

10% 的房扑患者为顺钟向心房扑动，电生理检查中可能会见到更高比例的顺钟向心房扑动。

与逆钟向心房扑动相比，体表心电图的表现更加多变。下壁导联，扑动波多为正向波，有特征性的切迹。正向切迹部分后紧跟着为一个负向部分。由于取决于这个负性部分的振幅，体表心电图为连续波动而没有明显的正向或者负向成分。在其他情况下，心电图表现为负向波成分为主，类似于逆钟向心房扑动扑动波形态。V_1 特征为宽大负向波并在下降支出现切迹。胸前导联的移行到 V_6 变为正向波。Ⅰ 导联通常为直立向上的波，AVL 为低振幅负向波并且有切迹。因此，从很多方面来讲，顺钟向房扑

和逆钟向房扑相似。

二、非典型房扑

（一）右心房游离壁的非典型房扑

右心房的非典型房扑最常见右心房的游离壁内大折返心房扑动。这样的大折返可能为折返环围绕右心房游离壁低电压区或者瘢痕。这个游离壁的瘢痕可能为天然的瘢痕或者为外科术后的手术瘢痕。电解剖标测发现这种非典型房扑为单环和双环折返，均利用共同的解剖屏障。这种非典型心房扑动可以单独存在，也可以与典型或者非典型房扑共同存在。

游离壁的心房扑动心电图表现变化比较大；主要取决于折返环解剖部位定位的高低，折返环激动传导的方向，心房共同传导阻滞的位置，三尖瓣环周围折返环的存在（图8-9）。例如，游离壁折返环扑动波的形态将由于出现了三尖瓣环峡部阻滞而发生改变（图8-10）。如果右心房游离壁房扑存在一个阻滞，那么 V_1 导联可以表现为负向扑动波。取决于间隔部激动传导方向，右心房游离壁的房扑可以表现为类似顺钟向或逆钟向房扑的心电图特征。

（二）高位折返环

高位折返环是围绕右心房上部而不是三尖瓣峡部的不典型心房扑动。尽管这种大折返可能单独存在，但也多继发于典型顺钟向心房扑动，低位折返环的房扑或者心房颤动。三维非接触标测提示折返环是围绕上腔静脉和界嵴中末端的上部，这些也都是激动的功能性阻滞区域。大多数情况下，高位折返环的心房扑动体表心电图通常与顺钟向或者逆钟向的典型房扑体表心电图相似，下壁导联的扑动波为正向波，因为和大多数情况相同，间隔和左心房的除极为朝向下壁导联的除极。和三尖瓣峡部依赖的心房扑动相比，因为折返路径短，高位折返环的房扑折返环相对较小。根据 I 导联 P 波的极性和幅度不同，设计出一张流程表来鉴别高位折返和逆钟向的典型心房扑动。高位折返心房扑动是负向或等电位线的宽 P 波，当 P 波在 I 导联为直立的，宽度 ≤ 0.07mV，则可能为高位折返环的心房扑动，而 I 导联的 P 波宽度 > 0.07mV 则为逆钟向心房扑动。在研究中发现，这个图表鉴别准确率为 90% ~ 97%，敏感度为 82% ~ 100%，特异性为 95%。在电生理检查前，从心电图就能鉴别高位折

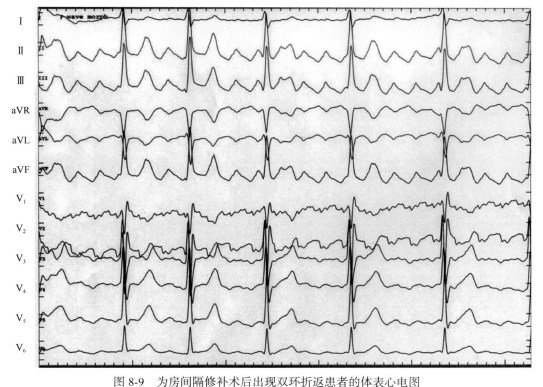

图 8-9 为房间隔修补术后出现双环折返患者的体表心电图
围绕三尖瓣环的顺钟向折返环合并围绕游离壁瘢痕的顺钟向折返环。下壁导联表现为相同的向上和向下的成分。
V_1 表现为不一样的切迹

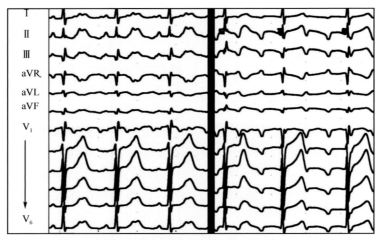

图 8-10 该患者为右房天然游离壁瘢痕合并房扑的患者心电图

三尖瓣峡部拖带及三维电解剖标测确定三尖瓣峡部未参与折返环的形成。右图为三尖瓣峡部消融前扑动波的形态，V₁导联和下壁导联扑动波深倒置，因为间隔及左房的激动方向均为由下向上。在左图，三尖瓣峡部消融后，扑动波的形态发生了巨大的变化，主要原因是间隔和左房的激动模式发生了改变。这个病例强调了扑动波的形态与激动的传导方向关系密切，因此，外科或消融术后扑动波的形态会发生变化

（引用自 wiley. 2008. EP catheter ablation of cardiac arrhythmias）

返环心房扑动和典型逆钟向心房扑动有潜在的意义，因为这两种心律失常需要不同的标测和消融策略。然而，高位折返环的心房扑动需要细致的心内激动标测。

其他类型的右心房的不典型心房扑动已经介绍过了。间隔参与折返的心房扑动已经介绍过了，特别是外科术后的心房扑动，这种类型相对少见。这种心房扑动通常表现为 V₁ 导联呈现双向或者等电位线的扑动波形态。

（三）左心房心房扑动

左心房房扑并不比典型房扑少见，通常发生于结构性心脏病包括高血压、二尖瓣疾病、左心房扩张和心力衰竭。这些折返环通常位于左心房后壁的天然瘢痕附近。这个大的折返环显示出解剖变异和许多折返环同时存在。折返环可能围绕二尖瓣环，围绕瘢痕区域和肺静脉开口部或者比较少见的围绕间隔部的卵圆窝。

左心房的房扑折返环比典型和非典型右心房房扑要更难描述；然而，大多数都具有围绕二尖瓣环折返。Jais 描述了一系列患者患有自发的天然左心房房扑经常被发现折返环围绕二尖瓣环，解剖屏障还包括肺静脉或电静止区域。在左心房房扑中，电静止区域相对常见，可能说明结构性心脏病中左房纤维化发病率较高，同时也说明这些电静止区域使

折返环相对稳定。

体表心电图通常能发现基质下的相同点和不同点。折返环的相对位置（图 8-11，图 8-12）。扑动波通常表现为 V₁ 导联正向向上波，很少见宽大或者等电位线扑动波。在 Ⅱ、Ⅲ、AVF 可能为直立但是振幅很低。然而，在少数患者，房扑波的形态类似于典型房扑。最常见的两种左心房房扑包括：V₁ 导联宽的向上扑动波同时下壁导联为向上的扑动波；V₁ 导联向上低振幅的扑动波；或者其他导联等电位线扑动波。由于心房疾病的高发病率和心房内的缓慢传导，心动过速周期延长表现为扑动波间等电位线间距延长。左心房房扑因此类似于局灶性性心动过速（图 8-13）。

（四）从心电图鉴别左心房房扑和右心房的房扑

V₁ 导联是判断心房扑动来源于左心房还是右心房的最好指标。V₁ 表现为直立向上而且基底部比较宽能高度提示为左心房的房扑。然而，当 V₁ 为起始等电位线（或者倒置）部分（紧接着为向上的部分），这和右心房的房扑是一致的。相反的，当 V₁ 是深倒置，则提示为右心房的房扑可能性大。当 V₁ 是双向或者等电位线时，对判断房扑的来源没有提示作用。

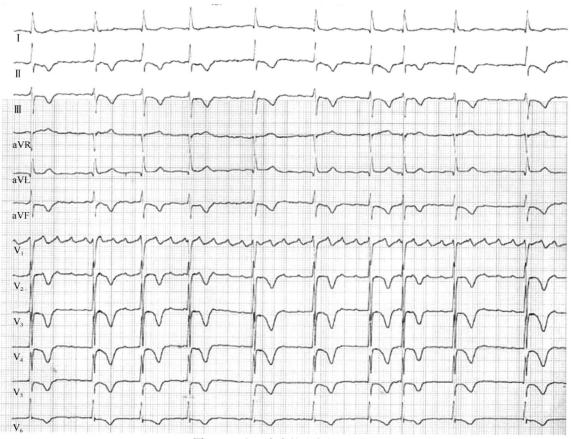

图 8-11 左心房房扑患者的心电图

折返环为围绕肺静脉。患者患有充血性心力衰竭，但是无外科手术及消融手术病史。标测显示左心房存在广泛电静止区。注意房扑波在 V₁ 导联向上，房扑波形态和周长不变。其他导联在等电位线波动，类似于房颤波（引用自 wiley. 2008. EP catheter ablation of cardiac arrhythmias）

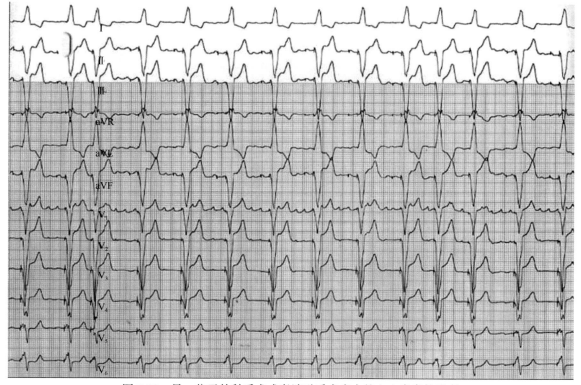

图 8-12 另一位无外科手术或者消融手术病史的左心房房扑患者

患者装有双腔起搏器，起搏器出现心房感知不良。心房标测提示围绕二尖瓣环的顺钟向折返环，左心房后壁电静止。注意 V₁ 导联和下壁导联扑动波向上，高度提示存在左心房折返环（引用自 wiley. 2008. EP catheter ablation of cardiac arrhythmias）

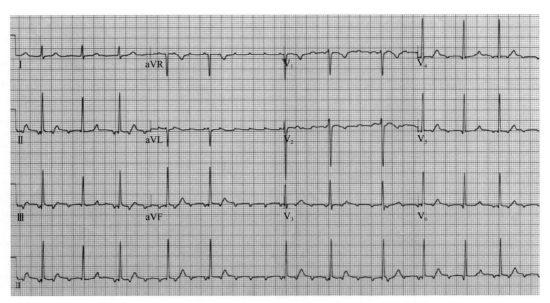

图 8-13　经房间隔切口二尖瓣环置换术后患者房扑心电图

折返环为围绕间隔瘢痕。V₁电压较低或者位于等电位线。房扑波间等电位线明显延长，不一定都提示为局灶性机制

（引用自 wiley. 2008. EP catheter ablation of cardiac arrhythmias）

三、体表心电图的局限

当房室传导比例为 1 : 1 或者为 2 : 1 时，很难分析扑动波，因为扑动波部分埋藏于 QRS 波群或 T 波内。尤其当扑动波振幅很低时这种情况就变得更为复杂。当分析房扑波的体表心电图形态时，很重要的一点是需要获得 12 导联的未被隐藏的全部波形。

在许多患者中在心房严重的器质性疾病组，都会合并大折返性心动过速。因此，只有一部分大折返性心动过速的患者能够根据 P 波的形态判断解剖屏障的位置。尤其是外科术后或者经过心房消融的患者体表心电图就更难提供线索。因为这些患者心房解剖由于先天异常或者经过外科手术解剖结构已经被扭曲，所以，在这些患者中，P 波的形态并不能被用于为折返环定位。

第三节　心房扑动的导管消融

典型房扑占大折返房性心动过速的 90%，其折返环已经被明确界定。三尖瓣环作为固定的解剖和电屏障，而后方的屏障由界嵴和欧氏嵴组成。在欧氏嵴终末冠状窦开口处和上腔静脉前方的界嵴之间，并没有解剖屏障，房间隔邻近三尖瓣瓣环部分在早期的研究中被认为是参与折返环的。这就是说，

这部分组织是功能性的屏障，只是延长了传导时间。在房扑的激动中，房间隔的激动是由下向上，而右心房游离壁的激动则是由上向下。从三尖瓣环额面观察为顺时针传导，三尖瓣峡部在维持典型房扑的持续激动中起到了重要的维持作用，因此被称为三尖瓣峡部依赖的心房扑动。

随后的三维标测技术证实了心房扑动的围绕三尖瓣环折返路径。围绕三尖瓣环峡部的折返路径相对不变，同时存在轻度变异。陈等发现，界嵴后方的传导并不是唯一屏障，有时可以看到沿着冠状静脉窦也存在传导屏障。Shah 等发现，从冠状窦口部向上沿房间隔传导的激动方向不同，一部分位于上腔静脉前方传导，另外一部分是在它的周围出现融合。Santucci 也发现折返环上部传导路径存在较大变异，有些为经过右心耳的前方接近三尖瓣环，有些为上腔静脉后方穿过界嵴传导。穿过界嵴传导的那部分被称为低环折返（图 8-14）。

一、典型房扑的导管消融

三尖瓣峡部依赖的心房扑动主要消融三尖瓣环及下腔静脉之间的三尖瓣峡部。在三尖瓣峡部进行线性消融，从而在这些解剖结构之间形成电传导屏障，使得激动不能传导，折返环打断，进一步治疗心动过速。这种方法第一次应用是 Natale 用来治疗

症状性的三尖瓣峡部依赖的大折返房性心动过速，结果发现，这种线性消融能治疗所有的三尖瓣峡部依赖性房性心动过速。在之后的随访 22 个月中，80% 的患者接受了手术治疗后不需要使用抗心律失常药物也能维持窦性心律。相反，初始使用抗心律失常药物治疗的患者只有 36% 能维持窦性心律，而且这部分药物治疗的患者复发率、住院率均明显升高。

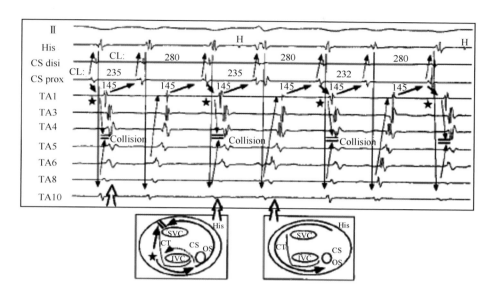

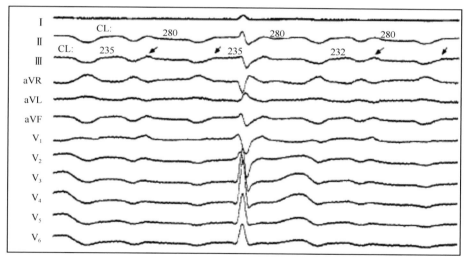

图 8-14 在典型房扑及低环折返房扑之间相互转换

该患者同时出现典型房扑及低环折返性房扑，房扑的周长也发生了变化。在上端的心内电生理图反映了该变化的机制。中间插入的两幅图分别反映了典型房扑（周长为 280ms 的右图）及低环折返房扑（周长为 235ms 的左图）的传导路径。注意在三尖瓣峡部，从三尖瓣到冠状窦口的位置其传导时间均为 145ms，说明两个传导径路共用一个峡部。最下方的心电图中可以看出，低环折返时下壁导联的心电图中房扑波终末正向成分明显减低（引用自 wiley. 2008. EP catheter ablation of cardiac arrhythmias）

三尖瓣峡部的线性消融，可以在三尖瓣峡部依赖的房性心动过速发作时或者窦性心律下，通常是在冠状窦近端起搏来判断三尖瓣峡部是否阻断。早期关于三尖瓣峡部线性消融的研究，通常使用 4mm 消融导管进行，但是后来的研究表明，使用 8mm 消融导管或盐水灌注消融导管进行消融，能获得更大地消融损伤灶及更高的手术成功率。

通常峡部消融采用长度为 4 ～ 5mm 消融导管，成功消融三尖瓣峡部需要稳定的温度 50 ～ 60℃，偶尔可以到达 70℃，温度超过 70℃可以导致组织产生气泡或者炭化，或者在消融导管头端形成血液凝结块（导致导管阻抗增加并限制能量的传出和消融病灶的形成），这样可能导致心脏穿孔或者血栓形成等并发症。对于右心房大的心房扑动患者，可以使用大弯导管。对于典型房扑患者可以选择盐水灌注大弯导管。使用冷盐水灌注导管，推荐设置较低的能量和温度，避免形成气泡。使用盐水灌注导管，初始温度设置 43 ～ 45℃，功率为 35 ～ 40W，尽管有研究表明，使用 50W，60℃的能量进行消融不会增加消融的并发症。相反，较大头端的消融导管（8 ～ 10mm），可能需要更高的能量，接近 70 ～ 100W，来获得组织温度达到 50 ～ 70℃从而成功消融三尖瓣峡部，而且并不增加手术并发症的发生率。

典型房扑的消融靶点为三尖瓣峡部，多利用标准的多极消融导管进行标测和消融，结合影像和电生理电图指导下进行消融。经典的方法为，在影像指导下，放置消融导管到消融关键峡部，在右前斜

体位下，远端电极位于或者接近三尖瓣瓣环；在左前斜位，位于间隔与低位右房游离壁之间（位于 6 点钟或 7 点钟的位置，图 8-15），然后消融导管头端调整或者远离三尖瓣瓣环，根据导管电图上心房和心室的比率来调整合适的位置。通常，理想的三尖瓣环房室比为 1：2 或者 1：4。从起始位置开始，消融导管逐渐每点消融 30 ～ 60s，向下腔静脉处逐渐移动（图 8-16）。导管电图的记录结合影像，可以确定消融电极和三尖瓣峡部的组织接触良好，并且能确保能量输出。消融整个的三尖瓣峡部可能需要在导管拉回下腔静脉过程中，在每一个消融点停留 30 ～ 60s，可以适当延长消融时间为 120s 或者更多，这都需要依据消融部位的解剖结构及导管和组织的接触紧密程度决定。直到导管头端不能记录到心房电位，才能说明导管已经进入下腔静脉，或者在透视下观察到导管跨过欧氏嵴后出现头端的

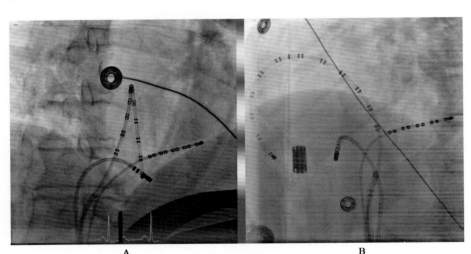

图 8-15 典型房扑消融时导管的影像位置

A. 左前斜位时；B. 右前斜位

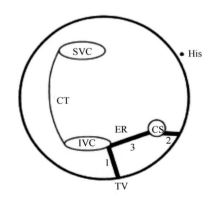

图 8-16 右心房消融径路图

三尖瓣峡部的经典线性消融路径（线 1），三尖瓣到冠状窦（线 2）和冠状窦至下腔静脉峡部（线 3）。CS：冠状窦；CT：界嵴；ER：欧氏嵴；His：希氏束；IVC：下腔静脉；SVC：上腔静脉；TV：三尖瓣（引用自 wiley. 2008. EP catheter ablation of cardiac arrhythmias）

滑落。当导管到达下腔静脉时，应该停止消融，因为下腔静脉消融可能导致剧烈疼痛。或者可以选择消融三尖瓣到冠状窦和冠状窦到下腔静脉这一峡部（图 8-17）但是采用这一方法消融峡部会在冠状窦口消融，可能会产生更高风险的并发症，如房室传导阻滞。也有报道说，典型房扑的消融只需要消融三尖瓣环至欧氏嵴，消融路径短于三尖瓣峡部的消融。

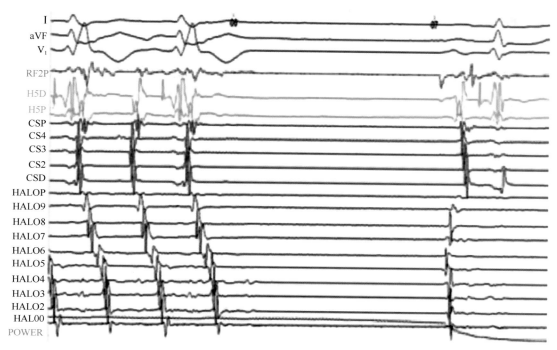

图 8-17　在消融三尖瓣峡部时典型房扑终止的心内电生理图

通常在消融典型房扑时，消融导管到达下腔静脉时，一般房扑会终止。三尖瓣峡部电传导阻断，通过分别起搏低位右心房和冠状窦来判断

（引用自 Wiley. 2008. EP catheter ablation of cardiac arrhythmias）

　　早期的研究表明，三尖瓣峡部依赖的大折返性房性心动过速消融终点为心动过速终止或者不能再次诱发。但是后来发现，使用这些作为消融终点的患者术后复发率很高，手术远期复发率为 40%。因此，后来的消融终点改为三尖瓣峡部的双向阻滞，使用这一终点判断的远期术后复发率为小于 5%。冠状窦起搏来判断右心房游离壁激动模式的变化是判断峡部阻滞的有效方法（图 8-18），但是，也存在特殊情况，如消融线消融不完全阻断但是存在缓慢传导，这种情况也可能会影响判断的正确性。如果怀疑存在消融线消融阻滞不完全，存在缓慢传导情况，那么就需要在消融线上进行连续标测，观察是否消融线上出现双电位，宽度为 90～110ms，如果消融线上均为双电位，也能说明消融线阻滞。

　　目前，三维电解剖系统的应用大大缩短了射线曝光的时间。远程的磁导航系统，通过磁场控制导管头端，到达想要到达的理想部位进行消融，也被用于小部分典型房扑患者的消融治疗。

　　Morady 在发表的一篇综述中提出了上述的消融三尖瓣峡部依赖房扑的几个有效方法。在 7071 位接受三尖瓣峡部消融的典型房扑患者中，长期随访，手术成功率为 97%，4% 的患者需要再次手术治，该研究中出现严重手术并发症比率为 0.4%，其中最常见的为高度房室传导阻滞。Spector 在 1990～2007 年间进行了典型房扑接受手术治疗患者的有效性和安全性随访研究，发现，单次手术成功率为 92%，多次手术成功率为 97%，约 8% 的患者接受了多次手术，手术成功率是逐次升高的。并没有出现手术相关的死亡，没有血管并发症，没有心脏压塞及脑卒中等并发症。房室传导阻滞的发生率为 0.4%，肺栓塞发生率为 0.1%，心脏压塞的发生率为 0.3%。

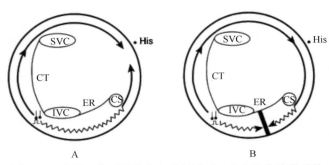

图 8-18　窦性心律下低位右心房起搏时，右心房内的激动传导顺序

A. 三尖瓣峡部消融前；B. 三尖瓣峡部消融后。在消融前，冠状窦起搏时，右心房游离壁的激动传导是从足位向头位传导，在中间隔与从头位向足位传导的激动波相遇，然后一起向希氏束和冠状窦近端传导。在消融后，低位右心房起搏右心房游离壁的激动顺序仍然是从足位向头位传导，但是间隔部为足位向头位传导，表明三尖瓣峡部阻断了侧壁向间隔方向的传导（引用自 Wiley. 2008. EP catheter ablation of cardiac arrhythmias）

二、不典型房扑的消融

不围绕三尖瓣环折返的房速通常被称为不典型心房扑动，或者称为不依赖三尖瓣峡部的心房扑动。包括围绕纠正血管畸形或先天性心脏病的外科手术瘢痕折返形成的房性心动过速，折返环通常围绕外科或者房颤消融的手术瘢痕（图 8-19），或者左心房和右心房的天然瘢痕，这些折返环通常在结构异常的心脏中产生。他们可能为几个折返环同时存在，甚至在标测或者消融过程中会发生折返环的变化。

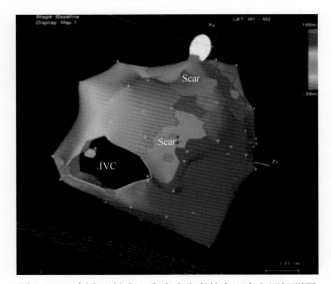

图 8-19　1 例先天性右心房瘢痕患者的右心房电压标测图

图示中右心房可见上下腔静脉之间的瘢痕形成造成界嵴的横向传导及低位折返性房扑（引用自 wiley. 2008. EP catheter ablation of cardiac arrhythmias）

传统的标测技术包括激动标测和拖带标测。折返环可以被详细标测，心动过速周长通常覆盖了大部分的心房，包括体表心电图等电位线。不像局灶性房速，存在最早激动点，大折返的不典型房扑通常不存在最早点，而是一个折返环，在折返环阻滞线上，可以记录到连续的双电位。折返环的关键峡部通常传导缓慢，在关键峡部起搏可出现隐匿性拖带，并且不改变心动过速的心房激动顺序，心动过速周长与起搏后间期之差小于30ms，刺激到心房波的距离小于30ms。峡部内的缓慢传导表现为宽而碎裂的心房波。如果电生理检查中，在间隔至少 2cm 多部位起搏，出现上述现象，则可以证明为大折返性房性心动过速。目前主要利用三维标测系统来对不典型心房扑动进行标测。这样能够在重新构建心房解剖模型时更好的记录其电生理特征。电压标测和双电位的标测能确定心房的基质情况，明确瘢痕区和传导阻滞区域。激动标测也更有利于形成激动传导扩布图，观察折返环的形成及传导。

不典型房扑折返环的中心阻滞区为心房切口瘢痕，间隔补片，缝线区或者射频消融遗留的线性瘢痕区。围绕这些阻滞区的折返通常形式多样且复杂，在参与折返特殊部位进行拖带来确定消融部位在已知瘢痕区通常三尖瓣峡部依赖和瘢痕依赖的大折返性房性心动过速能共同存在，一般为双环或者"8"字折返。消融了一种心动过速可能才会暴露另外一种心动过速，只有两种折返环都被打断才能终止心动过速。

非三尖瓣峡部依赖的折返性心动过速可能存在于之前无消融或者外科手术的患者。Stevenson 等报道了 8 位大折返性心动过速，都是位于右心房的后侧壁，表现为电学静止或者低电压区相关的折返性心动过速（图 8-20）。这些患者无心脏外科手术史或者先天性心脏异常，心功能基本正常合并轻度的心房扩大。这些心动过速的折返环关键峡部位于瘢痕和下腔静脉，上腔静脉或者三尖瓣环或者瘢痕内通道之间。导管消融成功率较高，75% 的患者在 20 个月的随访期间未再发。Jais 对左心房大折返性房速进行了详细的研究。77% 的患者具有结构性心脏病，包括二尖瓣功能失调，二尖瓣外科术后，严重的左心室收缩功能下降合并心房严重扩大。左心房心肌病变瘢痕大多位于后壁，存在电学静止。很多

患者为单折返环，一小部分患者存在多个折返环或者复杂的折返环。对缓慢传导区的关键峡部进行消

融能导致91%的即刻成功率，15个月内73%患者能维持窦性心律。

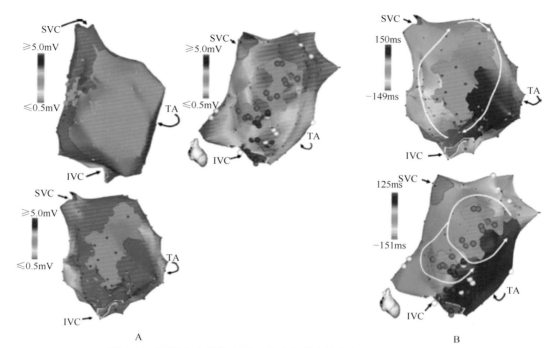

图8-20　围绕右心房游离壁天然瘢痕形成的大折返房性心动过速

A. 电解剖电压图展示了3位患者的右心房游离壁瘢痕，灰色表示瘢痕，低电压区使用红色表示；B. 围绕瘢痕心动过速的激动标测图，红色表示最早激动，紫色表示最晚激动。上图表示围绕瘢痕的心动过速为顺钟向传导心动过速，在下腔静脉和瘢痕之间进行了成功消融。下图为逆钟向心动过速折返环传导经过瘢痕和传导通道，随后经过瘢痕和下腔静脉之间。在缓慢传导区进行消融可以终止心动过速。IVC：下腔静脉；SVC：上腔静脉；TA：三尖瓣环

非三尖瓣峡部依赖折返性房速的导管消融，需要对潜在的基质进行个体化的消融策略才能达到有效的治疗，目前即刻手术成功率超过90%。由于心律失常的基质不同，复发率在0～59%。例如，最近的导管消融报道大折返性房速在房缺修补术后患者中，所有患者均出现三尖瓣峡部依赖的房扑，70%患者出现非三尖瓣峡部依赖的大折返房速。通过验证消融线双向阻滞来证明所有患者均取得急性的手术成功。25%的患者随后需要对复发的大折返性房速再次消融手术，90%的患者能在术后3年保持不复发。30%患者出现迟发型房颤。

（陈明龙　杜先锋　王　君）

参 考 文 献

Anné W，Schwagten B，Janse P，et al. 2011. Flutter ablation with remote magnetic navigation：comparison between the 8-mm tip, the irrigated tipand a manual approach. Acta Cardiol，66：287-292.

Arya A，Kottkamp H，Piorkowski C，et al. 2008. Initial clinical experience with aremote magnetic catheter navigation system for ablation of cavotricuspid isthmus-dependent right atrial flutter. PACE，31：597-603.

Asirvatham SJ. 2009. Correlative anatomy and electrophysiology for the interventional electrophysiologist：right atrial flutter. J Cardiovasc Electrophysiol，20（1）：113-122.

Atiga WL，Worley SJ，Hummel J，et al. 2002. Prospective randomized-comparison of cooled radiofrequency versus standardradiofrequency energy for ablation of typical atrial flutter.Pacing Clin Electrophysiol，25：1172-1178.

Becker R，Bauer A，Metz S，et al. 2001. Intercaval block in normal canine hearts：role of the terminal crest. Circulation，103（20）：2521-2526.

Bochoeyer A，Yang Y，Cheng J，et al. 2003. Surface electrocardiographic characteristics of right and left atrialflutter. Circulation，108：60-66.

Cabrera JA，Sanchez-Quintana D，Farre J，et al. 2005. The inferior right atrial isthmus：further architectural insights for current and coming ablation technologies. J Cardiovasc Electrophysiol，16（4）：402-408.

Cabrera JA，Sanchez-Quintana D，Ho SY，et al. 1999. Angiographic anatomy of the inferior right atrial isthmus in patients with and without history of common atrial flutter. Circulation，99（23）：3017-3023.

Cabrera JA，Sanchez-Quintana D，Ho SY，et al.1998. The architecture of the atrial musculature between the orifice of the inferior caval vein and the tricuspid valve：the anatomy of the isthmus. J Cardiovasc Electrophysiol，9（11）：1186-1195.

Calkins H, Canby R, Weiss R, et al. 2004. Results of catheter ablationof typical atrial flutter. 100 W Atakr II Investigator Group.Am J Cardiol, 94: 437-442.

Calkins H. 2004. Catheter ablation of atrial flutter: do outcomesof catheter ablation with "large-tip" versus "cooled-tip" catheters really differ? J Cardiovasc Electrophysiol, 15: 1131-1122.

Caroline Medi, Jonathan M, Kalman. 2008. Prediction of the atrial flutter circuit locationfrom the surface electrocardiogram. Europace, 10, 786-796.

Cauchemez B, Haissaguerre M, Fischer B, et al. 1996. Electrophysiological effects of catheter ablation of inferior vena cava-tricuspid annulus isthmus in common atrial flutter. Circulation, 93 (2): 284-294.

Chan DP, Van Hare GF, Mackall JA, et al.2000. Importance of atrial flutter isthmus in postoperative intraatrial reentrant tachycardia. Circulation, 102: 1283-1289.

Chen J, Hoff PI, Erga KS, et al. 2003. Global rightatrial mapping delineates double posterior lines of block inpatients with typical atrial flutter. J Cardiovasc Electrophysiol, 14: 1041-1048.

Cheng J, Cabeen WR, Scheinman MM.1999. Right atrial flutter dueto lower loop reentry: mechanism and anatomic substrates. Circulation, 99: 1700-1705.

Cosio FG, Arribas F, Lopez-Gil M, et al. 1996. Radiofrequency ablation of atrial flutter. J Cardiovasc Electrophysiol, 7: 60-70.

Cosio FG, López-Gil M, Goicolea A, et al. 1993. Radiofrequency ablation of the inferior vena cava-tricuspidvalve isthmus in common atrial flutter. Am J Cardiol, 71: 705-709.

Feld G, Fleck R, Chen P, et al. 1992. Radiofrequency catheter ablation for the treatment of human type 1 atrial flutter. Identification of a critical zone in the reentrant circuit by endocardial mapping techniques. Circulation, 86: 1233-1240.

Feld G, Wharton M, Plumb V, et al. 2004. Radiofrequency catheter ablation of type 1 atrial flutter using large-tip 8- or 10-mm electrode catheters and a high-output radiofrequency energy generator: results of a multicenter safety and efficacy study. J Am Coll Cardiol, 43 (8): 1466-1472.

Feld G, Wharton M, Plumb V, et al. 2004. RFCA of type 1 atrialflutter using large-tip 8- or 10-mm electrode catheters and ahigh-output radiofrequency energy generator: results of amulticenter safety and efficacy study. EPT-1000 XP CardiacAblation System Investigators. J Am Coll Cardiol, 43: 1466-1472.

Feld GK. 2004. Radiofrequency ablation of atrial flutter using largetipelectrode catheters. J Cardiovasc Electrophysiol, 15: S18-S23.

Heidbuchel H, Willems R, van Rensburg H, et al. 2000. Right atrial angiographic evaluation of the posterior isthmus: relevance for ablation of typical atrial flutter. Circulation, 101 (18): 2178-2184.

Ho SY, Anderson RH, Sanchez-Quintana D.2002. Atrial structure and fibres: morphologic bases of atrial conduction. Cardiovasc Res, 54 (2): 325-336.

Inama G, Pedrinazzi C, Durin O, et al. 2006. Usefulness and limitations of the surface electrocardiogram in the classificationof right atrial and left atrial flutter. J Cardiovasc Med, 7: 381-387.

Jais P, Shah D, Haissaguerre M, et al.2000. Mapping and ablation of left atrial flutters. Circulation, 101: 2928-2934.

Jaïs P, Haïssaguerre M, Shah DC, et al. 1998. Successful irrigated-tipcatheter ablation of atrial flutter resistant to conventionalradiofrequency ablation. Circulation, 98: 835-838.

Kall JG, Rubenstein DS, Kopp DE, et al. 2000. Atypicalatrial flutter originating in the right atrial free wall. Circulation, 101: 270-279.

Kalman J, Olgin J, Saxon L, et al.1996. Activationand entrainment mapping defines the tricuspid annulusas the anterior barrier in typical atrial flutter. Circulation, 94: 398-406.

Kottkamp H, Hügl B, Krauss B, et al. 2000. Electromagnetic versus fluoroscopic mapping of the inferior isthmus for ablation of typical atrial flutter: aprospective randomized study. Circulation, 102: 2082-2086.

Kumar S, Morton JB, Lee G, et al. 2015. High Incidence of Low Catheter-Tissue Contact Force at the Cavotricuspid Isthmus During Catheter Ablation of Atrial Flutter: Implications for Achieving Isthmus Block. J Cardiovasc Electrophysiol, 26 (8): 826-831.

Morady F. 2004. Catheter ablation of supraventricular arrhythmias.J Cardiovasc Electrophysiol, 15: 124-139.

Morton JB, Sanders P, Davidson NC, et al. 2003. Phased-array intracardiac echocardiography for defining cavotricuspid isthmus anatomy during radiofrequency ablation of typical atrial flutter. J Cardiovasc Electrophysiol, 14 (6): 591-597.

Nakagawa H, Imai S, Schleinkofer M, et al.1997. Linear ablation from tricuspid annulus to eustachian valve and ridge is adequate for patients with atrial flutter: extending ablation line to the inferior vena cava is not necessary. J Am Coll Cardiol, 29: 199A.

Nakagawa H, Lazzara R, Khastgir T, et al. 1996. Role of the tricuspid annulus and the eustachian valve/ridge on atrial flutter. Relevance to catheter ablation of the septal isthmus and a new technique for rapid identification of ablation success. Circulation, 94 (3): 407-424.

Nakagawa H, Shah N, Matsudaira K, et al.2001. Characterization of reentrant circuit in macroreentrant right atrial tachycardia after surgical repair of congenital heart disease: isolated channels between scars allow "focal" ablation. Circulation, 103: 699-709.

Natale A, Newby K, Pisano E.2000. Prospective randomizedcomparison of antiarrhythmic therapy versus first-lineradiofrequency ablation in patients with atrial flutter. J AmColl Cardiol, 35: 1898-1904.

Olgin J, Kalman J, Fitzpatrick A, et al.1995. Role of rightatrial endocardial structures as barriers to conduction duringhuman type I atrial flutter: activation and entrainment mappingguided by intracardiac echocardiography. Circulation, 92: 1839-1848.

Olgin JE, Kalman JM, Lesh MD.1996. Conduction barriers inhuman atrial flutter: correlation of electrophysiology andanatomy. J Cardiovasc Electrophysiol, 7: 1112-1126.

Poty H, Saoudi N, Abdel AA, et al. 1995. Radiofrequency catheter ablation of type 1 atrial flutter. Prediction of late success by electrophysiological criteria. Circulation, 92 (6): 1389-1392.

Ricard P, Imianitoff M, Yaici K, et al. 2002. Atypical atrial flutters. Europace, 4: 229-239.

Sanchez-Quintana D, Davies DW, Ho SY, et al. 1997. Architecture of the atrial musculature in and around the triangle of Koch: its potential relevance to atrioventricular nodal reentry. J Cardiovasc Electrophysiol, 8 (12): 1396-1407.

Sanchez-Quintana D, Ho SY, Cabrera JA, et al. 2001. Topographic anatomy of the inferior pyramidal space: relevance to radiofrequency catheter ablation. J Cardiovasc Electrophysiol, 12 (2): 210-217.

Santucci PA, Varma N, Cytron J, et al. 2009. Electroanatomic mapping of postpacing intervalsclarifies the complete active circuit and variants in atrialflutter. Heart Rhythm, 6: 1586-1595.

Saoudi N, Nair M, Abdelaziz A.1996. Electrocardiographic patterns and resultsof radiofrequency catheter ablation of clockwise type 1 atrial flutter. J Cardiovasc Electrophysiol, 7: 931-942.

Scavee C, Jaïs P, Hsu LF, et al.2004. Prospective randomized comparisonof irrigated-tip and large-tip catheter ablation ofcavotricuspid isthmus-dependent atrial flutter. Eur Heart J，25：963-969.

Schumacher B，Pfeiffer D，Tebbenjohanns J，et al. 1998. Acute and long-term effects of consecutive radiofrequency applications on conduction properties of the subeustachian isthmus in type I atrial flutter. J Cardiovasc Electrophysiol. 9（2）：152-163.

Schwartzman D，Callans DJ，Gottlieb CD，et al. 1996. Conduction block in the inferior vena caval-tricuspid valve isthmus：association with outcome of radiofrequency ablation of type I atrial flutter. J Am Coll Cardiol，28（6）：1519-1531.

Shah D，Haissaguerre M，Jais P，et al. 1999. High-density mapping of activation through an incomplete isthmus ablation line. Circulation，99（2）：211-215.

Shah D，Haissaguerre M，Takahashi A，et al. 2000. Differential pacing for distinguishing block from persistent conduction through an ablation line. Circulation，102：1517-1522.

Shah D，Jais P，Haissaguerre M，et al. 1997. Three-dimensional mapping of the commonatrial flutter circuit in the right atrium. Circulation，96：3904-3912.

Shah D，Jais P，Haissaguerre M. 2002. Electrophysiological evaluation and ablation of atypical right atrial flutter. Card Electrophysiol Rev，6（4）：365-370.

SippensGroenewegen A，Lesh MD，Roithinger FX，et al.2000.Body surface mapping of counterclockwise and clockwisetypical atrial flutter：a comparative analysis with endocardial activationsequence mapping. J Am Coll Cardiol，35：1276-1287.

Stevenson IH，Kistler PM，Spence SJ，et al. 2005.Scar-related right atrial macroreentrant tachycardia in patients without prior atrial surgery：electroanatomic characterization and ablation outcome. Heart Rhythm，2：594-601.

Tai C-T，Huang J-L，Lin Y-K，et al. 2002. Noncontact three-dimensional mapping and ablationof upper loop re-entry originating in the right atrium. J AmColl Cardiol，40：746-753.

Tai CT，Liu TY，Lee PC，et al. 2004. Non-contact mappingto guide radiofrequency ablation of atypical right atrial flutter. J Am CollCardiol，44：1080-1086.

Teh AW，Medi C，Lee G，et al. 2011. Long-term outcome following ablation of atrial flutter occurring late after atrial septal defect repair. PACE，34：431-435.

Tomos E. Walters，MBBSc，Peter M. Kistler，et al.2012. Radiofrequency ablation for atrial tachycardia and atrial flutter. Heart，Lung and Circulation，21：386-394.

Triedman J，Saul J，Weindling S，et al. 1995. Radiofrequencyablation of intra-atrial reentrant tachycardia after surgicalpalliation of congenital heart disease. Circulation，91：707-714.

Tsai CF，Tai CT，Yu WC，et al. 1999. Is 8-mm more effective than 4-mm tip electrode catheter for ablation of typical atrial flutter?Circulation，100：768-771.

Ventura R，Klemm H，Lutomsky B，et al. 2004. Pattern of isthmus conduction recovery using open cooled and solid large-tipcatheters for radiofrequency ablation of typical atrial flutter.J Cardiovasc Electrophysiol，15：1126-1130.

Willems S，Weiss C，Ventura R，et al. 2000. Catheter ablation of atrial flutter guided by electroanatomic mapping（CARTO）：a randomized comparison to the conventional approach. J Cardiovasc Electrophysiol，11：1223-1230.

Yang Y，Cheng J，Bochoeyer A，et al. 2001.Atypicalright atrial flutter patterns. Circulation，103：3092-3098.

第九章
心房颤动的导管消融

心房颤动（房颤）导管消融的设想来自外科迷宫术的启发。早期 Swartz 等通过模仿外科手术径线进行导管消融取得一定疗效，但是由于当时器械落后，操作过于复杂，心脏压塞并发症高及成功率低等缺陷未能广泛开展，但 Swartz 开创了内科通过导管消融房颤的先河。1998 年，Haissaguerre 等发现肺静脉局灶发放快速冲动可以诱发房颤，消除触发灶就可以消除房颤的发生。这一里程碑式的研究成为房颤导管消融研究历程上的重要转折点。2000 年，Haissaguerre 等发现左心房与肺静脉肌束之间的电连接具有主要的突破点，将这些突破点消融后，可实现肺静脉的电隔离。目前，阵发性房颤以肺静脉作为主要靶区并实现肺静脉电隔离的消融策略已为各电生理中心所接受，消融成功率也接近一致。而对于非阵发性房颤而言，仅行肺静脉隔离是不够的，绝大多数患者还需要同时行左心房基质改良。现阶段，非阵发性房颤的基质改良包括心房线性消融、复杂碎裂电位消融、针对心房外膜神经丛富集部位的消融以及彼此之间联合的分步消融等策略。

随着环状标测电极和三维标测系统的应用，我国房颤导管消融呈现出快速增长的态势，其成功率和并发症发生率与国际水平接近。根据黄从新等注册资料显示从 1998 ～ 2005 年我国共完成房颤导管消融 3196 例，消融术式包括局灶消融术、肺静脉节段性消融术、环肺静脉消融术、左心房基质改良术、肺静脉前庭改良术等，消融能源包括射频、超声、冷冻等，并发症发生率为 7.48%，严重并发症如心脏压塞和肺静脉狭窄发生率为 3.19%。

第一节　心房颤动的解剖基础

房颤电生理机制的研究始于 20 世纪初期，虽然已经明确了一些机制与房颤的关系，但是目前还较难确定某一房颤患者的确切机制。在临床研究中，起源于肺静脉区域的心动过速可以触发房颤，并使之维持，频谱分析证实肺静脉区域与阵发性房颤的主频相关，持续性房颤的主频多位于左心房或右心房。驱动房颤的心动过速也可发生于其他组织，如上腔静脉、冠状静脉窦、Marshall 韧带、左心房和右心房的其他区域。

一、左　心　房

左心房（left atrium）位于右心房的左后方，构成心底的大部，是 4 个心腔中最靠后的一个，位置近中线。其前方有升主动脉和肺动脉，后方与食管相毗邻。根据胚胎发育来源，左心房亦可分为前部的左心耳和后部的左心房窦。

（一）左心耳

左心耳（left atrial appendage）由原始心房发育而成，较右心耳狭长，呈三角形或"S"形，突向左前方，覆盖于肺动脉干根部左侧及左心房室沟前部。左心耳壁厚，边缘有几个深陷的切迹，呈分叶状。左心耳上缘面向肺动脉干凹面，在左心耳内侧，左冠状动脉回旋支行于其与左心房交界处深面。左心耳腔面结构与右心耳相似，其内壁因有梳状肌而凹凸不平，似海绵状。左心耳的梳状肌没有右心耳发达而且分布不匀。由于左心耳腔面凹凸不平，当发生心房颤动等心律失常时，其内血流缓慢，容易导致血栓形成。左心耳根部较细，宽为 2 ～ 3cm，距左心房室口很近。

（二）左心房窦

左心房窦又称固有心房，由胚胎时期肺静脉共干扩大而成。腔面光滑，其后壁两侧有肺静脉开口。肺静脉多数左右各一对，开口处无静脉瓣，但心房肌可延伸到静脉近段 10 ～ 20mm，并环绕肺静脉呈肌袖状，具有括约肌样作用。左心房窦前下部借左心房室口通左心室。

（三）房间隔的左心房面

左心房的右壁为房间隔，与右心房毗邻。从左心房腔可看到房间隔前方有半月形皱襞，这是原发房间隔的痕迹，正是卵圆窝的底部，这也是判定左心房的一个重要标志。由于左右心房之间仅以菲薄的卵圆窝相隔，可通过导管穿刺房间隔而到达左心房腔。

（四）Bachmann 束

Bachmann 束并不是左右心房间的唯一肌性连接，还有房间隔和冠状静脉窦的心肌连接左右心房，但 Bachmann 束是连接窦房结与左心房最短的路径，是心房间的优势传导束。在多数房性心律失常的发生中，Bachmann 束似乎只起传导作用。近年来有研究提示，心房颤动时 Bachmann 束的电生理特性发生改变，可与房间隔等组成心房颤动的折返区，对心房颤动的维持起一定作用。

（五）肺静脉及其前庭

对肺静脉（pulmonary vein）在心房颤动发生和维持中作用的认识是近十年最重要的心脏电生理进展，这一发现使导管消融成为治愈心房颤动的有效方法。

1. 肺静脉肌袖的组织学特点 在 1877 年，Stieda 就发现左心房心肌可扩展到肺静脉内，把左心房及肺静脉连接成一体。肺静脉近心房侧组织学分布表现为内皮层、中间层、心肌袖层和外膜层。心肌袖层位于中间层与外膜层之间。中间层非常薄，厚为 0.1 ～ 0.3 mm，包含有纤维、弹力组织和平滑肌细胞。而外膜层较厚，主要包含有普通纤维、弹力纤维以及脂肪组织，因此，在肺静脉近段的一些部位心肌袖走行于肺静脉外膜层。

2. 肺静脉与心房的解剖关系特点 多数人有 4 根肺静脉，左右各一对，从心脏后部看像"枕头的 4 个角"一样汇入左心房，即左上肺静脉、左下肺静脉、右上肺静脉、右下肺静脉。但是也存在一定的变异，有 1/4 患者的肺静脉可以多于或少于 4 根。

（1）肺静脉汇入左心房的位置与角度：左肺静脉汇入左心房的位置通常会比右肺静脉的汇入位置相对高一些，下肺静脉汇入左心房的位置会比上肺静脉更偏后一些，尤其是右下肺静脉。上肺静脉一般与水平面成 45° ～ 60° 角汇入左心房，而下肺静脉一般与水平面成 20° ～ 45° 角汇入左心房，而这一差别使得临床上在对肺静脉口的标测与消融过程中，导管在下肺静脉的贴靠与固定比上肺静脉相对困难。

（2）肺静脉的走行及汇入左心房的方式：右上肺静脉从上腔静脉与右心房连接处的后方经过，相对于右下肺静脉而言其走行较偏前，右下肺静脉走行于右心房后部，而左上肺静脉走行于左心耳后方，走向后上方。由于毗邻结构不同，在临床标测过程中，不同肺静脉内标测到的心房远场电位也不同。

肺静脉汇入左心房的方式多样，存在垂直型、斜向型、汇聚后共同开口型等形式。研究发现，肺静脉汇聚后共同开口可以达到 20%，以左侧多见。另外，有时候还存在分支肺静脉直接开口于左心房，一般以右侧肺静脉多见，如右中肺静脉不先汇聚到右上肺静脉而直接开口于左心房；左肺舌叶肺静脉不先汇聚到左上肺静脉而直接开口于左心房。而且部分肺静脉在距离左心房开口 3mm 左右可以发出数个分支，也会影响开口形状。因此，不同患者肺静脉在左心房内的开口形状与数目存在较大变异。肺静脉开口之间的关系与肺静脉汇入左心房的方式明确相关，在同侧肺静脉中，非共同开口的肺静脉口间距可以 < 3 ～ 7.3mm，40% 的开口距离 < 3mm。

（3）肺静脉开口直径和形态：由于肺静脉在左心房内开口变异较大，所以肺静脉开口的直径、开口的形状，以及肺静脉开口之间距离等变化较大。肺静脉开口大多呈圆形或椭圆形，临床上多采用逆行肺静脉造影来判断肺静脉开口的形态。有学者通过磁共振、多排螺旋 CT 心脏增强检查与肺静脉造影结果对照研究发现，左肺静脉开口形状更偏于椭圆形，上下径大于前后径，同一根肺静脉最大直径与最小直径差别较大；右肺静脉相对较圆。肺静脉开口直径在 8 ～ 21mm，平均为（12.5±3）mm。一般来讲，上肺静脉开口直径较下肺静脉大，右下肺静脉直径最小。虽然临床发现心房颤动患者的上肺静脉常较粗大，但肺静脉的增粗与心房颤动的因果关系还不明确。

3. 肺静脉前庭（pulmonary vein antrum） 呈管状的肺静脉在引入心房前一般都有管腔直径的增大，这一扩大的肺静脉部分为肺静脉前庭。肺静脉前庭边缘距离管状肺静脉开口为 5～15mm，但左肺静脉前庭的边缘特别是前缘常与肺静脉开口相近或重叠。

在胚胎发育中，肺静脉与左心房的移行部位和左心房后壁是由发育过程中肺静脉与左心房融合、吸收而成，这个移行部位就是肺静脉前庭，所以肺静脉前庭的组织同时具有血管和心房的特征，既有血管的共有特性（内膜、中层和外膜），又有心房特点（心房肌纤维环状缠绕分布于前庭的中层及外膜，肌层的厚度较肺静脉明显增加）。同时，左心房与肺静脉连接处即前庭部位的心外膜是心脏自主神经丛的分布区域，动物实验表明交感神经兴奋时心肌细胞的兴奋性增加，可以导致自律性增高和触发激动，而副交感神经兴奋可以使心肌细胞的不应期缩短，有利于心房颤动的维持。肺静脉前庭处肺静脉肌袖与左心房心肌交错，肌束排列紊乱，肌纤维走行变化多，容易导致激动传导延迟和传导方向的改变，有利于微小折返形成，从而使激动容易在此形成一个或多个折返。肺静脉前庭上述解剖和组织学特征是心房颤动得以维持的重要基质，也是目前心房颤动消融的主要靶目标。

（六）Marshall 韧带（静脉）和永存左上腔静脉

人类胚胎早期，左侧静脉血液主要回流至左主静脉，发育到第 7 周时，由于血流关系，静脉窦右角扩大，窦房孔右移，左头臂静脉回流通过发育的吻合支转至右前主静脉，右前主静脉发育成为上腔静脉，而左前主静脉则退化成心包折叠。这个退化的心包折叠，就是 Marshall 韧带，内含有心包的浆膜层、肌细胞、脂肪组织、纤维组织、小血管和神经组织等，为脂肪组织所包绕。Marshall 韧带位于左心耳的后方，左侧肺静脉的前方，由左上方斜向右下方走行。如果左前主静脉下端未完全闭锁则形成左心房斜静脉或 Marshall 静脉，收集左心房后壁静脉血汇入冠状静脉窦，成为冠状静脉窦的第一个分支。冠状静脉窦开始于 Marshall 静脉入口处，终止于右心房。故 Marshall 静脉入口处是冠状静脉窦与心大静脉的分界线。心大静脉开口处有称之为

Vieussens 的静脉瓣，将心大静脉和冠状静脉窦分开。若胚胎发育时左前主静脉没有闭锁退化，则称为永存左上腔静脉（persistent superior vena cava），左无名静脉血流通过左上腔静脉经冠状静脉窦流入右心房，此时冠状静脉窦明显扩大。永存左上腔静脉在正常人群的发生率为 0.5%，但在先心病患者中发生率为 3%～4.3%。

（七）左下肺静脉-二尖瓣环峡部

左下肺静脉-二尖瓣环峡部即为左心房峡部，位于左心房后下方左下肺静脉口与二尖瓣瓣环之间（图 9-1）。这一峡部是绕二尖瓣环折返心房扑动的缓慢传导区域。人类心脏从左下肺静脉口到二尖瓣瓣环间距为 17～51mm，平均 35mm，变化很大。同时心房肌的厚度变异也很大，近左下肺静脉处 1.4～7.7mm，中段处 1.2～4.4mm，近二尖瓣环处 0～3.2mm。左心房心肌可终止于二尖瓣水平上方（距二尖瓣 1.8～5.1mm），也可以延伸入二尖瓣环。该处心房肌可以延伸并环绕瓣环外的冠状静脉窦，冠状静脉窦肌袖平均终止于峡部下方约 10mm。距心内膜 5mm 处，冠状动脉回旋支分支的出现概率可以从峡部最上方的 60% 减至峡部最下方的 0。另外，在心肌内分布着很多心房小动脉。左心房峡部的这些复杂结构以及局部心房动脉和静脉的冷却作用使导管消融完全阻断峡部较为困难，近 68% 的患者需要在冠状静脉窦内进行消融，而在冠状静脉窦内消融则会增加心肌穿孔和损伤冠状动脉回旋支的风险。

二、右 心 房

右心房（right atrium）位于心脏的右上部，左心房的右前方，壁薄而腔大，呈不规则卵圆形，其长轴几呈垂直位。根据胚胎发育来源可将其分为前后两部，前部由原始心房衍变而来，称固有心房，其前上部呈锥体形突出的盲囊部分，称右心耳（right atrial appendage），遮盖升主动脉根部的右侧面；后部为腔静脉窦，由原始静脉窦右角发育而成。上下腔静脉和冠状静脉窦开口于此。两部之间以位于上下腔静脉口前缘间、上下纵行于右心房表面的界沟分界。在右心房心腔内膜面，与界沟相对应的纵行肌隆起为界嵴。解剖上将右心房区分为 6 个壁，

上壁被上腔静脉口占据，下壁有下腔静脉口和冠状静脉窦口，前壁有右心房室口通右心室，后壁呈凹槽状，为介于上下腔静脉口之间的静脉窦后部，内侧壁主要为房间隔，外侧壁即心房体和静脉窦侧面的部分。判断右心房的解剖标志是卵圆窝及卵圆窝缘、右心房界嵴、腔静脉及冠状静脉窦开口。

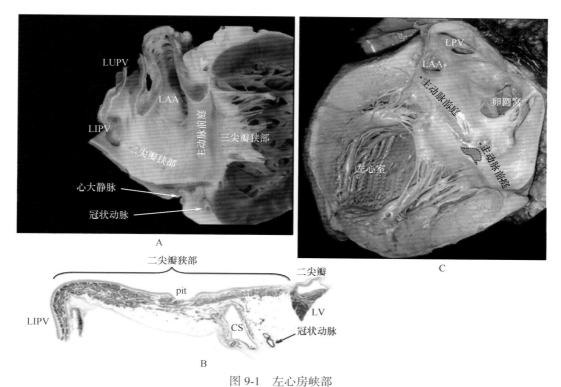

图 9-1　左心房峡部

A、B. 显示二尖瓣峡部，内膜光滑，不过也可能存在腔隙；C. 显示切开左心房和左心室面观，以及二尖瓣区和房室结区。

CS：冠状静脉窦；LAA：左心耳；LIPV：左下肺静脉；LPV：左肺静脉；LUPV：左上肺静脉

（引自 Ho SY. 1999. J Cardiovasc Electrophysiol，10：1525～1533）

（一）界嵴

界嵴（crista terminalis，terminal crest）位于右心房侧壁，为一明显肌嵴，其横部从上腔静脉口前内方起于房间隔，横行向外至上腔静脉口前外方，移行为界嵴垂直部。垂直部垂直向下，于下腔静脉口前外方延续于下腔静脉瓣（eustachian valve，欧氏瓣），向内与房间隔相连。界嵴呈类"C"状结构，长度约 4.6cm，中部宽度约 6.5mm。通常所说的界嵴一般指其垂直部。

（二）固有心房

固有心房是构成右心房的前部，其内面有许多大致平行排列的梳状肌，起自界嵴，向前外方走行，止于右心房室口。梳状肌之间的心房壁较薄，放置右心导管时，需避免损伤这些薄壁。在右心耳处，心肌束交错呈网状，似海绵状，血流较为缓慢，部分心脏疾患时容易在该处形成血栓。右心耳尖位于

右心房室沟的前上方。下腔静脉瓣的前下方、冠状静脉窦口的后方常有一袋状突出，称后心耳（或称右心房后窝、Eustachian 下窦），有许多肌小梁衬垫。

（三）腔静脉窦

腔静脉窦位于右心房的后部，内壁光滑，无肌性隆起。内有上下腔静脉口和冠状静脉窦。上部有上腔静脉口，下部有下腔静脉口，上腔静脉（superior vena cava）和下腔静脉（inferior vena cava）并不在一条直线上，两者形成一个向后开放的 140° 夹角。

（四）房间隔的右心房面

右心房内侧壁为房间隔，与左心房相隔。房间隔右侧面中下部有一卵圆形凹陷，为卵圆窝（oval fossa），直径为 1.5～2.5cm，中央处最薄，仅厚 1mm。卵圆窝为胚胎时期卵圆孔闭合后的遗迹，在左心房面，有一个膜性瓣覆盖此区域，此活性瓣无

肌性组织，较为薄弱，是房间隔缺损的好发部位，也是从右心房进入左心房心导管穿刺的理想部位。

房间隔穿刺需了解房间隔的邻近结构，避免误穿。房间隔与人体正中矢状面成 45° 角，前缘向前方倾斜。房间隔形状像叶片，有前、后、下三个边缘。前缘与升主动脉后面相适应，稍向后弯曲；后缘的上端与前缘的交汇点为尖，位于上腔静脉的内侧，后缘由此向下弯行，经卵圆窝的后方止于冠状静脉窦口的上方，后缘正对心脏表面的后房间沟；下缘短直，在右心房面约三尖瓣隔瓣附着缘上方 1cm 处，在左心房面与二尖瓣在间隔上的附着缘相平。经卵圆窝穿刺时偏前会误穿入主动脉根部及升主动脉，偏后会误穿破心房后壁，进入心包。房间隔中间有心房肌纤维和结缔组织，表面覆盖着心内膜。

（五）右心房峡部

右心房峡部包括后位或低位峡部（posterior/inferior isthmus）和间隔峡部。后位峡部即下腔静脉与三尖瓣环间的峡部，是位于下腔静脉口和三尖瓣环间的狭长传导通道，后方止于欧氏瓣，前方止于三尖瓣隔瓣附着点，由一袋状隐窝构成，后方为膜状，向前为肌性成分并有肌小梁。间隔峡部位于冠状静脉窦口与三尖瓣环间。

第二节　肺静脉电位的特点与识别

环状标测电极（LASSO 电极）放置在肺静脉的近端，可以同时记录到高频肺静脉电位和低频的心房电位远场波，通常局部电位表现尖锐，振幅较大，而远场电位常较低钝。

一、消融中肺静脉电位的变化和有效指标

窦性心律下有效放电反应主要表现为环状标测电极记录的肺静脉电位的变化，包括：①肺静脉环状标测电极显示肺静脉部分或整体激动顺序发生改变；②肺静脉环状标测电极显示心房向肺静脉的传导部分或整体延迟；③肺静脉环状标测电极显示部分或整体肺静脉电位的振幅降低；④部分环状标测电极记录的肺静脉电位消失，或传导比例减少；⑤肺静脉环状标测电极记录的电位完全消失等。如出现有效反应，应在该消融部位继续给予 30 秒左右的巩固消融。

心房与肺静脉之间的连接束常常不止一个，在进行有效放电后肺静脉电位的激动顺序发生变化或肺静脉电位部分消失，提示心房与肺静脉之间有两个以上的连接束或有一个较宽的连接束。此时在一个节段成功消融后，应再标测新的最早激动点，通常每根肺静脉至少需要进行两个节段以上的消融，才能实现该静脉的完全电隔离（图 9-2）。解剖上肺静脉口部的心房肌并不是完整地环绕一周，因此大多数的肺静脉在电隔离时不需要环形消融，只有 10% ~ 20% 左右的肺静脉需要消融肺静脉周径的 75% 以上，才能达到静脉完全电隔离。

二、房颤中进行肺静脉的电隔离

房颤下进行肺静脉电隔离时，环状标测电极在肺静脉口部虽然也可以同时记录到低频的心房远场电位和高频的肺静脉近场电位，但房颤时心房和静脉电位的幅度较低且不稳定，两者的频率也不断变化而且关系不恒定，对识别心房和肺静脉电位带来一定的困难。

房颤时环状标测电极记录肺静脉电位的幅度较高、频率较快处往往是心房和肺静脉电连接的关键部位，也是射频消融的重点部位，但消融部位一般不应只局限在该部位，应对环状标测电极上可以记录到肺静脉电位的所有部位进行消融。在有效放电时，可见肺静脉电位频率的逐渐或突然减低，也可以表现为肺静脉电位幅度的下降或电位的消失。如果所消融的静脉为靶静脉，在有效放电过程中有时可以见到静脉向心房的传导发生阻滞，心房内的电活动逐渐变得规律，频率也逐渐减慢，直到转为窦性心律。也有学者建议房颤时如果静脉内电活动规律，可以环状标测电极记录到最早静脉电位处，或静脉电位极性转换处作为靶点进行节段消融。

在对肺静脉隔离的过程中，房颤可能会自动转复为窦性心律，否则在完成对各静脉的电隔离后，则应进行药物或同步直流电转复房颤，然后在窦性心律和不同部位心房起搏时，对已成功隔离静脉进行再次评价，确定是否达到完全静脉电隔离，对于残存的心房与静脉之间的电连接进行补充消融。

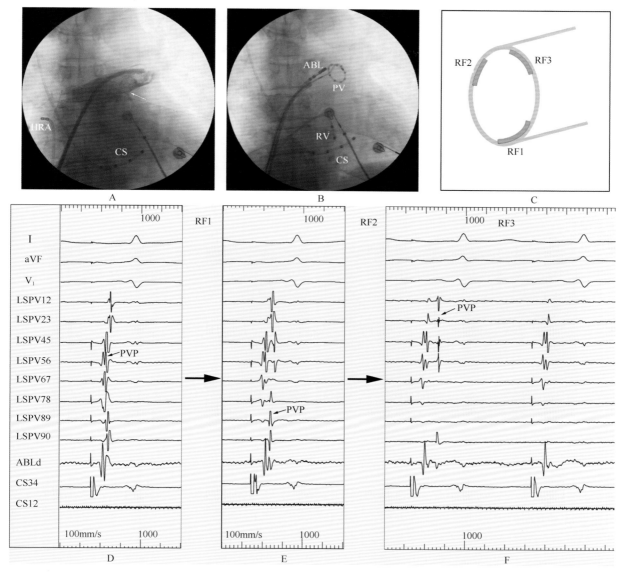

图 9-2　标测指导下肺静脉电隔离术的典型过程

A. 左上肺静脉（LSPV）的选择性造影，箭头所示为 LSPV 的开口下缘；B. 肺静脉环状标测指导下行 LSPV 节段性消融的 X 线影像；C. 右前斜位下 LSPV 开口部模式图，RF1 ～ 3 分别为位于 LSPV 前底部、后上部和前顶部的 3 个消融节段；D. 消融前 LSPV 的环状标测；E. 消融 LSPV 前底部节段（RF1）后的环状标测；F. 第 1 跳为消融 LSPV 后上部节段（RF2）后的环状标测，可见肺静脉电位（PVP）已经明显延迟；第 2 跳显示在消融 LSPV 前顶部节段（RF3）后该肺静脉的 PVP 消失，仅存左心耳远场电位，亦即被电学隔离。ABL：消融导管；PV：肺静脉环状标测导管；CS：冠状静脉窦标测电极导管；RV：右心室起搏电极导管；HRA：高位右心房标测电极导管

第三节　心房颤动的导管消融

一、房颤射频消融策略

（一）肺静脉节段性电隔离术

肺静脉节段性电隔离术是 Haissaguerre 等最早提出的，所谓"节段性电隔离"是指无需连续环状消融整根肺静脉的开口，而只需消融肺静脉开口部或开口近端的一个或若干个节段即可完全阻断肺静脉和左心房之间的电学联系。包括靶肺静脉的电隔离和全部肺静脉的电隔离。目前主要采用环状标测电极指导下全部肺静脉电隔离的策略，消除所有的肺静脉电位有助于提高肺静脉节段性消融的成功率。

（二）左心房线性消融术

线性消融即沿肺静脉前庭的大环状线性消融和特定位置的线性消融，如左心房顶部线、二尖瓣环峡部线、三尖瓣环峡部线及不同中心采用在不同位置的间隔部线性消融。左心房线性消融不但针对房颤的肺静脉触发机制，还可通过消除左心房内房颤的维持机制、去迷走神经、消除复杂碎裂电位、左心房缩容等机制进一步提高房颤消融的成功率。三维标测系统指示下的左心房线性消融术由意大利医生 Pappone 首先报道，也是目前被广泛应用的一种

房颤射频消融方法。

（三）肺静脉前庭电隔离术

目前文献报道的肺静脉前庭电隔离术根据所选用的标测系统的不同主要包括两种方法：①在心腔内超声（intracardiac echocardiography，ICE）持续监测下，使用冷盐水灌注射频消融导管环形消融肺静脉前庭开口（图 9-3）；②在 CARTO 或 EnSite等三维标测系统指导下使用普通或冷盐水灌注射频消融导管环形消融肺静脉前庭的开口。

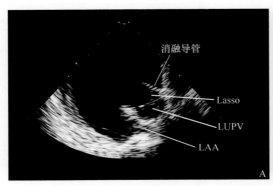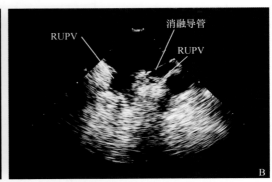

图 9-3　心腔内超声实时监测下的肺静脉前庭消融

A. 为左上肺静脉（LUPV）的电隔离，可见消融导管恰位于肺静脉开口部，Lasso 为肺静脉环状标测电极；B. 显示的右下肺静脉（RLPV）和右上肺静脉（RUPV）的 ICE 影像。LAA：左心耳（引自 Marrouche NF. 2003. Circulation，107：2710-2716）

1. ICE 监测下肺静脉前庭隔离术　该消融方法的核心包括两方面的内容，其一是在 ICE 监测下确定肺静脉前庭的开口部位；其二是在 ICE 监测下进行放电。优点是在确保冷盐水灌注射频消融的最大损伤深度的同时最大程度的减少肺静脉狭窄和心房食管瘘的发生。不足主要有两个，其一是学习曲线相对较长，掌握此项技术，电生理医生不仅需要有扎实的 X 线影像和电生理知识，而且还需要有一定的超声影像水平；其二是该消融技术的 X 线透视时间仍然偏长。

2. 双环状标测电极指导下的肺静脉前庭隔离术　2002 年日本学者 Takahashi 首先报道了双环状标测电极在肺静脉电隔离术中的应用。2004 年 Ouyang医生采用双环状标测电极与三维影像相结合指导肺静脉前庭隔离术，该术式需要穿 2 次房间隔，置入3 根长鞘分别放置 2 根环状标测电极和 1 根标测消融导管。术中进行选择性肺静脉造影，明确每支肺静脉开口的位置。将双环状标测电极分别置入同侧

的上肺或下肺静脉，采用 CARTO 专用冷盐水灌注导管或 EnSite/NavX 兼容的普通冷盐水灌注导管头端电极进行标测和消融（图 9-4）。

3. 单环状标测电极指导下的肺静脉前庭隔离术国内大多数电生理中心采用单环状标测导管指导环肺静脉前庭的线性消融。穿刺房间隔 2 次或穿刺房间隔 1 次置入 2 根长鞘。将单根环状标测电极分别置入各肺静脉，采用 CARTO 专用冷盐水灌注导管或 EnSite/NavX 兼容的普通冷盐水灌注导管头端电极进行标测和消融。

4. CARTO 指导下单导管肺静脉前庭隔离　单导管肺静脉前庭隔离是在环肺静脉消融后利用消融标测导管进行重新标测，消融标测导管沿着环肺静脉消融线取点，对重新标测的点相对于参考电位进行校正，激动图显示激动最早的位置即是传导缝隙的位置，然后进行补点消融，最终实现肺静脉电隔离。

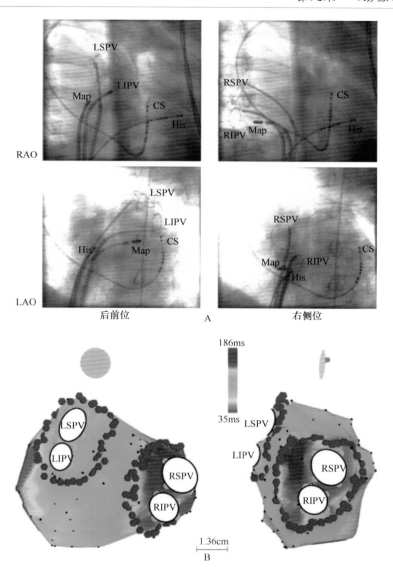

图 9-4　双环状标测电极指导下肺静脉前庭隔离术

A. 示不同体位透视下双环状标测电极的位置, 可见双环状标测电极分别位于同侧上、下肺静脉; B. 示左心房电解剖标测。CS: 冠状静脉窦电极;
His: 希氏束电极; LAO: 左前斜位; LIPV: 左下肺静脉; LSPV: 左上肺静脉; RIPV: 右下肺静脉; RSPV: 右上肺静脉; Map: 标测消融导管;
RAO: 右前斜位 (引自 Ouyang F. 2005. Circulation, 112: 3038-3048)

（四）以心房内碎裂电位作为靶点的消融

该方法由 Nademanee 等首先报道, 在房颤心律下通过 CARTO 系统重建左、右心房的三维构型, 在心房内选择呈现复杂碎裂电图（complex fractionated atrial electrograms, CFAE）的部位进行消融。Nademanee 等将 CFAE 定义为: ①心房波的碎裂电图由 2 个或 2 个以上的波折组成和（或）心房波连续 10 秒以上无恒定基线且伴有延长的连续心房激动波; ②连续 10 秒心房激动平均周长 ≤ 120ms。CFAE 电位振幅 0.05 ～ 0.25mV, 双极电图记录滤波 30 ～ 500Hz。消融终点包括: ①消除所有 CFAE 电图或房颤终止; ②阵发性房颤不被诱发, 该方法不强调肺静脉的电隔离。如果消融中房颤转变为房扑或房速, 则进行房扑、房速的标测和消融, 如果心动过速仍不终止, 进行体外电复律。

（五）去迷走神经消融

Jackman 电生理中心观察了在肺静脉电隔离的基础上辅以去迷走神经消融对消融效果的影响。其流程是首先行环肺静脉前庭的线性消融, 然后确定左心房心外膜迷走神经节的分布部位, 即通过环状标测电极发放阈下刺激（20 Hz, 脉宽 0.1ms, 电压 12V）, 刺激过程中能够出现迷走反射的部位即为迷走神经节的分布部位, 之后对这些部位射频消融（图 9-5）。

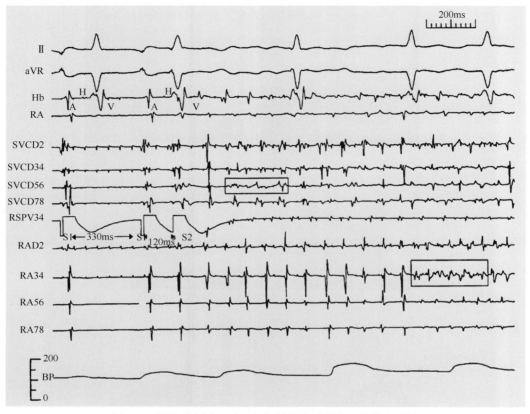

图 9-5　刺激迷走神经时心房期前刺激诱发房颤并使之维持

刺激（20Hz，7V）脂肪垫（含自主神经丛）可见心室率减慢（刺激迷走神经丛的表现），位于右上肺静脉的电极（RSPV34）通过一个心房期前收缩刺激诱发房颤，并使房颤维持。上腔静脉电极（SVC56）和右心房电极（RA34）可记录到碎裂电位（图中方框所示）。当停止刺激脂肪垫，碎裂电位消失，房颤终止（本图未显示）（引自 Scherlag BJ. 2004. Circulation，110：2090-2096）

（六）北京安贞医院慢性房颤导管消融经验

不同电生理中心房颤导管消融术式不完全同，归纳起来不外乎两种策略：①针对房颤的触发机制；②针对房颤的维持机制。肺静脉触发是阵发性房颤的主要机制，以肺静脉为消融靶点并以肺静脉电隔离为消融终点的策略，得到了广泛认可并取得了较一致的成功率。但是，仅仅隔离肺静脉对于慢性房颤导管消融是远远不够的。尽可能的消除心房内房颤的维持基质是慢性房颤导管消融取得成功的关键。针对房颤基质的消融主要包括线性消融和复杂碎裂电位消融。无论是作为单独的消融策略还是一种联合消融策略，复杂碎裂电位消融的疗效还需进一步评价。目前北京安贞医院慢性房颤导管消融策略为递进式线性消融：①环肺静脉电隔离；②左心房顶部线消融；③二尖瓣环峡部线消融；④三尖瓣环峡部线消融。如果未转为窦性心律行直流电复律。在窦性心律下消融并验证肺静脉电隔离及顶部线、二尖瓣环峡部线和三尖瓣环峡部线双向传导阻滞。

然后，通过猝发刺激和静脉滴注异丙肾上腺素诱发房颤。如果未诱发出持续性心律失常结束手术；若诱发出持续性房速则进行激动顺序标测并根据机制进一步消融；若诱发出房颤则行复杂碎裂电位消融。这一术式我们将之简称为"2C3L"，"2C"是指环肺静脉消融的两个圆圈（circle），"3L"是指左心房顶部线、二尖瓣环峡部线、三尖瓣环峡部线 3 条消融线（line）（图 9-6）。这一消融策略的优势在于消融终点明确并最大程度毁损房颤基质，减少了消融术中多次对房速行激动顺序标测，线性消融后即使诱发出房颤其复杂碎裂电位分布较少易实现消除所有复杂碎裂电位这一终点，对于下次复发病例的消融可有的放矢地进行标测确定复发原因。北京安贞医院一项"2C3L"术式治疗持续性房颤的随机对照临床研究结果显示 98% 患者三尖瓣峡部线阻滞，97% 患者左心房顶部线阻滞，86% 的患者二尖瓣环峡部线阻滞，随访 1 年 1 次消融后 67% 的患者维持窦性心律，无消融导致左心耳激动延迟发生。

与 Stepwise 消融术式相比，"2C3L"的临床有效性相似，但具有射频能量发放次数次数更少，手术时间更短，射线照射时间更短的优势。线性消融也有其局限性，对术者导管操作技术要求较高，如果消融线特别是二尖瓣环峡部线未实现阻滞，更易形成折返性房速。

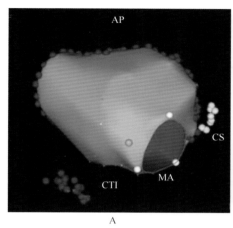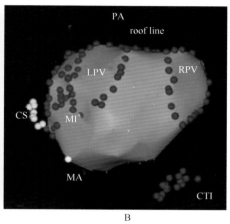

图 9-6 "2C3L"术式

3D 电 - 解剖标测左心房三维重建模型（CARTO）上红色点代表心内膜消融点，粉色点代表冠状静脉窦内消融点。黄色点表示记录到希氏束电位处。AP：前后位；CS：冠状静脉窦；CTI：三尖瓣峡部；MA：二尖瓣瓣环；MI：二尖瓣峡部；PA：后前位；LPV：左肺静脉；RPV：右肺静脉

（引自 Dong JZ.2015. Europace，17：1798-1806）

"2C3L"策略得到既往有关研究的间接支持。Jais 和 Chae 等研究表明二次消融的房颤患者中平均有 2 个规律房速，且多数为大折返性房速。北京安贞医院在慢性房颤采用逐步消融策略过程中，平均每个患者有 2 个规律房速出现，且 81% 为大折返性房速。无论是再次消融或是初次消融，事实上多数患者除肺静脉电隔离外，被动的进行了在房顶部、二尖瓣环峡部及三尖瓣环峡部消融。而这些消融往往是在经历了很多复杂碎裂电位消融，并经过诊断和鉴别诊断后有针对性地进行。因此常规消融这些径线可能是必需的，并且避免了很多不必要的复杂碎裂电位消融，避免了不必要的诊断和鉴别诊断过程。因此"2C3L"策略对慢性房颤具有显著优势。

"2C3L"策略最大的优点包括不以消融中止房颤为终点，这样显著减少了为中止房颤而进行的很多不必要的，甚至是有害的消融。同时，也证明了只要能够达到"2C3L"终点，不需要复杂碎裂电位消融。更重要的是"2C3L"策略使慢性房颤导管消融变成相对简单、固定、结果可重复的过程。

二、房颤射频消融并发症

房颤射频消融并发症发生率高低与消融术式有关，如肺静脉节段性隔离，肺静脉狭窄的风险要高于左心房线性消融，左心房后壁线性消融可能会增加左心房 - 食管瘘的发生率等。同时房颤射频消融也是一种高度依赖于术者操作水平和综合能力的治疗技术，并发症的发生率与术者经验及手术量密切相关。熟悉消融相关并发症的产生原因和临床表现以求避免和及时处理极其重要。随着经验的积累，三维标测精确度的提升和影像技术的完善，消融并发症的发生率总体有所下降。2009 年，全球房颤射频消融的第二次调查（85 个中心，16309 例患者）中严重并发症的发生率为 4.5%，同 2005 年第一次调查结果（6%）相比进一步降低。

三、房颤射频消融适应证进展

自 2006 年 ACC（American College of Cardiology）/AHA（American Heart Association）/ESC 房颤指南发表以来，有多项随机对照研究证明射频消融对阵发性房颤、持续性房颤、合并器质性心脏病房颤患者的有效性和安全性优于抗心律失常药物。由于房颤射频消融领域循证医学证据比较充分，在欧美新版指南中射频消融的地位均取得突出的提高。对于业内曾长期争论的一线治疗问题，新版指南也给予了

积极肯定。ESC 2010 指南指出"对于无或伴轻微心脏病的症状性阵发性房颤患者，考虑到射频消融的有效性和有经验医生进行射频消融相对安全，射频消融可以是经过选择的患者的初始治疗"。ACCF（American College of Cardiology Foundation）/AHA/HRS（Heart Rhythm Society）2011 指南中虽然未强调一线治疗的问题，但是将阵发性房颤的射频消融的推荐级别从 Ⅱa 级提高到 Ⅰ级，其主要根据是多项公开发表的临床试验和荟萃分析结果。在这些研究或分析中共有超过 6900 例以上的房颤患者进行射频消融维持窦性心律，入选房颤射频消融患者的特点包括：大多数患者为一种或多种抗心律失常药物治疗无效的、有症状的阵发性房颤，左房内径正常或轻度增大，左心室功能正常或轻度减低，无严重的肺部疾病。消融后的随访表明，大多数尤其是阵发性房颤患者在 1 年或更长的时间里无房颤复发。在 2011 年 AHA 年会上 Nielsen 公布的一项比较射频消融和抗心律失常药物作为阵发性房颤一线治疗的随机多中心试验表明，射频消融组房颤（包括有症状的房颤）负荷远远低于药物治疗组，生活质量亦优于药物治疗组。该研究结果亦支持射频消融可以作为阵发性房颤的一线治疗手段。同时，ACCF/AHA/HRS 2011 指南较 2006 年指南在射频消融适用范围方面也有所扩展，认为有症状的持续性房颤射频消融是合理的（证据等级 A），对于合并心功能不全的阵发性房颤射频消融可能是合理的（证据等级 A）。

与 2010 年指南相比，2012 年指南更新中射频消融在房颤治疗中的地位明显提升。对于抗心律失常药物治疗无效或无法耐受、有明显症状的阵发性房颤射频消融推荐级别从 Ⅱa 级提高到 Ⅰ级。尽管 2010 年指南也提到"对于无或伴轻微心脏病的症状性阵发性房颤患者，考虑到射频消融的有效性和有经验医生进行射频消融相对安全，射频消融可以是经过选择的患者的初始治疗"，但总体还是作为二线治疗用于房颤患者。发表在 *N Engl J Med* 的 MANTRA-PAF 试验随机比较了射频消融和抗心律失常药作为阵发性房颤一线治疗的效果，发现射频消融组 24 个月房颤负荷低于药物治疗组，随访期间房颤复发和生活质量改善亦优于药物治疗组。RAAFT-2 试验得出了类似结论。基于这些进展，指南更新提出射频消融可以作为部分阵发性房颤的初

始治疗（Ⅱa，B），进一步确定了其作为一线治疗的地位。尽管目前一些有经验的中心已将射频消融用于合并器质性心脏病或心力衰竭的房颤患者，但鉴于这类患者的射频消融成功率可能较低而并发症风险高，本指南对合并心力衰竭房颤的射频消融采取了较为谨慎的态度。

2007 年 HRS/EHRA（European Heart Rhythm Association）/ECAS（European Cardiac Arrhythmia Society）公布的房颤射频消融专家共识指出，对于有症状的房颤患者，如对一种以上的 Ⅰ类或 Ⅲ类抗心律失常药物无效或无法耐受，可以考虑射频消融治疗。虽然共识中也提到在极少数情况下，射频消融可以作为一线治疗，但总体还是作为二线治疗用于房颤患者。最近 HRS/EHRA/ECAS 公布了 2012 年房颤射频消融专家共识。较 2007 年共识，射频消融在房颤治疗中的地位有所提高。对抗心律失常药物治疗无效、有明显症状的阵发性房颤"推荐"行射频消融，抗心律失常药物治疗无效持续性房颤射频消融治疗是合理的。该共识进一步指出，射频消融可以作为部分阵发性房颤的初始治疗，确定了其一线治疗的地位。共识同时也指出在实践中需要充分考虑以下方面：①心房疾病的程度（房颤类型，左心房大小，症状的严重程度等）；②伴发心血管疾病的严重程度；③患者的意愿；④医生的经验。欧美指南还强调了进行射频消融的医疗中心和医生的经验对射频消融成功率和并发症会有所影响。ACCF/AHA/HRS 2011 指南对医疗单位的经验有具体的规定，但专家组认为年手术量 > 50 例可能尚无法保证积累足够的经验。

房颤射频消融术者培训方面，2012 专家共识提出了关于培训的具体原则和内容：①选择合适的患者；②熟悉心房及其邻近结构的解剖；③掌握房颤消融策略的基本概念；④技术能力的训练；⑤预防、识别和处理并发症的能力；⑥恰当的长期随访和管理。

四、房颤导管消融的常用技术

（一）肺静脉电隔离

1. 消融后残存电位的识别与处理 如果反复消融后肺静脉内仍可记录到残存电位，通常有四种可能，其一是受治肺静脉本身的电位，这种情况多见

于右肺静脉。由于绝大多数情况下右肺静脉的远场电位较低钝，因此在有确凿证据前，不要轻易认定消融后的残存电位为心房远场电位，而是要通过试消融或在右肺静脉开口外起搏加以鉴别；其二是肺静脉沿长轴分段隔离，即深部的肺静脉已隔离，但口部有残余肺静脉电位，这种情况主要见于肺静脉隔离困难时，在肺静脉开口的不同层次过多消融有关；其三是受治肺静脉同侧另一根肺静脉的电位，其机制可能和左上及左下肺静脉在解剖上紧密毗邻有关。Takahashi 等曾报道 7 例经反复消融亦难以隔离左上肺静脉，经消融同侧下肺静脉开口后方得以电学隔离，并认为在部分患者的左上和左下肺静脉

之间存在着电学联系，即在左上肺静脉内记录的电位实际上是左下肺静脉的远场电位；其四是受治肺静脉周围毗邻结构的远场电位，如左肺静脉消融后的左心耳电位，右上肺静脉消融后的上腔静脉电位等，这种情况要通过对比激动顺序和（或）起搏的方法进行鉴别。左肺静脉周围的重要毗邻结构主要包括左心耳和 Marshall 韧带。对于前者可通过起搏冠状静脉窦远端或左心耳加以鉴别（图 9-7），对于后者可通过比较起搏冠状静脉窦邻近 Marshall 韧带入口前后该电位与左心房电位的关系予以鉴别。Marshall 韧带的消融最好在 Marshall 韧带造影指导下进行（图 9-8）。

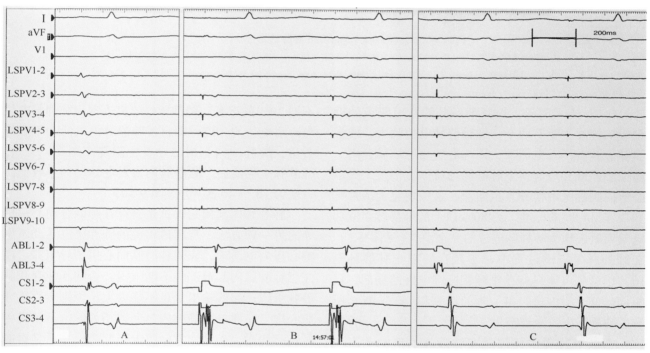

图 9-7　左上肺静脉电隔离后左心耳远场电位的识别

A. 左上肺静脉（LSPV）电学隔离后，窦性心律下在 LSPV 邻近左心耳（LAA）的一侧仍可记录到一低钝的残存电位，提示可能为 LAA 的远场电位，将消融导管（ABL）置于 LAA 处可见环状标测电极记录的远场电位与 ABL 记录的 LAA 电位同步；B. 起搏冠状静脉窦远端（CS1-2）时的记录，可见 LSPV 内记录的残存电位与 LAA 的近场电位（ABL 记录）平齐，证实该残存电位确为 LAA 的远场电位；C. 为鉴别 LSPV 消融后残存电位是否为 LAA 远场电位的另一种方法，即起搏 LAA，此时 LSPV 残存电位消失

2. 肺静脉电隔离的成功标准和评价方法　肺静脉隔离成功的标准是肺静脉 - 左心房传导双向阻滞，即左心房向肺静脉传入阻滞，肺静脉向左心房传出阻滞。保证传出阻滞的意义不仅仅在于满足双向阻滞的要求，对发现因环状标测电极放置过深而误判断为传入阻滞具有重要意义。肺静脉 - 左心房传导的恢复是导管消融房颤复发的主要原因，其机制与

消融引起的顿抑心肌和水肿心肌可兴奋性的恢复有关。部分医生通过在初次肺静脉隔离后观察一段时间后再次验证肺静脉电隔离，或通过静脉注射三磷酸腺苷和静脉滴注异丙肾上腺素发现休眠的肺静脉以减少随访期间肺静脉 - 左心房传导的恢复，提高初次导管消融的成功率。一项研究显示肺静脉隔离后术中肺静脉 - 左心房传导恢复的比例高达 30% 左

右，主要发生于初次隔离的 30 分钟内。另一项研究显示肺静脉隔离后 20 分钟静脉推注三磷酸腺苷并静脉滴注异丙肾上腺素，25.3% 的肺静脉，60.4% 的患者已经隔离的肺静脉与左心房的传导恢复。

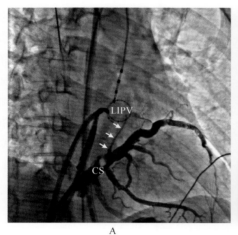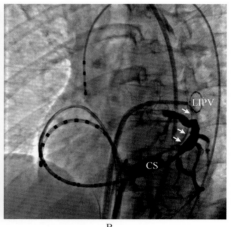

图 9-8　Marshall 静脉造影

选择性冠状静脉窦造影，可见 Marshall 静脉走行（白箭头所示）。A. 为右前斜位 30°；B. 为左前斜位 45°。

CS：冠状静脉窦；LIPV：左下肺静脉 [引自 Makino M. 2006. J Cardiovasc Electrophysiol，16（7）：594-599]

（1）传入阻滞：射频消融肺静脉电隔离的即刻成功标准主要有两个，即肺静脉电位消失，或虽然肺静脉内仍有电活动，但与心房内电活动分离。窦性心律或心房起搏下肺静脉电位彻底消失，提示心房向肺静脉内传导发生阻滞，这一现象为最常见和较容易判断的标准，约 80% 以上的肺静脉在成功电隔离后表现为肺静脉电位的完全消失（见图 9-2）。在肺静脉电隔离过程中对于残存的细小肺静脉电位，尽管其可能只存在于环状标测电极的局部，且振幅较低，也应进行进一步的标测和消融，直至所有的肺静脉电位全部消失。

在放电过程中仔细观察肺静脉电位的动态变化，对于鉴别残存肺静脉电位和远场电位有重要意义，即在肺静脉电位完全消失前，有高频肺静脉电位激动顺序的改变、心房向静脉内的传导逐渐延迟和肺静脉电位幅度的下降，以及部分静脉电位的消失等，甚至可以观察到不同比例的心房和静脉电位间传导阻滞。在评价肺静脉电隔离是否成功时，也应通过反复调整环状标测电极在肺静脉开口内的位置，标测静脉开口部不同静脉壁，确信没有残存肺静脉电位。

（2）传出阻滞：首先可以根据电隔离后肺静脉内的自发电活动与心房之间的关系进行评价。在不到 20% 的患者，肺静脉电隔离表现为肺静脉电位与心房电位的分离，即自发肺静脉内电活动不影响心房，肺静脉向心房传导发生阻滞（图 9-9）。在肺静脉电隔离后，肺静脉内自发电活动频率较低，一般为 20 ～ 40 次 / 分（图 9-10）。

肺静脉内起搏是评价是否存在肺静脉向心房传导的另一种方法，与起搏相关的肺静脉电活动不影响心房内电活动，表明肺静脉向心房传导阻滞。应注意肺静脉内起搏部位不能太深，否则不能夺获肺静脉组织；起搏输出量也不能太大，否则会直接夺获心房。在评价肺静脉内与起搏相关的电活动是否影响心房时，必须注意标测电极起搏信号后是否能记录到肺静脉电位，起搏信号后有与之相关的肺静脉电位是起搏夺获肺静脉的标志。当然，这需要通过将环状标测电极放置于肺静脉内进行判断，没有环状标测电极不易判断是否起搏是否夺获肺静脉。评价肺静脉内起搏是否可影响心房内电活动时，可以把消融导管放置在消融线内侧进行起搏，也可以应用消融线内侧的环状标测电极进行起搏（图 9-11）。在一个部位起搏不能夺获肺静脉时，可以调整肺静脉内起搏电极的部位或适当增加起搏输出，由于缠绕肺静脉口部的心肌样组织并不是均匀分布的，因此肺静脉内不同部位的起搏阈值可以不同。

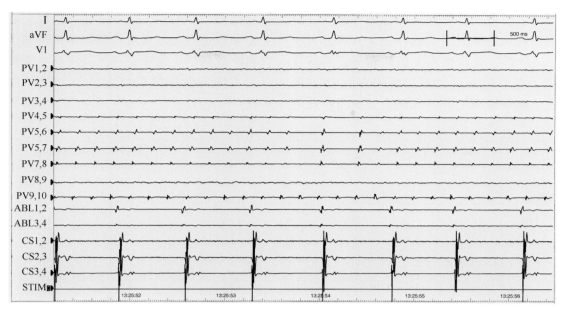

图 9-9 肺静脉—心房电活动分离

右上肺静脉（PV1 ～ 2 ～ PV9 ～ 10）被电学隔离，心房激动为窦性心律，然而肺静脉内的高频激动仍然持续存在

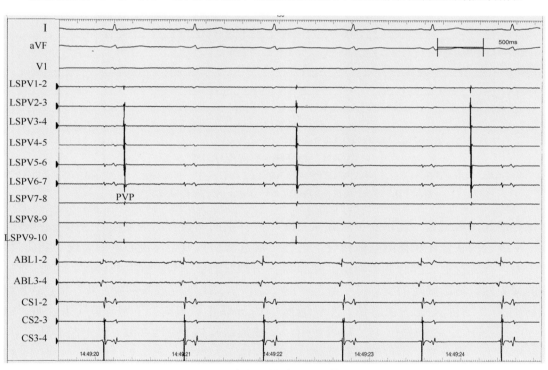

图 9-10 心房与肺静脉之间的传导阻滞

在左上肺静脉（LSPV1 ～ 2 ～ LSPV9 ～ 10）隔离成功后，窦性心律下心房到肺静脉的传导发生阻滞，表现为肺静脉内没有与心房电活动相关的
肺静脉电位（PVP）；同时，肺静脉可以记录到频率非常缓慢（周长 =1882ms）的自发电活动，并且当该电活动于心房舒张中期出现时（第 3 个）
亦不能激动心房，提示肺静脉向心房的传导亦出现了阻滞

评价肺静脉－左心房传导阻滞的另一种方法是将消融导管从上肺静脉滑向下肺静脉，通过机械刺激出肺静脉电位不能传出到左心房进行判断。

（二）上腔静脉消融

肺静脉电隔离是导管消融治疗阵发性房颤的主要方法，该方法仍有 10% ～ 30% 的复发率，虽然复发的主要原因是肺静脉电位传导恢复，但亦有非肺静脉病灶触发因素的存在。有研究表明6%～12%的阵发性房颤由上腔静脉异位期前收缩诱发的，在非肺静脉起源房颤中37%由上腔静脉触发。常规隔离上腔静脉能否受益尚存在不

同的结论，Corrado等的随机对照研究显示隔离上腔静脉可提高阵发性房颤但不提高慢性房颤导管消融成功率。北京安贞医院隔离上腔静脉限于存在上腔静脉起源的房颤或与上腔静脉有关的房颤。

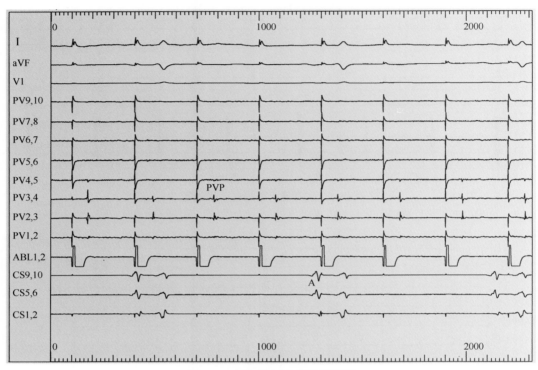

图 9-11　肺静脉到心房传导阻滞

右上肺静脉成功电隔离后，应用放置在肺静脉口消融线内的消融导管（ABL1，2）进行起搏，可见刺激信号后记录到肺静脉电位（PVP），说明肺静脉夺获，肺静脉电位与心房电位（A）无关证明肺静脉到心房传导阻滞

1. 影像导航与消融设置　北京安贞医院在三维标测系统、X线透视联合环状标测电极指导下进行上腔静脉隔离。首先行上腔静脉造影确定上腔静脉和右心房的交界处，造影确定的交界低于解剖学的交界。消融时需要结合X线透视影像，X线透视右前斜位30°、后前位、左前斜位45°均可使用。三维标测系统作为一种补充，不仅可以对消融位置做标记，也可重建上腔静脉和左心房的三维构型。国外医生在心腔内超声指导下确定上腔静脉消融的位置，上腔静脉和右心房的移行在心腔内超声下亦难判断，心腔内超声指导下的消融靶点定位于右上肺静脉和右肺动脉之间的水平。采用非盐水灌注导管，预设温度≤50℃，预设功率30W，每点消融20～40秒。北京安贞医院采用盐水灌注导管，消融设置同环肺静脉消融。

2. 上腔静脉的标测与消融　在房颤导管消融前

应仔细回顾患者房颤发作时的体表心电图，上腔静脉起源房颤典型体表心电图表现为期前收缩P波或房颤波的形态与窦性P波接近，通常表现为I导联直立，aVL直立或浅倒置，II、III、aVF导联直立，V_1导联正负双向，下壁导联（II、III、aVF）P波或颤动波高于窦性P波（因上腔静脉起源点高于窦房结）。当然，心房激动频率过快时下壁导联P波形态会因差异性传导而低平或倒置。上腔静脉邻近右上肺静脉，两者的区别在于上腔静脉起源期前收缩V_1导联P波形态53%为正负双向或等电位，而右上肺起源期前收缩V_1导联P波均为正向。如果术前根据体表心电图怀疑上腔静脉起源房颤，或肺静脉电隔离后诱发出房颤，应进行上腔静脉标测。

上腔静脉隔离应在窦性心律下进行以便及时发现可能发生的窦房结损伤。在环状电极指导下行上腔静脉节段性隔离方法可参照肺静脉电隔离。上腔

静脉与右心房仅有少数肌束连接，不必环行隔离。上腔静脉与右心房的肌束连接主要分布于前间隔、后间隔、前外侧壁。如存在多处肌束连接，因前间隔与后间隔处消融无损伤窦房结和膈神经的可能，应首先消融前间隔和后间隔的肌束连接。消融时如消融导管移位或患者出现疼痛、咳嗽、心动过缓，均需及时停止放电，上腔静脉的消融终点应实现上腔静脉电隔离。

3. 上腔静脉消融并发症

（1）病态窦房结综合征：窦房结位于终末嵴上方，上腔静脉与右心房连接处。窦房结位于心外膜下，起搏细胞分布于致密结缔组织中，并且由于窦房结动脉的散热作用，通常情况下窦房结不易在射频消融时损伤。根据北京安贞医院上腔静脉隔离经验，发生窦房结损伤与以下原因有关：①应用盐水灌注消融导管，容易损伤心外膜下的窦房结组织；②根据造影确定上腔静脉与右心房的交界，考虑到造影确定的交界低于实际交界处，如果消融位点仅比造影交界略高，实际上此处恰为解剖上的上腔静脉与右心房交界，易造成窦房结损伤。因此，前游离壁消融位点应在造影交界以上约2cm处，有助于避免窦房结损伤。如应用心腔内超声准确确定消融位置，可能有助于减少窦房结损伤的可能。在三维标测系统指导下进行上腔静脉隔离，可构建上腔静脉和右心房三维构型，通过激动标测确定窦房结位置，避免在窦房结处消融。上腔静脉电隔离引起窦房结损伤一般为一过性，不可逆的症状严重的病例需植入永久性起搏器。

（2）膈神经损伤：膈神经多走行于上腔静脉右心房交界处的外侧壁，上腔静脉隔离时有损伤膈神经的可能，但多为可逆性。避免膈神经损伤的方法包括：①在拟消融的位点以30mA起搏消融导管，在X线透视下观察有无膈肌刺激，尽量避免在有膈肌刺激处消融；②在三维标测系统指导下构建上腔静脉和右心房三维构型，通过起搏确定膈神经的位置并标记于三维构型上，避免在膈神经处消融。在邻近膈神经走行区域的每一次消融之前均需起搏刺激，减少膈神经损伤的可能。膈神经麻痹会导致患者胸部不适、气短等症状，长期随访多能自愈。但也有延迟发生膈神经麻痹者。

（3）上腔静脉狭窄：在上腔静脉内消融可引起上腔静脉狭窄，北京安贞医院87例上腔静脉消融患者无症状轻度狭窄3例，没有严重狭窄。

（三）左心房顶部线性消融

左、右上肺静脉上缘之间的左心房顶部，多数呈左高右低、逐渐过渡的斜行穹隆状，但是也可为平坦、隆起及凹陷形状。左心房顶部位于两解剖障碍之间，易成为环肺静脉线性消融术后左心房房扑的关键折返通路。研究显示环肺静脉消融术后复发的大折返房速中21%是左心房顶部依赖的，左心房顶部线性消融是开展复杂房颤导管消融需要掌握的技术。

1. 影像导航与消融设置　北京安贞医院在三维标测系统指导下进行左心房顶部线性消融，通常在完成左心房三维重建及环肺静脉线性消融后进行。顶部消融时，X线透视右前斜位30°、前后位、左前斜位45°均可使用，取决于术者习惯。左心房三维解剖图采用右侧位及后前位。右侧位可明确消融电极的方向及位置，后前位易评估消融电极与双上肺静脉的关系及高度。

通常采用盐水灌注消融导管，预设温度≤50℃，采用导管与顶部线垂直的消融方法时预设功率30W，采用导管与顶部线平行的消融方法时预设功率35W，盐水流速20～50ml/min以保证设定的功率输出，每点消融60～120秒，每点消融的终点是局部电位消失或出现双电位。北京安贞医院顶部线性消融时常规预设温度45℃，预设功率35W，盐水流速≥17ml/min。

2. 导管消融操作　顶部消融线的起点和终点分别为两侧肺静脉开口外、环肺静脉消融线的边缘。在行环肺静脉消融时，环左右肺静脉消融径线应尽可能接近，这样可以大大缩短顶部线的消融长度。顶部线性消融可由左向右或由右向左进行，取决于不同操作方法，有三种：①导管先进入左上肺静脉，在即将滑出左上肺静脉瞬间导管远端小弯塑形、部分出鞘。消融开始后，同步操作鞘管及导管，顺钟向旋转及回撤、由左向右移动，直至抵达右上肺静脉；②将鞘管送至左上肺静脉开口外，导管在左心房内大弯塑形，然后通过回撤导管沿左心房顶完成由左向右的消融过程；③也可以在左上肺静脉开口外弯曲导管，鞘管指向左上肺静脉，消融导管与鞘管走行相反指向右上肺静脉开口外，然后松开导管及回撤完成由右向左的消融。上述操作方法不是在每个患者都能实现，采用何种技巧取决于左心房大小及整体构形，有时需结合采用上述三种方法完成顶部不同部位的消融。

3. 消融终点　左心房顶部线性消融终点是消融线的传导阻滞。完成初始消融后，沿预设消融线标测寻找残留缝隙，继续补充消融。顶部线的传导阻滞需实现以下任一指标：①起搏左心耳或将冠状静脉窦电极送向远端起搏左心房前壁，通过三维激动标测或常规标测方法确定左心房后壁的激动顺序为由足向头的方向；②沿顶部消融线记录到间期超过50ms的双电位，或者记录到与冠状静脉窦同步或稍延迟的激动。

4. 窦性心律下激动标测确定消融线的阻滞　通过起搏左心耳验证顶部线阻滞需要将起搏电极送至左心耳，操作相对较多。而冠状静脉窦远端电极起搏，有时因无法将冠状静脉窦电极送到左心房前壁或者因无法夺获心房而难以实施。北京安贞医院目前在窦性心律下通过顶部线局部双极心内膜电位特征即可判断顶部消融线的阻滞。当窦性心律下顶部线或后壁上端记录到与冠状静脉窦远端A波平齐或延迟的电位时即可判断顶部线阻滞，有时亦可记录到双电位。三维标测系统行激动标测可进一步确定阻滞，如果左心房后壁激动顺序为由足向头的方向，可确定左心房顶部线传导阻滞。左心房顶部邻近Bachmann束左心房入口，因此顶部线前方为左心房最早激动部位，该处远远早于冠状静脉窦远端的心房激动。如果顶部线后心房激动晚于冠状静脉窦即提示顶部线阻滞。北京安贞医院经验显示该方法评价左心房顶部线消融阻滞的敏感性、特异性、阳性预测值及阴性预测值分别为100%、88.9%、96.8%和100%。事实上，此种方法相当于起搏左心房顶部线前面的心房顶部（Bachman束入口），因此理论上比起搏左心耳还要准确，因该处更邻近左心房顶部线。

（四）二尖瓣环峡部线性消融

二尖瓣环峡部位于左下肺静脉与二尖瓣环游离壁缘之间，宽度为17～51mm。二尖瓣环峡部除了心内膜及其内膜下心肌之外，还包括冠状静脉属支、冠状动脉、Mashall韧带及其周围脂肪组织。环肺静脉消融术后复发的大折返房速中42%是二尖瓣环峡部依赖的，无论对于阵发性房颤还是持续性

房颤二尖瓣峡部的阻滞将提高导管消融的成功率。虽然二尖瓣环峡部是房颤导管消融的重要径线，但是阵发性房颤不常规进行二尖瓣环峡部消融，慢性房颤二尖瓣环峡部消融目前仍存在争议。这是因为二尖瓣环峡部结构复杂、实现双向传导阻滞困难，如未阻滞会形成缓慢传导区将具有致心律失常作用。事实上，二尖瓣环峡部消融后复发的心律失常主要表现为规律的房速。但是，对于慢性房颤如果未进行二尖瓣环峡部消融术后房颤的发生比例很高。因此，二尖瓣环峡部消融的致心律失常作用并无证据，只是心律失常的表现形式发生了改变。对于二尖瓣环峡部消融的态度不应该是严格限制，而是应该在如何提高二尖瓣环峡部消融的成功率和安全性上努力，而不是畏难而退。

1. 影像导航与消融设置　北京安贞医院采用三维标测系统指导操作，通常在完成左心房三维重建及环肺静脉线性消融后进行。二尖瓣环峡部消融时，左心房三维解剖图采用后前位及左前斜位或左侧位实时导航操作。消融时需要结合X线透视影像，投照体位因术者经验不同而异。

建议采用盐水灌注导管，预设温度≤50℃，预设功率<42W，功率超过42W增加心脏压塞的风险，盐水流速<60ml/min，需调节盐水流速以保证设定的功率输出。北京安贞医院二尖瓣环峡部消融时常规预设温度45℃，预设功率35W，盐水流速≥17ml/min。每点消融60秒，每点消融的终点是局部电位发生显著变化（冠状静脉窦近端电极起搏信号至局部心房波间期延长、局部出现双电位）及放电足够的时间。

2. 导管消融操作　二尖瓣环峡部线性消融的起点为二尖瓣环，终点为左下肺静脉口。左前斜45°时二尖瓣环2点钟至3点钟区域为峡部消融线的起点。消融起点不宜接近二尖瓣环冠状静脉窦口侧，因此处冠状静脉窦粗大致峡部增厚且冠状静脉窦内血流散热明显难以阻断峡部。如果消融起点接近二尖瓣环1点钟区域，则消融径线会经过左心耳内，常规在左心耳内消融有增加穿孔的风险。因左心耳口下缘壁较薄，并且有肌小梁结构影响操作。经房间隔穿刺鞘放置导管于左心房后，同步推送并弯曲导管远端沿左心房前壁、侧壁抵达二尖瓣环峡部。消融线起点心内电图呈小A、大V波，透视下可见导管随二尖瓣环摆动。左下肺静脉开口外前下缘为

峡部线性消融的终点。结合四种方法来确定此点：下肺静脉造影所显示的开口外；记录到前庭电位（肺静脉未隔离时）；导管自下肺静脉由内向外缓缓撤出、并逆钟向旋转时滑动征（drop off）心房侧；三维影像所示。二尖瓣峡部附近结构复杂，很多毗邻的结构如左心耳、Marshall 韧带、左上肺静脉与左心耳间的嵴部等均参与左心房内的折返。二尖瓣环峡部线性消融范围也并不局限于瓣环至左下肺静脉口。通常需将峡部线延伸至左上肺静脉和左心耳之间的嵴部以消融此处的 Marshall 韧带，有时亦需将消融线延伸至左心耳的根部。

标测消融导管进入左心房后，远段弯曲 90°～180°，并同步推送鞘管及标测消融导管，沿左心房前壁、侧壁抵达线性消融起点，弓形弯曲顶部紧贴左心房前壁形成支撑。消融开始后，可适当伸直导管增加与心内膜贴靠，同步顺钟向旋转向左下肺静脉靠近（反之，向二尖瓣环方向靠近），逐点消融直至抵达左下肺静脉开口外。每位移一点通常需打弯、旋转、伸弯动作，以避免消融导管嵌顿，后者虽在三维标测系统上表现出位置的变化，但实际位置并没有变化。

3. 冠状静脉窦内心外膜消融　冠状静脉窦与心房间存在肌束连接，心内膜侧消融不能阻断该连接时需行冠状静脉窦内心外膜消融。提示需冠状静脉窦内消融的指征是在心内膜侧消融导管记录到局部 A 波到冠状静脉窦起搏信号出现传导延迟，而相连的冠状静脉窦远端电极记录的局部 A 波未出现传导延迟。将消融导管送入冠状静脉窦内标测，碎裂电位或提早的 A 波为心外膜传导缝隙所在的位置。冠状静脉窦内消融需采用盐水灌注导管，预设温度≤50℃，预设功率 20～30W，盐水流速 17～60ml/min。冠状静脉窦内消融时消融导管应适当打弯，使消融电极与冠状静脉窦心房侧接触，以阻断冠状静脉窦与心房间的肌束连接。冠状静脉窦内消融放电过程中应密切监测阻抗，若阻抗突然降低，应立即停止放电，以减少爆裂的风险，可能对减少并发症有利。

4. 二尖瓣环峡部阻滞的判断　在有经验的中心，二尖瓣峡部完全阻断率为 76%～92%，其中 68%～75% 需在冠状静脉窦内消融。近来，Ouyang 医生报道如果消融部位在左心耳根部则较少需要在冠状静脉窦内消融。由于二尖瓣环峡部阻断困难，也有学者并不强求峡部的双向传导阻滞，

以期降低并发症的风险，但是未阻断的峡部可能增加左心房内大折返性房速的发生。验证二尖瓣环峡部双向传导阻滞主要包括以下方法。

（1）峡部两侧起搏证实峡部双向阻滞。消融电极及冠状静脉窦标测电极分别位于峡部消融线的两侧，二尖瓣环峡部未消融或未阻滞时，起搏冠状静脉窦（峡部线冠状静脉窦口侧）时，消融导管所记录的传导顺序由远端至近端；如果峡部完全阻滞，冠状静脉窦起搏不能横跨峡部传导、只能绕行间隔侧心房、房顶、然后向左心房侧壁传导，所以消融导管的记录顺序变为由近到远。同样，峡部未阻滞时起搏消融导管（消融线对侧），冠状静脉窦电极的激动顺序应为由远至近；峡部阻滞时传导只能绕行心房前壁、房间隔，所以冠状静脉窦的传导顺序变为由近端至远端。

（2）也可以通过分别起搏冠状静脉窦电极的近、远端证实峡部是否阻滞。如果将冠状静脉窦电极远端起搏改为近端起搏后，消融导管起搏信号至局部心房波间期明显缩短提示峡部阻滞。消融导管在二尖瓣环峡部记录到的起搏冠状静脉窦电极刺激信号与局部 A 波传导时间在峡部完全阻滞后通常较长，但是这个数值本身不能用来判断峡部的阻滞，因为完全阻滞后还可能会更长。另外，起搏冠状静脉窦电极刺激信号与局部 A 波传导时间还与左心房扩张、心房肌传导速度、合并应用抗心律失常药物及消融策略等情况有关。例如，左心房过多的复杂碎裂电位消融，尤其是房间隔及左心房顶部等消融会使起搏冠状静脉窦电极刺激信号与局部 A 波传导时间显著增加。峡部线完全阻滞的判断不能仅仅根据 1 点的标测结果，应沿消融线的全程进行标测。

需要强调的是判断二尖瓣环峡部双向阻滞，不仅要结合激动顺序和传导时间两个指标，而且还要求多点标测均符合标准。例如，起搏冠状静脉窦远端（二尖瓣环峡部线冠状静脉窦口侧）时，要求峡部左心耳侧自二尖瓣环至肺静脉前缘之间的每点均满足阻滞的条件，不能仅满足于一点符合阻滞标准。

5. 提高二尖瓣环峡部线双向阻滞的成功率　二尖瓣环峡部消融要注意以下技术要点：

（1）应保证消融导管与峡部的良好贴靠。

（2）峡部消融时应逐点消融，每一点力争达到局部消融终点，或达到消融时间 60 秒的要求。因为射频消融后将引起局部组织水肿，如果初始消

融未达到局部消融终点，在补充消融时因峡部组织水肿厚度增加，将更加难以阻断。

（3）二尖瓣环峡部线性消融范围可延伸至Marshall韧带、左心耳的根部及左心耳与左肺静脉之间的嵴部。

（4）二尖瓣峡部心外膜侧冠状静脉系统内血流的散热是心内膜消融难以形成透壁性损伤的重要原因。动物实验显示通过球囊暂时封堵冠状静脉窦可以提高消融的透壁性，有望减少在冠状静脉窦内消融的必要性。

（5）在窦性心律下起搏冠状静脉窦电极远端（峡部线冠状静脉窦口侧）下消融，消融过程中可通过观察消融导管记录到的起搏信号至局部心房波间期延长、局部出现双电位等有助于确定局部消融的效果。另外在起搏下，消融线上标测有助于发现消融线上的传导缝隙，传导缝隙处电位表现为碎裂电位或局部融合的双 A 波，也可在起搏下通过CARTO 激动标测确定最领先的位置即为传导缝隙所分布的区域。

五、房颤射频消融尚需解决的问题

在房颤的导管和外科消融治疗上，仍有诸多临床问题亟待回答，如导管或外科消融超远期的手术效果如何？能否降低卒中、心力衰竭和死亡风险？射频消融和外科消融孰优孰劣？新型消融器械或技术的临床效果如何？消融手术与药物治疗哪个效价比更高？回答这些问题需要进行一系列的多中心随机对照临床试验、企业资助的器械或技术审批试验和注册研究等。临床试验应建立在统一的标准之上，如房颤分类、手术成功判定标准、并发症定义、术后管理和随访等，以利于学术交流与对比。总之，指南和共识将为临床实践和临床研究指明方向，而高质量的临床试验又将为未来指南和共识的更新提供客观的证据。

随着房颤消融策略趋于成熟、术者经验的积累以及消融器械的进步，射频消融治疗房颤的成功率不断提高，射频消融在房颤治疗中的地位也在不断提高。但是房颤射频消融作为一线治疗尚有争议，其在房颤治疗策略中的最终地位很大程度上依赖于射频消融对房颤患者死亡率、脑卒中发生率、住院率等终点事件的影响，正在进行的 CABANA（Catheter Ablation Versus Antiarrhythmic Drug Therapy for Atrial Fibrillation）试验或许将最终给出一个明确的结论。

（马长生　夏时俊）

参 考 文 献

董建增，马长生，刘兴鹏，等 . 2008. 单导管隔离肺静脉前庭的方法学评价 . 中国介入心脏病学杂志，16：64-67.

黄从新，张澍，马长生，等 . 2006. 中国经导管消融治疗心房颤动注册研究 . 中华心律失常学杂志，10：468-474.

凌东风，林奇，赵根然 . 2005. 心脏解剖与临床 . 北京：北京大学医学出版社 .

杨延宗，黄从新，刘少稳，等 . 2003. 阵发性房颤肺静脉与心房电连接特征的临床研究 . 中华心律失常学杂志，7：96-99.

Arruda M, Mlcochova H, Prasad SK, et al. 2007. Electrical isolation of the superior vena cava: an adjunctive strategy to pulmonary vein antrum isolation improving the outcome of AF ablation. J Cardiovasc Electrophysiol, 18: 1261-1266.

Becker AE. 2004. Left atrial isthmus: anatomic aspects relevant for linear catheter ablation procedures in humans. J Cardiovasc Electrophysiol, 15: 809-812.

Bortone A, Boveda S, Combes N, et al. 2008. Clockwise loop of the ablation catheter in the left atrium: an easy and safe approach facilitating substrate modulation in the setting of atrial fibrillation ablation. J Cardiovasc Electrophysiol, 19: 338-341.

Cabrera JA, Ho SY, Climent V, et al. 2008. The architecture of the left lateral atrial wall: a particular anatomic region with implications for ablation of atrial fibrillation. Eur Heart J, 29: 356-362.

Calkins H, Brugada J, Packer DL, et al. 2007. HRS/EHRA/ECAS expert Consensus Statement on catheter and surgical ablation of atrial fibrillation: recommendations for personnel, policy, procedures and follow-up. A report of the Heart Rhythm Society (HRS) Task Force on catheter and surgical ablation of atrial fibrillation. Heart Rhythm, 4: 816-861.

Calkins H, Kuck KH, Cappato R, et al. 2012. 2012 HRS/EHRA/ECAS expert consensus statement on catheter and surgical ablation of atrial fibrillation: recommendations for patient selection, procedural techniques, patient management and follow-up, definitions, endpoints, and research trial design: a report of the Heart Rhythm Society (HRS) Task Force on Catheter and Surgical Ablation of Atrial Fibrillation. Heart Rhythm, 9: 632-696, e21.

Camm AJ, Kirchhof P, Lip GY, et al. 2010. Guidelines for the management of atrial fibrillation: the Task Force for the Management of Atrial Fibrillation of the European Society of Cardiology (ESC). Eur Heart J, 31: 2369-2429.

Camm AJ, Lip GY, De Caterina R, et al. 2012. 2012 focused update of the ESC Guidelines for the management of atrial fibrillation: an update of the 2010 ESC Guidelines for the management of atrial fibrillation. Developed with the special contribution of the European Heart Rhythm Association. Eur Heart J, 33: 2719-2747.

Cappato R, Calkins H, Chen SA, et al. 2005. Worldwide survey on the methods, efficacy, and safety of catheter ablation for human atrial fibrillation. Circulation, 111: 1100-1105.

Cappato R, Calkins H, Chen SA, et al. 2010. Updated worldwide survey on the methods, efficacy, and safety of catheter ablation for human atrial fibrillation. Circ Arrhythm Electrophysiol, 3: 32-38.

Chae S, Oral H, Good E, et al. 2007. Atrial tachycardia after circumferential pulmonary vein ablation of atrial fibrillation: mechanistic insights, results of catheter ablation, and risk factors for recurrence. J Am Coll Cardiol, 50: 1781-1787.

Chen G, Dong JZ, Liu XP, et al. 2011. Sinus node injury as a result of superior vena cava isolation during catheter ablation for atrial fibrillation and atrial flutter. Pacing Clin Electrophysiol, 34: 163-170.

Corrado A, Bonso A, Madalosso M, et al. 2010. Impact of systematic isolation of superior vena cava in addition to pulmonary vein antrum isolation on the outcome of paroxysmal, persistent, and permanent atrial fibrillation ablation: results from a randomized study. J Cardiovasc Electrophysiol, 21: 1-5.

Cosedis Nielsen J, Johannessen A, Raatikainen P, et al. 2012. Radiofrequency ablation as initial therapy in paroxysmal atrial fibrillation. N Engl J Med, 367: 1587-1595.

Dong JZ, Sang CH, Yu RH, et al. 2015. Prospective randomized comparison between a fixed '2C3L' approach vs. stepwise approach for catheter ablation of persistent atrial fibrillation. Europace, 17: 1798-1806.

Fassini G, Riva S, Chiodelli R, et al. 2005. Left mitral isthmus ablation associated with PV Isolation: long-term results of a prospective randomized study. J Cardiovasc Electrophysiol, 16: 1150-1156.

Fuster V, Rydén LE, Cannom DS, et al. 2006. ACC/AHA/ESC 2006 Guidelines for the Management of Patients with Atrial Fibrillation: a report of the American College of Cardiology/American Heart Association Task Force on Practice Guidelines and the European Society of Cardiology Committee for Practice Guidelines. Circulation, 114: e257-354.

Haïssaguerre M, Gencel L, Fischer B, et al. 1994. Successful catheter ablation of atrial fibrillation. J Cardiovasc Electrophysiol, 5: 1045-1052.

Haïssaguerre M, Shah DC, Jaïs P, et al. 2000. Electrophysiological breakthroughs from the left atrium to the pulmonary veins. Circulation, 102: 2463-2465.

Ho SY, Cabrera JA, Tran VH, et al. 2001. Architecture of the pulmonary veins: relevance to radiofrequency ablation. Heart, 86: 265-270.

Hocini M, Jaïs P, Sanders P, et al. 2005. Techniques, evaluation, and consequences of linear block at the left atrial roof in paroxysmal atrial fibrillation: a prospective randomized study. Circulation, 112: 3688-3696.

Jaïs P, Hocini M, Hsu LF, et al. 2004. Technique and results of linear ablation at the mitral isthmus. Circulation, 110: 2996-3002.

Jaïs P, Matsuo S, Knecht S, et al. 2009. A deductive mapping strategy for atrial tachycardia following atrial fibrillation ablation: importance of localized reentry. J Cardiovasc Electrophysiol, 20: 480-491.

Kumagai K, Uno K, Khrestian C, et al. 2000. Single site radiofrequency catheter ablation of atrial fibrillation: studies guided by simultaneous multisite mapping in the canine sterile pericarditis model. J Am Coll Cardiol, 36: 917-923.

Kuo JY, Tai CT, Tsao HM, et al. 2003. P wave polarities of an arrhythmogenic focus in patients with paroxysmal atrial fibrillation originating from superior vena cava or right superior pulmonary vein. J Cardiovasc Electrophysiol, 14: 350-357.

Lin WS, Tai CT, Hsieh MH, et al. 2003. Catheter ablation of paroxysmal atrial fibrillation initiated by non-pulmonary vein ectopy. Circulation, 107: 3176-3183.

Long DY, Ma CS, Jiang H, et al. 2009. Sinus node, phrenic nerve and electrical connections between superior vena cava and right atrium: lessons learned from a prospective study. Chin Med J (Engl), 122: 675-680.

Maruyama M, Ino T, Miyamoto S, et al. 2003. Characteristics of the electrical activity within the persistent left superior vena cava: comparative view with reference to the ligament of Marshall. J Electrocardiol, 36: 53-57.

Matsuo S, Yamane T, Date T, et al. 2011. Dormant pulmonary vein conduction induced by adenosine in patients with atrial fibrillation who underwent catheter ablation. Am Heart J, 161: 188-196.

Morillo CA, Verma A, Connolly SJ, et al. 2014. Radiofrequency ablation vs antiarrhythmic drugs as first-line treatment of paroxysmal atrial fibrillation (RAAFT-2): a randomized trial. JAMA, 311: 692-700.

Nademanee K, McKenzie J, Kosar E, et al. 2004. A new approach for catheter ablation of atrial fibrillation: mapping of the electrophysiologic substrate. J Am Coll Cardiol, 43: 2044-2053.

Ning M, Dong JZ, Liu XP, et al. 2010. Mechanisms of organized atrial tachycardia during catheter ablation of chronic atrial fibrillation by stepwise approach. Chin Med J (Engl), 123: 852-856.

Ouyang F, Antz M, Ernst S, et al. 2005. Recovered pulmonary vein conduction as a dominant factor for recurrent atrial tachyarrhythmias after complete circular isolation of the pulmonary veins: lessons from double Lasso technique. Circulation, 111: 127-135.

Pappone C, Oreto G, Lamberti F, et al. 1999. Catheter ablation of paroxysmal atrial fibrillation using a 3D mapping system. Circulation, 100: 1203-1208.

Sang C, Jiang C, Dong J, et al. 2010. A new method to evaluate linear block at the left atrial roof: is it reliable without pacing? J Cardiovasc Electrophysiol, 21: 741-746.

Schmidt B, Chun KR, Ouyang F, et al. 2008. Three-dimensional reconstruction of the anatomic course of the right phrenic nerve in humans by pace mapping. Heart Rhythm, 5: 1120-1126.

Swartz J, Pellersels G, Silvers J, et al. 1994. A cathether-based curative approach to atrial fibrillation in human [abstract]. Circulation, 90 (Suppl 1): 1-335.

Takahashi A, Iesaka Y, Takahashi Y, et al. 2002. Electrical connections between pulmonary veins: implication for ostial ablation of pulmonary veins in patients with paroxysmal atrial fibrillation. Circulation, 105: 2998-3003.

Tsai CF, Tai CT, Hsieh MH, et al. 2000. Initiation of atrial fibrillation by ectopic beats originating from the superior vena cava: electrophysiological characteristics and results of radiofrequency ablation. Circulation, 102: 67-74.

Wang XH, Liu X, Sun YM, et al. 2007. Early identification and treatment of PV re-connections: role of observation time and impact on clinical results of atrial fibrillation ablation. Europace, 9: 481-486.

Wann LS, Curtis AB, January CT, et al. 2011. 2011 ACCF/AHA/HRS focused update on the management of patients with atrial fibrillation (Updating the 2006 Guideline): a report of the American College of Cardiology Foundation/American Heart Association Task Force on Practice Guidelines. J Am Coll Cardiol, 57: 223-242.

Wittkampf FH, van Oosterhout MF, Loh P, et al. 2005. Where to draw the mitral isthmus line in catheter ablation of atrial fibrillation: histological analysis. Eur Heart J, 26: 689-695.

第十章
心房颤动的冷冻消融

第一节 冷冻消融的机制

一、冷冻消融发展史

冷冻消融导管最早由加拿大 CryoCath 公司研发制作，于 2001 年在欧洲开始使用。2005 年，欧洲开始应用 Arctic Front® 冷冻球囊导管（一代）治疗阵发性房颤。2008 年，美敦力公司收购 CryoCath 公司，并整合其资源，进一步推广冷冻消融疗法。2010 年首个随机、对照临床研究 STOP-AF 结果的发表，使得美国 FDA 批准了一代冷冻球囊在临床上的应用。2011 年 Achieve 环形标测电极上市，因其直径仅 3.3F，可以通过冷冻球囊导管的导丝腔，配合冷冻球囊导管一起应用，实现了术中实时记录肺静脉电位变化。2012 年 Arctic Front Advance ™冷冻球囊导管（二代）于欧洲和美国开始应用。2015 年 Arctic Front Advance ST ™冷冻球囊导管（三代）在美国和欧洲上市使用。

冷冻球囊消融治疗房颤的技术应用至今，全球已累计超过 25 万例手术。我们国内自 2013 年 12 月开始应用以来，目前已经超过 6000 例。

二、冷冻消融的生理基础

（一）应用的制冷剂

冷冻消融应用的制冷剂是非医用级别的液态一氧化二氮（N_2O），沸点是 -89℃。运用 Joule-Thompson 效应原理，通过液态 N_2O 体积膨胀，气化吸热使周围靶组织的温度下降，达到破坏细胞的目的。

（二）冷冻损伤的机制及影响因素

冷冻能量造成组织损伤的机制有两方面：①直接细胞损伤；②血管调节的组织损伤。

直接细胞损伤是由于冰晶的形成，根据组织温度降低的程度不同，损伤会呈梯度分布。轻度低温指的是 0 ～ 20℃，冰晶仅仅存在于细胞之外。此时细胞外环境会变成高渗状态，从而促进细胞内的水分外流，最终造成细胞皱缩。如果损伤持续时间足够长，这种低温也可能会造成细胞死亡。但如果低温持续时间短，造成的损伤完全是可逆的，细胞的功能仍然可以恢复。临床上，应用的冷冻消融导管（4mm 和 6mm 大头）的冷冻标测消融导管（CRYO Mapping）即运用该原理。温度继续降低至 -40℃或更低时，细胞内水分结冰，细胞内冰晶形成，因剪切力破坏对细胞器和细胞膜造成不可逆损伤，细胞死亡。

冷冻能源引起组织损伤的另一个机制是血管调节的组织损伤。事实上，组织最开始对冷冻低温的反应是血管收缩，导致灌注血流减少。随着组织的冷冻结冰，微循环停止，造成细胞缺血性坏死。

影响冷冻损伤的因素包括如下几个方面：①温度。温度越低损伤越大；②降温的速度。降温速度越快，越有利于细胞死亡（如 200℃ /min），而温度下降越慢，越有利于保留细胞的功能（如 1℃ /min）；③复温速度。复温速度越慢，越有利于细胞死亡。因为复温过程中，细胞内冰晶还会变大，通过剪切力破坏细胞，而快速复温则增加了细胞存活的机会。

（三）冷冻能量与射频能量的比较

犬模型试验证实，与射频能量相比，冷冻损伤较少造成内膜的破坏，较少形成血栓（图 10-1）。组织切片可见冷冻损伤时内膜相对完整，血栓非常小，组织纤维化均匀，边界清晰。而射频的损伤由于破坏了内膜，形成血栓较大，且边界欠清晰。该研究指出，冷冻消融能量与射频消融能量的损伤深度类似，但射频消融能量损伤范围更大。考虑原因可能是冷冻消融导管的"冷冻黏附"效果，当温度降低到一定水平时，导管头端可黏附在组织上，因此造成的损伤范围也较局限。这种效果可带来两种益处：①整个消融过程中导管头端与组织的良好接触，且导管黏附在组织上，更加稳定，如消融风险较大部位，希氏束（His）附近的病灶时，更加安全。②因为导管黏附在组织上，消融过程中不会因为心脏节律的突变，如心动过速突然终止或起搏心脏时造成导管移位。与4mm或6mm头端的冷冻消融导管相比，8mm头端的冷冻消融导管造成的损伤范围及容积都要更大一些。

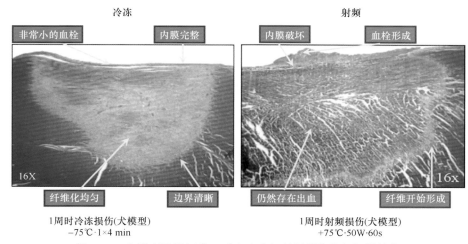

图10-1　犬模型组织切片，对比冷冻与射频损伤的组织学特点

除此之外，冷冻消融较射频消融相比，冷冻消融手术过程中患者的疼痛感更低，可能会减少使用镇痛剂的剂量。

三、冷冻球囊导管消融治疗房颤的原理

（一）冷冻球囊导管消融系统介绍

冷冻球囊导管消融系统主要包括：Arctic Front® 冷冻球囊导管，FlexCath® 可调控导管鞘，Achieve 环形标测电极。

1. Arctic Front® 冷冻球囊导管介绍　冷冻球囊导管有两种直径：23mm 和 28mm，导管外径 10.5F。球囊导管中空为导丝腔，可以通过 Achieve 环形标测电极或导引钢丝。同时导丝腔可以用于注射造影剂，术中评估球囊封堵情况。冷冻球囊导管手柄上的操作杆可以调节导管打弯，球囊导管为双向可调弯，最大调弯角度为45°，在冷冻消融手术中可以作为微调节器使用。

为了确保系统安全，导管头端为双层球囊结构设计，其中一层球囊破裂时，气化的 N_2O 不会泄露到人体。热电偶位于导管头端内层球囊靠近底部的位置，测量的温度为回收的气态 N_2O 的温度，并非球囊与组织接触的温度，因此测出的温度较球囊实际贴靠组织的温度偏高一些。冷冻球囊导管内部有制冷剂注射管，注射管的顶端被称为注射线圈，线圈上有4个喷孔，是喷射制冷剂的地方（图10-2）。冷冻球囊导管上有两个不透光的标记，用于判断冷冻球囊在心脏或长鞘内的位置。头端标记位于注射管的顶端，尾端标记位于距离球囊底部 1cm 的杆部。

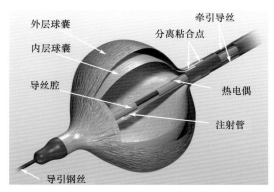

图10-2　Arctic Front® 冷冻球囊导管头端结构

Arctic Front Adance™冷冻球囊导管（二代）在一代冷冻球囊基础上，主要在以下两个方面做了改进：①制冷剂注射管位置前移，注射喷孔由 4 个增加至 8 个，使得球囊整个前半球均匀制冷，适应更广泛的肺静脉解剖结构；②导管杆部增加了两个标记，帮助术者在不使用 X 线透视的情况下，判断导管是否伸出鞘管，增加易用性。

2. FlexCath® 可调弯导管鞘 FlexCath® 可调弯导管鞘（一代）是专门配合冷冻球囊导管使用的，其外径为 15F，内径 12F，可以通过外径 10.5F 的冷冻球囊导管。FlexCath® 可调弯导管鞘为单向可调弯，不插入冷冻球囊导管时最大弯曲角度为 135°，如果插入冷冻球囊导管，鞘管打弯的最大角度为 90°。FlexCath Advance™可调控导管鞘（二代）在设计上做了改进，即使球囊在长鞘内，最大弯曲角度也可达 135°，更利于右下肺静脉的隔离。FlexCath® 可调控导管鞘在距离头端 5mm 的地方有不透光标记，用于透视下判断鞘管与冷冻球囊导管的相对位置（图 10-3）。

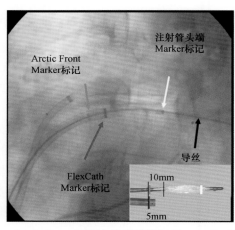

图 10-3　Arctic Front® 冷冻消融导管与 FlexCath® 可调弯导管鞘上的不透光标记

3. Achieve 环形标测电极 Achieve 环形标测电极有 15mm 和 20mm 两种直径，头端共有 8 个电极。可以随机搭配两个不同直径的冷冻球囊导管使用。术中除用作支持、定位冷冻球囊导管外，还可以实时记录肺静脉电位（Pulmonary vein potential，PVP）。因其可以通过冷冻球囊导管的

导丝腔进入左房，这样手术期间仅行一次房间隔穿刺即可。

（二）冷冻球囊导管房颤消融手术流程及系统工作原理

冷冻球囊导管房颤消融的整个手术过程较简便，无需复杂的三维标测。房间隔穿刺成功后，仅需简单三步：① Achieve 环形标测电极进入靶静脉；②冷冻球囊在左房内充气并定位；③推送球囊封堵肺静脉并冷冻消融（图 10-4）。依次完成四根肺静脉的隔离，结束后，再次验证 PVP 没有恢复，手术结束。

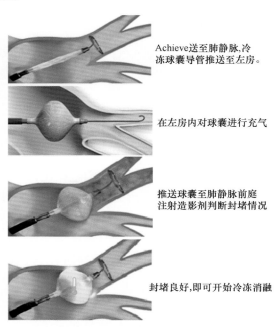

图 10-4　应用冷冻球囊导管进行肺静脉隔离手术步骤

冷冻球囊导管消融工作原理：冷冻消融仪通过输气管（同轴连接线缆）将液态 N_2O 输送至冷冻球囊导管头端的内层球囊；在导管头端由于体积膨胀，液态 N_2O 气化，吸收周围组织的热量，造成靶组织温度降低而损伤；气态的 N_2O 通过负压真空被回抽至冷冻消融仪，最终以尾气的形式经医院的排气系统排出；冷冻消融仪的众多安全设计，控制着 N_2O 的安全输送与回收（图 10-5）。

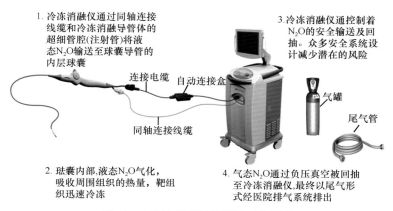

1. 冷冻消融仪通过同轴连接线缆和冷冻消融导管体的超细管腔(注射管)将液态N₂O输送至球囊导管的内层球囊

连接电缆

自动连接盒

同轴连接线缆

2. 琺囊内部,液态N₂O气化,吸收周围组织的热量,靶组织迅速冷冻

3. 冷冻消融仪通控制着N₂O的安全输送及回抽。众多安全系统设计减少潜在的风险

气罐

尾气管

4. 气态N₂O通过负压真空被回抽至冷冻消融仪,最终以尾气形式经医院排气系统排出

图 10-5　冷冻球囊导管消融工作原理

第二节　心房颤动的冷冻消融

一、冷冻球囊导管消融治疗房颤的适应证

（一）阵发性房颤

2014 年 AHA/ACC/HRS 指南已经将导管消融作为药物治疗无效，有症状的阵发性房颤患者的 IA 类指征。早在 2012 年 HRS 专家共识中就指出："逐点射频消融与冷冻球囊导管消融已经成为房颤导管消融的两个标准消融系统……"，已经充分肯定了冷冻球囊导管消融治疗房颤的地位。中华医学会心电生理和起搏分会、中国医师协会心律学专业委员会心房颤动防治专家委员会意见的"心房颤动：目前的认识和治疗建议——2015"将"经冷冻球囊消融可用于阵发性房颤肺静脉隔离，但术中应监测膈神经损伤"作为 IB 类推荐。

（二）持续性房颤

冷冻球囊导管设计上主要是为了进行肺静脉隔离（Pulmonary vein isolation，PVI）。2007 年 HRS 一致声明：针对肺静脉和（或）肺静脉窦的消融策略是大多数房颤消融手术的基础。而目前临床实践中，关于持续性房颤患者的消融治疗，除外 PVI，多数术者还会考虑增加左房顶部线、二尖瓣峡部线、前壁线，三尖瓣峡部线或碎裂电位的消融等基质改良。2015 年 5 月发表在 NEJM 杂志的 STAR-AF II 研究，将持续性房颤患者随机分为三组，单纯 PVI 组，PVI+ 线性消融组；PVI+ 碎裂电位消融组，结果表明：额外的线性消融或碎裂电位的消融并没有增加持续性房颤患者的消融成功率。该结果引发了大家的思考，认为可能是额外的线性消融如不能保证连续、透壁的损伤，反而会造成新的心律失常发生。CHASE-AF 研究的发表同样得出类似的结论，持续性房颤患者随机分为 PVI 组和 PVI+ 碎裂电位 + 线性消融组，结果显示：目标在于终止房颤的 Stepwise 消融方式，并没有优于仅行 PVI 方式。Arctic Front Advance 冷冻球囊导管（二代冷冻球囊导管）上市应用后，随着经验的积累，越来越多的中心尝试应用二代冷冻球囊导管治疗持续性房颤患者，单次手术仅行 PVI，成功率为 60% ～ 69%。2014 年，二代冷冻球囊导管用于治疗持续性房颤患者已经获得了欧洲 LRQA 认证。

目前在国内，大部分医生会选择阵发性房颤患者，或持续性房颤发作持续时间小于 6 个月的患者进行冷冻球囊导管消融治疗。

二、冷冻球囊导管房颤消融手术步骤

（一）术前患者筛选

依据指南推荐，筛选符合适应证的房颤患者，排除不适于手术的患者。筛选条件同房颤射频消融手术，如左房血栓的患者是绝对禁忌证，排除瓣膜疾病或甲亢引起的房颤、合并出血性疾病且不能良好控制者、慢性消耗性疾病终末期的患者等。除此之外，对于冷冻消融，冷球蛋白血症为禁忌证，但此类疾病发病率很低。

（二）术前准备

（1）食管超声（Trans-Esophageal Echocardiography，TEE）排除左心房血栓。

（2）围手术期抗凝策略，同房颤射频消融手术。

（3）术前应对患者进行左房 CT 检查，了解肺静脉走形、分支、有无共干、有无变异等，对患者行冷冻球囊手术难易度进行初始评估。针对刚开始应用冷冻球囊导管的术者来说，尽量避免选择肺静脉变异的患者。

（三）术中操作

1. 手术准备

（1）建立血管通路：锁骨下或颈内静脉穿刺、左侧股静脉穿刺放置标测电极。一般冷冻消融手术，需要分别将标测电极放置于冠状窦和右室心尖（右室电极起搏备用，以防术中出现迷走神经反射）。右侧股静脉通路送入冷冻球囊导管消融系统。

（2）房间隔穿刺，建立左房通路：不同于射频消融，冷冻消融因 Achieve 环形标测电极可以通过球囊导管导丝腔进入左房，所以手术期间仅需一次房间隔穿刺。穿刺成功后，立即给予负荷剂量肝素抗凝，手术期间建议定期监测活化凝血时间（Activated Clotting Time，ACT），保证 ACT 维持在 300 ～ 350s。

（3）置换 FlexCath® 可调弯导管鞘：穿刺成功后，先通过穿间隔长鞘进行左房造影，显示左房及肺静脉走形，一方面可以测量肺静脉前庭直径，帮助筛选球囊导管的大小；另一方面可以对肺静脉形态有个评估，指导冷冻球囊导管操作。造影结束后，将导丝置于左上肺静脉，置换冷冻球囊手术配套使用的 Flexcath® 可调弯导管鞘。若鞘管通过股静脉穿刺处有困难，可以先用 11 ～ 16F 鞘管预扩张穿刺部位。置换后，需要将鞘管连接加压肝素生理盐水袋或盐水泵，持续不断的冲洗鞘管。如果使用的是盐水袋，请时刻关注盐水袋中液体情况。需要注意的是 FlexCath® 可调弯导管鞘不能用于房间隔穿刺。

（4）冷冻球囊导管直径的选择：关于冷冻球囊导管直径的选择，一般根据患者术前左房 CT 检查和 / 或术中肺静脉造影情况来决定。但因 28mm 的球囊导管在隔离肺静脉前庭上更有优势，且不容易塞入肺静脉内，更加的安全，多数中心首选

28mm 的球囊导管。除非患者左房较小，肺静脉较细小，可能会考虑应用 23mm 的球囊导管。

（5）冷冻球囊导管和 Achieve 环形标测电极的准备：在干燥环境下，将 Arctic Front® 冷冻球囊导管连接气缆线和电缆线（因气缆线的注射管非常的细，如人类头发丝粗细，水分一旦进入气缆线，将引起整个冷冻消融系统报错）。球囊导管的导丝腔连接 Y 型适配器（Y 阀）。通过 Y 阀的正中孔将 Achieve 环标电极送入球囊导管，Y 阀侧孔连接三联三通（一联造影剂，一联肝素生理盐水）和环丙注射器。肝素盐水冲洗整个系统，保证系统内无气泡。同时也需将球囊导管头端浸泡在肝素盐水中排气泡。气缆线和电缆线的另一端连接至冷冻消融仪。将球囊导管沿 FlexCath 鞘管插入，推送过程中，消融仪会自动开启耗时 30s 的系统完整性测试，通过测试两层球囊之间的真空状态来确认球囊的完整性。透视下或根据球囊杆部标记推送球囊导管，在球囊出鞘管前务必先送出 Achieve 电极，避免球囊导管头端损伤心肌，引起心脏压塞。待球囊导管进入左房，消融仪状态栏显示 Ready，整个准备过程就绪。

2. 冷冻消融过程

球囊在左房内进行充气，借助 FlexCath 鞘管指引方向，Achieve 环标电极先送至肺静脉远端做支撑，将冷冻球囊导管沿 Achieve 电极推送至肺静脉前庭，注射造影剂判断封堵情况，封堵良好，适当回撤 Achieve 电极至肺静脉口同步记录 PVP，即可开始冷冻消融。如封堵欠佳，需要进行调整。冷冻过程中可以实时判断 PVP 消失情况，PVP 消失时间（Time To Isolation，TTI）越短，效果越好。有研究证实：应用二代冷冻球囊进行 PVI，TTI < 40s 可以提示无临床复发的敏感性为 90%，特异性为 81%。TTI 每增加 10s，心律失常复发的风险增加 1.3 倍。因此，越来越多的术者更加关注冷冻过程中能够实时记录 PVP，观察 TTI 来评价冷冻的效果。在某些情况下，为了给球囊导管提供更好的支撑，将 Achieve 电极送入靶静脉远端，而无法实时记录 PVP，这时可以在消融前先记录 PVP，消融结束后再将 Achieve 电极回撤至同一位置判断电位是否消失。

冷冻降温及解冻复温过程中不要操作球囊导管，如果需要调整位置，先停止冷冻，待温度恢复至正常体温，球囊回缩后，再操作球囊导管。依次

完成四根肺静脉的冷冻消融，一代冷冻球囊每次冷冻时间为240s，在冷冻有效的基础上，可巩固冷冻一次，巩固冷冻时可以适当调整球囊位置。左侧肺静脉冷冻消融时，需注意解冻复温时可能发生迷走反射，需备用心室起搏保护。右侧肺静脉消融时，需要注意膈神经麻痹（Phrenic Nerve Palsy，PNP）的风险，通过起搏膈神经，触摸腹部膈肌运动来帮助预防PNP的发生。

由于一代冷冻球囊导管设计的特点，只有4个制冷剂喷孔，故球囊导管赤道一圈是最冷的区域，消融时尽量保证肺静脉、冷冻球囊导管、FlexCath鞘管三者同轴，这样球囊球囊最冷的区域能够完全贴靠肺静脉前庭。二代冷冻球囊导管由于整个前半球均匀制冷，不再严格要求系统的同轴性，明显降低了术者的操作难度，而且它可以适应更广范围的肺静脉解剖结构（图10-6）。二代冷冻球囊导管因为冷冻效率更高，建议一次冷冻时间从240s缩短至180s，根据TTI的情况，适当巩固冷冻治疗。

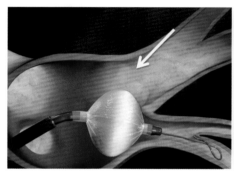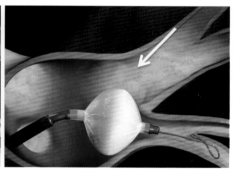

图10-6　一代、二代冷冻球囊导管肺静脉解剖适应性对比，左图是一代球囊（Arctic Front），右图是二代球囊（Arctic Front Advance）

消融结束后，需要观察30min，然后将Achieve电极分别放置于四根肺静脉判断PVP是否恢复，如果未恢复，结束手术。

（四）术后患者管理

（1）手术结束后，移除静脉穿刺鞘管前，注意ACT水平在可接受范围内，若静脉肝素使用过量，可以适量应用鱼精蛋白进行对抗。

（2）术后卧床4～6小时，同射频消融治疗。

（3）术后随访：一般术后3个月为空白期，空白期内发作不认为消融手术失败。建议术后3个月，6个月，1年进行门诊随访，随访时行12导联心电图，24h动态心电图检查评估手术效果。

三、冷冻球囊消融治疗房颤的并发症

房颤导管消融是较复杂的电生理手术之一，由此伴发的并发症发生风险也要高于其他的心律失常。由于冷冻球囊导管消融与射频消融操作方式不同，在并发症发生上亦有一定的差异。

1. 心脏压塞　心脏压塞是房颤导管消融术中常见的并发症。其原因包括：①房间隔穿刺，如穿刺偏后可能穿破右房再进入心包腔或直接穿破左房顶壁进入心包腔；如偏前可能会损伤主动脉；②直接的机械操作损伤，尤其是左心耳处最容易穿破；③射频消融治疗时，能量过高、过热造成的损伤。心脏压塞是房颤射频消融最常见的并发症。首个在世界范围内进行的房颤射频消融调查研究显示：8745例患者中，6%的患者发生至少一种主要的并发症，其中最常见的并发症是心脏压塞，发生率为1.22%。另一个关于房颤射频消融的研究报道，心脏压塞的发生率为2.4%（15/632）。冷冻球囊导管消融心脏压塞的发生率相对较低，荟萃分析显示心脏压塞发生率约为1.5%。

2. 膈神经麻痹　冷冻球囊导管房颤消融最常见的并发症是PNP。由于右侧膈神经走形于上腔静脉与右上肺静脉之间，所以在消融右上肺静脉时，如果冷冻球囊导管位置过深，就可能存在损伤膈神经的风险。STOP-AF研究中，由于所有术者均为冷冻球囊导管应用的初学者，当时并无关于PNP的概念。该研究在证实一代冷冻球囊在治疗阵发性房颤患者较药物有明显优势的同时，报道了高达 11.2%PNP 发生率，随访 12 个月后，仅有 1.5% 患者仍然存在 PNP。

在目前发表的文献中，PNP 通常根据损伤的严重程度及持续时间有如下分类：①短暂性膈神经功能受损（Transient Phrenic Nerve Dysfunction, TPND）：手术结束或患者出院前膈神经功能恢复；②膈神经麻痹（Phrenic Nerve Palsy，PNP）：冷冻球囊手术结束时或患者出院时膈神经损伤未恢复；③持续性或永久性膈神经麻痹（Persistent or Permanent Phrenic Nerve Palsy，PPNP）：术后 12 个月时膈神经损伤仍未恢复。德国消融注册研究是第一个，大规模的冷冻球囊导管与射频消融导管在治疗房颤的对比注册研究，共入组 3775 例阵发性房颤患者，研究发现两组主要并发症的总发生率类似，均为 4.6%。冷冻球囊组最常见并发症为 PNP，占 2.1%，射频消融组其他并发症更常见。但冷冻球囊导管消融引起的 PNP，大多在术后 12 个月时恢复。自 2013 年国内开始应用一代冷冻球囊导管以来，由于吸取之前的经验教训，国内的术者进行了

严格的膈神经起搏监测，报道的 PNP 发生率较低为 0.9%～1.4%。随着二代冷冻球囊导管上市使用，其效率较一代球囊有了明显提高，但 PNP 的发生率并未明显增加。

减少膈神经损伤的建议：①保持冷冻球囊导管始终位于肺静脉前庭，避免位置过深；②消融右侧肺静脉（包括右下肺静脉）时要监测膈神经功能，当监测到膈肌活动减弱或消失时，立即停止冷冻。

监测膈神经的技术最常用的是起搏膈神经（图 10-7）。此方法需要注意的是起搏的位点位于消融部位的上方，一般将起搏导管放置在右侧锁骨下静脉。尽量应用最大的输出能量，脉宽在 1000～2000ms，起搏同时术者一手掌按压在患者腹部，感觉膈肌的运动。一旦发现膈肌运动减弱或消失，应立即停止冷冻。冷冻停止的越早，膈神经损伤恢复的可能越大。除外起搏监测膈神经，还有很多方法，如复合运动动作电位（CMAP），通过记录到 CMAP 幅度的变化，可以早期预警膈神经损伤，此方法国内很少应用。

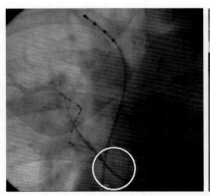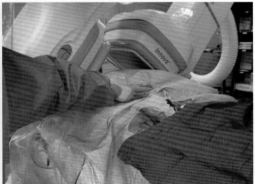

图 10-7 膈神经起搏监测示意图

3. 食管损伤 众所周知，食管损伤是房颤消融手术的一种常见并发症。在房颤消融（包括射频消融、高强度聚焦超声、激光球囊和冷冻球囊）术后，应用内窥镜检查食管损伤的研究中发现，4%～60%（通常是 15%～20%）的患者存在食管溃疡。

根据 2012 年 HRS/EHRA/ECAS 专家共识声明，房颤射频消融术后心房食管瘘的发生率各异，约在 0.1%（1/1000）和 0.25%（1/400）之间。

截至 2014 年 5 月，来自 MAUDE 数据库，生产厂家数据库以及术者报道的数据显示，全球超过 70 000 例冷冻球囊导管房颤消融手术，共发生 7 例手术相关的心房食管瘘报道。截至 2016 年，冷冻球囊导管全球手术例数超过 25 万例，心房食管瘘共 11 例，其发生率约为 1/15 000。几乎所有的患者都发生于左侧肺静脉的冷冻消融，尤其是左下肺静脉，且多数患者存在单根肺静脉冷冻次数过多，冷冻温度过低的情况（表 10-1）。

表10-1　全球11例心房食管瘘数据汇总，发现主要发生于冷冻消融左下肺静脉时

序号	年龄/性别	Arctic Front I／II代	球囊大小（mm）	消融次数	最小球囊温度（℃）	平均消融时间（秒）	心房食管瘘（AEF）部位	结果和后果
1	64，男	I	23	13	-75	240	TEE：LSPV附近	AEF外科手术，严重的
2	78，男	I	28	10	-67	360	LIPV	LIPV后侧壁8mm的AEF，行外科修复，存活，但出现中枢神经系统缺陷
3	58，女	I	28	9	-55	240	LIPV	2周后出现吞咽困难，外科关闭LIPV的AEF，死亡
4	75，女	II	28	30	-52	240	LIPV	LET31℃，但探针出现功能障碍；17天后出现发热，随后出现CVA；行LIPV附近的AEF修复术；死于败血症和肠缺血
5	48，男	II	28	20	-59	240	LIPV	LET-20℃，但探针没有记录-20℃；2周后出现发热；TEE显示LIPV口血栓形成；LAD血栓脱落，死亡；尸检发现LIPV血栓位于食道裂孔
6	61，男	II	28	8	-61	270	LIPV	出现CVA，CT显示LIPV部位的AEF，食道狭窄
7	31，男	II	28	9	-61	200	LIPV	出现咯血和发热；CVA，CT显示LIPV部位的AEF，外科修复，死亡
8	66，男	II	28	-	-	-	LIPV	外科关闭，存活
9	58，男	II	28	8	-60	180	LIPV	3周后出现发热和TIA，CT确认LIPV部位的AEF，立即外科手术，存活并无并发症
10	50，男	II	28	20	-53	180	LUPV和LIPV之间	外科关闭，存活
11		II	28				不清楚	冷冻球囊肺静脉隔离6周后出现发热和脑卒中；死亡，未尸检，死因为脑卒中，AEF可能没有确认

如何预防食管损伤，2012年HRS/EHRA/ECAS专家共识声明中建议，最小化食管损伤策略包括应用减少接触力，食管腔温度（Luminal Esophageal Temperature，LET）监测，减少能量释放持续时间以及应用质子泵抑制剂，通过食管吞钡造影显示食管位置。减少接触力，这在二代球囊导管操作上更加重要。有研究报道：将球囊固定在肺静脉前庭部位以及最小化向前推送球囊，可以保持球囊与附近组织的距离最大化。关于食道温度监测，Furnkranz等报道了食管温度监测指导的冷冻球囊消融术，共94例患者应用二代冷冻球囊导管进行房颤消融术，术后行食管内镜检查发现，食管腔温度临界值（Cut off）为15℃时，食管损伤发生率最低，为1.5%(1/66)。

关于食管溃疡的治疗，许多研究者预防性的应用质子泵抑制剂和（或）抗反流药物，如硫糖铝，一般在消融术前4～7天开始应用，至消融术后4～6周。也有研究者仅在消融术后观测到溃疡时使用以上这些药物。这些干预措施能否预防食管损伤的进展，仍然缺乏相关证据。

肺静脉狭窄　目前关于房颤消融术后肺静脉狭窄发生率报道不一，主要跟选择的消融技术，肺静脉狭窄的定义，以及这种并发症的筛查力度有关。起初，大家都认为肺静脉狭窄不会发生在冷冻球囊消融术后，但近期发表的研究显示，肺静脉狭窄是冷冻消融比较少见的并发症，提示任何对肺静脉直接的温度损伤都有可能引起肺静脉狭窄。和射频消融一样，建议避免在肺静脉内进行冷冻，保证球囊位于肺静脉前庭部。这也是目前大多数医生愿意选择28mm大球囊进行房颤消融的原因之一。

关于肺静脉狭窄，根据肺静脉管腔直径减少百分比分为轻、中、重度肺静脉狭窄。轻度：直径减少＜50%；中度：直径减少50%～70%；重度：直径减少＞70%。之前很多关于房颤消融的研究，报道肺静脉狭窄发生率都是基于肺静脉管腔直径减少＞70%计算的。

STOP-AF研究报道的冷冻球囊术后肺静脉狭窄发生率为3.07%，是基于肺静脉横断面积减少＞75%，即肺静脉管腔直径减少50%的标准得出的。

Andrade 等荟萃分析显示，对肺静脉狭窄的定义为：通过患者术后 1 个月和 12 个月无创影像进行判断，较基础情况下，肺静脉横断面积减少 > 75%（即直径减少 50%）得出的冷冻球囊手术后肺静脉狭窄发生率为 0.9%；而有关射频消融房颤荟萃分析显示，肺静脉狭窄的发生率为 1.6%。

目前对于重度、有症状的肺静脉狭窄的首选治疗是肺静脉扩张术，对于肺静脉支架植入是否有效还不是很确定，但是推荐用于肺静脉球囊扩张无效或扩张后再狭窄的患者。如果球囊扩张和植入支架均失败，可以考虑外科手术。

第三节　心房颤动冷冻消融进展

众多临床研究已经证实，一代冷冻球囊导管治疗房颤，随访 48 ～ 60 个月，单次手术成功率可达 52% ～ 54%，多次手术成功率可高达 84%。Ouyang 等报道的关于射频消融治疗房颤长期成功率显示：单次手术仅行肺静脉电隔离的情况下，55 个月的成功率约在 46.6%，在二次、三次手术也仅行 PVI 的情况下，成功率可高达 79.5%，可见 PVI 在阵发性房颤患者中的重要性，仅仅是将肺静脉完全隔离，即可将成功率提高到近 80%。近年，随着二代冷冻球囊在全球的广泛应用，越来越多的中心报道其成功率。不管是应用二代冷冻球囊导管消融例数仅几十例的中心，还是应用冷冻球囊超百例的中心，单次手术无房颤、房速以及房扑复发者均在 80% 以上。可见随着二代冷冻球囊上市使用，其在治疗阵发性房颤的有效性和易推广普及性方面显示出了巨大的优势。

多中心、回顾性、非随机研究，对比了二代冷冻球囊导管与冷盐水灌注消融导管在治疗房颤的急性和长期成功率，共入组 1196 例患者（其中 76% 为阵发性房颤患者），二代冷冻球囊（CRYO）组为 773 例，冷盐水灌注消融导管（RF）组为 423 例，一级终点：仅行单次手术，术后 3 个月停用抗心律失常药物，术后 12 个月（3 个月空白期后）未再发作持续时间大于 30s 的房颤、房扑、房速事件率。肺静脉急性电隔离完成率两组无差异（CRYO 98% vs RF 99%，P=0.168），CRYO 组有 9.2% 患者需要额外的射频消融来完成非肺静脉触发灶的消融，3.6% 应用冷冻球囊导管完成非肺静脉触发灶的消融。单次手术 12 个月时无房颤、房扑、房速复发率，冷冻消融组明显优于 RF 组（76.6% vs 60.4%，P < 0.001），且在阵发性房颤患者中，该优势更加明显。参与研究的所有中心均得出一致结论，即二代冷冻球囊导管消融在治疗房颤上较射频消融更有优势。同样多中心，双向队列研究，对比二代冷冻球囊（CB2）与接触式压力射频消融导管（CF）在治疗阵发性房颤的效果，入组了 376 例患者，观察 18 个月。一级终点：安全性—并发症的比较；心律失常复发率：术后发作 > 30s 的房性心律失常。CB 组仅使用二代冷冻球囊导管，未使用冷冻消融大头补点。结论：手术时间，CB 组明显短于 CF 组；并发症上无统计学差异；短暂性 PNP 仅见于 CB 组，严重并发症仅见于 CF 组。无房性心律失常复发率，两组无统计学差异。随着 2016 年最引人瞩目的冰与火（Fire and Ice）研究结果的发表，更巩固了冷冻球囊导管治疗阵发性房颤的地位。Fire and Ice 研究主要对比应用 X 线透视指导的冷冻球囊导管消融与结合三维标测系统的射频消融，评价对药物治疗无效、症状性的阵发性房颤患者的有效性和安全性。该研究是大型、多中心、前瞻性、随机对照研究，共入组 762 例阵发性房颤患者，所有的研究者均为有经验的术者（至少有开展 50 例的房颤消融手术经验，如果应用新一代导管也需要至少有 10 例以上的手术经验）。所有患者进行 PVI，如合并典型房扑，可以通过射频消融治疗，但不能添加额外的消融线或碎裂电位的消融。主要有效性终点是首次临床失败的时间，包括：①复发 > 30s 的房颤、房速、房扑；②应用抗心律失常药物；③进行二次消融手术。只要满足其中任一事件，即认为临床失败。随访 1 年，意向性分析发现两组的失败率类似，RF 组为 35.9%，CRYO 组为 34.6%（非劣效性 P < 0.001），结果证明结合 X 线的冷冻球囊消融治疗药物无效的阵发性房颤患者，其有效性不劣于结合三维标测的射频消融术。两组的安全性事件发生率：RF 组为 12.8%，CRYO 组为 10.2%，两组无统计学差异（P=0.24）。RF 组较常见并发症为腹股沟并发症（4.3%）、心脏压塞（1.3%）及术后房扑/房速（2.7%）等，而 CRYO 组最常见并发症为 PNP，出院时发生率为 2.7%，大部分患者在随访中恢复，术后 3 个月随访仅有 0.5% 患者仍然存在 PNP，随访 1 年时为 0.3%。Fire and Ice 研究的二级终点主要是评估术

后再干预、再住院等。结果发现，冷冻球囊与射频消融相比，可以减少 34% 的心血管再住院率，减少 21% 的全因住院率，减少 33% 的二次消融，减少 50% 的直流电复律。可见，与射频消融相比，冷冻球囊在治疗阵发性房颤患者中具有比较明显的优势。

近年来，对于持续性房颤的导管消融，STAR AF II 研究和 CHASE-AF 研究证实：过多的线性消融、碎裂电位的消融或以终止房颤为目的的 Stepwise 递进式消融并没有优于单纯 PVI。2016 年荟萃分析显示，持续性房颤碎裂电位消融或左房线性消融与单纯 PVI 相比，并没有明显的获益。目前对于持续性房颤消融的最佳策略仍不明确，有待更多的研究证实，但 PVI 仍然是基石。越来越多的研究发现，在持续性房颤患者中，应用二代冷冻球囊仅进行 PVI 的情况下，4 ～ 16 个月的成功率约在 60.3% ～ 69%。亦有学者对比了二代冷冻球囊导管与压力导管在持续性房颤患者中仅行 PVI 的成功率，结果显示单次手术，不服用抗心律失常药物，随访 1 年无房性心律失常事件成功率两组无差异。冷冻球囊导管目前主要用于 PVI，但也有术者应用冷冻球囊进行心房基质改良。Wilber Su 教授，应用二代冷冻球囊对 225 例房颤患者（其中 75 例为持续性房颤，62 例为长程持续性房颤）进行消融治疗。多数患者不仅行 PVI，同时行肺静脉外触发灶的消融，该研究共总结了 11 个可以应用冷冻球囊导管进行消融的肺静脉外解剖部位。但由于目前的数据尚有限，仍需要更多的研究证实其疗效。

三代冷冻球囊导管已于 2015 年在美国和欧洲上市使用，其设计上与二代球囊导管最大的改进是球囊前面的头端缩短了 40%（图 10-8）。头端更短，更有利于 Achieve 环标电极拉回至靠近肺静脉口部，更大概率实时记录 PVP，观察 TTI。且在特殊肺静脉解剖上，如早分支的肺静脉，短的头端更有利于导管操作。有研究对比了二代冷冻球囊导管（CB-A）与三代冷冻球囊导管（CB-ST）实时记录肺静脉电位差异，入组 600 例患者（其中 100 例为 CB-ST；500 例为 CB-A），发现三代冷冻球囊导管在实时记录 PVP 上有明显的优势（CB-ST vs CB-A：85.7% vs 67.2%，$P < 0.0001$）。

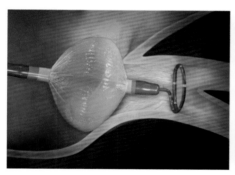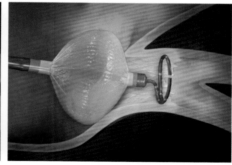

图 10-8　二代球囊和三代球囊的对比。左图二代球囊（Arctic Front Advance Cryballoon），右图三代球囊（Arctic Front Advance ST Cryballoon）

总之，冷冻球囊导管消融作为近年来，房颤治疗的一项新技术，有优势亦有不足。由于冷冻球囊导管消融的学习曲线短、有效性、安全性均不劣于射频导管消融等特点，使得冷冻消融技术容易普及推广。从而更多的房颤患者能够从冷冻消融疗法中获益。

（汤宝鹏　任淑静）

参 考 文 献

黄从新、张澍、黄德嘉等代表中华医学会心电生理和起搏分会、中国医师协会心律学专业委员会心房颤动防治专家工作委员会 . 2015. 心房颤动：目前的认识和治疗建议——2015. 中华心律失常杂志，19（5）：321-384.

凌天佑、潘文麒、金奇等 .2015.冷冻球囊消融治疗阵发性心房颤动的临床应用及安全性 . 中华心律失常学杂志，19（2）:115-117.

Andrade JG，Khairy P，Guerra PG，et al. 2011.Efficacy and safety of cryoballoon ablation for atrial fibrillation: a systematic review of published studies. Heart Rhythm, 8（9）:1444-1451.

Aryana A，Morkoch S，Bailey S，et al. 2014.Acute procedural and cryoballoon characteristics from cryoablation of atrial fibrillation using the first and second-generation cryoballoon: a retrospective comparative study with follow-up outcomes. J Interv Card Electrophysiol, 41:177-186.

Aryana A，Singh SM，Kowalski M，et al. 2015.Acute and long-term outcomes of catheter ablation of atrial fibrillation using the second-generation cryoballoon versus open-irrigated radiofrequency: A multicenter experience. J Cardiovasc Electrophysiol, 26，832-839.

Bunch TJ，Asirvatham SJ，Friedman PA，et al.2005. Outcomes after cardiac perforation during radiofrequency ablation of the atrium. J Cardiovasc Electrophysiol, 16（11）:1172-1179.

Calkins H，Kuck KH，Cappato R，et al. 2012.2012 HRS/EHRA/ECAS Expert Consensus Statement on Catheter and Surgical Ablation of Atrial Fibrillation: recommendations for patient selection，procedural techniques，patient management and follow-up，definitions，endpoints，and research trial design. Europace，14，528-606.

Cappato R，Calkins H，Chen SA，et al. 1998.Worldwide survey on the methods，efficacy，and safety of catheter ablation of chronic atrial flutter. J Am Coll Cardiol，32（2）:468-475.

Casado-Arroyo R，Chierchia GB，Conte G，et al. 2013.Phrenic nerve paralysis during cryoballoon ablation for atrial fibrillation: a comparison between the first- and second-generation balloon. Heart Rhythm，10（9）:1318-1324.

Ciconte G，Baltogiannis G，de Asmundis C.2015. Circumferential pulmonary vein isolation as index procedure for persistent atrial fibrillation: a comparison between radiofrequency catheter ablation and second-generation cryoballoon ablation. Europace，17（4）:559-565.

Ciconte G，De Asmundis C，Sieira J，et al. 2015.Single 3-minute freeze for second-generation cryoballoon ablation: one-year follow-up after pulmonary vein isolation. Heart Rhythm，12（4）:673-680.

Ciconte G，Ottaviano L，Asmundis Cd，et al. 2015.Pulmonary vein isolation as index procedure for persistent atrial fibrillation: One-year clinical outcome after ablation using the second-generation cryo-balloon. Heartrhythm，12（1）:60-66

Ciconte G，Ottaviano L，de Asmundis C.2015.Pulmonary vein isolation as index procedure for persistent atrial fibrillation: One-year clinical outcome after ablation using the second-generation cryoballoon. Heart Rhythm，12（1）:60-6.

De Ponti R et al. 2005.Cryothermal energy ablation of cardiac arrhythmias 2005:state of the art. Indian pacing electrophysiol J，5（1）:12-24.

Franceschi F，Dubuc M，Guerra PG，et al. 2011.Diaphragmatic electro-myography during cryoballoon ablation: a novel concept in the prevention of phrenic nerve palsy. Heart rhythm，8（6）:885-891.

Furnkranz A，Bordignon S，Dugo D，et al. 2014.Improved 1-Year Clinical Success Rate of Pulmonary Vein Isolation with the Second-Generation Cryoballoon in Patients with Paroxysmal Atrial Fibrillation. J Cardiovasc Electrophysiol，25:840-844.

Fürnkranz A，Bordignon S，Böhmig M.2015.Reduced incidence of esophageal lesions by luminal esophageal temperature-guided second-generation cryoballoon ablation. Heart Rhythm，12（2）:268-274.

Gage AA，Baust J. 1998.Mechanism of tissue injury by in cryosurgery. Cryobiology，37: 171-186.

January CT，Wann LS，Alpert JS，et al. 2014.2014 AHA/ACC/HRS guideline for the management of patients with atrial fibrillation: a report of the American College of Cardiology/American Heart Association Task Force on Practice Guidelines and the Heart Rhythm Society. J Am Coll Cardiol，64（21）:2305-2307.

John RM，Kapur S，Ellenbogen KA，et al. 2017.Atrioesophageal fistula formation with cryoballoon ablation is most commonly related to the left inferior pulmonary vein. Heart Rhythm，14（2）:184-189.

Jourda F，Providencia R，Marijon E，et al. 2015.Contact-force guided radiofrequency vs. second generation balloon cryotherapy for pulmonary vein isolation in patients with paroxysmal atrial fibrillation-a prospective evaluation. Europace，17:225-231.

Khairy P，Chauvet P，Lehmann J，et al. 2003.Lower incidence of thrombus formation with cryoenergy versus radiofrequency catheter ablation. Circulation，107: 2045-2050.

Koektuerk B，Yorgun H，Hengeoez O，et al. 2015.Cryoballoon Ablation for Pulmonary Vein Isolation in Patients With Persistent Atrial Fibrillation One-Year Outcome Using Second Generation Cryoballoon. Circ Arrhythm Electrophysiol，8:1073-1079.

Kuck KH，Brugada J，Furnkranz A，et al. 2016.Cryoballoon or Radio-frequency ablation for paroxysmal atrial fibrillation. N Engl J Med，374（23）:2235-2245.

Kuck KH，Furnkranz A，Chun KR，et al. 2016.Cryoballoon or radiofrequency ablation for symptomatic paroxysmal atrial fibrillation: reintervention，rehospitalization，and quality-of-life outcomes in the FIRE AND ICE trial. Eur Heart J，37（38）:2858-2865.

Lemes C，Wissner E，Lin T，et al. 2016.One-year clinical outcome after pulmonary vein isolation in persistent atrial fibrillation using the second-generation 28mm cryoballoon:a retrospective analysis. Europace，18，201-205.

Lemes C，Wissner E，Lin T.2016.One-year clinical outcome after pulmonary vein isolation in persistent atrial fibrillation using the second-generation 28 mm cryoballoon: a retrospective analysis. Europace，18（2）:201-205.

Metzner A，Reissmann B，Rausch P，et al. 2014.One-Year Clinical Outcome After Pulmonary Vein Isolation Using the Second-Generation 28 mm Cryoballoon. Circ Arrhythm Electrophysiol，7:288-292.

Mugnai G，Asmundis CD，Hunuk B，et al. Improved visualisation of real-time recordings during third generation cryoballoon ablation: a comparison between the novel short-tip and the second generation device. J Interv Card Electrophysiol. DOI 10.1007/s10840-016-0114-9.

Neumann T，Wojcik M，Berkowitsch A，et al. 2013.Cryoballoon ablation of paroxysmal atrial fibrillation: 5-year outcome after single procedure and predictors of success. Europace，15: 1143-1149

Ouyang FF，Tilz R，Chun J，et al. 2010.Long-Term Results of Catheter Ablation in Paroxysmal Atrial Fibrillation Lessons From a 5-Year Follow-Up. Circulation，122:2368-2377.

Packer DL，Kowal RC，Wheelan KR，et al. 2013.Cryoballoon Ablation of Pulmonary Veins for Paroxysmal Atrial Fibrillation First Results of the North American Arctic Front（STOP AF）Pivotal Trial . J Am Coll Cardiol，61:1713-1723.

Schmidt M，Dorwarth U，Andresen D，et al.2014. Cryoballoon versus RF ablation in Paroxysmal atrial fibrillation: results from the German Ablation Registry. J Cardiovasc Electrophysiol，25（1）:1-7.

Scott PA，Silberbauer J，Murqatroyd FD. 2016.The impact of adjunctive complex fractionated atrial electrogram ablation and linear lesions on outcomes in persistent atrial fibrillation: a meta-analysis.Europace，18（3）:359-367.

Squara F，Zhao A，Marijon E，et al.2015. Comparison between radiofrequency with contact force-sensing and second-generation cryoballoon for paroxysmal atrial fibrillation catheter ablation: a multicentre European evaluation. Europace，17: 718-724.

Su WW，Alzubaidi M，Tseng R，et al. 2016.Novel usage of the cryoballoon catheter to achieve large area atrial substrate modification in persistent and long-standing persistent atrial fibrillation. J Interv Card Electrophysiol，46（3）:275-285.

Verma A，Jiang CY，Betts TR，et al. 2015.Approaches to catheter ablation for persistent atrial fibrillation. N Engl J Med，372（19）:1812-1822.

Vogler J，Willems S，Sultan A，et al. 2015.Pulmonary Vein Isolation Versus Defragmentation: The CHASE-AF Clinical Trial. J Am Coll Cardiol，66（24）:2743-2752.

Zhou GB，Guo XG，Liu X，et al. 2015.Pulmonary vein isolation using the first-generation cryoballoon technique in Chinese patients. Pacing Clin Electrophysiol，38（9）:1073-1081.

第三篇
室性心律失常的导管消融

第十一章
流出道室性心律失常的导管消融

起源于流出道的室性心律失常（ventricular arrhythmias，VAs）包括室性心动过速（室速）和室性早搏（室早），是临床常见的特发性 VAs，约占临床所有 VAs 患者的 10%。80%～90% 的流出道 VAs 起源于右心室流出道（right ventricular outflow tract，RVOT），其次是左心室流出道（left ventricular outflow tract，LVOT）、肺动脉、主动脉窦、邻近 His 区域以及心外膜等。RVOT 起源 VAs 多位于紧邻肺动脉瓣下流出道间隔面区域，其次是流出道游离壁、漏斗部、肺动脉瓣上等；而 LVOT 起源 VAs 可位于主动脉瓣上、瓣下间隔区，环二尖瓣以及心外膜等不同的部位。流出道起源的 VAs 常常具有共同的心电图特征，临床上可根据其发作时体表心电图 QRS 波形态，进一步区分为 LVOT 或 RVOT 来源。

流出道起源 VAs 多为特发性，临床常无器质性心脏表现，多发生于青年或中年健康人，女性较男性多见。但近期有研究表明，流出道起源 VAs 有可能是非良性的。对临床症状严重或无法耐受药物治疗的患者，导管消融可作为这类患者的一线治疗。导管消融的成功率与 VAs 起源部位有关，RVOT 起源者成功率较高，而主动脉窦和心外膜起源的 VAs 较其他部位起源的成功率低。流出道 VAS 消融的长期成功率可达 90% 以上。

第一节　流出道室性心律失常的解剖学基础

一、右心室流出道的解剖学基础

解剖上，RVOT 是指肺动脉瓣平面以下和室上嵴（相当于希氏束区域）平面以上的右心室肺动脉圆锥部分。从心脏长轴看，RVOT 从右下指向左

上；从水平面看，由右前指向左后。相对于 LVOT 和主动脉根部，RVOT 位于 LVOT 的前部和左侧。RVOT 向前、向头部跨过 LVOT，向左与 LVOT 及主动脉窦部紧邻。肺动脉瓣环向左延续至肺动脉，相对于主动脉瓣环，肺动脉瓣环位于主动脉瓣环的头侧和左侧，在升主动脉分叉处略微向后形成肺动脉弓。主动脉瓣的前缘是 RVOT 肺动脉圆锥的后壁，从头侧看，RVOT 呈一圆锥形包绕着 LVOT，肺动脉和主动脉成 90° 夹角。肺动脉瓣位于主动脉瓣上 1～2cm，肺动脉瓣有三个瓣组成，前瓣向前、向左，右瓣向右、向前，左瓣位于前瓣和右瓣后方（图 11-1）。

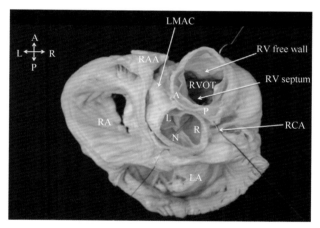

图 11-1　从主动脉根部水平冠状面看左、右心室流出道及主动脉根部的结构及相互间分关系

L：左冠状窦；R：右冠状窦；N：无冠状窦；A：右心室流出道前间隔；P：右心室流出道后间隔；RV free wall：右心室游离壁；RV septum：右心室间隔；RA：右心房；RAA：右心耳；LA：左心房；RCA：右冠状动脉；LMAC：左冠状动脉主干 [引自 Hoffmayer KS，Gerstenfeld EP. 2013. Diagnosis and management of idiopathic ventricular tachycardia. Curr Probl Cardiol，38（4）：131-158]

习惯上，从心脏长轴水平，将 RVOT 分为邻近主动脉侧的间隔面和对侧的游离壁面（图 11-1～图 11-3）。实际上，RVOT 并无真正的间隔面，间隔面仅为最邻近间隔部肌小梁的近端部分，位于肺

动脉漏斗的后壁，在心外膜和左冠状窦（left coronary cusp，LCC）、右冠状窦（right coronary cusp，RCC）之间，本身并无室间隔延续至此。RVOT 从近端向远端指向左侧，其最右侧是希氏束区域，最左侧是肺动脉瓣前瓣。因此，将 RVOT 分为右前壁即游离壁、左侧壁和后壁三部分，更适宜于临床应用。

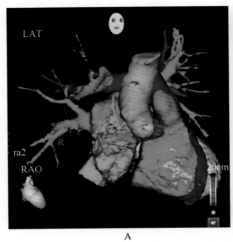
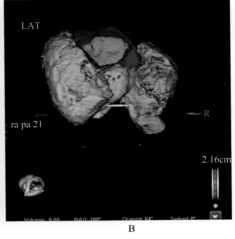

图 11-2　CT 三维重建的右心室流出道解剖剖面图

图中红色为右心室及肺动脉，黄色为左心室及主动脉。淡蓝色为右心房，绿色为左心房。A. 为 RAO30° 剖面图；B. 为 RAO30° 头足位剖面图。从 B 中可以看出右心室流出道间隔面约占流出道周径的约 1/4，而游离壁面约占流出道周径的约 3/4

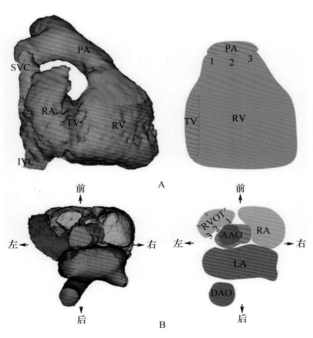

图 11-3　右心室流出道解剖

A. 右心室流出道 RAO45° 三维 CT 图（左图阴影部分）及模式图（右）；B. 为右心室流出道肺动脉瓣下水平横断面三维 CT 图（左）及模式图（右）。RVOT：右心室流出道；RA：右心房；LA：左心房；LV：左心室；RV：右心室；AAO：升主动脉；DAO：降主动脉；PA：肺动脉；TV：三尖瓣环；SVC：上腔静脉；1、2、3 分别为后部、中部、前部

RVOT 游离壁面和间隔面进一步划分，游离壁面分为前、中、后三个部分，间隔面则分为前间隔和后间隔两个部分（图 11-3）。前间隔与心外膜的前室间静脉紧邻，后间隔位于 RCC 之上。解剖上 RVOT 的前后，是指 X 线右前斜位透视时的分区，实际上更精确的描述是前左侧指向左肩，后右侧指向右肩。

从室上嵴 RVOT 起始水平至肺动脉瓣水平，心室肌由厚逐渐变薄，其厚度从 3 ～ 6mm 不等，RVOT 右侧壁、前侧壁以及肺动脉瓣下，近肺动脉圆锥和肺动脉干连接处心肌最薄，约 1mm 或 < 1mm，而 RVOT 后壁邻近 LVOT 前壁处心肌最厚。在约 20% 原始心腔中，RVOT 肺动脉圆锥部分未完全退化的心室肌，可从室间隔顶部延伸至主动脉和肺动脉瓣上，形成肺动脉和主动脉肌袖，心室肌最长延伸可达瓣上 6mm，成为引起 VAs 发生的解剖学基础。

二、左心室流出道的解剖学基础

LVOT 和 RVOT 在解剖上互相毗邻，在不同层面位置关系发生变化。LVOT 位于心脏横切面中心，向上走形逐渐偏向右侧，至主动脉瓣 - 肺动脉瓣水平，包括左心室流出道、主动脉根部以及位于

临床上，为了便于指导消融，电生理学家将

心外膜的心大静脉（great cardiac vein，GCV）和左心室顶部（LV summit）。RVOT后壁直接与LVOT前壁和主动脉根部紧邻。解剖上主动脉根部位于心脏的中部，左右冠状动脉邻近左右心耳，其前方是RVOT。主动脉根部由三个窦组成，分别是左冠状窦（left coronary cusp，LCC）、右冠状窦（right coronary cusp，RCC）和无冠状窦（non-coronary cusp，NCC）（图11-1）。LCC和RCC与左心室直接连接，而NCC位于左心房之上。RCC向后、向右紧邻RVOT后方，希氏束从RCC的下方穿出，走行于主动脉瓣的NCC与RCC之间的室间隔内，并在室间隔膜部下方分出左、右束支。NCC位于左、右心房间隔旁的前、上方与房室结紧邻。因NCC与心室肌无直接连接，且其底部由纤维组织构成，因此，起源于NCC的VAs非常少见。RCC大部和LCC分别与室间隔和左心室游离壁相连，因此，LCC和RCC底部与心室肌直接相连，而左心室心肌纤维可延伸至主动脉窦内，这些延伸是胚胎期发育过程中的遗迹，并最终形成心肌袖，成为导致心律失常发生的解剖基础。起源于主动脉窦的VAs中，LCC最常见，其次是RCC和LCC/RCC间的交界处。Gami等对603例福尔马林（甲醛溶液）固定的心脏标本环半月瓣肌袖长度进行测量显示，RCC上方肌袖长度为$2.8mm \pm 1.2mm$，LCC上方的肌袖长度约$1.5mm \pm 0.5mm$，由于冠状动脉开口位于主动脉瓣环上方1.5cm，因此，一般起源于左心室的心肌袖很少延伸至冠状动脉开口。但Vaidy V报道了3例经心腔内超声（ICE）和三维激动标测证实起源冠状动脉开口的室速，1例起源于左主干开口，2例起源于右冠状动脉开口，说明心肌袖偶可延伸至主动脉窦内更远的范围。

第二节　流出道起源室性心律失常心电图特征及定位诊断

通过体表心电图的特点可以初步鉴别VAs的起源部位，这有助于术者制订手术策略以及评估手术难度，还可预测手术需要冠状动脉造影的可能性，评估手术风险，更能预测手术花费以及成功率，帮助术者更好地与患者、患者家属进行术前沟通。当然，手术的靶点需要结合术中激动标测和起搏标测的结果，以确定最终消融靶点。文献报道，分析判断VAs的体表心电图时，需关注以下几个方面：肢体导联QRS波群的宽度和幅度，Ⅱ、Ⅲ、AVF导联R波或S波的形态和幅度，胸导联移行（从rS演变为Rs，即R/S＞1，如V_3导联R/S＞1，则认为移行早；否则认为移行晚），Ⅰ导联及aVL导联QRS波群形态。

一、右心室流出道室性心律失常的心电图特征

大部分右心室流出道室性心律失常起源于肺动脉瓣下的间隔部。RVOT起源VAs典型体表心电图表现为：V_1导联QRS波呈左束支传导阻滞（left bundle branch block，LBBB）形态，额面电轴下偏，下壁导联R波振幅高，AVR和AVL导联QRS波呈QS形。V_1导联QRS主波呈QS负向波，通常无可识别的R波，胸导联R/S移行较晚，多位于V_4导联或之后，移行多不早于V_3导联。典型12导联心电图表现见图11-4。

根据RVOT起源的VAs位置不同，其体表心电图表现亦不相同。下壁导联高R波即可诊断流出道VAs。在诊断RVOT起源VAs的基础上，根据以下心电图特征可进一步确定VAs的起源部位（表11-1）。

表11-1　体表心电图对判断右心室流出道起源VAs的评价

	敏感性（%）	特异性（%）	阳性预测值（%）
游离壁			
QRS≥140ms	74	93	88
下壁导联R波切迹	79	99	94
V3R/S≤1	100	74	73
前（左）			
Ⅰ导联QRS波负向或等电位线	96	67	77
肺动脉瓣上＞2cm			
AVL导联QRS波等电位线或正向	86	100	100

引自Joshi S，Wilber DJ. 2005. Ablation of idiopathic right ventricular outflow tract tachycardia：Current Perspectives. J Cardiovasc Electrophysiol, 16（suppl）：S52-S58.

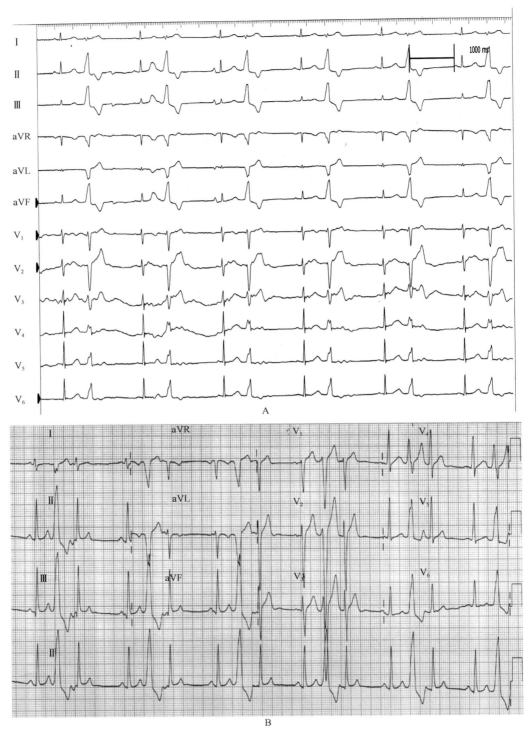

图 11-4　右心室流出道室性心律失常心电图特征

A. 右心室流出道起源室性期前收缩；B. 肺动脉起源室性期前收缩

1. 下壁导联 QRS 波的宽度和幅度　RVOT 间隔部起源的 VAs，体表心电图 QRS 波相对较窄，QRS 波时限 ≤ 140ms，下壁导联多呈单向 R 波，常无切迹，如有切迹多位于 R 波的升支和顶峰，与游离壁起源的 VA 相比，其 R 波幅度更高。

RVOT 游离壁起源的 VAs，与起源于间隔面的 VA 相比，下壁导联的 QRS 主波较宽，QRS 波时限 > 140ms，但是该标准有一定的局限性，因为有一些患者窦性心律时 QRS 时限也较长。所以，有人提出以 VAs 的 QRS 时限与其前窦性心律的 QRS 时限比值≥1.9来判断起源于游离壁，这一标准较好地弥补了以上标准的不足。除此之外，典型的 RVOT 游离壁起源 VAs，下壁导联降支有切迹，QRS 主波呈 RR'形或 Rr'形，胸导联 R/S 移行多晚于 V4 导联。

2. Ⅰ导联形态　VAs 起源于 RVOT 间隔部时，Ⅰ导联 QRS 波低幅多相；VAs 起源于 RVOT 游离壁部时，Ⅰ导联呈 R 形态（振幅≥0.5mv）。Ⅰ导联 QRS 主波正向时多起源于后间隔，而负向或等电位线时起源于前间隔。无论是在间隔部还是游离壁部，自后向前Ⅰ导联可由正、正负双向至负向变化。当 VAs 起源更偏下临近三尖瓣环上方时，Ⅰ导联主波正向幅度更高（图 11-5～图 11-7）。

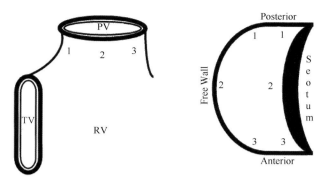

图 11-5　右心室流出道示意图

PV：肺动脉瓣；TV：三尖瓣；RV：右心室；Free Wall：游离壁；Septum：间隔面；Anterior：前；Posterior：后（引自 Dixit S，Edward P.2003. Electrocardiographic patterns of superior right ventricular outflow tract Ttachycardias：Distinguishing septal and free-wall sites of origin. J Cardiovasc Electrophysiol，14：1～7）

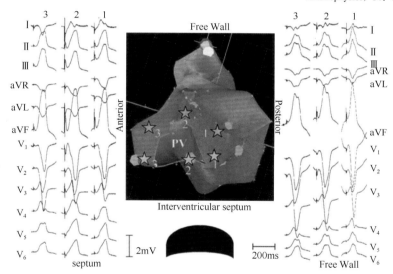

图 11-6　CARTO 三维激动标测重建右心室流出道，流出道间隔面和游离壁前、中、后部位起搏标标测时典型的心电图表现

Interventricular septum：室间隔；Free Wall：游离壁；Anterior：前；Posterior：后（引自 Dixit S. 2003. Electrocardiographic patterns of superior right ventricular outflow tract Ttachycardias：Distinguishing septal and free-wall sites of origin. J Cardiovasc Electrophysiol，14：1-7）

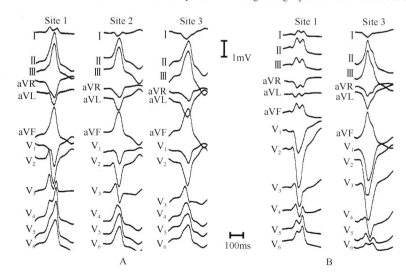

图 11-7　不同部位起源的右室流出道室速心电图表现

图中 1，2，3 分别代表流出道各侧室壁的后、中、前三个位置（如图 6 所示）。A. 为间隔侧起源的右室流出道室速 12 导联心电图；B. 为游离壁侧起源的右心室流出道室速 12 导联心电图（引自 Dixit S. 2003.Electrocardiographic patterns of superior right ventricular outflow tract Ttachycardias：Distinguishing septal and free-wall sites of origin. J Cardiovasc Electrophysiol，14：1-7）

3. AVL 和 AVR 导联形态 Coggins 等报道，aVL 导联出现比 aVR 导联大的 QS 波时，提示 VAs 起源于前壁，反之 aVR 导联出现比 aVL 导联大的 QS 波则提示 VAs 起源于后壁。究其原因，右心室流出道前壁在解剖上靠左上方，后壁靠右上方，aVL、aVR 相当于记录左肩和右肩区域的单极电图。如 aVL 导联及 aVR 导联均呈 QS 形态，RVOT 间隔部起源时 aVL 导联 QS 振幅≥aVR 导联，RVOT 游离壁起源时 aVL 导联 QS 振幅＜aVR 导联。当 VAs 起源更偏下临近三尖瓣环上方时，AVL 导联 QRS 主波负向逐渐降低并演变为等电位线或"W"形。

4. 胸前导联移行 游离壁起源的 VAs，胸导联 QRS 波移行较晚，多位于 V$_4$ 导联之后，而间隔面起源的 VAs 移行较早，多位于 V$_3$ 或 V$_3$ 与 V$_4$ 之间。起源位置由后向前，胸前导联移行越晚。临床 VAs 胸前导联移行在 V$_3$ 导联时，首先应于 RVOT 行激动标测和起搏标测，其次是肺动脉、冠状静脉窦、主动脉窦和 LVOT。

二、肺动脉起源室性心律失常心电图特征

肺动脉起源的 VAs，发作时体表心电图 QRS 波呈 LBBB 和电轴下偏（图 11-4B、图 11-8）。由于肺动脉的位置较 RVOT 高，且更向前、向左，因此，肺动脉起源的 VAs，下壁导联的 R 波幅度明显高于 RVOT 起源的 VAs（超过窦性心律时 QRS 振幅），且 V$_2$ 导联的 R/S 比值较 RVOT 起源 VAs 的 R/S 比值高，AVL/AVR 导联的 Q 波比值较 RVOT 更深（图 11-9）。也有研究证实，肺动脉起源的 VAs 与 RVOT 起源的 VAs，下壁导联 R 波幅度和 AVL/AVR 导联 Q 波幅度间无明显的差异。

在肺动脉瓣上标测消融时，窦性心律时常可于 QRS 波后记录到"尖峰"样的肺动脉电位，而 VAs 发作时，电位激动顺序发生反转，"尖峰"电位位于 QRS 波之前（图 11-10）。在肺动脉内记录到"尖峰"电位时，应在肺动脉瓣上进一步标测，以便发现最早的激动位点。

起源于肺动脉的 VAs，在 RVOT 消融后常常引起 QRS 形态变异，特别是在肺动脉前交界处和后侧壁交界处消融后出现 QRS 波形态变化时，提示 VAs 起源于肺动脉。通过对 95 例心脏标本的解剖发现，17% 的心脏标本中，起源于心室肌的心肌袖可延伸至肺动脉，肌袖近端较厚远端较薄，在肺动脉内呈扇形分布，因此，起源于肺动脉的 VAs，激动通过肌袖传导至 RVOT 时，可引起 RVOT 内 VAs 形态的改变，当 RVOT 起源的 VAs 在 RVOT 内消融失败，且消融让过程中发生 QRS 形态变化时，应考虑 VAs 可能来源于肺动脉。由于肺动脉内肌袖呈扇形分布，其远端纤细而窄，在这个部位消融时仅需要单次消融即刻消除 VAs。心肌纤维可延伸至肺动脉瓣以上，成为 VAs 潜在解剖起源点（图 11-11）。

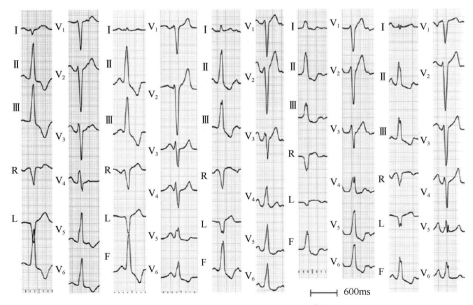

图 11-8 5 例肺动脉起源 VAs 的 12 导联体表心电图

[引 自 Tada H. 2008. Idiopathic ventricular arrhythmias arising from the pulmonary artery：prevalence，characteristics，and topography of the arrhythmia origin. Heart Rhythm，5（3）：419-426]

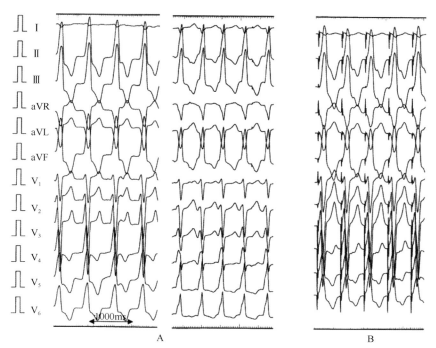

图 11-9　肺动脉起源的室速，下壁导联 R 波高尖

A. 为自身发作室速图形；B. 为肺动脉内起搏图形 [引自 Sekiguchi Y. 2005. Electrocardiographic and electrophysiologic characteristics of ventricular tachycardia originating within the pulmonary artery.J Am Coll Cardiol，15；45（6）：887-895]

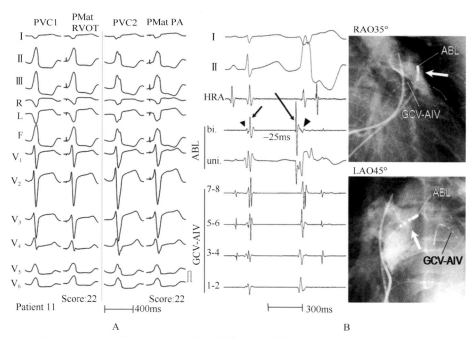

图 11-10　VAS 发作时，电位激动顺序发生反转，尖峰电位位于 QRS 波之前

A. 右心室流出道及肺动脉瓣上起源室早，第一跳均为自身室性期前收缩，第二条均为起搏后室早，与自身室早评分为 22 分≥ 20 分，证实起搏与自身室性期前收缩完全匹配。B. 左图为心内点图，第一跳为窦性心律，长箭头所示，肺动脉瓣上记录到的肺动脉内的"尖峰"电位，黑三角所示为钝的右心室电位。第二跳为室早，肺动脉内记录的"尖峰"电位与钝的右心室电位激动顺序发生反转，"尖峰"电位位于右心室电位之前，右图为 X 线影像图。RVOT：右心室流出道；PA：肺动脉瓣；HRA：高位右心房；bi.：双极电图；uni.：单极电图；ABL：大头消融电极；GVC-AIV：记录电极在心大静脉和心前静脉；RAO：右前斜；LAO：左前斜 [引自 Tada H. 2008. Idiopathic ventricular arrhythmias arising from the pulmonary artery：prevalence，characteristics，and topography of the arrhythmia origin. Heart Rhythm，5（3）：419-426]

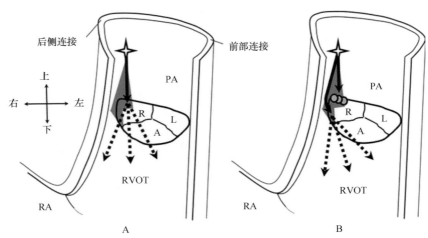

图 11-11　肺动脉内肌袖起源的异位室性激动自肺动脉内跨越肺动脉瓣呈扇形传入右心室流出道，引起不同形态的室性期前收缩

A. 白色星状点为心律失常起源部位；灰色区域为心室肌延伸至肺动脉内肌袖；B. 灰色圆点为消融点。RA：右心房；RVOT：右心室流出道；A：肺动脉前瓣；R：肺动脉右瓣；L：肺动脉左瓣 [引自 Tada H. 2008. Idiopathic ventricular arrhythmias arising from the pulmonary artery: prevalence, characteristics, and topography of the arrhythmia origin. Heart Rhythm, 5（3）: 419-426]

当 RVOT 起源的 VAs 在 V_1 导联起始可见小而清晰的"r"波时，（r/S ＜ 30%），提示 VAs 可能起源于肺动脉瓣上。由于肺动脉在 RVOT 的左侧，肺动脉瓣上起源的 VAs 起始向量向右、向前，指向 V_1，因此，V_1 导联起始可记录到小的"r"波（图 11-12）。此时，据 I 导联 QRS 波的形态可以鉴别 VAs 的起源部位，如 I 导联为 QS 或 rS 形，则起源于肺动脉瓣，而 I 导联呈 R 或 Rs 形则起源于 RVOT。

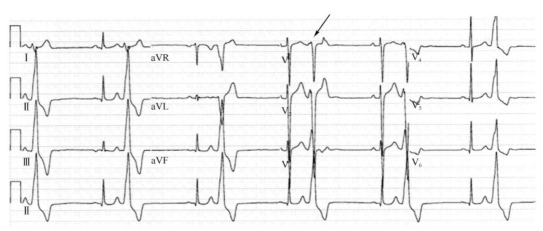

图 11-12　肺动脉起源的室性期前收缩 12 导联体表心电图

图中长箭头所示，V_1 导联的起始可见小而清晰的"r"波（引自 Mahmoud S. 2008. Ablation above the semilunar valves: When, why, and how? Part I. Heart Rhythm, 5: 1485-1492）

2015 年发表在 *JACC* 一项来自广东省心血管病研究所的研究对肺动脉起源室早的体表心电图特征，激动标测和消融的特点做了详细报道。研究共入选了 218 例具有左束支传导阻滞（LBBB）和电轴下偏特征并成功完成心内膜消融的自发性 VAs 患者。结果显示，218 例患者中，24 例患者 VAs 最终证实为肺动脉窦（PSC）起源（图 11-13 ～ 图 11-16）。最初的 7 例患者选择在 RVOT 消融，未能终止 VAs，有 3 例患者的 QRS 波形发生了微小的改变。在所有 24 例患者中，均能发现提前体表 QRS 波（28.2±2.9）ms 的尖锐电位，最后证实这些 VAs 最早激动点均位于 PSC。成功消融的靶点部位中，有 10 例（42%）位于肺动脉右窦（RC），8 例（33%）位于肺动脉左窦（LC），剩余 6 例（42%）位于肺动脉前窦（AC）。心电图分析提示，与 AC-VAs 及 LC-VAs 相比，RC-VAs 在 I 导联的 R 波振幅更大，aVL 与 aVR 的 Q 波振幅比值更小。RC-VAs 在下壁导联的 R 波振幅比 LC-VAs 的更小，但 AC 与 LC 之间下壁导联 R 波振幅未见显著差异。

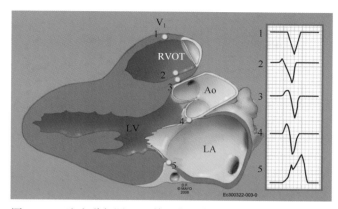

图 11-13　流出道起源 VAs 前后位置定位及 V₁ 导联 QRS 形态

位置 1，RVOT 前部起源，RVOT 位于流出道的最前方，V₁ 位于右胸前部，RVOT 前部起源 VA 呈典型的 LBBB 形态；位置 2、3，位于 RVOT 后壁和 RCC 前方之间，二者紧邻，V₁ 导联可见小的 "r" 波；位置 4，更靠后，位于 LCC/ 主动脉瓣二尖瓣连接处 /NCC，V₁ 导联见高的 R 波；位置 5，位于流出道最后、最左侧，该部位（二尖瓣环后壁）起源 VAs，V₁ 呈 RBBB[引自 Asirvatham SJ. 2009. Correlative Anatomy for the Invasive Electrophysiologist： Outflow Tract and Supravalvar Arrhythmia. J Cardiovasc Electrophysiol，20（8）：955-968]

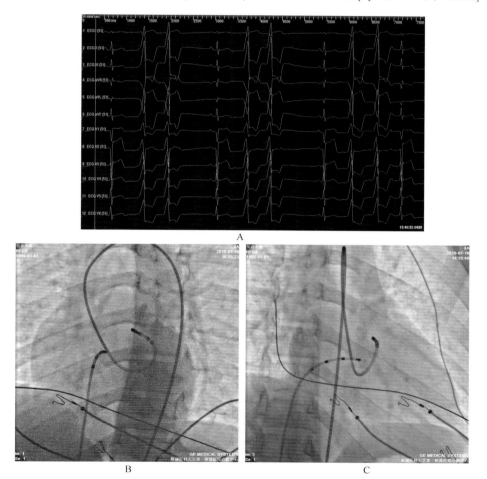

图 11-14　起源于左心室流出道 AMC 室性期前收缩 12 导联体表心电图（A）及消融靶点 X 线（B、C）

消融导管头端在左心室内 AMC 处，B 图为左前斜（LAO）45°，C 图为右前斜（RAO）30°

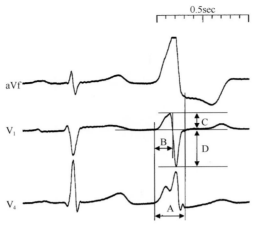

图 11-15 左心室流出道室速 R 波幅度测定方法

选取胸前导联 QRS 最宽者测量 QTS 波时间（A），然后测量 V$_1$ 或 V$_2$ 导联 r 波（选取 r 波幅相对较大的导联）宽度（B）、幅度（C）和 S 波幅度（D），r/S 比值 =C/D，r/ 最宽 QRS 比值＝ B/A（引自 Ouyang F. 2002. Repetitive monomorphic ventricular tachycardia originating from the aortic sinus cusp：electrocardiographic characterization for guiding catheter ablation.J Am Coll Cardiol，39：500-508）

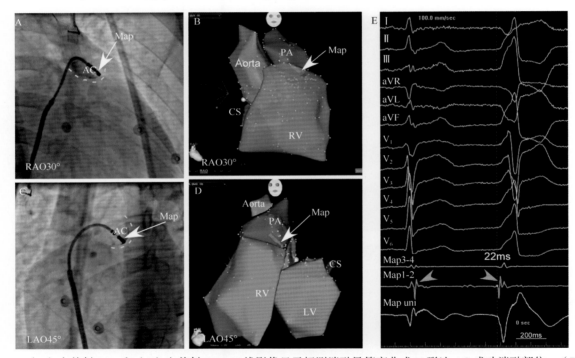

图 11-16 （A）右前斜 30°和（C）左前斜 45° X 线影像显示标测消融导管弯曲成 U 形达 AC 成功消融部位。（B）右前斜 30°和（D）左前斜 45° 电解剖标测显示成功消融部位在 AC。（E）体表心电图和标测导管在 AC 最早激动处腔内电图记录，可记录到 2 个成分，低的远场电位紧随着高的近场电位，最早电位较体表 QRS 波群提前 22ms，早搏与窦性心律时比较，可见 2 个电位成分出现了翻转

三、左心室流出道起源室性心律失常的心电图特征

　　LVOT 解剖上除包括传统的左心室流出道外，还包括主动脉窦及心外膜邻近 LVOT 部位如 GCV 和左心室定点。

　　左心室起源的 VAs，如下壁导联呈高幅 R 形态，即可诊断流出道 VAs（图 11-17，图 11-19）。如心电图表现有以下特征之一者，即可诊断 LVOT 起源 VAs。

　　（1）V$_1$ 导联呈 RBBB 形态。

　　（2）V$_1$ 导联主波向上，或 r 波振幅较大、r/S 比值≥ 30%（RVOT 起源 VAs，其 V$_1$ 导联的 r 波极小，常 r/S ＜ 30%），r/ 最宽 QRS 比值大于 50%

（图 9-18）。

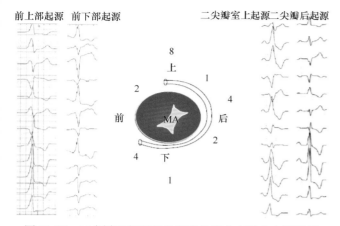

前上部起源　前下部起源　　　　二尖瓣室上起源二尖瓣后起源

图 11-17　二尖瓣环起源室性期前收缩分布及心电图特征

MA：二尖瓣环（引自 Kristina Wasmer. 2013. Ventricular arrhythmias from the mitral annulus：Patient characteristics，electrophysiological findings，ablation，and prognosis. Heart Rhythm，10：783-788）

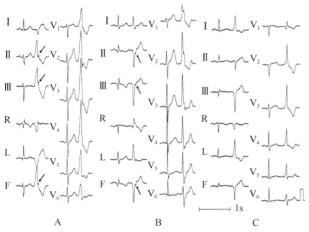

图 11-18　起源点邻近二尖瓣环的室速 12 导联心电图

A、B、C. 分别为起源点邻近二尖瓣环前侧壁、侧壁及后间隔的左心室速，各导联中第 1 个波形为正常窦性心律，第 2 个波形为起源于相应位置的室性期前收缩。起源于二尖瓣环前侧壁及侧壁的室速完全呈右束支阻滞形，QRS 波较宽，胸前导联均为正向，Ⅰ 导联呈 Rs 形，下壁导联终末部分顿挫。起源于二尖瓣环间隔的室速 V_1 导联 QRS 波群负向起始、宽度较侧壁起源者窄，下壁导联终末部分无顿错且额面电轴向上（引自 Tada H，Ito S，Naito S，et al. 2005. Idiopathic ventricular arrhythmia arising from the mitral annulus：a distinct subgroup of idiopathic ventricular arrhythmias. J Am Coll Cardiol，45：877-886）

（3）V_1 导联呈 rS 形态，但是 V_1 导联 R 波振幅 > V_2 导联。

（4）V_1 导联虽然呈 LBBB 形态，但是 V_5、V_6 导联 QRS 波终末部有 s 波，s 波与 VAs 在主动脉瓣上或在主动脉瓣下有关，但是特异性不高，敏感性 100%。

（5）aVL 和 aVR 导联均呈 QS 形态，aVL 导联 QS 振幅（深度）> aVR 导联。

（6）当胸导联移行位于 V_3 时，VAs 时的移行早于窦性心律时的移行。

四、二尖瓣环起源室性心律失常心电图特征（表 11-2）

当胸导联 R 波移行早于 V_2 导联时，提示 VAs 起源于 LVOT。大多数 LVOT 起源 VAs 位于二尖瓣环前侧壁，心电图特征为 V_1 导联主波正向呈 RBBB，胸导联 QRS 主波均向上，下壁导联可见切迹，与二尖瓣环间隔部起源的 VAs 相比，前侧壁和侧壁起源 VAs 的 QRS 时限较宽，Ⅰ 导联主波呈负向。二尖瓣环间隔部邻近希氏束区域，其 V_1 呈 LBBB，类似于右心室起源 VAs。当 Ⅰ 导联主波向上呈 R 波时，电轴通常下偏。起源于左心室基底部 AMC 处 VAs 的 V_1 呈 qR 形（图 11-19）。

表11-2　二尖瓣起源室性心律失常体表心电图定位诊断

VAs起源部位	Ⅰ导	V_1	胸导移行*	Ⅱ/Ⅲ导QRS比值
希氏束旁	R或Rs	QS或Qr	早	>1
AMC	Rs或rs	qR	无	≤1
前AM	rs或rS	R或Rs	无	≤1
前侧AM	rS或QS	R或Rs	无	≤1
侧AM	rS或rs	R或Rs	无或晚S波	>1

*Q波反转为R波和R/S≤3（早）和≥V_5（晚S波）；AMC：主动脉瓣和二尖瓣交界处；AM：二尖瓣。

正常心脏起搏标测研究表明，起源于希氏束周围室间隔的室速和 AMC 的室速，V_1 导联 QRS 波常为负向起始（希氏束周围室间隔起源为 QS 或 Qr 形，AMC 起源为 qR 形），宽度为（134±28）ms；Ⅰ 导联 QRS 波完全正向；胸前导联移行早（V_3 之前），下壁导联 QRS 波负向为主。相反，起源于二尖瓣环前侧壁及侧壁的室速完全呈 RBBB 形，QRS 波宽度（182±18）ms 大于间隔部起源，Ⅰ 导联呈 Rs、rS 或者呈 qs 型，下壁导联 QRS 波直立（前侧壁）或负向（侧壁）、终末部分顿挫（图 11-20）。

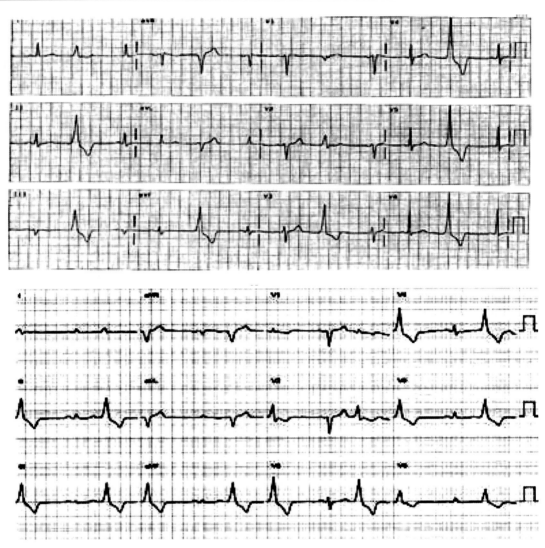

图 11-19　NCC 起源室性期前收缩

引自 Alasady M，Singleton CB，McGavigan AD. 2009. Left ventricular outflow tract ventricular tachycardia originating from the noncoronary cusp：electro-cardiographic and electrophysiological characterization and radiofrequency ablation. J Cardiovasc Electrophysiol，20（11）：1287-1290

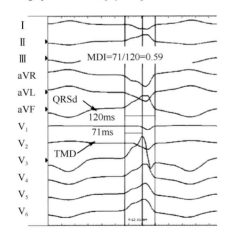

图 11-20　最大波幅指数的测定方法

最大波幅时间（TMD）：为最早 QRS 波起点（图中为 aVL 导联）至胸前导联中最大波幅（图中为 V_3 导联）的时间，本例为 71ms；QRS 波总时间（QRSd）：为最早 QRS 波起点（aVL 导联）至最晚 QRS 波终末（aVF 导联）的时间，本例为 120ms。最大波幅指数（MDI）＝TMD/QRSd，本例为 0.59，提示室速起源于心外膜（引自 Daniels DV，Lu YY，Morton JB，et al. 2006. Idiopathic epicardial left ventricular tachy-cardia originating remote from the sinus of Valsalva：Electrophysiological characteristics，catheter ablation，and identification from the 12-lead elec-trocardiogram. Circulation，113：1659-1666）

五、主动脉窦起源室性心律失常心电图特征

主动脉窦起源的VAs，LCC起源最常见，其次是LCC与RCC的交界处，NCC和RCC的最少见。其体表心电图的特征是：呈不完全性左束支传导阻滞，胸导联移行早。V_1或V_2导联可见宽而高的R波，下壁导联可见高R波，Ⅰ导联可见S波，V_5、V_6导联无S波。

LCC起源的VAs除有上述心电图特征外，其V1或V2导联和下壁导联R波时限占QRS波时限的50%，R/S比值超过30%，V_1导联呈"M"或"W"形；与RVOT起源VAs相比，下壁导联R波高，Ⅱ导R波＞Ⅲ导R波，Ⅰ导呈rS形或QS或RS。RCC起源VAs，除具有上述心电图特征外，V_2导联R波宽而小，一般移行于V_3导联。Ⅰ导联主波呈正向有时伴切迹（图11-19）；LCC和RCC连接处起源的VAs，$V_1 \sim V_3$导联至少有一个表现为特征性的多相成分，呈典型的qrS形，具有较大的预测价值。起源于LCC者R波移行较RCC（V_2/V_3）更早，位于V1/V2导联。由于RCC和RVOT紧邻，体表心电图难以区分，如胸导联移行在V_1或V_2，则起源于RCC，如移行在V_3或V_4则起源于RVOT。

由于NCC与心室肌无直接连接，起源于NCC的VAs非常少见。Alasady M等报道了2例，心电图特征为：LBBB，电轴下偏，V_1导联QRS主波向下，胸导联移行较早在V_2，V_5、V_6导联无S波，AVL导联主波呈负向（图11-22）。

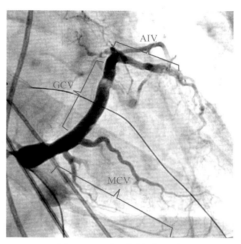

图11-21 冠状静脉系统

AIV：前室间静脉；GCV：心大静脉；MCV：心中静脉 [引自 Mountantonakis SE. 2015. Ventricular arrhythmias from the coronary venous system：Prevalence，mapping，and ablation. Heart Rhythm，12（6）：1145-1153]

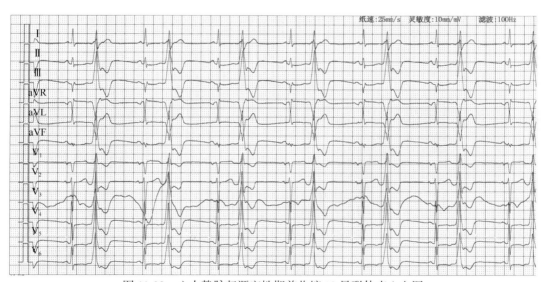

图11-22 心大静脉起源室性期前收缩12导联体表心电图

六、左心室心外膜起源的室性心律失常

心外膜起源的VAs较少见，当体表心电图有以下表现时考虑VAs起源于心外膜，QRS波宽度超过200ms，QRS波起始粗顿、预激样改变，胸导联最大波幅指数（maximum deflection index，最大波幅时间／QRS波总时间）超过0.55高度提示心外膜

起源（图 11-23）。其次，如果 avL、avR 导联 Q/QRS 波宽度比值＞ 1.4，V_1 导联 S 波＞ 1.2 mV 也 提示 VAs 起源心外膜可能性较大。

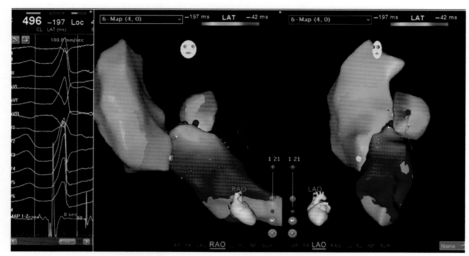

图 11-23　CARTO 三维系统指导下激动标测显示心大静脉远端激动最早，证实室性期前收缩起源于心大静脉，图中暗红色点为消融靶点

冠状静脉系统位于心外膜房室沟和 LVOT 紧邻，是 VAs 起源的常见部位。冠状静脉系统分为前室间沟至室间隔心外膜间的前室间静脉（anterior interventricular vein，AIV），分布于室间沟的心大静脉（great cardiac vein，GCV）和位于冠状静脉近端分布于后室间沟的心中静脉（middle cardiac vein，MCV）（图 11-24）。

GCV 和 AIV 起源的 VAs 类似于 LVOT 起源 VAs，其心电图具有以下特征（见图 11-25、图 11-26）：V_1 导联呈 R 或 Rs 形，胸导联移行≥ V_2，电轴下偏，Ⅰ 导联呈 rS 或 S 形，胸导联 R 波均向上，V_6 无 S 波。MCV 起源 VAs 呈 LBBB，胸导联移行早在 V_2，电轴左偏，Ⅰ 导呈 R 波，Ⅲ 导联 S 波较 Ⅱ 导联 S 波深（图 11-24）。

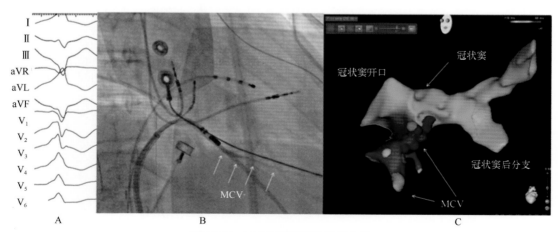

图 11-24　MCV 起源室性期前收缩

A. 12 导联体表心电图；B. 右前斜示消融导管在 MCV；C. 电解剖标测显示消融电在 MCV（心中静脉）[引自 Mountantonakis SE. 2015. Ventricular arrhythmias from the coronary venous system：Prevalence，mapping，and ablation. Heart Rhythm，12（6）：1145-1153]

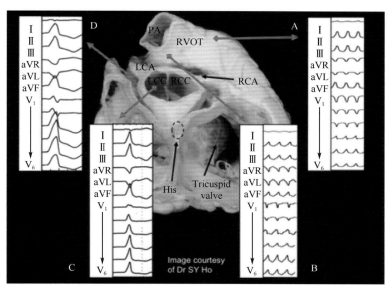

图 11-25　去除心房后的流出道和瓣环基底部观

可清晰地看到围绕中心纤维体的瓣环和流出道的三维结构。A. 起源于 RVOT 游离壁后壁室速的典型心电图；B. RVOT 前间隔起源 VAs 典型心电图；C. 起源于左冠状窦室速，V_1 可见多相切迹；D. 起源于流出道 AIV，LBBB，下壁可见宽 QRS 波群，最早激动在 V_3 导联，MDI 0.68 > 0.55。ROVT：右室流出道；PA：肺动脉；LCC：左冠窦；RCC：右冠窦；RCA：右冠状动脉；LCA：左冠状动脉；Tricuspid valve：三尖瓣 [引自 Haqqani HM. 2009. Using the 12-lead ECG to localize the origin of atrial and ventricular tachycardias：part 2-ventricular tachycardia. J Cardiovasc Electrophysiol，20（7）：825-832]

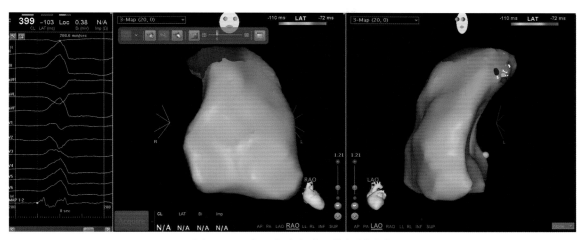

图 11-26　右心室流出道三维解剖重建

RAO30°，LAO45°，激动标测显示右心室流出道间隔面偏前激动早，图中浅蓝色点为自身室性期前收缩时标测点，可见标测消融导管 M1-M2 较体表 V_1 导联 QRS 最高点提前 103ms。图中红色点为消融靶点，于该点处放电即刻，室性期前收缩消失

　　紧邻左前降支和左回旋支之间的左室心外膜区域被 McAlpine 称为左心室顶点，也是 VAs 常见的起源部位之一。

　　综上所述，流出道起源 VAs 通过体表心电图的特点可以鉴别其具体的起源部位（表 11-3，图 11-25），为临床进行射频消融靶点位置的确定提供了初步的诊断依据，但具体消融靶点的确定，需结合术中详细标测结果。

表11-3　流出道起源室性心律失常典型心电图特征

VAs起源部位	束支形态	电轴	V1	V6	其他特征
RVOT					
前间隔	LBBB	下偏	rS	R	移行早，Ⅰ导负向，等电位线或低幅多相
后游离壁	LBBB	下偏	rS	R	移行晚，Ⅰ导正向，下壁终末部顿错且宽
希氏束旁	LBBB	下偏	QS	R	AVL等电位线，Ⅰ、V_5、V_6高大R波
PA	LBBB	下偏	rS	R	移行早，下壁高R波，AVL QS＞AVR QS
ASOV					
LCC	LBBB	下偏	rS，RS	R	不典型LBBB，V1 "M" 或 "W" 形；Ⅰ呈QS或RS
RCC	LBBB	下偏	rS，RS	R	不典型LBBB，移行早，V_2宽R波，Ⅰ正向
LCC/RCC交界	LBBB	下偏	qrS	R	不典型LBBB，V1QRS波多相
LVOT					
前侧MA	RBBB	下偏	R	R	下壁导联终末部顿错，Ⅰ导QRS波宽负向
间隔侧	LBBB	左下	rS	R	Ⅰ导正向
AMC	RBBB	下偏	qR	R	V_1呈R，胸导联正向同向性，V_6无S波
心外膜					
AIV/GCV	LBBB	下偏	S/R/Rs	R	胸前导联R波，MDI＞0.55
十字交叉	LBBB	左上	Rs	R	移行早，MDI＞0.55

PA：肺动脉；ASOV：主动脉窦；MA：二尖瓣环；AMC：主动脉瓣二尖瓣交界；AIV：前室间静脉；GCV：心大静脉；MDI：最大偏移指数。

第三节　流出道室性心律失常的导管消融

一、流出道室性心律失常的标测

流出道起源的特发性 VAs 标测方法，包括普通的激动标测、起搏标测、拖带标测和三维激动标测（CARTO、Ensite 等）。临床中这些方法可单独使用也可多种方法相互结合，互相弥补，以确定最终的消融靶点。对于血流动力学稳定的室速，激动标测和拖带标测有助于识别折返环，室早或室速发作次数较少时可采用起搏标测，对血流动力学不稳定的室速可采用三维标测（Ensite）。三维标测系统有助于快速识别 VAs 起源部位、记录曾经的消融部位，提高消融的成功率，特别对复杂的心律失常，三维标测系统可发挥其独特的优势。

（一）激动标测

激动标测适宜于血流动力学稳定，持续发作的 VAs 患者。逐点激动标测，可采用单根标测导管，网篮标测导管和多极标测导管等进行。标测时可应用单极电图、双极电图或两者结合，每一种标测方法都有各自的优缺点。

通常激动标测记录的成功消融靶点处双极电图较体表 QRS 波提前 20～40ms，靶点腔内图起始类本位曲折尖锐，窦性心律时，其反转为晚的电位成分。

单极电图记录可以获得最小的滤波信息，能够记录局部电位可能的变化。在 VAs 最早的起源部位可记录到典型的 QS 形单极电图，其起始下降支锐利，且领先于体表 QRS 波群。当单极电图记录为 rS 或 RS 形时，提示标测导管远离 VAs 起源部位。由于心室流出道光滑、肌纤维走行一致，局灶激动发出后迅速向周围扩散，有时在有效靶点周围 2cm 范围内都能记录到较早的局部激动（图 11-27）。此时，需要耐心标测，多能在较早激动附近寻找到最为提前的局部激动。有时 VAs 起源点在流出道以外的位置，但 VAs 出口位于流出道（如肺动脉瓣上起源 VAs），激动标测提示 VAs 出口局部激动可能较早，但不一定消融成功。此时，可结合起搏标测，以进一步证实激动标测的结果，两者互补，有助于确定最佳的消融靶点。

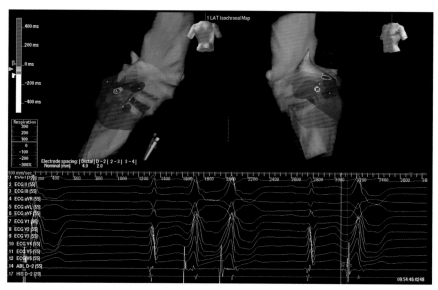

图 11-27　Ensite 三维激动标测激动扩布图

激动从 AMC 起源处先沿着主动脉根部及二尖瓣交界处向主动脉及左心室基底部扩布，随后通过室间隔到达右心室
流出道。图中白色区域激动最早，紫色区域激动最晚。左图为后前位（PA），右图为右前斜 30°（RAO30°）

单根导管逐点标测的电极数量有限，且其为非同步标测，空间分辨率有限，增加操作时间。为了更好获取空间采样数据，提高标测效率，64 极网篮标测导管，多电极球囊阵列导管，高密度标测导管和 20 极标测导管等进行室速的标测。相比单根标测电极，网篮电极可以实现更大范围的同步标测，有助于迅速确定室速的起源部，特别是对心律失常发作不频繁或发作较少的患者。其次，网篮电极可以减少操作及透视时间。由于网篮电极的内部曲线构型和电极间距，加之心室几何构型的不规则，限制了其空间采样的分辨率，因此，其临床应用非常有限。

（二）起搏标测

起搏标测通常作为激动标测的补充，适用于无心动过速发作或室早发作次数较少者，通过起搏可以确定 VAs 的起源位点。但 RVOT 起源的 VAs，起搏标测有较高的成功率。需注意，起搏频率需与室速频率相同。

起搏标测通常采用双极起搏。单极起搏理论上仅夺获局部心肌，但单极起搏的负极为系统参考电极，起搏图形的干扰较大；而双极起搏虽夺获远端电极对之间的心肌，但是极间距仅为 2mm、干扰小，可视为局部起搏，所以临床上多采用，2 倍舒张期阈值电压输出，> 5mA 的输出由于可以较大范围夺获心肌不宜采用。通常采用最低的起搏阈值，以免引起远场激动或阳极夺获。

起搏标测有效靶点的确认：通常要求起搏标测 12 导联心电图与自发 VAs 的 12 导联 QRS 波群完全匹配（包括振幅、切迹、胸前导联移行及 T 波形态均完全相同）处为理想靶点，有时 11 个导联的匹配也能成功消融。

需要注意的是，起搏标测匹配处不一定是有效靶点。因为发现在有效靶点周围 1.5 ～ 2cm 范围起搏时都能记录到与临床 VAs 相匹配的起搏心电图，但有效靶点只有一个。原因之一可能是双极起搏时，远端电极对可以产生较大范围的夺获有关。另外，有作者发现有效消融靶点在主动脉窦的室速，RVOT 起搏时也可以获得与临床室速完全匹配的起搏心电图，推测左、右心室流出道之间存在优势传导通路、室速出口在右心室流出道有关。

由于心室肌延伸至主动脉窦内肌束较少，因此，主动脉窦内起源的 VAs，起搏标测难以夺获局部的心室肌，起搏可能夺获远场的右心室或左心室心肌，从而无法获取与自发 VAs 形态类似的起搏心电图。在这种情况下，起搏标测容易导致 VAs 起源点误判，从而导致消融失败。此时，激动标测有助于确定最佳的消融靶点。

（三）三维激动标测

传统标测方法为 X 线指导下的二维显示，难以准确确定标测消融导管在心腔内的确切位置，常难以避免无效消融。为了弥补传统标测方法的不足，三维标测系统问世并应用于临床。应用于临床的三维标测系统主要有 CARTO 和 EnSite 两种。前者为接触性电解剖标测系统,通过专用标测消融导管与心内膜的接触,多点采样后重建心腔三维解剖构形。其独有的 CARTO-Merge 模块还可以实现 CARTO 图与三维 CT 和 MRI 的影像融合,使三维重建更加精细而直观。Ensite 系统包含接触标测和非接触标测。与 CARTO 不同,Ensite 的接触标测是通过连续取点重建心腔,而非接触标测通过将特定球囊放置于心腔后实现三维重建。上述系统除了能重建心腔三维解剖、实现三维定位及导航,还可以行激动标测。接触性标测系统只能用于节律规整且持续的心动过速的激动标测,而非接触多电极阵列技术即 Ensite 标测系统,通过标测导管在心腔内的移动,64 极电极阵列可同时记录 3000 个虚拟电极电图,一次激动就可以显示心律失常的除极顺序,对非持续性、难以诱发以及血流动力学不稳定的 VA 能够迅速确定其激动顺序和起源部位。但对多电极阵列 4cm 以外的范围,其标测的精确性下降,因此慎用于心室扩大的病例。

三维重建可以在窦性心律或 VAs 发作时进行,窦性心律时重建的三维心腔结构仅能用于三维导航,VAs 发作时重建的心腔结构不但能用于三维导航,而且可以实现激动标测、确定最早激动点。如果术前完成了心脏三维 CT 及 MRI 检查,可以实现三维重建图与三维 CT 或 MRI 图形的融合,使三维重建更加精细而直观。三维重建的要点是:准确显示心腔内的关键结构,均匀取点或采用快速建模功能(FAM),勾勒出需消融心腔的轮廓与形状。RVOT 三维重建需显示的关键结构包括三尖瓣环、希氏束、肺动脉瓣环,并通过不同颜色的点进行解剖标记;取点范围应涵盖右心室心尖部、RVOT 四壁、右心室游离壁及右心室流入道。主动脉窦三维重建需现实的关键结构包括 LCC、RCC、NCC,取点范围需涵盖整个主动脉根部及升主动脉起始部,结合冠状动脉造影对左、右冠状动脉开口进行解剖标记。LVOT 三维重建需显示的关键结构包括二尖瓣环、希氏束、主动脉瓣环,取点范围涵盖 LVOT 四壁、左心室流入道、左心室心尖部和左心室游离壁。三维重建心腔解剖壳时导管操作应轻柔,尽量与心内膜自然贴靠,避免导管张力过高,确保重建解剖壳的准确性。

右心室重建可由肺动脉瓣环开始,先放置标测消融导管于肺动脉内(电位消失),然后缓缓回撤进入 RVOT(右心室电位出现及跨过肺动脉瓣的跳动),导管远端适当弯曲沿瓣下四壁旋转重建肺动脉瓣环及瓣下流出道四壁,然后依次重建右心室心尖部及右心室流入道。三尖瓣环及希氏束的重建在 LAO45° 指导下进行。三维重建过程中,三维解剖的显示体位通常为 RAO 30° 及 LAO45°,结合这两种体位可以实时显示标测消融导管的空间位置(前后、左右及上下)。

主动脉根部标测通过逆行主动脉途径,首先将消融标测导管于 RAO30° 顺主动脉壁放置于主动脉根部最低处即 NCC(可记录到大 A 波或大 A 波小 V 波),其次结合 LAO45°,将导管远端适当弯曲,通过旋转导管沿主动脉根部四壁依次构建 LCC(LCC 前壁大 V 波,LCC 后壁大 A 波)和 RCC(小而碎的 A 波,大 V 波)。

左心室重建可由 LVOT 开始,结合 X 线影像,将标测消融导管远端适当弯曲,通过旋转导管构建左心室基底部、二尖瓣环(小 A 波、大 V 波)、主动脉瓣环(左心室电位明显增大及跨过主动脉瓣的跳动)、然后依次构建左心室心尖部和左心室流入道。构建主动脉瓣环、二尖瓣环及希氏束的重建在 LAO45° 指导下进行。

准确三维重建为后续操作的重要基础,因为标测和消融都可以通过三维重建图的导航进行。起搏标测时,可以将每一起搏点在三维解剖图上标记,避免重复标记;最佳起搏标测点特别标记以指导消融。激动标测时,多选择体表心电图 QRS 波群最早起点为参考点,由于标测时腔内心电图的走纸速度,导致 QRS 波群最早起点处测量容易产生误差,此时,以心律失常发作时 QRS 波群类本位曲折转折最明显处,如 QRS 波群的最高点或最低点为参考点,由此产生的测量误差最小,能够获得较好的标测结果。三维标测系统都通过颜色渲染(红色激动最早,紫色激动最晚)来显示最早激动。如果采用接触性标测系统,受采点密度的限制,需要在激动标测所显示的最早激动点周围做进一步的精细标测,以寻找最佳靶点。非接触标测系统为高密度标测,所示最早激动点多为靶点所在位置;不过受重建时解剖伪腔的影响,标测结果不一定与实际激动顺序完全一致,因此,进一步精细标测也是需要的。

根据三维标测结果指导消融，每一消融点在三维解剖上标记，以避免重复消融。应尽量选择最佳靶点消融，但实际工作中很难一次消融成功，试消融也是寻找最佳靶点的过程。采用三维标测系统不仅能实时导航消融过程，而且可以清楚展示消融部位及范围，误差较小。

三维标测系统指导下 VAs 的消融可以明显减少射线剂量及无效消融，目前已部分取代传统二维标测手段。

二、特发性流出道室性心律失常的消融

射频消融是治疗流出道 VAs 安全可靠的方法，对药物治疗无效有症状的患者可以作为一线治疗方法。对计划进行消融的患者，体表心电图有助于判断起源部位。异丙肾上腺素和猝发刺激有助于诱发 VAs。

临床研究表明，流出道 VAs 的标测最好在 VAs 可以诱发或者持续的状态下进行，Bogun 等采用三维电解剖标测对自发性 VAs 的起源部位以最终的成功消融靶点为准，进行激动标测和起搏标测对比发现，最佳的起搏标测位点较最早的激动标测位点范围要广，通过 10ms 等电势图对比发现，激动标测的范围是（1.2±0.7）cm²（0.4～3.5cm²），而起搏标测的范围是（1.8±0.6）cm²（1.0～2.8cm²）。由此可见，起搏标测的空间分辨率要劣于激动标测，大约有 20% 的病例，起搏标测无法准确判断 VAs 的起源部位。其次，对于 VAs 发作者，消融有效的指标是 VAs 终止或不被诱发，术中容易判断消融效果。因此，对于术中不能诱发的 VAs 患者，仅采用起搏标测的方法寻找靶点消融是不可取的。

三维激动标测确定最早激动范围后，在最早激动的区域中心，采用起搏标测有助于识别最佳的消融靶点，而在激动标测最早范围的中心区域消融也是可选择的方式，上述消融方法均可达到治疗的目的。在右心室的某些区域，由于循环血流引起消融导管头端热量损失较慢，较低的消融功率即可导致导管头端温度快速上升，此时需调整消融的靶点位置。标准的 4mm 消融导管对大多数病例有效，放电消融过程中 10 秒内 VAs 终止，室速加速并逐渐减慢或突然终止，是消融有效的标志。窦性心律时，

在确定的 VAs 靶点区域消融，可产生与自身心动过速 QRS 形态类似的心动过速，也是消融有效的标志。

RVOT 起源 VAs 消融时，最好在 VAs 频繁发作时消融，有助于判断消融效果，提高即刻以远期的成功率。普通温控消融时，功率设置为 30～50W，温度一般不超过 55℃，在放电 10 秒内出现室速加速或室早消失时，是放电有效的标志，可继续放电 30～60s，但一次放电时间不超过 60 秒，如放电消融后 10 秒后，VAs 未见减少或消失，应立即停止放电，重新标测靶点。冷盐水灌注消融时，功率一般设置为 30～35W，温度一般不超过 45℃，一次放电时间不超过 60s。消融终点是室早消失，室速终止，经程序刺激及药物诱发试验阴性。

消融过程中需注意以下情况：避免长时间高功率放电，以免发生心脏穿孔。导管操作轻柔，避免损伤右束支造成完全 RBBB。游离壁消融时，注意避免造成心脏穿孔；间隔面消融时，注意避免损伤冠状动脉；流出道低位消融时，注意避免损伤 His 束。部分 RVOT 或肺动脉起源 VAs 有多个出口或多个起源的特点，当一种形态的 VA 消融成功后，会再次出现另一种形态的 VAs，应仔细标测，逐个进行消融，直至所有形态的 VAs 均消失且不能被再次诱发。

临床上对下壁导联 R 波高尖，胸导联移行较早，在 RVOT 消融无效时，应考虑该 VAs 起源于肺动脉干，此时需将导管送入肺动脉内进行消融。由于心肌纤维延伸至肺动脉内较少，起搏标测常难以获得较好的标测靶点。因此，肺动脉内消融应以激动标测为主，起搏标测为辅，进行起搏标测时，常常需要比较高的起搏输出阈值。由于此处组织比较薄弱，应采用较低的消融功率和温度。

主动脉窦内的标测及消融有以下特点：①激动标测为主。主动脉窦内起搏通常不易夺获心室或起搏阈值较高，尤其是合并有主动脉根部钙化时（老年患者）；同时左、右主动脉窦分别与左、右心耳关系密切，窦内起搏时容易产生心房夺获，所以起搏标测相对较少采用。激动标测时，需在主动脉窦内寻找最早激动点。②冠状动脉狭窄的风险。由于 VAs 起源点通常位于距冠状动脉开口 8～15mm 的范围，消融时有导致冠状动脉狭窄的风险，所以避开冠状动脉消融是操作中始终要注意的。

如果确定 VAs 起源于主动脉窦，消融前先行主动脉根部造影显示左、右冠状动脉开口，判断消融

靶点与冠状动脉开口的关系。也可以在造影后经桡动脉或另一侧股动脉放置 5F 造影导管于冠状动脉开口内，便于术中持续标记冠状动脉开口的位置。消融后再次行冠状动脉造影以明确是否有冠状动脉损伤。NCC 消融时，应仔细标测，是否可记录到希氏束电位，避免损伤希氏束。LCC 内起源的 VA 消融时，应小心操作消融导管，避免进入左冠状动脉内，常需行冠状动脉造影，明确冠状动脉开口，避免消融时损伤左冠状动脉。消融过程中需密切观察心电图及 X 线影响，如发现导管移位，应立即停止放电，重新调整消融导管位置。通过将心腔内超声（ICE）置于主动脉根部，可以实时显示左、右冠状动脉开口，并可以指导消融，避免冠状动脉损伤。

主动脉窦内消融时，应低功率开始（15W），采用滴定法，逐步（5W）增加功率，温度一般控制在 50℃，最高功率不超过 30W，一次放电时间不超过 60 秒。因为窦内血流缓慢，温度极易升高。为避免这种情况可以采用冷盐水灌注导管。采用冷盐水消融时，功率在 30 ～ 35W，温度不超过 50℃，盐水流速 17ml/min，一次放电时间不超过 60 秒，如放电 10 秒内室室早未消失或减少，室速未终止，说明消融无效，需重新标测消融靶点。安全起见，消融靶点应至少离开冠状动脉 ≥ 5mm。需注意的是，VAs 起源部位距左冠状动脉主干或开口 ≤ 5mm 时，因消融可导致冠状动脉损伤风险，此时，不应进行消融。

在心大静脉消融时，由于心大静脉空间狭小，普通温控消融导管消融时，容易导致低功率时温度快速上升，热量无法散失，消融导管阻抗迅速上升，从而无法放电达到消融目的。此时，多采用冷盐水灌注消融，消融功率 20 ～ 25W，温度 20 ～ 30℃，盐水流流速 20 ～ 25ml/min，一次放电时间不超过 30 秒，如放电无效需重新标测消融靶点。

少数病例，心内膜反复消融无效时，需考虑来源于心外膜时，冷盐水灌注导管消融有效，如仍然无效，则需要考虑从心外膜途径进行消融。心外膜消融的方法可直接穿心包进行或于邻近的血管如心大静脉内进行。

三、成功率及安全性评价

在有经验的电生理中心，RVOT 起源的特发性室速导管消融成功率在 90% 左右。导致消融失败的因素有：术中室速不被诱发或者发作较少，局部标测较大面积激动较早，导管不易固定或贴靠难度大，起源部位特殊（心外膜），起源位置邻近重要结构（希氏束或冠状血管）。诸因素中，VAs 不被诱发是导致消融失败的主要因素。为避免这种情况，术前需停用抗心律失常药物至少 5 个半衰期或更长，谨慎选择镇静剂，术中静脉应用肾上腺素类药物提高 VAs 的诱发率。如果室速呈非连续发作及早搏样发作，可以采用起搏标测及 EnSite3000 球囊施行非接触标测。为寻找理想靶点图，可结合采用激动标测及起搏标测方法，其中单极激动标测有助于确定理想靶点。由于导管走行的原因，RVOT 消融时导管贴靠难度较大，RVOT 瓣下消融时导管不易固定，此时需耐心操作及选择易于操作的标测消融导管。反复 RVOT 消融不成功时，应考虑 VAs 起源于 LVOT，如果左、右心室流出道消融均不能成功，应仔细分析心电图确认是否为心外膜起源。对于怀疑邻近冠状血管的室速，应行血管造影或采用冷冻消融，以避免导致血管狭窄。而邻近希氏束的室速，需充分标测确定最大希氏束电位所在位置，消融部位最好距离希氏束 5mm 以上，如有可能选择冷冻导管消融。

四、小 结

特发性流出道 VAs 患者一般无器质性心脏异常，VAs 发病多为局灶机制，预后较好。多数 VAs 能根据心动过速时体表心电图予以诊断，并确定 VAs 起源部位。经导管消融由于成功率高、并发症少，为特发性 VAs 的有效治疗方法，可以作为流出道特发性 VAs 的一线治疗手段。

（周贤惠　周祁娜　汤宝鹏）

参 考 文 献

Aiba T，Shimizu W，Taguchi A，et al. 2001. Clinical usefulness of a multielectrode basket catheter for idiopathic ventricular tachycardia originating from right ventricular outflow tract. J Cardiovasc Electrophysiol，12：511-517.

Alasady M，Singleton CB，McGavigan AD.2009. Left ventricular outflow tract ventricular tachycardia originating from the noncoronary cusp：electrocardiographic and electrophysiological characterization and radiofrequency ablation. J Cardiovasc Electrophysiol，20（11）：1287-1290.

Anderson RH. 2000. Clinical anatomy of the aortic root. Heart, 84: 670-673.

Azegami K, Wilber DJ, Arruda M, et al. 2005. Spatial resolution of pacemapping and activation mapping in patients with idiopathic right ventricular outflow tract tachycardia. J Cardiovasc Electrophysiol, 16: 823-829.

Bala R, Garcia FC, Hutchinson MD, et al.2010. Electrocardiographic and electrophysiologic features of ventricular arrhythmias originating from the right/left coronary cusp commissure. Heart Rhythm, 7: 312-322.

Bogun F, Taj M, Ting M, et al.2008. Spatial resolution of pace mapping of idiopathic ventricular tachycardia/ectopy originating in the right ventricular outflow tract. Heart Rhythm, 5: 339-344.

Bunch TJ, Day JD. 2006.Right meets left: a common mechanism underlying right and left ventricular outflow tract tachycardias. J Cardiovasc Electrophysio, 117: 1059-1061.

Callans DJ, Menz V, Schwartzman D, et al. 1997. Repetitive monomorphic tachycardia from the left ventricular outflow tract: Electrocardiographic patterns consistent with a left ventricular site of origin. J Am Coll Cardiol, 29: 1023-1027.

Coggins DL, Lee RJ, Sweeney J, et al.1994. Radiofrequency catheter ablation as a cure for idiopathic tachycardia of both left and right ventricular origin. J Am Coll Cardiol, 23: 1333-1341.

Daniels DV, Lu YY, Morton JB, et al.2006. Idiopathic epicardial left ventricular tachycardia originating remote from the sinus of Valsalva: Electrophysiological characteristics, catheter ablation, and identification from the 12-lead electrocardiogram. Circulation, 113: 1659-1666.

de Bakker JMT, Hauer RNW, Simmers TA. 1995. Activation mapping: Unipolar versus bipolar recording. In: Zipes DP, Jalife J, eds. Cardiac Electrophysiology. From Cell to Bedside. 2nd edition. Philadelphia: W.B.Saunders, p. 68.

De Ponti R, Ho SY. 2008. Mapping of right ventricular outflow tract tachycardia/ ectopies: Activation mapping versus pace mapping. Heart Rhythm, 5: 345-347.

Delacretaz E, Soejima K, Gottipaty VK, et al.2001. Single catheter determination of local electrogram prematurity using simultaneous unipolar and bipolar recordings to replace the surface ECG as a timing reference. Pacing Clin Electrophysiol, 24: 441-449.

Dixit S, Gerstenfeld EP, Callans DJ, et al. 2003. Electrocardiographic patterns of superior right ventricular outflow tract tachycardias: distinguishing septal and free-wall sites of origin. J Cardiovasc Electrophysiol, 14 (1): 1-7.

Dixit S, Gerstenfeld EP, Lin D, et al. 2005. Identification of distinct electrocardiographic patterns from the basal left ventricle: Distinguishing medial and lateral sites of origin in patients with idiopathic ventricular tachycardia. Heart Rhythm, 2: 485-491.

Dixit S, Lin D, Marchlinski FE. 2006. Ablation of ventricular outflow tract tachycardias. In Huang Stephen SK, Wood MA eds. Catheter ablation of cardiac arrhythmia, 1st ed. Philadelphia: W.B Saunders, 473-490.

Farzaneh Far A, Lerman BB.2005. Idiopathic ventricular outflow tract tachycardia. Heart, 91: 136-138.

Gami AS, Noheria A, Lachman N, et al. 2011. Anatomical correlates relevant to ablation above the semilunar valves for the cardiac electrophysiologist: A study of 603 hearts. J Interv Card Electrophysiol, 30: 5-15.

Hachiya H, Aonuma K, Yamauchi Y, et al. 2000. Electrocardiographic characteristics of left ventricular outflow tract tachycardia. Pacing Clin Electrophysiol, 23: 1930-1934.

Hachiya H, Aonuma K, Yamauchi Y, et al. 2002. How to diagnose, locate, and ablate coronary cusp ventricular tachycardia. J Cardiovasc Electrophysiol, 13: 551-556.

Ito S, Tada H, Naito S, et al. 2003. Development and validation of an ECG algorithm for identifying the optimal ablation site for idiopathic ventricular outflow tract tachycardia. J Cardiovasc Electrophysiol, 14: 1280-1286.

Josephson ME, Waxman HL, Cain ME, et al. 1982. Ventricular activation during ventricular endocardial pacing. II. Role of pace-mapping to localize origin of ventricular tachycardia. Am J Cardiol, 50: 11-22.

Joshi S, Wilber DJ. 2005.Ablation of idiopathic right ventricular outflow tract tachycardia: current perspectives. J Cardiovasc Electrophysiol, 16: Suppl 1: S52-58.

Kadish AH, Schmaltz S, Morady F, et al. 1991. A comparison of QRS complexes resulting from unipolar and bipolar pacing: Implications for pace-mapping. PACE, 14: 823-832.

Kamakura S, Shimizu W, Matsuo K, et al. 1998. Localization of optimal ablation site of idiopathic ventricular tachycardia from right and left ventricular outflow tract by body surface ECG.Circulation, 98: 1525-1533.

Kanagaratnam L, Tomassoni G, Schweikert R, et al. 2001. Ventricular tachycardias arising from the aortic sinus of valsalva: an under-recognized variant of left outflow tract ventricular tachycardia. J Am Coll Cardiol, 37: 1408-1414.

Man KC, Daoud EG, Knight BP, et al. 1997. Accuracy of the unipolar electrogram for identification of the site of origin of ventricular activation. J Cardiovasc Electrophysiol, 8: 974-979.

McAlpine WA.1975. Heart and Coronary Arteries: An Anatomical Atlas for Clinical Diagnosis, Radiological Investigation, and Surgical Treatment. Berlin; New York: Springer-Verlag, xvi, 224.

Miller JM, Pezeshkian NG, Yadav AV. 2006. Catheter mapping and ablation of right ventricular outflow tract ventricular tachycardia. J Cardiovasc Electrophysiol, 17: 800-802.

Mountantonakis SE, Frankel DS, Tschabrunn CM, et al. 2015.Ventricular arrhythmias from the coronary venous system: Prevalence, mapping, and ablation. Heart Rhythm, 12 (6): 1145-1153.

Noda T, Shimizu W, Taguchi A, et al. 2005. Malignant entity of idiopathic ventricular fibrillation and polymorphic ventricular tachycardia initiated by premature extrasystoles originating from the right ventricular outflow tract. J Am Coll Cardiol, 46: 1288-1294.

Ouyang F, Fotuhi P, Ho SY, et al.2002. Repetitive monomorphic ventricular tachycardia originating from the aortic sinus cusp: electrocardiographic characterization for guiding catheter ablation. J Am Coll Cardiol, 39: 500-508.

Ouyang F, Mathew S, Wu S, et al. 2014. Ventricular arrhythmias arising from the left ventricular outflow tract below the aortic sinus cusps: mapping and catheter ablation via transseptal approach and electrocardiographic characteristics. Circ Arrhythm Electrophysiol, 7 (3): 445-455.

Schilling RJ, Peters NS, Davies DW. 1998. Simultaneous endocardial mapping in the human left ventricle using a noncontact catheter: Comparison of contact and reconstructed electrograms during sinus rhythm.Circulation, 98: 887-898.

Schweikert RA, Saliba WI, Tomassoni G, et al. 2003. Percutaneous pericardial instrumentation for endo-epicardial mapping of previously failed ablations.Circulation, 108: 1329-1335.

Sekiguchi Y, Aonuma K, Takahashi A, et al.2005. Electrocardiographic and electrophysiologic characteristics of ventricular tachycardia originating within the pulmonary artery. J Am Coll Cardiol, 45: 887-895.

Shimizu W. 2009. Arrhythmias originating from the right ventricular outflow tract: how to distinguish "malignant" from "benign"? Heart Rhythm, 6:

1507-1511.

Sivagangabalan G，Pouliopoulos J，Huang K，et al. 2008. Comparison of electroanatomic contact and noncontact mapping of ventricular scar in a postinfarct ovine model with intramural needle electrode recording and histological validation. Circ Arrhythmia Electrophysiol，1：363-369.

Sutton JP，Ho SY，Anderson RH. 1995. The forgotten interleaflet triangles：a review of the surgical anatomy of the aortic valve. Ann Thorac Surg，59：419-427.

Tada H，Ito S，Naito S，et al. 2005. Idiopathic ventricular arrhythmia arising from the mitral annulus：A distinct subgroup of idiopathic ventricular arrhythmias. J Am Coll Cardiol，45：877-886.

Tada H，Nogami A，Naito S，et al.2001. Left ventricular epicardial outflow tract tachycardia：a new distinct subgroup of outflow tract tachycardia. Jpn Circ J，65：723-730.

Tada H，Tadokoro K，Miyaji K，et al. 2008. Idiopathic ventricular arrhythmias arising from the pulmonary artery：Prevalence，characteristics，and topography of the arrhythmia origin. Heart Rhythm，5：419-426.

Tanner H，Hindricks G，Schirdewahn P，et al.2005. Outflow Tract Tachycardia With R/S Transition in Lead V3 Six Different Anatomic Approaches for Successful Ablation. J Am Coll Cardiol，45：418-423.

Thiagalingam A，Wallace EM，Campbell CR，et al.2004. Value of noncontact mapping for identifying left ventricular scar in an ovinemodel. Circulation，110：3175-3180.

Timmermans C，Rodriguez LM，Crijns HJ，et al.2003. Idiopathic left bundle-branch block-shaped ventricular tachycardia may originate above the pulmonary valve. Circulation，108：1960-1967.

Vaidya V，Syed F，Desimone C，et al. 2013. Outflow tract ventricular tachycardia mapped to the coronary arteries：anatomical correlates and management strategies. J Cardiovasc Electrophysiol，24（12）：1416-1422.

Viskin S，Rosso R，Rogowski O，et al.2005.The "shortcoupled" variant of right ventricular outflow ventricular tachycardia：a not-so-benign form of benign ventricular tachycardia? J Cardiovasc Electrophysiol，16：912-916.

Yamada T，McElderry HT，Doppalapudi H，et al.2008. Idiopathic ventricular arrhythmias originating from the aortic root prevalence，electrocardiographic and electrophysiologic characteristics，and results of radiofrequency catheter ablation. J Am Coll Cardiol，52：139-147.

Yamada T，Murakami Y，Yoshida N，et al.2007. Preferential conduction across the ventricular outflow septum in ventricular arrhythmias originating from the aortic sinus cusp. J Am Coll Cardiol，50：884-891.

Yamauchi Y，Aonuma K，Takahashi A，et al.2005. Electrocardiographic characteristics of repetitive monomorphic right ventricular tachycardia originating near the His-bundle. J Cardiovasc Electrophysiol，16：1041-1048.

第十二章
流入道室性心律失常的导管消融

第一节　流入道室性心律失常的解剖基础

流入道室性心律失常为临床相对少见的室性心律失常。然而，心室流入道某些部位心律失常的导管射频消融风险高且操作困难，如行希氏束旁室性心律失常消融时，因距希氏束较近，容易导致完全性房室传导阻滞；另一方面，该处消融导管不容易贴靠稳定，消融难度大。因此，熟悉心室流入道及其毗邻结构的解剖关系，对提高导管射频消融的安全性及有效性至关重要。本章节即分别对左、右心室流入道的解剖特点及其与导管射频消融的关系做一简述。

一、右心室流入道的解剖特点

正常情况下，右心室紧邻胸骨左缘第4、5肋软骨后面，为心脏最靠前的心腔，从前面观近似一个三角形。右心室大体上可分为三部分：右心室流入道、右心室心尖部及右心室流出道；然而，各部分之间实际上并无明显分界线（图12-1）。

右心室流入道又称固有心腔，由右心房室口延伸至近右心室心尖部乳头肌附着处。三尖瓣瓣环、瓣膜、腱索及乳头肌在功能上为一整体，即所谓三尖瓣复合体，在右心室收缩时有防止血液从心室逆流回右心房的作用。三尖瓣瓣环为致密结缔组织，位于右心房室口，呈卵圆形。然而，三尖瓣环极少能形成一个完整的胶原纤维环，右心房室口游离壁心外膜侧房室沟内的心房肌及心室肌几乎均由脂肪组织所分隔，这或许为右侧旁路存在的解剖基础之一。三尖瓣瓣环上附着三片近似于三角形的帆状纤维瓣膜，即三尖瓣。三尖瓣底部附着于纤维瓣环，游离缘及心室面则借腱索连于乳头肌，但因三尖瓣环多不完整，故部分瓣叶底部直接附着于右心室壁。三尖瓣分为隔侧瓣、前上瓣（亦称前瓣）及下瓣（亦

称后瓣）。其中，前上瓣垂于心室漏斗部，将右心室位于后下部的流入道与前上部的流出道隔开。隔侧瓣底部附着于纤维瓣环并横穿膜部间隔，将其分为房室膜部间隔及心室膜部间隔。房室结即由右心房Koch三角顶部穿过此房室膜部间隔处至心室侧移行为希氏束，术中导管操作及消融应避免损伤房室传导束。值一提的是，三尖瓣隔侧瓣腱索多直接锚定于右侧室间隔上的小乳状凸起，是为其区别于二尖瓣的一大特征，在完全性大动脉转位等先天性心脏畸形中对确定左、右心室有重要意义（图12-1）。

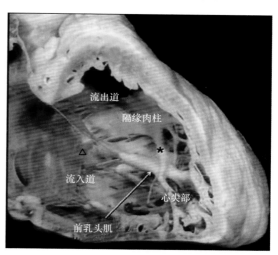

图 12-1　右心室

右心室大致可分为流入道（inlet）、心尖部（apical）及流出道（outlet），三尖瓣隔侧瓣腱索直接连于室间隔为其一大特点（△处）。节制索（＊）将隔缘肉柱（SMT=septomarginal trabeculation）与右心室游离壁相连，途中发出前乳头肌（引自 Ho sr, Ernst S. 2012. Ventricles and Malformations. Anatomy for Cardiac Electrophysiologists）

左心室乳头肌分为三群：分别为内侧乳头肌群、前乳头肌群及下乳头肌群。内侧乳头肌群位于右侧室间隔中上部，乳头肌通常较小且数目较多，但通常有一个较大的乳头肌，称圆锥乳头肌，其上的腱索多连至三尖瓣隔侧瓣及前上瓣的相邻游离缘。值得一提的是，圆锥乳头肌根部处是右束支移行至心内膜的标志：右束支自希氏束发出后一直行走在室

间隔肌内，其外由纤维鞘包裹，而正是在圆锥乳头肌根部处移行至心内膜下，然后再继续沿隔缘肉柱一直下行并开始发出分支，其中一个分支经穿行于节制索至右心室游离壁。所谓节制索，为一桥状肌束，其一端连于右室隔侧面的隔缘肉柱体部，另一端连于右心室游离壁，有限制右心室过度扩张的作用，并构成右心室流入道的下界。节制索中途发出一粗大乳头肌，为前乳头肌群主要乳头肌，该乳头肌腱索连至三尖瓣前上瓣及下瓣的相邻缘（图12-1）。下乳头肌通常有2～3个，位于下壁，发出腱索连于三尖瓣隔侧瓣及下瓣的相邻缘。最后值得一提的是，右心房室口游离壁心外膜侧的右心房室沟往往有右冠状动脉行走于其内。

二、左心室流入道的解剖特点

左心室位于右心室左后下方，从前面观近似圆锥形，且左心室流出道与左心室流入道呈部分重叠状，与主动脉瓣环位于心脏中央位置致使左心室流出道嵌入二尖瓣与室间隔之间有关。与右心室相似，左心室大体上可分为三部分：左心室流入道、左心室心尖部及左心室流出道；同样，左心室各部分之间实际上并无明显分界线（图12-2）。

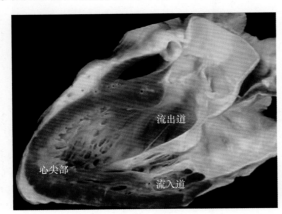

图 12-2 左心室

左心室大致可分为流入道（inlet）、心尖部（apical）及流出道（outlet）（引自 Ho SY，Ernst S. 2012. Ventricles and Malformations. Anatomy for Cardiac Electrophysiologists）

左心室流入道又称为左心室窦部，所覆盖区域与右心室流入道相似，即由左房室口延伸至左室乳头肌附着处。顾名思义，二尖瓣环共发出两片瓣叶，传统上分别命名为前瓣及后瓣。瓣叶相互融合处称为联合（commissure）。但近年来，随着心脏

CT等相关影像学成像技术的发展，学者们发现，实际上两片二尖瓣叶开放时，其开口平面所在轴线与身体解剖纵轴线并非平行而呈斜行相交，故严格来讲，应分别称为前上瓣及后下瓣，亦可分别称为主动脉瓣叶及壁瓣叶。主动脉瓣叶较小，位于左心房室口及主动脉口之间，可视为左心室流出道及流入道的分界线，其基底附着部仅占二尖瓣环周长的1/3，瓣叶近似于梯形状。该瓣叶基底部大部分横跨心脏左、右纤维三角，并通过纤维组织与主动脉瓣环（大致对应于无冠状窦瓣叶、无冠状窦-左冠状窦交界及左冠状窦瓣叶区域）直接相连，这些连接的纤维组织被称为主动脉-二尖瓣延续（aortomitral continuity，AMC），因之形态呈幕僚状，又被称为主动脉-二尖瓣幕帘（aortomitral curtain）（图12-3）。虽然AMC为纤维组织，但临床上却发现有少数室性心律失常可起源于该区域，具体原因未完全清楚。既往有研究显示，AMC区域内有些细胞在电生理特性方面与房室结细胞颇为相似，据此有学者认为，这些细胞可能是胚胎时期心脏传导系统发育过程中退化不全的残留物，并可能与后天该处发生室性心律失常相关。二尖瓣的壁瓣叶较大，其基

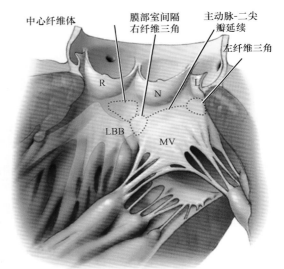

图 12-3 右室流入及流出道解剖主动脉-二尖瓣延续（aortomitral continuity，AMC）为位于左、右纤维三角（L/R fibrous trigone），连接二尖瓣（MV）及主动脉环（N/N-L/L）的纤维组织。

R、N、L分别为右、无、左冠窦；LBB：左束支 [引自 Hai J J, Lachman N, Syed F F, et al. 2004. The anatomic basis for ventricular arrhythmia in the normal heart: what the student of anatomy needs to know. Clin Anat, 27(6): 885-893]

底附着部占至二尖瓣环周长的 2/3，瓣叶本身近似长方形。此外，二尖瓣瓣叶上通常有皱褶状小裂隙，其中又以壁瓣叶尤为明显，这些小裂隙自瓣叶游离缘向基底部呈纵深走向（但并不达基底部瓣环附着处），将瓣叶分为不同的扇区，其作用是使瓣叶关闭时对合能更紧密，二尖瓣脱垂时常可见至少 2 个相邻扇区对合不好，以壁瓣叶更常见。

二尖瓣瓣叶借腱索附着于乳头肌上，部分腱索发自乳头肌并附着于瓣叶游离缘或心室侧的粗糙区域；另外一些腱索则可直接发自心室壁，如基底部腱索。位于两瓣叶联合区域的腱索分别将瓣叶连接至其邻近的乳头肌尖端处，而连于瓣叶游离缘的腱索则相应连接于各自较小的乳头肌副头。支持壁瓣叶各扇区交界处的腱索常呈扇形附着在一个较大的乳头肌副头上，它们与上述两瓣叶联合区域处的腱索颇为相似。此外，连于瓣叶心室面粗糙区域的腱索中通常有两根或数根从各自的乳头肌发出，附着于二尖瓣的主动脉瓣叶下面，这些腱索较为突出，被称为柱状腱索。基底部腱索两端则分别连于瓣叶心室面近基底处及心室壁游离壁的小乳头肌顶端。支持二尖瓣瓣叶的乳头肌通常分为两组，传统上分别命名为前乳头肌组及后乳头肌组。然而，如前所述，因为二尖瓣叶开放时，其开放平面所在轴线与身体解剖纵轴线呈斜行相交，故这两组乳头肌确切上应为前下及后上的关系，故分别称为前下乳头肌组及后上乳头肌组。其中，前者起源邻近左侧室间隔下部，后者则起源于左心室后壁，两者在心尖与左心室游离壁近中 1/3 交界处相互靠近。值得注意的是，左心室没有乳头肌直接发自室间隔，这与右心室形成鲜明对比。

二尖瓣与周围心脏结构关系密切。其中，邻近右纤维三角及中心纤维体的二尖瓣开口区域（心室侧）有房室结及希氏束穿支通过，导管操作应注意避免损伤这些房室传导束。冠状动脉系统方面，冠状动脉回旋支与冠状窦在左心房室沟内分别自下向左及自下向右包绕二尖瓣的壁瓣叶。尤其在左冠状动脉优势型的患者，因其房室结动脉多发自回旋支，故整个瓣叶基底部均由回旋支及房室结动脉所包绕。

第二节　流入道心律失常的心电图特征

常见流入道心律失常包括起源于左心室及右心室流入道的心律失常，包括二尖瓣环及三尖瓣环周边（二、三尖瓣环，希氏来旁及靠近二、三尖瓣瓣环部位），间隔区域及乳头肌部位的室性早搏或室性心律失常。目前的临床研究显示起源于上述部位的心律失常并非少见，文献报道起源于心室乳头肌的室速并非罕见，起源于左/右心室乳头肌的室速占左/右心室特发性室速的 11.9% 和 4.7%。

一、三尖瓣环附近起源室性心律失常心电图特征

三尖瓣环附近起源室性心律失常包括起源于三尖瓣环，希氏束旁及三尖瓣环近心室侧的室性心律失常。Tada 等研究发现在其连续入选的 454 例室性心律失常患者中，38 例（8%）起源于三尖瓣环附近，所有心律失常皆表现为左束支阻滞图形，I 导联 QRS 波群皆为正向，无负向成分，V_5、V_6 导联也为正向 QRS 波群，其中 10 例起源于瓣环游离壁，28 例起源于瓣环间隔侧。较之间隔侧，瓣环游离壁附近起源的室性心律失常有更宽的 QRS 波（时限更长），$V_1 \sim V_3$ 导联有更深的 S 波，QRS 波存在更多的切迹，胸前导联移行更晚（$\geqslant V_3$）（心电图特征详见图 12-4、图 12-5）。在 28 例位于瓣环间隔侧附近室性心律失常中，有 20 例位于前间隔的希氏束旁，5 例位于中间隔，3 例后间隔。起源于希氏束旁的室性心律失常中有半数患者下壁导联主波向上。Herendael 等研究发现 278 例右室心律失常中 14 例患者室性心律失常起源部位位于三尖瓣环 2cm 以内，8 例位于三尖瓣环游离壁，6 例位于三尖瓣环间隔侧。Yamauchi 等研究发现所有希氏束旁室性心律失常的 I 导联均为 R 波，振幅高于 RVOT 起源者，下壁导联 QRS 波群时限较窄，III 导联 R 波振幅明显低于 RVOT 起源组，V_1 导联 QS 比例显著高于 RVOT 组，胸前导联 V_2、V_3 的 QS 比例同样明显高于 RVOT 组，V_5、V_6 导联的 R 波振幅也显著高于 RVOT 组，心电图特征见图 12-6。

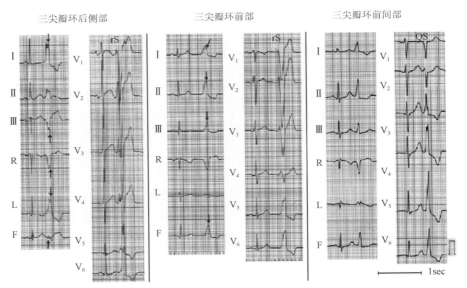

图 12-4　起源于三尖瓣环不同部位室早的心电图特征

第 1 跳为窦性心律，第 2 跳为室性早搏。所有室早心电图皆表现为左束支阻滞图形，所有患者 I、V₅、V₆ 导联 QRS 波群正向，第一组起源于三尖瓣环后侧壁，I 及 aVL 导联为正向 QRS 波群，胸导联移行在 V₅ 导联，下壁导联有切迹；第二组心律失常起源于三尖瓣环前壁，胸导联移行在 V₅ 导联，下壁导联可见切迹；第三组起源于后前间隔区域，胸导联移行较早在 V₃ 导联，下壁导联未见明显切迹 [引自 Tada H，Tadokoro K，Ito S，et al.2007. Idiopathic ventricular arrhythmias originating from the tricuspid annulus：Prevalence，electrocardiographic characteristics，and results of radiofrequency catheter ablation. Heart Rhythm，4（1）：7-16]

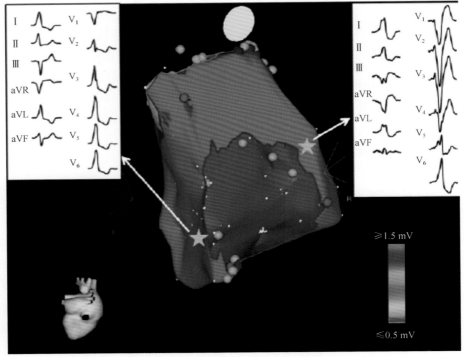

图 12-5　右心室流入道心电图特征

上图中为后前位右心室流入道 Carto 图，左上心电图为三尖瓣环间隔侧起源，右上心电图为起源于三尖瓣环游离壁侧心电图。可见较之间隔侧，瓣环游离壁附近起源的室性心律失常有更宽的 QRS 波（时限更长），V₁～V₃ 导联有更深的 S 波，QRS 波群存在更多的切迹，胸前导联移行更晚（≥V₃）[引自 Van Herendael H，Garcia F，Lin D，et al.2011. Idiopathic right ventricular arrhythmias not arising from the outflow tract：prevalence，electrocardiographic characteristics，and outcome of catheter ablation.Heart Rhythm，8（4）：511-518]

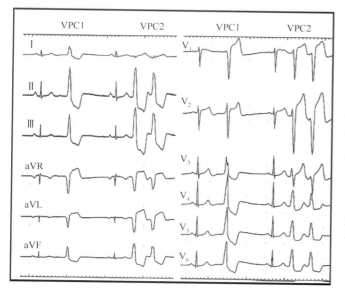

图 12-6　起源于右心室希氏束旁起源室性早搏（VPC）特点

VPC1 起源于希氏束旁，VPC2 起源于右心室流出道（RVOT）前间隔侧。可见希氏束旁起源者 I 导联为 R 波，Ⅲ 导联振幅明显低于 RVOT 起源 VPC，Ⅱ 导联 R 振幅与 RVOT 相似，V₁ 导联 QS，（RVOT 为 rS），胸前导联 V₂、V₃ 的 R/S 比例同样明显高于 RVOT 起源 VPC，下壁导联 QRS 波时限亦较 RVOT 窄，V₄～V₆ 导联的 R 波振幅也显著高于 RVOT 起源者 [引自 Yamauchi Y，Aonuma K，Takahashi A，et al.2005.Electrocardiographic characteristics of repetitive monomorphic right ventricular tachycardia originating near the His-bundle.J Cardiovasc Electrophysiol，16（10）：1041-1041]

二、右心室乳头肌肉室性心律失常心电图特征

右心室乳头肌室早及室速少见，Crawford 等应用心腔内超声指导消融，在 196 例室早患者中确认 8 例（4.1%）为右心室乳头肌起源。右心室乳头肌室性心律失常表现为左束支阻滞的宽 QRS 波心动过速，比流出道室早或室速更多见 QRS 波切迹，V₁ 导联呈 QS 或 rS，前后乳头肌起源者胸导联移行通常偏后（V₄ 或 V₄ 之后），隔瓣乳头肌起源者移行靠前，心电图特征见图 12-7。

三、二尖瓣环附件起源室性心律失常的心电图特点

二尖瓣环及附近起源室性心律失常亦不少见，

Tada 等研究发现在其连续入选的 352 例室性心律失常患者中，19 例（5%）起源于二尖瓣环附近，所有心律失常皆表现为右束支阻滞图形，V₆ 导联有 s 波，胸前导联通常移行于 V₁ 导联，后间隔部位起源者胸前导联移行可能在 V₁ 与 V₂ 之间。按起源部位不同，心电图表现也不同。通常二尖瓣环前侧壁起源者心电图下壁导联 QRS 波群为正向，Ⅰ、aVL 导联呈负向，而后壁及后间隔起源者下壁导联为负向 QRS、Ⅰ、aVL 导联 QRS 亦为负向。相较后间隔起源者，二尖瓣环游离壁（前侧壁及后壁二尖瓣环）起源室性心律失常有更宽的 QRS 波群及所有下壁导联 QRS 波群后段的切迹（心电图特征详见图 12-8，图 12-9）。

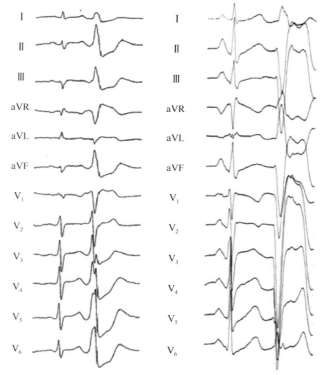

图 12-7　右心室乳头肌起源室早心电图

第 1 跳为窦性心律，第 2 跳为室性早搏。左侧为右室间隔侧乳头肌起源室早心电图，右侧为右室后乳头肌起源室早。可以见到间隔侧起源者胸前导联移行较早（V₃），并可见到切迹，下壁导联负向，而后乳头肌起源者胸前导联移行晚（V₅），但下壁导联呈正向 [引自 Crawford T，Mueller G，Good E，et al. 2010.Ventricular arrhythmias originating from papillary muscles in the right ventricle.Heart Rhythm，7（6）：725-730]

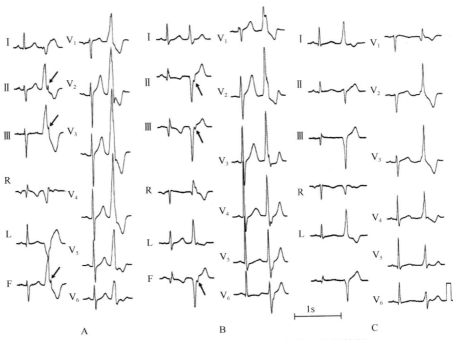

图 12-8　起源于二尖瓣环不同部位室早的心电图特征

第 1 跳为窦性心律，第 2 跳为室性早搏，所有室早心电图均表现为右束支阻滞图形。A. 来自二尖瓣环前侧壁心室的早搏，心电图表现为下壁导联 QRS 波群正向，在 R 波后段有明显的切迹，I、aVL 导联 QRS 波群负向，胸前导联 $V_1 \sim V_5$ 为 R 波，V_6 导联呈 Rs；B. 室早起源于二尖瓣环后壁心室，下壁导联负向 QRS 波群，后段切迹明显，I、aVL 导联正向；C. 起源于二尖瓣环后间隔室早，下壁导联负向 QRS 波群，无切迹，I、aVL 导联正向。A 及 B 起源者 QRS 波群时限明显较 C 起源者为长 [引自 Tada H，Ito S，Naito S，et al. 2005.Idiopathic ventricular arrhythmia arising from the mitral annulus：a distinct subgroup of idiopathic ventricular arrhythmias. J Am Coll Cardiol，45（6）：877-886]

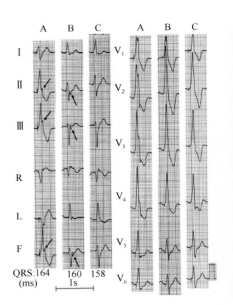

图 12-9　二尖瓣环不同部位起搏心电图的特征

A. 起搏二尖瓣环前侧壁心室时的体表心电图；B. 起搏二尖瓣环后壁心室时体表心电图；C. 起搏二尖瓣环后间隔心室时体表心电图。可见与起源于二尖瓣环后间隔侧室性心律失常 QRS 波相比较，起源于二尖瓣环前侧壁及后壁室性心律失常心电图表现为下壁导联 QRS 后部明显切迹，QRS 时限明显长于前者 [引自 Tada H，Ito S，Naito S，et al. 2005.Idiopathic ventricular arrhythmia arising from the mitral annulus：a distinct subgroup of idiopathic ventricular arrhythmias. J Am Coll Cardiol，45（6）：877-886]

四、左心室乳头肌起源心律失常心电图特征

左心室乳头肌起源心律失常心电图表现为右束支阻滞，与左后分支室速和左前分支室速特点类似，但 QRS 波群时限通常超过 130ms，多明显宽于分支性室速 QRS 波群，部分乳头肌起源室性心律失常 QRS 波形常有明显改变，可能与出口不同有关（图 12-10）。起源于左心室后组乳头肌者电轴左偏或极度右偏，与左后分支室速相似，但乳头肌起源者 QRS 波群时限较左后分支室速 QRS 波群明显增宽。起源于左心室前乳头肌的心律失常，体表心电图电轴右偏，下壁导联主波向上，I、aVL 导联主波向下，胸前导联移行在 V$_2$。

心室流入道起源的室性心律失常以往认为相对少见，实际临床工作中经常能遇到，以瓣环附近及乳头肌附近起源的室性心律失常相对常见，了解这些特殊部位起源心律失常的心电图特点，有助于对其早期识别，并采取有针对性的标测和消融策略。

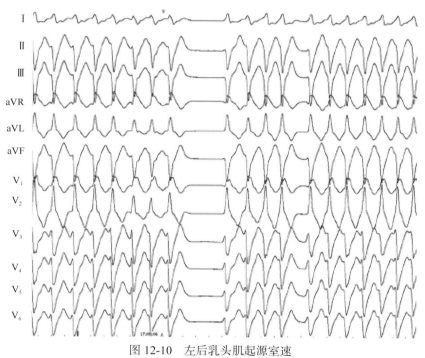

图 12-10 左后乳头肌起源室速

12 导联体表心电图 QRS 波形态可见自发改变，可能的解释是心动过速出口不同，导致心动过速时 QRS 波形发生变化 [引自 Yamada T, Doppalapudi H, McElderry HT，et al. 2010. Electrocardiographic and electrophysiological characteristics in idiopathic ventricular arrhythmias originating from the papillary muscles in the left ventricle：relevance for catheter ablation.Circ Arrhythm Electrophysiol，3（4）：324-331]

第三节 流入道心律失常的导管消融

常见流入道心律失常包括起源于左心室及右心室流入道的心律失常，包括二尖瓣环及三尖瓣环周边（二、三尖瓣环，希氏束旁及靠近二、三尖瓣环部位），间隔区域及乳头肌部位的室性心律失常。目前的临床研究显示起源于上述部位的心律失常并非少见。

目前认为起源于心室流入道心律失常的机制多为局灶激动，标测到最早激动点，予以消融即可。对于二尖瓣环及三尖瓣环附近起源的室性心律失常，常规的标测和消融即可，在三维标测时代前，二维影像下消融成功率也较高（图 12-11，图 12-12）。Tada 等在 2005 报道一组 19 例患者，室性心律失常皆起源于左室二尖瓣环附近，二维条件下经过消融后平均随访 21 个月，无 1 例复发。三维标测使得标测精度显著提高，增加了消融的准确性和成功率。可操控弯度的长鞘（如 Agilis 鞘）可能有助于导管在心室内的操作。二尖瓣环附近起源的室性心律失常可以经股动脉逆行途径或穿刺房间隔途径进行标测和消融。

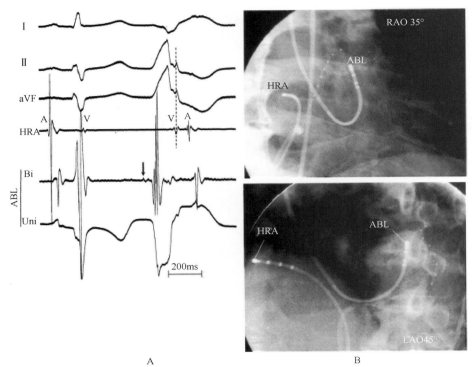

图 12-11　起源于二尖瓣环前侧壁部位室早成功消融靶点

A. 为体表心电图及靶点处腔内图，第 1 跳为窦性心律，第 2 跳为室性早搏。消融导管（ABL）双极（Bi）记录到室早时可见提前 QRS 波 34ms 的舒张期前电位，在该处消融终止室早。B. 为消融靶点 X 线影像 [引自 Tada H，Ito S，Naito S，et al. 2005.Idiopathic ventricular arrhythmia arising from the mitral annulus：a distinct subgroup of idiopathic ventricular arrhythmias. J Am Coll Cardiol，45（6）：877-886]

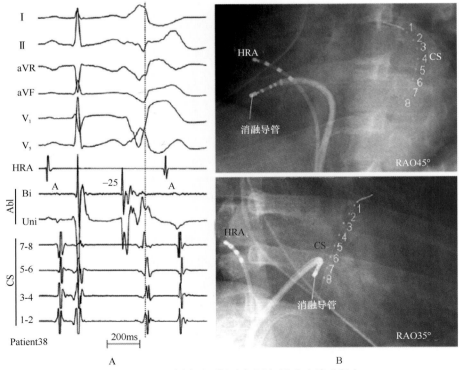

图 12-12　三尖瓣环下侧壁起源室早成功消融靶点

A. 体表心电图及靶点处心腔内图记录，第 1 跳为窦性心律，第 2 跳为室性早搏。可见消融导管（Abl）双极（Bi）记录上心室波较体表室早 QRS 起始提前 25ms，单极（Uni）记录呈 QS，在该点消融终止室早；B. 为消融靶点 X 影像 [引自 Tada H，Tadokoro K，Ito S，et al. 2007. Idiopathic ventricular arrhythmias originating from the tricuspid annulus：Prevalence，electrocardiographic characteristics，and results of radiofrequency catheter ablation. Heart Rhythm，4（1）：7-16]

对于三尖瓣环间隔侧起源的心律失常（图 12-13），因消融有损伤房室传导束的风险，消融前应仔细标测，精确定位心律失常起源点和房室传导束的位置，了解两者之间的位置关系，如相距太近或基本重合在一起，放电消融损伤传导束风险极大，有报道三尖瓣环间隔侧起源室早消融后室早消失，房室传导也被完全阻断，最后只有安装永久起搏器。

如两者有间距，可尝试低功率消融，消融过程中应注意交界反应及房室传导指标（PR 间期），及时发现异常并及时停止放电，避免造成房室传导受损。Tada 等的一项研究显示，三尖瓣环游离壁起源室性心律失常消融成功率达 90%，而三尖瓣环间隔侧起源者成功率仅为 57%，主要的原因是担心损伤房室传导束，消融不足所致。

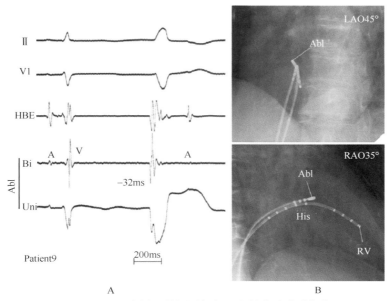

图 12-13　三尖瓣环前间隔侧起源室早成功消融靶点

A. 为体表及靶点处心腔内心电图记录，第 1 跳为窦性心律，第 2 跳为室性早搏。可见消融导管（Abl）双极（Bi）记录心内电图上 V 波提前体表室早 QRS 波 32ms，在该处消融终止室性早搏，注意希氏束（HBE）上记录到室早几乎与消融导管一样提前；B. 为消融靶点的 X 线影像，注意消融导管与记录希氏束导管相距很近，仅相差一个电极的距离 [引自 Tada H，Tadokoro K，Ito S，et al. 2007. Idiopathic ventricular arrhythmias originating from the tricuspid annulus：Prevalence，electrocardiographic characteristics，and results of radiofrequency catheter ablation.Heart Rhythm，4（1）：7-16]

乳头肌起源心律失常的标测和消融有一定难度，主要体现在：①乳头肌基底部宽大、肥厚，乳头肌在瓣膜开启和闭合过程中活动度大，导管难以与乳头肌良好贴靠；②部分患者在初次放电后心律失常的形态略有改变，提示在消融其优势传导出口后心律失常从其他出口传出，往往需要较大范围的消融，大多数患者需要在乳头肌两侧进行消融，部分患者可能需要在根部水平隔离乳头肌；③心律失常起源部位较深，导管消融能量难以到达心律失常起源点。一旦确认为乳头肌起源室性心律失常，应采用冷盐水灌注消融导管进行标测和消融，如有条件可行心腔内超声（见图 12-15 所示，至少经胸超声）定位乳头肌，并引导消融导管与乳头肌贴靠。常规标测最早激动点（激动标测不可靠），有时在乳头肌标测到较大近场心室电位前有更早的低幅心室电位，可以尝试在此处消融，部分患者可获成功（图 12-14）。消融后早搏消失，其后行心房、心室程序刺激及静脉异丙肾上腺素诱发阴性为手术终点，心内超声定位有助于指导导管操作，术后应常规经胸超声可以了解有无瓣膜反流情况。目前亦有报道经穿间隔途径消融乳头肌室性心律失常。

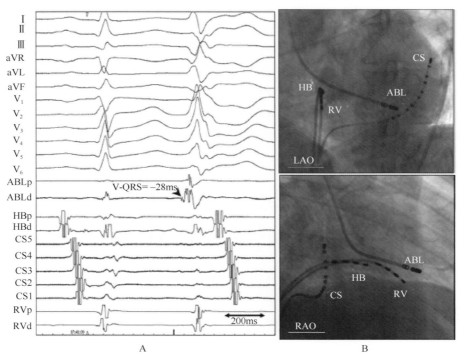

图 12-14 左心室后乳头肌室性早搏成功消融靶点

A. 体表及靶点处腔内心电图记录，第 1 跳为窦性心律，第 2 跳为室性早搏。可见室性早搏时消融导管远端（ABLd）电极 V 波前有小的峰电位（窦性心律时无），提前体表心电图 28ms，在该点消融终止室性早搏。B. 为消融靶点在 RAO 及 LAO 的 X 线影像 [引自 Yamada T，Doppalapudi H，McElderry HT，et al.2010. Electrocardiographic and electrophysiological characteristics in idiopathic ventricular arrhythmias originating from the papillary muscles in the left ventricle：relevance for catheter ablation.Circ Arrhythm Electrophysiol，3（4）：324-331]

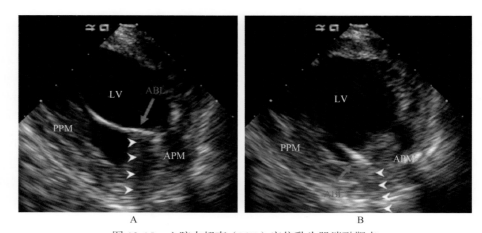

图 12-15 心腔内超声（ICE）定位乳头肌消融靶点

A. 为 ICE 下可见消融导管（ABL）贴靠于前乳头肌（APM）前侧；B. 为消融导管（ABL）贴靠于前乳头肌（APM）后侧。LV：左心室 [引自 Yamada T，Doppalapudi H，McElderry HT，et al. 2010. Electrocardiographic and electrophysiological characteristics in idiopathic ventricular arrhythmias originating from the papillary muscles in the left ventricle：relevance for catheter ablation.Circ Arrhythm Electrophysiol，3（4）：324-331]

心室流入道起源的室性心律失常以往认为相对少见，实际临床工作中经常能遇到，以瓣环附近及乳头肌附近起源的室性心律失常相对常见，了解这些特殊部位起源的心律失常心电图特点有助于采取有针对性的标测和消融策略，另外，三维标测系统及心腔内超声对精细标测、定位乳头肌和指导导管操作极有帮助，应用可操控弯度的长鞘使得导管操作更容易，贴靠更稳定，冷盐水灌注消融导管对于提高消融成功率有很大帮助。

（尹先东 杨新春）

参 考 文 献

马长生，霍勇，方唯一，等.2012. 介入心脏病学（第2版）. 北京：人民卫生出版社，982-984.

Crawford T，Mueller G，Good E，et al. 2010. Ventricular arrhythmias originating from papillary muscles in the right ventricle.Heart Rhythm，7（6）：725-730.

Hai J J，Lachman N，Syed F F，et al.2004. The anatomic basis for ventricular arrhythmia in the normal heart：what the student of anatomy needs to know. Clin Anat，27（6）：885-893.

Robert H. Anderson，Diane E，et al.2013. Surgical anatomy of the valves of the heart. Wilcox's Surgical Anatomy of the Heart（4th edition），66-74.

S. Yen Ho，Sabine Ernst. 2012. Ventricles and Malformations. Anatomy for Cardiac Electrophysiologists，181-198.

Tada H，Ito S，Naito S，et al.2005.Idiopathic ventricular arrhythmia arising from the mitral annulus：a distinct subgroup of idiopathic ventricular arrhythmias. J Am Coll Cardiol，45（6）：877-886.

Tada H，Tadokoro K，Ito S，et al.2007.Idiopathic ventricular arrhythmias originating from the tricuspid annulus：Prevalence，electrocardiographic characteristics，and results of radiofrequency catheter ablation.Heart Rhythm，4（1）：7-16.

Van Herendael H，Garcia F，Lin D，et al. 2011.Idiopathic right ventricular arrhythmias not arising from the outflow tract：prevalence，electrocardiographic characteristics，and outcome of catheter ablation. Heart Rhythm，8（4）：511-518.

Yamada T，Doppalapudi H，McElderry HT，et al. 2010. Electrocardiographic and electrophysiological characteristics in idiopathic ventricular arrhythmias originating from the papillary muscles in the left ventricle：relevance for catheter ablation.Circ Arrhythm Electrophysiol，3（4）：324-331.

Yamauchi Y，Aonuma K，Takahashi A，et al.2005.Electrocardiographic characteristics of repetitive monomorphic right ventricular tachycardia originating near the His-bundle.J Cardiovasc Electrophysiol，16（10）：1041-1041.

第十三章
希氏束－浦肯野纤维系统相关性室性心律失常的导管消融

1845 年，约翰纳斯－埃万格利斯塔－浦肯野（Johannes Evangelista Purkinje，Purkyne）（生于波希米亚，今捷克共和国）首次发现左心室心内膜下胶质纤维细胞（图 13-1），后世学者称之为浦肯野纤维，初期认为属心肌组织，并不清楚其功能。1906 年，日本学者原田忠（Sunao Tawara）系统描述其功能属心脏传导系统组成。后来研究认为浦肯野纤维与某些室性心律失常有关，称为浦肯野纤维相关室性心律失常。包括单形性室速、多形性室速、室颤。

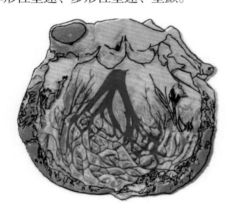

图 13-1　人类心脏左心室内膜肉眼观
展现了左束支及其分支网络。沿主动脉瓣下至心尖，以前组、后组乳头肌为界限，右向左方向，切除左心室前壁 [引自 Nogami A，2011. Purkinje-related Arrhythmias. J Arrhythmia，27（1）：7]

浦肯野纤维相关单形性室性心律失常主要分为四类：①维拉帕米敏感性左心室分支型室速；②浦肯野纤维介导的心肌梗死后室速；③束支折返性及左心室分支间折返性室速；④浦肯野纤维相关的局灶性室速。

左心室分支型室速机制为大折返，又细分为三类亚型：①左心室后分支折返性心动过速，心电图呈右束支阻滞（right bundle branch block，RBBB）型，电轴上偏移；②左心室前分支折返性心动过速，心电图呈 RBBB 型，电轴右偏移；③左心室上间隔

支折返性室速，呈窄 QRS 波群心动过速。左前分支、后分支型折返性室速，其折返环经间隔部异常浦肯野组织前传，前分支或后分支逆传。左心室上间隔支折返性室速则经前分支及后分支前传，间隔部异常浦肯野纤维逆传。浦肯野纤维介导的心肌梗死后室速亦对维拉帕米敏感，梗死区残存心肌纤维及浦肯野纤维可能是其折返环组成部分。束支折返及左心室分支间折返性室速，可经导管消融治疗达到束支或分支阻滞，而消除室性心律失常。浦肯野纤维相关的局灶性室速可能机制为浦肯野组织末梢纤维异常自律性，体表心电图难与分支型折返性室速鉴别，后者对维拉帕米敏感，前者则无效，消融靶点为室速发作时局部最领先浦肯野电位。对于浦肯野纤维相关性室性心律失常异质性及各自特征的识别、理解，有助于明确诊断及治疗策略选择（表 13-1、表 13-2）。

表13-1　浦肯野纤维相关性心律失常

单形性室速
I.维拉帕米敏感性左心室分支型室速
i 左心室后分支型
ii左心室前分支型
iii 左心室上间隔支型
II. 浦肯野纤维介导的心肌梗死后室速
III. 束支折返性及左心室分支间折返性室速
IV. 浦肯野纤维相关的局灶性室速
多形性室速/室颤
I.短联律亚型的尖端扭转型室速
i. 左心室浦肯野纤维末端起源
ii.右心室浦肯野纤维末端起源
II. 缺血性心脏病相关室颤
III. 早期复极综合征相关性室速
IV. 儿茶酚胺敏感多形性室速

表13-2　浦肯野纤维相关单形性室速

心动过速	机制	折返环/起源	消融靶点
维拉帕米敏感性	大折返	左心室间隔缓慢传导浦肯野组织或正常分支（间隔心室肌）	异常舒张期
左心室分支型室速			浦肯野电位
浦肯野纤维介导	大折返	浦肯野纤维/梗死区残存心肌	舒张期浦肯野电位
心肌梗死后室速			
束支折返性室速	大折返	右束支及左束支	右束支及左束支
分支间折返性室速	大折返	左前分支及左后分支	左前/左后分支
浦肯野纤维相关	异常自律性	左侧/右侧浦肯野纤维末梢	心动过速发作时
局灶性室速			最早舒张期P电位

第一节　希浦系统室性心律失常解剖基础

希浦系统室性心律失常的解剖基础引起很多研究学者的兴趣。一些研究发现心动过速可能起源于左心室里的假腱索和纤维肌束。Suwa 等描述了一个患者的左心室特发性室速与左心室的一根假腱索有关，外科手术切除假腱索治愈了室速。应用经胸心电超声和食管心电超声，Thakur 等发现左心室特发性室速的 15 个患者都有从左心室后下部延伸至左心室基底部的假腱索，而对照组仅 5% 的人有相

关假腱索。Maruyama 等记录到一个患者室速发作舒张期的连续性舒张期电位桥，同样该患者也有从左心室中间隔延伸至心尖下壁间隔的假腱索。Lin 等发现纤维肌束在心电超声检查中较为常见，不是致左心室特发性室速的特异性的基质，但是他们也不排除纤维肌束是室速发作的可能基质。在超声心动图检查中小的纤维肌束、肉柱、小乳头肌可能不被发现。这些解剖结构覆盖着的浦肯野纤维网在维拉帕米敏感的左后分支起源室速的折返中起着重要的作用。关于希浦系统室性心动过速折返的形成至今未能完全阐明，可能仅有纤维束组成或纤维束和心室肌共同组成。

第二节　维拉帕米敏感性左室分支型室速

维拉帕米敏感性室速是临床最常见左心室特发性室速类型。1979 年 Zipes 及其同事最早发现该类室速。这类室速分三种类型（图 13-2）：①左后分支（left posterior fascicular，LPF）区域起源室速，QRS 形态表现为右束支阻滞，电轴向上；②左前分支区域起源室速，QRS 形态表现为右束支阻滞，电轴右偏；③上间隔起源室速，窄 QRS，电轴正常或右偏。以左后分支区域起源室速最常见，左前分支区域起源室速少见，上间隔起源室速较罕见。

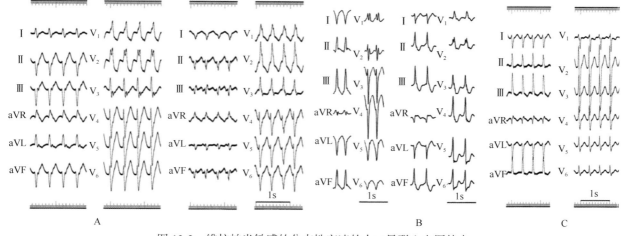

图 13-2　维拉帕米敏感的分支性室速的十二导联心电图特点

A. 左后分支区域起源室速；B. 左前分支区域起源室速；C. 上间隔区域起源室速

[引自 Akihiko Nogami，2011. Purkinje-related Arrhythmias. J Arrhythmia，27（1）：7]

一、左心室分支内折返和分支间折返的室性心律失常的机制

维拉帕米敏感性左心室室速的发病机制是折返，因为能被心房或心室刺激诱发、拖带和终止。许多学者报道了这种折返性室速起源于LPF的浦肯野纤维网。Nakagawa等第一个报道了浦肯野电位在这类室速消融中的重要性。Tsuchiya等报道了一个舒张晚期电位的重要性，强调了舒张晚期电位和收缩期前电位在室速折返中的重要作用。然而这两篇文献报道的成功消融靶点却不一样。Nakagawa等报道的消融靶点位于左心室下间隔近心尖位置。而Tsuchiya的消融靶点位于左心室基底部间隔侧与左束支主干邻近。Akihiko Nogami用8极标测导管对20个左后分支起源室速的患者进行标测，其中15个患者室速发作时在左心室中间隔记录到分离的两个点位P1和P2。舒张中期电位（P1）电极近端早于远端，而收缩期前电位（P2）在电极远端与P1融合早于近端。在窦性心律时，同样的位置记录的P2位于希氏束电位之后，QRS波群之前。然而窦律时记录到的P2极性与室速发作时是相反的。心房或心室拖带可以顺向夺获P1并重整室速。随着频率的增加，刺激信号到P1间期逐渐延长。

二、折返环路图解

设想左后分支起源室速的折返环路如（图13-3）所示。在这个环路，P1代表特殊浦肯野组织远端的激动电位；具有递减特性和维拉帕米敏感性。P2代表左后分支的激动或左后分支附近的浦肯野纤维。P1是折返环路的前传支，可能由左后分支纵向分离产生，延续至传导束（假腱索）或者有心室肌参与。在折返环的远端P1和P2连接，心室肌可能起着近端桥梁连接的作用。

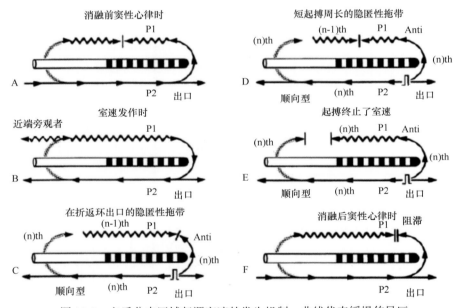

图13-3　左后分支区域起源室速的发生机制，曲线代表缓慢传导区

在窦性心律下，电激动从P2传导到P1直到融合（图13-3A）；因此，P1产生的局部心室激动较为隐匿。室速发作时，P1和P2激动顺序相反（图13-3B）。这解释了为什么在窦性心律下和室速发作时P2的激动顺序是相反的。在室速出口进行隐匿性拖带时，P2和P1顺向性激动与逆向波假定在P1和P2连接处碰撞（图13-3C）。在刺激前的n-1次前向波也在P1和P2连接处碰撞因为遇到第n次刺激脉冲产生的不应期。最后一次刺激产生的前向波再次重整并延续心动过速。在用更短刺激周长拖带时（380ms，图13-4），P1的远端部分被逆向激动夺获，在P1缓慢传导的中间部分与前向波碰撞（图13-3D），最后一次拖带的前向波再次重整并延续心动过速。最后一次刺激信号至P1的时限明显延长，因为在缓慢传导区出现频率依赖的传导时间延长。如果拖带周长更短或者起始的联律间期更短（起始的联律间期300ms如图13-3C），P1逆向激动，逆向波与前向波在缓慢传导区P1的近端碰撞，从而

终止心动过速（图 13-3E）。导管消融可以导致 P1 和 P2 之间的传导中断。

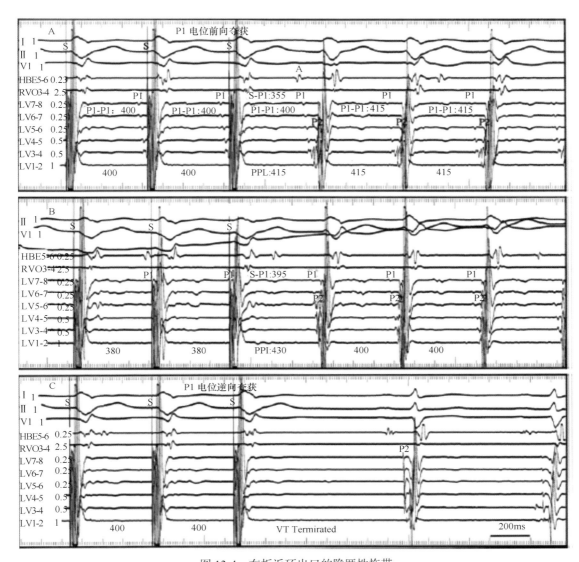

图 13-4 在折返环出口的隐匿性拖带

左后分支区域起源室速发作时，在最远端电极记录到最早的 V 波与 P2 电位融合

这些发现提示 P1 是维拉帕米敏感性的左后分支起源室速的一个关键电位。这个大折返包括了正常的浦肯野系统和异常的具有递减特性的维拉帕米敏感的浦肯野组织。许多学者提出了类似的折返环理论。Lai 等的研究发现缓慢传导区的入口与出口不在同一位置，提示在出口有 2 条路径；一条路径为逆传的浦肯野纤维束，另一条为旁观者（图 13-5A）。Aiba 等也提出了包含左后分支和缓慢传导的 PP 电位（pre-Purkinje potential）的大折返理论。Ouyang 等认为左心室特发性室速可能是相对小的大折返由前传的浦肯野纤维产生浦肯野电位（P 电位），逆传的浦肯野纤维产生逆传的 P 电位，心室

肌为桥梁。

尽管 P1 电位（或者说舒张中期电位或 PP 电位）被证实为室速折返环路的关键电位，左后分支或者 P2 电位是否组成折返环路的逆传支仍不明确。Morishima 报道了一个左后分支没有参与室速折返环路的病例。在窦性心律下，选择性夺获左后分支没有影响室速的周长。左心室间隔部心肌拖带心动过速后的起搏后间期与心动过速周长相等（图 13-6）。根据这个发现，左后分支起源室速的环路示意图被修改（图 13-7）。在这个折返环路，P1 代表特殊浦肯野组织远端的激动电位，是折返环路的前传支。左室间隔部心肌组成了逆传支，而不是 P2（左后分

223

支或左后分支附近的浦肯野纤维）。P2 是 VT 折返　环路的旁观者。

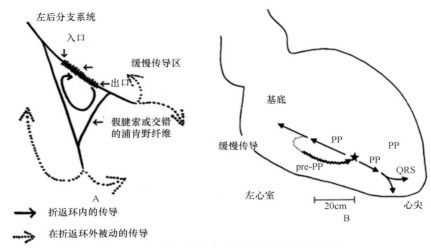

图 13-5　以前提出的左后分支区域起源室速的图

在出口后可见两条路线，一条回到入口，另一条激动心肌。室速发作时，pre-PP 从左心室间隔面的基底部至心尖部向最早的浦肯野电位（PP）缓慢激动，PP 激动后沿着左后分支加速从左心室基底部向心尖部激动。折返环的缓慢传导区在 pre-PP 和 PP 之间的近端

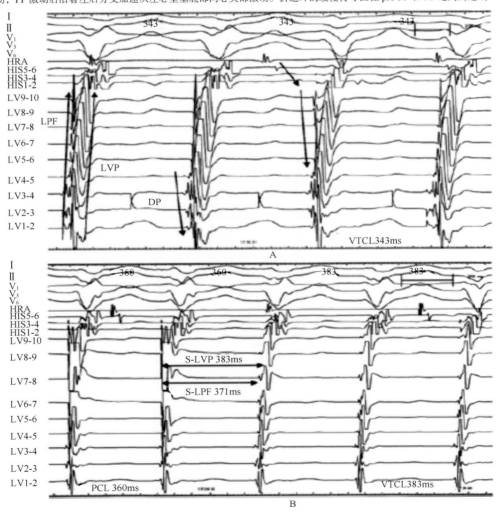

图 13-6　左后分支不参与室速折返环

A. 窦夺获了左后分支没有改变室速周长；B. 在 LV7-8 拖带左后分支和左心室心肌同时夺获。左室间隔部心肌的起搏后间期（PPI）=VTCL，左后分支的 PPI<VTCL。CL= 周长；LPF：左后分支；LVP：左心室电位；PCL：起搏周长；S= 起搏钉

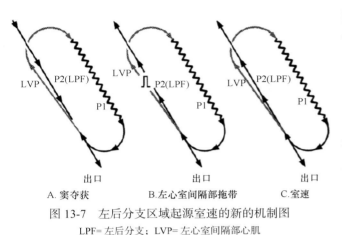

图 13-7　左后分支区域起源室速的新的机制图

LPF=左后分支；LVP=左心室间隔部心肌

图 13-11 显示了分支折返室速的折返环和窦性心律下的浦肯野电位。左后分支起源室速的折返环如图 13-11C 所示。室速发作时，P1 和 P2 能在中间

隔记录到。这种类型的室速又称之为左后分支慢 - 快型室速。

三、标测和消融

导管消融成为左心室特发性室速的一线治疗方法，因为成功率高。用多电极导管在左心室间隔部进行常规标测是有帮助的。室速发作时，在左心室间隔部可以记录到两个分离电位 P1 和 P2。因为舒张期电位 P1 已被证实为室速折返的关键电位。以P1 为消融靶点能治愈室速。在室速折返环上 P1 都可以成为消融靶点。近心尖的 1/3 间隔面的 P1 电位经常是消融靶点，因为可以避免左束支传导阻滞和房室传导阻滞（图 13-8）。

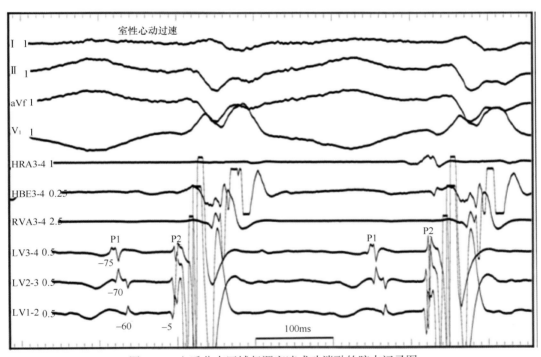

图 13-8　左后分支区域起源室速成功消融的腔内记录图

在中间隔区记录到舒张期电位（P1）和收缩期前电位（P2）。消融导管近端记录的舒张期电位比远端记录到的舒张期电位提前 15ms。HBE：希氏束电图；
RVA：右心室心尖部；HRA：高位右心房

Akihiko Nogami 的研究入选了 20 个左心室特发性室速的患者，其中 15 个患者记录到 P1 电位，以 P1 为消融靶点能成功治愈室速。在消融过程中，P1 ～ P2 间期逐渐延长（图 13-9），P1 ～ P2 阻滞后室速终止。心动过速终止后，窦律下 P1 以室速同样的激动顺序排列在 QRS 波群之后，而 P1 仍在QRS 之前。图 13-3F 解释了为什么在成功消融后，

P1 以室速相同的激动顺序出现在舒张中期。当 P1远端消融后，P1 绕折返环顺向性激动，在消融处阻滞。在心房或心室起搏时，P1 表现出递减特性。静脉注射维拉帕米后，窦性心律下希氏束至 P1 间期明显延长。剩余的 5 个患者没有标测到 P1 电位。在室速出口标测到融合的 P2 电位，在该处消融成功终止心动过速。推测这部分患者的室速折返环可

能包含较少的异常浦肯野组织或者缓慢传导区位于心内膜面深处。最近，VikasKataria 等消融浦肯野

纤维与心肌连接处导致两者之间出现传导阻滞的方法治疗左心室特发性室速也取得很高的成功率。

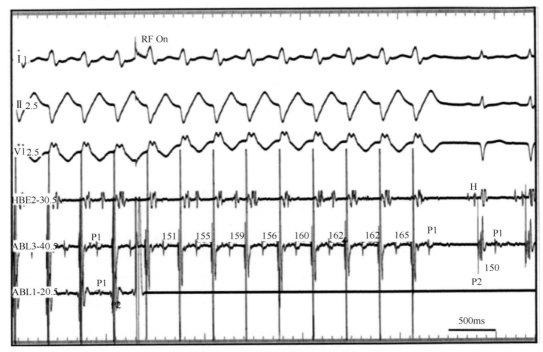

图 13-9　左后分支区域起源室速发作时射频消融成功

在消融能量释放时，见 P1-P2 间期逐渐延长，P1 和 P2 之间阻滞后室速终止。消融后，窦性心律下 P1 出现在 QRS 波之后。ABL：消融导管；
H：希氏束记录；RF：射频电流

室速不能稳定诱发是左心室特发性室速消融遇到的难题。标测导管可以机械压制室速折返环的传导。在这种情况下，如果窦性心律下或心房起搏或心室起搏引起的心室回波与室速时形态一致，可以针对心室回波进行激动标测。如果没有心室回波，有两种方法可以尝试。①在窦性心律下标测最早的 P1 电位（通常在 P2 电位后 15 ～ 45ms），靶点处 P2-QRS 间期一般很短 [平均（13±8）ms]；②可尝试行经验性解剖消融。首先，窦性心律下起搏标测左后分支走形，起搏标测定室速的出口；其次，在左心室中间隔室速出口近端 10 ～ 15mm，垂直于左心室纵轴进行线性消融。若消融位于室速折返环的前传支，可见 P1 突然出现在 QRS 波之后。该方法也适用于未能记录到 P1 的室速的消融。Chen 等用 Ensite3000 系统标测窦性心律下电激动从浦肯野纤维传至心室肌的破发点，在破发点近端 1cm 处垂直于左后分支行线性消融。

四、少见类型的维拉帕米敏感性室速

左前分支起源的室速表现为右束支阻滞伴电轴右偏和上间隔起源的室速表现为相对较窄的 QRS 波群电轴不偏或右偏为少见类型的分支室速。其中上间隔起源的分支性室速很罕见。

图 13-10 显示了 6 例左前分支起源室速的十二导联心电图，第 3 个患者同时合并有左后分支起源的室速。室速发作时左心室心内膜面标测提示最早心室激动点位于左心室前侧壁，在该点射频消融成功终止了室速（第 1、2、3 个患者，远端型）。在该点可以记录到融合的浦肯野电位提前体表 QRS 波群 20 ～ 35ms，起搏标测 QRS 形态与室速发作时相似。余下的 3 个患者，在最早的心室激动点消融不成功，在左心室中前间隔记录到舒张期浦肯野电位提前体表 QRS 波群 56 ～ 66ms，在该点消融成

功终止室速。近端型和远端型左前分支性室速，体表 12 导联心电图有着明显的区别。远端型表现为 QRS 波形在 I、V$_5$、V$_6$ 表现 QS 形，近端型在上述导联表现为 RS 形。

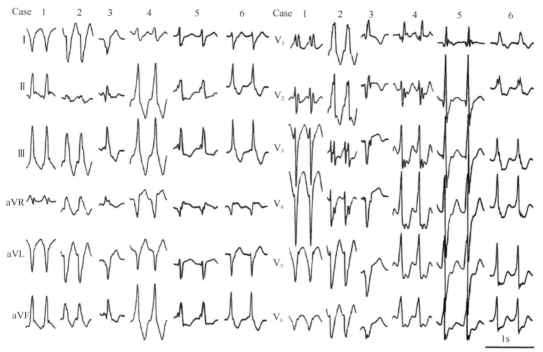

图 13-10　6 个左前分支区域起源室速的十二导联心电图

1 个患者同时有近端型左前分支起源室速和经典的左后分支起源的室速。Kottkamp 等报道过类似的病例。这位患者在左前分支和左后分支之间单点消融成功消除了两种室速，提示左前分支为共同通道。

近端型左前分支起源室速折返环如图 13-11C 所示。DP 代表有递减特性的特殊浦肯野组织近端的激动电位。P 代表左前分支附近的浦肯野组织电位。室速发作时 DP 为前传支，P 为逆传支。这种类型室速可称为左前分支慢 - 快型室速。远端型室速折返环可能比较小包含较少的正常和异常浦肯野组织。

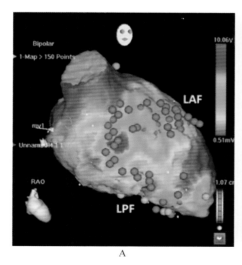

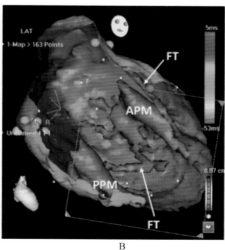

A

B

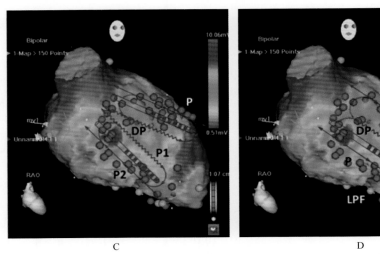

C   D

图 13-11   分支型室速折返环的位置和窦律下浦肯野电位分布

A. 在 CARTOMERGE 图上标记的左前分支，左后分支及远端的浦肯野纤维走行；B. 内镜图像观察到左心室的前组乳头肌（APM）、后组乳头肌（PPM）和假腱索（FT）。C. 左后分支型室速和左前分支型室速的折返环，在中间隔可以记录到舒张期和收缩期前浦肯野电位。虚线代表近端舒张期和收缩期前电位之间的心肌连接。曲线代表缓慢传导区。D. 左上间隔起源分支型室速。LAF：左前分支；LPF：左后分支；exit：出口；P1：P1 电位；P2：P2 电位；DP：舒张期电位 [引自 Akihiko Nogami，2011. Purkinje-related Arrhythmias. J Arrhythmia，27（1）：7]

如图 13-12 显示上间隔分支性室速的腔内图，可见窦性心律下左后分支区域一个融合的浦肯野电位。在室速发作时同样的位置记录到融合的浦肯野电位出现在 QRS 前 20ms。在窦性心律下和室速发作时，左后分支区域浦肯野电位的激动顺序是一样的。这是室速的一个出口因为记录到融合的收缩期前电位。而另一个出口在可能在左前分支区域，因为室速的 QRS 波群很窄，电轴向下。这个室速的靶点在上间隔，窦律下靶点处记录到左束支电位，

室速发作时浦肯野电位提前 QRS 波群 35ms。消融后未出现左束支阻滞和房室传导阻滞。这类室速很罕见，是分支型室速中最难的类型。鉴别诊断包括室上速伴差异性传导。如果在心动过速时出现 1：1 的室房逆传，很像房室结折返性心动过速和房室折返性心动过速。维拉帕米有效，心房能拖带心动过速导致鉴别困难。鉴别的关键点在于该类型室速发作时 HV 间期短于窦性心律下的 HV 间期。

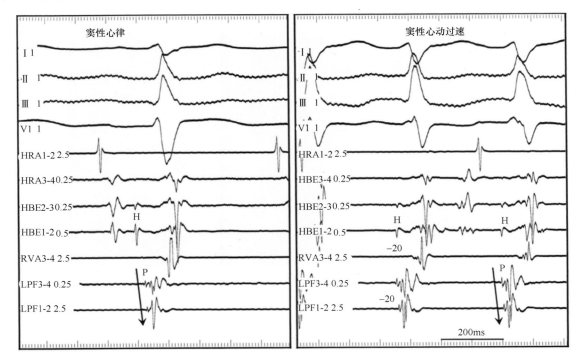

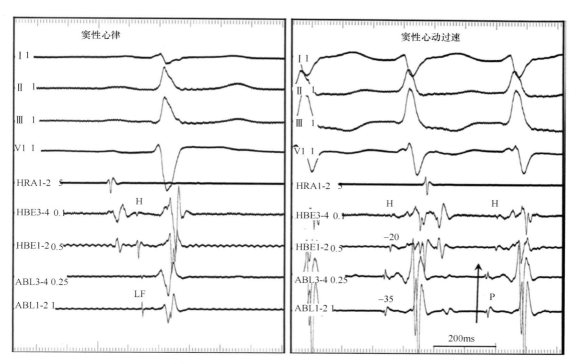

图 13-12　左上间隔区域起源室速的腔内图

室速发作时希氏束（H）逆向激动。希氏束的激动顺序与窦性心律下相反。室速发作时 HV 间期更短。A. 在窦性心律下，融合的浦肯野电位在左后分支区域记录到。室速发作时在同个区域记录到融合的浦肯野电位提前 QRS 波 20ms。在窦性心律和室速时浦肯野电位的激动顺序是相同的。因为融合的收缩期前心室电位，所以认为在左后分支区域的这个位置是室速的一个出口。另一个出口在左前分支区域，因为室速的 QRS 波群很窄，电轴向下；B. 在左上间隔区域成功消融室速。在这个位置，窦性心律下记录到左束支电位，室速时该电位提前 QRS 波 35ms。成功消融室速后未出现左束支传导阻滞和房室传导阻滞。ABL：消融导管；HBE：希氏束电图；HRA：高位右心房；RVA：右心室心尖部 [引自 Akihiko Nogami，2011. Purkinje-related Arrhythmias. J Arrhythmia，27（1）：7]

上间隔起源室速的折返环可能如图 13-11D 所示为 8 字折返，DP 代表左心室上间隔特殊的浦肯野组织。P 代表左束支分支的激动电位或者做束支分支附件的浦肯野组织。室速发作时左前分支和左后分支均是前传支，解释了室速窄 QRS 波群电轴向下。DP 代表室速折返环的共同逆传通道，为消融靶点。这类室速也可称为快慢型分支型室速。

五、分支间折返性室速

分支间折返性室速是在左前分支、左后分支以及两者之间的心室肌折返的较为罕见的室性心动过速。通常左前分支是折返环的前传支，左后分支是逆传支。分支间折返性室速和束支折返性室速可同时发生在同一个患者身上。

诊断标准：①室速时体表 QRS 形态表现为右束支传导阻滞型，电轴与折返出口在左前分支还是左后分支区域有关；②心动过速可以自行终止或被起搏引起的分支不应导致心动过速终止，消融左前分支或左后分支可成功终止室速；③心动过速时，左束支分支电位提前 QRS 波群，希氏束和右束支电位激动在后，VV 间期随着 HH 间期变化而变化；④心动过速时 HV 间期等于或短于窦性心律下 HV 间期。

六、分支间折返性室速的导管消融

分支间折返性室速，消融左束支主干不能终止心动过速，因为折返环位于左束支远端。消融左前或左后分支可以终止心动过速。若同时合并束支折返心动心动过速，需要同时消融两分支或者右束支和其中左心室一分支。

七、消融技术和终点

经主动脉逆行途径置入4mm消融导管或3.5mm冷盐水灌注消融导管，可在二维或在三维标测系统指导下进行标测和消融。进入左心室后，将消融导管头端指向间隔。最初的标测应在间隔下部心尖段进行，没有找到靶点，可将消融导管缓慢移到中间隔。尽量避免对折返环路的机械损伤。近心尖的1/3间隔面的P1电位经常是消融靶点。若没有标测到，室速出口融合的P2电位可作为消融靶点。一旦确定靶点，可试验性消融20秒，最初能量20～35W，温度55～60℃。15秒内室速终止或减慢，可巩固消融60～120秒。如果需要，能量可加大到40～50W。在导管贴靠良好，试验性放电无效，则重新标测直至找到靶点。上间隔起源室速，在窦性心律下起始低能量（10W）消融，可逐渐增加能量，密切注意交界心律和房室传导阻滞的出现。成功消融位点通常有P1～P2间期的延长，室速终止与两个电位之间的阻滞同时发生。

消融后需重复电生理程序刺激诱发，并用异丙肾上腺素，直到不能诱发。此外，消融后P1出现在QRS后方不能作为消融终点，因为这种现象只是代表P2～P1的单向阻滞，不能确定是否为双向阻滞。

第三节　束支折返性室性心律失常的机制及导管消融束支折返和分支间折返性室速

一、临床表现

束支折返性室速（bundle branch reentricular tachycardia，BBR-VT）是典型的束支大折返性室速，通常经右束支下传并经左束支逆传，产生左束支阻滞（left bundle branch block，LBBB）型室速。孤立性束支折返在心脏电生理检查中并不罕见，属于正常现象。而在希浦系统内传导延迟患者，涉及左右束支大折返可产生持续性折返性心动过速。正常人类心脏希浦系统快速传导及长不应期特性，

可有效规避BBR-VT，且通常逆传阻滞于左束支。束支折返维持通常依赖于折返环前端组织传导速度及恢复期间相互作用关系。BBR-VT临床通常表现为晕厥，常因200～300次/分快速心室率所致。非缺血性扩张型心肌病诱发持续性单形性室速中，BBR-VT可占比41%。

二、发 病 机 制

最常见束支折返表现为LBBB左束支阻滞型（图13-13A）。该类型依赖于右束支逆传阻滞，持续较长不应间期，并缓慢地经左束支逆传。左束支内传导延迟提供足够时间以利于右束支传导恢复，产生持续性束支折返。少见情况下，左右束支间可经相反方向扩布，产生RBBB型束支折返（图13-13B），激动经左后分支前传，右束支逆传（图13-14）。基础心室刺激下引入期前收缩刺激，易于诱发希浦系统内折返。较之固定联律，长短联律心室刺激更诱发BBR，产生较大程度联律时间延迟，可经希浦系统末端逆传，允许前传组织更多时间以利传导能力恢复，特定希浦系统内延迟可形成连续性束支折返，导致BBR-VT。

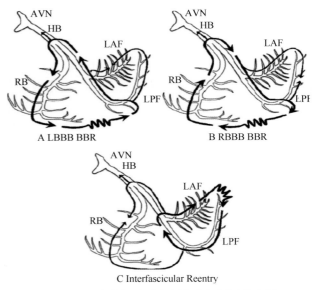

图13-13　束支折返及左侧分支间折返模式图

A.典型束支折返　折返经右束支前传，左束支逆传；B.与前者相反，折返环经左束支前传，右束支逆传；C.左束支分支间折返　经前分支前传，后分支逆传，或反方向折返。AVN：房室结，HB：希氏束，RB：右束支，LAF：左前分支，LPF：左后分支；BBR：束支折返，Interfascicular Reentry分支间折返

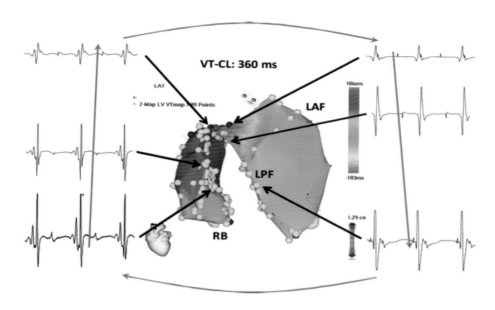

图 13-14　逆向型束支折返（左束支前传，右束支逆传）电解剖标测图

激动顺序标测覆盖了整个心动过速周期（360ms）。心动过速发作时左后分支呈前向传导，右束支呈逆向传导。该折返环中左前分支属旁观者。RB：右束支，LAF：左前分支，LPF：左后分支 [引自：Naruse Y，Machino T，Sekiguchi Y，et al.2011. A case of bundle branch reentrant tachycardia：Effectiveness of CARTO mapping system. Clinical Cardiac Electrophysiology. Rinsho Shinzo Denkiseiri（Japanese）]

　　左前、左后分支间折返是少见的左侧分支间大折返心动过速，分支间远端连接可能位于心室肌。左前分支通常作为前传支，左后分支作为逆传支（图13-13C）。分支折返与束支折返可共存于同一患者。

三、临床电生理研究

　　电生理检查发现束支折返性心动过速患者普遍存在 HV 间期及 QRS 时限延长。BBR-VT 有如下诊断特征：①心动过速呈典型 LBBB 或 RBBB 型，与激动经相应束支传导有关。②心动过速诱发依赖于室早导致希浦系统关键的传导延迟。③心动过速可终止于自发或起搏诱发的希浦系统内阻滞。④心动过速时，希氏束、左束支、右束支电位均领先于每个 QRS 波群，且呈一定激动顺序，与心动过速 QRS 波形呈固定时间间期。希氏束及前传束支激动时间取决于各个结构相对传导时间。⑤心动过速时 HV 间期长于或等于窦性心律下 HV 间期。⑥心动过速自发变异时 VV 间期变化继发于 HH 间期变化。⑦心动过速可于右心室心尖部拖带驱动，PPI-TCL 小于 30ms。⑧若房室结前传功能良好，BBR-VT 可能由心房刺激隐匿性拖带。

　　左侧分支间折返性心动过速诊断标准如下：

　　①心动过速呈 RBBB 型，形态取决于心动过速经左前或左后分支传导，前传支经左前分支或左后分支传导决定了 QRS 波群电轴方向；②心动过速可终止于自发或诱发的左侧分支阻滞，消融左前分支或左后分支后心动过速不再诱发；③心动过速时，左侧分支电位，领先于每个 QRS 波群，希氏束及右束支落后于左侧分支电位，联律变异时 VV 变化落后于 HH 间期；④心动过速时，HV 间期小于或等于窦性心律下 HV 间期。

四、导管消融

　　正确识别束支折返性室速或分支间折返性室速十分重要，因其可经由导管消融根治。根除该类心动过速可减少抗心律失常药物治疗及植入型心律转复除颤器（implantable cardioverter defibrillator，ICD）除颤治疗。甚至对于多数左束支病变患者，右束支是典型的消融靶点。完全性左束支前传阻滞患者，右束支消融后需起搏器治疗。少数窦性心律下表现为左束支传导阻滞 BBR-VT 患者，存在经左束支前向慢传导，或者左束支被逆向激动（跨间隔）。为避免完全性房室传导阻滞，该类窦性心律下及 BBR-VT 发作均表现 LBBB 患者，需以左束支

为消融靶点（图 13-15）。

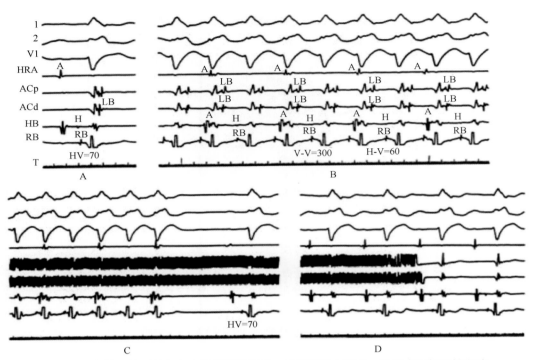

图 13-15　窦性心律下呈左束支传导阻滞患者，导管消融左束支，治疗束支折返性室速

A. 窦性心律下记录到逆向激动左束支电位（跨间隔激动）；B. 诱发束支折返性心动过速后，折返环经右束支前传，左束支逆传。左束支激动顺序与窦性心律相同；C. 导管消融左束支后终止心动过速；D. 消融左束支后 QRS 时限、形态不变，局部不再记录到左束支电位。RB：右束支，LB：左束支

左侧分支间折返性心动过速患者，消融左束支主干常常不能终止心动过速，因其折返环路一般远离左束支主干。对于束支折返与分支间折返共存患者，消融左前分支或左后分支，并不能避免复发，应以左侧双束支或右束支与一左侧分支作为消融靶点。

五、消融后随访

尽管消融右束支可终止 BBR-VT，该类患者仍有较高死亡率。最常见死因是充血性心力衰竭。且该组病例有较高的心脏性猝死发生率，可考虑植入带有心脏再同步化功能的双腔心脏除颤器。

第四节　希浦系统局灶性室性心律失常的机制及导管消融

一、希浦系统局灶性室性心律失常

局灶性快速型室性心律失常，是常见希浦系统

相关心律失常，可称为普萘洛尔敏感自律性室速，多见于缺血心脏病患者，亦可发生于心脏结构正常患者。浦肯野相关局灶室速起源于左心室可表现为 RBBB 型，体表心电图表现为电轴左偏或右偏，取决于不同起源点（图 13-16）；亦可发生于右侧希浦系统，表现为 LBBB 型室速。该类心动过速可有运动或儿茶酚胺诱发（异丙肾上腺素或去氧肾上腺素），但不能被心室程序刺激诱发或终止。该类室速对利多卡因或 β 受体阻滞剂敏感，且通常对维拉帕米无效，据此可用以与维拉帕米敏感的分支性室速鉴别。腺苷或快频率室上性超速起搏可短暂抑制，较慢室速可能被室上性心律超速抑制（图 13-16C）。该类室速临床特征尚不十分明确。Gonzalez 等的 8 病例研究中，其中 5 例可能机制为可能为异常自律性或触发活动。该组病例室速 12 导联心电图表现为右束支阻滞型、电轴左偏。且发作时 HV 间期小于窦性心律，并可记录到异常的希氏束电图反转。基于形态多变且对导管消融效果欠佳，作者认为该类室速起源于分支局灶，与心肌突破口有一定距离。晚近研究认为，在心脏结构正常或缺

血性心脏病患者，单形性室早可触发室颤，而触发室颤的早搏与起源于希浦系统单形性局灶性室性心律失常的相关性尚不明确。Tsuchiya 等病例报告中多形性室速可转为单形性室速，该病例静脉注射吡西卡尼（Ic 类）后可诱发短阵非持续性多形性室速，再次静脉注射吡西卡尼后蜕化成单形性室速。于左心室间隔部希浦系统靶点放电消融同时消除单形及多形性室速。

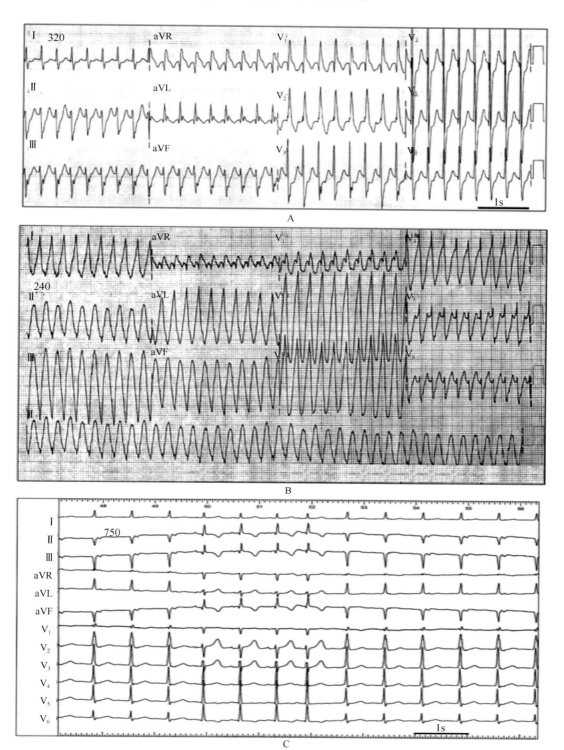

图 13-16 希浦系统相关的左后分支起源局灶性室速体表十二导联心电图

A. 该心动过速呈右束支阻滞型，电轴左偏。难以区分局灶型或折返性左后分支型室速；B. 室速同样表现为右束支阻滞电轴左偏，室速联律间期、QRS 间期短于 A；C. 该类慢室速表现为右束支阻滞型、电轴左偏，QRS 波群宽度较窄，且可被窦性心律短暂超速抑制

二、标测与消融

希浦系统局灶性室性心律失常的消融靶点定位于发作时最早浦肯野激动电位。而对于维拉帕米敏感分支型室速则靶点并不是最早p电位。图1所示左后分支末端标测、消融希浦系统局灶性室速。左心室不同部位可记录到收缩期前的P电位，而最早P电位位于下壁基底部（图13-17A），室速时P电位领先体表QRS波70ms，窦性心律下该部位可记录到融合P电位（图13-17B，图13-17C）。该部位起搏标测QRS波与临床室速图形一致。S-QRS间期70ms，等于室速P-QRS间期（图13-17D）。该处射频放电可终止心动过速，而此前数次其他部位的收缩期前P电位处放电无效。若室速不能由心室程序刺激或儿茶酚胺诱发，临床形态一致的自发室速或孤立性室早可用以标测、消融。

希浦系统局灶室速消融的主要并发症为左束支传导阻滞、房室传导阻滞。维拉帕米敏感的分支性室速，出现左束支传导阻滞或房室传导阻滞较少见，其消融靶点定位于室速时异常舒张期的浦肯野电位（P1），而无需去除正常的P2电位。另一方面讲，局灶性希浦系统室速通常需要消融局部希浦系统。若室速起源于分支近端，消融有潜在的左束支阻滞及房室传导阻滞风险。Lopera等研究中2例缺血性心脏病伴局灶性希浦系统相关性室速中，成功消融室速后，出现完全性房室传导阻滞。

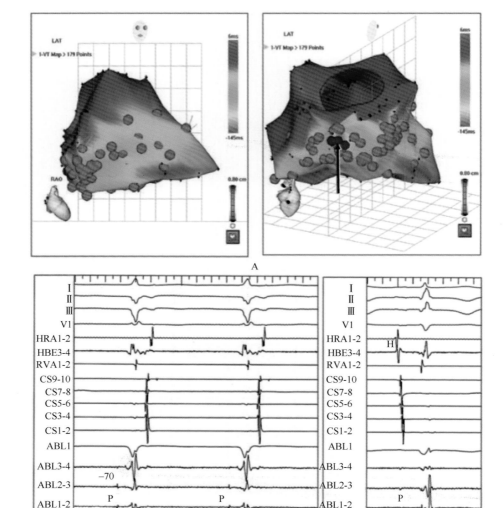

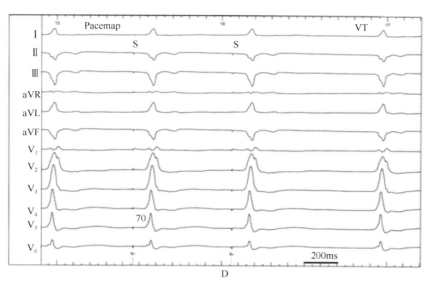

图 13-17 局灶性右束支阻滞型伴电轴左偏室速导管消融治疗

A. 室速电解剖标测图，标球提示心动过速发作时记录到舒张期 p 电位部位，最领先 p 电位位于下壁基底部，该靶点放电可终止室速（箭头所指）；

B. 舒张期 p 电位领先 QRS 波 70ms；C. 窦性心律下该部位可记录到融合的浦肯野纤维电位；D. 起搏标测完全吻合且 S-QRS 间期 70ms[引自 Akihiko Nogami，2011. Purkinje-related Arrhythmias. J Arrhythmia，27（1）：7]

　　希浦系统相关单形性室性心律失常，分为数个亚型，通过形成机制、VT 形态、起源点及成功消融靶点。识别该类室性心律失常的共性及特征，易化诊断及消融治疗策略。

（陈明龙　肖方毅　杨志平）

参 考 文 献

Aiba T，Suyama K，Aihara N，et al. 2001. The role of Purkinje and pre-Purkinje potentials in the reentrant circuit of verapamil-sensitive idiopathic LV tachycardia. Pacing Clin Electrophysiol，24：333-344.

Aiba T，Suyama K，Matsuo K，et al. 1998. Mid-diastolic potential is related to the reentrant circuit in a patient with verapamil-sensitive idiopathic left ventricular tachycardia. J Cardiovasc Electrophysiol，9：1004-1007.

Bansch D，Ouyang F，Antz M，et al. 2003. Successful catheter ablation of electrical storm after myocardial infarction. Circulation，108：3011-3016.

Balasundaram R，Rao HB，Kalavakolanu S，et al. 2008. Catheter ablation of bundle branch reentrant ventricular tachycardia. HeartRhythm，5（Suppl 6）：S68-S72.

Blanck Z，Akhtar M. 1993. Ventricular tachycardia due to sustained bundle branch reentry：Diagnostic and therapeutic considerations.Clin Cardiol，16：619-622.

Blanck Z，Deshpande S，Jazayeri MR，et al. 1995. Catheter ablation of the left bundle branch for the treatment of sustained bundle branch reentrant ventricular tachycardia. J Cardiovasc Electrophysiol，6：40-43.

Blanck Z，Jazayeri M，Dhala A，et al. 1993. Bundle branch reentry：A mechanism of ventricular tachycardia in the absence of myocardial or valvular dysfunction. J Am Coll Cardiol，22：1718-1722.

Blanck Z，Sra J，Dhala A，et al. 1995. Bundle branch reentry：Mechanism，diagnosis，and treatment. In：Zipes DP，Jalife J（eds.）：Cardiac Electrophysiology：From Cell toBedside，2nd Ed. Philadelphia，Saunders，878-885.

Caceres J，Jazayeri M，McKinnie J，et al. 1989. Sustained bundle branch reentry as a mechanism of clinical tachycardia. Circulation，79：256-270.

Chen M，Yang B，Zou J，et al. 2005. Non-contact mapping and linear ablation of the left posterior fascicle during sinus rhythm in the treatment of idiopathic left ventricular tachycardia. Europace，7：138-144.

Daoud EG. 2004. Bundle branch reentry. In：Zipes DP，Jalife J（eds.）：Cardiac Electrophysiology：From Cell to Bedside，4th Ed.Philadelphia，Saunders，683-686.

Denker S，Lehmann MH，Mahmud R，et al. 1984. Facilitation of macroreentry within the His-Purkinje system with abrupt changes in cycle length. Circulation，69：26-32.

Denker S，Shenasa M，Gilbert CJ，et al. 1983. Effects of abrupt changes in cycle length on refractoriness of the His-Purkinje system in man. Circulation，67：60-68.

Fisher JD. 2001. Bundle branch reentry tachycardia：Why is the HVinterval often longer than in sinus rhythm? The critical role of anisotropic conduction. J Interv Card Electrophysiol，5：173-176.

Gallagher JJ，Selle JG，Svenson RH，et al. 1988. Surgical treatment of arrhythmias. Am J Cardiol，61：27A-44A.

Gonzalez RP，Scheinman MM，Lesh MD，et al. 1994. Clinical and electrophysiologic spectrum of fascicular tachycardias. Am Heart J，128：147-156.

Haïssaguerre M，Shah DC，Jaïs P，et al. 2002. Role of Purkinje conducting system in triggering of idiopathic ventricular fibrillation. Lancet，359：677-678.

Kataria V, Yaduvanshi A, Kumar M, et al. 2013. Demonstration of posterior fascicle to myocardial conduction block during ablation of idiopathic left ventricular tachycardia: an electrophysiological predictor of long-term success. Heart rhythm: the official journal of the Heart Rhythm Society, 10: 638-645.

Kottkamp H, Chen X, Hindricks G, et al. 1995. Idiopathic left ventricular tachycardia: new insights into electrophysiological characteristics and radiofrequency catheter ablation. Pacing Clin Electrophysiol, 18: 1285-1297.

Kuo JY, Tai CT, Chiang CE, et al. 2003. Is the fascicle of left bundle branch involved in the reentrant circuit of verapamil-sensitive idiopathic left ventricular tachycardia? Pacing Clin Electrophysiol, 26: 1986-1992.

Lai LP, Lin JL, Hwang JJ, et al. 1998. Entrance site of the slow conduction zone of verapamil-sensitive idiopathic left ventricular tachycardia: evidence supporting macroreentry in the Purkinje system. J Cardiovasc Electrophysiol, 9: 184-190.

Lerman BB, Stein KM, Markowitz SM. 1997. Mechanism of idiopathic ventricular tachycardia. J Cardiovasc Electrophysiol, 8: 571-583.

Li D, Guo J, Xu Y, et al. 2004. The surface electrocardiographic changes after radiofrequency catheter ablation in patients with idiopathic left ventricular tachycardia. Int J Clin Pract, 58: 11-18.

Lin D, Hsia HH, Gerstenfeld EP, et al. 2005. Idiopathic fascicular left ventricular tachycardia: linear ablation lesion strategy for noninducible or nonsustained tachycardia. Heart rhythm: the official journal of the Heart Rhythm Society, 2: 934-939.

Lin FC, Wen MS, Wang CC, et al. 1996. Left ventricular fibromuscular band is not a specific substrate for idiopathic left ventricular tachycardia. Circulation, 93: 525-528.

Lopera G, Stevenson WG, Soejima K, et al. 2004. Identification and ablation of three types of ventricular tachycardia involving the His-Purkinje system in patients with heart disease. J Cardiovasc Electrophysiol, 15: 52-58.

Maruyama M, Tadera T, Miyamoto S, et al. 2001. Demonstration of the reentrant circuit of verapamil-sensitive idiopathic left ventricular tachycardia: direct evidence for macroreentry as the underlying mechanism. J Cardiovasc Electrophysiol, 12: 968-972.

Merino JL, Peinado R, Fernandez-Lozano I, et al. 1999. Transient entrainment of bundle-branch reentry by atrial and ventricular stimulation: Elucidation of the tachycardia mechanism through analysis of the surface ECG. Circulation, 100: 1784-1790.

Merino JL, Peinado R, Fernandez-Lozano I, et al.2001. Bundle-branch reentry and the postpacing interval after entrainment by right ventricular apex stimulation: A new approach to elucidate the mechanism of wide-QRS-complex tachycardia with atrioventricular dissociation. Circulation, 103: 1102-1108.

Morishima I, Nogami A, Tsuboi H, et al. 2012. Negative participation of the left posterior fascicle in the reentry circuit of verapamil-sensitive idiopathic left ventricular tachycardia. J Cardiovasc Electrophysiol, 23: 556-559.

Nakagawa H, Beckman KJ, McClelland JH, et al. 1993. Radiofrequency catheter ablation of idiopathic left ventricular tachycardia guided by a Purkinje potential. Circulation, 88: 2607-2617.

Naruse Y, Machino T, Sekiguchi Y, et al. 2011. A case of bundle branch reentrant tachycardia: Effectiveness of CARTO mapping system. Clin Card Electrophysiol 2011 (in press).

Nogami A, Naito S, Tada H, et al. 1998. Verapamil-sensitive left anterior fascicular ventricular tachycardia: results of radiofrequency ablation in six patients. J Cardiovasc Electrophysiol, 9: 1269-1278.

Nogami A, Naito S, Tada H, et al. 2000. Demonstration of diastolic and presystolic Purkinje potentials as critical potentials in a macroreentry circuit of verapamil-sensitive idiopathic left ventricular tachycardia. J Am Coll Cardiol, 36: 811-823.

Nogami A, Sugiyasu A, Kubota S, et al. 2005. Mapping and ablation of idiopathic ventricular fibrillation from the Purkinje system. Heart Rhythm, 2: 646–649.

Nogami A. 2002. Idiopathic left ventricular tachycardia: assessment and treatment. Card Electrophysiol Rev, 6: 448-457.

Ouyang F, Cappato R, Ernst S, et al. 2002. Electroanatomic substrate of idiopathic left ventricular tachycardia: unidirectional block and macroreentry within the purkinje network. Circulation, 105: 462-469.

Purkinje JE. 1845. Mikroscopisch-neurologische Beobachtungen. Arch Anat Physiol Wiss Med, 12: 281-295.

Rodriguez LM, Smeets JL, Timmermans C, et al. 1996. Radiofrequency catheter ablation of idiopathic ventricular tachycardia originating in the anterior fascicle of the left bundle branch. J Cardiovasc Electrophysiol, 7: 1211-1216.

Schmidt B, Tang M, Chun KR, et al. 2009. Left bundle branch-Purkinje system in patients with bundle branch reentrant tachycardia: Lessons from catheter ablation and electroanatomic mapping. Heart Rhythm, 6: 51-58.

Shimoike E, Ueda N, Maruyama T, et al. 2000. Radiofrequency catheter ablation of upper septal idiopathic left ventricular tachycardia exhibiting left bundle branch block morphology. J Cardiovasc Electrophysiol, 11: 203-207.

Suwa M, Yoneda Y, Nagao H, et al. 1989. Surgical correction of idiopathic paroxysmal ventricular tachycardia possibly related to left ventricular false tendon. Am J Cardiol, 64: 1217-1220.

Tawara S. 1906. Das Reizleitungssystem des Saugetierherzens. Eine Anatomisch- Histologische Studie Uber das Atrioventrikularbundel und die Purkinjeschen Faden. . Jena, Germany: Gustav Fischer, 9-70, 114-156.

Thakur RK, Klein GJ, Sivaram CA, et al. 1996. Anatomic substrate for idiopathic left ventricular tachycardia. Circulation, 93: 497-501.

Tsuchiya T, Nakagawa S, Yanagita Y, et al. 2007. Transition from Purkinje fiber-related rapid polymorphic ventricular tachycardia to sustained monomorphic ventricular tachycardia in a patient with a structurally normal heart: Acase report. J Cardiovasc Electrophysiol, 18: 102-105.

Tsuchiya T, Okumura K, Honda T, et al. 1999. Significance of late diastolic potential preceding Purkinje potential in verapamil-sensitive idiopathic left ventricular tachycardia. Circulation, 99: 2408-2413.

Wood M. 2006. Ablation of ventricular tachycardias associated with nonischemic cardiomyopathies. In: Huang SKS, Wood M (eds.): Catheter Ablation of Cardiac Arrhythmias. Philadelphia, Saunders, 535-561.

Zipes DP, Foster PR, Troup PJ, et al. 1979. Atrial induction of ventricular tachycardia: reentry versus triggered automaticity. Am J Cardiol, 44: 1-8.

第十四章
乳头肌起源室性心律失常的导管消融

第一节 乳头肌起源室性心律失常的解剖基础

特发性室性心律失常（ventricular arrhythmia，VA）一般指发生于无器质性心脏病患者起源于心室或者大动脉瓣环区域的心律失常，也可起源于传导系统如浦氏系统及其分支，多为折返或局灶机制，对维拉帕米敏感。近年来把发现的乳头肌（papillary muscle，PAM）以及房室瓣环附近起源的室性心律失常也归类于其中，但其电生理特性有别于左心室分支性室速。

起源于左心室乳头肌的室性心律失常占3%～7%，是第二位少见的左心室内膜起源心律失常，略多于主动脉 - 二尖瓣连接区起源。左右两侧心室皆可见乳头肌室性心律失常，其中以左后乳头肌（PPM）最为常见，约占7.5%，而起源于左前乳头肌（APM）约占4.4%。

文献报道乳头肌起源室性心律失常可出现于器质性或非器质性心脏病患者。当陈旧性心肌梗死累及乳头肌时，折返可能为其发病机制。与心肌梗死无关的乳头肌室性心律失常表现为频发室性早搏（premature ventricular contraction，PVC），比持续室速更常见，其机制多认为是起源于乳头肌深部的局灶机制，可能为自律性或触发活动。

一、乳头肌的一般解剖特点

乳头肌起源于心室壁，由心室的肉柱衍化而来。解剖学上来看，乳头肌是呈圆锥状投射生长到心室心肌上，或是从室壁突向室腔的锥状肉柱，其基底末端是与瓣小叶的腱索相连接。左心室内的腱索，如果不是起于乳头肌并止于二尖瓣叶，而是从乳头肌到乳头肌或乳头肌到心室壁或心室壁到心室壁者，称为左心室假腱索。乳头肌处的心肌要比其他部位的心肌厚（图14-1）。

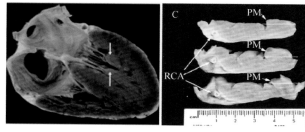

图14-1 左心室乳头肌比心室其他部位肌肉厚

乳头肌，右心室有前、后、内侧（隔侧）三组，分别称前、后、隔侧乳头肌。前PAM最大，起于心室前壁的中部，通过腱索与三尖瓣前、后叶相连；后PAM其次，起于右心室后壁，有时分成2～3组，通过腱索与三尖瓣后、隔叶相连；隔侧PAM最小，可起于室壁或间隔部，有时缺如或分为多组，通过腱索与三尖瓣前、隔叶相连（图14-2）。

左心室乳头肌较右心室者大，分前、后两组。前PAM起于左心室前侧壁中部，后PAM起于后壁的内侧部（间隔侧）。每个乳头肌发出的腱索均连于两个瓣膜的相对缘上（图14-2）。

正常情况下左心室乳头肌起于心尖侧室壁或中1/3室壁，通常为2个，但也可能为两组互相靠近的乳头肌，有时基底部进入室壁前已经融合或通过肌束桥连在一起。显著融合者可形成降落伞样，导致潜在瓣膜狭窄。从心房侧观察，两组分布于前侧和后间隔侧。前侧乳头肌约70%表现为单个，后间隔乳头肌则约有60%由2～3个乳头肌构成，或单个乳头肌有2～3个头端。

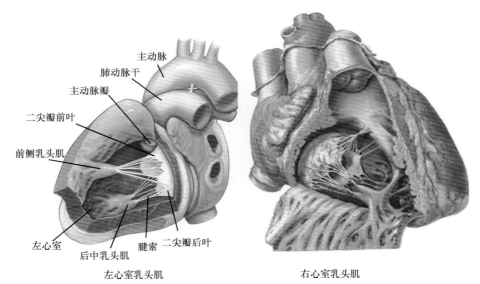

主动脉
肺动脉干
主动脉瓣
二尖瓣前叶
前侧乳头肌
左心室
后中乳头肌
腱索
二尖瓣后叶
左心室乳头肌
右心室乳头肌

图 14-2 左右心室乳头肌解剖

二、乳头肌起源室性心律失常的电学基础

（一）乳头肌与心室肌组织存在异质性

心室肌组织成多层旋转结构，各层心肌纤维间相互交叉连接，形成复杂的三维空间结构；结构各向异性的部位更易发生传导紊乱，如乳头肌的插入部位、浦肯野纤维与心室肌的交界处、肌束的交叉点等。

目前研究发现与室颤发生相关的固有异质性最重要的部位就是乳头肌。乳头肌呈柱状或分叉状与心室肌相延续，增加了心室肌纤维走向的空间结构异质性。局部组织结构异质性的增加，使乳头肌成为室早、室速、室颤等室性心律失常的相对易发部位。

（二）乳头肌富含浦肯野纤维

希氏束向下分为左右束支，分别沿室间隔两面向下延伸，最终形成浦肯野纤维（浦氏纤维）。右束支沿间隔带及中间带前行，至三尖瓣前乳头肌基底部，向前外后分支分布于室间隔低位右前壁、右前游离壁、及后乳头肌、室间隔右后下部。左束支分成两个束支，左前分支延伸至左心室前壁，左后分支延伸至左心室侧壁及后壁。

浦肯野纤维是特殊分化的心肌纤维，能快速传导心脏电活动，保证心脏的电机械同步性。在电解质紊乱、交感激活、心肌缺血、某些药物的作用下，浦肯野纤维可通过自律性增高、触发活动、浦肯野纤维与心室肌间的折返等诱发并维持心律失常。

研究表明，左心室乳头肌富含浦肯野纤维，尤其在乳头肌的基底部的浦肯野 - 心肌连接处（purkinje-myocyte junction，PMJ）。浦肯野纤维激动心室肌的部位位于紧靠乳头肌基底部的局部区域。乳头肌的 PMJ 处是低安全区域，浦肯野细胞和心室间激动有延迟，乳头肌有发生单向阻滞的潜在区域。浦肯野细胞与心室肌细胞电生理异质性存在显著的差异，表现为其膜阻抗远比心室肌细胞高，动作电位时程也比心室肌细胞长，浦肯野细胞容易发生触发活动和异常自律性。

近年来研究发现多种乳头肌变异的存在，如单个肥大的乳头肌（肥厚型心肌病的亚型），副乳头肌，倒转的乳头肌形成"镜像"外观，或章鱼样变异导致心腔中部梗阻。有趣的是，这些乳头肌解剖变异与心电图异常相关，如副乳头肌出现下壁导联出现 U 波增高，前侧乳头肌肥大出现 V4 导联 QRS 波顿挫伴 ST 段抬高及显著增高的 U 波，副乳头肌出现下壁 J 波等。一种新的变异即分叉的前侧乳头肌也有报道，可能与室性早搏有关，最近对 40 例 PAM 起源心律失常核磁检查证实，分叉乳头肌在该组患者中较为常见（25/40，64.5%）。

在室颤的实时标测中发现诱发室颤的早搏之前有领先的浦肯野样电位，并且早搏多起源于 PMJ 分布的 PM 基底部。正常情况下，在 PMJ 部位，从浦肯野纤维向心室肌的传播，其安全性低于从心室肌向浦肯野纤维的传导。此传播的非对称安全性可以解释单向阻滞及折返的发生。在正常灌注兔心脏诱发室颤，其螺旋波间歇锚定在左心室乳头肌；分析显示局部最高主导频率靠近乳头肌。说明稳定母转子定位在乳头肌，提示乳头肌是室颤发生的潜在解剖结构。

Pak 等在猪和犬的左心室后间隔和后乳头肌内膜消融（破坏浦肯野纤维），或在左心室后壁到后乳头肌进行切开缝合术（阻断折返），均能使室颤诱发率显著下降。

（三）乳头肌离子通道异常

缝隙连接蛋白（connexin，Cx）是细胞间进行电化学通讯的重要通道蛋白。正常时为低电阻区，能使激动在细胞间迅速传播，保证心脏电同步性，异常时能影响激动传导。Ou 等检测 Cx43 在正常兔的左室游离壁、乳头肌、右心室流出道等表达分布差异。结果显示左心室游离壁、乳头肌表达丰富、均匀，右心室游离壁表达相对较少。Cx43 表达差异，有可能是室性心律失常发生的基质。

（四）乳头肌复极离散度异常

有研究比较了兔子心室单个心肌细胞电生理学差异，结果显示，部分心肌细胞短暂外向电流离散度增大，非特异性阳离子流较小甚至缺如，使得动作电位时程离散度增加，正常情况下可记录到早后及晚后除极电位，更易形成折返性心律失常。

三、乳头肌室性心律失常导管消融易复发的因素

有关左心室乳头肌 VA 消融的成功率和复发率的报告有一定差异，Yokokawa 等报道对 40 例起源于乳头肌 VA 的消融成功率仅为 78%，Yamada 等报道 19 例起源于左心室乳头肌 VA 消融结果，尽管消融术中成功率高达 100%，然而，随访中 11 例复发，复发率高达 58%。较高的复发率可能与以下因素有关。

1. 局部解剖特点　①乳头肌基底部宽大，为心脏中最厚的心肌结构，且不同病例间个体差异大，基底部各侧面均可能成为心动过速出口，在二维 X 线影像下增加导管操作难度；②乳头肌随房室瓣开闭而剧烈舒缩，影响消融导管与其稳定接触；③如果 VA 起源位于乳头肌的中段体部（非基底部），导管则难以与悬垂于心室腔的 VA 起源部位稳定接触，故可能影响消融效果，导致消融失败或复发。

2. VA 起源于乳头肌深部　①文献报道左心室乳头肌起源部分病例 VT 或 PVCs 有多种形态，但 VT 周长不变，且 VT 或 PVCs 可以在同一或邻近部位消融成功，提示 VT 出口不同；②也有报道在乳头肌不同侧面标测到远场电位处也可为消融成功靶点，提示 VA 起源点并非在乳头肌表面；③绝大多数研究均未发现操纵导管机械损伤能够终止乳头肌 VA；④多数报道结果均表明，应用普通 4mm 头端射频导管消融有较高的失败率和（或）复发率，而应用盐水灌注射频导管或头端 8mm 射频导管可提高导管消融的长期成功率，故多数左心室乳头肌 VA 起源点部位可能位于心肌深部；⑤相当比例患者在消融 VA 过程中局部最早激动较体表心电图 QRS 波逐渐提前，但 VT 周长未见明显变化，体表心电图 QRS 波形态有细微改变，可标测到局部最早心室激动的部位也有变化，提示消融过程中局部阻滞或传导延迟后 VA 出口发生变化，同样也支持乳头肌 VA 起源于心肌深层。

总之，乳头肌在组织学及电生理方面均不同于其他部位心室肌，存在心肌细胞的排列紊乱、浦肯野纤维丰富、离子电流差异、复极离散度及传导异常等，这些差异，可能是室性心律失常，尤其是包括室颤在内的恶性心律失常发生的基础。

第二节　乳头肌起源室性心律失常的心电图定位诊断

乳头肌起源的室性心律失常日渐受到人们的关注。而它的识别和鉴别还是比较困难的。尽管左心室乳头肌都是搭附在左心室心肌的腹侧或下壁的中顶部位，但是乳头肌室速的起源部位仅限于其解剖的基底部位。所以，在心电图和电生理特征上，还是可以区分乳头肌室速的。

一、心电图及电生理特征

（一）左后乳头肌起源的室性心律失常

2008 年阿拉巴马大学的 Doppalapudi 等在 Circulation 杂志率先报道了一组来源于左后乳头肌基底部的特发性室速。从连续 290 例行导管消融的局灶性室性心律失常的队列中，该作者发现 7 例病例标测及成功消融靶点位于左后乳头肌基底部。7 例病例（42～82 岁，男性 5 例）除 2 例曾因冠心病行旁路手术外，均无器质性心脏疾病，且心功能全部正常。该组患者基线心电图形态及传导均正常，室性心律失常表现为持续性室速 2 例，其余 5 例为非持续性室速 / 室性早搏，发作心电图具有共同的特征：右束支阻滞（right bundle branch block，RBBB）和向上的心电轴（图 14-3）。电生理检查发现，室性心律失常能够自发或由异丙肾上腺素诱发，不能被起搏诱发、终止或拖带，即使部分病例于靶点记录到浦氏电位，但 VA 发作时均晚于局部心室电位。通过起搏及激动标测，消融靶点均位于左后乳头肌基底部，局部缺乏高频电位或舒张电位，靶点电位早于体表 QRS 波 26～32 ms（平均

29ms ± 2 ms）（图 14-4），即使标测到高频浦氏电位，VA 时晚于局部心室波。该作者认为这是一组新的特发性室速综合征，其机制与浦氏纤维无直接相关性，而是起源于左后乳头肌深部肌肉。

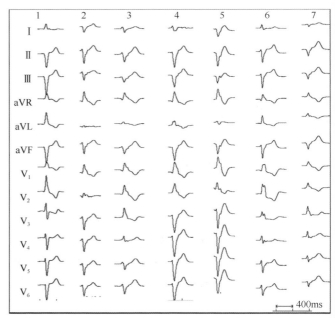

图 14-3 7 例起源于后乳头肌 VA 心电图均表现为右束支阻滞和向上的心电轴

（引自 Doppalapudi H. 2008. Circ Arrhythm Electrophysiol，1：23-29）

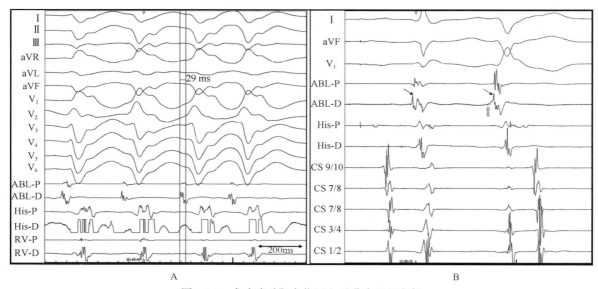

图 14-4 成功消融靶点位于左后乳头肌基底部

A. 激动标测局部无浦氏电位或舒张电位，消融靶点电位早于体表 QRS 波起始 29 ms；B. 于成功消融靶点记录到浦氏电位（箭头所示），但 VA 发作时浦氏电位晚于局部心室电位（引自 Doppalapudi H. 2008.Circ Arrhythm Electrophysiol，1：23-29）

（二）左前乳头肌起源的室性心律失常

随后阿拉巴马大学的 YAMADA 等又报道了另一组 6 例起源于左前乳头肌的特发性室性心律失常（VT1 例，PVC5 例）。该组病例是从连续 432 例 VA 消融队列中提取，起源于左室的有 111 例，其中左后乳头肌起源 10 例，仅有 6 例起源于左前乳头肌。

左前乳头肌起源的室性心律失常患者，年龄为 39 ～ 78 岁，男女各 3 例，均无陈旧性心肌梗死证据及左心室收缩功能受损。窦性心律时心电图无传导延迟，发作时表现为：① RBBB 图形及向下电轴，QRS 波时程为（168 ± 19）ms，胸前导联 R-S 波移行 $<V_1$，avR 导联为 qR 或 qr 图形，V_6 导联为 rS 图形（图 14-5）。所有 VA 均为自发，不能被程序控制诱发，对维拉帕米及 Na^+ 离子通道阻滞剂无反应，心内电图 AH 及 HV 间期也正常，消融靶点电位领先体表 QRS 波 18 ～ 35（27 ± 7）ms，同样未标测到高频、舒张电位或浦氏电位，3 例靶点位于乳头肌基底，3 例位于中部。作者认为该组病例与该中心之前报道的左后乳头肌室性心律失常除了起源部位不同外，其他电生理特性相同，均为乳头肌深部起源的局灶机制，无浦肯野纤维参与。

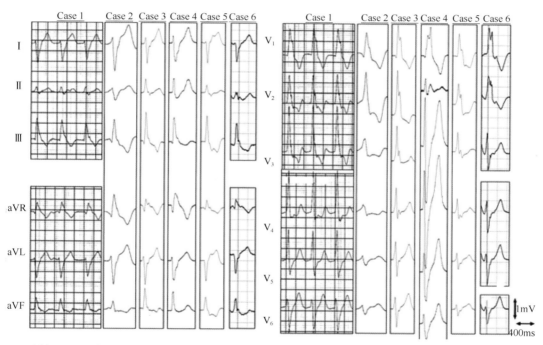

图 14-5　6 例起源于左前乳头肌室性心律失常心电图均表现为 RBBB 图形及向下电轴，较早胸前导联移行（$<V_1$）

（引自 Yamada T.2009. J Cardiovasc Electrophysiol，20：866-872）

（三）右心室乳头肌起源特发性室性心律失常

2010 年密歇根大学的 Crawford 等报道了一组 8 例起源于右心室乳头肌的特发性室性心律失常。进行室性心律失常消融术的连续 169 名病例队列中，共有 8 例为右心室乳头肌来源 [男性 7 名，平均年龄为（44 ± 14）岁]，其中 4 例左心室功能不全，平均左心室射血分数（EF）为 0.45 ± 0.15，PVC 平均负荷为 17% ± 20%。对照组为连续 10 名起源于右心室流出道室性心律失常，均为女性，平均左心室射血分数为 0.57 ± 0.09，PVC 平均负荷 13.9% ± 12.8%。两组右心室射血分数均为正常。全部患者进行延迟心肌核磁成像（delayed enhancement-cardiac magnetic imaging，DE-CMR）检查，除外致心律失常性右心室心肌病（arrhythmic right ventricular carodiomyopathy，ARVC），未发现任何室壁运动障碍、瘢痕或强化。全部右乳头肌起源消融心律失常均成功消融，4 例心功能不全者平均左心室 EF 从 0.34 ± 0.9 提高到 0.56 ± 0.11（$P =$ 0.0007），证实心功能不全并非器质性心脏病所致，而是快速心律失常性心肌病。

右室乳头肌 VA 心电图特征：8 例患者共 15 个 PAM 心律失常起源点，分别后 PAM（$n=3$）、前

PAM（n=4）或间隔 PAM（n=8）。全部为左束支阻滞图形（left bundle branch block，LBBB），在 V₁ 导联表现为 rS 或 QS 型，10 例电轴向下，5 例向上，而对照组全部向下。VA 发作时 PAM 组 QRS 波时程显著长于对照组 [（163±21）ms vs.（141±22）ms，$P=0.02$]。PAM组可见更多的 QRS 波顿挫（11/15 vs. 5/13 $P<0.05$）。起源于后或前 PAM 更多出现较晚的 R 波移行（>V₄，7/7）和向上电轴（5/7），起源于间隔 PAP 更多出现较早 R 波移行（≤V₄，7/8）和向下电轴（8/8）（$P<0.05$）（图 14-6）。

电生理检查及标测：PAM 起源组 5 例起搏诱发持续或非持续性 VT，异丙肾上腺素诱发 1 例非持续性 VT 并显著增加 2 例 PVC 室早数量，无任一 VT 能被拖带。使用 CARTO 三维标测及心腔内超声（intracardiac echocardiography，ICE）标测靶点均位于右心室 PAM（图 14-7），最早心内膜激动领先 QRS 波（23±8）ms，靶点电位振幅为（2.1±1.4）mV，与对照组均没有显著差别。起搏标测图形全部匹配，2/8 例为有效消融靶点标测到浦氏电位。作者认为右心室乳头肌起源 VA 发生机制可能为触发活动或自律性的局灶机制，而不支持折返机制，不能除外浦肯野系统参与心动过速。

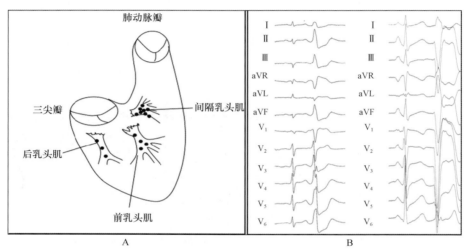

图 14-6 右室乳头肌起源心律失常及成功靶点图

A. 所有标测右室乳头肌心律失常起源及成功消融靶点，以间隔 PAM 起源多见；B. 左为间隔 PAM 室早，显示左束支阻滞图形，向下电轴及较早胸前导联移行（V₂～V₃）；B. 右为起源于后 PAM 室早，显示左束支阻滞图形，向上电轴及较晚胸前导联移行（V₆）（引自 Crawford T.2010. Heart Rhythm，7：725-730）

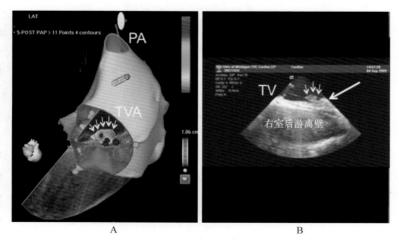

图 14-7 右室乳头肌三维标测图及心腔内超声图

A.CARTO-SOUND 三维标测靶点图，箭头显示右后 PAM 位置，红点显示成功消融靶点；B.ICE 清楚显示右后乳头肌（引自 Crawford T.2010. Heart Rhythm，7：725-730）

（四）梗死后左心室乳头肌起源室性心律失常

2008 年密歇根大学的 Bogun 等 JACC 杂志报道了一组 9 例左心室乳头肌起源的室性心律失常，不同的是全部患者有陈旧性心肌梗死病史及左心室收缩功能不全（平均射血分数为 0.32±0.14）。

全部病例心电图表现为 RBBB 图形，其中 7 例起源于左后 PAM 表现为心电轴向上，2 例起源于左前 PAM 表现为心电轴向下。4 例记录到持续性室速，其心动过速周期及 QRS 时程分别为（294±89）ms 和（175±29）ms，与起源于左心室的其他特发性室速无差异。不同的是 PAM 起源的 VA 心电图胸前导联主波 R 波 -S 波的移行多在 V_4 ～ V_6。研究者

使用 CARTO 系统电压标测确定梗死瘢痕区域，结合起搏、激动及拖带技术确定室早起源点或室速折返的峡部，心腔内超声（ICE）用于精确定位乳头肌，结果发现所有室早起源于瘢痕或其边缘区的乳头肌，靶点电压为（0.4±0.4）mV；所有室速折返峡部累及乳头肌，靶点电压为（0.2±0.07）mV，且均未标记到浦氏电位（图 14-8）。对延迟增强磁共振成像分析显示，室性心律失常与乳头肌不均匀吸收对比剂密切相关，6/9 例患者乳头肌表现为不均匀增强（图 14-9）。作者认为当乳头肌位于梗死区内，可成为室性心律失常的起源点，其机制可能为折返，因为起搏能够诱发且消融折返"峡部"能成功消除心律失常。

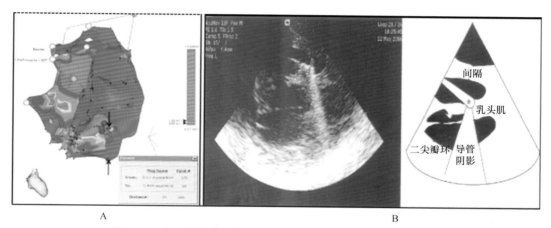

图 14-8　左心室乳头肌起源心律失常三维标测及心腔内超声图

A.CARTO 三维标测系统电压图（voltage map），清楚显示后 PAM 位于低电压区（瘢痕区），成功靶点位于 PAM，箭头显示靶点距心内膜轮廓距离 21mm；B.ICE 和示意图显示导管位于后乳头肌位置（引自 Bogun F. 2008. J Am Coll Cardiol，51：1794-1802）

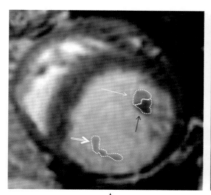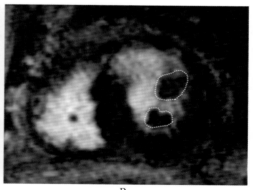

图 14-9　乳头肌延迟磁共振成像

A. 显示前乳头肌头端不均匀强化，白色细箭头显示强化的头端，黑色箭头显示无强化部分，白色粗箭头显示后乳头肌不均匀强化；B. 显示无强化的乳头肌（引自 Bogun F 2008. J Am Coll Cardiol，51：1794-1802）

二、鉴别诊断

（一）左心室乳头肌起源室性心律失常与左室特发性室速比较

密歇根大学的 Eric Good 等从 122 例非心肌梗死室性心律失常的队列中，选取了 9 例起源于左心室乳头肌 VA（PVC7 例、非持续或持续性 VT2 例）与 8 例左心室特发性室速（ILV）比较。PAM 组中 4 例有器质性心脏改变，均为非缺血性心肌病，平均射血分数为 0.49±0.13，7 例起源于左后乳头肌，另两例起源于左前乳头肌。基线资料比较结果显示：PAM 组患者年龄更大 [（57±9）岁 vs.（31±7）岁]，更多心功能受损（4 vs. 0）及更多表现为室早（8 vs. 1）。

心电图特征比较结果显示：PAM 组室性心律失常 QRS 波更宽 [（150±15）ms vs.（127±11）ms，P=0.001]；无一例在 V1 导联表现典型右束支阻滞图形 rsR′，相反全部为单相 R 和 qR 型，而 ILV 则全部为 rsR′；全部 ILV 在肢导可见 Q 波，而在乳头肌起源组仅 1 例可见 Q 波；QRS 顿挫两组未见差别。

电生理检查特征比较结果显示：PAM 组有 4 例表现为多形室早，而 ILV 组全部表现为单形室早/室速；PAM 组仅 5 例于消融靶点标测到浦氏电位，而 ILV 组全部标测到浦氏电位；窦律时浦氏电位落后体表 QRS 波（10±17）ms，而 ILV 组领先体表 QRS 波（29±5）ms；在靶点起搏标测图形在 PAM 组全部匹配，而 ILV 组全部不匹配；靶点电位在乳头肌起源组低于 ILV 组 [（1.1±0.8）mV vs.（6.3±2.7）mV，P=0.0001]（图 14-10）。DE-CMR：2 例 PAM 组行 DE-CMR 检查，1 例表现为延迟增强并与 VA 相关，2 例 ILV 组无延迟增强。作者指出，乳头肌起源室性心律失常似乎起源于浦肯野纤维和心肌交界处（Purkinje-fiber-muscular interface），有效消融靶点可标记到低电压，且磁共振有延迟增强（图 14-11）。

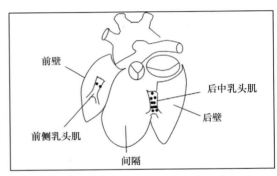

图 14-10　图示显示成功消融靶点位置

前乳头肌仅 2 例，位于基底部，后乳头肌分布于基底、中部及头端（引自 Good E. 2008. Heart Rhythm, 5：1530-1537）

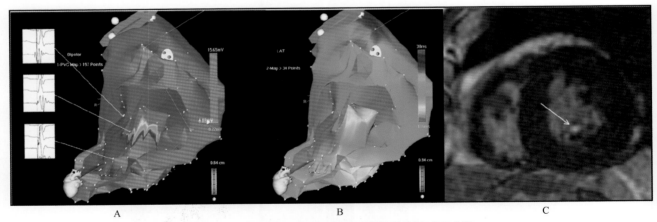

图 14-11　左心室乳头肌三维标测图及磁共振延迟成像

A. 为 CARTO 三维标测电压图（voltage map），显示乳头肌区域低电压（＜1.0mV），局部可标测到浦氏电位；B. 为激动图，最早激动点位于乳头肌头端；C. 为 DE-CMR，显示后 PAM 强化（引自 Good E.2008. Heart Rhythm, 5：1530-1537）

（二）与其他左室起源特发性室速鉴别诊断

阿拉巴马大学的 YAMADA 等人总结了一组 71 例起源于左心室前侧和后间隔部位的特发性室性心律失常，这是从 159 例成功消融的左心室特发性室性心律失常队列中提取，包括起源主动脉根部 47 例（29.6%），主动脉-二尖瓣环连接部 12 例（7.5%），左心室心外膜 17 例（10.7%），二尖瓣环 24 例（15.1%），左束支分支 38 例（23.9%），前乳头肌 7 例（4.4%），后乳头肌 12 例（7.5%），其他 2 例。该研究的 71 例病例为起源于 PAM、左前/后分支（left anterior fascicular，LAF/ left posterior fascicular，LPF）及起源于前侧/后间隔的二尖瓣环（mitral annulus，MA）。起源于后间隔侧的心律失常的 49 例病例中，左后 PAM 组患者年龄显著大于 LPF 组 [（55±13）岁 vs.（30±13）岁]，而前侧区起源年龄无差别。持续性室速在分支起源常见（持续室速 33 例，86.8%；非持续室速 3 例，7.9%；室早 2 例，5.3%），而乳头肌起源主要表现为室早（持续室速 5 例，26.3%；非持续室速 5 例，26.3%；室早 9 例，47.4%），二尖瓣环中也以室早多见（持续室速 0 例；非持续室速 2 例，14.3%；室早 12 例，85.7%）。

在左室前侧起源的 22 例病例中，平均 QRS 波时程 LAF 组、MA 组与 PAM 组分别为（155±13）ms、（168±18）ms 及（179±10）ms，LAF 显著短于二尖瓣环起源，其他两两比较无差异。全部表现为 RBBB、右下电轴及很早的胸前导联移行

（<V_1），然而 I 导联 rS、aVR 导联 rS、aVL 导联 qR 及 V_1 导联 Q 波可以很好地排除二尖瓣环起源，aVR / aVL 导联 QS 波从未出现在 PAM 组。R 波在 III 和 II 比例在 PAM 组最高，MA 组最低（$P<0.05$），V_6 导联 R/S 振幅比例在 PAM 组最低，MA 组最高（$P<0.05$）。V_6 导联 R/S ≤ 1 是唯一可靠地区分 PAM 和 LAF 起源的指标。

在起源于左后间隔的 49 例室性心律失常病例中，平均 QRS 波时程在 LPF 组、MA 组和左后 PAM 组分别为（141±8）ms、（160±7）ms 和（173±9）ms，组间比较均有显著差异，QRS 波时程 >160ms 是唯一可靠地区分 PAM 和 LAF 起源室性心律失常的指标。全部 VA 表现为 RBBB、向上电轴及很早的胸前导联移行（<V_1），PAM 和 LPF 室性心律失常通常表现为电轴右偏，而 MA 起源则全部表现为电轴左偏。I 导联 Rs/rS、aVL 导联 qR、V_1 导联 Q 波可以准确把分支或 PAM 与 MA 起源的 VA 区分出来。并且，I 导联 R 波从不出现在 PAM 起源 VA。R 波在导联 III/II 比例 PAM 组最低，MA 组最高，两者有显著差别（$P<0.05$）。III/II<1.5 和 V_6 导联 R/S 振幅比例 ≤ 1 可以准确把 LPF 或 PAM 起源与 MA 起源区分出来（表 14-1，图 14-12）。

表14-1　据QRS形态预测室性心律失常起源

QRS形态	比较对象	起源预测	敏感性	特异性	阳性预测值	阴性预测值
左心室前侧起源						
I导联Rs/rS	MA/PAM/LAF	APM/LAF	100%	57%	83%	100%
aVR导联rS波	MA/PAM/LAF	APM/LAF	80%	100%	100%	70%
aVL导联qR波	MA/PAM/LAF	APM/LAF	87%	100%	100%	78%
V_1导联Q 波	MA/PAM/LAF	APM/LAF	67%	100%	100%	58%
V_6导联R/S≤1	PAM/LAF	PAM	100%	63%	70%	70%
左心室后间隔起源						
I导联Rs/rS波	MA/PAM/LPF	PAM/LPF	95%	71%	95%	71%
aVL导联qR波	MA/PAM/LAF	PAM/LPF	90%	100%	100%	64%
V_1导联Q波	MA/PAM/LAF	PAM/LPF	81%	100%	100%	47%
III/II<1.5	MA/PAM/LAF	PAM/LPF	95%	86%	98%	75%
V_6导联R/S≤1	MA/PAM/LAF	PAM/LPF	100%	71%	95%	100%
QRS波>160 ms	PAM/LPF	PAM	100%	100%	100%	100%

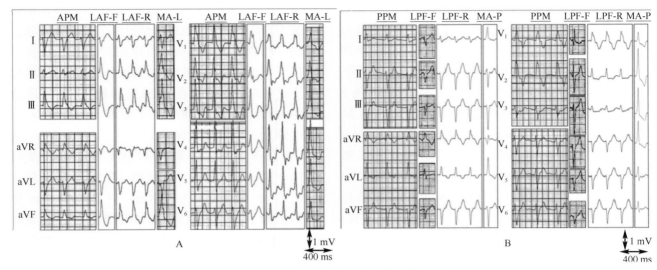

图 14-12　左心室乳头肌起源心律失常鉴别

A. 显示起源于左心室前侧区的典型心律失常心电图特征；B. 显示起源于左心室后间隔区域的典型心电图特征。APM：前乳头肌；L：侧方；LPF：左后分支；MA：二尖瓣环；P：后方；PPM：后乳头肌；F：局灶机制；R：折返机制（引自 Yamada T.2010. J Cardiovasc Electrophysiol，21：62-69）

总之，乳头肌起源的室性心律失常体表心电图与束支起源的特发性室性心律失常类似，但 QRS 时限前者大于后者。判断乳头肌起源的室性心律失常，必须熟悉心室其他部位起源的室性心律失常体表心电图及腔内电图特点，仔细甄别其中的细小差别。

第三节　乳头肌起源室性心律失常导管消融

乳头肌起源室性心律失常，其心电图有特异性特征，导管消融能安全有效消除 PAM 起源的 VA，但由于左心室或右心室乳头肌的基底部宽大、解剖上个体差异较大、标测和消融时消融导管难以到位，对其行导管消融具有较大的难度和挑战，部分病例消融难以成功，且复发率较高。三维标测系统、心腔内超声（intracardiac echocardiography，ICE）及盐水灌注或 8mm 消融大头有助于提高成功率。

一、机　　制

心律失常机制决定消融策略。乳头肌起源室性心律失常患者心脏超声及心室造影等检查无明显器质性心脏病，窦性心律时 AH 和 HV 间期正常，VA 通常在运动后发作，或需要静脉应用异丙肾上腺素后诱发，VT 不能被拖带，在成功消融靶点处仅能记录到相对较晚的舒张期激动时间，同一病例中所记录到的 VT 与 PVCs 形态相同，以及在成功消融处不能记录到碎裂电位等特征，支持乳头肌 VA 为局灶机制而非折返。由于乳头肌起源 VA 的以上特性有别于左心室分支折返性 VT，故有专家将之称为一种新的特发性 VT 或 PVCs 综合征或特发性 VA 的一个亚组。此亚组的区分对提高左心室流入道 VA 的消融成功率和降低复发率有非常重要的意义。起源于右心室乳头肌 VT 或 PVCs 晚近也有报道。

乳头肌作为心室激动的最末端，与心室肌交界处存在空间及结构异质性，容易产生传导延缓，甚至阻滞，可形成折返（图 14-13），尤其当乳头肌位于梗死区内或周围有心肌病变时，可成为折返性室性心律失常的起源点，因为起搏能够诱发且消融折返"峡部"能成功消除心律失常（图 14-14）。有人在室性心律失常患者的乳头肌部位记录到浦氏电位，并根据浦氏电位距心室波的距离区分心律失常的起源部位：大于 5ms 的起源于浦肯野纤维近端，小于 5ms 的源于浦肯野纤维与心室肌交界处，而起源于心室肌的通常看不到浦氏电位（图 14-14）。

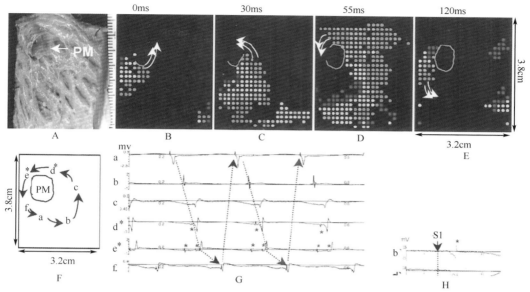

图 14-13 围绕乳头肌旋转的折返激动

A. 左心室心内膜乳头肌（PM）；B～E. 折返波峰围绕乳头肌逆钟向转；F. 显示记录位点；G. 在各位点记录的实际电位（靠近乳头肌的 d、e 位点可见双电位）（引自 Kim YH.1999. Circulation，100：1450-1459）

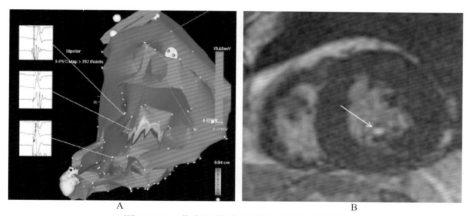

图 14-14 乳头肌瘢痕相关的室性心律失常

A. 左心室后乳头肌电压标测，乳头肌的顶部可见低电压区，心室其他部位电压正常，从上到下心内电图分别是在间隔面、乳头肌体部、乳头肌基底部，均见到浦氏电位，可见越靠近乳头肌浦氏电位距离心室电位越近；B. 左心室中部的短轴切面的磁共振图，可见后乳头肌局部延迟强化（引自 Good E. 2008. Heart Rhythm，5：1530-1537）

二、预测消融成功的因素

Yokokawa 等人总结了 40 例乳头肌起源心律失常导管消融情况，包括 PVC19 例，VT21 例，平均年龄（51±14）岁，女性 25 例，平均射血分数 0.46±0.13。20 例伴有器质性心脏病，包括陈旧性心肌梗死 10 例，扩张性心脏病 9 例，瓣膜病 1 例。33/40 例患者消融成功（83%），2 例复发。消融成功组（n=31）年龄高于失败组（n=9），其余基线特征无差别。陈旧性心肌梗死患者 3/10（30%）起搏诱发室速，扩心病组 1/9（11%）起搏诱发室速。

32 例病灶起源于左心室，8 例起源于右心室。消融有效组 26 例（84%）和无效组 5 例（56%）有 2～15 种形态的多形性 PVC，两组无差异。3 个患者同时有起源于不同乳头肌的 VA。

ICE 证实消融过程中导管稳定性较差，消融成功组 27 例（87%）和全部失败组导管发生移位。局部心内膜激动时间两组无差别，但消融成功组起搏标测心电图与心律失常匹配更常见（71% vs.22%，P=0.02），且更多标测到浦氏电位（48% vs. 0，P=0.01）。有效消融靶点电位振幅在窦律时均较低[（1.3±0.9）mV vs.（1.0±0.6）mV，P=0.5]。有效消融组放电和操作时间均短于无效组。35/40 例患者术前接受心肌核磁延迟显像，对 27 例起源于左室乳头肌病例影像进行分析，结果显示致病 PAM 质量在消融失败组显著大于成功组 [（4.6±2.2）g vs.（2.3±0.6）g；P<0.001]。术前延迟增强仅见于 3 例致病相关的乳头肌。分叉 PAM 两组无差别（60% vs. 78%；P=0.43）。作者认为，有效消融的预测因子为：①较小质量的乳头肌；②最早心内膜激动点存在浦氏电位；③起搏图形更为匹配，电生理检查及 CMR 结果与是否存在器质性心脏改变无关。

三、标测技术及消融

常规二维透视下标测 PAM 起源心律失常较为困难，多数中心采用三维标测系统，也可结合影像融合技术（merge），有利于对起源点精确定位。经体表或食管超声心动图，特别是 ICE 可提供实时定位指导及导管贴靠信息（图 14-15）。常用定位技术包括起搏及激动标测，尽管两者有时并不匹配，而拖带技术仅对于陈旧性心肌梗死后折返性心律失常有帮助。消融可采用经主动脉逆行途径或经间隔途径（图 14-16）。

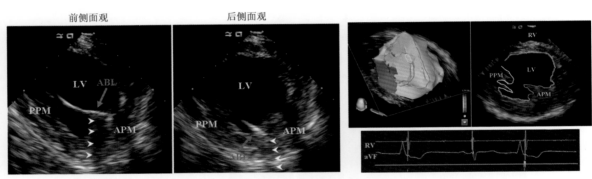

图 14-15　体表心脏超声或 ICE 确认

APM：前乳头肌；PPM：后乳头肌；LV：左心室；ABL：消融导管；RV：右心室（引自 Yamada T. 2009. J Cardiovasc Electrophysiol，20：866-872）

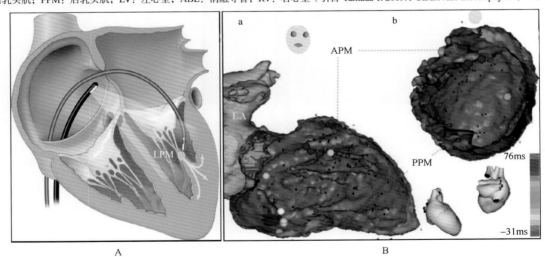

图 14-16　经房间隔途径左心室三维标测图

A. 显示穿间隔进入左心室进行三维标测及消融左前乳头肌起源室性心律失常消融；B. 为 CARTO Merge 方法三维显示靶点位置，a 为右前斜体位，b 为心底—心尖体位（引自 Irie T. 2010. J Cardiovasc Electrophysiol，21：214-215）

（一）激动标测与起搏标测

激动标测，尤其是标测最早 Purkinje 纤维或舒张期电位激动对寻找起源点、引导消融更能提供帮助（图 14-17）。然而，消融靶点是否存在 P 电位尚存争议，Yamada 等认为消融靶点多无 P 电位，而 Good 等认为部分靶点可记录到 P 电位，Yokokawa 等认为靶点出存在 P 电位消融成功率高。

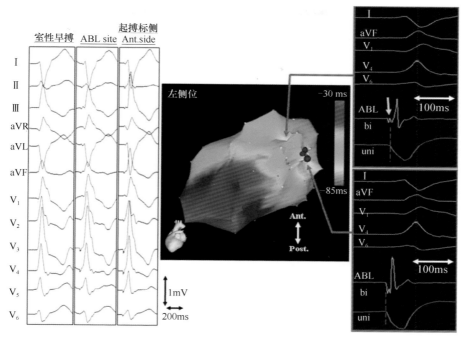

图 14-17 起搏标测与激动标测

现有的多数研究资料表明，乳头肌起源 VA 很可能为局灶机制，起搏标测对引导消融有一定价值。然而，对于乳头肌 VA 的消融，在具有相同或非常相似的起搏标测部位进行消融通常无效，常见局部多次放电后体表心电图 QRS 波形态的细微改变，提示 VA 的出口远离其起源。故乳头肌 VA 的消融在相当的病例中可能为对 1 个或多个出口的消融。

（二）乳头肌的解剖定位

左心室后组和前组乳头肌可以通过不同体位左心室造影辨别，但在消融过程中难以指引消融导管在乳头肌的不同部位标测和消融；有研究报道在存在多种形态 VT 或 PVCs 的乳头肌起源 VA 患者中，近 80% 需要在乳头肌的不同侧面消融方能成功，而经胸心脏超声尤其是心内超声可以更清晰显示左心室乳头肌和乳头肌的不同部位，从而可能有助于引导消融导管在乳头肌的不同部位标测和消融（图 14-18）。

（三）右心室乳头肌 VA 导管消融

右心室乳头肌 VA 导管消融的报道很少，从既往对右心室流入道 VA 的消融结果分析，此部位的消融成功率也受限于乳头肌、调节束等复杂解剖的影响。另外，三组乳头肌中，除间隔部乳头肌外，其他组乳头肌在 X 线影像下难以区别，需要 ICE 等辅助方可能鉴别。而 ICE 需要特殊的仪器和超声导管，价格较昂贵，难以普及，故可影响部位判定和消融成功率。

Yamada 等对 19 例 PAM（前 PAM 7 例，后 PAM12 例）起源室性心律失常导管消融技术也进行了总结。该组通过主动脉逆行途径，成功消融靶点多位于乳头肌基底。左前斜（left anterior oblique，LAO）体位时位于希氏束电极和心影左侧缘中间，左前乳头肌靶点位于 PAM 侧方，而后乳头肌靶点位于后方；右前斜（right anterior oblique，RAO）体位位于冠状窦电极和心尖轮廓中间。使消融导管头端向上正对前乳头肌或向下对着后乳头肌能有效消融 VA（图 14-19）。有 8/19 例患者消融靶点标记到尖峰电位（spiky），起搏标测图形与最早激动标测并不匹配。起搏匹配靶点并不能完全消除 VA，常需要在周围扩大消融面积（图 14-20）。

成功消融靶点可位于 PAM 两侧，前 PAM 起源组前方或后方同样有效，而后 PAM 间隔侧更为有效，有 7 例后 PAM 组需要在两侧均进行消融。约 50% 患者表现为自发或消融后细微心电图变化，其中 80% 病例需要导管在 PAM 两侧消融，而且在乳头肌两侧起搏与相应的心电图匹配，同时不同形态的融合波常见，一侧消融常不能完全消除 VA，这些证据均支持 VA 从乳头肌深部单个局灶由不同出口传出（图 14-20）。

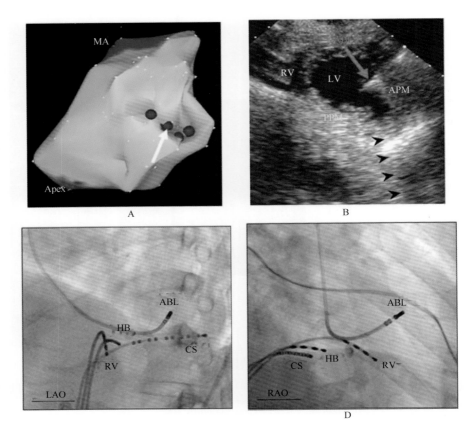

图 14-18　左前乳头肌起源室早的标测及消融

A. 三维激动标测；B. ICE 确认；C. 左前斜位 X 线图；D. 右前斜位 X 线图

（引自 Yamada T：2009. Europace，11：1115-1117）

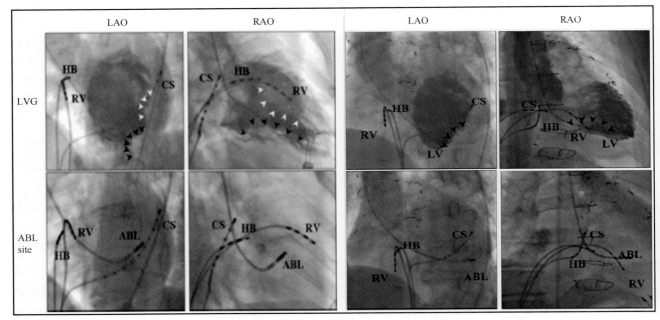

图 14-19　左心室造影显示前后乳头肌图

起源于前乳头肌（左）及后乳头肌（右）室性心律失常心室造影（上）显示乳头肌及消融靶点位置（下）。白色箭头显示前乳头肌，黑色箭头显示后乳头肌。LVG：左心室造影；LAO：左前斜；RAO：右前斜；HB：希氏束电极；RV：右心室电极；CS：冠状窦电极；ABL：消融导管（引自 Doppalapudi H. 2008. Circ Arrhythm Electrophysiol，1：23-29. Yamada T. 2009. J Cardiovasc Electrophysiol，20：866-872）

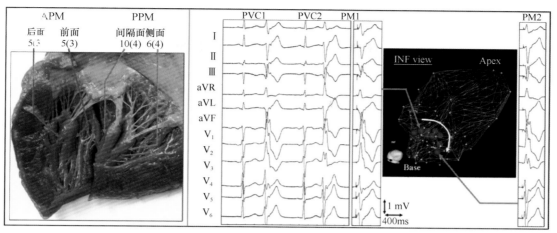

图 14-20　左心室乳头肌起源心律失常靶点图

A. 用尸检标本显示 19 例患者消融左室前后乳头肌心律失常的靶点位置；B. 显示两种形态略有不同的自发室性早搏，CARTO 网图显示位于后乳头肌两侧的起搏标测图形分别与这两种室性早搏完全匹配，需要在两侧扩大面积消融成功。APM：前乳头肌；PPM：右乳头肌；PVC：室性早搏；PM1：起搏位点 1；PM2：起搏位点 2（引自 Yamada T. 2010. Circ Arrhythm Electrophysiol，3：324-331）

在 Yamada 报道的全部 71 例病例中，PAM 起源 VA 靶点有 42% 可标测到心室波前尖峰电位，有效消融需要盐水灌注或 8mm 消融导管；而 MA 或分支起源用常规 4mm 消融导管即可获得有效消融。性别、下壁导联 R 波振幅、消融靶点心室电位领先 QRS 波等均无差别。成功消融靶点只有 MA 组可以同时标记到心房电位。消融操作、曝光时间及复发率在 PAM 组最高，MA 组最低，三组间均有统计差异。

各文献关于靶点标测到浦氏电位或高频、尖峰电位与消融成功的关系不完全一致（图 14-21）。Yamabe 等在一例起源于左后乳头肌 VA 的病例中还标测到舒张电位，消融诱发一过性室颤，随着舒张电位分裂室早消失，提示自律性机制（图 14-22）。

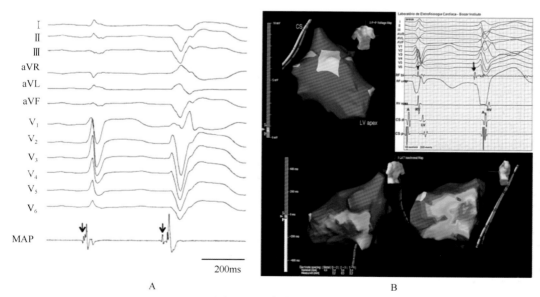

图 14-21　靶点电位图

A. 为起源于左后乳头肌室早，窦性心律及早搏时靶点均标测到浦氏电位，早搏时早于 QRS 波起始 26ms；B. 为另一例 Ensite 3000 三维标测系统激动图，最早激动点位于左后乳头肌，未标测到浦氏电位，但室早前可记录到高频电位，领先 QRS 波 26ms，但窦律时位于 QRS 波群内（箭头所示）

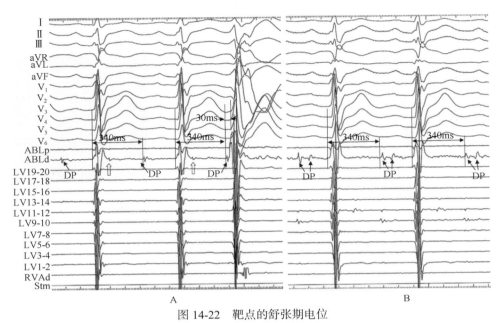

图 14-22 靶点的舒张期电位

A. 显示消融前舒张电位（DP）与窦性心律时 QRS 波联律间期为 340ms，领先 PVC30ms；B. 显示当在左后乳头肌成功消融后，舒张电位形成分裂电位，随之室早消失，而舒张电位联律间期不变（引自 Yamabe H. 2010. Intern Med，49：1863-1866）

通常普通 4mm 消融导管消融不能完全消除心律失常或即刻复发，多数病例最终由 8mm 消融导管或盐水灌注消融导管消融成功，其原因可能为 PAM 室性心律失常导管起源于 PAM 深处，普通导管能量不能到达。盐水灌注消融起始能量 30W，温控 40℃，可逐渐递增至最大 50W 或阻抗下降 10Ω。

有部分研究对于难以消融的乳头肌起源 VA 病例进行了经心包腔心外膜标测，并没有在心外膜侧发现 VA 时的最早心室激动部位，也不能经心外膜侧导管消融成功，故至少从现有的资料看，乳头肌起源 VA 并非心外膜起源 VA。

四、提示特发性心室乳头肌 VA 的线索和消融策略

根据文献研究结果，在体表心电图、心内标测和导管消融时具备以下表现时应考虑乳头肌起源特发性 VA 的可能性：① VT 或 PVCs 时体表心电图符合左心室或右心室流入道 VT 或 PVCs 的特征；② VT 或 PVCs 通常运动诱发或需静脉滴注异丙肾上腺素诱发；③相当比例患者 VT/PVCs 时有 QRS 波改变；④与左心室分支性 VT 比较，VT 或 PVCs 时 QRS 波时程通常明显较宽，多大于 140～150ms；⑤与左心室分支性 VT 比较，标测

时局部 PP 或 DP 电位不典型或提前程度较小；⑥标测时最早心室激动部位位于心室乳头肌部位附近，可经心室造影、经胸或心腔内超声证实；⑦消融通常较为困难，多需要多次放电或需要应用盐水灌注导管消融方能成功；⑧消融过程中出现 VA 时局部最早心室激动逐渐提前，多伴有体表心电图 QRS 波的轻度改变；⑨消融失败率和复发率较高，故对于消融失败或复发病例应排除乳头肌起源 VT 或 PVCs。

通过以上线索判定为乳头肌起源 VA 时，采用以下措施可能有助于提高导管消融的成功率和降低复发率：①当考虑为起源于乳头肌 VA 时，应及早应用冷盐水灌注射频导管消融，以减少手术时间。②当怀疑左心室乳头肌起源 VA 时，应尽早进行左心室造影以明确解剖；经胸心脏超声可能有助于判断乳头肌解剖和消融导管位置。③心内标测时以激动标测为主，参考起搏标测结果，但在多数研究中起搏标测的作用相对较小。④标测乳头肌 VT 或 PVCs 时，在部分病例仅可以标测到在局部较大的近场电位前有更为提前的低幅心室电位，此处消融在部分病例可获成功。⑤多数病例在消融过程中，VT 或 PVCs 时最早局部心室激动多逐渐提前，直至成功消融 VA，其机制可能为消融电隔离了乳头肌 VA 的多个出口。但应注意在部分病例可能需要在乳头肌的不同侧面标测和消融。⑥文献中，心腔

内超声经常被用来引导乳头肌 VA 的导管消融，由于心腔内超声需要特殊的仪器和超声导管，费用高，近期内难以在国内普及。⑦需要指出的是：由于乳头肌 VA 的确定主要依赖于心室造影，没有结合心脏超声尤其是心腔内超声，故在其定位上有一定局限性，尤其是消融部位与乳头肌解剖的确切关系不能确定。

五、并　发　症

乳头肌 VA 消融的历史较短，尽管在目前已发表的文献中，乳头肌 VA 消融并没有导致乳头肌功能不全、房室瓣膜反流、心脏功能减退、血栓栓塞等并发症，但仍需更长期的随访和观察更多的病例。

消融除了常见并发症，对于乳头肌功能的影响是潜在的风险，但现有报道无论起源于左心室或右心室乳头肌的 VA 消融，均未发现乳头肌功能不良和新出现的二、三尖瓣反流。有 2 例病例报告在消融过程中出现过一过性心室颤动，需要提高警惕，建议消融前做好除颤准备（图 14-23）。

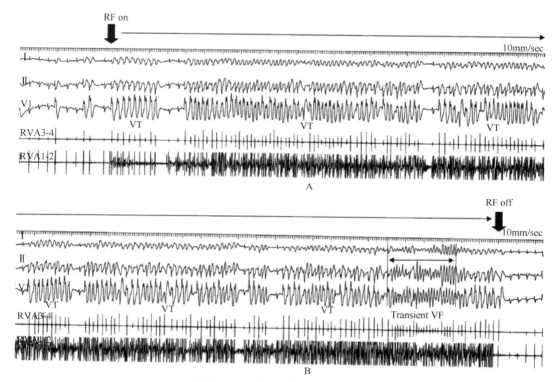

图 14-23　乳头肌起源室性早搏

消融开始后发生非持续性室速直至一过性室颤（Transient VF），停止放电后终止（引自 Yamabe H. 2010. Intern Med, 49: 1863-1866）

六、总　　结

乳头肌起源室性心律失常是少见的内膜起源 VA，可发生于左心室或右心室乳头肌，左后乳头肌起源多于前乳头肌起源，持续室速少见而多表现为室早或非持续性室速。当发生于非陈旧性心肌梗死时，除由于频繁发作导致的快速心律失常性心肌病，多无其他器质性改变，其发生机制为局灶自律性或触发，可能与乳头肌解剖变异或瘢痕形成有关（磁共振延迟增强）；当发生于陈旧性心肌梗死者，其机制多为瘢痕参与的折返。其心电图有特征性改变有利于鉴别，结合体表超声、ICE 指导，在三维标测下行起搏、激动标测可精确定位，但乳头肌起源 VA 射频消融十分具有挑战性，因为乳头肌的收缩影响导管稳定性，此外乳头肌基底部心肌较厚，室速起源点距离心内膜表面较深，通常使用冷盐水灌注或 8mm 导管消融达到较深损伤，而且常需要适度扩大消融面积。

（李毅刚　冯向飞）

参 考 文 献

Bogun F, Desjardins B, Crawford T, et al. 2008. Post-infarction ventricular arrhythmias originating in papillary muscles. J Am Coll Cardiol, 51: 1794-1802.

Crawford T, Mueller G, Good E, et al. 2010. Ventricular arrhythmias originating from papillary muscles in the right ventricle. Heart Rhythm, 7: 725-730.

Doppalapudi H, Yamada T, McElderry HT, et al. 2008. Ventricular tachycardia originating from the posterior papillary muscle in the left ventricle: a distinct clinical syndrome. Circ Arrhythm Electrophysiol, 1: 23-29.

Good E, Desjardins B, Jongnarangsin K, et al. 2008. Ventricular arrhythmias originating from a papillary muscle in patients without prior infarction: a comparison with fascicular arrhythmias. Heart Rhythm, 5: 1530-1537.

Irie T, Kaneko Y, Nakahara T, et al. 2010. Three-dimensional electroanatomical mapping-guided catheter ablation of ventricular tachycardia originating in the left anterior papillary muscle. J Cardiovasc Electrophysiol, 21: 214-215.

Ker J. 2007. Solitary papillary muscle hypertrophy: a new echo-electrocardiographic syndrome? A case report. Angiology, 58: 502-503.

Ker J. 2009. The U wave and papillary muscle variants: revisiting an old association. Cardiovasc J Afr, 20: 256-257.

Ker J. 2010.Bigeminy and the bifid papillary muscle. Cardiovasc Ultrasound, 8: 13.

Ker Jand du Toit L .2009. The accessory papillary muscle with inferior J-waves--peculiarity or hidden danger? Cardiovasc Ultrasound, 7: 50.

Kim YH, Xie F, Yashima M, et al. 1999. Role of papillary muscle in the generation and maintenance of reentry during ventricular tachycardia and fibrillation in isolated swine right ventricle. Circulation, 100: 1450-1459.

Ou B, Nakagawa M, Kajimoto M, et al. 2005. Heterogeneous expression of connexin 43 in the myocardium of rabbit right ventricular outflow tract. Life Sci, 77: 52-59.

Pak HN, Kim GI, Lim HE, et al. 2008. Both Purkinje cells and left ventricular posteroseptal reentry contribute to the maintenance of ventricular fibrillation in open-chest dogs and swine: effects of catheter ablation and the ventricular cut-and-sew operation. Circ J, 72: 1185-1192.

Tabereaux PB, Walcott GP, Rogers JM, et al. 2007. Activation patterns of Purkinje fibers during long-duration ventricular fibrillation in an isolated canine heart model. Circulation, 116: 1113-1119.

Ten Tusscher KHand Panfilov AV. 2007. Influence of diffuse fibrosis on wave propagation in human ventricular tissue. Europace, 9 Suppl 6: vi38-45.

Wu TJ, Lin SF, Baher A, et al. 2004. Mother rotors and the mechanisms of D600-induced type 2 ventricular fibrillation. Circulation, 110: 2110-2118.

Yamabe H, Miyazaki T, Takashio S, et al. 2010. Radiofrequency energy induced ventricular fibrillation in a case of idiopathic premature ventricular contraction originating from the left ventricular papillary muscle. Intern Med, 49: 1863-1866.

Yamada T, Doppalapudi H, McElderry HT, et al. 2010. Electrocardiographic and electrophysiological characteristics in idiopathic ventricular arrhythmias originating from the papillary muscles in the left ventricle: relevance for catheter ablation. Circ Arrhythm Electrophysiol, 3: 324-331.

Yamada T, Doppalapudi H, McElderry HT, et al. 2010. Idiopathic ventricular arrhythmias originating from the papillary muscles in the left ventricle: prevalence, electrocardiographic and electrophysiological characteristics, and results of the radiofrequency catheter ablation. J Cardiovasc Electrophysiol, 21: 62-69.

Yamada T, McElderry HT, Allred JD, et al. 2009. Ventricular fibrillation induced by a radiofrequency energy delivery for idiopathic premature ventricular contractions arising from the left ventricular anterior papillary muscle. Europace, 11: 1115-1117.

Yamada T, McElderry HT, Okada T, et al. 2009. Idiopathic focal ventricular arrhythmias originating from the anterior papillary muscle in the left ventricle. J Cardiovasc Electrophysiol, 20: 866-872.

Yokokawa M, Good E, Desjardins B, et al. 2010. Predictors of successful catheter ablation of ventricular arrhythmias arising from the papillary muscles. Heart Rhythm, 7: 1654-1659.

第十五章
心外膜起源室性心律失常的导管消融

第一节　心外膜起源室性心律失常的解剖基础

近年来，随着心脏导管消融技术的广泛应用，包括盐水灌注消融、基质消融等技术的开展，射频消融术已成为根治室性心动过速（室速）、室性期前收缩（室早）的主要方法，但仍有 10%～15% 缺血性心肌病患者、25%～50% 非缺血性心肌病患者、30%～40% 致心律失常性右心室心肌病患者以及 15% 特发性室速患者无法通过心内膜消融成功，需行心外膜消融才能达到毁损室性心律失常病灶的效果。

一、心外膜起源室性心律失常的定义

心外膜起源室性心律失常目前尚无统一的定义，主要指经病灶或折返环位于心外膜区域，左、右心室心内膜途径导管消融不能成功，需在主动脉瓣上、肺动脉瓣上、冠状静脉系统或经心包穿刺、在心包腔内进行导管消融，或经心外科手术方能治疗成功的室性心律失常。以室速最为重要和多见。包括特发性和器质性两种。特发性心外膜室速常无相关器质性心脏病，多为局灶性病灶，触发活动机制，儿茶酚胺可以诱导发作，腺苷可以终止发作。器质性心外膜室速常有相关器质性心脏病，主要包括：①缺血性心肌病性室速：主要指心肌梗死（MI）后心外膜室速，尤其下壁，机制为瘢痕折返；②非缺血性心肌病性室速：包括致心律失常性右心室心肌病，室速折返环涉及心外膜部分占较大比例；扩张性心肌病室速，80% 为瘢痕折返机制，20% 为束支折返性或局灶性室速，约 1/3 需经心外膜消融；

其他如某些先天性心脏病外科矫正术后瘢痕折返性室速。Chagas 病。

经主动脉瓣上、肺动脉瓣上、冠状静脉系统或经心包穿刺、在心包腔内进行导管消融是射频消融治疗心外膜室性心律失常的重要途径，有效地提高了室性心律失常射频消融成功率。因此，在探讨心外膜起源室性心律失常的导管消融之前，有必要先了解与心外膜起源室性心律失常标测和消融有关的心脏解剖学。

二、心包解剖

Sosa 等最早在 Chagas 病患者室速治疗中，应用剑突下穿刺心包至心包腔的方法进行心外膜标测与消融。心包为包裹心的纤维浆膜囊，分内层和外层。外层为纤维心包，内层为浆膜心包。纤维心包是一坚韧的纤维性结缔组织囊，囊口在心的右后上方，与出入心的大血管的外膜相移行，囊底位于膈上面。纤维心包坚韧而扩展性差，当心包积液时，腔内压力升高可影响心脏舒张。浆膜心包薄而光滑，又分为脏层和壁层，脏层即心外膜，紧贴于心脏表面；壁层衬贴于纤维心包的内面。心包腔是由浆膜心包的脏层和壁层围绕而成的狭窄而密闭的腔隙，腔内有少量浆液，引起"毛细虹吸"作用，将脏、壁二层紧密地"吸附"在一起，随心脏同步搏动。在心包腔内，浆膜心包的脏层转折为壁层处的间隙称为心包窦。位于升主动脉、肺动脉干后壁与上腔静脉、左心房前壁之间的间隙称心包横窦；位于左心房后壁、左肺静脉、右肺静脉与心包后壁之间的间隙称心包斜窦；位于前壁与下壁转折处的间隙称心包前下窦，深 1～2cm，是心包腔最低部位，仰卧位时，心包积液最先积聚于此窦（图 15-1）。

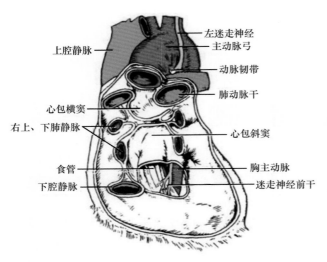

图 15-1　心包和心包腔

三、冠状静脉系统

射频消融治疗心外膜室性心律失常时，常需采用经冠状静脉系统途径，故有必要了解冠状窦及冠状静脉主要属支的解剖。冠状窦长 2～3cm，走行于心脏左后部的冠状沟内，收集心大、中、小静脉、斜行左心房的 Marshall 静脉和左心室后静脉的血液，开口于下腔静脉口内上方与右心房室瓣环之间的冠状窦口。冠状窦口下方的半月形冠状窦瓣，有防止血液逆流的作用。心大静脉（great cardiac vein，GCV，图 15-2）位于前室间沟和冠状沟左侧部内，与左冠状动脉的前室间支和回旋支伴行，向右注入冠状窦。心大静脉接受前室间静脉（anterior interventricles vein，AIVV）、左缘静脉和左心房前静脉等，收集左心室前壁和左侧壁、右心室前壁小部分、左心房前外侧壁、室间隔前部和大动脉根部等处的静脉血液。心中静脉（middle cardiac vein，MCV）起自心尖部，与右冠状动脉的后室间支伴行，经后室间沟向上注入冠状窦。心小静脉在冠状沟右侧部内与右冠状动脉伴行，向左注入冠状窦，心小静脉收集右心室前后壁的部分静脉血。

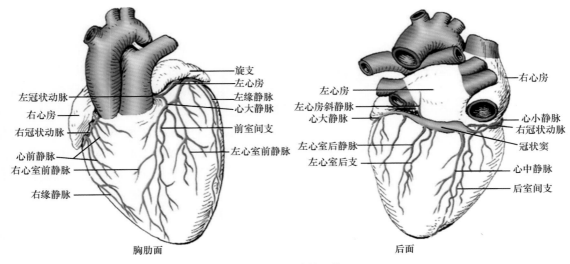

图 15-2　心脏的血管

四、左心室顶部

越来越多的临床报道表明，心外膜室性心律失常常起源于左心室顶部（left ventricular summit，LV summit，图 15-3）。左心室顶部是指三支大血管（左冠状动脉前降支至左冠状动脉回旋支主动脉口前的圆弧部分），下方为心大静脉（GCV）所围绕组成的三角形区域，该区域为左心室心外膜的最高处，故称为左室顶部。左室顶部被侧面的心大静脉和前室间静脉分为上方、下方两个部分，上方由于其靠近冠状动脉，且其外层包绕较厚的脂肪组织，称为"不可接近区"，下方称为"可接近区"。

五、心外膜脂肪层

心外膜的深层含有脂肪细胞，此层也称为"心外膜下层"。在冠状沟、室间沟和心边缘处，心外膜下层内脂肪组织丰厚，特别是左心室顶部上方的"不可接近部分"，脂肪层较厚，常给射频消融带来很大困难。

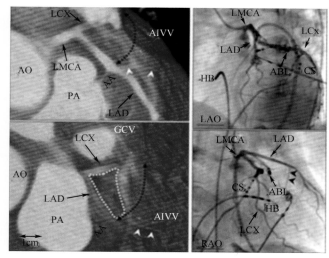

图 15-3 CT 和造影显示左心室顶部

左心室顶部位于左室心外膜上部，由左主干分为左前降支（第一间隔支以上）、左回旋支组成的弧形区域（黑色虚线）。心大静脉将左心室顶部分成上方不可接近地区（白色虚线）和下方的可接近地区（黑色虚线）。白色箭头表示左前降支第一对角支；ABL：消融导管；AO：主动脉；CS：冠状窦；LMCA：左冠状动脉主干；LAO：左前斜位；RAO：右前斜位；LAD：左前降支；LCX：左回旋支

六、膈 神 经

经心包穿刺、在心包腔内进行导管消融治疗心外膜室性心律失常时，有可能伤及膈神经，特别是左侧膈神经损伤，可造成患侧膈肌瘫痪，腹式呼吸减弱或消失，老年、肺气肿、肥胖女性等以腹式呼吸为主的患者可出现气急或出现患侧肺部感染。

膈神经是颈丛中重要的神经，起初从前斜角肌上端的外侧浅出下行，继而沿着该肌前面下降至肌的内侧。右膈神经沿着头臂静脉和上腔静脉的外侧下行；左膈神经较右膈神经长，沿锁骨下动脉下行至主动脉根区域，此处有一条从第 2、3 肋间隙发出并延伸至左头臂静脉的肋间后静脉，将迷走神经与左侧膈神经区分开，左、右两侧膈神经从纵隔胸膜与纤维性心包之间下行到达膈，最终于中心腱附近穿入膈，故经冠状静脉系统，或经心包穿刺、在心包腔内进行导管消融治疗心外膜室性心律失常时，有可能伤及膈神经。

第二节 心外膜起源室性心律失常的心电图定位诊断

虽然心外膜起源室性心律失常尚无特异和统一

的体表心电图诊断标准，其精确定位最终需要依靠心内电生理的细致标测，但根据心电图的一些特征，仍然可对心外膜起源的室速或室早（尤其是特发性室速或室早）进行快速和大致的定位诊断，有助于做好术前准备和缩短手术以及 X 线曝光时间，并提高手术成功率。

Berruezo 等对结构性心脏病、严重左心室功能障碍患者具有右束支传导阻滞（RBBB）图形的持续性室速进行分析后，发现起源于心外膜的室性心动过速具有以下 3 项特征：①假性 Δ 波（在胸前导联从最早的心室激动测量到最早的偏转速度的时间）≥ 34ms（敏感度 83%，特异性 95%）；② V2 导联的类本位曲折时间（从 QRS 波群初始到 R 波到达峰值后下降到基线的时间）≥ 85ms（敏感度 87%，特异性 90%）；③ RS 波间期（从所有胸前导联中最早的心室激动测量到第一个 S 波的最低点）≥ 121ms（敏感度 76%，特异性 85%）。形成以上特征的可能机制为心外膜出口远离心内膜侧传导速度快的 Purkinje 纤维，故除极早期的激动传导速度较心内膜为慢。了解和应用以上 3 项心电图特征，有助于识别心外膜起源的室性心动过速，从而做好必要的术前准备（图 15-4）。

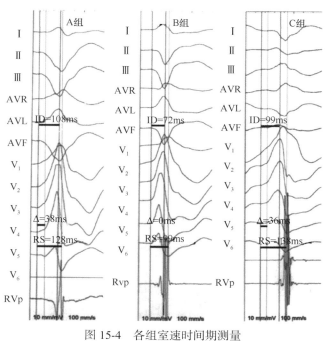

图 15-4 各组室速时间期测量

A、C 组 V2 类本位曲折时间（ID）长，QRS 起始较宽（假性 Δ 波）。

A、C 组心内膜消融不成功，需经心外膜消融 B 组无假性 Δ 波、ID 短，可从心内膜消融成功

Valles 等提出非缺血性心肌病患者心外膜室性心动过速的四步判断法（图 15-5），敏感性 96%，特异性 93%。

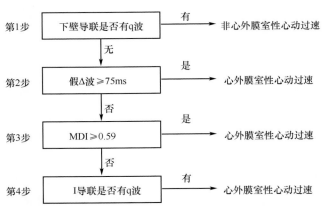

图 15-5　Valles 判断心外膜室性心动过速的四步法

MDI：最大曲率指数，指体表心电图 QRS 波起始到胸前导联最大转折处的时间间期与 QRS 时限之比

Martinek 等认为目前尚缺少可对缺血性心脏病心外膜起源室性心动过速进行有效预测的特异性指标。

Daniel 等提出当最大曲率指数（MDI），即体表心电图 QRS 波起始到胸前导联最大转折处的时间间期与 QRS 时限之比 ≥ 0.55 时，对于判断偏离主动脉窦的心外膜起源特发性室速的敏感性 100%，特异性 98.7%（图 15-6）。

Ito 等发现当 V_1 和 V_2 导联的 R 波时限指数，即 R 波持续时间与 QRS 间期之比 >0.5；R 与 S 振幅之比 >0.3 时，提示特发性室速的起源点可能位于左冠状窦或偏离左冠状窦的左心室外膜。实际上，左室外膜侧室性心律失常 V_1 导联 S 波的振幅常大于 1.2mV，avL 和 avR 导联 Q 波振幅之比（QavL/QavR）常大于 1.4。

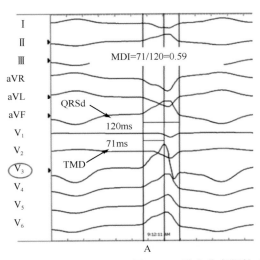

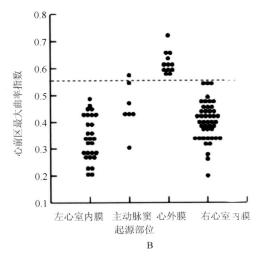

图 15-6　最大曲率指数（MDI）的测量及其临床意义

A. 胸前导联 MDI 的测量：体表心电图 QRS 波起始到胸前导联最大转折处的时间间期（TMD）除以 QRS 时限（QRSd）（本例 TMD 在 V_3 导联）；
B. 特发性室速不同亚组患者胸前导联 MDI 值分布，0.55 可以很好区分偏离主动脉窦的心外膜起源特发性室速

Yamada 等发现起源于心大静脉、前室间静脉和左心室顶部可消融区的室性心律失常，其胸前导联多呈右束支传导阻滞形态，R 波移行早于 V_1，QavL/QavR >1.1，且 $V_5 \sim V_6$ 存在 S 波。

起源于心大静脉不同部位的特发性心外膜室性心动过速具有不同的心电图形态。起源于心大静脉近端者，常呈右束支传导阻滞形态，起源于远端者多呈左束支传导阻滞形态。这可能是由于前者的心肌外膜层位于心脏基底后部位，而后者的心肌外膜层位于心脏基底前部位，因此当起源点位于心大静脉近端时，其初始向量朝向 V_1 导联，故呈右束支阻滞形态；当起源点移向心大静脉远端（接近前间壁）时，其初始向量必然背离 V_1 导联，故呈左束支阻滞形态。特发性心外膜室性心动过速虽然也表现为左束支传导阻滞形态、电轴向下，但其 V_1 导联 R 波的时限常大于 75ms，此有助于其与起源于右心室流出道、主动脉窦的室性心律失常的鉴别，特发性心外膜室性心动过速 V_1 导联上较大的 R 波是由于其起源点位于比右心室流出道更靠后的位置。

第三节　心外膜起源室性心律失常的导管消融

上节介绍的体表心电图特征，虽然可以提示心外膜起源的室速或室早可能，但是确定诊断及精确定位，仍需依靠细致的心内电生理标测。

一、标测方法

术前需停用所有抗心律失常药物至少 5 个半衰期，通过股静脉途径放置右心房、右心室电极，通过左锁骨下静脉或股静脉途径放置冠状窦电极。值得指出的是，右心室流出道标测应包括肺动脉干；左心室流出道标测应包括主动脉窦。应尽量采用三维电解剖标测系统（CARTO-3、Ensite-Navx），不但可以显著减少对 X 射线的依赖，并可同步获取标测导管头端的解剖位置和局部心内电图，将心肌电激动时间、电压等与心脏解剖结构相结合，从而确定心动过速的激动顺序、方向、路径和范围，明确心律失常的机制（局灶激动抑或折返激动），明确有无瘢痕基质，有助于提高导管消融的成功率、降低复发率。

一般先采用激动和（或）起搏标测进行心内膜标测。行心室或心房 burst 刺激、心室程序刺激以诱发临床室性心律失常，如不能诱发，可静脉滴注异丙肾上腺素以提高诱发率。若室速 / 室早 QRS 波群呈左束支传导阻滞图形，应先于右心室流出道标测，然后于左心室流出道（主动脉窦及窦下）及二尖瓣前外侧心内膜标测。若室速 / 室早 QRS 波群呈右束支传导阻滞图形，可直接至左心室流出道及二尖瓣环前外侧心内膜进行标测。对于血流动力学稳定的室速，推荐进行详细的激动标测；对血流动力学不稳定者，则应在记录 12 导联心电图后行超速起搏或直流电复律以尽快终止心动过速，然后再进行详细的起搏标测。激动标测系通过测量比较导管远端与相邻电极的双极局部电位距 12 导联体表心电图最早 QRS 波起始处的激动时间差值，以寻找最早的激动位点；单极标测是双极标测的重要补充，QS 型单极电图可以帮助确定心律失常最早激动点。起搏标测则是反复比较消融电极起搏所产生的 12 导联心电图与临床室速心电图 QRS 波形态的相同程度，寻找至少 11 个以上导联 QRS 波形态相同的位点作为心律失常起源点。

出现以下几种情况，提示室速起源于心外膜可能：①虽然标测到室速或室早的"最早"激动点较 QRS 波提前 15 ～ 45ms，但是"最早"心室激动的起始部为低幅、低频的电位（提示远场电位，见图 15-7），且试消融不成功；②反复标测不到最早激动点，或虽然找到较早点，但是起搏标测多个导联 QRS 波群有别于自发室性心律失常 QRS 波图形，且试消融无效。

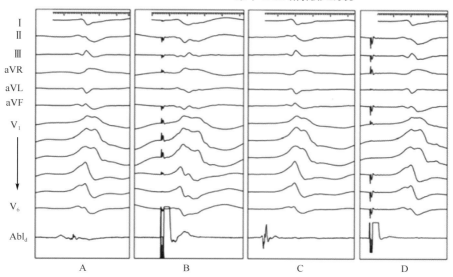

图 15-7　1 例非缺血性心肌病患者发作无休止性室速时电生理检查

A. 心内膜电图上记录到提前的远场电位；B. 心内膜起搏夺获了相对较晚的近场电位，不能夺获远场电位，体表心电图表现为融合波；C. 心外膜电图记录到提前的近场电位；D. 心外膜起搏夺获近场电位，十二导联起搏心电图 QRS 与无休止性室速完全相同心外膜标测可经冠状静脉途径或心包穿刺至心包腔途径（详见下文导管消融部位内容）。经冠状静脉标测，普通标测电极导管常不能到达心大静脉远端、前室间静脉近段，故有人应用 2.5F 电极导管，可进入不同冠状静脉分支对不同区域心室心外膜进行标测（图 15-8）。

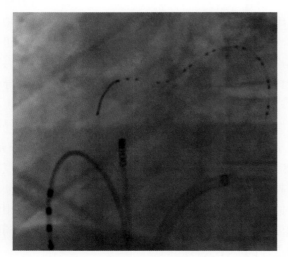

图 15-8　2.5F 多极导管置入心大静脉，电极导管的远端在心大静脉的小分支里

心外膜标测和消融与心内膜标测和消融相类似，如在心大静脉或心包腔内记录到最早激动位点且起搏心电图至少 11 个导联与室速体表心电图 QRS 波形相同时，即可认为异位激动起源位点位于心外膜（图 15-9）。

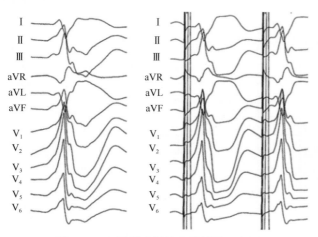

图 15-9　心外膜来源性室性早搏心电图

在心大静脉近段起搏标测，显示起搏心电图同室性早搏时形态一致

由于致心律失常性右心室心肌病及非缺血性心肌病等引起室性心律失常的瘢痕常累及心外膜，故

对此类患者应做好心外膜标测和消融的术前准备。可在诱发室性心动过速后采用远端电极单极起搏试行心内膜拖带，如无法在心内膜找到满意的 PPI（即无法标测到折返环路的峡部），且难以终止心动过速，提示可能存在具有宽的心内膜出口的心外膜或心肌内环路，其峡部可能位于心外膜或心肌内。此时可试行心外膜拖带标测以确定折返环峡部（约 30% 的患者能在心外膜成功行拖带标测）。确定折返环峡部的电生理条件：①能完成隐匿性拖带，PPI-TCL（起搏后周长 - 心动过速周长）≤ 30ms；②拖带时 S-QRS 间期 <70% 室速的周长；③在该点起搏得到的十二导联 QRS 波形与室性心律失常图形高度吻合。

对于血流动力学不稳定的器质性心脏病室速患者，可在窦律下采用电压标测找出致心律失常基质。常将窦性心律时心室局部电压低于 0.5mV 的区域定义为致密瘢痕区，0.5 ～ 1.5mV 的区域定义为边缘区，>1.5mV 的区域则为正常心肌（图 15-10，图 15-11）。研究表明，虽然缺血性心肌病患者心内膜瘢痕面积常大于心外膜，但有时仍然需在心外膜消融，通常局限在特定的冠状动脉供血范围内（下壁心肌梗死比前壁心肌梗死表现更明显）。非缺血性心肌病心外膜瘢痕区域常比心内膜侧大，通常位于左心室基底侧靠近二尖瓣环区。

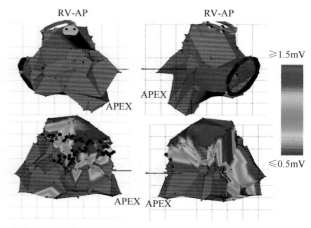

图 15-10　右心室电压标测图（AP 前后位、PA 后前位）

紫色表示正常心内膜（电压 ≥ 1.5mV），红色表示致密瘢痕（电压 ≤ 0.5mV）；紫色到红色范围内，边缘区（电压 0.5 ～ 1.5mV）。上图表示无心脏病患者右心室标测图几乎全部为紫色。下图为 RV 心肌病伴 VT 患者右心室内膜标测，上部游离壁和间隔部异常电压。图中由致密瘢痕区延至正常内膜连续的黑色圆点代表线性消融线。APEX：右心室心尖部

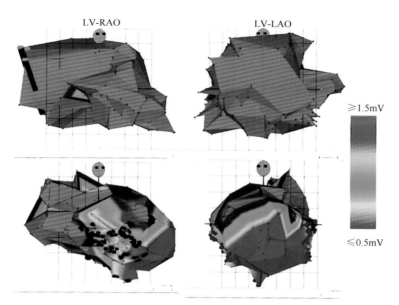

图 15-11　左心室电压图（RAO 右前斜位 LAO 左前斜位）

上图表示无心脏病患者左心室电压图几乎全部为紫色。下图为冠心病伴 VT 患者左室内膜标测，显示心尖部致密瘢痕，间隔和前壁边缘区

心外膜室性心律失常常可于心外膜低电压区内标测到碎裂电位和（或）心室晚电位，表现为 QRS 后，双或多个成分的低幅碎裂电位（<1.5mV）。出现在 QRS 后 >100ms 者称为极晚期电位，出现在 QRS 后 <100ms 者称为中晚期电位，均反映了传导缓慢的心肌区域（图 15-12）。然而，集中于冠状沟和室间沟的心外膜脂肪可以导致低振幅电图，在电压图上被误认为是心肌瘢痕，为避免与心外膜脂肪所

引起的低振幅相混淆，应注意分析局部心电图的信号特征，异常心电图（碎裂、心室晚电位）的出现通常是证实瘢痕的可靠指标，发现心室晚电位，常是消融的有效靶点。

目前，可通过多种具有不同空间和组织特性分辨率的无创性心肌成像技术识别心肌瘢痕组织，如对比增强磁共振成像、多排螺旋 CT、正电子发射 CT 等。

延迟的对比增强心血管磁共振成像可显示潜在的形成缺血性心肌病和非缺血性心肌病室性心律失常的瘢痕基质，从而在术前判断瘢痕位于心内膜、心肌内或是心外膜，预测是否需要心外膜消融。电解剖三维重建标测系统和对比增加磁共振显影技术结合可更好地指导源于瘢痕组织区域室速的标测和消融，缩短手术识别基质时间。但临床上很多患者均植入了埋藏式心脏转复除颤器（ICD），大大限制了对比增强磁共振的应用，心脏 CT 更适用于这些患者，并有利于瘢痕和脂肪组织成像。

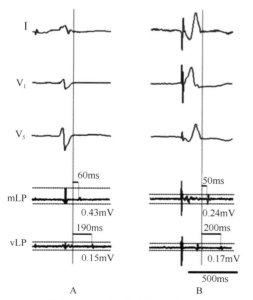

图 15-12　左心室内膜记录的中晚期电位（mLP）和极晚期电位（vLP）

A. 心房起搏节律；B. 双室起搏节律

心腔内超声广泛应用于房颤的导管消融，近年来，临床上开始应用心腔内超声以评估室速的异常基质，指导消融导管在特殊靶点的放置，协助导管标测和消融，评估靶点离冠状动脉的距离、导管贴靠紧密度等。心腔内超声导管可经股静脉途径上行通过三尖瓣到右心室，通过适当旋转导管头端，可提供实时二维图像，了解心室壁各层的瘢痕情况，瘢痕组织在心腔内超声上表现为高回声区（图 15-13）。

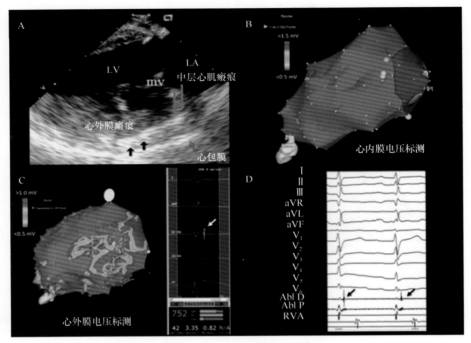

图 15-13　心肌病瘢痕的心腔内超声成像与电压标测

A. 非缺血性心肌病患者心腔内超声成像，可见左心室后侧壁心外膜（黑箭头）和中层心肌回声增强的瘢痕区（蓝色箭头）；B. 左心室内膜电压标测示正常电压；C. 左心室外膜电压标测示后侧壁低电压区，白色箭头指瘢痕区记录到的晚电位；D. 箭头指消融导管远端记录到的晚电位

二、导管消融

心外膜室性心律失常需行心外膜消融时，可采用经冠状静脉系统、经皮剑突下心包穿刺途径射频消融、冠状动脉内化学（乙醇）消融，或外科心包开窗、开胸等方法，目前经皮剑突下心包穿刺途径最常用。

（一）经皮剑突下心包穿刺途径消融

Sosa 于 1996 年首先报道经皮剑突下心包穿刺行心包腔内标测和消融，由于此方法创伤较小，除在肺静脉和大血管心包膜的折返处受限外，可在透视或电解剖标测系统指导下操作导管在整个心包腔内进行标测和消融。

经剑突下途径的操作中需进行麻醉，建议选择静脉全身麻醉，可以更好地减少疼痛和呼吸运动对穿刺的影响、减少刺破肝脏和右心室的危险。行全身麻醉时，必须进行血流动力学监测，可行有创桡动脉压力监测、指脉氧饱和度监测。近年在有经验的医院也有采用局部麻醉。在未行肝素抗凝之前，用 17 或 19 号的 Tuohy 针或普通穿刺针，在剑突左侧与左下肋骨之间左肋膈角向左约 30° 进针，针尖指向左肩，如果考虑起源点来自心室前部，则针尖偏向水平位。在左前斜位 40° 投影透视引导下缓慢进针，注入少量造影剂（约 1ml）可以帮助评估针头与心包壁层的关系。如果心包出现凸起，将针轻微前推即可进入心包，当针进入心包后，回抽无血表示针未进入右心室，注入少量造影剂，造影剂在心脏周围显影，显示心脏外形，此时通过穿刺针送入 J 形导引导丝，在 40° 左前斜位及右前斜位心脏投影透视下观察导丝走形，明确导丝在心包内而未穿入心腔。若仅在右前斜位或是心脏前、后位投影心脏，导丝进入心包内有时会误认为进入右心室、肺动脉。穿刺针误穿入右心室的情况很少见，若为给予抗凝药物，一般也并无大碍，应稍微将针回退，然后送导丝进入心包，尽快建立心包通道，以便及时处理因穿刺针误穿入右心室后可能发生的心脏压塞（图 15-14）。

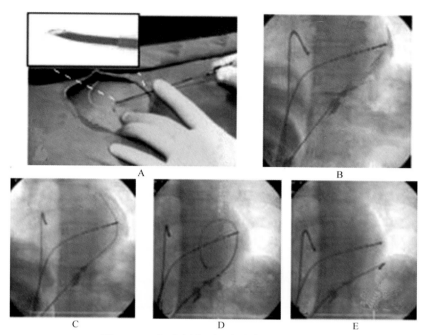

图 15-14　经皮剑突下心包穿刺的步骤图解

A. 应用 Tuohy 穿刺针（左上角）行经皮剑突下心包穿刺；B. 左前斜位投照显示照影剂在心包腔内；C. 导引钢丝围绕心脏轮廓正确置入心包腔内；
D 和 E. 导管进入心包腔

导丝进入心包腔后，撤回穿刺针，在透视下通过导丝导入标准 8F 鞘，如需插入另一个导管，第二根导丝可以穿入鞘与第一根导丝一同进入心包腔（一鞘二丝），然后移除鞘。沿每根导丝分别引入一个鞘，也可再次进行心包穿刺。在射频导管进鞘之前需回抽检查是否有心包出血。10% ～ 20% 的患者有心包出血，尤其是不慎刺入右心室时，会有 10 ～ 30ml 的血液被吸出，此时若无抗凝，出血常会自限。当出血得到控制后，方可将标测消融导管送入心包。一旦进入心包腔，即可操作导管在心外膜表面自由活动。心包粘连的患者可用导管进行钝性分离，但须轻柔，以防导管顶端刺破心脏和冠状血管（图 15-14）。

心外膜消融主要采用射频能量。由于心外膜无循环血液，不会产生蛋白焦化结痂和血栓栓塞等，故可设定较高的消融温度（60℃），但温度升高过快可能限制能量的释放；消融导管和消融目标区域之间的心外膜脂肪（厚度≥ 3.5 ～ 10mm）是有效消融的重要障碍，常需采用 4mm 头端盐水灌注导管（Thermo-Cool 或 Navi Star），其毁损深度和直径均较普通射频消融导管更大。通常在标测过程中将灌注流速设置在 1 ～ 2ml/min，在靶点处进行消融时，导管灌注流速常设定在 30ml/min，输出功率通常为 20 ～ 40W。对于局灶性触发机制，通过激动标测和起搏标测最早激动点为理想的消融靶点，电生理检查为瘢痕相关性室速，标记低电压区，在区域内仔细寻找窦性心律时的心室晚电位，结合激动标测、起搏标测，寻找起搏时 QRS 形态同 VT 时形态相似处或起搏时 S-QRS>40ms，表示为传导延迟区，程序刺激诱发室速，寻找心室舒张中期电位，可进行拖带，如为折返环峡部，则立即应用射频消融（图 15-15）。如不是峡部，且室速稳定，在室速下继续标测，标记内环、外环。如诱发的室速血流动力学不稳定，或不能持续，则窦性心律下进一步标测，基于起搏形态、传导延迟区消融。沿瘢痕区至正常心肌或解剖边缘区线性消融，完成第一次射频消融后，重复程序刺激。诱发出任何单形性室速，延长消融线，重复标测和消融，直至不能诱发出室性心动过速。研究表明：基质标测下，行 4 ～ 5cm 的线性消融可消除 50% 左右的心肌梗死后室速。

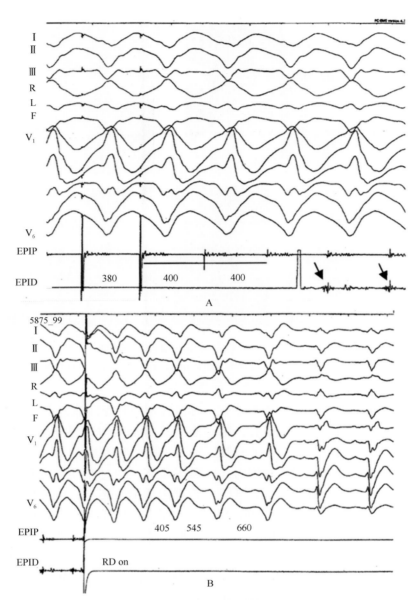

图 15-15　室速有效消融靶点的拖带与激动标测

A.室速时激动标测，可见舒张中期电位（箭头处），该位点起搏图形与 VT 相同，PPI 等于 VT 周长，提示该心外膜靶点在折返环上；B.射频消融数秒后室速终止，且反复刺激室速不再诱发

左心室顶部室性心律失常因靠近心外膜主要冠状动脉和脂肪组织，标测和消融的成功率较低，在邻近部位，如左冠状窦、心大静脉 - 前室间静脉连接处、左心室内膜基底部、右心室流出道间隔面导管消融失败，可考虑行经皮心外膜消融。但经皮心外膜途径消融的急性成功率仅 22%，远期成功率 17%。如 avL/avR 的 Q 波比率 >1.85，V₁ 的 R/S>2，V₁ 缺乏 q 波，至少符合 2 项标准，可在心外膜消融成功，敏感性 100%，特异性 70%（图 15-16）。左心室顶部上部不可接近区域，有时尝试在邻近的位点，如左心室 / 右心室内膜，冠状动脉窦或冠状静脉系统内可能成功消融。消融时需要注意的是避免损伤心外膜血管，特别是邻近的冠状动脉，故消融前常需行冠状动脉造影以确定消融靶点与冠状动脉的距离，如小于 4mm，应放弃消融（图 15-17）。此外，为避免损伤膈神经，消融前应对靶点处行高输出起搏（10mA，脉宽 2ms），如有膈神经夺获，则应停止消融。

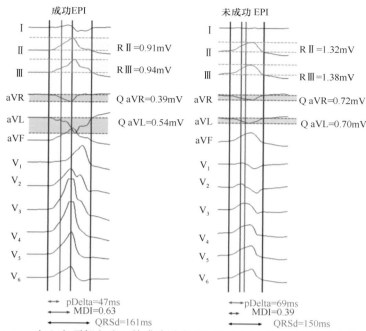

图 15-16 左心室顶部室速心外膜消融成功与消融失败的患者的体表心电图比较

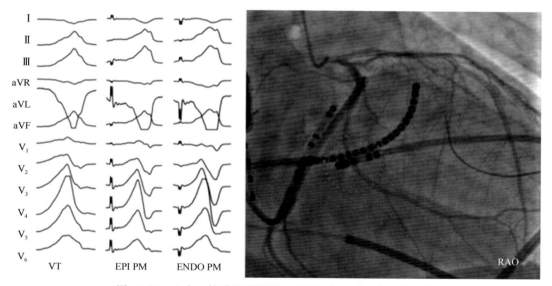

图 15-17 心内、外膜起搏标测心电图与室速时心电图的比较

相对于心内膜，心外膜起搏心电图与 VT 时心电图更接近，右前斜位冠状动脉造影提示消融导管远端距左回旋支的钝缘支 <4mm

在靶点处进行消融时，导管灌注流速常设定在 30ml/min，输出功率通常为 20 ~ 40W，并进行滴定以确保导管头端温度不超过 50℃。若放电消融 10 秒内出现与临床室性心律失常形态相一致的短阵室速或室性早搏明显减少，则继续消融 60 ~ 120 秒，阻抗下降 10 ~ 15Ω。随着灌注的开始，心包腔内积聚较多的液体，可能导致心脏压塞，因此需持续或定期通过剑突下穿刺鞘的侧管将心包内的液体抽出。消融结束后重复电生理检查，以不能诱发室性心动过速或室性早搏消失作为消融成功的终点，并再次行冠状动脉造影检查以明确射频消融是否导致冠状动脉损伤。完成消融手术后，移除消融导管，置入猪尾导管，轻轻抽吸心包内剩余液体，并行经胸超声心动图检查，确保移除猪尾导管及导管鞘之前，心包腔内无残余液体，并注入甲泼尼龙 0.5 ~ 1.0mg 或地塞米松 5 ~ 10mg 以减少术后心包炎、粘连及疼痛的发生。必要时，留置猪尾导管观察 24 小时，第二天复查超声心动图检查。

术后应给予抗生素预防感染，并行持续心电、血压监测。

经皮剑突下心包穿刺行心外膜标测和消融技术是一个相对安全的手术，大多数无心脏手术或临床心包炎病史的患者，以及许多曾经进行过心包穿刺心外膜消融治疗的患者均可采用，仅少数心包粘连严重者需行外科心包开窗。

经皮心外膜途径虽然较少发生严重并发症，但仍有一些潜在的风险需要注意。射频消融损伤外膜冠状动脉可引起冠状动脉痉挛、急性血栓形成，甚至心肌梗死。因此消融前需行冠状动脉造影以明确靶点与冠状动脉的距离，术后应复查冠状动脉造影。右心室穿孔和心包积血、心脏压塞是较常见的并发症，偶尔需要外科修补。手术过程中应反复抽吸心包并观察抽出液体的颜色。穿刺过程中膈下血管损伤可致腹腔积血、肝左叶穿孔、肝包膜下血肿、腹部心包瘘等，需及时观察，必要时外科手术治疗，临床中需要输血的情况很罕见。左心室壁侧面心外膜的射频消融可导致左膈神经损伤和膈肌麻痹，消融前应行高输出起搏，应避免在起搏夺获膈神经处消融而造成膈神经损伤。约30%的患者术后会发生症状性心包炎，但常不严重，若出现炎性疼痛，可酌情给予非甾体抗炎药治疗。消融后撤出鞘管之前将少许皮质类固醇激素注入心包腔内，可有效减少术后心包炎症反应。

（二）经冠状静脉心外膜消融

冠状静脉提供了由血管内进入心室心外膜区域的便捷途径，早已被用于心肌深层或心外膜心律失常局灶或环路的标测与消融。通过心大静脉和前室间静脉可以对左心室壁前外侧的广泛区域进行标测，通过心中静脉可以对心室下壁和室间隔的后部进行标测。但是，经冠状静脉系统的心外膜标测和消融有一定的局限性。由于远端静脉口径小，目前可行的消融导管很难进入心大静脉的远端和前室间静脉的近端部分。此外，放电时阻抗高，限制了射频能量的输出。据统计，约15%特发性室性心律失常起源于心外膜，其中约70%可经冠状静脉系统消融成功。

通常需要采用 SWAN-GANZ 球囊导管进行冠状窦静脉造影来帮助了解心脏静脉的解剖，以指导标测和消融。与经剑突下穿刺进行心包腔消融前一样，经冠状静脉系统消融前也需进行冠状动脉造影以明确靶点处消融导管头端与冠状动脉的距离，若消融靶点与冠状动脉距离小于4mm，则应该放弃射频消融（图 15-18）。在这种情况下，可尝试冷冻消融治疗以降低冠状动脉损伤的风险。此外，消融前还需要采用高输出（10～20mA，脉宽 2ms）起搏消融导管头端靶点处，观察是否有膈肌夺获，以避免消融损伤膈神经。

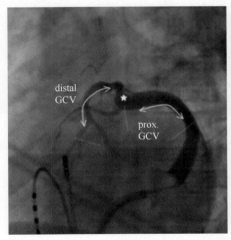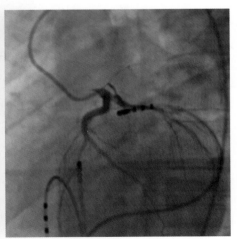

图 15-18　经冠状静脉心外膜消融靶点的确认

左侧示心大静脉造影心大静脉分为近端（prox）和远端（distal）部分，导管位于近段部分末端（星号）。右侧示消融导管位于室速时最早激动点，冠状动脉造影显示邻近左前降支和回旋支

一旦在冠状静脉系统标测到心室激动最早、激动标测和起搏标测一致的靶点，通常使用 3.5mm 开放式灌注导管，进行射频消融，预置温度

40～43℃，灌注流速 25m/min，功率由 20 W 滴定至 40W 以达到有效消融温度。若放电消融 10 秒内出现与临床室速图形一致的短阵室速或室性早搏明

显减少，则继续消融60～90秒，若无效则停止放电，重新进行标测。如阻抗升高，射频能量输送受限制，可考虑增加灌注流速或改用冷冻消融导管。消融后再次电生理检查，以异丙肾上腺素作用下心动过速不再诱发或室性早搏消失作为消融成功的终点。消融成功后应观察30分钟，必要时再次行冠状动脉造影以了解冠状动脉血运状况。冠状静脉内消融时有可能导致心中静脉、心大静脉撕裂，必要时应行超声心动图检查。

（三）其他消融技术

对于以往因心脏外科手术、心包炎、反复心包穿刺等引起的心包严重粘连，经皮穿刺导管心外膜消融非常困难，可考虑采用心包开窗、外科开胸或经胸腔镜等方法进行心外膜消融；亦有报道采用病变相关冠状动脉内无水乙醇注射、针式灌注导管等消融方法，提供了新的心律失常标测和消融途径。

总之，对心外膜室性心律失常的消融，特别是器质性心脏病患者的心外膜室性心律失常消融仍是临床需要攻克的难题。提高对心外膜室性心律失常的识别能力、正确选择与掌握消融策略与技术，有助于提高心外膜室性心律失常消融治疗的成功率及安全性。

（王　磊　廖德宁）

参 考 文 献

金东洙，文小军，臧卫东．2008.局部解剖学．第3版．郑州：郑州大学出版社，154-155.

王海杰，谭玉珍．2007.实用心脏解剖学．上海：复旦大学出版社，129-132.

Bala R, Ren JF, Hutchinson MD, et al.2011. Assessing epicardial substrate using intracardiac echocardiography during VT ablation. Circ Arrhythm Electrophysiol, 4（5）：667-673.

Baman TS, Ilg KJ, Gupta SK, et al.2010. Mapping and ablation of epicardial idiopathic ventricular arrhythmias from within the coronary venous system. Circ Arrhythm Electrophysiol, 3（3）：274-279.

Berruezo A, Mont L, Nava S, et al.2004. Electrocardiographic recognition of the epicardial origin of ventricular tachycardias. Circulation, 109（15）：1842-1847.

Daniels DV, Lu YY, Morton JB, et al. 2006. Idiopathic epicardial left ventricular tachycardia originating remote from the sinus of Valsalva：electrophysiological characteristics, catheter ablation, and identification from the 12-lead electrocardiogram. Circulation, 113（13）：1659-1666.

Gupta S, Desjardins B, Baman T, et al. 2012. Delayed-enhanced MR scar imaging and intraprocedural registration into an electroanatomical mapping system in post-infarction patients. JACC Cardiovasc Imaging, 5：207-210.

Iacobellis G1, Corradi D, Sharma AM. 2005. Epicardial adipose tissue：anatomic, biomolecular and clinical relationships with the heart. Nat Clin Pract Cardiovasc Med, 2（10）：536-543.

Ito S, Tada H, Naito S, et al. 2003. Development and Validation of an ECG Algorithm for Identifying the Optimal Ablation Site for Idiopathic Ventricular Outflow Tract Tachycardia. J Cardiovasc Electrophysiol, 14（12）：1280-1286.

Marchlinski FE, Callans DJ, Gottlieb CD, et al. 2000. Linear Ablation Lesions for Control of Unmappable Ventricular Tachycardia in Patients With schemic and Nonischemic Cardiomyopathy.Circulation, 101：1288-1296.

Martinek M, Stevenson WG, Inada K, et al.2012. QRS characteristics fail to reliably identify ventricular tachycardias that require epicardial ablation in ischemic heart disease. J Cardiovasc Electrophysiol, 23（2）：188-193.

Nakahara S, Tung R, Ramirez RJ, et al. 2010. Characterization of the arrhythmogenic substrate in ischemic and nonischemic cardiomyopathy implications for catheter ablation of hemodynamically unstable ventricular tachycardia. J Am Coll Cardiol, 55（21）：2355-2365.

Santangeli P, Marchlinski FE, Zado ES, et al. 2015. Percutaneous epicardial ablation of ventricular arrhythmias arising from the left ventricular summit：outcomes and electrocardiogram correlates of success. Circ Arrhythm Electrophysiol, 8（2）：337-343.

Sarkozy A1, Tokuda M, Tedrow UB, et al. 2013. Epicardial Ablation of Ventricular Tachycardia in Ischemic Heart Disease.Circ Arrhythm Electrophysiol, 6（6）：1115-1122.

Sosa E M Scanavacca. 2005. Epicardial Mapping and Ablation Techniques to Control Ventricular Tachycardia. J Cardiovasc Electrophysiol, 16（4）：449-452.

Sultan A, Lüker J, Hoffmann B, et al. 2015. Necessity of epicardial ablation for ventricular tachycardia after sequential endocardial approach. Int J Cardiol, 182：56-61.

Tada, H. 2005. Idiopathic epicardial ventricular arrhythmias：diagnosis and ablation technique from the aortic sinus of Valsalva. Indian Pacing Electrophysiol J, 5（2）：96-105.

Tedrow U. and W. G. Stevenson.2009. Strategies for epicardial mapping and ablation of ventricular tachycardia. J Cardiovasc Electrophysiol, 20（6）：710-713.

Vallès E, Bazan V, Marchlinski FE. 2010. ECG criteria to identify epicardial ventricular tachycardia in nonischemic cardiomyopathy. Circ Arrhythm Electrophysiol, 3（1）：63-71.

Yamada T, McElderry HT, Doppalapudi H, et al.2010. Idiopathic ventricular arrhythmias originating from the left ventricular summit：anatomic concepts relevant to ablation. Circ Arrhythm Electrophysiol, 3（6）：616-623.

第十六章
器质性心脏病室性心律失常的导管消融

与无器质性心脏病患者相比，器质性心脏病的室性心律失常患者的临床表现更为多样，危害更大，且治疗效果往往较差。理论上，所有的器质性心脏病患者均有可能出现室性心律失常，目前大多数器质性心脏病室速尚缺乏可靠的根治手段，抗心律失常药物治疗对多数患者无效，植入型心律转复除颤器（implantable cardioverter defibrillator，ICD）虽可有效的终止室速发作、预防猝死，却不能预防室速发生。基于目前循证医学证据的结果，ICD加药物治疗对于所有的伴有血流动力学不稳定的器质性室速都应当是治疗首选。导管消融更重要的目的则是以减少发作、改善症状为主，或者是在无法或不能耐受ICD治疗的情况下作为次选疗法。但对于经过选择的患者，射频消融可以达到根治室速的目的。

第一节　器质性心脏病室性心律失常的解剖基础

器质性心脏病室性心律失常多由于心肌梗死或心肌病变形成心肌瘢痕，从而产生折返的条件。心肌瘢痕内通常含有存活的肌束，被包裹在纤维组织内，被纤维分隔开的心肌肌束传导缓慢，围绕和通过瘢痕组织的传导通路呈适当的几何构型，导致折返形成。许多折返环包括一个解剖结构狭窄的区域称为峡部。不同的临床情况折返环的构成和位置可能有很大的差别。一个关键峡部可能是多个潜在的折返环的共同径路。同一折返环的冲动沿着峡部顺钟向或逆钟向传导，也可产生不同形态的室速。

器质性室速的导管消融需要根据术中标测的折返环的不同进行个体化设计。消融折返环的任一部分，室速形态和频率都可能发生变化，但是如果未阻断室速的关键峡部，仍有可能被诱发或导致术

后复发。一个峡部较宽的折返环需要消融整个峡部才能阻断折返环，也就是点状消融并不能完全有效，需要行线性消融整个峡部才能阻断折返环。位于心内膜下的折返环可被消融阻断，如果部分或整个折返环位于心肌内或新外膜，心内膜侧消融效果有限，有时需行心外膜消融。

第二节　器质性心脏病室性心律失常的心电图定位诊断

在进行室速标测和消融前，为了节省标测的时间，首先需根据体表心电图初步明确室速发生的部位和机制。根据体表心电图可以确定 $15 \sim 20cm^2$ 范围内的室速起源。由于器质性室速存在心肌梗死、室壁瘤、心脏外科手术史、心肌纤维化和心肌代谢异常等，体表心电图的定位没有特发性室速准确。

体表心电图的定位诊断符合一般的定位原则。①心电图呈左束支或右束支阻滞图形：绝大多数呈现左束支阻滞图形的冠心病相关室速起源于室间隔或周围心肌组织；也可见于右心室特发性室速或致心律失常性右心室心肌病。②QRS波的宽窄：较窄QRS波形的室速可能起源于间隔部，起源于心内膜或中层心肌的室速QRS起始向量较快；而起源于心外膜的室速QRS较宽且起始向量较粗钝。在未使用抗心律失常药物、代谢异常如高钾血症和酸中毒的情况下，较宽的QRS波形最常见于心室游离壁瘢痕相关的室速。③呈QS形的导联：体表心电图呈QS形可快速判断室速的起源部位。QS出现在下壁导联说明室速起源于下壁；QS波出现在 $V_2 \sim V_4$ 导联说明室速起源于前壁；如QS波同时出现在 $V_5 \sim V_6$ 和下壁导联，提示室速起源于下侧壁。

第三节　器质性心脏病室性心律失常的导管消融

一、器质性室性心律失常的标测和消融方法

在对器质性室速患者进行射频消融治疗之前，要对患者的整体状况进行评价，以最大限度地保证手术的有效性和安全性。为保证电生理检查的效果，原则上术前停服抗心律失常药物 5 个半衰期以上。对服用胺碘酮等半衰期较长的患者，若服药期间仍有室速发作，也可行导管消融。

器质性室速消融成功与否主要受标测技术、心脏病理与解剖因素、室速时血流动力学状况、消融方法和术者的经验等因素影响。其中准确的标测是消融成功的基础。常用的标测方法包括激动顺序标测、起搏标测、拖带标测、三维标测和心外膜标测等。

（一）激动顺序标测

需要在室速持续发作或反复频繁发作，且血流动力学稳定状态下完成。标测器质性室速的关键是寻找激动传导的共同通路。如果单纯着眼于标测室波（V 波）的最早起始点，对于局灶起源的室速（包括异常自律性、触发活动或理论上的微折返）一般足以满足消融要求。但对于大折返性室速则很可能只能标测到其室速的出口，在这种情况下进行消融很难彻底消除室速。

（二）起搏标测

对于局灶起源机制为自律性增高、触发活动和局部为折返的室速可以用起搏标测的方法明确起源部位。起搏标测的机制为用与室速相同的频率起搏复制与自然发作形态完全相同的室速以确定室速的部位。通常起搏标测对心脏结构正常的室速的准确的，但对于起源于病变部位的局灶性室速可能存在争议。这是由于病变组织起搏的阈值增高，起搏强度增加可能引起远离刺激部位的组织激动。所以对

于起源于病变组织的局灶性室速仅用起搏标测其准确性受到限制。

（三）拖带标测

折返性室速有一个可兴奋性间隙，可使用程序刺激诱发，通过激动标测来对折返环的关键部位进行定位并确定消融靶点。对于大折返性心律失常，须用拖带标测来确定折返环的关键部位，即中央共同通路。

进行拖带标测的原则是在记录到舒张中期电位（middle diastolic potential，MDP）处，以短于室速周长 20 ～ 30ms 的周长发放刺激。如拖带的位置正好位于折返的中央共同通路，则夺获的 12 导联 QRS 形态均与室速时相同；从刺激信号到 QRS（S-QRS）的时限大致与 MDP-QRS 时限相等（误差 ±20ms）；最后一个拖带起搏停止后首个室性心律的回复周长与室速周长相等（误差 ±10ms）（图16-1）。

如刺激部位在共同通路的旁观区，则可以看到夺获的 12 导联心电图均与 VT 发作时相同，同时 S-QRS 会比 MDP-QRS 延长且回复周长也比 VT 周长延长。而如果拖带刺激的部位在折返环外，则心室波的形态及回复周长均有不同。拖带标测是最可依赖的定位方法，但对不稳定室速则标测难以进行。

（四）心外膜标测

如果室速起源于心外膜侧，需要在心外膜进行标测和消融。最初的设想是经过冠状静脉内插入电极进行标测。显然，这种标测技术受到冠状静脉走行、电极操作难度等因素的影响，其标测精度可想而知。

近年，采用心包穿刺后在心外膜进行标测的技术得到一定范围的应用。其操作要领基本是常规心包穿刺术与常规接触式标测（包括激动顺序、起搏和拖带标测）相结合。心外膜进行标测和消融，很大程度上受到冠状血管、周围脂肪组织的影响和制约。ARVC 和非缺血性心肌病室速患者需要在心外膜标测和消融的比例要高于缺血性心肌病室速患者。心脏外科术后心包粘连明显的患者应用此方法会受到一定限制。

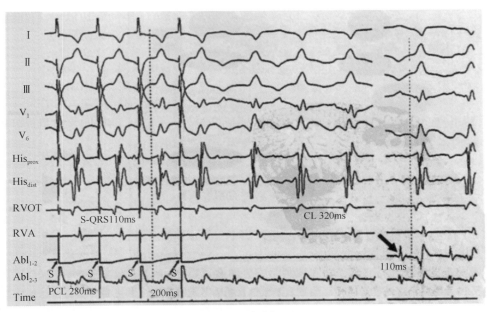

图 16-1　拖带标测

室速周长为 320ms。图中右侧粗箭头所指为舒张期电位，其到 QRS 的间期为 110ms，在此处以 280ms 周长进行拖带起搏（S 信号，细箭头所指），所得到的 QRS 形态与自发的室速一致，而且 S-QRS 间期也为 110ms。此外，刺激后的回复周长也为 320ms。这一病例满足了拖带标测的 3 个要求，证实所处部位为中央折返通路

（五）三维标测

基于器质性心脏病的致心律失常基质进行导管消融是一种有效的消融方法。CARTO 标测是最常被用来实现此种目的的技术。利用电解剖标测通过电压来鉴定梗死组织（＜ 0.5mV）、边缘组织（0.5 ～ 1.5mV）和正常组织（＞ 1.5 mV）。使用电解剖标测来确定冠心病基质的结果显示，成功消融靶点多位于带有晚电位、低电压和延迟激动特点的梗死组织中。EnSite 心内非接触式标测可提供整个心腔高分辨率的等电位图，并能对舒张期电活动进行快速的识别。对于非持续性的或血流动力学不稳定的缺血性室速具有明显优势（图 16-2）。然而，由于局部坏死与存活心肌交织且左心室心肌较厚，而非接触式标测只反映心内膜及内膜下一定范围内的电活动状况，因此可能存在此技术尚无法准确标测的较深在的电活动，从而影响到非接触式标测的灵敏度和准确性。

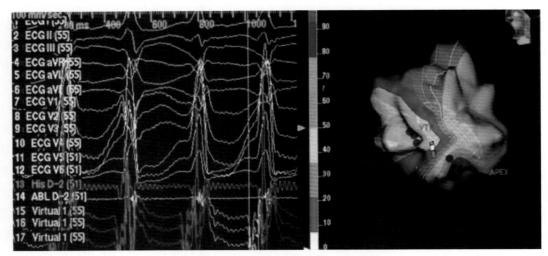

图 16-2　缺血性心脏病室速的消融实例

1 例因心肌梗死而发生右束支传导阻滞图形室速的女性患者。采用非接触式标测的动态基质标测提示其梗死区域位于下后壁（B 图中白色和红色区域），而成功的消融靶点位于图中标示了 VT1 的部位，可见正位于瘢痕区内

二、常见器质性心脏病室速的导管消融

（一）致心律失常性右室心肌病室速

致心律失常性右室心肌病（arrhythmogenic right ventricular cardiomyopathy，ARVC）多为常染色体显性遗传，多发于中青年，有报道显示由伴发于 ARVC 的室速所导致的猝死约占年轻人猝死总数的 50%。ARVC 的病变主要累及右心室，以右心室部分心肌被纤维 - 脂肪组织替代、右心室扩大、室壁变薄、单个或多个室壁瘤为主要表现，随着病程的进展，可导致右心室广泛累及并因左心室受累而可能出现双心室心力衰竭。

ARVC 往往以折返性机制的非流出道起源的室速或心室颤动为主要表现。常为多部位起源，以右心室非流出道室速为主，也可能伴有右心室流出道室速或期前收缩，部分患者晚期还可能出现左心室室速。典型的 ARVC 室速表现为 LBBB 图形，Ⅱ、Ⅲ、aVF 导联为 QS、rS 或 RS 波。

该型室速由于诱发、定位、消融和验证均较困难，且由于心肌变薄或缺失，消融时发生严重并发症的风险较高。John Hopkins 的一项 ARVC/ARVD 注册中 24 例患者进行 48 次室速消融，随访 14 个月，结果显示 75% 的患者室速复发，累计成功率与消融的即刻成功与否、标测技术、多次消融等无关。尽管如此，由于这类患者起病年龄较轻，ICD 给患者带来的经济和精神压力不容忽视。此外，ICD 还存在电极导线断裂、绝缘层破损及电极误放电等问题。因此，即使无法完全根除或预防室速，大多数患者仍然能够从消融当中获益。

在室速的标测方面，传统的接触式拖带标测对于频率过快的室速不适宜。采用三维电解剖进行基质标测却有其价值。Garcia 等报道 13 例应用三维电解剖系统对心内膜消融失败的 ARVC 室速进行心内膜和心外膜基质标测。结果显示心外膜低电压区（< 1.0mV）的范围显著大于心内膜低电压区的范围（< 1.5mV），且这部分患者右心室基底部增厚。在三维电解剖基质标测联合激动标测、拖带标测、起搏标测指导下行局灶或线性消融以及晚电位消融，平均随访 18 个月 77% 无室速发作（图 16-3）。心内非接触式标测可以快速、准确地判定室速的起源，这对于频率较快、血流动力学不稳定或难以诱发的病例更有意义。结合虚拟电图对室速起源进行确认，可大大提高标测的效率和精确度。

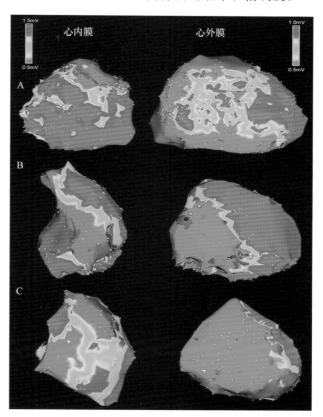

图 16-3　三维电解剖系统行心内膜和心外膜电压标测

A、B、C3 个患者心内膜标测结果，右侧列为心外膜标测结果，图中紫色为正常心肌，红色为瘢痕区，其他颜色为低电压区，可见心外膜异常心电信号的范围更大，超过了相对应的心内膜异常电位的范围（改良自 Garcia FC.2009. Circulation，120：366 ～ 375）

现有的一些 ARVC 室速导管消融的初步随访结果证实，对于因各种原因无法接受 ICD 或已经植入 ICD 但频发室速的 ARVC 患者，导管消融作为一种辅助治疗似乎是可行的。然而，导管消融能否改善 ARVC 患者预后，尚需大规模前瞻性的长期临床试验结果来判定。

总之，ARVC 常常伴有多发的室速，其早期诊断有赖于电生理检查中的异常发现。尽管操作难度大且风险较高，此类室速仍可通过导管消融加以改善甚至根除。但是，要提高消融成功率，现有的消融能量尚需要改进。

（二）心肌梗死后室速

持续性室速是心肌梗死（简称心梗）患者猝死最主要的原因之一，植入 ICD 终止室速可以降低心

肌梗死患者发生猝死的概率。但是，植入 ICD 并不能减少室速的发生。此外，如室速反复发作还将引起 ICD 频繁放电，从而显著降低患者的生活质量。导管消融是近年来发展起来治疗心梗后室速的一种非常有希望的治疗手段，导管消融可显著降低 ICD 的放电次数，是近年来越来越受到关注心肌梗死后室速治疗手段。

1. 心肌梗死后室速的机制 已经愈合的梗死心肌是单形性室速的解剖基质，在心肌梗死的修复过程中，坏死的心肌被纤维结缔组织代替，存活的心肌被纤维组织分割成心肌细胞"岛"或者"通道"，这些具有电激动活性的心肌细胞"岛"和"通道"在心肌梗死后室速的发病机制中具有重要的作用。大多数冠心病单形性室速的机制是折返（图16-4）。激动顺序标测为室速的折返机制提供了直接证据，心室程序刺激可以诱发和终止室速，室速时起搏可以发生重整和拖带亦支持室速的机制为折返。多形性室速与心肌梗死基质的关系尚不清楚，现阶段多形性室速的折返路径难以标测，其导管消融在理论上和技术上均存在很大的困难。

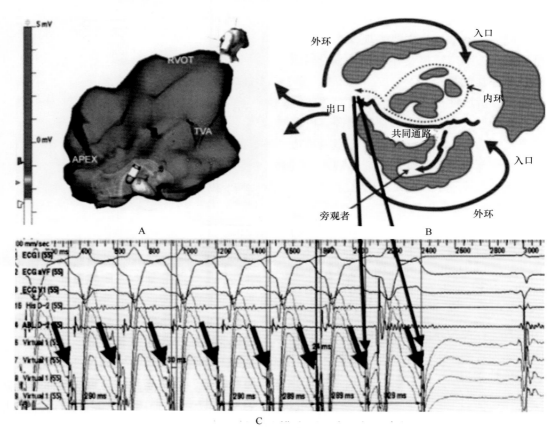

图 16-4 折返性室速模式图和内环折返实例

B. 为理想化的折返性室速模式图。典型的情况是冲动由瘢痕区外的入口（可以不止一个）进入瘢痕中央受保护的慢传导区，亦即中央共同通路，再由出口（理论上也可以有多个）传出。对于这一类型的室速而言，最理想的消融应当是找到其中央共同通路，这就需要依靠寻找舒张期电位并进行拖带标测。图中可以看到有作为旁观者的盲端存在，另外也有只发生于被保护的内环折返的情况。A、C. 笔者采用非接触式标测在一例致心律失常性右心室心肌病患者记录到的罕见的内环折返的实例。在心内电虚拟图上可以看到每个室波（V 波）前均有一个固定的波（箭头所指）并且领先 V 波 24ms，代表了发生在内环的激动传至出口激动了心室。在射频消融开始的瞬间，可能是机械的压迫和（或）电流刺激使得其传出变慢并且随后的一个折返周长从之前的 290ms 延长至 329ms，内环激动传出受阻，只看到内环电位而其后没有 V 波，并且内环的折返随即被阻断，室速被终止。
由于是单极标测，该电位呈 QS 形，说明电极所处部位正好在其传出处。ABL$_d$：消融电极远端；virtual：虚拟电图

2. 心肌梗死后室速的标测 对于血流动力学稳定的患者进行起搏及拖带标测，血流动力学不稳定的室速进行基质标测。对于多形性室速，电生理检查诱发出血流动力学稳定的室速后，通过起搏及拖带标测可以确定消融导管起搏的位点在折返环上的位置。以略快于心动过速周长（通常为 20ms），2 倍的舒张期阈值起搏。

在室速折返环上并且位于缓慢传导区的位置应

满足以下标准：

（1）隐匿性拖带，即起搏时心电图与心动过速发作时心电图没有差异，因为如果起搏位点在保护性峡部内，由于其出口与自发室速的出口一致，因此体表心电图没有差异。

（2）起搏后间期=心动过速周长±30ms，消融导管的远端起搏时由于伪差的干扰，如果远端的通道无法测量起搏后间期，这时可用消融导管近端通道记录的电位替代。虽然这样可以引起一定的误差，但是与测量的真正的起搏后间期相关性良好。

（3）刺激信号到体表心电图的距离=心内电图（局部舒张期电位）到体表心电图的距离±20ms，刺激信号至体表心电图间期与心动过速周长的比值<30%，说明起搏位置靠近折返环的出口，如果这一比值>70%，则说明起搏位置在内环上。因为25%的可以隐匿性拖带的位置处于"旁观者"的位置，仅仅通过隐匿性拖带指导消融是不充分的。

（4）起搏处大多能记录到舒张中期电位。为进行拖带标测，室速必须可以重复诱发、血流动力学稳定以便长时间的标测，并且拖带时室速稳定不会随着起搏刺激加速或发生形态改变，基质标测与消融是心肌梗死后室速的极具前景的方法。窦性心律或室速发作时心室的瘢痕区或低电压区可以记录到孤立的、低振幅的舒张期电位，孤立的舒张期电位大多位于折返环的峡部上，特别是当拖带标测时孤立的舒张晚期电位与QRS的关系固定时，可以作为消融的靶点。孤立的舒张期电位是由瘢痕区内孤立的心肌肌束去极化产生的，可位于折返环的入口、中心和出口的位置，孤立的舒张早期电位一般位于折返环的入口而孤立的舒张晚期电位常位于折返环的出口。孤立的舒张期电位也可位于内环或旁观通道内，拖带标测有助于判断孤立的舒张期电位在折返环上的位置（图16-5）。

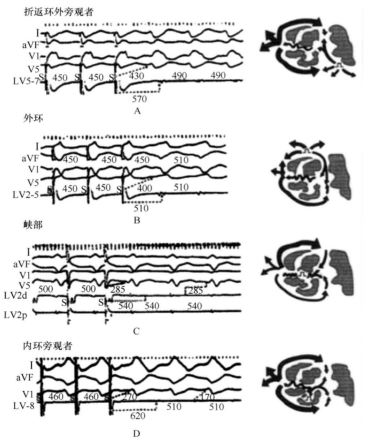

图16-5 折返环不同位置拖带

右侧显示围绕瘢痕区（红色阴影）的"8"字形折返。A. 在远离折返环的"旁观"位置起搏，可见某种程度的融合，起搏后间期（PPI）-室速周长（CL）>30ms；B. 在折返环的外环位置起搏，可见显性拖带，PPI=CL，刺激信号（S）至体表心电图 QRS=400ms；C.起搏峡部缓慢传导区近端，可见隐匿性拖带，PPI=CL，S 至 QRS 间期=心内电图（舒张期电位）至 QRS 间期=285ms；D. 在内环"旁观"位置起搏，QRS 呈隐匿性拖带形态，但 PPI-CL>30ms（改良自 Stevenson WG1997.J Am Coll Cardiol，29：1180～1189）

3. 心肌梗死后室速的消融策略 目前标测指导下的消融策略主要包括以下内容。

（1）基质标测指导下的线性消融：基质标测确定心梗后的瘢痕区域，通过线性消融阻断可能的室速折返环峡部（多位于瘢痕和正常心肌之间的过渡区域）或将消融线连接梗死心肌内的两个不可兴奋的区域（图 16-6）。

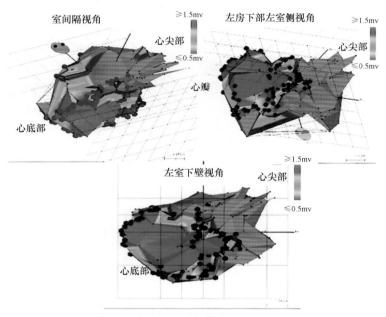

室间隔视角　　心尖部　　　左房下部左室侧视角　　心尖部

心瓣

心底部

左室下壁视角　　心尖部

心底部

图 16-6　下壁心梗多种无法标测室速的线性消融

CARTO 电压标测分别展示间隔、下壁、外侧，图中紫色代表正常电压区（≥ 1.5mV），红色代表瘢痕区（< 0.5mV），期间为过渡区，棕红色圆点代表消融点，共有 7 条线性消融横贯过渡区域（改自 Marchlinski FE, 2000. Circulation, 101：1288 ～ 1296）

（2）基质标测指导下的点消融：线性消融损伤范围广泛，增加了心功能损害和血栓形成的概率，理想的消融策略应是采用损伤尽可能小的点消融。这需要结合起搏/拖带标测确定折返环的关键峡部，后者多位于基质标测显示的致密的瘢痕区和正常心肌之间的过渡地带。消融瘢痕区域所有的孤立的舒张期电位也是近年来的一种消融策略。

（3）非接触标测指导下消融：非接触标测对指导血流动力学不稳定或不持续的室速具有优势，其采用的动态基质标测可确定室速的基质、折返环和折返环的出口（见图 16-2）。EnSite 3000 也可进行接触式双极电压标测，根据低电压区确定瘢痕的边缘，与非接触式动态基质标测结合确定室速的出口，可用于诱发出的多种形态、不稳定室速的消融。

（4）心外膜标测、消融：心肌梗死瘢痕相关的室速的折返环路可能位于心外膜，此时，心内膜的消融能量很难穿透。既往通过冠状静脉进行心外膜的标测和消融，但是由于受血管走行的限制，临床应用效果欠佳。目前经皮穿刺的心外膜消融成为室速消融的一个重要补充，有助于提高室速消融成功的概率，对于左心室血栓和左心金属瓣膜置换术后的室速，心外膜是较理想的消融途径。心外膜标测同样可进行起搏、拖带标测和基质标测，有时心外膜起搏阈值高无法进行起搏、拖带标测，可以进行通过试放电确定靶点。与心内膜消融不同的是因为缺乏血流的冷却作用常导致低功率下放电而形成的损伤不充分，此时常需采用盐水灌注导管。心外膜消融主要的缺陷在于容易引起冠状动脉的损伤和包括心脏压塞在内的出血并发症。

（5）多形性室速的标测消融：电生理标测无法确定多形性室速的位置，虽然基质标测可能有用，但实际上仅用于特定形态室速的标测。心肌梗死早期梗死心肌周围的浦肯野纤维网的触发活动在引起心律失常的过程中具有重要的作用，激动标测和起搏标测显示这些期前收缩来源于梗死边缘区的浦肯野纤维。浦肯野纤维的峰电位到最早心室激动的间期是变化的，触发室速的室早的形态也随之变化。通过消融起源于浦肯野网的室早可以消除多发性室速，文献报道远期效果良好。

（6）消融终点：消融结束后应进行心室程序刺激诱发，消除无休止的室速和可以诱发的临床相关的室速是最低要求的终点。有的中心采用消除所有可以诱发的室速或所有诱发出可以标测的室速为终点以提高成功率。基质标测的消融终点是不诱发或者消融了所有的通道和（或）梗死区域内的异常电图。在消融方面，面临的主要难题首先是如何能够快速、准确地标测到室速折返路径；即使已经找到了关键的折返通路，如何保证射频能量能够在心肌梗死之后的瘢痕与心肌交织的区域形成足够深的有效损伤灶以提高消融的效果。与普通消融导管相比，盐水灌注导管可以增加损伤的范围，终止室速更加有效。

（7）并发症：心肌梗死后室速消融的并发症发生率较其他大多数电生理操作的并发症发生率高，可能的并发症包括卒中、心源性休克、心脏压塞、传导阻滞、外周血管并发症、死亡等。在一项393例心肌梗死后室速消融的汇总资料显示并发症的发生率高达11.2%。为避免外周血管并发症可采用经静脉穿刺房间隔的途径进行左心室室速的消融，穿刺房间隔途径也可以避免主动脉瓣的损伤和主动脉粥样斑块脱落引起脑卒中的风险。心肌梗死后室速的导管消融治疗是否可以降低患者的远期死亡率目前尚不明确，鉴于此，导管消融依然不能取代ICD在缺血性心脏病室速治疗中的地位。

（龙德勇　邓文宁）

参 考 文 献

Aliot EM，Stevenson WG，Almendral-Garrote JM，et al. 2009. EHRA/HRS Expert Consensus on Catheter Ablation of Ventricular Arrhythmias：developed in a partnership with the European Heart Rhythm Association（EHRA），a Registered Branch of the European Society of Cardiology（ESC），and the Heart Rhythm Society（HRS）；in collaboration with the American College of Cardiology（ACC）and the American Heart Association（AHA）. Heart Rhythm，6：886-933.

Basso C，Thiene G，Corrado D，et al. 1996. Arrhythmogenic right ventricular cardiomyopathy. Dysplasia，dystrophy，or myocarditis? Circulation，94：983-991.

Bogun F，Bahu M，Knight BP，et al. 1997. Comparison of effective and ineffective target sites that demonstrate concealed entrainment in patients with coronary artery disease undergoing radiofrequency ablation of ventricular tachycardia. Circulation，95：183-190.

Corrado D，Basso C，Thiene G，et al. 1997. Spectrum of clinicopathologic manifestations of arrhythmogenic right ventricular cardiomyopathy/

dysplasia：a multicenter study. J Am Coll Cardiol，30：1512-1520.

Dalal D，Jain R，Tandri H，et al. 2007. Long-term efficacy of catheter ablation of ventricular tachycardia in patients with arrhythmogenic right ventricular dysplasia/cardiomyopathy. J Am Coll Cardiol，50：432-440.

Delacrétaz E，Stevenson WG. 2001. Catheter ablation of ventricular tachycardia in patients with coronary heart disease. Part II：Clinical aspects，limitations，and recent developments. Pacing Clin Electrophysiol，24：1403-1411.

Garcia FC，Bazan V，Zado ES，et al. 2009. Epicardial substrate and outcome with epicardial ablation of ventricular tachycardia in arrhythmogenic right ventricular cardiomyopathy/dysplasia. Circulation，120：366-375.

Josephson ME，Waxman HL，Cain ME，et al. 1982. Ventricular activation during ventricular endocardial pacing. II. Role of pace-mapping to localize origin of ventricular tachycardia. Am J Cardiol，50：11-22.

Kadish AH，Childs K，Schmaltz S，et al. 1991. Differences in QRS configuration during unipolar pacing from adjacent sites：implications for the spatial resolution of pace-mapping. J Am Coll Cardiol，17：143-151.

Kocovic DZ，Harada T，Friedman PL，et al. 1999. Characteristics of electrograms recorded at reentry circuit sites and bystanders during ventricular tachycardia after myocardial infarction. J Am Coll Cardiol，34：381-388.

Kuchar DL，Ruskin JN，Garan H. 1989. Electrocardiographic localization of the site of origin of ventricular tachycardia in patients with prior myocardial infarction. J Am Coll Cardiol，13：893-903.

Marchlinski FE，Callans DJ，Gottlieb CD，et al. 2000. Linear ablation lesions for control of unmappable ventricular tachycardia in patients with ischemic and nonischemic cardiomyopathy. Circulation，101：1288-1296.

Marcus FI，Fontaine GH，Guiraudon G，et al. 1982. Right ventricular dysplasia：a report of 24 adult cases. Circulation，65：384-398.

McKenna WJ，Thiene G，Nava A，et al. 1994. Diagnosis of arrhythmogenic right ventricular dysplasia/cardiomyopathy. Task Force of the Working Group Myocardial and Pericardial Disease of the European Society of Cardiology and of the Scientific Council on Cardiomyopathies of the International Society and Federation of Cardiology. Br Heart J，71：215-218.

Miller JM，Kienzle MG，Harken AH，et al. 1984. Morphologically distinct sustained ventricular tachycardias in coronary artery disease：significance and surgical results. J Am Coll Cardiol，4：1073-1079.

Miller JM，Marchlinski FE，Buxton AE，et al. 1988. Relationship between the 12-lead electrocardiogram during ventricular tachycardia and endocardial site of origin in patients with coronary artery disease. Circulation，77：759-766.

Neuzil P，Balak J，Kralovec S，et al. 2007. Substrate-based catheter ablation of epicardial ventricular tachycardia related to an anomalous coronary artery. J Cardiovasc Electrophysiol，18：446-448.

Richardson P，McKenna W，Bristow M，et al. 1996. Report of the 1995 World Health Organization/International Society and Federation of Cardiology Task Force on the Definition and Classification of cardiomyopathies. Circulation，93：841-842.

Sosa E，Scanavacca M，d'Avila A，et al. 2000. Nonsurgical transthoracic epicardial catheter ablation to treat recurrent ventricular tachycardia occurring late after myocardial infarction. J Am Coll Cardiol，5：1442-1449.

Stevenson WG，Friedman PL，Sager PT，et al. 1997. Exploring postinfarction reentrant ventricular tachycardia with entrainment mapping.

J Am Coll Cardiol，29：1180-1189.

Stevenson WG，Khan H，Sager P，et al. 1993. Identification of reentry circuit sites during catheter mapping and radiofrequency ablation of ventricular tachycardia late after myocardial infarction. Circulation，88：1647-1670.

Szumowski L，Sanders P，Walczak F，et al. 2004. Mapping and ablation of polymorphic ventricular tachycardia after myocardial infarction. J Am Coll Cardiol，44：1700-1706.

Thiene G，Nava A，Corrado D，et al. 1988. Right ventricular cardiomyopathy and sudden death in young people. N Engl J Med，318：

129-133.

Waxman HL，Josephson ME. 1982. Ventricular activation during ventricular endocardial pacing：I. Electrocardiographic patterns related to the site of pacing. Am J Cardiol，50：1-10.

Yao Y，Zhang S，He DS，et al. 2007. Radiofrequency ablation of the ventricular tachycardia with arrhythmogenic right ventricular cardiomyopathy using non-contact mapping. Pacing Clin Electrophysiol，30：526-533.

第十七章
心律失常导管消融相关并发症

1986 年，Lavergene 等首次经导管射频消融房室结，成功控制了 1 例高龄房颤患者的快速心室率，自此开启了导管射频消融治疗快速性心律失常的新纪元。近 30 年来，导管射频消融术已由最初的治疗房室（结）折返性心动过速等简单心律失常，发展到如今越来越广泛用于心房颤动（房颤）、室性心动过速（室速）及伴有器质性心脏病的多种复杂心律失常的治疗，对于术者导管操作技巧的要求也越来越高。如何尽可能减少手术并发症发生以保证手术安全性，是每位术者首要考虑的问题。本章节将对导管射频消融术治疗心律失常的主要相关并发症做一简述。

一、血管穿刺相关并发症

血管穿刺相关并发症最为常见。对导管消融术而言，以出血及血肿形成、动 - 静脉瘘相对常见，其他还包括假性动脉瘤、动脉夹层、血栓形成及栓塞等。轻者多无需特殊处理即可自愈，重者如后腹膜血肿处理不当则可造成严重后果。

穿刺部位出血及血肿：为最常见的血管穿刺相关并发症，发生原因多与操作者穿刺技术不熟练有关，如反复穿刺，欲穿静脉者误穿动脉后压迫时间不够等。此外，术后穿刺点压迫止血或血管缝合器使用不当亦可导致出血及血肿形成，而患者围手术期抗凝及术后制动时间过短亦增加出血及血肿形成风险。该并发症诊断相对简单，必要时可行局部超声检查评估病情。一般局部出血及血肿无需特殊处理即可自行吸收，少数严重者可能需输血及行血肿清创术。

动 - 静脉瘘：最常见为股动 - 静脉瘘。多因穿刺针经股静脉再进入股动脉（反之亦然）未及时发现而置入扩张鞘管所致。典型表现为穿刺区域可触及包块，该处听诊可闻及连续性吹风样血管杂音，

患者可无明显症状，部分患者则诉腹股沟区穿刺处疼痛。多普勒超声检查可明确诊断，必要时可行血管造影，尤其考虑需介入治疗时。一般分流量小的动 - 静脉瘘可采取超声引导下压迫瘘道局部，待血管杂音消失后绷带加压包扎，多能治愈，但须警惕深静脉血栓形成，严重或无效者则可行带膜支架植入或外科修复。

二、心脏压塞

导管射频消融术心脏压塞发生率约为 0.4%。急性心脏压塞是最严重的并发症，以房颤导管射频消融为例，全球性登记数据显示，导致死亡的并发症心脏压塞占 25%，排名第 1 位。心脏压塞的发生多与术者操作粗暴或不当有关。如冠状静脉窦本身壁薄，少数患者还可能存在畸形，故置入冠状窦电极导管时，若动作粗暴，插入过猛过深或导管张力过大，均可引起冠状静脉窦破裂，从而导致心脏压塞。右心房右心室或某些器质性心脏病患者的心腔壁通常均较薄，若导管头端过硬、导管操作粗暴，亦可直接导致心脏机械穿孔，发生心脏压塞。此外，行房间隔穿刺时，穿刺点过于偏后可直接经右心房后壁进入心包，穿刺点过于偏下可能进入冠状静脉窦穿刺进入心包；或者穿刺力量过大进入左心房后经左心房后壁进入心包，亦可导致心脏压塞。而射频消融放电过程中，若局部血流不畅或因导管贴靠压力过大放电时间过长等，容易使组织过热，组织内水分汽化，有时可闻及明显"爆破音（pop）"，进而发生心脏压塞。值得一提的是，部分患者可表现为延迟性心脏压塞，即心脏压塞发生于术后数小时甚至是数天而非术中，因此对于消融术后的患者应加强监护，尤其是消融面积较广泛的患者。

急性心脏压塞最常见的首要表现为血压剧降（少数患者血压下降可相对缓慢，且补液后可短暂

回升，但随之继续下降），同时患者常诉胸闷、呼吸困难或头晕等不适，特异性差，甚至部分患者可无明显不适。故对任何血压突然下降的患者，必须首先考虑心脏压塞，直到能排除为止。此外，患者可表现为脉搏细数、脸色苍白、冷汗、烦躁、意识模糊或意识丧失等休克体征，严重者可直接表现为心跳呼吸骤停。术中怀疑心脏压塞，应立即行X线检查，典型表现为双心影，心影内可见静止的心包与搏动的心脏之间存在一个半环状透亮带。若X线诊断不明，而患者一般状况尚可且收缩压尚能维持在 80～90mmHg 以上，可行超声确诊。心脏压塞后果严重，切忌因等待超声检查而延误抢救。

急性心脏压塞一旦确诊，即须争分夺秒进行抢救，同时做好外科开胸准备。首先需在X线透视或超声指导下行心包穿刺引流术，同时鱼精蛋白中和术中肝素。绝大多数心脏压塞经初步引流后，血压即可明显回升，但应继续留置引流管并严密观察，以确定心包内是否再次出血。少数情况下，如左心耳穿孔，或穿孔面积较大不易闭合，反复抽吸仍有大量积液，穿刺引流后患者症状无明显改善甚至加重者，需紧急果断行开胸手术。

三、心律失常

导管射频消融术中导管刺激、心脏电生理检查等均可诱发各种心律失常。此外消融不当亦可产生严重心律失常。在众多心律失常并发症中，又以完全性房室传导阻滞（三度AVB）及心室颤动（室颤）尤为严重。

完全性房室传导阻滞：在房室结周围进行的任何导管操作均有导致房室传导阻滞的风险。临床中，常可见到导管操作机械压迫房室结区域导致一过性房室传导阻滞，但多可自行恢复。真正具有临床意义的是消融靶点位于房室结邻近区域的心律失常，在这些靶点消融是导致房室传导阻滞的高危因素。其中，又以房室结折返性心动过速尤为突出，以房室结慢径为靶点，围手术期三度AVB发生率亦可高达 5%，其原因主要包括：①消融位点过高，直接损伤希氏束；②过分强调以慢径现象消失为消融终点，导致局部区域的过度消融；③消融过程中对出现快速交界心律等三度AVB的前兆现象观察不严密，未能及时停止放电。此外，间隔旁路消融亦

可能导致三度AVB。临床上亦可见到消融希氏束旁起源的房速或室速而导致三度AVB的报道。值得一提的是，二维X线透视指导下行左侧游离壁旁道消融亦有导致三度AVB的可能，其原因为右前斜 30° 透视下很难区分导管是位于间隔还是位于游离壁，故应注意结合左前斜投照体位来确定消融导管的位置，避免在间隔误放电；而采用三维导航系统则可避免类似情况发生。必须强调的是，三度AVB重在预防，一旦出现，虽可尝试药物治疗及临时起搏器支持，但绝大多数患者最终仍需植入永久性起搏器。

心室颤动：室颤在导管射频消融术中发生率约为 0.5%。发生原因包括电生理检查中采取多个期前刺激（如 S1S2S3S4）或过短周期（<230ms）的心室刺激等。而导管机械刺激心室亦可诱发室颤，多见于合并器质性心脏病的患者；尤其值得一提的是，术中房颤伴旁道前传致快速心室率亦可蜕变为室颤。此外，在频发多形室早或短阵室速的区域放电亦可导致室颤的发生。室颤一旦发生，应马上行电除颤纠正。

此外，窦房结附近消融或损伤窦房结动脉如导致窦房结损伤，多需植入永久性起搏器。故在窦房结附近消融时（如行上腔静脉隔离时）应尽量避开窦房结，以免损伤窦房结。值得一提的是，近年来，房颤导管消融术后左心房起源的房速多见，是否应视为手术并发症仍有争议：因为部分学者认为这是完全杂乱无序的房颤向最终窦性心律过渡的中间阶段，是房颤消融部分有效的标志，该类心律失常靶点多明确，消融成功率较高。

四、血栓形成及栓塞

静脉系统血栓形成多见于术后因各种原因需长时间卧床制动患者。此外术前长时间的禁食水亦可导致术中血液浓缩，增加血栓形成的风险。静脉系统血栓脱落容易导致肺栓塞，对于术中或术后突发胸闷、咳嗽、呼吸困难或晕厥的患者，要注意排除肺栓塞；此外极少数患者可能因存在卵圆孔未闭等发育畸形而出现所谓的体循环"矛盾栓塞"。左心系统血栓形成则多与术中操作不当及术中或术后抗凝及肝素化不够相关。如消融时功率过高，导管头端形成焦痂，心内膜消融位点亦容易形成血栓；此

外，肝素化程度不够亦增加鞘管内血栓形成风险。左心系统血栓脱落将会导致体循环栓塞。临床表现与栓塞部位有关，其中以栓塞性脑卒中为常见，曾有学者应用 MRI 研究后发现，房颤导管射频消融术后无症状性卒中发生率高达 17%。血栓形成重在预防，一旦发生，应视病情轻重及时行相应处理。

五、房颤导管射频消融相关严重并发症

房颤作为最常见的临床快速性心律失常，国内患病人群估计达 1000 万以上。近年来，越来越多房颤患者选择行导管射频消融术。随之而来的是手术相关并发症的出现，其中不乏严重甚至致命者，除射频消融共同的常见的并发症外，房颤导管消融有其特有的并发症。

肺静脉狭窄：是房颤导管消融特有的并发症，绝大多数发生在房颤导管射频消融术中，亦有延迟发生者。既往以肺静脉内致房颤局灶为消融靶点的术式及策略，导致肺静脉狭窄发生率相对较高。目前采用环肺静脉前庭消融术式，肺静脉狭窄发生率已显著降低。现阶段导致肺静脉狭窄的原因通常为肺静脉前庭误判导致在肺静脉内消融，或靶肺静脉开口直径较小。有无临床症状及症状严重程度与狭窄肺静脉支数及肺静脉狭窄程度有关，单支且肺静脉狭窄程度较轻者多无症状，单支完全闭塞或多支肺静脉狭窄者多有临床症状，最主要表现为渐进性加重的呼吸困难，其他有持续性咳嗽、胸痛、血痰、低热及反复发作且抗生素治疗无效的同一肺段 / 肺叶部位的感染。肺静脉狭窄行左心房肺静脉 CT 检查即可确诊，但因患者多选择先就诊呼吸科医师，故易误诊为其他疾病。肺静脉狭窄一旦出现症状，药物治疗效果很差，多需行介入治疗或外科干预，但长期效果均不确切。肺静脉狭窄重在预防，关键在于正确识别肺静脉前庭。

左心房 - 食管瘘：国外文献报道发生率为 0.03%，但死亡率极高。主要原因为左房后壁过度消融。食管左心房后壁段紧贴左心房后壁走行，最近处食管前壁距左房后壁心内膜不足 5mm。故在左房后壁消融过度有导致食管前壁损伤引起左心房 -

食管瘘的风险。左心房 - 食管瘘多发生在术后数天至数周，文献报道平均 12.3 天，最晚可至术后 41 天。主要症状为吞咽困难、吞咽疼痛及持续发热，伴白细胞升高，随之出现脓毒血症及多发系统性栓塞。行 CT 检查可明确诊断。左心房 - 食管瘘一旦确诊，抗感染的同时应尽早外科干预封闭瘘口。然而，因之早期诊断困难，致残致死率极高，故关键在预防，预防的关键在于控制左房后壁的消融能量，常规术后应用制酸剂及胃黏膜保护药物。

六、其他并发症

除上述并发症外，心律失常导管射频消融还可出现其他诸多并发症，如血管迷走反射、感染性心内膜炎、血管痉挛、导管扭结甚至断裂、心包炎、心脏瓣膜损伤、冠状动脉损伤致急性心肌梗死、膈神经损伤致膈肌瘫痪、迷走神经丛损伤致胃动力学障碍及放射性损害等。总而言之，作为术者，应熟知手术相关各种并发症的诊疗，并注意规范操作，以预防为主。

（尹先东　邓文宁　杨新春）

参 考 文 献

马长生，霍勇，方唯一，等 . 2012. 介入心脏病学 . 第 2 版 . 北京：人民卫生出版社，1268-1278.

Bai R，Patel D，Di Biase L，et al. 2006. Phrenic nerve injury after catheter ablation: should we worry about this complication?. J CardiovascElectrophysiol，17: 944-948.

Bendszus M，Stoll G. 2006. Silent cerebral ischaemia: hidden fingerprints of invasive medical procedures. Lancet Neurol，5: 364-372.

Capatto R，Calkins H，Chen S-A，et al. 2011. Delayed cardiac tamponade after radiofrequency catheter ablation of atrial fibrillation: a worldwide report. J Am Coll Card，58: 2696-2697.

Cappato R，Calkins H，Chen SA，et al. 2009. Prevalence and causes of fatal outcome in catheter ablation of atrial fibrillation. J Am CollCardiol，53: 1798-1803.

Dill T，Neumann T，Ekinci O，et al. 2003. Pulmonary vein diameter reduction after radiofrequency catheter ablation for paroxysmal atrial fibrillation evaluated by contrast-enhanced three-dimensional magnetic resonance imaging. Circulation，107: 845-850.

Gilcrease GW，Stein JB. 2010. A delayed case of fatal atrioesophageal fistula following radiofrequency ablation for atrial fibrillation. J CardiovascElectrophysiol，21: 708-711.

Latchamsetty R，Gautam S，Bhakta D，et al. 2011. Management and outcomes of cardiac tamponade during atrial fibrillation ablation in the presence of therapeutic anticoagulation with warfarin. Heart Rhythm，8：805-808.

Sauren LD，Van Belle Y，De Roy L，et al. 2009. Transcranial measurement of cerebral microembolic signals during endocardial pulmonary vein isolation：comparison of three different ablation techniques. J CardiovascElectrophysiol，20：1102-1107.

Takahashi Y，Jais P，Hocini M，et al. 2005. Acute occlusion of the left circumflex coronary artery during mitral isthmus linear ablation. J CardiovascElectrophysiol，16：1104-1107.

Waigand J，Uhlich F，Gross CM，et al. 1999. Percutaneous treatment of pseudoaneurysms and arteriovenous fistulas after invasive vascular procedures. Catheter CardiovascInterv，47：157-164.

第四篇
心脏起搏植入技术

第十八章
心脏起搏治疗的概述

第一节　永久心脏起搏的基本概念

从厄尔·巴肯和威尔森·格雷特巴奇创造出第一个可植入心脏起搏系统至今已近60年,心脏起搏器的体积越来越小、功能越来越全、安全性越来越高。尽管如此,起搏器的几项基本功能仍然是其核心部分,在起搏器的工作中一直扮有重要的角色。因此,对基本概念的熟悉有助于从原理上真正认识起搏器并对临床起搏器的管理有关键性作用。

一、起搏器的结构及起搏环路

起搏器包括脉冲发生器及导线两部分,脉冲发生器通过导线与心脏连接起来,从而在人体内形成电流环路,该环路是保证起搏器正常工作的基础(图18-1)。根据起搏器起搏与感知腔室的数量不同,又将起搏器分为单腔起搏器及双腔起搏器;根据电极类型的不同又可以分为单极、双极起搏及单极、双极感知。电极的构造将在下一章进行详细描述,本节主要讨论脉冲发生器的构造。

最早的起搏器仅具有起搏功能,结构也相对简单,机壳内也仅仅包含电池及起搏环路。为了满足按需起搏的要求,随后又出现了感知功能,因此起搏器中又加入了感知环路及计时器。随着技术的发展,工程师们又开发出能够满足房室同步性的双腔起搏器。由于将心房与心室联系到一起,因此心房与心室环路之间也被植入了一个更为强大的逻辑处理器,这也成为了现代起搏器的基本结构。在感知环路与起搏环路之间还存在簧片开关,当我们将起搏器置于磁场中时该簧片开关即会打开,感知到的腔内信号(A波或V波)将无法作用于逻辑处理器,因此也不会对起搏产生影响,此时的起搏器相当于仅具有起搏功能(图18-2)。

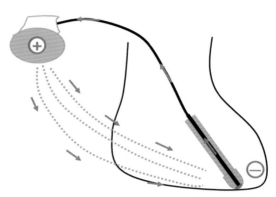

图 18-1　单极电极起搏器环路示意图

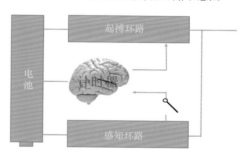

图 18-2　起搏器机壳内构造示意图

二、起搏器的起搏功能

起搏功能为起搏器最古老的一项功能,也是最为重要的一项功能。其工作原理与物理学中的电路类似,起搏器机壳通过导线与心肌相连,心肌再通过相应人体结构与机壳相连,形成电流环路,最终导致心脏的除极。

(一)起搏钉的构造与起搏的工作模式

在心电图上所见起搏钉呈一条线,但将其放大后,可分为三部分:头端、尾端以及后电位(图18-3)。若要深入了解起搏钉的形成机制,首先我们需要了解起搏器是如何完成其起搏功能的。如上所述,起搏器与人体之间形成一条电流环路,通常将电极的头端(即与心脏连接的部分)作为阴极,而将脉冲发生器（单极起搏）或环状电极（双极起搏）作为阳极。当起搏器按照特定电压起搏时，组织中的阳离子快速向阴极（电极头端）聚集，而阴离子快速向阳极（脉冲发生器或环状电极）聚集，形成起搏钉的头端。当该起搏电压持续一段时间后，阳极与阴极周围的组织达到一定的电势差，此过程即为起搏钉的头端与尾端之间的部分，亦被称为脉宽。而正是达到该电势差最终引起了心肌的除极。最后，当停止起搏时，该电势差迅速降低，最终形成后电位，起搏的电压越高，脉宽越宽，后电位也越大。

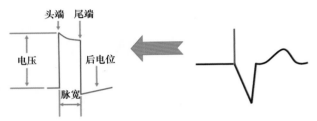

图 18-3　起搏钉的构成

（二）失夺获与起搏阈值

那么能起搏是否等于能夺获心肌呢？显然，这个问题在我们临床实践中即有了答案。我们临床中经常观察到在心肌可激动期内的起搏并未引起心脏除极，这就是我们常说的失夺获。失夺获的原因有很多，我们在参数调整中如何尽量避免失夺获呢？

从起搏的工作模式中，我们不难发现，只有一定的起搏电压持续一段时间，才能引起相当大的电势差，从而引起心脏除极。因此，决定起搏器能否引起心脏除极的关键即为起搏的电压及脉宽。当我们将起搏电压固定时，逐渐降低脉宽，最终总会导致心脏无法除极。同样，固定脉宽，降低电压至一定程度亦会导致该结果。因此，将固定脉宽时能引起心脏除极的最小电压定义为该脉宽下的起搏电压阈值，将不同脉宽情况下的电压阈值相连，即形成一条曲线，在该曲线下方的区域相应参数设置无法夺获心肌，即为失夺获区；而上方区域即为可夺获区（图 18-4）。

（三）起搏安全系数

问题又来了，是否将起搏参数设在阈值处（即曲线上）最为合适呢？这种情况虽然最为省电，但却无法保证患者的安全，原因在于影响起搏阈值的因素很多，植入的时间、电极的类型、药物使用、睡眠、运动、代谢紊乱等均会影响起搏阈值。因此，大量的研究证实，在固定脉宽的情况下，只有将起搏电压设在电压阈值的 2 倍以上，才能保证患者的安全；而在固定电压时，只有将脉宽设在阈值的 3 倍以上，才能保证持续有效夺获，而这就是我们所说的起搏的安全系数。

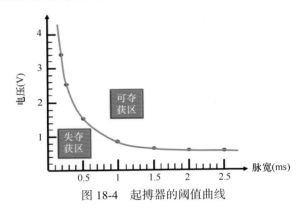

图 18-4　起搏器的阈值曲线

（四）自动阈值夺获功能

患者的安全固然应当放在参数设置的首位，但由于起搏器价格昂贵，很多家庭无法承担多次植入起搏器。因此，如何才能在保证患者安全的情况下尽量延长起搏器的寿命呢？既然起搏阈值每时每刻都有不同，是否能够通过实时监测来随时调整起搏电压？

自动阈值夺获功能即能满足上述要求，通过定时检测阈值及失夺获时检测阈值，在保证安全的同时，将起搏电压降至最低。在完成阈值测定后，起搏器会在阈值基础上加上 0.25mV 作为起搏电压，直至发生失夺获或达到定期检测时间。

（五）单极起搏与双极起搏

根据所设起搏极性的不同，可分为单极起搏及双极起搏。单极的环路远大于双极所形成的环路，因此单极起搏更易引起心肌的除极，阈值也往往较低。但正是由于其起搏电流所经过的环路更大，所以也更容易起搏胸大肌以及膈肌，导致患者明显不适。在临床工作中，应当根据患者的实际情况调整起搏参数，以使患者能够得到最大获益。

三、起搏器的感知功能

起搏器的起搏功能基本上能够保证患者的安全，但若植入仅有起搏功能的起搏器，患者经常会出现下图所示心电图（图18-5）。这往往会导致患者的心慌不适，但对患者影响不大。但若起搏钉刚好落入患者的心肌易损期，就有可能引起室颤，从而对患者的生命构成威胁（图18-6）。因此，我们希望起搏器能有一双"眼睛"，"看到"心脏自身的电活动，做到按需起搏，而这双"眼睛"即是起搏器的感知功能。

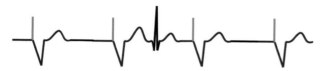

图18-5　单有起搏功能的起搏器无法感知患者自身电活动
出现如图所示心电图，患者可出现心悸不适

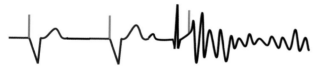

图18-6　单有起搏功能的起搏器起搏钉落入心肌易损期，引发室颤

（一）电图的两个特性

通过电极将腔内电信号传导至脉冲发生器，起搏器获得了感知功能。因此，起搏器所感知到的实则为腔内电图。由于任何经过感知环路的电信号均会由电极传入脉冲发生器，但我们希望起搏器仅能"看到"我们所关注的波形，如QRS波，因此我们需要起搏器根据不同电图的特征滤过一些混杂电图。

腔内电图通常包含两个因素，一是振幅，二为斜率（图18-7）。临床上所见到的电图也均有各自的特征，如肌电干扰通常振幅低但斜率高，室早的QRS波通常振幅高但斜率低。根据不同类型电图的振幅与斜率的范围，我们得到了下图，不同颜色的方框对应了不同的电图类型。因此，若要能获得正确的感知，我们需要通过振幅及斜率对波形进行筛选，从而过滤去除一些干扰波形。

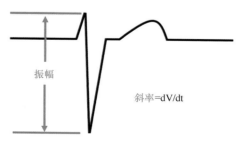

图18-7　电图的两个特性：振幅与斜率

（二）感知环路的工作模式

感知环路工作模式实际上即是围绕电图的两个特性所展开的鉴别诊断过程。过程总共分为三部分：首先，是通过放大器将所接收到的电信号进行放大，以便于进一步处理；其次，根据斜率的要求将放大的电信号进行滤波，滤去斜率过高或过低的部分；再次，根据所设定的振幅要求，滤过振幅过低的电信号（图18-8）。进过这些纷繁复杂的工作，最终才得到了起搏器所感知到的电信号，起搏器才会对其予以相应的标记。在植入式心率转复除颤器（implantable cardioverter defibrillator，ICD）及心脏再同步化治疗（cardiac resynchronization therapy，CRT）（详见NBG编码）中，感知的模式与起搏器有很大差异，将在相关章节进行介绍，此处所讨论的工作模式仅限于普通起搏器。

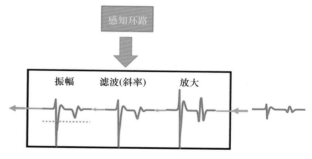

图18-8　感知的工作模式

（三）感知灵敏度与感知异常

在起搏器程控中如何设定相应的振幅阈值？这就需要引入感知灵敏度的概念。举个例子：假设感知到的V波振幅为10mV，感知的T波振幅为3mV。此时如果以2mV为阈值，那么起搏器会同时感知到V波和T波，因为起搏器对感知的波形无法区分其为V波还是T波，因此，会记为2个心室感知事件。不应该感知到的波形被起搏器感知到，这就是过感知，对于起搏依赖的患者，会出现起搏的延迟或甚至不起搏（图18-9）。那如果我们将阈值继续上调，在3mV以上10mV以下，都仅能感知到V波，这样起搏器才能正确感知。接着继续上调至10mV以上，此时起搏器什么都看不到，相当于失去了感知功能，仅仅按照既定的间期起搏，此即为感知低下（图18-10）。

逸搏间期

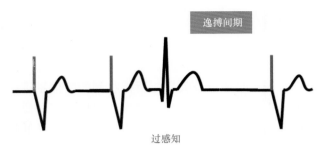

过感知

图 18-9　过感知 T 波导致逸搏间期延长

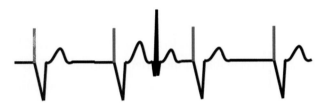

感知低下

图 18-10　感知低下导致起搏器未感知到自身 QRS 波，导致类似于仅有起搏功能的起搏心电图表现

感知灵敏度和感知阈值的概念刚好相反，感知阈值越高，感知灵敏度越低。仍以上述情况为例，与 2mV 相比，将 10mV 作为阈值实质上为降低感知灵敏度，使起搏器能够感受到更多的波形。

我们在临床工作中，应当合理的调整感知阈值，达到适宜的感知灵敏度。由于感知到波形的振幅通常并非一成不变，因此，将感知阈值设为感知到的波形振幅的一半是较为适宜的。但实际程控中，应当根据患者的情况调整感知阈值，保证正确的感知才是最终目标。

（四）腔内图与体表心电图的关系——感知异常的再审视

对于单腔按需起搏器而言，如 VVI（详见起搏器 NBG 编码），在感知到 V 波后会通过逻辑中枢作用于起搏环路，抑制起搏器发放脉冲。但临床心电图分析中，我们常常可以见到起搏钉刚好落在 QRS 波上（图 18-11），问题来了，是不是所有在 QRS 波出现之后的起搏钉都代表感知异常？起搏器到底有没有看到这个 QRS 波？这对评估感知功能非常重要。常常有临床医生认为，当达到起搏器的最低起搏频率时，若 QRS 波尚未达到最大振幅，表明起搏器还可能没有"看到" QRS 波，因此起搏钉在 QRS 波的升支上是有可能的。但如果超过

QRS 波最大振幅，此时起搏器应当能够感知到 QRS 波，但却仍然起搏，则可断定为感知不良。

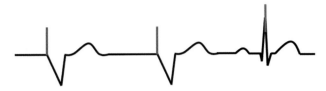

图 18-11　临床常见起搏钉落在 QRS 波上

其实上述观点是错误的，要说明这个问题，首先我们就需要明确腔内图与体表心电图之间的关系。首先，可以肯定的是，腔内图绝对与体表心电图不能画上等号。它们之间的不同，不仅仅表现在振幅不同上，还表现在时相的差异上，体表心电图的最高点甚至可以对应于腔内图的起始部分。因此，腔内图中大于阈值的部分完全有可能超过 QRS 波的最高点，而对应于其降支上（图 18-12）。有相关文献表明，对于某些感知功能正常的起搏器，起搏钉甚至可以落到 ST 段的起始部分。因此，在起搏钉距离 QRS 波较近时，判断是否有感知功能障碍应当慎重。

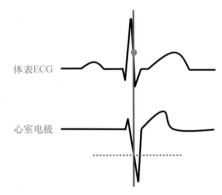

图 18-12　腔内电图与体表心电图有很大差别，腔内图中大于阈值的部分完全有可能超过体表 QRS 波的最高点，而对应于其降支上

（五）单极感知与双极感知

而根据所设感知电极类型的不同，又分为单极感知及双极感知。如前所述，单极所形成的电流环路比较大，更容易受到外界的干扰，如肌电位、远场电位、电磁干扰等。而双极感知感受到的为局部心肌的电位，不易受到干扰。因此，在起搏器中，应当测量双极及单极感知。首选双极感知，仅仅在双极感知不佳时，选择单极感知。

四、何为阻抗

与物理中所学到的电阻相似，起搏器环路中的阻抗即是指整个起搏环路对电流的阻力之和。因此，在直流电环路中，同样遵守欧姆定律，V（电压）=I（电流）×R（阻抗），在电压固定时，若阻抗越大，则电流越小，耗能越低。阻抗通常包括三部分：导线电极的阻抗、电极与心肌接触面的阻抗以及起搏所产生的心肌极化作用。

通常来讲，导线与电极的横截面积越大，阻抗越低。相反，越细的导线阻抗越高，也越省电。但电极太细会导致电极与心肌之间更易发生微脱位，因此，在导线的设计中应当权衡利弊。电极与心肌接触面之间的阻抗通常取决于电极与心肌之间的接触、心肌的水肿程度及纤维化程度。在起搏时，阴极周围会聚集阳离子，但在这层阳离子之外，又有阴离子的聚集。这两层离子之间形成电容，从而对电流产生阻力。而这部分阻抗通常与起搏持续的时间、电极面积的大小及是否有涂层相关，起搏持续时间越长（脉宽越宽），电极面积越小，这部分阻抗越大，但同时也会提高起搏阈值，因此我们需要尽量降低这部分阻抗。

对于起搏而言，为了节省电量，我们需要尽量大的阻抗；对于感知而言，为了降低波形的衰减，感知到较大的波形，我们又需要较小的阻抗。这两者之间存在一定的矛盾，因此，很多电极目前在设计上具有相对适中的横径，通过在电极表面增加孔道以增大与心肌的接触面积以减轻极化现象，同时对电极表面进行涂层处理，从而达到最为合适的阻抗，延长起搏器的使用寿命。

在起搏器程控过程中，还有另外一种阻抗，即电池阻抗。电池阻抗为电池内部本身的阻抗，因此与电流环路中的阻抗完全不同，其意义在于对起搏器寿命的估测上。电池在供电时，内部也会产生电流，阳极的正离子会向阴极移动，阴极的负离子会向阳极移动，阴阳离子形成化合物聚集于两极，阻止离子的进一步移动，即形成了电池的阻抗。到了电池快耗竭之时，阻抗可以急剧升高，达数千欧姆。因此，在起搏器电池耗竭之前，阻抗较电池电压更为敏感，应当引起临床医生的关注。

五、感知、起搏阈值及阻抗的正常范围、趋势及异常原因

临床工作中，在对起搏器的感知、阈值及阻抗进行程控时，测得什么样的数值才算正常？虽然下表中给出了相关参数的正常范围（表18-1），但在实际临床工作中，我们应当关注相关参数的趋势图。如果参数不在正常范围内，但又排除了相关问题并且参数趋于稳定的，并不需要过多干预。

表18-1　心房、心室的阈值、感知、阻抗的正常范围

腔室	阈值（V）	感知（mV）	阻抗（Ω）
心房	≤ 1.5	≥ 2	200～1000
心室	≤ 1.0	≥ 5	200～1000

起搏器的各项参数并非一成不变，因此，知晓起搏器参数的变化趋势尤其是术后的变化趋势对于分析起搏器的功能尤其重要。

对于起搏阈值，植入被动电极在急性期和慢性期往往没有明显的差别，但主动电极却截然不同，无涂层的电极表现更为明显。由于植入主动电极后会产生损伤电流，因此起搏阈值会增高数十分钟，而后逐渐下降，但在24小时之内又会再次上升，该上升过程可持续数周，由心肌水肿及纤维化所致，随后阈值下降直至6周时达到稳定期，最终的阈值往往高于初始阈值但又低于最高阈值，涂层电极可以减轻该反应，因此得到广泛使用。阈值突然增高，可见于多种原因，如电极脱位、微脱位以及高钾血症等。

在感知方面，若植入被动电极，则感知到的腔内图振幅通常在数天之内明显下降，在随后的6～8周内逐渐上升，在慢性期达到最早振幅的85%，而涂层电极可以减轻该反应；若植入主动电极，由于损伤电流，在植入后即可出现振幅的明显下降，但由于损伤电流仅仅持续20～30分钟，因此随后即可出现振幅明显上升。虽然振幅的变化经历了不同的过程，但最后慢性期的振幅并无明显差异。感知振幅突然降低，通常见于电极脱位、导线断裂等情况。

对于阻抗而言，通常在植入后1～2周内逐渐下降，而后逐渐上升，直至稳定，最终比起始阻抗高15%左右。导线阻抗突然升高，在急性期通常是由于导线尾端与起搏器之间没有良好的连接，而在

慢性期通常起因于导线的断裂。导线阻抗突然降低，通常见于绝缘层的破裂或者锁骨下挤压综合征。

六、起搏器的 NBG 编码

在起搏器具有各种各样的功能后，为了便于临床应用，产生了对起搏器的不同编码。其最多可以5 个字母表示，不同字母组合代表不同的功能（表18-2）。例如，如果字母简写为 VVIR，则表示心室起搏、心室感知、抑制型及有频率适应性起搏，即在低限频率间期内感知到心室电图，可以抑制心室起搏，并且在起搏器感受到患者处于运动状态时，可以提高起搏频率。

表18-2　NBG编码

起搏心腔	感知心腔	感知后反应	程控功能频率应答	抗心动过速功能
V：心室	V：心室	T：触发	P：频率和（或）输出	P：起搏
A：心房	A：心房	I：抑制	M：多项参数程控	S：电击
D：心室+心房	D：心室+心房	D：触发+抑制	C：通讯	D：起搏+电击
O：无	O：无	O：无	R：频率应答	O：无
S：单腔	S：单腔		O：无	

第二节　心脏起搏器的放射影像学

影像学检查贯穿于心脏起搏器植入过程及后续随访中，对评估起搏器功能具有至关重要的作用。通常，X 线能够完整地显示起搏器环路的各个部分，相较于其他断层扫描而言具有明显的优势。本节将从解剖学的角度对心脏的放射影像学进行分析。

一、心脏的大体解剖

为了降低栓塞事件，起搏电极通常均会被植入右心系统。心房电极常用植入部位在右心耳或心房间隔部（靠近优势传导路径），心室电极常用植入部位通常在心尖部（靠近希浦系统），因此，我们将重点讨论右心系统解剖学及其与左心系统的关系。当然，对于 CRT 患者，其左心室电极通常由冠状静脉窦系统或心外膜路径植入，将在相关章节进行另外讨论。

在大体解剖上，右心系统较左心系统偏右、偏前，心房位于心室的右上后方，因此左心房位于心脏的最后上方，在前后位上可被其他心脏组织完全遮盖。

在后前位上，我们可以看到的是最右侧为心房，中间大部分为右心室，最左侧为左心室的前壁及心尖部分，心耳指向左前上方。房室沟与前后正中线之间的角度约为 45°，而室间隔及房间隔与正中线的角度约为 30°。

二、起搏器评估常用影像学体位及正常影像学表现

由上述解剖学关系可知，在起搏器影像学评估中，最常使用的为后前位，右前斜 45° 位及左侧位或左前斜 30° 位。右前斜 45° 上右心系统可沿着其长轴被完全展开，而左前斜 30° 上或左侧位上可将右心系统沿着其短轴完全展开并显示其与左心系统的关系，对于电极位置判断具有重要意义。

下图所展示的是在不同体位中所能见到的重要解剖学标志，其中图 18-13 为后前位（posteroanterior projection，PA），图 18-14 位左前斜位（left anterior oblique projection，LAO），图 18-15 位右前斜位（right anterior oblique projection，RAO）。

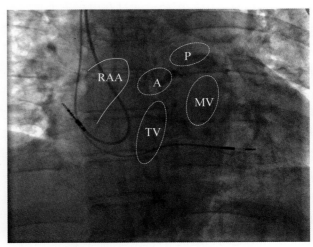

图 18-13　后前位影像可见的解剖学标志
RAA：右心耳，A：主动脉瓣瓣环，P：肺动脉瓣瓣环，MV：二尖瓣瓣环，TV：三尖瓣瓣环

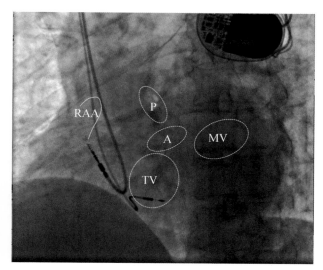

图 18-14　左前斜位影像可见的解剖学标志

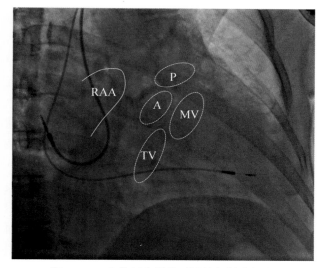

图 18-15　右前斜位影像可见的解剖学标志

三、起搏器异常的影像学表现

能够在胸部 X 线上观察到的起搏器异常通常包括起搏环路的完整性、导线是否脱位以及是否存在导线绝缘层的破损。因此，在对怀疑有异常的起搏器，影像学上应当注意观察脉冲发生器与导线连接是否完整、导线与电极是否完整、电极位置是否有变动等。

图 18-16 所示影像学表现为导线绝缘层破损，可见绝缘层连续性破坏。

图 18-17 所示影像学表现为心房电极脱位（该患者心房电极植入部位为右心耳）。

图 18-18 所示影像学表现为心室电极穿孔，可见心室电极位于膈肌下方。

由于个体之间存在解剖学差异，影像学检查中判断是否存在异常应关注以下几方面：与之前影像检查对比；关注动态影像；结合程控参数。

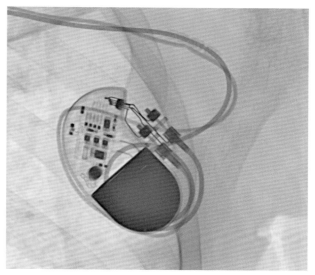

图 18-16　导线绝缘层破损，可见绝缘层连续性破坏

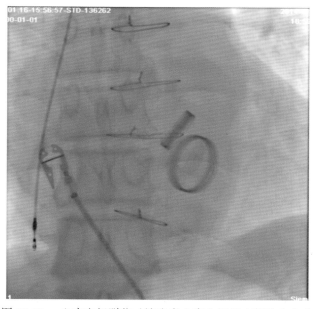

图 18-17　心房电极脱位（该患者心房电极植入部位为右心耳）

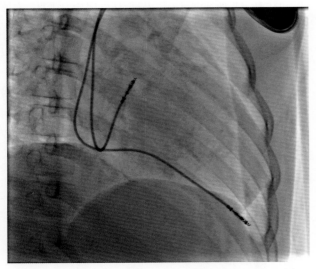

图 18-18　心室电极穿孔，可见心室电极位于膈肌下方

第三节　临时心脏起搏器植入术

随着医疗技术的逐渐提升，临时起搏器植入技术目前在临床上应用越来越广泛。目前，临时起搏器通常作为植入永久起搏器之前的过渡性治疗方案、因可逆性因素所致缓慢心律失常的暂时性治疗方案、手术中的保护性起搏等。

一、临时起搏器的种类及各自特点

临时起搏器常见的种类包括：经皮临时起搏，经静脉心内膜临时起搏，心外膜起搏和经食管起搏等。不同类型起搏有各自的特点，也适合于不同的临床情况。

经皮临时起搏是通过导线和电极片将除颤仪与体表连接在一起，两个起搏器电极放置的位置可以类似于除颤时电极放置位置或心前区及相应的后背位置。经皮心脏起搏较为方便且操作简单，但清醒患者会感受到明显的疼痛。因此，通常需要对患者进行镇静、镇痛，但使用镇静剂通常会影响血流动力学。另外，经皮临时起搏通常不稳定，会出现失夺获，需要严密监测。这些缺点限制了其在临床中的应用，所以只有在情况非常紧急时作为过渡治疗。

心外膜起搏在通常用于心脏外科手术患者，术后在心外膜放置电极（通常为双极），尾端放置在

胸部切口外，在停止起搏后可予以拔除。

由于左心房后方即为食管，因此，经食管可进行心房起搏。但由于电极与食管之间往往不能良好的贴靠，因此夺获也不能得到保证，而高能量的起搏又有可能引起患者的明显疼痛，所以目前食管电极常常作为房性心动过速的鉴别诊断方法。

心脏介入技术的发展使经静脉心内膜起搏术成为了目前使用最为广泛的临时起搏技术。其植入方法较前者更为复杂，但植入后能获得稳定的起搏，患者也不会有明显的不适，因此，可作为心内科首选的临时起搏方式。本节也将对其进行着重介绍。

二、临时起搏器的组成

临时起搏器的组成类似于永久起搏器，包括脉冲发生器和导线、电极。但不同的是其脉冲发生器通常置于体外，并且可以通过多种静脉途径进行导线的置入，常用的途径包括股静脉、锁骨下静脉及颈内静脉。

目前脉冲发生器的类型多种多样，以常用脉冲发生器为例，其正面如图（图 18-19）所示：最外层为透明保护套，是为了防止患者不慎触碰到下面的旋钮。界面中最上面有两个灯，左侧灯闪动表明发放脉冲，右侧等闪动表明感知到患者自身电信号。往下第一个旋钮用于调整起搏的频率，其下面的信号灯亮通常表明电量低。接下来第二个旋钮用于调整输出能量，但与永久起搏器不同的是，其输出能量以 mA 为单位，第三个旋钮用于调整感知阈值或感知灵敏度。最下面是开关按钮，单按"ON"代表打开，"ON"和"OFF"一起按代表关闭。最上方盖子打开后，可进行快速心房起搏，通过"ENABLE/DISABLE"键将其打开，上下键调整起搏频率，"HOLD TO DELIVER"发放起搏，但该功能仅用于心房以终止室上性心律失常（图 18-20）。在脉冲发生器的顶部，可见正负极接口，通常与起搏器电极的尾端标注的正负极相连（图 18-21）。在脉冲发生器的最下方，为电池槽，用于安放电池（图 18-22）。当然，随着临时起搏器功能的日趋完善，很多种脉冲发生器已具备复杂一些复杂功能，在进行测试时可参考永久起搏器。

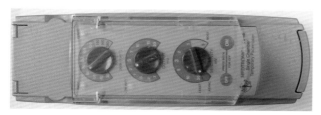

图 18-19　临时起搏器脉冲发生器

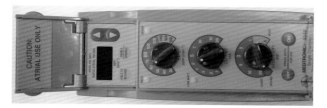

图 18-20　临时起搏器脉冲发生器界面

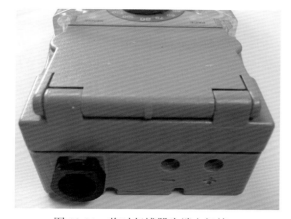

图 18-21　临时起搏器头端电极接口

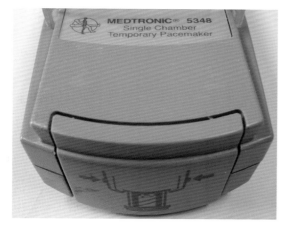

图 18-22　临时起搏器尾端电池槽

临时起搏器的脉冲发生器并非植入体内，所以临时起搏器无法实现单极起搏与单极感知。因此，临时起搏器通常为双极电极，尾端有两个接口，分别连接至脉冲发生器的阳极与阴极。为了电极能够更为简便的放入右心室，漂浮导管在两电极之间还存在一个气囊，气囊充气后顺着血流漂行，更易到

达右心室。相应的，漂浮导管尾端会增加一个气囊充气口。

三、临时起搏器植入技术

临时起搏器的植入没有绝对禁忌证，过程亦并不复杂，首先是静脉穿刺，而后放入导丝，拔出穿刺针，送入鞘管，拔出导丝，肝素冲管，随后通过鞘管将临时起搏器电极送入，在 X 线下调整位置，将其放置于右室心尖部。如在缺乏 X 线的情况下，可以使用漂浮导管，但此时需要操作者估计穿刺点到达右心房的距离，通常右颈内静脉途径为 10 ～ 15cm，右锁骨下静脉途径为 15 ～ 20cm，而右股静脉途径为 25 ～ 30cm。在右心房内，打开气囊，顺着血流便可将电极送入右心室。到达右心室后应当抽闭气囊，以防电极进入右心室流出道甚至肺动脉。若无法确定是否进入右心室，可将头端电极的尾线连接至心电图机，观察单极电图的波形亦可明确电极的位置，若为单个 Qr 型且为高频信号，通常表明位于右心室心尖部且与心肌间接触稳定。

而后，将电极尾端连接至脉冲发生器，将头端电极与脉冲发生器负极相连，环状电极与脉冲发生器正极相连。测定起搏的阈值以及感知，这与永久起搏器类似，若起搏阈值及感知均正常时，可根据前述方法设定起搏电压和感知灵敏度，随后固定导线。

四、临时起搏器的管理及常见并发症的处理

临时起搏器的并发症多种多样，最常见并发症为电极脱位，其次为系统性感染，而后为电极穿孔。另外还包括血胸、气胸、假性动脉瘤、动静脉瘘、血肿、局部感染、深静脉血栓形成、肺栓塞、空气栓塞等。

由经验丰富的医生进行穿刺及导管操作可以更好地避免因血胸、气胸、假性动脉瘤、动静脉瘘、血肿、电极穿孔等因穿刺或导管操作所导致的并发症，操作者在操作过程中应当时刻保持动作轻柔并严格遵守无菌原则，以降低感染等并发症，对于有血栓风险的也应当进行抗凝治疗以降低栓塞并发

症，在植入电极后，嘱咐患者避免大的体位变动有助于降低电极脱位的风险。

对于起搏依赖的患者，应当在植入临时后即床边准备经皮起搏相关设备，并贴好电极片，以防出现电极脱位。一旦出现起搏器失夺获或感知异常，首先应当立即调高起搏器的起搏电压并降低感知灵敏度，若能够重新夺获即感知，则可暂不处理。若依旧无法夺获或感知，则可在床边尝试电极复位，即将电极再向前缓慢推送。当反复尝试均无法成功时，应当在 X 线下行电极复位。

若出现系统性感染，除了常规抗菌药物治疗之外，还应当尽早拔出起搏器，通常要求在 1 周之内。在明确存在电极穿孔后，应当立即进行床边心脏超声检查，以明确是否存在心脏压塞。出现心脏压塞时，应在支持治疗的同时进行心包穿刺置管，然后可缓慢地将导管由心外膜拉回至心内膜。对电极穿孔的患者应当严密监测，必要时可能需要外科干预。对于局部穿刺并发症及栓塞并发症，应当根据情况进行相应处理。

第四节 永久心脏起搏治疗适应证和起搏模式的选择

一、永久起搏器治疗适应证（以下括号内均为证据等级）

（一）窦房结功能异常

I 类推荐：有症状的心动过缓（C 级）。
有症状的变时性不佳（C 级）。
因其他疾病所需药物治疗导致的有症状心动过缓（C 级）。
IIa 类推荐：平均心率小于 40 次 / 分，有症状，无明确证据证明与心动过缓相关（C 级）。
不明原因的晕厥患者，电生理证实窦房结功能异常（C 级）。
IIb 类推荐：清醒状态下心率长时间小于 40 次 / 分，有轻微症状的（C 级）。
III 类推荐：对无症状的窦房结功能异常患者不推荐永久起搏器（C 级）。

对有明确证据证明症状与心动过缓无关的患者不推荐永久起搏器（C 级）。
对使用非必须药物所致有症状心动过缓的患者不推荐永久起搏器（C 级）。

（二）房室传导阻滞（atrioventricular block，AVB）

I 类推荐：三度或高度 AVB，出现可能与心动过缓相关的症状或室性心律失常（C 级）。
因必需的药物治疗所导致的有症状的三度或高度 AVB（C 级）。
无症状的三度或高度 AVB，出现 ≥ 3s 的长间歇或小于 40 次 / 分逸搏或逸搏点位于房室结以下（C 级）。
房颤时虽无症状，但出现 ≥ 5s 的长间歇（C 级）。
房室交界区消融所致的三度或高度 AVB（C 级）。
心脏手术后出现的很可能无法恢复的三度或高度 AVB（C 级）。
因神经肌肉疾病所致三度或高度 AVB，不管有无症状（B 级）。
二度 AVB 出现有症状的心动过缓（B 级）。
三度或高度 AVB，即使无症状，但清醒状态下平均心率小于 40 次 / 分或即使大于 40 次 / 分，但伴有以下之一的：心室增大、左心室功能异常或阻滞点位于房室结下（B 级）。
运动过程中无心肌缺血情况下出现二度或三度 AVB（C 级）。
IIa 类推荐：无症状的持续三度 AVB，逸搏心律大于 40 次 / 分且没有心室增大（C 级）。
His 水平或以下阻滞所导致的无症状的二度 AVB（B 级）。
伴有类似于起搏器综合征症状或血流动力学异常的一度或二度 AVB（B 级）。
无症状二度 II 型 AVB 伴有窄 QRS 波（B 级）。
IIb 类推荐：对于神经肌肉疾病所导致的任何程度的 AVB，不管有无症状（B 级）。
由于使用药物或药物中毒所导致的 AVB，即使停药也可能复发的（B 级）。
III 类推荐：无症状的一度 AVB 不建议植入永久起搏器（B 级）。

未明确阻滞点位于房室结以下的二度 I 型 AVB 不建议植入永久起搏器（C 级）。

对于可逆性的、复发可能性小的 AVB 不建议植入永久起搏器（B 级）。

（三）慢性双分支阻滞

I 类推荐：高度 AVB 或间歇性三度 AVB 的（B 级）。

二度 II 型 AVB（B 级）。

交替性分支阻滞（C 级）。

IIa 类推荐：对晕厥患者，虽未明确与 AVB 相关，但排除其他原因的（B 级）。

无症状患者电生理检查发现 HV 间期显著延长（≥ 100ms）（B 级）。

电生理检查发现起搏可以导致 His 束以下阻滞（B 级）。

IIb 类推荐：出现任何分支阻滞的神经肌肉疾病患者，不管有无症状（C 级）。

III 类推荐：对不伴有 AVB 或症状的患者不建议植入永久起搏器（B 级）。

对于束支阻滞伴有一度 AVB 且无症状的患者不建议植入永久起搏器（B 级）。

（四）心肌梗死急性期

I 类推荐：持续的希普系统内的二度 AVB 伴有交替性的束支阻滞或三度 AVB（B 级）。

一过性的房室结水平以下高度或三度 AVB 伴有束支阻滞，阻滞部位不明确的，需要行电生理检查（B 级）。

持续的有症状的二度或三度 AVB（C 级）。

IIb 类推荐：对无症状的房室结水平的二度或三度 AVB，也可考虑植入永久起搏器（B 级）。

III 类推荐：没有室内传导异常情况下出现的一过性 AVB 不建议植入永久起搏器（B 级）。

孤立性左前分支阻滞出现一过性 AVB 不建议植入永久起搏器（B 级）。

不伴有 AVB 的新出现的束支或分支阻滞不建议植入永久起搏器（B 级）。

无症状的一度 AVB 伴有束支或分支阻滞不建议植入永久起搏器（B 级）。

（五）颈动脉窦高敏综合征及神经心源性晕厥

I 类推荐：自发颈动脉窦刺激致反复晕厥且按压颈动脉窦可导致心室停搏 3 秒以上（C 级）。

IIa 类推荐：不明原因晕厥，按压颈动脉窦可导致心室停搏 3 秒以上（C 级）。

IIb 类推荐：症状性神经心源性晕厥患者，倾斜试验或平时记录到相关心动过缓（B 级）。

III 类推荐：颈动脉窦刺激可导致心脏抑制反应，但不伴症状或症状模糊不建议植入永久起搏器（C 级）。

对于特殊情境所致的血管迷走性晕厥，但该情况可以避免的不建议植入永久起搏器（C 级）。

（六）特殊情况

1. 心脏移植

I 类推荐：预计无法恢复的持续的不恰当的或有症状的心动过缓（C 级）。

IIb 类推荐：由于心动过缓时间延长或缓慢发作导致患者恢复时间延长及无法出院（C 级）。

术后出现晕厥，即使未记录到缓慢型心律失常（C 级）。

2. 预防心动过速

I 类推荐：持续的长间歇依赖的室性心动过速，不管有无长 QT 综合征（C 级）。

IIa 类推荐：风险较高的先天性长 QT 综合征患者（C 级）。

IIb 类推荐：于预防有症状、耐药的、反复发作的房颤，同时伴有窦房结功能障碍（B 级）。

III 类推荐：仅频发早搏而无持续性室速且无长 QT 综合征的不建议植入永久起搏器（C 级）。

因可逆性原因所致的尖端扭转性室速不建议植入永久起搏器（A 级）。

3. 肥厚型心肌病（hypertrophic cardiomyopathy，HCM）

I 类推荐：HCM 同时伴有窦房结功能障碍或 AVB，按照前述需要植入永久起搏器的（C 级）。

IIb 类推荐：耐药的、有症状的 HCM 患者，静息或激发时出现明显左心室流出道梗阻（A 级）。

III 类推荐：对于无症状的或药物可控制症状的

不建议植入永久起搏器（C级）。

对伴有左心室流出道梗阻证据的有症状患者不建议植入永久起搏器（C级）。

4. 儿童、青少年及先天性心脏病患者

I类推荐：高度或三度AVB伴有有症状的心动过缓、心室功能或心排血量异常的（C级）。

窦房结功能障碍伴有有症状的经年龄校正的心动过缓（B级）。

心脏术后出现的预计无法恢复的或持续至少7天的高度或三度AVB（B级）。

先天性三度AVB伴宽的逸搏QRS波、复杂室性异位心律或心室功能异常（B级）。

婴幼儿先天性三度，心室率＜55次/分或先天性心脏病伴心室率＜70次/分（C级）。

IIa类推荐：先天性心脏病伴窦性心动过缓，为预防房内折返性心动过速复发（C级）。

年龄大于1岁仍有的先天性三度AVB，平均心率小于50次/分、长间歇大于基础周长的2～3倍或因变时功能不全出现症状（B级）。

窦性心动过缓伴有复杂先天性心脏病，静息状态下心率小于40次/分或出现大于3秒长间歇（C级）。

先天性心脏病伴有因窦性心动过缓或房室失同步所致的血流动力学异常（C级）。

先天性心脏病术后出现的无法解释的晕厥，出现一过性三度AVB伴有残余分支阻滞，排除其他原因所致晕厥的（B级）。

IIb类推荐：一过性术后三度AVB，恢复后伴有残余双分支阻滞（C级）。

先天性三度AVB的儿童或青少年，无症状、心率在可接受范围内、QRS波窄、心室功能正常情况也可以考虑植入永久起搏器（B级）。

双心室修补后出现的无症状窦性心动过缓，静息状态下心率小于40次/分或出现大于3秒长间歇（C级）。

III类推荐：术后出现一过性的AVB的不建议植入永久起搏器（B级）。

之前无一过性三度AVB，在先天性心脏病术后出现无症状性双分支阻滞，伴或不伴一度AVB的不建议植入永久起搏器（C级）。

无症状的二度I型AVB不建议植入永久起搏器（C级）。

无症状的窦性心动过缓，最低心室率大于40次/分且无大于3秒的长间歇的不建议植入永久起搏器（C级）。

二、起搏模式的选择

起搏器模式中最为常用的是DDD、VVI以及AAI，下面两张图标分别对不同临床情况下起搏器模式的选择进行详细说明（图18-23、图18-24），但整体的原则是：窦房结病变起搏心房，房室结病变起搏心室，需要房室同步的用双腔，变时性不佳的需要频率适应性起搏。

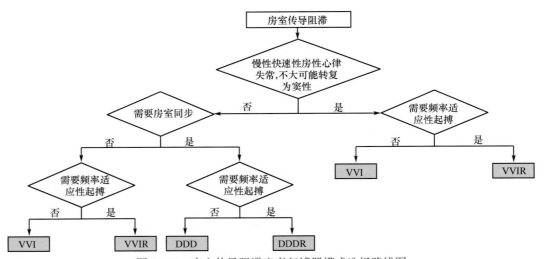

图18-23 房室传导阻滞患者起搏器模式选择路线图

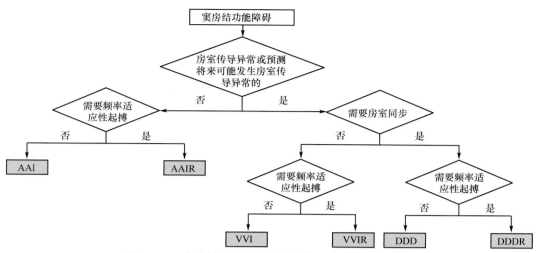

图 18-24 窦房结功能障碍患者起搏器模式选择路线图

（刘海雷 陈明龙）

参 考 文 献

Austin JL，Preis LK，Crampton RS，et al. 1982. Analysis of pacemaker malfunction and complications of temporary pacing in the coronary care unit. Am J Cardiol，49（2）：301-306.

Biffi M，Bertini M，Saporito D，et al. 2010. Actual pacemaker longevity：The benefit of stimulation by automatic capture verification. Pacing Clin Electrophysiol，33：873-881.

Boriani G，Rusconi L，Biffi M，et al. 2006. Role of ventricular autocapture function in increasing longevity of DDDR pacemakers：A prospective study. Europace，8：216-220.

Brignole M，Auricchio A，Baron-Esquivias G，et al. 2013. 2013 ESC Guidelines on cardiac pacing and cardiac resynchronization therapy：the Task Force on cardiac pacing and resynchronization therapy of the European Society of Cardiology（ESC）. Developed in collaboration with the European Heart Rhythm Association（EHRA）. Eur Heart J，34（29）：2281-329.

Coates S，Thwaites B. 2000. The strength–duration curve and its importance in pacing efficiency：A study of 325 pacing leads in 229 patients. Pacing Clin Electrophysiol，23：1273-1277.

DeCaprio V，Hurzeler P，Furman S. 1977. A comparison of unipolar and bipolar electrograms for cardiac pacemaker sensing. Circulation，56：750-755.

Dohrmann ML，Goldschlager NF. 1985. Myocardial stimulation threshold in patients with cardiac pacemakers：Effect of physiologic variables，pharmacologic agents，and lead electrodes. Cardiol Clin，3：527-537.

Furman S，Hurzeler P，DeCaprio V. 1977. The ventricular endocardial electrogram and pacemaker sensing. J Thorac Cardiovasc Surg，73：258-266.

Hill PE. 1987. Complications of permanent transvenous cardiac pacing：a 14-year review of all transvenous pacemakers inserted at one community hospital. Pacing Clin Electrophysiol，10（3 Pt 1）：564-570.

Irnich W. 1990. The fundamental law of electrostimulation and its application to defibrillation. Pacing Clin Electrophysiol，13：1433-1447.

Lau C，Cameron DA，Nishimura SC，et al. 2000. A cardiac evoked response algorithm providing threshold tracking：A North American multicenter study. Clinical investigators of the microny-regency clinical evaluation study. Pacing Clin Electrophysiol，23：953-959.

McLeod AA，Jokhi PP. 2004. Pacemaker induced ventricular fibrillation in coronary care units. BMJ，328（7450）：1249-1250.

Nolewajka AJ，Goddard MD，Brown TC. 1980. Temporary transvenous pacing and femoral vein thrombosis. Circulation，62（3）：646-650.

Platia EV，Brinker JA. 1986. Time course of transvenous pacemaker stimulation impedance，capture threshold，and electrogram amplitude. Pacing Clin Electrophysiol，9：620-625.

Saxonhouse SJ，Conti JB，Curtis AB. 2005. Current of injury predicts adequate active lead fixation in permanent pacemaker/defibrillation leads. J Am Coll Cardiol，45：412-417.

Schnitzler RN，Caracta AR，Damato AN. 1973. "Floating" catheter for temporary transvenous ventricular pacing. Am J Cardiol，31（3）：351-354.

Sodeck GH，Domanovits H，Meron G，et al. 2007. Compromising bradycardia：management in the emergency department. Resuscitation，73（1）：96-102.

Winfree AT. 1990. The electrical thresholds of ventricular myocardium. J Cardiovasc Electrophysiol，1：393-410.

Wood MA. 2008. Temporary cardiac pacing. In：Ellenbogen KA，Wood MA，eds. Cardiac Pacing and ICDs，5th edn. Oxford：Blackwell Publishing.

Zoll PM，Linenthal AJ，Norman LR. 1954. Treatment of Stokes-Adams disease by external electric stimulation of the heart. Circulation，9（4）：482-493.

Zoll PM，Zoll RH，Falk RH，et al. 1985. External noninvasive temporary cardiac pacing：clinical trials. Circulation，71（5）：937-944.

第十九章
永久心脏起搏器

第一节　永久心脏起搏器电极导线和功能

电极导线是永久心脏起搏器的重要组成部分，其功能是将起搏器和心肌联系起来，即将起搏脉冲传递到心肌，并将心肌的腔内心电信号传输到起搏器的感知电路。电击导线主要由金属导线本身和绝缘层两部分组成。在导线两端导线体裸露，近段为尾端连接器，与脉冲发生器相连；远端称为电极，能直接感知心电信号并将电脉冲传递给所接触的心肌。绝缘层可确保电信号仅沿导线体部传递，同时阻止外部信号的侵入，避免与自身生物电信号相互影响。

根据导线电极的数目，可将起搏导线分为单极导线、双极导线和多极导线；根据导线的固定方式可分为主动固定导线和被动固定导线。

单极导线仅有负极，位于电极导线顶端并与心内膜接触，电流子负极流过心脏后回流到起搏器的外壳（正极）构成回路。由于相对简单的设计，心内膜单极电极已被证实使用寿命很长，目前仍在应用（图 19-1）。其特点是：①导线体较细；②正、负电极之间距离大：正极（阳极）为起搏器外壳，而负极（阴极）在导线顶端；③感知场大：可感知的范围自电极导线顶端到起搏器，故易感知到心外电信号或其他心电信号（此时称为过感知），前者较常见，主要是来自于胸部肌肉的活动所产生的肌电位，而后者主要是过感知同一个心腔或另一个心腔的电信号（T波过感知或远场心房/心室过感知）；④体表心电图上会产生较大的起搏刺激信号，在心电图上易识别，但有时高达的起搏刺激信号可能会干扰对除极波形的判断；⑤由于即可作为阳极，故可能会刺激与脉冲发生器所接触的囊袋下胸大肌，进而产生局部肌肉随脉冲的发放而跳动的现象，引

起患者不适。

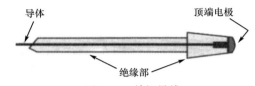

图 19-1　单极导线
顶端电极为负极，起搏器外壳为阳极

双极电极导线上有两个极（正负极）。负极位于导线顶端（或称顶端电极），而距顶端电极 1cm 左右处的环状电极为正极（或称为阳极环）（图 19-2）。此时电流的回路几乎局限在心腔内，其特点是：①导线体较组；②正、负电极之间距离小，顶端 - 环电极距离通常约 1cm；③感知回路范围小，即电极只能"看见"较小的心脏区域，故少有电肌电感知、远场感知及交叉感知现象；④在体表心电图上的起搏信号小，不易干扰自主心电活动的识别，但有时刺激信号可能在心电图上不易被识别而被误认为无起搏信号；⑤由于起搏回路只局限于心脏内，故不存在阳极导致的骨骼肌刺激现象，除非电极导线绝缘层破裂使电流外漏而刺激周围肌肉组织。对偶见的局部起搏器囊袋肌肉刺激的患者，程控为双极起搏后肌肉刺激可立即消失。

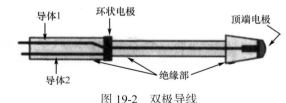

图 19-2　双极导线
顶端电极为负极，环状电极为阳极

双极电极导管可应用于心内膜、冠状窦和心外膜，通常有两种双极设计：同轴（co-axial）和同径向（co-radial）。在同轴设计中，内在的传导钢丝在线圈中，并延伸至顶端电极，中空的腔可放置定位螺旋。内在绝缘层覆盖在内在线圈外，使之和外

在线圈在电学上分离，外在线圈则与环状电极相连接，外在线圈外围则有另外的绝缘层覆盖。电极可以通过被动或主动的方式与心内膜接触。主动固定机制通常为可延长伸缩的螺旋。内层和外层线圈的丝状结构是多样的，由制造商根据其作用目的而定。同轴设计的四层结构是大多数起搏电极的工业化标准设计，但这种设计限制了电极直径的最小化追求。替代同轴向设计方案是两根传导线圈围绕中空平行螺旋，这些线圈分别终止于环状电极和顶端电极，且分别独立有乙烯 - 四氟乙烯涂层（ETFE）含氟涂层绝缘。线圈外由外层绝缘覆盖，通常是聚氨酯。这种导线设计可使直径明显变小（<6Fr），但对被动尖端或主动固定螺旋有一定的限制。目前同径向设计电极的性能和可靠性可与同轴向设计的电极相媲美（图 19-3）。

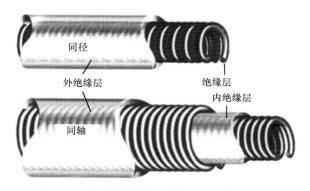

图 19-3 上图为同径线导线，下图为同轴导线

双极电极可被程控为单极，但单极不能被程控为双极。因此，当双极电极导线的外绝缘层破损或其中一根单极电极导线断裂时，可临时程控为单极起搏或（和）感知模式以满足短时间内临床应急需要。

电极导线有两种固定方式：被动固定和主动固定。被动固定电极在电极尖端有鱼鳍状倒刺结构，都采用同样的绝缘材料，倒刺的数量（2 个、3 个或 4 个）、长度及坚硬度可多样被动固定电极可被右心耳或右心室心肌部的肌小梁钩住，从而能即可获得良好定位。倒刺结构对于起搏植入过程来把技术难度降至最小，但偶尔倒刺可能钩挂在三尖瓣附件上，但这种情况发生率较低。被动电极不宜应用于非特殊部位如高位房间隔或右心室流出道等。被动固定电极植入后纤维组织很快就覆盖电极，大概在 6 个月的时间后，通过简单的拖拽就很难甚至不

能把电极移动或移除。通常，被动电极比主动电极更难以拔除（图 19-4）。

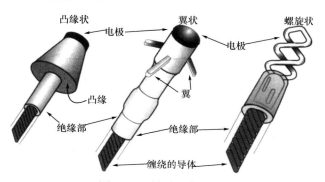

图 19-4 被动固定电极
电极头端有凸缘状、翼状、螺旋状等不同形状

尽管被动电极的脱位率极低，但并不适用于每一位患者，此时需要植入主动固定电极。目前主动电极的固定螺旋或可伸缩的固定螺旋大多可作为起搏电极运用，但并非所有的电极导线有这种主动螺旋。螺旋表面涂层有甘露醇或聚乙烯，便于电极导管顺利通过血管进入到目标心脏腔室。涂层会在数分钟内分解，依靠螺旋定位。通过整体电极的旋转和从螺旋至电极尖端的扭力来进行导线固定，重新定位则需要反方向旋转（逆时针）。这种电极和其他脱位率低的电极设计相比具有类似的电极性能特征。可伸缩旋转设计是目前应用最广的主动固定方法，由于易于植入，且固定的机制便于在植入后较长时间能再次旋转伸缩，因此便于电极重新定位或拔除。无论在心房或心室，主动固定电极都能保证电极的稳定定位（图 19-5）。

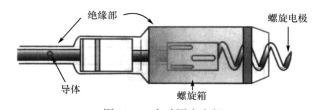

图 19-5 主动固定电极
电极头端有固定或可伸缩螺旋

第二节 永久心脏起搏器的计时间期

一、单腔起搏器计时间期

感知电路将起搏器时间周期分为警觉期、不应

期、空白期、噪声采样期和交叉感知检测窗等时间间期。其中，交叉感知监测窗只有在双腔起搏计时周期中存在。

警觉期内起搏器能感知到心脏自身电活动。该间期起于不应期之后，知道下一个起搏或感知事件出现。

不应期是起搏或感知事件出现后的一段间期。此时起搏器感知电路不能感知到心脏的内在电活动，及时感知也不会对其做出反应。不应期可再分为绝对不应期（即空白期）和相对不应期（噪声采样期）（图 19-6）。

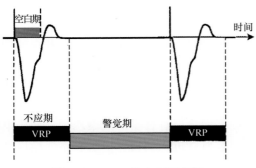

图 19-6　VRP 为心室不应期

空白期内起搏器感知电路完全不能感知外界电信号；而噪声采样期位于空白期后，此期内感知到的信号称为噪音或干扰，导致非同步起搏。

单腔起搏器的基本时间间期包括两个：低限频率间期和不应期。具有频率应答功能的单腔起搏器还包括最大传感器频率间期。

现以 VVI 起搏器为例进行阐述。

（一）低限频率间期

低限频率间期：即起搏器发放的起搏脉冲频率所对应的间期（图 19-7），它代表了起搏器维持的最低心脏搏动的次数。可见低限频率间期分为起搏间期和逸搏间期。

起搏间期：为连续两个刺激信号之间的时间间距。

逸搏间期：刺激信号与其前自身心室除极波（QRS 波）之间的距离。该自身除极波可以是房室下传的 QRS 波，也可以是室性早搏，甚至为室性逸搏。一个正常下传的 QRS 波与室性早搏对起搏器感知电路来讲并无区别。

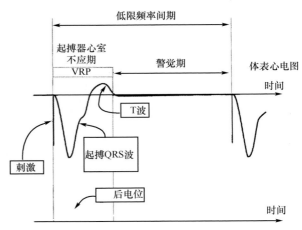

图 19-7　心室不应期和低限频率间期

理论上，起搏间期 = 逸搏间期。但实际上，起搏间期多＜逸搏间期，原因如下。①感知并非发生在 QRS 波起始处，而是感知心腔内心室除极电位的快速本位曲折或快速上升速率（斜率，dV/dt）；②自身心室除极的兴奋波到达感知电极所在部位的心肌需要一定的时间。正常心室起始除极部位为室间隔左侧中 1/3 处，而电极导线通常位于右心室心尖部，两者之间的电传导需要约 20ms 的时间。尤其是存在右束支传导阻滞或左心室起源的移位室性早搏时，激动传导到右心室心尖部所需时间更长。如果自身电活动是起源于电极导线顶端处的室性早搏或逸搏，则逸搏间期就近似于起搏间期。因此，当一个刺激信号落在 QRS 任何部分，尤其是存在右束支传导阻滞（right bundle branch block，RBBB）或左心室起源的室性早搏时，并不必然表示起搏系统的感知不良。

有逸搏间期决定的频率称为滞后频率。当认为设置逸搏间期＞起搏间期时，滞后频率＜起搏频率，该现象称为滞后。

设置滞后频率的优点为鼓励自身心室激动，节省起搏器电能。缺点是心电图上易被误认为起搏器存在感知故障。心电图上鉴别要点是之后见其是恒定的，而感知功能障碍时间期通常是不规则的。

（二）心室不应期

心室不应期：指发放起搏脉冲或感知自身心室激动后心室感知放大器对外来信号不感知的一段时间。此处的外来信号包括 T 波和心室脉冲的后电位。设置心室不应期的主要目的是防止对这些信号的过感知，主要是避免对 T 波的误感知（图 19-7）。

心室不应期分为绝对不应期（空白期）和相对不应期（噪声采样期）。空白期内起搏器感知电路对任何信号均不感知，及起搏器此时"看不见"任何活动。而在相对不应期内起搏器可感知到外界信号，包括心电及非心电信号。此时起搏器会将这些感知到的信号视为干扰信号，感知到的这些噪声将重整心室不应期，但不重整低限频率，并在低限频率终止时释放心室脉冲。只要噪音存在，非同步起搏就不会消失。

因此，心室不应期可定义为任何信号都不能重整低限频率的一段时限，不管该信号是否被起搏器感知。连续的相对不应期感知将引起以低限频率或传感器驱动的起搏频率，称为噪声转换。

心室不应期后心室便进入警觉期，后者持续到低限频率结束前。此前如能感知到自身心室除极波，则会抑制心室脉冲发放并重新启动下一个逸搏间期，否则将在低限频率结束时发放心室起搏脉冲，并以此脉冲为开始重启下一个起搏间期。

二、双腔起搏器计时间期

（一）房室间期

起搏器的房室间期（atrioventricular delay，AVD）相当于心脏自身的 PR 间期。有时也被称为"心室逸搏间期"，是在一次感知或起搏心房事件后起搏器在起搏心室前等待自身心室波出现的时间。又可分为：①感知 AV 间期（sense atrioventricular delay，SAV），指自感知心房激动到发放心室脉冲之间的时间；②起搏 AV（pace atrioventricular delay，PAV），指自发心房刺激脉冲到发放心室脉冲之间的时间（图 19-8）。

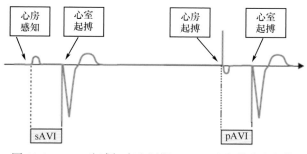

图 19-8　sAVI 为感知房室间期，pAVI 为起搏房室间期

如设置 SAV=PAV，则体表心电图上的 PAV < SAV。这是由于感知 P 波的位置是在 P 波起始后而非起始处（由于激动窦房结传导至右心耳电极处的心肌需要时间，且需达到一定的幅度）。在起搏心电图上可根据起搏器设定的 SAV，自心室起搏钉样信号反向测量便可确定心房感知电路感知 P 波的位置（通常不在 P 波的起始处）。

而如设置 SAV 短于 PAV 20 ～ 40ms，则体表心电图上的 PAV=SAV（PAV 部分补偿了感知心房激动的时间滞后），因此无论在感知或起搏心房是总能保持在心电图上房室延迟时间的一致。通常所有起搏器的 AV 间期默认设定值都是 PAV 长于 SAV 20 ～ 40ms。

设置 PAV > SAV 的意义：①保持了 AV 间期在体表心电图的一致；②有利于减少心室起搏：因右心耳起搏产生的 P 波传导至房室交界的时间（相当于 PAV）比法子窦房结的冲动沿房间束下传至房室交界的时间（相当于 SAV）要长，因此应设置 PAV 长于 SAV，以减少心室起搏的概率。

（二）心房逸搏间期

心房逸搏间期（atrial escape interval，AEI）又称 VA 间期，为起搏心室或感知心室自主活动后发放下一次心房脉冲之间的间期，即心室事件后起搏器等待心房自身波出现（即"心房逸搏"）的时间间期。

在起搏心电图上，通过心房起搏钉样信号反向测量 VA 间期，可确定感知电路感知心室自身电活动的位置（图 19-9）。

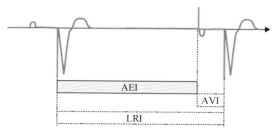

图 19-9　AEI 为心房逸搏间期，AVI 为房室间期，LRI 为低限频率间期

（三）低限频率间期

低限（下限）频率间期又称基础起搏频率，低限频率间期为两个心室或心房事件之间的最长间

期，其目的是维持心脏搏动频率不低于设定的低限频率（图19-9）。

低限频率间期 =AVD（AV 间期）+AEI（VA 间期），即低限频率间期 = 心室逸搏间期 + 心房逸搏间期。通常低限频率间期及 AV 间期可程控，而 VA 间期则无法程控，它是低限频率间期和 AV 间期之间的差值。

起搏器可以设计为宜心房激动为基准（AA）或以心室激动为基准（VV）来安排起搏器的低限频率间期。

1. AA 时间间期 不管方式传导如何，保证固定一致的 AA 间期，即房率固定，而 VA 间期可变化。

2.VV 时间间期 VA 间期固定，房率随房室传导时间而变化。因此，当有一个资深心房激动下传时，由于 SAV < PAV，故实际心率可能快于程控的频率。

（四）心室空白期

心室空白期（ventricular blanking period，VBP）是指紧跟一个心房刺激脉冲后，心室感知电路发生的短暂不应期。约20ms，可程控。在此间期内，其他信号均不会被心室电路感知。心室空白期有发放的心房脉冲所启动，而感知心房自身激动后不触发该间期。

设置心室空白期的目的是避免心室电路感知心房脉冲后抑制心室脉冲的发放，即避免心室电极误将心房起搏脉冲感知为心室事件（所以在心房感知后没有必要再设置该间期），是避免交叉感知的重要时间间期。

若心房脉冲被 心室电路感知，则起搏器不但不启动 AV 间期，反而以此心房脉冲为基准重整 VA 间期，如果在启动的 VA 间期内没有自身心脏激动出现，则在 VA 间期终末释放心房脉冲，后者又被心室电路交叉感知并重复前面的过程，导致心室电路连续处于抑制状态。若心脏在这段时间内没有自身心室逸搏出现，又得不到心室起搏的支持，将发生严重后果。

（五）心室不应期

心室不应期（ventricular refractory period，VRP）是指发放心室脉冲后或感知自身心室心电信号后心室感知放大器对外来信号不再感知的一段时间。外来信号包括心室脉冲的后电位、QRS 波和 T 波等信号。

双腔起搏和单腔起搏系统的心室不应期有相同的功能和数值范围，同样分为绝对不应期和相对不应期。如连续在心室相对不应期内感知到噪音，将发生噪声反转，在 VA 间期末释放心房脉冲。

（六）心室后心房不应期

心室后心房不应期（postventricular atrial refractory period，PVARP）是指感知心室信号或发出心室脉冲后心房感知电路暂时关闭的一段间期（图19-10）。

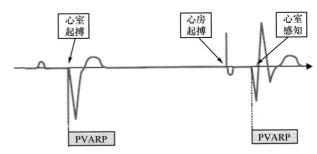

图 19-10　PVARP 为心室后心房不应期

PVARP 内的心房事件或心室不应期内的心室事件都不会影响起搏器的计时间期。

PVARP 结束后心房才开始具有感知功能。设置 PVARP 的意义是防止心房感知电路对心室起搏脉冲、QRS 波、室性早搏及逆传 P 波的感知。如果不设置 PVARP，一旦心房电路感知到上述信号，则在 SAV 末发放心室脉冲，且是心室连续激动。特别是感知到 QRS 波逆传的 P 波后会触发 AV 间期并发放心室起搏脉冲，从而引发起搏器介导的心动过速（pacemaker mediated tachycardia，PMT）。因此，通常设置 PVARP 长于逆传 P 波的传导时间（VA 传导），从而使逆传 P 波不被心房感知电路感知。

因室性早搏后更容易发生逆传 P 波，故有些起搏器在感知到室性早搏后将自动延长 PVARP 以防止心房电极感知可能发生的逆传 P 波而启动下一个 AV 间期，更好地预防 PMT。另外，PVARP 的变化可改变总心房不应期，从而影响上限跟踪频率。

PVARP 的前半部分称为心室后心房空白期（postventricular atrial blanking period，PVAB）。PVARP 通常为 200 ～ 350ms，而 PVAB 为 100ms ± 30ms。

（七）总心房不应期

总心房不应期（total atrial refractory period，TARP）是指心房通道感知事件不引起心室跟踪起搏的一段时间。此窗口内心房感知电路不能感知外界信号，或即使感知（不应期内感知）到心房事件也均被视为噪音而不会被心室跟踪。TARP 包括两部分：AV 间期和 PVARP（图 19-11）。即 TARP=AV 间期 +PVARP。

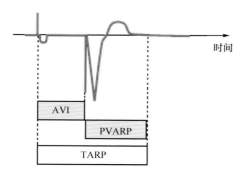

图 19-11　AVI 为房室间期，PVARP 为心室后心房不应期，TARP 为总心房不应期

（八）上限频率间期和上限跟踪频率间期

跟踪室上性心电活动是 DDD 起搏的优势所在。但如跟踪快速心房率则会引起心悸不适。上限频率（upper rate limit，URI）为起搏器限制心室跟踪过快的心房频率而设置的。上限跟踪频率间期（maximum tracking rate interval，MTRI）反映了与一个感知或起搏心室波之间的最短起搏间期，决定了心房活动被 1：1 跟踪的最大心室跟踪频率。当心率间期逐渐缩短至接近及小于 MTRI 后，心室跟踪比率会产生渐进性变化。

（九）非生理性房室间期

非生理性房室间期（non-physiological AV delay，NPAVD）位于心室空白期后于生理性房室间期结束前之间的一段交叉感知窗内（多在心房脉冲后 110ms 内），故称之为 NPAVD。

如心室电路在 NPAVD 间期内感知到任何信号后，不抑制心室脉冲的发放，而是将在 110ms 左右处出发起搏器释放心室脉冲，该脉冲称为心室安全起搏（ventricular safety pacing，VSP）。感知心房

自身激动后不启动该间期，当然也不会启动心室空白期。

第三节　永久心脏起搏器心电图诊断

一、正常起搏心电图

（一）临时起搏器心电图

临时起搏心电图图形与右心室双极电极起搏图形无明显区别，脉冲信号较小，有时不易分辨（图 19-12）。

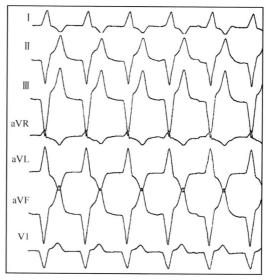

图 19-12　临时双极起搏器心电图

（二）右心室起搏心电图

1. 右心室心尖部

（1）电轴左偏，左胸导联主波向上：Ⅰ 导联主波向上，Ⅱ、Ⅲ、aVF 导联主波向下，V$_1$ 导联主波向下，V$_5$、V$_6$ 导联主波向上，R 波宽大畸形，时间 > 0.12s，T 波与主波方向相反，与左束支传导阻滞图形相同（图 19-13）。

（2）电轴左偏，胸导联主波均向下：Ⅰ 导联主波向上，Ⅱ、Ⅲ、aVF 导联主波向下，胸前导联主波均向下，QRS 波宽大畸形，T 波与主波方向相反（图 19-14）。

右心室起搏后起搏图形以胸前导联主波均向下较为多见。

2. 右心室流出道起搏　起搏后的图形不同于右心室心尖部起搏图形，其电轴右偏，Ⅱ、Ⅲ、

aVF 导联 R 波向上；Ⅰ、V₅、V₆ 导联呈左束支阻滞图形，各导联心电图 QRS 波群宽大畸形（图 19-15）。

（三）心房起搏心电图

电脉冲首先刺激右心房进行除极，激动再传向房间隔及左心房进行除极产生 P 波，再经房室结下传心室，心室激动后产生与自身心律相同的 QRS 波群。心电图表现为：S（脉冲）-P-QRS-T 波群。不同部位的心房起搏，其 P 波形态不同（图 19-16、图 19-17）。

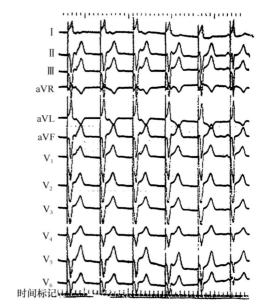

图 19-14　右心室心尖部心搏心电图

QRS 波呈完全性左束支阻滞图形，胸前导联 QRS 波主波均向下

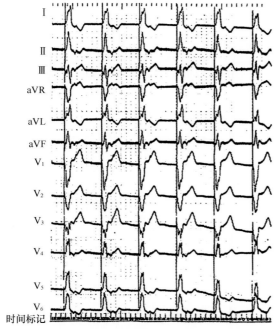

图 19-13　右心室心尖部心搏心电图

QRS 波呈完全性左束支阻滞图形，V₅、V₆ 导联 QRS 波主波向上

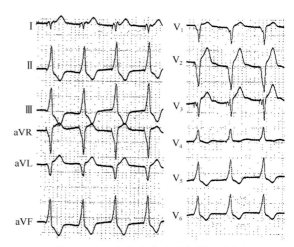

图 19-15　右心室流出道起搏心电图

QRS 波呈左束支传导阻滞图形，但电轴明显右偏

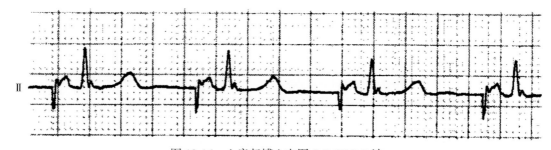

图 19-16　心房起搏心电图 S-P-QRS-T 波

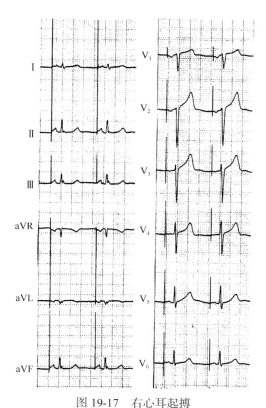

图 19-17 右心耳起搏

邻近窦房结部位的心房起搏，起搏的 P 波形态和窦性 P 波相似

二、异常起搏心电图

（一）起搏功能异常

起搏功能异常指仅有起搏脉冲信号，无后继的 P 或 QRS 波群（图 19-18）。

（二）感知功能异常

1. 感知不足 起搏器对心脏自身正常的 P 波和（或）QRS 波群不能感知，仍按自身的基础起搏周期发放起搏脉冲，称为感知不足（图 19-19）。

2. 感知过度 起搏器对不应感知的信号发生感知，称为感知过度（或过感知）（图 19-20）。

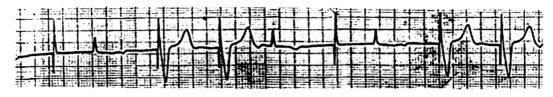

图 19-18 间歇起搏功能异常

第 2、3、5、6 个起搏脉冲信号后跟随宽大的 QRS 波群，提示起搏夺获心室；第 1 个和第 4 个起搏脉冲信号后没有跟随 QRS 波，说明心室起搏夺获间歇性异常

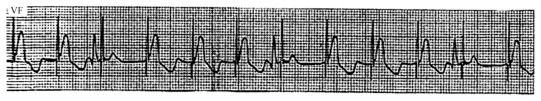

图 19-19 心室感知不足

第 3、7、11 个起搏脉冲如期发放，没有被前面自身的 QRS 波群所抑制，说明起搏器感知功能不良

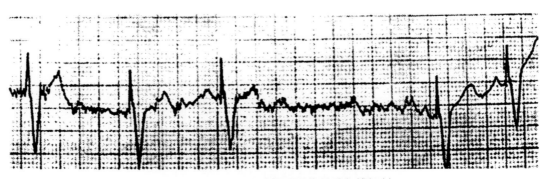

图 19-20　心室过度感知肌电位导致起搏抑制

（方　印　陈明龙）

参 考 文 献

Crossley GH.2000.Cardiac pacing leads. Cardiology Clin，18：95-112.

DeCaprio V，Hurzeler P，Furman S. 1977. A comparison of unipolar and bipolar electrograms for cardiac pacemaker sensing. Circulation，56：750-755.

Hidden-Lucet F，Halimi F，Gallais Y，et al. 2000. Low chronic pacing thresholds of steroideluting active-fixation ventricular pacemaker leads：A useful alternative to passive-fixation leads. Pacing Clin Electrophysiol，23：1798-1800.

Secemsky SI，Hauser RG，Denes P，et al.1982.Unipolar sensing abnormalities：Incidence and clinical significance of skeletal muscle interference and undersensing in 228 patients. Pacing Clin Electrophysiol，5：10-19.

第二十章
永久心脏起搏器植入技术及处理

永久心脏起搏器（permanent pacemaker）是长期植入体内的心脏起搏系统，主要用于治疗各种原因的慢性缓慢性心律失常。永久心脏起搏系统包括起搏器和起搏电极导线。起搏器又常常被称为脉冲发生器，虽然其作用远远不止产生电刺激脉冲这一项。起搏电极导线一端与心肌相连，另一端与起搏器（脉冲发生器）接口相连接。"永久"是相对于临时心脏起搏器（temporary pacemaker）而言。永久心脏起搏器为电池驱动，一般使用年限为数年至十余年，电池耗竭后需要重新更换起搏器（不能单独更换电池）。一般来说有症状或有危险的缓慢性心律失常，在排除可逆病因后，即应考虑安置永久心脏起搏器。需要永久心脏起搏安置的最主要的原因是病态窦房结综合征和房室传导阻滞。

第一节　永久心脏起搏器的植入技术

永久心脏起搏器植入术（permanent pacemaker implantation）是心内科最重要最基础的介入治疗技术。除特殊情况外，一般均经静脉植入起搏电极导线至心内，起搏器放置于胸前皮下或肌肉下囊袋内。偶尔特殊情况下需要开胸植入心脏起搏电极，偶尔将起搏器（脉冲发生器）埋置在腹部、肩背部、乳房下等部位。

一、术前评估及准备

术前需要充分评估手术指征以及手术风险。排除导致心动过缓的可逆因素，一般需要排除活动性感染及其他增加手术风险的严重疾病。术前充分沟通并签署知情同意书。术前做抗生素皮试，术前半小时开始预防性静脉使用抗生素。常规建议术前禁食8小时。

二、麻醉方式

一般选择局部麻醉。部分患者，如幼儿、智力或精神障碍患者选择全身麻醉。常规使用0.5%～1%利多卡因局部浸润麻醉。注射利多卡因浸润麻醉需特别注意避免直接注入血管，注意控制总量。必要时可配合使用镇静剂及镇痛剂。

三、静脉途径选择

多种静脉途径可以选择。既往主要选择头静脉切开，后来广泛使用锁骨下静脉穿刺，目前越来越多的医生采取腋静脉穿刺。还可以选择颈内静脉、颈外静脉、直视下头静脉穿刺等方法。腋静脉穿刺可以避免气胸的发生，并显著减少导线磨损的风险。多数医生采取每放置一根起搏电极导线需要一个穿刺口、一根引导钢丝（guidewire）、一个穿刺鞘的方法。单腔起搏器穿刺1次，双腔起搏器穿刺2次，三腔起搏器穿刺3次。也有医生无论需要放置多少电极导线，均只一个静脉穿刺口的方法。经过一个穿刺口，可在扩张及放入鞘管后放入多根引导钢丝，再沿引导钢丝放入足够多的静脉撕开鞘。静脉穿刺时误穿动脉不能完全避免，但需要及时发现，避免误扩，一旦误扩，需暂时保留引导钢丝，积极压迫止血，如果压迫止血无效，则宜重新放入扩张管暂时止血，然后外科手术止血。判断穿刺血管为动脉还是静脉的方法包括血液颜色是否鲜红、血流压力是否很高、引导钢丝是否能送达下腔静脉等。锁骨下静脉穿刺及腋静脉穿刺皮肤进针点：一般建议在锁骨中点至锁骨中内1/3交界点附近。进针方向向内、后、上，与皮肤大致成45°角。需要根据胸廓形状、皮下组织厚度、锁骨走行等适当调整。腋静脉穿刺一般建议在透视下进行，针尖指向第1肋骨。

在 X 线透视下穿刺血管可以提高成功率，并减少并发症风险，在经验不丰富及穿刺不顺利时多透视了解锁骨、第 1 肋骨的结构及穿刺针的位置。一般不需要常规先行静脉造影，但反复穿刺不成功时，建议通过外周推注造影剂显示腋静脉、锁骨下静脉指导穿刺。及时发现静脉走行变异、静脉结构变异、静脉狭窄、静脉闭塞等。静脉穿刺成功后，放入引导钢丝。放入引导钢丝时动作需要特别轻柔，避免损伤血管导致血管夹层等并发症。常规在 X 线透视下尝试将引导钢丝送达下腔静脉以确认静脉入路正确。按常规方法沿引导钢丝放置起搏器专用血管撕开鞘。沿鞘管放入起搏电极导线至心腔内。电极导线放至右心房或下腔后，可以立即去除撕开鞘，也可以在所有电极导线放置完毕后再去除撕开鞘。如果一个穿刺口放入多根电极导线，建议保留撕开鞘至电极导线放置完毕时，保留撕开鞘可以显著减少各个电极导线之间的相互干扰。减少脱位风险及缩短电极放置操作时间。

四、右心室电极导线的放置

右心室电极导线可选择被动翼状电极导线和主动螺旋电极导线。被动翼状电极只能放置在肌小梁比较丰富，不容易移位的右心室心尖部。因为右心室心尖部起搏导致心室收缩不协调，可能诱发或促进心力衰竭的发生，越来越多的医生选择使用主动固定的螺旋电极放置到右心室流出道、右心室间隔部或希氏束及其附近。

右心室被动翼状电极的放置方法：经静脉撕开鞘放入电极导线，直达下腔静脉，交换有一定弯度塑形钢丝（stylet）跨过三尖瓣进入右心室，继续推送导线直至肺动脉。交换直钢丝，回撤导线使导线头端到达右心室心尖部。也可在使用头端有一定弯度的塑形钢丝使电极导线跨过三尖瓣后适当回撤塑形钢丝，使导线头端达到右心室下壁，交换直塑形钢丝，适当推送及旋转导线，使电极头端固定在右心室下壁。比较容易固定且并发症比较少的部分是右心室下壁，三尖瓣至右心室心尖部连线中点附近。电极导线头端指向下（足）。电极导线需要预留一定长度，去除塑形钢丝后导线走行应大致呈椅子形状。很多示意图显示的右心室电极放至心尖，接近心影左心缘，导线远段走行与横膈平行，头端指向

左侧。这种位置往往参数不好，且穿孔、脱位等并发症较高。

右心室主动螺旋电极放置方法：按前述方法，推送电极导线至肺动脉，交换特殊弯度的塑形钢丝，后撤电极导线，根据需要将导线头端放置在右心室流出道、高位间隔部、中位间隔部、低位间隔部、下壁、心尖部等部位。也可以先放在右心室心尖部，换用特殊塑形的钢丝调整头端位置。不同的部位可能需要不同弯度的塑形钢丝帮助到位。希氏束旁起搏一般使用专用鞘管协助。右心室起搏位置需要结合后前位透视和左前斜位透视图像来判断。最佳右心室起搏部位尚缺乏研究证据。希氏束起搏、希氏束旁起搏理论上心室激动顺序基本接近正常，但还有很多问题没有解决。越来越多的医院优选右心室中低位间隔部起搏。不同的螺旋电极的旋转次数及头端螺旋部分完全旋出的 X 线透视下标志不一样，需要提前熟悉。不太熟悉时应先在体外尝试旋出和旋入。需要注意完全旋出头端螺旋电极，体外需要旋转的次数一般少于体内。所以旋转次数仅供参考，需要 X 线透视确认。右心室电极头端位置需要多个角度的透视图像才能准确判断。一般来说左前斜位45° 显示电极头端指向前提示为右心室游离壁，指向脊柱、指向左、指向后提示可能位于右心室间隔部。左前斜位电极头端指向左、后也有可能位于游离壁与间隔的交界处。为减少脱位风险，应该在导线头端接近垂直指向心壁，腔内心电图显示损伤电流明显，起搏阈值不太高时，保留塑形钢丝的情况下旋出头端螺旋部分，充分旋出后及时后撤塑形钢丝并适当调整导线长度，避免对头端产生牵拽导致移位。

五、右心房电极导线的放置

心房翼状房电极一般放置到右心耳。因为这一部分肌小梁比较丰富，容易固定。将无弯曲度的塑形钢丝放入心房电极导线内，送入心房电极导线达下腔静脉。回撤电极导线至头端位于右心房中部。回撤塑形钢丝，使电极导线头端自然弯曲，上下拉动导线，直至头端固定在右心耳肌小梁内。头端固定良好的标志：头端水平方向大幅度摆动、适当前送和回拉导线时导线头端位置没有移动、顺时针及逆时针旋转导线时头端没有移动、患者深呼吸或者

剧烈咳嗽导线头端没有移动、腔内电图房波足够大等。

主动固定的螺旋电极理论上可以放置在心房任意部位，只要满足固定良好、起搏阈值足够低、房波感知足够高等条件。有人认为心房间隔部起搏或Bachman束附近起搏更符合生理，但没有公认的最佳部位。大多数医师将其放置到最容易到位的右心耳。这里仅介绍在右心耳放置心房螺旋电极的方法。将无弯曲度的塑形钢丝放入心房电极导线内，送入心房电极导线至下腔静脉。回撤心房电极导线至头端位于右心房中部。交换塑形钢丝，放入厂家预塑形的"J"形（实际上头端部分呈"U"字形）塑形钢丝，使导线头端呈"J"形，回拉导线，至头端固定在右心耳肌小梁内，适度牵拉和旋转查看是否固定稳妥，测试起搏阈值及查看腔内心电图。如果基本满意，则适当回拉导线（塑形钢丝不回撤），使导线远端呈"L"形垂直指向右心耳前壁，旋出螺旋电极头端，再次测试各项参数。在透视下小心缓慢退出塑形钢丝，同时逐渐送入导线，避免牵拉拖拽导致脱位，塑形钢丝退出后调整导线长度，使导线前段呈"U"形。退出塑形钢丝后再次测试各项参数。如果阈值偏高，可观察数分钟后重复测试。

六、起搏器囊袋的制作与缝合

起搏器（脉冲发生器）一般放置于胸前皮下或肌肉下。多数医院常规制作皮下囊袋，特别消瘦皮下组织过度菲薄的患者制作肌肉下囊袋（钝性分离胸大肌与胸小肌之间的缝隙），少数医院常规将起搏器或除颤器放至肌肉下囊袋。一般选择左侧，左利手的患者及左侧静脉入路障碍的患者可以选择右侧。先做静脉穿刺还是先制作囊袋各有优缺点，每个医院每个医生习惯不一样。如果先行静脉穿刺放入指引钢丝后再切皮肤制作囊袋，在使用电刀时需要特别小心，避免电刀接触指引钢丝，否则有可能诱发室速室颤。切口长度约4cm（双心室起搏或除颤器需要更大）。切口可选择与锁骨平行，也可选择沿胸三角肌间沟。充分局部浸润麻醉后用普通手术刀切开表皮和真皮。皮下组织、脂肪组织、分离囊袋等步骤可使用电刀。制作皮下囊袋，逐层分离切开达胸大肌筋膜。避免过浅过深，过浅术后疼痛、溃破等并发症较高，过深损伤肌肉容易囊袋血肿。在分离囊袋时注意整个囊袋在胸大肌筋膜面，避免

部分区域分离至表浅的皮下脂肪层内。制作分离囊袋还需要注意避免起搏器植入后过度靠下或靠外。肌肉下囊袋制作需要在到达胸大肌筋膜面后，用手指沿肌肉纹理走行钝性分开胸大肌，在胸大肌深面钝性分离一个放置起搏器的囊袋，动作轻柔，避免肌肉束断裂。囊袋大小应适当，以刚好轻松容纳起搏器及导线为宜。过小放入起搏器后张力过大影响愈合，过大增加起搏器移动甚至翻转的风险。

一般先制作囊袋再放置电极。囊袋制作完成后先用生理盐水纱布或干纱布或聚维酮碘纱布填塞止血。一般不建议局部使用抗生素预防感染。待所有电极导线放置到位且固定良好后，连接导线与起搏器（脉冲发生器）。去除纱布，检查囊袋确认充分彻底止血后，将起搏器及电极导线放入囊袋，确认导线平整放置在脉冲发生器深面，确认囊袋大小适当、电极位置满意、起搏参数满意、无任何异物残留后逐层缝合结束手术。所有起搏器均有固定小孔，可常规在起搏器及导线放置入囊袋后，缝合伤口前在胸大肌上缝合固定起搏器。对于皮下组织疏松的中老年患者（或其他缺乏锻炼的患者）以及制作的囊袋较为宽松时起搏器移位风险较高的患者，更应缝合固定起搏器。

七、术中起搏电极测试

电极放置部位、电极是否固定稳妥、电极导线长度和弯曲度是否合适主要根据X线透视图像确定。但电极放置部位的心肌质量、电生理特性以及术后起搏器是否能正常工作、是否能恰当地诊断治疗心律失常主要靠术中电极参数测试。主要测试起搏阈值、感知、阻抗以及是否有膈肌搏动。

起搏阈值测试前需注意自身心律状况及发生起搏依赖的可能性。一般高度或三度房室传导阻滞伴晕厥的患者常规先安置临时起搏器。对于起搏依赖的患者在进行阈值测试前先调整临时起搏的感知灵敏度，避免阈值测试时出现长时间心脏停跳（测试脉冲未有效起搏，却抑制了临时起搏脉冲的发放）。一般来说起搏阈值越低越好，心室急性阈值应低于1.0V，心房急性阈值应低于1.5V。如果因为心肌病变特别严重等原因多数部位阈值均过高时也可以选择阈值相对最低的部位（一般要求至少低于2.0V）。螺旋电极头端螺旋部分刚旋入心肌时阈值可能显著

升高。一般数分钟内降低，部分患者可能长达半小时才降低至可接受范围。如果旋入心肌之前的阈值足够低、旋入前后的腔内电图振幅足够高、损伤电流足够明显，即使旋入后急性阈值较高仍应耐心等待，而不是反复旋入旋出及不断更换部位。

感知阈值（自身房波、室波振幅）测试也非常重要。一般要求房波振幅不低于 2.0mV，室波振幅不低于 5.0mV。阻抗在电极导线厂家指定的范围内即可。为避免术后出现膈肌搏动，应在术中尝试 10V 起搏观察有无膈肌搏动。一般只要出现膈肌搏动就应该更换起搏位点。

第二节 永久心脏起搏器植入并发症预防与处理

永久心脏起搏器安置术是一种成熟的安全性很高的治疗措施，严重并发症罕见。常见并发症包括出血血肿、感染、气胸、血胸、电极脱位及穿孔、导线折断或损坏、心脏压塞、动脉损伤、神经损伤、膈肌起搏等。

一、静脉穿刺相关并发症

静脉穿刺相关并发症包括气胸、血气胸、动脉损伤、神经损伤、静脉闭塞、血栓形成、肺栓塞、空气栓塞等。正规操作，充分了解患者胸廓结构特点，必要时及时造影了解患者血管走行可以显著降低并发症。选择腋静脉穿刺可以显著降低气胸血气胸风险。出现呼吸困难、胸痛时应及时检查明确是否有气胸。中量以上气胸特别是伴呼吸困难及氧饱和度下降时积极处理，必要时应暂停手术。术中术后出现不明原因呼吸困难、氧饱和度下降、血压下降时应想到急性肺栓塞的可能性，急诊肺动脉增强 CT 可明确诊断。

二、电极导线植入相关并发症

电极导线植入相关并发症包括空气栓塞、血管夹层、心律失常、心脏穿孔、心脏压塞、右心室电极误放入左心室或冠状静脉。轻柔规范操作可以预防绝大多数相关并发症。提前评价心动过缓的严重

程度，必要时先安置临时起搏可以避免术中心脏停跳。术前排除电解质紊乱、排除洋地黄过量、术中避免使用异丙肾上腺素等药物可以显著减少严重室性心律失常风险。心脏导管室随时准备好除颤器，高危患者提前连接好体外自动除颤器等措施可以显著降低术中心室颤动导致心源性猝死的风险。熟悉导线进入左心室及冠状静脉窦以后电极导线的形状与摆动特征有助于及时发现右心室电极误入左心室或冠状静脉。多个角度（包括左前斜位）透视有助于正确判断导线所在位置。血栓风险不太高的患者术前停用抗栓药物也有助于降低心脏压塞风险。不明原因的血压下降都应该想到心脏压塞的可能性，透视影像有助于心脏压塞诊断，但床旁超声对心脏压塞的诊断准确性更高。心脏压塞常规紧急心包穿刺抽液降低心包压，增加心脏回心血量，提高心排血量。术中快速性心律失常反复发作（单纯电极碰撞心壁诱发的心律失常除外），可考虑静脉使用抗心律失常药物。减少电极脱位、移位、穿孔等风险的关键是：术中通过透视图像、起搏参数及腔内电图损伤电流等综合判断电极是否固定良好，电极到位后避免不恰当地牵拽导线，电极导线长度和弯曲度恰当，穿刺部位导线结扎固定方式正确等。出院前行心电图、起搏功能测试、胸片等可以及早发现起搏电极位置异常。心室电极放置间隔部比放置游离壁或心尖部发生心脏穿孔和心脏压塞的风险降低。一旦发现电极脱位、移位、穿孔，一般均需要再次手术重新放置电极。

三、囊袋相关并发症

囊袋相关并发症包括血肿、感染、溃破、持续疼痛、起搏器移位、起搏器外露、异物遗留、伤口愈合不良等。充分止血，囊袋分离方法正确、严格无菌操作等可以显著减少并发症。避免使用多张小纱布填塞囊袋，随时清除伤口及周围的各种小型异物（如线头、小纱布、钢丝引导头、起搏器接口堵头等），放入起搏器（脉冲发生器）及导线前充分检查囊袋等措施可以避免异物存留囊袋内。正确结扎固定起搏电极导线后，连接导线与起搏器之前再次测试起搏阈值（顺便区别心房、心室导线），可以避免心房心室起搏电极导线连接错误。

四、囊袋感染及感染性心内膜炎

囊袋感染及感染性心内膜炎是永久心脏起搏器植入最严重的并发症，需要尽一切努力减少感染风险。预防感染的关键因素包括（但不限于）：手术环境彻底清洁消毒、正确隔离、正规无菌操作、避免无干人员进入手术室、教育所有可能进入手术室的各类人员无菌操作原则、围手术期预防性使用抗生素、合并感染性疾病时暂缓手术、囊袋充分止血避免囊袋血肿等。增强抵抗力、控制糖尿病、保持伤口周围清洁干燥、预防和及时治疗各种感染、避免起搏器埋置过于表浅、避免起搏器囊袋周围组织感染和损伤等有助于降低囊袋溃破、起搏器外露、囊袋感染、感染性心内膜炎的风险。一旦出现囊袋感染或感染性心内膜炎，常规建议全部拔除起搏器及起搏电极导线，并行局部清创和全身性使用抗生素控制感染。

五、血栓与出血血肿

人们普遍担心术中出血及术后血肿，更担心心脏压塞。但起搏术中及术后也可能出现肺栓塞、急性冠状动脉综合征、脑卒中、静脉血栓形成导致血管闭塞等血栓性事件。很多永久心脏起搏器安置术患者合并冠心病、冠状动脉支架植入术后、心房颤动、心脏瓣膜置换术后、深静脉血栓形成、心脏附壁血栓等情况需要积极抗栓治疗。研究证实对于长期使用华法林抗凝治疗的患者，不停用抗凝治疗的前提下进行心脏起搏植入术并不增加手术风险，而停用抗凝药物血栓风险增加，使用肝素或低分子肝素桥接并无获益。普遍建议有抗凝治疗指征的患者，围手术期可以不停用抗凝治疗，使用华法林的患者需要测定凝血指标 INR，只要 INR 小于 3.0 即可安全进行手术。对于急性冠状动脉综合征、冠状动脉支架术后、TAVI（经导管主动脉瓣植入术）等患者，可以在不停用两联抗血小板药物的情况下安全进行永久心脏起搏器植入术。

正确分离囊袋、辅助使用电刀止血、避免肌肉断裂、局部充分压迫止血、结扎出血小动脉、结扎穿刺口周围软组织避免静脉渗血、局部使用凝血酶、必要时安放引流条或使用负压吸引等措施可以基本消除囊袋血肿风险。发现囊袋血肿需要仔细评价，多数不需要穿刺抽血或重新手术止血。

电极导线操作规范轻柔，使用螺旋电极将电极放至间隔部等方法可以显著减少心脏压塞风险。

术后避免长时间完全卧床，及时恢复日常活动等措施可以减少静脉血栓及肺栓塞风险。

第三节 永久起搏器安置术后患者的管理

成功安置永久心脏起搏器只是治疗的一小部分，对患者的综合管理及对起搏器功能的监测和参数调整非常重要。

一、术后伤口管理

术后可继续使用抗生素预防感染，一般选择静脉滴注头孢唑林，使用时间不超过 1 周。术后 24 小时检查伤口，更换敷料，以后 2～3 天更换一次。保持伤口清洁干燥。每次更换敷料时仔细检查伤口愈合情况，注意有无渗血渗液，有无血肿。一般术后 7～10 天拆线。教育患者保持伤口清洁干燥，勤洗澡勤换内衣。注意保护起搏器伤口及囊袋周围，避免撞击、摩擦、磨损、挤压、外伤。避免长期粘贴敷料和胶布。嘱咐患者如果出现疼痛加重、渗血渗液、明显肿胀、皮肤糜烂溃破、起搏器及导线外露等异常情况及时就诊。

二、起搏器功能的监测与参数调整

术后当天及次日床旁心电图了解心律及起搏器功能状况。出院前常规胸片观察起搏电极是否移位，并排除气胸。一般术后 2 天左右出院，出院前程控测试各项起搏参数是否正常，并根据病情及术后心律情况个体化地设定起搏参数。术后 1～3 个月随访 1 次，以后每 3～12 个月随访 1 次。在预计电池即将耗竭时改为每 1～3 个月测试 1 次。如果采取远程随访，在无异常发现的情况下，可以减少诊室随访次数。每次随访需要测试心房心室导线的起搏阈值、感知阈值、起搏阻抗等，读取起搏比例、电池电压和阻抗及其预计寿命、心房心室快速性心律失常事件情况、电极自动阈值测试结果、电极阻抗监测结果、肺阻抗监测数据、报警情况、参数设置状况等。诊室随访测试时最好有心电图记录或心电监护辅助，或至少常规心电图检查辅助判断。根据测试结果等可以对起搏参数进行调整。如调整起搏输出、调整低限起搏心率、调整 AV 间期、调整频率应答功能、调整感知灵敏度、调整不应期等。

三、基础心血管疾病及心血管危险因素的管理

起搏器本身并不需要药物治疗，但大多数永久心脏起搏器植入术后患者均合并存在其他疾病，如高血压、高血脂、糖尿病、冠心病、心力衰竭、心房颤动等。部分患者因为单纯的心动过缓安置心脏起搏器，术前及术后未发现合并心血管基础疾病，也无高血压糖尿病等心血管疾病危险因素需要控制，但在长期随访过程中可能出现上述问题。对这些情况需要进行相应的治疗。需要强调的是病态窦房结综合征患者合并心房颤动的可能性很大，通过起搏器程控可以及时发现心房颤动，诊断心房颤动后应给予相应的治疗。房室传导阻滞双腔起搏器术后部分患者可能出现心脏扩大及心功能不全，应定期复查胸片及超声心动图，及时发现异常，必要时给予血管紧张素转化酶抑制剂（ACEI）和 β 受体阻滞剂等防治心力衰竭的发生发展。

第四节 永久心脏起搏器的故障及处置

起搏器的功能正常与否不仅取决于脉冲发生器和导线等硬件，也受患者自身状况、工作参数设置以及程控操作的影响。狭义的起搏系统故障是指起搏系统（包括起搏器、电极导线）的机械故障。广义的概念，还包括起搏系统以外的因素及起搏参数设置不当导致的起搏器功能异常。常见的起搏器功能故障包括起搏异常、感知异常和其他功能异常，这些异常可发生在单腔或双腔起搏器。起搏器功能故障的原因分 4 类：①起搏脉冲发生器故障；②起搏电极导线故障；③心肌组织病变；④其他（技术或医源性原因）。起搏器植入术后需要定期随访，目的是为了及时发现和成功排除起搏器的故障。

一、起搏器功能障碍的类型及原因

（一）起搏异常

1. 无输出 无输出是指体表心电图上无刺激脉冲信号，可分为心房无输出和心室无输出。单腔心房起搏（AAI）和心室起搏（VVI）起搏器无输出时表现为心率慢，无心房或心室起搏脉冲信号，双腔房室顺序起搏（DDD）起搏器时，心房无输出表现为 VVI 起搏方式，心率可不慢，但心室无输出时除无输出信号外，传导阻滞患者表现为心率慢。常见原因：①导线断裂：诊断导线断裂需与感知过度相鉴别，导线断裂后，阻抗参数无穷增大，而感知过度者，导线阻抗正常，通过标记通道可见感知标记；②绝缘层破裂：此时阻抗降低；③起搏极性错误：单极导线，起搏极性程控为双极，可产生无输出的现象；④接口问题：导线与起搏器的接口连接问题致使环路中断；⑤其他：电池耗竭、元件失灵等。

2. 失夺获 失夺获是指起搏器的输出能量不足以激动心肌而产生夺获，包括心房失夺获和心室失夺获（图 20-1）。常见原因：①导线移位：是失夺获最常见原因，多发生于起搏器植入早期；②不适宜的安全范围，常见于阈值增加，发生在 1 周内首先考虑心内膜充血、水肿引起的阈值升高；③电池耗竭；④导线不全断裂、绝缘层破裂、接口问题及心肌穿孔等。

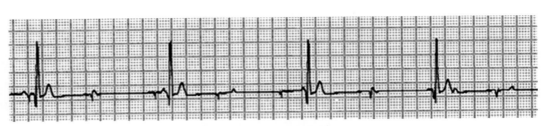

图 20-1 心室失夺获

3. 起搏频率与程控值不一致 ①起搏频率快于高限频率设置：起搏线路故障可致起搏器奔放，起搏脉冲发放频率可达每分钟数百次，现代起搏器一般都有预防奔放的设置，几乎不再发生。如果起搏器是频率适应工作方式或有特殊功能设置，如频率骤降反应，则起搏频率可快于低限频率设置，而不超过高限频率，此种情况不属于功能障碍。②起搏频率慢于低限频率：见于电池耗竭、连续过度感知。

（二）感知异常

1. 感知不良 感知不良是指起搏器对于不应期以外的自身电信号不感知，包括心房感知不良和心室感知不良，是最常见的起搏器心电图异常（图20-2）。常见的原因：①不适宜的安全范围：是感知不良最常见原因，如与电极接触部位心肌纤维化、急性心肌梗死等情况所致心内电位振幅不够高；②导线移位；③导线不全断裂、绝缘层破裂；④感知极性：单极导线，感知极性程控为双极可出现感知不良。

2. 感知过度 感知过度是指起搏器对于不应被感知的信号进行感知，包括心房感知过度和心室感知过度。心室过度感知表现为心率减慢（图20-3），心房过度感知表现为心率增快。常见原因：①肌电感知：是感知过度最常见原因；②电磁干扰：强电场和强磁场信号即可被起搏器感知；③导线不全断裂，绝缘层破裂；④交叉感知：双腔起搏器特有。

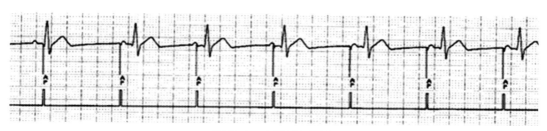

图 20-2 心房感知不良

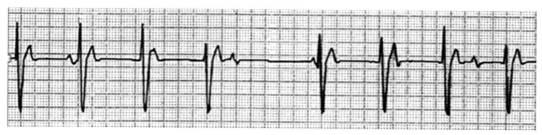

图 20-3 心室感知过度

（三）与起搏器有关的其他异常

1. 起搏器电池耗竭 起搏器电池耗竭主要表现为起搏频率改变及起搏感知功能障碍。起搏方式改变包括 VVI 方式变为非同步心室起搏（VOO）方式、AAI 方式变为 AOO 方式、DDD 方式变为 DOO 方式及部分 DDD 起搏器变为 VVI 方式（图20-4）。起搏功能异常包括持续性或间歇性无起搏及无输出信号。感知异常主要表现为感知不良。

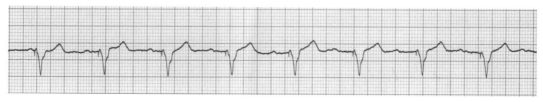

图 20-4 起搏器电池耗竭（DDD 变为 VVI 起搏模式 起搏频率 65 次 / 分）

2. 起搏器介导的心动过速 起搏器介导的心动过速是指植入双腔起搏器后，由于室房逆传而产生的一种由起搏器参与的环形运动性心动过速，是双腔起搏器特有的并发症。最常见由室性早搏诱发（图20-5），其他有房性早搏、心房感知过度及心房失夺获所诱发。

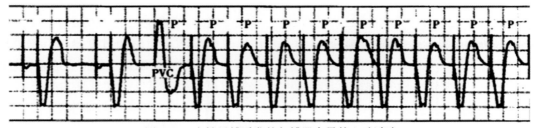

图 20-5 室性早搏诱发的起搏器介导的心动过速

二、起搏器功能障碍的诊断

（一）病史采集

通过询问患者症状和物理检查可以初步判断患者有无起搏器功能障碍。如果患者在起搏术后发生过晕厥、头晕、黑矇，或自己发现脉率慢，医生听诊发现心率低于起搏器低限频率或有漏跳时要高度怀疑有起搏器功能障碍。但问诊和物理检查正常者并不表明起搏器功能一定正常，注意此过程中症状是否消失、延续或再现。体检可以发现起搏器囊袋是否红肿、溃烂、感染以及脉冲发射器是否移位等。

（二）心电图和动态心电图检查

心电图检查是判断起搏器功能障碍的最直接可靠的方法，怀疑有起搏器功能障碍时都需要心电图的证实。例如，对于单腔起搏器植入术后患者，如果是起搏器依赖者，心房（或心室）无输出、失夺获等都可以通过心电图来发现，而如果即时心电图不能发现起搏器功能障碍，动态心电图可以大大增加检出起搏器功能异常的成功率，甚至可以多次记录动态心电图。

（三）影像学检查

胸部 X 线检查对于起搏器功能障碍有很重要的意义，通过 X 线可以明确地发现电极移位、电极较大幅度的电极脱位（图20-6）、导线绝缘破坏（图20-7）、导线断裂（图20-8）等异常情况，还可以发现电极与脉冲发射器不连续，诊断价值高，但是对于微移位等幅度较小的电极脱位意义较小。同时超声心动图也可以发现某些电极移位、电极穿孔等异常情况。如果电极穿孔，有可能出现心脏压塞的症状，通过超声心电图可快速确诊。

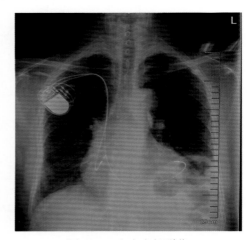

图 20-6 心室电极脱位

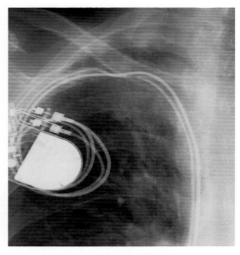

图 20-7 导线绝缘破坏

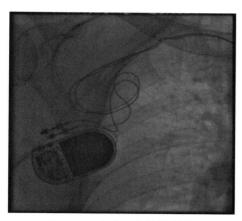

图 20-8　心房心室导线断裂

（四）起搏器程控仪检查

起搏器程控仪检查对于发现起搏器功能异常是最有效也是最可靠的途径。通过起搏器程控，可以测试起搏器电池状态，判断有无电池耗竭，测试导线阻抗，明确有无导线断裂、绝缘层破裂和导线老化，并可以测试起搏和感知阈值，借助心内电图与标记通道分析起搏心电图，以发现起搏功能异常和感知功能异常。

（五）了解起搏系统的有关参数

需要了解起搏器型号、类型、植入日期、年限和起搏器的特有功能；了解起搏导线的型号、植入日期、类型（单双极、心房心室、主动被动、植入部位）；还需了解起搏器设置参数：植入时测试参数、近期程控参数（时间、变化、原因）。

三、起搏器功能障碍处理

（一）起搏异常

1. 无输出　最常见原因为电极脱位，多发生在起搏器置入术后 1～2 周内，常伴有感知不良，胸部 X 线检查有助于明确诊断。电极脱位需要重新打开囊袋，调整导线位置。如果起搏失灵发生于起搏器植入数年之后，以电池耗竭的可能性为大，确诊为电池耗竭者需更换起搏器。通过程控仪测量导线的阻抗，如果显著升高甚至无穷大，为导线部分或完全折断。导线阻抗明显减低要考虑绝缘破坏或系统短路，导线部分或完全断裂应该更换导线。导线

绝缘破坏处便于修复时可以用消毒硅胶修复，否则更换导线。传出阻滞的确定需要重新打开囊袋，排除电极脱位和导线损伤，导线测量表明阻抗升高，起搏阈值升高方能诊断。高度怀疑或确诊为传出阻滞时，可以首先试用激素治疗，无效时更换导线。排除导线故障及传出阻滞等原因后要考虑起搏线路故障，更换脉冲发生器后起搏功能正常才能明确诊断。

2. 失夺获　发生在 1 周内首先考虑心内膜充血、水肿引起的阈值升高，可应用程控器将起搏电压升高来带动起搏；阈值升高，可在 1 个月后，重新调整起搏电压。如果系导线断裂或脉冲发生器故障，或者是两者连接不良，处理方法：切开起搏器囊袋，检查脉冲发生器与导线连接是否牢固，导线连接杆是否完全穿越螺丝固定点，重新连接、固定后再将脉冲发生器置入囊袋，如果起搏器工作正常，则说明原来的连接不良；如果仍然无输出，则测定导线阻抗，阻抗显著升高（通常 > 2000Ω）为导线断裂，需更换导线；如导线阻抗正常，起搏阈值正常或即使阈值轻度升高但输出信号稳定，则表明导线完好，需要更换脉冲发生器。

3. 起搏频率与程控值不一致　起搏频率快于高限频率设置：排除特殊功能设置，如房颤抑制功能，要考虑起搏器奔放，需更换脉冲发生器。起搏频率慢于低限频率设置：见于感知过度或电池耗竭，诊断和处理方法分别见感知过度和失夺获部分。

（二）感知异常

1. 感知不良　首先调整感知灵敏度，通过程控增加感知灵敏度，将感知灵敏度数值变小。调整感知灵敏度后如果没有纠正感知不良，需要逐步检查导线和脉冲发生器，具体方法与无输出部分描述相同。

2. 感知过度　肌电感知最多见，通过调整感知灵敏度，使感知灵敏度数值变大，降低感知灵敏度，可以使多数肌电感知引起的感知过度问题得到解决。解决交叉感知的方法为减小心房输出（振幅或脉宽）、降低心室感知灵敏度（增加感知灵敏度数值），有的需要更换为双极导线，双极导线一般不会发生过度感知。有时上述处理也不能完全避免交叉感知，所以心室安全起搏可以保证心室不被抑制。

（三）与起搏器有关的其他异常

1. 起搏器电池耗竭　对于起搏器电池耗竭，如通过起搏器程控检查明确是电池耗竭，可更换脉冲发射器。

2. 起搏器介导的心动过速　现代起搏器都具有抗起搏器介导的心动过速（PMT）的功能，预防PMT的主要方法是合理程控心房后心室不应期，使心房通路不能感知逆传的P波。同样，对于房性早搏诱发的PMT，可通过延长心房不应期，并打开PMT功能。对于心房感知过度诱发的PMT，可降低心房感知度，延长心房后心室不应期。对于心房失夺获诱发的PMT，可通过增加心房输出使心房夺获。

第五节　儿童永久心脏起搏器的植入技术

儿童心脏起搏技术的开展已有40余年历史，随着起搏技术的进步以及心脏疾病治疗水平的提高，越来越多的儿童患者有机会得到起搏治疗并长期存活。2013年我国起搏器植入总量为51752例，其中包括ICD 1903例，CRT 2198例，儿童永久起搏器占1%～2%。与成人相比，儿童本身有其独特性，如年龄小、身体发育不完善、血管条件、疾病构成等与成人不同，因而在起搏器的功能选择、植入方式及电极导线固定部位的选择上有所不同。将有关内容详细介绍如下。

一、适应证

随着起搏系统可靠性的提高和临床经验的增加，儿童永久性心脏起搏器植入指征也在不断变化。根据2012年ACC/AHA/HRS心律失常器械治疗指南中所列出的儿童永久性起搏器植入的适应证，儿童植入起搏器最常见的适应证可概括为：①症状性心动过缓（晕厥、运动不能耐受或充血型心力衰竭的症状）；②反复的心动过缓-心动过速综合征；③先天性房室传导阻滞；④手术或获得性高度或三度房室传导阻滞。心动过缓是儿童和成人最常见的没有争议的永久性起搏器植入指征。在儿童，伴有晕厥或近似晕厥的显著心动过缓，最常见于心房的

手术（如完全性大动脉转位的Senning房间隔缺损或完全性肺静脉异位引流的手术，以及功能性单心室的Fontan术）。另一种无争议的指征是手术后心脏传导阻滞持续超过2周者，在未安装起搏器的患者，术后传导阻滞的死亡率可达35%。多数先天性传导阻滞，尤其合并心脏结构缺陷患儿均需起搏治疗。

二、植入器械选择

（一）脉冲发生器类型的选择

起搏器的选择需考虑几个方面因素，包括有无基础心脏病、患者体重、相关的血流动力学因素。同时要考虑起搏器类型，选择轻薄，使用寿命长为原则。

儿童植入起搏器时，单双腔起搏器的选择方面目前尚无统一的标准。年龄较小的患儿，由于其血管较细，多选择植入单腔VVI（R）起搏器，但由于单腔心室起搏会引起房室不同步，造成血流动力学改变，可引起心肌结构发生改变以及影响患儿心功能，因此单腔起搏器应在合适的时间升级为双腔起搏器，以更接近于心脏生理状态下房室顺序起搏的工作模式。正常儿童运动较静止时心排血量增加3～5倍，要考虑运动最低频率，双腔也以双腔频率适应起搏（DDDR）为宜。另外对于单纯房室传导阻滞的患者，若窦房结功能正常，可以选择单导线的VDD起搏器，一根导线具有起搏和感知心室的功能，在导线位于心房的位置有感知线圈，可以感知心房。可以保证传导阻滞的患儿能房室顺序起搏，从而能改善其血流动力学。但是VDD起搏器应用有其局限性：若患者出现窦房结功能不全，VDD起搏器就失去了房室同步性，转为VVI起搏器，另外由于感知线圈漂浮在血流中，没有直接和心房壁接触，因此随着时间的推移，感知不足的发生率明显高于DDD起搏器，一旦发生感知不足的问题，VDD起搏器也将失去房室同步性。

美国中西部儿童起搏器注册研究中倾向的指征是15kg及其以上体重的患儿尽量植入双腔起搏器，8kg以上的患儿如果单腔起搏合适则植入单腔起搏器。国内还没有这方面的共识，不过鉴于现在儿童营养条件较好，低龄患儿也可能存在体重高于以上

数据，因此，临床工作中不能仅仅凭此一项指标，应结合患儿的实际情况决定单双腔起搏器的应用。

（二）导线的选择

1. 单极与双极导线　单极导线以电极头端和脉冲发生器组成回路，其特征是导线体直径较细，柔韧性好，起搏阈值较双极起搏低30%，但易于感知远场及心外干扰信号（如肌电信号、外界电磁信号），容易发生囊袋刺激。双极导线由电极头端的阴、阳极组成环路，脉冲发生器不参与环路的形成，故无此类问题的发生。双极导线如果导线外线圈破损失效可程控为单极起搏方式，或起搏器会将极性有双极自动转化为单极，而单极导线一旦发生故障必须立即更换。双极导线体直径较单极大且柔韧性稍差。综合评价，双极导线要优于单极，特别是目前起搏器已发展到很高的技术水平，功能较以前有明显增加，更要求采用双极导线以满足起搏器特殊功能的要求以及减少或避免其他心外干扰信号对其产生的不良影响。

2. 被动固定导线与主动固定导线　以往国内临床所用的心房、心室导线绝大多数的选择是被动固定导线，导线通过头端的固定装置嵌入右心室肌小梁内来固定电极头端。临床实践已证实右心室心尖部的被动固定导线具有起搏稳定可靠、操作简便易于掌握、曝光时间短、术中和术后并发症少等优点。最常用的头端翼状导线脱位发生率小于1%。主动固定导线包括了心内膜螺旋固定导线，心外膜缝合导线（心外膜主动固定导线）。由于右心室心尖部起搏导致的危害、儿童选择性部位起搏也得到了重视、主动固定导线在儿童患者的应用增多，另一方面由于儿童患者一生中需要多次更换脉冲发生器及导线，其体内弃用导线的拔除是非常重要的治疗手段，主动固定导线在导线拔除较被动固定导线容易。因此，强烈推荐儿童患者使用经心内膜的主动固定导线。

3. 心内膜导线与心外膜导线　经心内膜植入已成为现今主导的植入方式，该种植入方式术式方便，创伤小，便于定位且阈值稳定。但是，并非所有儿童患者都适合植入心内膜导线。早在1983年就有文献报道儿童体重低于15kg或者年龄较小（小于4周岁）不适合植入心内膜导线。原因基于患儿锁骨下静脉和上腔静脉较细，静脉植入导线会增加患儿血栓栓塞风险；脉冲发生器相对于患儿身体来说

体积较大，锁骨下不适合做囊袋，易出现囊袋处皮肤坏死，导线处心内膜炎，以致导线行拔除术。最低植入心内膜导线的体重和年龄目前没有定论。理论上3kg的患儿能耐受心内膜导线手术，但由于此类患儿随访难度较大，还没有文献报道植入后的长期效果。随着脉冲发生器和电极导线的改进，越来越多体重低于15kg的患儿植入了心内膜电极导线。因而，儿童经心内膜植入的相对禁忌证包括：患儿年龄过小（相对）；心脏内存在右向左分流；功能性单心室；肺血管阻力升高；三尖瓣置换术后；严重的右心室扩大或者心内膜纤维化；高凝状态；无合适的静脉植入途径。

对于不适合植入心内膜导线的患儿可选择心外膜导线，以缓解心动过缓的症状，待患儿年龄及血管条件合适时再改用心内膜导线。但心外膜导线存在以下几方面的不足：晚期阈值升高，导线折断率较高。心外膜电极起搏手术创伤大，并发症多与开胸手术及心包切口有关。随着心外膜激素洗脱导线的应用，晚期阈值升高的现象将明显改善。这将为患儿，尤其是低龄先心病手术患儿提供更多的选择性。

三、起搏部位选择

现今临床上生理性起搏的理念包括了心房起搏、双腔房室顺序起搏、频率适应性起搏、选择性部位起搏以及心脏再同步治疗。传统的右心室单腔起搏及右心房右心室双腔起搏可因心房心室激动顺序失同步及左心室收缩延迟导致心功能下降。研究发现长期单纯右心室起搏的先天性完全性房室传导阻滞患儿可见心室肌肥厚、纤维化及脂肪样变，同时伴有左心室收缩功能不全，右心室单腔起搏患儿心功能不全发生率高达7%～13%。儿童患者植入起搏器时年龄均较小，须长期依赖起搏器，而且由于儿童患者心脏结构尚未发育完善，结构性心脏病比例大，右心室心尖部起搏导致的左心室功能不全对儿童患者危害可能更甚于成人。但也有研究表明长期右心室心尖部起搏对心功能的影响不大，可能与目前儿童患者随访时间有限，且没有大规模的随机研究有关。因此，儿童选择性起搏部位需要重视，已有的研究表明右心室流出道间隔部、希氏束及希氏束旁起搏后的血流动力学及心功能指标，都要明

显优于右心室心尖部起搏，长期起搏对左心室的结构和功能影响较右心室心尖部起搏小。因此对于心室起搏依赖的患儿，尝试应用选择性部位起搏，也许能减小起搏对心功能可能产生的潜在影响。

文献报道对于右心室起搏所致心功能不全患儿，可采用左心室起搏，近年有文献报道将起搏电极植入左心房和左心室心外膜或单植入左心室心外膜，这种方法已被证实可有效提高心功能、逆转心室重构，可能的机制为：①左心室起搏避免了室间隔矛盾运动；②左心室起搏时左心室收缩方向能够围绕左心室长轴，这与生理性的左心室收缩相似；③增加左心室收缩时间，提高左心室射血量。

四、植入方式

（一）心内膜电极植入方式

婴幼儿必须选择全麻的麻醉方式，行氧饱和度和心电图监测，有条件给予动脉插管压力监测，大龄儿童可以采用局麻方式，尽量使手术环节简洁，减少并发症。

选择植入导线入径静脉很重要，锁骨下静脉穿刺方法在临床应用后促进了儿童心脏起搏器技术的飞跃发展，使经静脉心内膜起搏方式成为操作简单和安全的最常用埋置方法。另外，腋静脉穿刺入径也是很好的选择。个别患儿还可以经头静脉途径，经颈内静脉穿刺将电极导线送入。

对于儿童患者来说，植入过程中心室导线预留问题比较重要。患者植入起搏器年龄较小，血管和心脏发育不完全，身体处于生长发育期，如果导线预留不足，儿童长至一定身高后导线的牵拉会影响心脏的收缩活动，更有甚者可能造成限制性心肌病的表现。目前采取的解决办法是让导线在右心房形成一个环形圈（图20-9），为以后导线伸展留有充分余地，随着患者身体的长高，线圈会逐渐打开。皮下剩余导线不宜过长，以免盘绕在起搏器背面而增大容积，易使起搏器囊袋的张力过大。静脉入口处采用2.0可吸收缝线固定，皮肤缝合用4.0可吸收缝线，便于导线与组织游离，日后容易伸展和拉长。起搏器的埋置部位最好位于胸大肌的肌肉下层，而不是如成人埋于皮下组织与肌肉之间，这样可使囊袋的皮肤张力小，不会磨破皮肤。由于儿童心腔

小，心室导线置于右心室心尖部靠近膈肌处，易发生膈肌刺激，故主张电极导线最好放置于靠近心室间隔部。心房导线在侧壁靠近膈神经的位置应尽量避开。大动脉转位、心房修补的患儿，心房导线应置于解剖的左心房顶部，离开左侧外缘，避免刺激左侧膈神经。电极位置固定后可用高输出能量（10V电压，2ms脉宽）起搏心房和心室，以核实有无膈肌刺激。

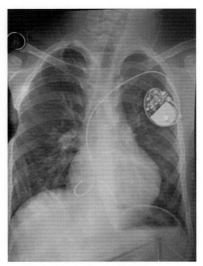

图20-9　右心室电极放置方式

（二）心外膜电极植入方式

早期儿童植入永久起搏器的主要方法为心外膜电极植入方式，目前仅限于不适宜经静脉心内膜起搏的少数患儿所采用。手术切口因人而异，有胸骨正中切口、左胸切口、剑突下切口等。剑突下切口创面小，经同一切口可同时埋置电极和起搏器，电极埋于心外膜表面，起搏器埋于腹部。这种手术方式可用于埋置心房和心室心外膜电极，为最多采用的埋置途径。缺点是手术视野太小，只能暴露有限的右心室面和心房面。如患儿既往曾做过心脏手术，心外膜纤维化，则寻找合适的电极埋置部位会受到限制，手术除切除剑突外，有时需切除少许胸骨下端骨组织以扩大手术视野。此手术切口只限于埋置无缝线的螺旋电极。

左胸切口用于曾做过心脏外科手术的患者，切口暴露心脏范围大，便于寻找合适的电极埋置部位，起搏器可埋于腹部或锁骨下区。

胸骨正中切口心房和心室暴露最佳，当存在明显的心外膜瘢痕纤维化时，用这种切口有利于找到

合适的电极埋置部位，若在心脏直视手术过程中植入电极，利用的也是此种切口。电极导线通过剑突下到达腹部与起搏器相连接，将电极线盘一个小圈，便于儿童生长所需，留的圈不宜太大，以免导线与血管缠绕，将剩余的一段电极导线盘绕并放于起搏器囊袋内，随着儿童生长，电极线会缓慢松开，一般将起搏器埋于左上腹，远离腰带线，避免放在右上腹。起搏器必须放在皮下组织和腹肌膜之间，而不能在皮下脂肪组织内，做囊袋时应特别注意。

植入左心房左心室心外膜永久起搏器的是胸部只在左腋前线 1 个切口，手术操作相对安全、简洁。需注意的是安置左心房电极时应注意避开膈神经，以避免术后出现膈肌刺激。

五、随访与程控

植入起搏器手术之后必须对患者进行定期随访。低龄儿童植入起搏器后的随访工作尤为重要，随着患儿身体的发育、身高的增长，导线预留是否够用、起搏频率设置较高是否会导致起搏器提前耗竭、患儿生长过程中起搏治疗是否影响患儿心功能等一系列问题都需要考虑评价。随访时注意询问患者症状并结合体检，观察囊袋情况，常规的检查包括心电图和起搏器程控。如果检查过程中发现异常，可能还需要做 X 线及超声心动图检查以进一步明确病因。随访过程中不同的时间段有不同的侧重点，早期随访主要注意以下几点：检查囊袋愈合情况，检测急性期阈值变化及确定电极导线稳定性；中期随访主要注意以下几点：分析起搏器的诊断信息，优化起搏参数，识别并及时排除起搏器故障及监测起搏器电池电量；终末期随访主要注意监测起搏器电池电量变化及确定更换时机。

（刘兴斌　薛小临）

参 考 文 献

蒋萍，苏晞，韩宏伟，等 .2011. 心外膜电极在心脏永久起搏中的应用 . 中国心脏起搏与心电生理杂志，25（4）：303-305.

李淑敏，赵玲，刘中梅，等 .2006. 起搏器起搏电极断裂的临床分析 . 云南医药，27（2）：115-117.

那开宪，顾复生，蒋志嘉 .2002. 永久心脏起搏器发生起搏故障 56 例分析 .Chinese Journal of Medicine，12（12）：18-19.

张新中，张东成 .1999. 心脏起搏器故障分析与处理 . 军医进修学院学报，1（1）：7-8.

Eliasson H，Sonesson SE，Salomonsoon S，et al.2015. Outcome in young patients with isolated complete atrioventricular block and permanent pacemaker treatment：A nationwide study of 127 patients. Heart Rhythm，12（11）：2278-2284.

Emma S，Graham S，Rob M，et al. 2015.Extraction of SelectSecure leads compared to conventional pacing leads in patients with congenital heart disease and congenital atrioventricular block. Heart Rhythm，12（6）：1227-1232.

Epstein AE，DiMarco JP，Ellenbogen KA，et al. 2013. 2012 ACCF/AHA/HRS focused update incorporated into the ACCF/AHA/HRS 2008 guidelines for device-based therapy of cardiac rhythm abnormalities：a report of the American College of Cardiology Foundation/American Heart Association Task Force on Practice Guidelines and the Heart Rhythm Society. J Am Coll Cardiol，61：e6-e75.

Gebauer RA，Tomek V，SalamehA，et a1．2009. Predictors of left ventricular remodeling and failure inventricular pacing in the young. Eur Heart J．30：1097-l104.

Karpawich PP，Rabah R，Haas JE．1999. Altered cardiac histology following apical right ventricular pacing in patients with congenital atrioventrieular block．Pacing Clin Electrophysiol，22（9）：1372-1377.

Kircanski B，Vasic D，Savic D，et al.2015. Low incidence of complications after cephalic vein cutdown for pacemaker lead implantation in children weighing less than 10 kilograms. Heart Rhythm，12（8）：1820-1826.

Kubus P，Matema O，Gebauer RA，et a1．2012. Permanent epicardial pacing in children：long-term results and factors modifying outcome. Europace，14（4）：509-514.

Kwak JG，Kim SJ，Song JY，et a1．2012. Permanent epicardial pacing inpediatric patients：12-year experience at a single center. AnnThoraeSurg，93（2）：634-639.

Lehmann G，Kolb C. 2004. Questionable dysfunction of a dual-Chamber pacemaker in a 17-year-old female，Differential diagnoses of missing ventricular beats. Int J Cardiol，97（3）：567-569.

Wilhelm BJ，Thone M，El-Scheich T，et al.2015. Complications and Risk Assessment of 25 Years in Pediatric Pacing. Ann Thorac Surg，100（1）：147-153.

第五篇

埋藏式心律转复除颤器植入技术

第二十一章
心源性猝死的治疗进展及预防

第一节　心源性猝死的治疗进展

　　心源性猝死（SCD）是指由于各种心脏原因所致的突然死亡。可发生于原来有或无心脏病的患者中，常无任何危及生命的前期表现，突然意识丧失，在急性症状出现后1小时内死亡，属非外伤性自然死亡，特征为出乎意料的迅速死亡。心源性猝死是一个多病因、多危险因素疾病，是65岁以下成年人最常见死因，对患者及家庭影响深远，成为重大公共健康问题。SCD也为院外心血管病死因之首，所占比例为60%。大部分的心源性猝死是由于心律失常或是急性心肌梗死引起。然而还有其他潜在的原因，如脑卒中、肺栓塞、主动脉夹层破裂、药物或酒精中毒等非心脏原因引起的猝死。这部分猝死的原因有时很难排除，需要详细的询问病史甚至对尸体进行病检以明确死因。但是近年来随着医疗环境的改善，SCD预防和急救设备如埋藏式复律除颤器（implantable cardioverter defibrillators，ICD）和自动体外除颤器（automated external defibrillators，AED）等的使用，使SCD的预防和管理取得显著进展。然而，SCD仍是一个不可忽视的公共健康问题。一方面由于糖尿病、高血压和冠心病等疾病发病率和患病率迅速增长，使得人群中心脏病或潜在心脏病患者的比例扩大，SCD的发病风险大幅上升；另一方面由于发生SCD的患者大多为之前未被诊断过心脏疾病，也未达到高风险标准的"健康人口"。因此，对这部分人群的识别与危险分层尤为显得困难重重，且缺乏较好的预测因子。

一、心源性猝死的流行病学特点

　　在美国，每年有超过450 000的成年人死于心源性猝死，这一数字要比因患脑卒中、肺癌、乳腺癌、艾滋病而死亡的人数还要多。心源性猝死显著增加了人们的健康负担，在人群总死亡率中占到10%～15%的比例，而在冠心病患者中有20%～25%的人死于心源性猝死。院外心源性猝死患者的抢救成功率低于5%。在人群中心源性猝死的发病率随着年龄的增长而增高，而且男性的发病率是女性的2～3倍。虽然我国冠心病发病率低于美国和一些欧洲国家，但由于人口基数大，因SCD导致死亡的人数庞大。由阜外心血管病医院张澍教授和华伟教授所做的关于ICD的临床应用和预防猝死的研究得到的统计学资料显示：按目前我国具有13亿人口规模计算，每年有将近54.4万人发生猝死。在对欧洲和北美人群心源性猝死患者大规模的流行病学调查研究发现，心源性猝死的最普遍的电生理机制是室性心动过速和心室颤动，而冠心病是导致心源性猝死的最常见的病理性原因。我们明显地意识到即使随着心肺复苏技术的提高，心源性猝死患者的抢救存活率仍然不容乐观。不幸的是，传统的冠心病风险预测因子对心源性猝死具有很低的风险预测价值，这也促使我们在研究中发现更多的环境或遗传学因素在心律失常的发生中存在着显著地关联。事实上，即使明确器质性心脏疾病的患者也很难预测哪个患者会出现室颤，进而出现心源性猝死。

　　近几十年来心源性猝死的发生率在逐年下降，这主要得益于对于心脏病的一级和二级预防以及对心脏急诊的及时治疗。在美国，心源性猝死的发生率在近50年来下降了49%。近年来，已知心脏病患者的SCD发生率下降大于未知心脏病患者，男性SCD发生率下降比女性大（图21-1）。虽然SCD发生的绝对比率在下降，但是它仍然是心脏原因死亡的最大的组成部分。这主要是因为在住院期间发生SCD的比率较院外发生SCD的比率下降的快（图21-1）。因此，SCD仍然占到心脏病死亡的一半以上。

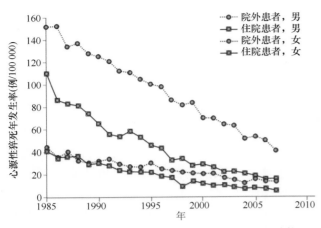

图 21-1　美国近 20 余年心源性猝死发生的变化趋势

（一）心源性猝死的年龄分布

年龄分布：成年人中 SCD 发病风险随年龄增加而增多，并在一定程度上反映 CHD 的发病率。< 35 岁人群发病率较低，在英国伦敦地区和意大利 Veneto 地区分别为平均 4.5/10 万和 1.4/10 万。我国一项研究显示，中老年男性 SCD 发病率显著增加，且大多数病例发生在 65 岁以上人群。80 岁老年男性 SCD 年发病率约为 40 岁男性的 7 倍；女性 SCD 随年龄的分布则显得更为极端：70 岁以上女性的发病率是 45 岁以下女性发病率的 40 倍以上。而在美国，SCD 发生出现了两个峰期，一个是婴儿期，另一个峰期出现在大于 45 岁以后（图 21-2）。在成人阶段，SCD 的发生率随年龄的增加而增加，这与冠心病发生率与年龄的关系一致。但是在小于 30 岁人群里，SCD 的主要原因是心肌病、冠状动脉变异、特发性心律失常而不是冠心病。

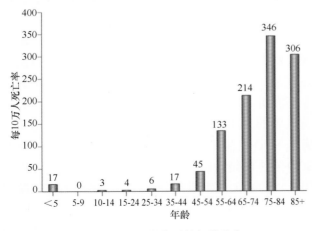

图 21-2　心源性猝死的年龄分布

（二）心源性猝死的性别分布

我国流行病学研究显示，农村地区男性发病率是城市男性的 2 倍，约为女性的 3 倍。我国男女性总体发病率分别为 44.6/10 万和 39.0/10 万，差异无统计学意义。青年人群中 SCD 即以男性为主，性别比为（1.5 ～ 3.6）∶1，中年男性 SCD 发病风险为同年龄段女性的 4 倍，但该差异随年龄的增加而减小，其原因可能是女性绝经后 CHD 的患病率逐渐增加，而冠心病仍然是 SCD 首要危险因素。

二、病因及危险因素

SCD 病因复杂且难以预测，是约 50% 的心脏病首发症状。80% 的 SCD 由冠状动脉性心脏病（CHD）引起。已证实的 SCD 传统危险因素包括年龄增加、男性、吸烟、高血压、糖尿病、高脂血症、肥胖和 CHD 家族史等，但这些因素特异性差。有临床试验指出左心室射血分数（LVEF）可作为缺血性或非缺血性心脏病导致猝死的较强独立预测因子，但仅凭单个危险因素预测有很大的局限。对此国外有研究提出，综合考虑年龄、心功能等级、心力衰竭病史、不稳定性心律失常、LVEF 等因素，可达到准确预测目的。

（一）冠状动脉性心脏病

冠心病引起者占 SCD 发生率的 75% ～ 80%。冠心病、心肌梗死病史以及心肌梗死后室性心律失常病史等均为 SCD 的危险因素，可能增加患者发生 SCD 的风险。研究显示，急性 ST 段抬高性心肌梗死与心律失常和心脏停搏有关联，而后两者与心肌梗死后瘢痕性室性心动过速可导致 SCD。心肌梗死后 30 天内 SCD 发病风险最高，并随着时间推移发病风险逐渐下降。急性心肌梗死合并左心功能不全的患者在前 30 天发生 SCD 的风险是 1.4%，在随后的 2 年里每个月 SCD 发生风险下降 0.14%。通过对社区整体抽样调查发现，急性心肌梗死人群在 1 个月内发生 SCD 的风险是 1.2%，远远高于普通人群。值得注意的是，在尸检以及心脏停搏后存活的病例中，超过 50% 的 SCD 患者有陈旧性心肌梗死病史。有研究指出，在程序化的心电刺激条件下，心肌瘢痕面积的大小与可诱导性的室性心律失常相关。

冠状动脉起源异常是一个重要而又较为罕见的导致 SCD 的病因，尤其在青少年和年龄低于 35 岁成年人群中。曾研究指出，在 39 例冠状动脉因素导致死亡的病理尸检中，21 例发现存在冠状动脉起源异常，最常见的病理学改变是左手冠状动脉开始于右冠状窦，经过主动脉与右心室流出道之间。当然，冠状动脉起源异常的发生率仍然十分的低，对于年轻患者而言，最能帮助诊断冠状动脉起源异常的指标是前驱症状的出现。尽管经胸壁超声心动图能使冠状动脉起源异常成像，但 CT 或磁共振成像及冠状动脉造影对此的诊断更具敏感性和特异性。

（二）心肌病

心肌病是 SCD 发生的第二个重要的因素。左心室功能失调是缺血性心肌病或非缺血性心肌病患者中发生 SCD 的一个重要独立因素。相关研究表明，在心脏停搏后存活的左心室射血分数 < 30% 的患者中，在无诱导型室性心动过速的情况下，1 ～ 3 年内发生 SCD 的人数超过 30%；而在可诱导型室性心动过速的情况下，尽管使用相应药物控制室性心动过速的前提下，发生 SCD 的人数仍在 15% ～ 50%。在这些患者中，SCD 的发生可能归因于急性或进行性的泵衰竭，或原发性心律失常，导致心电学和血流动力学的不稳定甚至死亡。

1. 肥厚性心肌病肥厚性心肌病（hypertrophic cardiac myopathy，HCM） HCM 是一种以心肌肥大为特点的负荷异常性遗传性心肌病。据流行病学估计，在年轻成年人的发生率约为 1 ：25 万。尽管所熟知的 HCM 的死因一般为室性心动过速，但最新数据表明，室性心律失常导致 SCD 的比率正在以每年 1% 的速度减少。而在家族性 HCM 中，基因突变因素导致的 SCD 占全部 SCD 的 45% 以上，它们能编码 B 肌球蛋白重链、肌球相关蛋白 C 以及心脏肌钙蛋白 T，约 88% 的致死性疾病基因存在于上述 3 个基因点上。年轻患者中，B 肌球蛋白重链突变能导致显著的心肌肥厚性高渗透性症状、严重的心力衰竭以及不良的预后，从而导致 SCD。内科医师致力于对如此相对少数的存在潜在风险的患者的诊断工作，目的就是为了强调这些患者提前接受心脏除颤起搏器植入术治疗的重要性。2003 年，美国心脏学会和欧洲心脏学会共同推荐所有

HCM 患者接受一些能快速获得的关键临床参数来进行评估，这些参数被认为能够反映潜在心脏疾病的严重程度，以及由 HCM 而导致的 SCD 的风险。Christiaans 等一项系统回顾研究提出了临床上导致 HCM 患者发生 SCD "主要的"或"可能的"危险因素，其临床参数为：①流产前心脏停搏或自发性持续性室性心动过速。有报道指出，7 年内病死率约为 33%，5 年内发生 SCD 或接受心脏除颤起搏器植入术治疗者约 41%；②非持续性室性心动过速，被证实为 SCD 的一个非常重要的独立危险因素，特别在年轻人群中，曾报道非持续性室性心动过速的平均危险比为 2.89；③不能解释的晕厥，有三项研究曾报道不能解释的晕厥症状在 SCD 中的发现比重明显增加，平均危险比为 2.68；④极端左心室厚度 ≥ 30mm，目前对于此参数仍没有较一致的共识，然而其平均危险比为 3.10；⑤运动测试中的异常血压反应，相关研究发现伴有运动测试中的异常血压反应的 HCM 患者对 SCD 的发生有重要意义，但是一项研究指出，运动中的异常血压反应的危险性只有在年龄约为 50 岁的患者群体中才会有增加，平均危险比为 1.30；⑥家族性早发生型 SCD，是一个独立的、但 SCD 预警能力较差的因素，平均危险比为 1.27。

2. 心律失常性右心室发育不良心律失常性右心室发育不良（arrhythmogenic fight ventricular cardiomyopathy，ARVC） ARVC 是一种右心室进行性纤维脂肪渗透性的慢性疾病，常被认为与导致青少年及成年人 SCD 的心律失常相关。据统计，超过 50% 的 ARVC 有家族史，一级和二级亲属的患病率也较高。此疾病患病率约为 1 ：5000，而死亡数每年处于 2% 至 4%，该病的遗传模式符合常染色体显性遗传、伴外显不完全。ARVC 常被发现与弥漫性掌跖角化病和羊毛状发有关。基因型分为桥粒型（Naxos 病）和非桥粒型。目前已有 12 个相关基因位点被发现，而有报道指出发现的突变位点有 8 个，不同的突变位点编码不同的桥粒蛋白。Naxos 病是同时发生 ARVC、羊毛状发和弥漫性掌跖角化病三种症状的综合征。致病的基因突变方式被发现一种是在染色体 17q21 上的细胞桥粒斑蛋白基因上的双缺失碱基，桥粒斑蛋白基因在常染色体显性 ARVC 中被第一次分离出来。利用候选基因分析法在细胞桥粒研究上，可以把致病突变分为血小板亲

和蛋白、桥粒芯蛋白、桥粒胶蛋白。因为大多数的ARVC突变是"私有的"突变，50%以上的病例没有携带以往被认知的致病基因，因此没有符合基因诊断的并不能排除这种疾病。然而，在可疑的病例中，在相关指标到达临界值的情况下，对致病基因的鉴别能提供确诊的证据。Bauce等强调ARVC患者各自都有"私有的"突变，使得进一步在相同基因位点上的基因突变筛选更有意义。心电图表现为心前区导联（特别是在 V_2 导联）的T波倒置，伴有或不伴有右心前区导联上QRS波群持续时间 ≥ 110 ms；£波，一种在 V_1 或 V_2：出现的QRS波群上的小挠度。在疾病的后期，有50%～67%的病例会与左心室和室间隔有关，预后不良。在这些病例中，运动能诱导室性心动过速的发生，最常见的心律失常是持续性或非持续性的右心室心动速，特别是伴有左束支传导阻滞的病例中。ARVD的患者典型的表现有心悸（27%）、晕厥（26%）、SCD（23%），常在20～50岁发生。心肌活检是诊断的金标准，它能显示纤维脂肪的浸润情况。然而，右心室造影或磁共振成像是更容易被接受的检查方式。ARVD的治疗一般包括抗心律失常药物、射频消融术以及除颤器植入术。

3. 左心室肥大 左心室肥大是导致心源性疾病高病死率的一个独立危险因素，特别是有高血压性心脏病及缺血性心脏病病史的SCD患者。多种疾病能导致左心室肥大，包括心脏瓣膜病、梗阻性或非梗阻性HCM、原发性肺动脉高压伴右心室肥大、多种先天性心脏异常。左心室肥大通过来源于局部瘢痕组织的心电不均匀性影响心律失常的易患性，这些瘢痕组织常被认为是由于心内膜下缺血及随后的心肌重构导致的。有趣的是，心肌瘢痕组织多出现在过度肥大的心肌区域，瘢痕的范围也被认为与猝死的临床诱因有关。

4. 浸润性心肌病 原发性淀粉样变性是一种蛋白质沉积紊乱疾病，可能涵盖了约1/3的SCD病例。尽管窦房结是最常见的发生淀粉样沉积的地方，希氏束受影响也常常与恶性心律失常相关。心室肌的淀粉样沉积物能导致心电不均匀性和延迟心肌激活，增加SCD的风险。

（三）高危电生理异常患者

如长QT综合征（LQTS）、Brugada综合征、致心律失常性右心室心肌病等，占SCD总死亡率的1%～2%。先天性长QT间期综合征具有家族性遗传特点，运动、激动、惊恐等交感神经张力增高是危险因素，可诱发尖端扭转型室性心动过速，若短期内自行终止，则仅表现为晕厥，若蜕变为心室颤动则极易导致猝死。后天获得QT间期综合征常由药物和电解质紊乱等所致，因此，使用Ⅰ类和Ⅲ类抗心律失常药应注意密切观察，及时纠正低钾及低镁血症。预激综合征合并快速型房颤时，心室率极快而不规则，平均心室率或平均R-R间期和最短R-R间期是预测高危患者的重要指标，当平均R-R间期 ≤ 0.25秒或最短R-R间期 ≤ 0.18秒者，易恶化为心室颤动。Brugada综合征患者心电图ST段呈穹隆型或马鞍型改变，易反复发作多形性室性心动过速及心室颤动而导致晕厥或猝死。异常J波与恶性室性心律失常有密切关系。异常J波分两类，一类为特发性J波，无引起异常J波的其他原因存在，常伴有反复发作的原因不明的室性心动过速、心室颤动甚至猝死，平素常有迷走神经张力增高表现。另一类为继发性J波，出现异常J波有据可查，如在缺血和药物作用及全身性低温（≤ 34℃）、高钙血症、酸中毒、自主神经调节障碍、颅脑疾病、心肺复苏过程中、脑死亡等均可引起巨大的异常J波，伴QT间期延长及心动过缓，易诱发致命性心律失常。值得注意的是，缺血性J波、ST段抬高与T波电交替三者共存时是猝死的最强的高危指示。

高风险性LQTS患者包括以下情况：①先天性耳聋；②恶性心律失常导致的复发性晕厥；③有猝死家族史；@QTc > 500 ms；⑤2：1房室传导阻滞；⑥I'波电交替；（室）LQTS3基因型。曾有研究发现，在LQTS1、LQTS2和LQTS3的男性中，当QTc > 500 ms时，40岁以下人群发生重要事件（晕厥、心脏停搏、猝死）的可能性高（> 50%）。

先天性LQTS在美国，每年先天性LQTS可导致3000～4000例儿童猝死，发病率为1/7000～1/10000。尽管扭转型室性心动过速是最常见的心律失常，但室性期前收缩、单型性室性心动过速、心动过缓以及房室传导阻滞也在一些此类患者中发现；QT延长在过去很长时间被认为有家族遗传性，直到最近其在基因学上才得以阐明，7个突变的基因位点被确认，三种导致心律失常的基因型包括LQT1（42%）、LQT2（45%）、LQT3（8%）。

获得性 LQTS 获得性 LQTS 常常是电解质失衡以及药物治疗导致的。细胞内的钾离子和镁离子缺乏延长的心肌复极，临床上被认为是低钾血症、低镁血症和 QT 间期进行性延长。

短 QT 综合征（SQTS），QTc 间期 < 360 ms（典型的 < 300 ms）的患者被发现存在由于心室颤动导致的猝死的高危险性，这种情况现在被称为先天性 SQTS。这类患者常有持续性或阵发性心房颤动（24%）。5 个基因位点的突变被发现可导致 SQTS。在 SQTS 中，奎尼丁能有效地延长 QT 间期，使 QT 间期能随 R-R 间期的改变而协调，减少心脏事件的发生。

Brugada 综合征 1992 年，Brugada 综合征被定义为是在心脏结构正常伴随心电图右心室传导阻滞的、由于特发性心室颤动导致的一系列包括晕厥发作和（或）猝死的疾病。其心电图表现为右胸导联（V$_1$ ～ V$_3$）ST 段下滑性抬高，容易发生室速、室颤（图 21-3）。1998 年，基因学研究发现其与一心脏钠离子通道的基因突变相关，与能编码心脏离子通道中 ot 亚基的 SCN5A 基因上的突变有关，导致通道功能损伤。然而在 Brugada 综合征中，SCNSA 基因受影响的比例 < 30%。尽管其为常染色体遗传模式，但临床资料显示男女比例为 8：1。流行病学中，其世界范围内的发生率为 0.1%，但在东南亚这个数值为 3%。

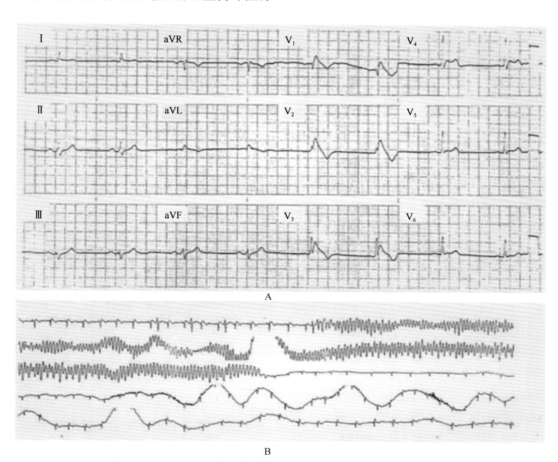

图 21-3　Brugada 心电图特点（A）及发作尖端扭转性室速（B）

三、心源性猝死的治疗

SCD 者的生存决定于能否获得及时的抢救，猝死发生 5 分钟内成功地复苏者，住院生存率、心脏功能和中枢系统受到损伤的程度都与晚迟复苏有明显的不同。因此，在心源性猝死防治中的重点是原发心血管病和恶性室性心律失常的治疗。对已发生的 SCD 患者应积极尽早进行有效的心肺复苏、稳定血流动力学。

（一）去除病因及诱因

消除病因及各种可变的危险因素是终止和预防

SCD 再发的基础。对冠心病有适应证的患者，给予经冠状动脉内介入治疗或冠状动脉搭桥，可防止 SCD 出现。及时纠正心力衰竭、电解质紊乱及酸碱失衡，去除医源性致病因素等危险因素，常可使 SCD 易于纠正和预防再发。

（二）药物治疗

SCD 的发生机制主要是心室颤动，使用抗心律失常药物控制或消除各种严重心律失常具有防治 SCD 的作用，但是，不同抗心律失常药物的临床使用结果却不尽相同。一些大规模随机临床试验的结果表明，Ⅰ类抗心律失常药物的使用并不能降低 SCD 的发生率，相反却使 SCD 的发生率升高，其原因可能与抗心律失常药物本身具有促心律失常作用和心肌抑制作用使心功能进一步减退有关。β受体阻滞剂能阻断钠、钾、钙三种离子通道异常及治疗多种基础心脏病，同时还能对抗交感神经的过度兴奋，稳定心肌细胞膜电位，提高心室颤动阈值，降低 SCD 发生率。

胺碘酮短期内能有效抑制复发性室性心动过速和心室颤动，但由于其副作用以及本身的致心律失常作用长期疗效并不明显优于对照组。维拉帕米能抑制心室或浦氏纤维的触发性心律失常，对无器质性心脏病患者由极短联律间期室性早搏引发的室性心动过速、心室颤动，应用维拉帕米可取得良性疗效。Brugada 综合征发生的室性心动过速 / 心室颤动时应首选异丙肾上腺素，在病情稳定后，可选用口服异丙肾上腺素、异波帕胺、西洛他唑等。对原发性短 QT 综合征可选用奎尼丁或氟卡尼或维拉帕米。

他汀类药物能否降低 SCD 发生率，目前还没有定论。但研究显示接受他汀治疗的患者室性心动过速 / 心室颤动复发显著减少。ACEI 和 ARB 类药物可显著减少患者 SCD 及心力衰竭恶化死亡，对于 LVEF ≤ 40% 的患者作用最明显。氨体舒通可使心力衰竭猝死的危险性降低 21%。ACEI 和 β 受体阻滞剂治疗的基础上加用醛固酮拮抗剂使急性心肌梗死合并心力衰竭的患者进一步获益。双嘧达莫（潘生丁）和阿司匹林合用可降低心肌梗死后的总病死率和 SCD 发生率。

（三）非药物治疗

直流电复律是抢救恶性心律失常行之有效的重要工具。在致命性心律失常发生时，尽快进行电除颤和电复律是恢复血流动力学稳定的首要措施，但过度频繁使用易致心肌损伤，心肌细胞内钙超载、钾丢失，心肌细胞凋亡，导致进行性心功能衰竭，而加重心律失常的发作。因此，在治疗室性心动过速 / 心室颤动的过程中不能完全依赖电复律，必须将电复律与药物疗法结合起来。在转复心律后，必须进行合理的心肺脑复苏治疗，以保证重要脏器的血供。

ICD 置入能够显著降低心源性猝死幸存者及器质性心脏病患者的猝死风险。通常情况下我们认为能维持良好的生活质量中位生存时间可以超过 1 年的心源性猝死高危人群安置 ICD 是有益的。另一方面对于终末期心脏病等待心脏移植的院外患者或是有左束支传导阻滞伴 QRS 间期明显延长的心力衰竭患者，CRT-D（cardiac resynchronization therapy defibrillator）具有除颤功能的心脏再同步化治疗是改善这类患者心功能及预防心源性猝死的有效措施。ICD 是通过心内给以较低的能量短时间内终止室速、室颤，达到预防猝死的目的（图 21-4）。ICD 置入中有 3% 的患者有发生气胸、心脏穿孔、出血、心功能失代偿的风险，但在手术置入过程中死亡率 < 1%。ICD 置入以后必须小心编程，避免不必要的右心室起搏，这可能加重心力衰竭。由于窦性心动过速，心房纤维颤动，非持续性室性心动过速，或电极故障导致的不适当放电发生率在每年 3.5% 左右。ICD 放电可以导致患者的生活质量下降并可能导致死亡率升高，这些都和高电压的放电对心脏本身的负面效应联系起来。一个优化的 ICD 对心律失常的检测标准和抗心动过速起搏，可以在保证患者安全的情况下减少必要或是不必要的放电，从而提高患者的生存质量。ICD 作为一项预防猝死的有效措施，适应证范围在不断地扩大。目前，ICD 已经可以通过传送患者的心电信息至远程监控中心早期发现心律失常和起搏器故障，简化了后续的处理过程，提高了 ICD 在防治心源性猝死中的价值。

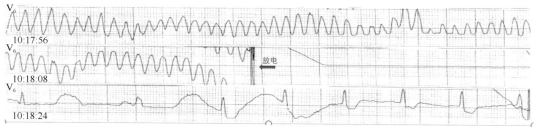

图 21-4　室颤发作，ICD 除颤恢复窦性节律

室性心动过速发作时常引起严重的血流动力学障碍，SCD 的发生率高。近来有人对药物难治性室性心律失常进行射频消融，以减少或降低 SCD 的发生率，其结果短期疗效满意，而长期疗效尚需联合应用相关药物和 ICD 等。目前较困难的是梗死后室性心动过速成功率不高，其原因在于梗死性心动过速的机制较复杂所致。此外，用手术切割、冷冻或激光等手段控制或根治室性心动过速或心室颤动，从而减少 SCD 的发生率。

心源性猝死仍是一个严重影响人类健康的医学难题。在治疗心源性猝死的措施中，无论是药物治疗、恶性心律失常的射频消融治疗，还是 ICD 预防恶性心律失常事件，都有它们的局限性。总之，人类在同心源性猝死抗争的过程，也就是人类对导致心源性猝死的各种疾病不断深入认识的过程。药物治疗及必要时的 ICD 置入，室性心律失常的射频消融治疗，这些措施结合起来可以有效降低有心源性猝死风险患者的死亡率。将这些治疗措施和积极有效的预防心源性猝死的措施结合起来，我们相信一定能显著地降低猝死对社会人群的危害。

第二节　心脏猝死的预防

心源性猝死是指各种病因引起的、出乎意料的呼吸和心搏骤停，世界卫生组织对心源性猝死的定义为由于心脏原因导致的意外自然死亡称为 SCD，具有发展速度快、死亡时间快、发病无法预测等特点。据统计，近年来心源性猝死患者发病人群有逐年上升的趋势，且死亡率较高。因为心源性猝死的发病特点为起病较为隐匿，发病迅速，而针对已经发生心源性猝死的患者的治疗成功率又相对较低，所以如何识别心源性猝死的高危人群以及积极在心源性猝死高危人群中实施预防干预显得尤为重要。

一、心源性猝死的预警指标

（一）左心室功能

左心室功能可以通过左心室射血分数反应，也可以通过其他指标反应（如心功能分级、最大耗氧量、运动耐量等）直接与心脏病患者的总体死亡率以及心源性猝死有关。左心室射血分数（left ventricular ejection fraction，LVEF）已经作为首要入选条件在多个有关猝死研究中应用。此外，心功能分级也作为辅助入选条件被应用于心源性猝死的研究。LVEF 易于测量，但不同的方法、不同的测量者之间具有较大的差异。尽管如此，LVEF 仍然在多个指南中作为首要条件，推荐具有心源性猝死风险的患者植入心脏除颤器（implantable cardioverter defibrillator，ICD）。LVEF 反映了左心室泵血功能的指标，多项研究表明左心室泵血功能可以作为缺血性或非缺血性心肌病导致猝死的最强力的独立预测因子。在临床工作中我们常常通过二维超声心动图测得的左心室射血分数（EF%，ejection fraction）作为量化左心室泵血功能的一个指标。有研究通过观察射血分数与心源性猝死的相关性显示，LVEF ＞ 50%，40% ＜ LVEF ≤ 50%，30% ＜ LVEF ≤ 40%，LVEF ≤ 30% 的年死亡率分别为 3.94%，11.28%，16.77%，47.87%。在 LVEF ≤ 30% 的冠心病患者中，如果 QRS 间期在 120 ～ 130ms 则患者的死亡率明显升高。尽管 EF 值作为一个独立的预测 SCD 的指标，由于测量方法和结果的可变性，临床决策往往不是基于仅仅满足 EF ＜ 30% 就判定患者的临床预后。

（二）心内电生理诱发试验

心内电生理诱发试验（EPS，electrophysiological

study）是通过一系列预先设置好的程序电刺激在折返的原理上诱发室性心动过速的一项侵入性检查。在存在左心室功能不全和非持续性室速的患者中，电生理检查能诱发出持续性单形性室速的患者，其发生 SCD 的风险也高。然而在电生理检查中诱发出多形性室速对预测 SCD 没有特异性。在高度的缺血性心脏病患者中，心内电生理检查具有较高的阳性预测价值和敏感度。EPS 检查通常不会用在肥厚性心肌病患者中，因为其常规的刺激方案即可非特异诱发室性心动过速的风险。EPS 多在诊断临床突发事件的心律失常病因中发挥作用。而另一方面 EPS 判断预后及指导治疗的效用仍然有限。

（三）T 波交替

在心脏跳动的过程中通过计算机记录 T 波外形上，幅度极性的变化，指示心肌电活动的不稳定度。这种电活动的不稳定性，易诱发室性早搏、室性心动过速或室颤等严重心律失常。我们可以从微伏级观察 T 波的变化得益于现代的信号处理技术和高灵敏度的电极，从而过滤掉过多的背景信号的干扰。一些研究已经表明，T 波交替（T wave alternation，TWA）在心力衰竭、扩张型心肌病、心肌梗死后患者预测 SCD 中具有较高的敏感性和阴性预测价值。在患者的心率接近 100 次／分时，TWA 才能达到最大的预测价值，其阴性预测价值＞ 90%，可能有助于揭示中等风险组的缺血性和非缺血性心脏疾病中预防性置入 ICD 患者不从中获益。

（四）窦性心律震荡

一次室性早搏对随后的窦性心律存在两种不同的情况。一种是特征性的窦性心律双相涨落式的变化，在室性早搏后，窦性心律先加速，随后发生窦性心律减速，这种典型的双相涨落式的变化称为窦性心律震荡现象。而心肌梗死后猝死的高危患者则表现为室性早搏前后窦性心律的 RR 间期无明显变化，即室性早搏后窦性心律震荡现象较弱或不明显。研究表明，对于心肌梗死患者，HRT 比心率变异（HRV）有更高的预测价值。

（五）缺血性 J 波

在临床上急性心肌缺血心电图在其同时或紧跟其后新出现 J 波或原有 J 波出现振幅增高，时限增宽时，称为缺血性 J 波。缺血性 J 波是因心外膜心肌细胞对缺血更敏感，使其动作电位 1 相的切迹加深加宽而引起。缺血性 J 波的出现提示心肌外膜与内膜 1 相及 2 相初期存在明显的复极电位差，复极的这种离散度是心脏电活动处于不稳定状态的标志，容易发生致命性室性心律失常。因此，缺血性 J 波是猝死高危的心电图预警标志。缺血性 J 波、ST 段抬高与 T 波电交替三者共存是猝死最强的预警指示。

（六）Tp-e 值

Tp 是指 QRS 波群后 T 波直立向上最大振幅的抛物线顶点，Te 是指 T 波降支切线与等电位线的交点，测量 Tp 和 Te 之间的距离即 Tp-e 值。其是心室肌跨室壁复极离散度（transmuraldispersion ratio，TDR）的反映。Tp-e 间期在预测长 QT 综合征、Brugada 综合征、短 QT 综合征的恶性心律失常方面有重要的价值。Tp-e 间期在急性心肌梗死中的变化及对急性期恶性心脏电生理事件的预测价值尚没有报道。

二、心源性猝死的预防

（一）早期识别

早期识别心源性猝死高危人群在医疗活动中，我们可以通过抓住健康查体及其他一些社区的义诊活动机会，在人群中通过健康咨询的方式识别出有近亲属猝死家族史的猝死高危人群。在院外发生的心源性猝死的病例中，有很大一部分人群从未察觉到自身存在的突发恶性心律失常的风险。早期发现这部分易发恶性心律失常的人群，对早期预防心源性猝死对人群的危害有重大的意义。

（二）药物预防

药物治疗在终止恶性心律失常引发的心源性猝死中发挥着重要的作用。许多恶性心律失常事件引发或加重对交感神经的刺激，而 β 受体阻滞剂能很好地抑制交感神经的兴奋。β 受体阻滞剂成为预防恶性室性心律失常，尤其是室性心动过速及心室颤动的有益且安全的一线治疗药物。在作用于细胞膜的抗心律失常药物中，钙离子通道阻滞剂在预防器质性心脏病患者猝死的效果不明显，但它有益于减少症状性心律失常事件引发的猝死。但这些抗心律失常药物本身的毒性和致心律失常作用，我们应该谨慎使用。钠离子通道阻断药氟卡尼和普罗帕酮偶尔会考虑应用在特发性室性心动过速的患者中，但这些药物因为它们明显的负性肌力作用应该避免用于器质性心脏病患者中。氟卡尼会增加心肌梗死患者的死亡率。这些药物（如索他洛尔、多菲利特、奎尼丁）能显著的延长钾离子通道的复极化时间，有引发尖端扭转型室性心动过速的风险。药物治疗期间仔细的监测过度的QT间期延长是非常必要的。无论是口服胺碘酮或是索他洛尔都可减少因为室性或室上性心律失常导致的ICD放电。胺碘酮是预防恶性心律失常最有效的药物，但是因为它的毒性（如对甲状腺、肺、肝、神经系统），限制了它在多于20%患者中的长期应用。在LVEF＜35%的患者中，胺碘酮无益于减少心功能Ⅱ级患者的死亡率，但却能增加心功能Ⅲ级患者的死亡率。在那些安置ICD有禁忌证或是拒绝安置ICD的患者中，胺碘酮是预防持续性心动过速或心室颤动的一个合理的药物选择。

（三）ICD置入

ICD置入能够显著降低心源性猝死幸存者及器质性心脏病患者的猝死风险。通常情况下能维持良好的生活质量。中位生存时间可以超过1年的心源性猝死高危人群安置ICD是有益的。另一方面对于终末期心脏病等待心脏移植的院外患者或是有左束支传导阻滞伴QRS间期明显延长的心力衰竭患者，CRT-D（cardiac resynchronization therapy defibrillator）具有除颤功能的心脏再同步化治疗是改善这类患者心功能及预防心源性猝死的有效措施。ICD是通过心内给以较低的能量短时间内终止室速、室颤，达到预防猝死的目的。ICD置入中有3%的患者有发生气胸、心脏穿孔、出血、心功能失代偿的风险，但在手术置入过程中死亡率＜1%。ICD置入以后必须小心编程，避免不必要的右心室起搏，这可能加重心力衰竭。由于窦性心动过速，心房纤维颤动，非持续性室性心动过速，或电极故障导致的不适当放电发生率在每年3.5%左右。ICD放电可以导致患者的生活质量下降并可能导致死亡

率升高，这些都和高电压的放电对心脏本身的负面效应联系起来。一个优化的ICD对心律失常的检测标准和抗心动过速起搏，可以在保证患者安全的情况下减少必要或是不必要的放电，从而提高患者的生存质量。ICD作为一项预防猝死的有效措施，适应证范围在不断地扩大。目前，ICD已经可以通过传送患者的心电信息至远程监控中心早期发现心律失常和起搏器故障，简化了后续的处理过程，提高了ICD在防治心源性猝死中的价值。

一级预防是指对从未发生过心搏骤停或持续性心动过速患者的SCD高危人群的预防治疗。为更好的早期预防心源性猝死对人群的危害，ICD安置在一级预防中的适应证范围逐步扩大。这类人群发生心源性猝死的风险相对较低，但是人群数量巨大，所以每年发生心源性猝死的人数巨大。二级预防主要针对心源性猝死复苏者或发作过持续性室性心动过速患者的治疗。在具有ICD二级预防适应证患者中比较单用胺碘酮与植入ICD预防SCD效果的CASH、CIDS、和AVID等临床研究的荟萃分析显示：ICD治疗组患者因心律失常的死亡率较胺碘酮组明显降低25%，而总病死率减少7%，达到明显的统计学差异。因此，ICD在SCD猝死二级预防中的地位得到确认，从而不再进行深入的临床研究。早在2008年ACC/AHA/HRS的ICD治疗指南中有关ICD的Ⅰ类适应证中包括用于一级预防的适应证4个，二级预防的适应证3个。其中一级预防的适应证包括：①心肌梗死40天后，LVEF＜35%，心功能Ⅱ级或Ⅲ级；②非缺血性扩张性心肌病，EF≤35%，心功能Ⅱ或Ⅲ级；③心梗致左心室功能不全，心肌梗死发生40天后，LVEF＜30%，心功能Ⅰ级；④心肌梗死相关的非持续性室速，电生理检查可诱发室颤或者持续性室速，LVEF＜40%。

二级预防Ⅰ类适应证包括：①心室颤动（简称室颤）或血流动力学异常的持续性室速引起心搏骤停的幸存者，排除其他完全可逆性病因；②器质性心脏病伴自发性持续性室速，无论是否伴有血流动力学障碍；③不明原因的晕厥，电生理检查诱发血流动力学不稳定的持续性室速或室颤。在猝死的预防措施中除了必要的药物治疗，ICD置入外，有报道亦可通过射频消融术消融室速来达到预防猝死的目的。

三、小　结

到目前为止，虽然我们对心源性猝死的发病和预防有了一定程度的认识，心源性猝死仍是一个难以回避医学难题。目前及未来可能发现的关于心源性猝死的很多其他预测因子，但都要经过大样本的、多个人群的验证后才能证明它的临床应用价值。在预防心源性猝死的措施中，无论是药物治疗，恶性心律失常的射频消融治疗，还是ICD预防恶性心律失常事件，都有它们的局限性，综合、个体化的治疗可能会带来更好的益处。总之，人类在同心源性猝死抗争的过程，也就是人类对导致心源性猝死的各种疾病不断深入认识的过程。随着医学的进步以及对猝死更深的认识，我们可能会发现更好地猝死预警指标和更好地预防措施，更好地指导临床上对心源性猝死的预警和预防。

（张疆华　汤宝鹏）

参 考 文 献

郭继鸿.2003.窦性心律震荡现象.临床心电学杂志，1（12）：49-54.

Adabag AS，Luepker RV，Roger VL，et al. 2010. Sudden cardiac death：epidemiology and risk factors. Nat Rev Cardiol，7（4）216-225.

AdabagAS，Themeau TM，Gersh BJ，et al. 2008. Sudden death after myocardial infarction. JAMA，300（17）：2022-2029.

Brett D Atwater，James P Daubert. 2012. Implantable cardiov erter defibrillators: risks accompany the life-saving benefits. Heart，98（10）：764-772.

Dalai D，Nasir K，Bomma C，et al. 2005. Arrhythmogenic right ventricular dysplasia: a United States experience. Circulation. 112（25）：3823-3832.

Dickstein K，Vardas PE，Auricchio A，et al. 2010. 2010 Focused Update of ESC Guidelines on device therapy in heart failure. Eur heart J，31（21）：2677-2687.

Epstein AE，DiMarco JP，Ellenbogen KA，et al. 2009. ACC/AHA/ HRS 2008 guidelines for device-based therapy of cardiac rhythm abnormalities: a report of the American College of Cardiology/ American Heart Association Task Force on practice guidelines（writing committee to revise the ACC/AHA/NASPE 2002 guideline update for implantation of cardiac pacemakers and antiarrhythmia devices）: developed in collaboration with the American Association for Thoracic Surgery and Society of Thoracic Surgeons. Circulation，120（5）：e34-35.

Fowler SJ，Priori SG. 2009. Clinical spectrum of patients with a Bmgada ECG. CurtOpin Cardiol，24（1）：7.

Hallstrom AP，Ornato JP，Weisfeldt M，et al. 2004. Public access defibrillation and survival after out-of-hospital cardiac arrest. N Engl J Med，351（7）：637-646.

Hua W，Zhang LF，WuYF，et al. 2009. Incidence of sudden cardiac death in China: analysis of 4 regional populations. J Am Coil Cardiol，54（12）：1110-1118.

ipes DP，Wellens HJ. 1998. Sudden cardiac death. Circulation，98（21）：2334-2351.

John RM，Tedrow UB，Koplan BA，et al. 2012. Ventricular arrhythmias and sudden cardiac death. Lancet，380（9852）：1520-1529.

Junttila MJ，Castellanos A，Huikuri HV，et al. 2011. Risk markers of sudden cardiac death in standard 12-lead electrocardiograms. Ann Med，594-807.

Junttila MJ，Sager SJ，Tikkanen JT. 2012. Clinical significance of variants of J-points and J-waves: early repolarization patterns and risk. Eur Heart J，33（21）：2639-2643.

Kedia R，Saeed M. 2012. Implantable Cardioverter-Defibrillators. Tex Heart Inst J，39（3）：335-341.

Maron BJ. 2010. Hypertrophic cardiomyopathy and other causes of sudden cardiac death in young competitive athletes，with considerations for preparticipation screening and criteria for disqualification. Cardiol Clin，25（3）：399-414.

Nasir K，Bomma C，Tandri H，et al. 2004. Electrocardiographic features of arrhythmogenic right ventricular dysplasia/cardiomyopathy according to disease severity: a need to broaden diagnostic criteria. Circulation. 2004，110（12）：1527-1534.

Obias-Manno D，Wijetunga M. 2004. Risk stratification and primary prevention of sudden cardiac death: sudden death prevention. AACN Clin Issues，15（3）：404-418.

PTiori SG，Schwartz PJ，Napolitano C，et al. 2003. Risk stratincation iil the long QT syndrome. N Engl Med，348（19）：1866-1874.

Ranthe MF，Winkel BG，Andersen EW. 2013. Risk of cardiovascular disease in family members of young sudden cardiac death victims.Eur Heart J，34（7）：503-511.

Roy M John，Usha B Tedrow，Bruce A Koplan. 2012. Ventricular arrhythmias and sudden cardiac death. Lancet，380：1520-1529.

Schimpf R，Wolpert C，Bianehi F，et al. 2003.Congenital short QT syndrome and implantable eardioverter defibrillator treatment: inherent risk for inappropriate shock delivery. J Cardiovasc Electrophysiol，14（12）：1273-1277.

Solomon SD，Zelenkofske S，McMurray JJ，et al. 2005. Sudden death in patients with myocardial infarction and left ventricular dysfunction，heart failure，or both. N Engl J Med，352（25）：2581-2588.

Stecker EC，Vickers C，Waltz J，et al. 2006. Population-based analysis of sudden cardiac death with and without left ventricular systolic dysfunction: two-year findings from the Oregon Sudden Unexpected Death Study. J Am Coll Cardiol，47（6）：1161-1166.

Sumeet S. Chugh，Kyndaron Reinier，Carmen Teodorescu，et al. 2008. Epidemiology of sudden cardiac death: clinical and research implications. Prog Cardiovasc Dis，51（3）：213-228.

Turakhia M，Tseng ZH. 2007. Sudden cardiac death: epidemiology，mechanisms，and therapy. Curr Probl Cardiol，32（9）：501-546.

Zipes DP，Wellens HJ. 1998. Sudden cardiacdeath. Circulation，98（21）：2334-2351.

第二十二章
埋藏式心律转复除颤器的植入技术及处理

第一节 埋藏式心律转复除颤器的基本功能

心脏性猝死（sudden cardiac death，SCD）是心血管疾病的主要死亡原因。各种心脏病均可导致猝死。猝死的原因多数是由心室颤动（简称室颤）引起的，大部分患者先出现室性心动过速（简称室速），继而演变为室颤。埋藏式心律转复除颤器（implantable cardioverter defibrillator，ICD）能在数秒内自动识别室颤和电击除颤，成功率几乎100%。ICD的出现对SCD的治疗产生了深远影响，越来越多的患者从ICD治疗中获益。本节就ICD的结构和基本功能方面做简要介绍。

一、ICD 的组成部分

ICD系统主要包括两个基本部分：脉冲发生器（图22-1）和电极导线系统（图22-2）。

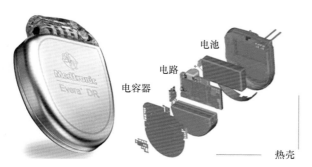

图 22-1 脉冲发生器

（一）脉冲发生器

不同生产厂家的ICD设计有所不同，脉冲发生器的重量为70～130g，体积为30～100ml。脉冲发生器包含两个部分：主体和顶盖。

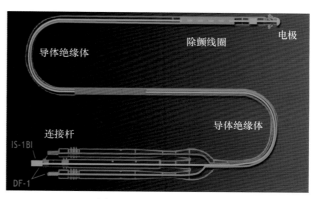

图 22-2 电极导线系统

1.主体 主体就是密封在机壳内的成套部件，配置有：电池、电容器和除电池和电容器以外的电子线路及一个微处理器。脉冲发生器的能源由两个锂-银、钒五氧化物电池提供，其外壳是由钛金属制成。

2.顶盖 顶盖（header）又称连接头，是脉冲发生器主体内部的电子器件与植入的导线之间的电学界面。顶盖由环氧化物制成，内有2～4个终端插孔，可以与除颤以及感知电极连接。

（二）电极导线系统

ICD电极导线系统的主要功能是识别心律失常和释放电能。经静脉ICD电极导线系统的成功研制，是ICD的一大发展。它将频率感知、除颤和起搏功能全部集中于一体。目前在临床上应用的非开胸植入ICD系统根据除颤电极的构成大致可以分为两类：

1.以心内线圈电极为主的除颤系统（图22-3） 虽然各个厂家设计有所不同，但右心室的三极感知和除颤电极基本相同，经静脉植入的心内膜三极感知和除颤电极，在此之后为一用于除颤的线圈电极。

此线圈电极需与另一电极构成除颤电路。另一除颤电极的设计各厂家有所不同。有的系统在心室感知除颤电极的心房段加设另一线圈电极，构成除颤电路。这些系统在临床应用时，大多数患者可得到满意的除颤效果，但仍有相当一部分患者不能得到满意的除颤阈值，而改用其他非开胸 ICD 系统或开胸植入 ICD 系统。

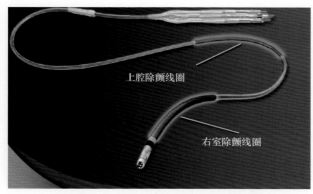

图 22-3　以心内线圈电极为主的除颤系统

2. 单极除颤系统（图 22-4）　单极除颤系统是指除颤器外壳本身作为除颤的一个电极，与心内的线圈除颤电极构成除颤电路。该系统具有以下特点：①手术操作进一步简化，只需经静脉植入一根三极的感知与除颤电极，将除颤器直接埋于左胸前的皮下或胸肌下，由右心室的线圈电极与左胸前的除颤器外壳构成除颤电路；②除颤阈值低，因为除颤器外壳作为除颤电极，大大地增加了除颤电极的面积，从而进一步有效地降低了除颤阈值。

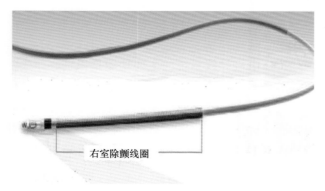

图 22-4　单极除颤系统

心率的确定是目前所有 ICD 心律失常识别方案中首要的部分。感知导线和 ICD 对 40～400 次/分范围内的心率是敏感的。电极间距小的双极导线的心率感知功能比单极导线好，因为单极性感知易受远场干扰，包括远场心电信号、肌电位或周围环境

的电磁干扰。

植入的除颤电极系统的阻抗范围是 20～100Ω，阻抗在这个范围以外，可能是导线系统出了问题。在 ICD 植入后的长期过程中，导线系统的感知和治疗功能（起搏和除颤）也许不能保持恒定。由于电极与组织的界面纤维组织增多，感知和起搏的阈值可能升高。用激素缓释起搏电极可以缓冲阈值的急剧升高。对 ICD 而言，通过导线的设计提供最大的柔韧性和除颤电极与感知/除颤之间有足够的距离，可使阈值升高的程度减小。

新一代的 ICD 系统大多采用心内膜电极来感知心律失常，不仅用这些电极感知心律失常，而且用它进行抗心动过速起搏以及 VVI 或 DDD 起搏治疗，这类电极还可以释放电能量进行除颤。心内膜电极集感知、起搏和除颤于一身，最远端为一对起搏和感知电极，其后为心内膜弹簧除颤电极，电极固定方式有主动和被动固定两种。选择何种类型的电极须根据植入手术时除颤阈值测定结果来定。

二、ICD 的基本功能

（一）室速和室颤的识别

ICD 的设计是自动地识别和治疗 3 类持续性室性快速心律失常：①室颤；②室速；③快速室速。为每类室性快速心律失常所分别程控的识别指标和再识别（redetection）指标，使得 ICD 能够鉴别室颤、室速与快速室速，而给予相应的治疗。ICD 程控的识别功能与治疗方式是紧连在一起的，一旦识别了某类室性快速心律失常，ICD 就自动地发放适当的电治疗（图 22-5）。

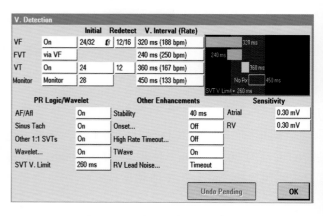

图 22-5　室速和室颤的识别设置

ICD 感知心电信号和对室性心律失常识别的算法采用高增益放大系统，并且只对心室除极波的间期（RR 间期）进行分析：设计原则是对室颤的识别保证高灵敏性，尽管在室颤期间内偶尔可有感知低下和对一些室上性心律失常的识别特异性较低，因为对室颤的识别低下带来的后果远比误放电治疗危险得多。

心脏复律及除颤均依赖于 ICD 自动对室速和室颤的精确识别。已有多种判断指标被用来自动识别室速和室颤，但到目前为止，以单纯的心率作为判断心动过速的主要标准仍是在 ICD 中应用的最主要方法。预先在 ICD 设置室速和室颤的识别频率，当心动过速频率超过室速识别频率（如 160 次 / 分），则被 ICD 判断为室速。当心动过速或室颤频率超过室颤的识别频率（如 220 次 / 分），则被 ICD 判断为室颤而进行治疗。除频率以外，可程控指标尚有发作的突发性（onset），心率稳定性（stability）及心率持续性。发作的突发性指标主要用于鉴别窦性心动过速和室性心动过速。因为大多数窦性心动过速都是逐渐开始，而大多室速都是突然发作，借此而将两者区别开来。心率稳定性指标用于识别心动过速中排除心房颤动，因为心房颤动的心动周期不规则，即"不稳定"的，而一般心动过速时则是"稳定的"，故而可以识别是心动过速还是心房颤动。心率的持续性指标主要是用于防止 ICD 对非持续性室速在已恢复窦性心律的情况下电击。当然单一的识别参数不可能正确地识别所有的心律失常，而根据每一个患者的具体情况选定组合参数更加切合实际。另外，应用双腔 ICD 的 P-R 逻辑分析可以明显减少误识别和误放电。

（二）心动过缓心脏起搏功能

部分植入 ICD 的患者在除颤后，心跳缓慢需要快速心脏起搏以尽快恢复正常的血流动力学；此外一部分患者合并窦房结或房室传导功能障碍，同时需要心脏起搏治疗。目前的 ICD 均具有心动过缓心脏起搏功能，通过右心房和右心室的心内膜电极进行感知和起搏，起搏频率及电压等参数可以根据需要通过程控仪来调整（图 22-6）。

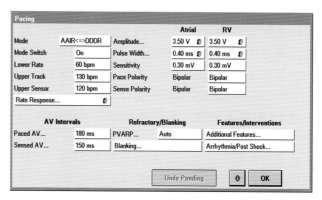

图 22-6　心动过缓心脏起搏功能设置界面

（三）抗心动过速起搏

抗心动过速起搏（antitachycardia pacing, ATP）是一种程序期外刺激或短阵快速刺激起搏心室以终止心动过速的一种方法。与高能电击一样，ATP 可有效地终止室性心动过速，但 ATP 并不引起患者疼痛不适，而且电能消耗少。因此与高能电击相比，患者能更好地耐受 ATP 并相应延长 ICD 的使用寿命。另外还能缩短高能电击充电所需要的时间。ATP 的主要方式包括：①固定频率的短阵快速刺激（burst）；②自动递减扫描刺激（Autodecremental 或 RAMP）；此外，还有一些其他扫描刺激方式，但较少使用（图 22-7）。

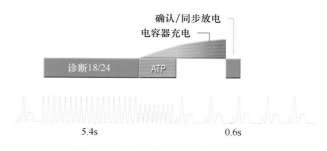

图 22-7　抗心动过速起搏（ATP）

（四）低能量复律

低能量复律（cardioversion）的电击能量一般在 15 J 以下。1982 年 Zipes 首次证实了低能量转复室速的可行性。低能量复律起初用于重症监护病房（ICU）和电生理实验室，后来研制成功低能量复律的埋置式装置用以代替抗心动过速起搏器，期望该装置能最大限度地减少高能量电击带来的不适，同时又能克服 ATP 所具有的使室速加速的危险性。然而埋置式低能量复律器也同样被证明具有使室速加速恶化为室颤的危险性。由于没有支持性的高能量除颤，这种复律器因而不能安全地被使用。Wasp 在对 13 个患者的研究中，低能量复律的成功率为 62%，促进室速加速的发生率为 14%。Ciccone 的实验显示低能量转复室速的成功率为 52%，促使室速加速的发生率为 8%，另外在低能量复律之后，有 18% 的患者出现缓慢心律失常。目前的 ICD 将低能量复律、快速心室起搏、支持性 ATP 和高能量除颤等多种功能集合在一起应用，明显增加了室速、室颤治疗的安全性（图 22-8）。

VT Therapies		Rx1	Rx2	Rx3	Rx4	Rx5	Rx6
VT Therapy Status		On	On	On	On	On	On
Therapy Type		Burst	Ramp	Ramp+	CV	CV	CV
Energy					15 J	25 J	35 J
Pathway					B>AX	AX>B	AX>B
Initial # Pulses		8	8	3			
R-S1 Interval=(%RR)		88 %	91 %	75 %			
S1S2(Ramp+)=(%RR)				69 %			
S2SN(Ramp+)=(%RR)				66 %			
Interval Dec		10 ms	10 ms				
# Sequences		3	3	3			
Smart Mode		On	On	On			
Shared Settings...							
						Undo Pending	OK

图 22-8 低能量复律设置界面

（五）高能量除颤（defibrillation）

目前，大多数除颤器最大释放能量为 30 ～ 34 J。ICD 在感知并确认发生室颤后，经过几秒钟的充电后释放高能量除颤脉冲，如室颤仍不能终止，ICD 可连续释放 1 ～ 6 个高能量除颤脉冲。目前，新一代的 ICD 在充电的过程中可以同时发放一阵 ATP 对室颤进行无痛性治疗，在释放高能量除颤脉冲之前会再次确认 ATP 治疗是否有效，如室颤已经终止，则不会释放高能量除颤脉冲，这样能最大限度地减少高能量电击带来的不适，并相应延长 ICD 的使用寿命（图 22-9）。

（六）信息储存记忆功能

ICD 具有信息储存记忆功能，它可将每次随访期间（如 3 个月）的所有快速室性心律失常发作的

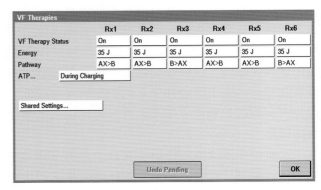

VF Therapies		Rx1	Rx2	Rx3	Rx4	Rx5	Rx6
VF Therapy Status		On	On	On	On	On	On
Energy		35 J	35 J	35 J	35 J	35 J	35 J
Pathway		AX>B	AX>B	B>AX	AX>B	AX>B	B>AX
ATP...	During Charging						
Shared Settings...							
						Undo Pending	OK

图 22-9 高能量除颤设置界面

时间、次数以及治疗结果的信息存储在 ICD 里，若发生除颤或抗心动过速起搏治疗，它可详细记录室速或室颤发生时间，发作时的心率，得到 ATP 或除颤治疗的情况，以及治疗前后的心内电图。医生可根据临床需要，随时通过体外程控仪，读取储存的信息，以帮助临床诊断，判断 ICD 治疗效果，并及时调整诊断和治疗参数。随着技术进步，ICD 的信息储存容量不断增加，目前新一代的 ICD 可储存长达 30 分钟的心内电图，为医生判断和分析 ICD 的工作情况提供了有价值的信息（图 22-10）。

综上所述，目前的 ICD 系统绝大多数采用心率作为心律失常的感知参数，有一些系统除了心率之外，还联合应用其他参数。以心率作为心律失常感知参数时，当心率超过 ICD 预先设定的心律失常心率标准，则心律失常被感知，并触发 ICD 系统充电及通过除颤电极释放电能除颤，如果第一次电击不成功，则 ICD 系统重新工作和释放另外的电击进行除颤，一般可连续释放 1 ～ 6 次电击，直至除颤成功。最新一代的 ICD 系统除了转复/除颤功能之外，还具有 ATP 治疗以及抗心动过缓起搏治疗，这些系统可以对一种或多种心律失常以不同的反应。例如，对于持续性室性心动过速，ICD 系统识别后首先进行 ATP 治疗以终止心动过速，若无效或心动过速恶化，则进行低能量的心律转复电击治疗，若仍无效则进行较高能量的除颤治疗，除颤治疗后，若心率慢，还可进行心室起搏治疗。所有这些治疗方式可以通过体外程控加以选择以及设定参数。除颤能量大小可以通过体外程控设定，对于室颤，通常除颤能量为 15 ～ 30J，对于单形性室速的转复则选择更低的能量。

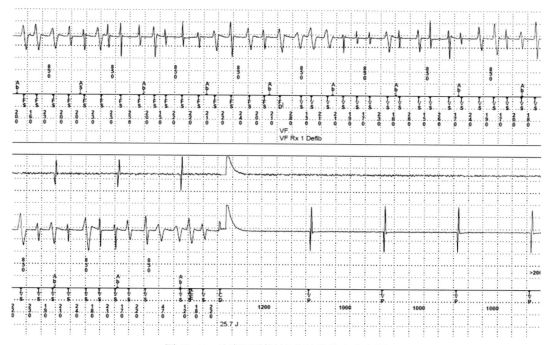

图 22-10 室颤识别及治疗过程的心内电图

第二节 埋藏式心律转复除颤器植入技术

我国于 1992 年开始在临床使用 ICD，因为是开胸手术，创伤大，比较复杂，5 年中仅约 10 例患者使用此技术。近年来由于经静脉植入技术的开展，创伤小，手术简化，采用 ICD 治疗的患者越来越多。为了逐步普及此项技术，有效地治疗恶性室性心律失常，减少并发症，有必要介绍 ICD 经静脉的植入技术和经验。

一、设备和条件

（一）手术间

ICD 的植入技术必须在无菌条件下进行，如发生感染将带来极大的麻烦，专用导管室或手术间是比较理想的手术环境。手术间应备有无影灯架或地灯、多方位 X 线摄像、吸引器、心包穿刺器、电烙、氧气供应等（图 22-11）。

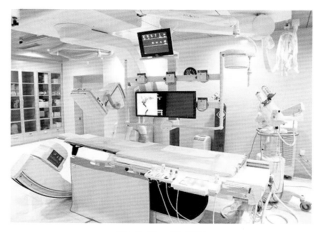

图 22-11 手术间

（二）人员

需有一组从事心血管介入治疗的队伍，术者应具有熟练的安装起搏器技术和较丰富的心内科临床经验，台下具有熟悉 ICD 使用的工程技术人员和有经验的护士配合。

（三）药品和器械

1. 体外除颤器 必须配备一台性能优良的体外除颤器（有条件最好备 2 台），因为在埋植 ICD 时需诱发室速和（或）室颤,万一电极导线位置不合适、起搏系统工作有问题（如导线与脉冲发生器连接不正确,机器本身性能故障）、患者机体反应不佳、除颤阈值高等情况下,ICD 不能终止室速／室颤,必须立即进行体外除颤（图 22-12）。

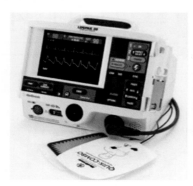

图 22-12　体外除颤器

2. 麻醉机和气管插管　在诱发室速／室颤时,需给予静脉麻醉,使患者处于朦胧状态,如麻醉过深或诱发室速／室颤血流动力学改变,呼吸抑制,则应给予麻醉机吸氧。

3. 血氧和血压监测　为随时了解患者血流动力学变化,对重要的生命体征进行动态监测十分必要,最好是血氧饱和度监测,如缺少此仪器,亦可用动态血压监测。

4. 心电图机或多导生理仪　随时观察和记录患者的心率和心律变化,便于及时处理。

5. 体外除颤分析仪　具有 ICD 功能,并能程控 ICD 参数,进行电生理检查,诱发室速／室颤,测试除颤阈值,记录心电图等多种功能,是埋植 ICD 不可缺少的工具。

6. 起搏分析仪　ICD 具有像起搏器一样的起搏功能,在固定电极导线后,需进行起搏和感知阈值测试（图 22-13）。

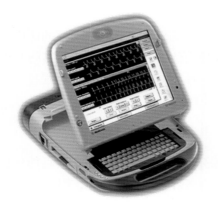

图 22-13　起搏分析仪

7. 药品　有关心肺复苏、心律失常等抢救药品必须备齐。

电极导线应备有多条不同类型的,偶尔会因除颤阈值过高需换用另外一种类型电极。另外,在整个手术过程中维持良好的静脉通道非常重要,最好静脉保留细塑胶管输液,避免患者躁动输液针刺破静脉,如患者一旦发生血流动力学恶化,血管收缩,难以输液,势必影响抢救。

二、患者和家属准备

术前 4 小时禁食,停用阿司匹林,如使用抗凝剂,应保持 INR ＜ 1.5。术前 4 小时停用肝素,避免伤口渗血,发生血肿。对患者体型、胖瘦应有估计,脉冲发生器的囊袋一般采取胸前皮下,如胸壁薄,皮下脂肪少,应采取肌肉下制作囊袋,避免脉冲发生器或突出的导线长期刺激皮肤而破溃、感染。术前应与患者家属谈话交代病情、安装 ICD 的适应证和并发症,并履行签字同意手续。

三、手 术 麻 醉

植入 ICD 的麻醉不同于安装心脏起搏器,除了局麻外,还应配合适当的静脉麻醉,因不需气管插管,故不能麻醉太深。手术开始前给予少量镇静、镇痛剂,如哌替啶（杜冷丁）、异丙嗪（非那根）或地西泮（安定）等,可以减轻患者恐惧心理和制作囊袋时的疼痛。当需要诱发室速／室颤、进行除颤阈值测定时,应给予静脉麻醉,使患者处于昏睡状态,可给异丙酚或咪唑安定,切忌应用使心率加快的麻醉剂。外院曾有因使用氯胺酮等药发主持续性室速,导致手术难以进行下去的报道,也有因麻醉过深,呼吸抑制,需要紧急插管的患者。因此,麻醉药用得合适、得当（异丙酚 1mg/kg）与否,会影响整个手术的平稳、顺利开展。

四、ICD 植 入

以往的 ICD 植入手术通常在手术室进行,由于非开胸除颤系统的出现,目前大多数在导管室进行,由心内科医生植入。

（一）静脉选择

ICD 的电极导线较起搏导线粗,一般选用锁骨下静脉穿刺，10～11F 扩张管、套管送入电极导线：为不影响患者日常活动和避免肌电干扰、误感知或除颤阈值增高，多采用左侧锁骨下静脉，穿刺点位于锁骨中线，不要太偏内侧，避免在狭窄的锁骨和第 1 肋骨间隙通过，挤压导线，造成导线折断。

（二）电极固定

ICD 电极导线有 3 个电极比较粗，不像起搏导线柔软操作方便容易越过三尖瓣，固定于右心室心尖部。可将直指引钢丝头端做成 45° 弯曲，能比较顺利通过三尖瓣，再换成直指引钢丝操纵电极导线使头端固定于右心室心尖部。良好的固定位置对 ICD 极为重要，关系到能否感知心动过速和有效除颤。如患者左心室很大且偏后，由于左心室后面被电流覆盖不充分，影响除颤效果，对此类患者可附加一条 CS 导线，此外也可经皮下后胸部放一片状电极增大左心室后面电流覆盖面。

（三）囊袋制作

早年由于 ICD 的体积大，无论采用经静脉或经胸方式，多数需埋植于左上腹部，导线均需经膈肌穿越较长的皮下隧道与脉冲发生器相连。目前使用的 ICD 较以往已有很大的改进，可像起搏器一样埋于胸前，而不必埋植在腹部，但脉冲发生器体积仍较大，如患者比较瘦，胸部皮下脂肪少，为防止压迫皮肤发生溃破，多采取肌肉下埋植。切口可选在胸三角区或锁骨下静脉下缘 5～8cm。切开皮肤和皮下组织，暴露胸大肌，于胸大肌和胸小肌间钝性分离，不要剪断肌肉，彻底止血，做一适合除颤器大小的囊袋，不要太紧，除颤器可完全埋于囊袋内，在切口以下彻底止血，防止渗血发生血肿。有些体型肥胖、皮下组织丰满的患者，也可采取皮下制作囊袋。近年来由于除颤器体积愈来愈小，一般均采用皮下做囊袋。为防止脉冲发生器因重量关系而下坠，患者感到不适，在导线插入 ICD 上方有两个对应的小孔，用带线的弯针从其中通过，缝于邻近皮下组织上，起到固定 ICD 作用，避免其下坠和移动。大多数患者采用左前胸制作囊袋（图 22-14），放入 ICD，使除颤电流通过左心室面大，除颤效果较佳。

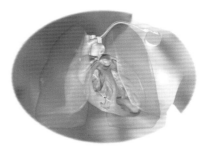

图 22-14　脉冲发生器及电极与血管和心脏的相对位置

（四）起搏和感知阈值测试

ICD 具有起搏器功能，所以也应像埋植起搏器一样测定阈值，用起搏分析仪测试起搏阈值和感知阈值。对 ICD 来说感知阈值更为重要，要有足够的 R 波振幅，一般大于 5mV，最好能达到 8mV，因为在发生室速／室颤时 QRS 波振幅较低，如不能感知则不能除颤转复心律，这是非常危险的。其他参数值与埋植起搏器时的要求一样。良好的起搏阈值也可间接反映除颤阈值不高。

（五）除颤阈值测定

除颤阈值（defibrillation threshold：DFT）测定是埋植 ICD 的一个重要环节，关系到以后能否正确识别室速／室颤和及时地进行心律转复、除颤和起搏。是指用最低能量即能将室速／室颤转为窦性心律，为了安全起见，一般都不可能这样做，只是观察在相对低的能量即可有效转复心律即可。因此测定的都不是真正的除颤阈值，而要比除颤阈值偏高。在测试除颤阈值时通常是由高而低，即第一次用较高能量（如 15～20J），如除颤成功，第二次再降低能量（如 10～15J）：一般只测试 2 次，避免多次除颤影响心功能。在测试除颤阈值之前应测试除颤装置的系统阻抗，以了解导线连接是否完整、正确。正常范围 20～100Ω。电阻过低可能有短路，电阻过高可能连接不紧、松脱，必须重新检查测试。

进行除颤阈值测定时，首先需要诱发心室颤动。室颤的诱发方法有四种，第一种为 T 波电击，即在 T 波易损期上以低能量电击诱发室颤；第二种方法为 50Hz 交流电刺激；第三种为短阵快速刺激；第四种是程控电刺激。前两种方法容易诱发心动过速，尤其是室颤，后两种方法用于诱发室速，有时诱发较困难。在行 T 波电击时，S_1S_1 起搏心室，8 个周长再引入 S_2 刺激，S_1S_2 周长视患者 Q-T 周期长短而定，通常是 310ms，正好在 T 波顶峰，引入 0.6 ~ 2.0J 的低能量电击，诱发室速/室颤。虽然除颤阈值的标准各个医学中心有所区别，但大多数医院采用连续 2 次 20J 或以下的能量能有效除颤作为成功标准，即除颤阈值等于或低于 20J，才可考虑电极与脉冲发生器连接，并将脉冲发生器植入。也有某些医院采用 15J 作为植入 ICD 的标准。目前 ICD 系统最大除颤能量在 30 ~ 34J，除颤阈值应低于最大的除颤能量 10J 以上（安全界限），以保证最大能量释放时高于 95% 的成功率。某些新的 ICD 系统最大释放能量可达 35 ~ 40J。可以允许植入 ICD 时除颤阈值为 20 ~ 24J。测试除颤阈值时应予以静脉麻醉，使患者处于不清醒状态，以减少痛苦。如诱发的室速/室颤 ICD 不能终止时，应立即给予高能量的体外除颤。

近 20 年来 ICD 的性能较前明显改善，极大地提高了 ICD 的除颤性能，不管 ICD 植入术中是否进行除颤阈值测试，临床上 ICD 除颤的成功率都很高。而且除颤阈值测试可能导致患者心脏停搏或脑卒中等严重并发症，近年来许多临床心脏电生理学者开始质疑 ICD 植入术中除颤阈值测试的价值。需要更大规模前瞻性研究来评价 ICD 植入术中除颤阈值测试的安全性和临床益处。

五、术后观察

患者回到病房应给予 24 小时心电监测，了解心律和心率变化，观察伤口有无渗血。严格地说，术后第 2 天应该用体外除颤分析仪进行电生理检查，诱发心动过速，观察 ICD 治疗效果，实际上这种检查方法很难施行。为了避免增加患者负担，通常的做法是第 2 天进行一次起搏阈值测试，如各项参数没有太大变化，阈值低，说明电极导线固定位置良好，推测 ICD 能很好地抗心动过速起搏和除颤。

六、注意事项

为保证患者手术安全，减少并发症，手术室应做到消毒无菌，备有自动血氧饱和度和血压监测。

有 1 ~ 2 台性能优良的体外除颤器，一组训练有素、熟练掌握安装 ICD 的术者，有丰富临床经验的护士，具有专业技能的影像学技师和了解 ICD 的工程技术人员，还需要有 1 名麻醉医生现场负责患者麻醉，保证呼吸道通畅。术前对患者的体型要有所评估，便于选择囊袋位置（皮下或肌肉下），术前停用阿司匹林 1 周，抗凝治疗应保持 INR < 1.5。为不影响患者上肢日常活动，避免增高除颤阈值，左侧静脉（锁骨下或头静脉）植入电极导线为好。手术开始前可予镇痛、镇静剂。诱发室速/室颤前，静脉注入异丙酚 1mg/kg，避免麻醉过深。采取 T 波电击诱发室速为佳，一般只需 2 次，如病情很重，心功能很差，也可以只诱发一次心动过速（必须为室颤），囊袋应与脉冲发生器大小适合，避免过小过紧，囊袋底部彻底止血，防止血肿发生，术后局部沙袋压迫 6 ~ 8 小时，必要时可予以弹性绷带加压包扎。

第三节　埋藏式心律转复除颤器的适应证

自 1980 年约翰霍普金斯医院植入第 1 例 ICD 以来，每年的 ICD 植入数量逐年增加。随着临床经验和回顾性分析以及许多大规模前瞻性随机对照研究的不断积累，充分证明了 ICD 在治疗快速性室性心律失常和预防心脏性猝死中的重要作用。向心脏性猝死高危患者推荐 ICD 治疗也是医生尤其是心脏科医生的责任和义务。

1995 年双腔 ICD 的面世，大大提高了 ICD 对室性心动过速和室上性心动过速的鉴别功能，减少了误放电。随着科学的进步，ICD 的功能也在完善，如无痛治疗，远程遥测、单线圈 ICD、全皮下 ICD 等的出现，也给医生和患者更多的选择。随着 1980 年美国颁布 ICD 的适应证之后，由于循证医学的进展，尤其是一些大宗临床试验的开展，先后多次对 ICD 的适应证进行了相应的更新，并在 2014 年对目前指南以外的 ICD 适应证也进行了相关的阐述。国内参考 1998，2012 年美国 ICD 相关的指南，在 2002 年及 2014 年也提出了中国关于 ICD 治疗的共识和建议。2009 年我国 ICD 一级预防植入率约 2.2%，二级预防植入率 42.4%，总植入率只有总适应证人群的 13%，全国植入总人数不到 1000 例（美国植入总人数 20 万例/年）。无论是医生对 ICD 适应证的把握，还是患者对 ICD 植入的认识，均是任重而道远。下面简单阐述 ICD 适应证的演变及其相关的临床试验。

一、1980 年 FDA 限定的 ICD 适应证

1980 年 FDA 首次允许约翰霍普金斯医院开展 ICD 植入术，并对其适应证做如下要求：至少有 2 次心脏性骤停的发作病史，且心律失常发作 6 周内没有明确的心肌梗死病史。

二、1985 年 FDA 限定的 ICD 适应证

（1）在无急性心肌梗死情况下，发生过至少 1 次心搏骤停的患者。

（2）虽未经历过心脏骤停，但在抗心律失常药物治疗情况下，仍有反复发作的快速型室性心律失常，且在电生理检查时可诱发出伴有血流动力学不稳定的持续性室性心动过速（室速）和（或）心室颤动（室颤）。

三、1991 年 NASPE 和 ACC/AHA 的 ICD 治疗指南推荐

1991 年，北美心脏起搏与电生理学会（North American Society of Pacing and Electrophysiology，NASPE）和美国心脏病协会（American heart association，AHA）/ 美国心脏病学会（American college of cardiology，ACC）分别代表各自学会发布了 ICD 治疗指南，各自内容基本一致。该指南首次将 ICD 适应证按照等级分类，具体如下。

Ⅰ类适应证：根据病情状况，有证据或专家们一致认为治疗对患者有益、有用或有效。相当于我国的绝对适应证。

Ⅱ类适应证：根据病情状况，治疗给患者带来的益处和效果证据不足或专家们的意见有分歧。在Ⅱ类适应证中又进一步分为Ⅱa类（倾向于支持）和Ⅱb类（倾向于不支持）。Ⅱ类适应证相当于我国的相对适应证。

Ⅲ类适应证：根据病情状况，专家们意见一致认为治疗无益甚至有害。

1991 年 NASPE 和 ACC/AHA 制订的 ICD 治疗指南推荐如下。

（一）Ⅰ类适应证

（1）发作 1 次或 1 次以上的持续性室速和（或）室颤，而心电生理检查诱发的和（或）自发的室性心律失常不能准确地预测药物或其他治疗方法的效果。

（2）尽管接受了心电生理检查或无创性方法指导下选择的抗心律失常药物治疗，仍有自发的持续性室速或室颤反复发作。

（3）有自发的持续性室速或室颤发作，但不能耐受或不愿意抗心律失常药物治疗。

（4）有自发的持续性室速或室颤，虽经最佳药物治疗或外科手术或导管消融治疗，但仍能稳定诱发出有重要临床意义的持续性室速或室颤。

（二）Ⅱ类适应证

原因不明的晕厥，在心电生理检查时可诱发有临床意义的持续性室速或室颤，但抗心律失常药物治疗无效、不能耐受或不能顺从。

（三）Ⅲ类适应证

（1）由急性缺血 / 梗死或中毒 / 代谢等原因引起的持续性室速 / 室颤，而这些原因可被纠正或是可被逆转。

（2）原因不明的反复晕厥，无可诱发的持续性室速或室颤。

（3）无休止的室速或室颤。

（4）在预激综合征（WPW 综合征）患者继发于心房颤动的室颤，而房室旁路可用外科手术或导管消融治疗。

（5）外科手术、内科或精神方面的禁忌证。

四、1998 年 ACC/AHA/NASPE 制订的 ICD 指南

随着 ICD 制作工艺和功能的不断完善，临床证据的不断积累，其适应证不断拓宽。因此，1998 年 ACC/AHA/NASPE 制定了新的 ICD 指南。在该指南中，首次将适应证制订的证据进行了分级，分别

为 A、B、C 级。A 级：证据来源于多个前瞻性的随机对照临床试验，包含了大量的临床病例。B 级：资料来源于数目有限的临床试验，包含的病例数相对较少，或来源于设计合理的非随机试验资料分析或是观察性注册资料。C 级：源于专家们的一致意见。

（一）Ⅰ类适应证

（1）非一过性或可逆原因引起的室速或室颤导致的心搏骤停（A）。

（2）自发性持续性室速（B）。

（3）原因不明的晕厥，在心电生理检查时能诱发出有血流动力学显著改变的持续性室速或室颤，而药物治疗无效（B）。

（4）伴发于冠心病、陈旧性心肌梗死和左心室功能低下的非持续性室速，在心电生理检查时可诱发持续性室速或室颤，但不能被Ⅰ类抗心律失常药物所抑制（B）。

（二）Ⅱa类适应证

Ⅱa类适应证：无。

（三）Ⅱb类适应证

（1）推测心搏骤停是由室颤所致，而因其他原因不能行心内电生理检查（C）。

（2）在等待心脏移植时，有与持续性室性快速心律失常相关的严重症状（C）。

（3）诸如长 QT 综合征或肥厚型心肌病等有致命性室性快速心律失常高危的家族性或遗传性疾病（B）。

（4）伴发于冠心病、陈旧性心肌梗死和左心室功能障碍的非持续性室速，在电生理检查时可诱发出持续性室速或室颤（B）。

（5）病因未明的晕厥反复发作，伴有心室功能障碍和心电生理检查诱发出室性心律失常，而排除其他可引起晕厥的原因（C）。

（四）Ⅲ类适应证

（1）原因不明的晕厥，没有可诱发的室性快速心律失常（C）。

（2）无休止的室速或室颤（C）。

（3）室速或室颤其起源处可被外科手术或导管消融所消除，如伴随预激综合征的快速房性心律

失常、右心室流出道室速、特发性左心室室速或分支型室速（C）。

（4）由于一过性或可逆性病症（如急性心肌梗死、电解质紊乱、药物、创伤）所致的室性快速心律失常（B）。

（5）明显的精神性疾病，可能被器械植入所加重或是不能进行系统的随访（C）。

（6）预期生存期≤6个月的终末期疾病（C）。

（7）有左心室功能障碍和 QRS 时限延长而无自发的可诱发的持续性室速的，准备进行禁忌冠状动脉旁路移植术的冠心病患者（B）。

（8）NYHA Ⅳ级，无心脏移植指征的药物难治性充血性心力衰竭患者（C）。

五、2002 年 ACC/AHA/NASPE 制订的 ICD 指南

2002 年，ACC/AHA/NASPE 在 Circulation 杂志上联合公布了新的 ICD 指南，明确了新的 ICD 适应证。从该指南开始，ICD 正式由心脏性猝死的二级预防上升到一级预防，并首度引入Ⅱa类适应证。具体适应证如下：

（一）Ⅰ类适应证

（1）非一过性或可逆性因素引起的室速或室颤导致的心搏骤停（A）。

（2）伴有器质性心脏病的自发的持续性室速（B）。

（3）原因不明的晕厥，在心电生理检查时能诱发出明显血流动力学障碍的持续性室速或室颤，药物治疗无效，不能耐受或不可取（B）。

（4）伴发于冠心病、陈旧性心肌梗死和左心室功能障碍的非持续性室速，在心电生理检查时可诱发持续性室速或室颤，并不能被Ⅰ类抗心律失常药物所抑制（A）。

（5）无器质性心脏病的自发性持续性室速，对其他治疗无效（C）。

（二）Ⅱa类适应证

心肌梗死后 1 个月和冠状动脉血运重建术后 3 个月，LVEF ≤ 30% 的患者（B）。

（三）Ⅱb类适应证

（1）推测心脏骤停是由室颤所致，而因其他原因不能行心内电生理检查（C）。

（2）在等待心脏移植时，有与持续性室性快速心律失常相关的严重症状（C）。

（3）诸如长QT综合征或肥厚型心肌病等有致命性室性快速心律失常高危的家族性或遗传性疾病（B）。

（4）伴发于冠心病、陈旧性心肌梗死和左心室功能障碍的非持续性室速，在电生理检查时可诱发出持续性室速或室颤（B）。

（5）原因不明的晕厥反复发作，伴有心室功能障碍和心电生理检查诱发出室性心律失常，并排除了其他引起晕厥的原因（C）。

（6）不明原因晕厥或有家族史的不明原因晕厥，伴有典型或不典型的右束支阻滞和ST段抬高者（C）。

（四）Ⅲ类适应证

（1）原因不明晕厥，无可诱发的室性快速心律失常（C）。

（2）无休止的室速或室颤（C）。

（3）室速或室颤其起源处可被外科手术或导管消融所消除，如伴随预激综合征的快速房性心律失常、右心室流出道室速、特发性左心室室速或分支型室速（C）。

（4）由于一过性或可逆性病症（如急性心肌梗死、电解质紊乱、药物、创伤）所致的室性快速心律失常（B）。

（5）明显的精神性疾病，可能被器械植入所加重或是不能进行系统的随访（C）。

（6）预期生存期≤6个月的终末期疾病（C）。

（7）有左心室功能障碍和QRS时限延长而无自发的可诱发的持续性室速的，准备进行禁忌冠状动脉旁路移植术的冠心病患者（B）。

（8）NYHA Ⅳ级的无心脏移植适应证的药物难治性充血性心力衰竭患者（C）。

六、2005年ACC/AHA心力衰竭治疗指南中有关ICD的适应证

（一）Ⅰ类适应证

（1）对有心脏性猝死、室颤或血流动力学不稳定室速病史的症状性心力衰竭患者，推荐植入ICD作为二级预防以延长生存期（A）。

（2）心肌梗死后至少40天，LVEF ≤ 30%，经长期最佳药物治疗后NYHA在Ⅱ级或Ⅲ级，预期生存期超过1年且功能良好者，推荐ICD作为一级预防减少心脏猝死从而降低总死亡率（A）。

（3）LVEF ≤ 30%，经长期最佳药物治疗后NYHA在Ⅱ级或Ⅲ级，预期生存超过1年且功能良好的非缺血性心肌病患者，推荐ICD作为一级预防减少心脏猝死从而降低总死亡率（B）。

（二）Ⅱa类适应证

（1）LVEF介于30% ~ 35%，经长期最佳药物治疗后NYHA在Ⅱ级或Ⅲ级，预期生存期超过1年且功能良好的任何原因导致的心力衰竭患者，可考虑植入ICD作为心脏性猝死一级预防（B）。

（2）心肌梗死后至少40天，LVEF ≤ 30%，经长期最佳药物治疗后NYHA在Ⅰ级，预期生存超过1年且功能良好的缺血性心肌病患者，可考虑植入ICD作为心脏性猝死一级预防（B）。

（三）Ⅱb类适应证

LVEF ≤ 30%，经长期最佳药物治疗后NYHA在Ⅰ级，预期生存超过1年且功能良好的非缺血性心肌病患者（C）。

七、2008年ACC/AHA/HRS心脏节律异常器械治疗指南中的ICD适应证

（一）Ⅰ类适应证

（1）非可逆因素引起的室颤或血流动力学不稳定的持续室速引起的心搏骤停幸存者（A）。

（2）存在器质性心脏病的自发持续室速患者，无论血流动力学是否稳定（B）。

（3）不明原因的晕厥患者，电生理检查诱发的临床相关血流动力学不稳定持续室速或室颤（B）。

（4）心肌梗死 40 天以上，LVEF < 35%，NYH Ⅱ级或Ⅲ级患者（A）。

（5）NYHA Ⅱ级或Ⅲ级，LVEF ≤ 35% 的非缺血性心肌病患者（B）。

（6）心肌梗死 40 天以上，LVEF < 30%，NYHA Ⅰ级患者（A）。

（7）心肌梗死所致非持续室速，LVEF < 40% 且电生理检查可诱发出持续室速或室颤（B）。

（二）Ⅱa 类适应证

（1）不明原因晕厥，伴随明显左室功能障碍的非缺血性扩张性心肌病患者（C）。

（2）心室功能正常或接近正常的持续室速患者（C）。

（3）存在 1 个以上心脏性猝死主要危险因素的肥厚型心肌病患者（C）。

（4）存在 1 个以上心脏性猝死主要危险因素的致心律失常右心室心肌病患者（C）。

（5）服用 β 受体阻滞剂期间有晕厥和（或）室速病发作长 QT 综合征患者（B）。

（6）等待心脏移植的非住院患者（C）。

（7）有晕厥史的 Brugada 综合征患者（C）。

（8）未发生心搏骤停，但有明确室速记录的 Brugada 综合征患者（C）。

（9）服用 β 受体阻滞剂期间有晕厥发作和（或）记录到持续室速的儿茶酚胺敏感性室速患者（C）。

（10）心脏结节病、巨细胞心肌炎或 Chagas 疾病（C）。

（三）Ⅱb 类适应证

（1）LVEF ≤ 35% 且 NYHA Ⅰ级的非缺血性心肌病患者（C）。

（2）有心脏性猝死危险因素的长 QT 综合征患者（B）。

（3）合并严重器质性心脏病伴晕厥，有创和无创检查均不能明确病因者（C）。

（4）有猝死史的家族性心肌病患者（C）。

（5）左心室致密化不全患者（C）。

（四）Ⅲ 类适应证

（1）满足以上Ⅰ、Ⅱa 和Ⅱb 类适应证，但不能以较好的功能状态生存 1 年以上者（C）。

（2）无休止室速或室颤患者（C）。

（3）存在明显的精神疾病，且可能由于 ICD 植入而加重，或不能进行系统的随访者（C）。

（4）NYHA Ⅳ级，不适合心脏移植或心脏再同步化治疗（CRT）的药物难以控制的顽固性充血性心力衰竭患者（C）。

（5）不合并器质性心脏病的不明原因晕厥，且无诱发的室性心律失常患者（C）。

（6）手术或导管消融（如合并 WPW 综合征的房性心律失常、RVOT 或 LVOT、特发性室速，或无器质性心脏病的分支相关性室速）可治愈的室速或室颤患者（C）。

（7）无器质性心脏病患者，由完全可逆因素（如电解质紊乱、药物或创伤）引起的室性快速性心律失常（B）。

2012 年，ACCF/AHA/HRS 虽然更新了心脏节律异常器械治疗指南，但在 ICD 适应证方面，因为没有新的关于一级预防和二级预防的临床研究推动指南更新，因此在此版指南更新中 ICD 适应证仍与 2008 年指南的推荐一致。而中华医学会心电生理和起搏分会作为中国心脏器械植入指南制订的主要学术机构，虽然也颁布了关于 ICD 适应证的建议，但基本参照上述 2018 年和 2012 年 ACCF/AHA/HRS 的心脏植入器械治疗指南中的 ICD 适应证推荐。

八、指南以外的 ICD 适应证

在临床实践中，仍有许多患者属于各类指南未详细涉猎的情况，对于这些患者是否需要植入 ICD，也有相关的临床研究和专家意见值得大家参考，具体如下：

如果患者符合 ICD 植入的Ⅰ类或Ⅱ类适应证，但患者存在肌钙蛋白异常且能够排除心肌梗死，如肾疾病、心力衰竭、肺栓塞、心肌炎、外伤或快速性心律失常等，仍然是推荐患者植入 ICD。

如果患者心肌梗死 40 天以内，在 DINAMIT 和 IRIS 研究中发现虽然 ICD 能够降低心律失常病死率及 SCD 的发生率，但却不能降低全因病死率。

因此对于心肌梗死 40 天以内符合以上适应证的患者应具体问题具体分析。如果心肌梗死后患者需要永久起搏（如高度房室传导阻滞 14 天未能恢复）且 LVEF < 0.35，为了避免二次手术，仍然建议植入 ICD；如果患者合并快速性室性心律失常如心室颤动或持续性室性心动过速在心肌梗死后 48 小时出现，并排除了缺血引起，且不能通过血运重建纠正的患者，仍然建议植入 ICD；患者在心肌梗死 40 天内 ICD 电池耗竭时，仍然建议更换 ICD。

第四节　埋藏式心律转复除颤器植入术后并发症及处理

心脏起搏治疗的并发症是指在起搏器患者的正常诊疗过程中出现的不良反应，并产生了一定的临床后果。ICD 作为一种特殊类型的兼有起搏、转复、除颤功能的植入型装置，因此除具有普通起搏器具有的并发症以外，尚具有其特有的并发症。并发症的产生可以与手术操作有关，也可以与起搏系统有关，甚至可以和患者本身有关。此外，并发症可发生在手术过程中，也可发生在 ICD 植入术后早期和晚期。具体并发症及其处理策略如下。

一、锁骨下静脉穿刺相关并发症

在 ICD 植入术中，最常用的静脉穿刺方法是 Seldinger 穿刺法，而采用的静脉途径主要为锁骨下静脉。由于锁骨下静脉的特殊解剖结构特点，其可能的穿刺相关并发症有：

1. 气胸　由穿刺误入胸腔刺破肺引起，也有个别患者也可因心房电极穿孔而致。这是锁骨下静脉盲穿的常见并发症。患者可表现为胸闷、气促等不适，个别患者可表现为胸痛，术中利用 DSA 设备进行 X 线透视可发现和诊断。少量气胸症状不明显可不必特殊处理，患者可自行吸收，必要时做胸腔负压引流，张力性气胸时应紧急处理。

2. 血胸　如血管穿刺时血管被损伤且有通道流到胸腔则可致血胸，单纯血胸少见，常为血气胸。患者症状视出血量大小、急缓、肺部压缩情况以及患者基本状况等综合而定，X 线透视和 CT 可确诊，血气胸一旦发生，后果较单纯气胸严重，必要时应

请胸外科医生协助积极处理。

3. 误入锁骨下动脉　则可见鲜红的搏动性血液流出，此时只要拔出针头，局部压迫大部分患者动脉穿刺部位可自行闭合，如果患者术中血压较高，可适当静脉使用血管活性药物降低血压，有利于穿刺部位止血。但切记不可在未明确进入锁骨下静脉前置入血管扩张鞘，否则一旦对锁骨下动脉进行穿刺点扩张后处理将十分棘手。这时盲目拔除血管鞘将可能发生灾难性后果。针对这种情况，一旦发现穿刺入锁骨下动脉并置入血管鞘后，应沉着冷静，目前有多种方法可以应用，如采用血管闭合器封闭锁骨下动脉破口，也可通过植入带膜支架覆盖锁骨下动脉破口，当然必要时仍然需要外科协助解决。

4. 锁骨下动静脉瘘　常由进针太深，穿过静脉而达动脉，形成通道引起，较少见，必要时需外科做修补术。

5. 空气栓塞　发生率 < 1%，因为胸腔在吸气时为负压，可不慎而吸入空气致肺梗死。患者可诉胸部不适、呼吸困难、咳嗽、烦躁甚至因循环障碍而出现昏迷。严重时可发生心搏骤停，甚至突然死亡。

6. 其他少见并发症　喉返神经损伤、血栓、胸导管损伤及臂丛神经损伤等。患者症状各异，因在术中注意预防和观察。具体预防措施包括：熟悉解剖结构及 X 影像特点，X 线指导下（必要时造影）分步前进，步步确认，认识解剖学标记变异。按照规范的手术程序操作，切记粗暴操作和未明确解剖结构下的盲目操作。

二、电极植入相关并发症

1. 心律失常　心律失常可能是由于 ICD 电极或导丝刺激心内膜引起，也可能是疾病本身所致，因为 ICD 植入患者本身就是心律失常高发人群。

如果 ICD 植入过程中发生房性心律失常尤其是心房颤动，这将影响心房电极参数的测定。因此，必要时需要采取直流电复律。对于术中发生心房扑动，许多患者可由心房超速起搏终止。如果术中出现频发室性早搏（室早），可停止手术操作以观察是否可操作相关，若术中出现持续性室性心动过速（室速）甚至心室颤动（室颤），常需要直流电复律。因为绝大部分 ICD 植入术后需要测试除颤阈值，因

此不推荐术中使用抗心律失常药物转复，否则可能影响除颤阈值测试结果。

2. 心脏或血管穿孔 永久心脏起搏器植入术中或术后发生心脏穿孔心包积液甚至心脏压塞的案例并不罕见，ICD 电极因为较普通起搏电极更粗，张力更大，因此相对而言更容易出现心脏穿孔，穿孔可出现在心房或心室游离壁，也可出现在房间隔或室间隔部位。患者症状的严重程度与穿孔部位，出血量大小以及患者基础疾病和其耐受性有关。静脉穿孔而并发心包积液或心脏压塞，一旦发生可参照冠状动脉穿孔的处理方法进行处理，如球囊的贴壁等、心脏或血管穿孔一旦发生并导致心包积液时，需要心包引流，出血量大时甚至需要紧急外科修补。

3. 电极移位 电极移位（含微移位）是起搏器植入术常见的并发症，常在术后 1 周左右发生，表现为起搏阈值或阻抗的改变。大的移位可通过 X 线检查发现，微移位只能通过起搏器程控来判断。如果无明显移位，只是起搏参数的一些变化而不影响起搏器功能，可能和微移位有关，也可能与术后心肌组织水肿有关，可严密观察后再做做处理。如果明显移位甚至影响起搏器功能，那么需要适时起搏电极重置。

4. 心外刺激 最常见的是膈肌刺激，是由膈神经受起搏电流刺激而引起的膈肌收缩。在 CRT（D）起搏器植入术中或术后最为常见，术中可通过调整起搏电极位置而避免，术后发生可采取起搏参数程控的方法避免，如许多患者可通过调整起搏输出和脉宽或改变起搏模式（双极变单极或极性变换）而达到满意效果，如果多种起搏参数调整均难以避免则需要再次手术调整电极位置。

5. 静脉血栓形成 起搏器术后静脉血栓形成并不少见，许多患者表现为起搏电极置入侧手臂肿胀甚至疼痛，部分患者可并发肺栓塞。因 ICD 电极较普通起搏电极更粗，因此静脉血栓形成概率更大。诊断有赖于患者症状和临床表现，超声检查可确诊，必要时可行 CT 血管造影。肝素和华法林抗凝几乎可以改善所有患者症状。一些患者症状的环节是由于抗凝药物的使用使血管再通，而有些患者则是静脉侧支循环的建立所致。

三、脉冲发生器相关并发症

1. 囊带血肿 起搏器植入术后常见局部淤血，无论面积大小，如果不继续扩大，可只进行加压包扎或进行观察。囊袋出血可引起囊袋血肿，容易导致囊袋感染，需非常小心。囊袋血肿的主要原因是术中伤及小血管而止血不彻底，另一原因是术前未及时停用抗凝药物。为避免引起囊袋血肿，首要的前提是术中彻底止血，如发现累及小动脉者必须结扎处理，另外术中使用电刀也可减少出血。

在实际临床实践中，有许多患者来不及停用抗凝药物或停用抗凝药物风险较高。因此，术中的操作显得更为重要，有人采用术中局部喷洒凝血酶和术后放置引流条来预防出血。我们的经验是只要术中注意止血，多不会引起囊袋出血的发生。一旦出现囊袋出血，建议尽量保守治疗，可采用加压包扎，沙袋压迫处理。如果囊袋张力不大，经观察无继续出血倾向，多数患者可以吸收。对张力过大，必须穿刺或切开引流者，一定要在严格的消毒下完成，避免发生囊袋感染。

2. 起搏器移位 脉冲发生器植入周围组织松弛、脉冲发生器固定不良或囊带太大等可能引起术后 ICD 移位。部分患者是由于 ICD 植入后发生旋弄综合征而致。如无不良影响可不予处理，如造成不良影响如电极脱位、起搏故障或影响生活，那么可考虑再次手术重新固定。

3. 皮肤破溃 起搏器植入后期，对皮下组织较少的患者可能会因为起搏导线和起搏器磨破皮肤的情况，主要原因包括：起搏器囊袋过小，造成皮肤张力过大，使局部血液循环差，导致皮肤坏死、破溃。这种破溃一旦出现可能会导致囊袋感染，需要紧急处理。因此，手术时必须注意尽可能深的使起搏器贴在胸大肌表面。

4. 旋弄综合征（Twiddler's syndrome） 是指患者有意识或无意识地旋弄置入的脉冲发生器，对起搏器连续的旋弄可导致电极导线的扭转缠绕，可引起电极导线断裂和（或）电极导线逐渐缩短并最终脱落。起搏器囊袋过大或皮肤松弛容易导致起搏器移位，均可导致旋弄综合征的发生。如果是由于起搏器移位或囊袋不合适引起旋弄综合征，则应重新处理囊袋。

5. 设备感染 随着心脏起搏器植入量的不断增加，设备相关感染的病例数也不断增加，虽然抗生素的种类越来越多，抗菌效能越来越强，但却未见起搏器植入患者设备相关感染率的逐渐降低，反而是随着起搏器植入量的增加，其感染发生率也曾逐渐增加趋势。简单来说，与起搏器植入有关的感染分为局部感染和全身感染，而局部感染处理不当又极容易转化为全身感染，造成严重后果。起搏器植入后一旦发生感染尤其是局部严重感染或全身感染处理起来十分棘手。因此，对起搏器植入术中的严格无菌操作以及术前、术后的规范管理显得十分重要。一旦出现囊袋局部红肿、疼痛，立即加强抗生素治疗。对囊袋破溃感染的患者，主要有两方面原因，一是囊袋过小，发生无菌性炎症和坏死继而破溃继发细菌感染；另一种原因则是细菌感染引发。多数情况下常需要对囊袋清创，起搏器严格消毒，甚至拔除电极，在对侧重新植入起搏器。少数病例可能会通过清创后在原部位再次植入而免于再次手术。全身感染主要是指继发于起搏器感染后的感染性心内膜炎，由于起搏系统均在右心系统，附着在电极上的菌栓主要遗留在右心系统内。根据感染细菌的不同，可表现为急性或亚急性感染性心内膜炎的临床表现，体栓塞的发生率很低。这些患者通过抗生素治疗而得以根治的较少，而且保守治疗的风险极高，因此需要拔除起搏电极并在充分抗感染治疗痊愈后对无菌起搏器进行重置。对于起搏依赖患者，在心内膜炎状况下，不可再植入临时或永久起搏器，这时可采取心外膜临时起搏以保护。

6. 起搏导线断裂或绝缘层破裂　电极导线断裂可发生在电极导线的任何部位，最常见于脉冲发生器近端、导线经常弯曲的部位，如三尖瓣水平及锁骨下转折等处。导线断裂与导线本身质量有关，也与植入技术或电极周围解剖结构相关。植入时锁骨下静脉穿刺点不能靠锁骨太近，避免锁骨对电极导线直接压迫，而且穿刺如果损伤锁骨骨膜，则会引起骨质增生而加重压迫。断裂时可发生起搏器突然中断，经 X 线摄片可明确诊断，对于 X 线无法发现的导线断裂或绝缘层破裂，可通过起搏参数变化来判断，前者主要表现为阻抗的显著增加，后者则表现为阻抗的显著降低，两者均可合并存在局部肌肉的刺激症状。不管是电极断裂或是绝缘层破裂，只要照成起搏器功能障碍，原则上均需重新植入电极导线，并反复测试各起搏参数。

总之，ICD 作为一种具备特殊功能的起搏器，它具有普通起搏器的功能和并发症，也具有其特有的并发症。并发症种类很多，但目前最为重要的措施仍然是预防为主，尤其是需要做好术前、术中和术后的管理，尽可能地减少并发症。熟悉心脏的解剖和影像学特点，严格的正规培训和规范操作是避免并发症的重要因素。同时，在临床工作中遇到并发症尤其是面临严重并发症时处理应沉着冷静，必要时要紧急通知其他科室（尤其是心胸外科）协助处理，以使患者的损失降到最低水平。

第五节　埋藏式心律转复除颤器的参数设置、程控和随访

一、参数设置和程控

（一）ICD 工作程序的设置

ICD 的工作程序包括快速心律的治疗和缓慢心律的治疗两部分。由于缓慢心律治疗部分实质就是起搏器的工作范畴，因此此处只介绍快速心律失常的诊断和治疗。

ICD 的主要工作原理是通过放置于心室的电极，感知到心内电图，检测到异常信号，判断出是否属于需要处理的心律失常事件，进而输出治疗（ATP 或除颤），并最后记录整个过程。因此，参数设置包括诊断设置和治疗设置。ICD 的设置需要考虑以下的内容：如何正确及时识别出 VT/VF 事件，并作出正确治疗；减少不恰当放电和不必要放电。主要通过三个方面的参数设定予以实现：合理的设定；精确地鉴别诊断；恰当的治疗策略（见图 22-15）。

1. 设置快速心律失常的诊断程序　通过设定 ICD 的自动感知灵敏度、VT/VF 区间设置、VT/VF 事件确认方式，以及鉴别诊断参数，从而正确识别和鉴别室速/室颤事件。

ICD 的感知是通过感知到 R 波后灵敏度递减的方式进行运作的，通常由 ICD 自动设置。感知灵敏度一般设置在 0.3mV；ICD 可根据感知事件或起搏事件，结合心室后空白期，自动调整感知阈值。感知也可以手动设置，根据 R 波感知情况和患者的病情特点，设置于 0.1 ～ 0.6mV 间。参数设定时，主要考虑使 ICD 良好感知室颤波、避免感知 T 波与起搏脉冲。

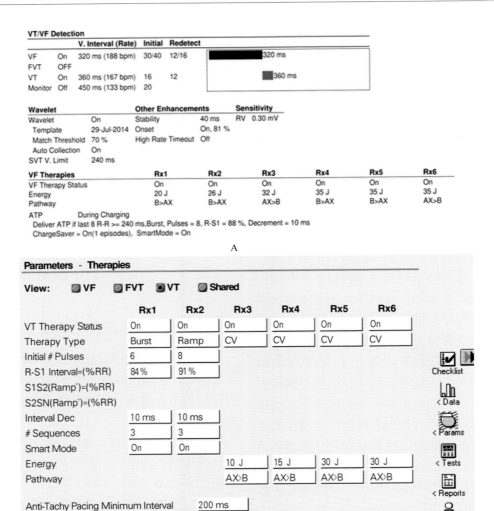

图 22-15　快速心律失常诊断与治疗的设置

A. 诊断方案，分为 VT 与 VF 区，分别定义了检测频率，触发的 QRS 个数，再发作时检测的 QRS 个数；以及与室上性心律失常鉴别诊断条件，分别为波形，稳定性，突发性。治疗方面显示了 VF 区的方案，包括六阵治疗的能量大小和方向，以及其中一阵 ATP 治疗；B. 显示了 VT 的治疗方案，共计 6 个治疗序列，前面两阵为 ATP 治疗，后面 4 阵为转复治疗

（1）设置工作区：根据患者快速心律失常发作及治疗特点，有时只设一个 VF 区；通常设 2～3 个工作区（1 个 VF 区、1～2 个 VT 区）。设置每个工作区的频率阈值：VF 一般为 250 次 / 分；VT 的频率阈值要比临床发作频率低 10～20 次 / 分（通常设于 150～180 次 / 分）；两个 VT 区的频率至少相差 20 次 / 分。再识别与初始识别频率标准相同。

（2）设置 VF 及 VT 的持续时间（识别间期个数，NID）：VF 的初始识别持续时间以 3～5 秒为宜，NID 通常为 18/24；VT 的持续时间可相应延长，NID 可选择为 16/24 至 30/40 间，根据病情确定（具体策略

下文再讨论）；再识别的持续时间要短于初始识别者。

（3）鉴别诊断参数：突发性、稳定性标准、EGM 形态学诊断：有可能发生窦性心动过速者加用突发性标准；有心房颤动病史者加用稳定性标准；形态学标准适用于所有室上性事件的鉴别诊断。

因为在 ICD 的不恰当治疗中，很大一部分是由于 SVT 引起的。从理论上来说，双腔 ICD 相比单腔 ICD 可以通过心房心室之间节律的关系，增加 ICD 对于 SVT 的识别，从而更好地鉴别出 VF 及 VT 事件，减少不恰当放电。

2. 设置快速心律失常的治疗程序　最初的 ICD

系统只有高能量除颤一种形式的治疗。而现代的ICD系统同时兼有高能量除颤、低能量同步转复、抗心动过速起搏（anti-tachycardia pacing，ATP）及抗心动过缓起搏等多种形式的分层治疗。

（1）VF的治疗程序：VF区通常只设电击复律。如果已做了除颤阈值测试，则设定第一次电击能量比除颤阈值高5～10J；如果未做测试，通常按经验设置为21J；为安全起见，从第二次开始使用最大电击能量；考虑到有时出现除颤不良，后面几次除颤可对调电击极性、调整除颤斜率等。由于发现VF区有一定比例的快室速，根据无痛治疗的概念，可以在VF诊断后，在充电的过程中，设置一阵ATP治疗（ATP during Charging），可能会在充电的过程中使快室速终止，从而减少一次放电的机会；即使ATP未能终止室速，随之而来的除颤能量也能终止它，安全得到保障。

（2）VT的治疗程序：按ATP-低能量电击复律-高能量电击除颤的阶梯治疗原则设置。低频率VT区有时只设"monitor"，只监控VT发作，不做治疗；或只设ATP；或设ATP必要时加用低能量电击。高频率室速区通常设定2～4阵ATP后，后备电击复律及除颤。180次/分以下的VT采用ATP方式终止的成功率较高。电击程序排在ATP之后，首次能量为1～10J；之后每次增加5～10J；第三次开始可用最大能量。

ATP参数及电击能量的设定最好以术前或术中电生理检查的结果为据。

（二）ICD的无痛治疗

1. 无痛治疗的定义和作用　电击转复除颤终止快速性室性心律失常、挽救患者生命疗效确切。

但同时，在ICD放电治疗时释放出的能量，常常令患者自觉"十分痛苦"，使患者发生心理问题和心理障碍，如恐惧、焦虑和抑郁发生率高达30%～50%，极少数甚至自杀。另外，电击还易导致心肌损伤，进而引起进行性左心室功能不全、心律失常易感性增加、电风暴，增加死亡风险。因此，既能减少电击又能保证疗效的治疗方式势在必行——ICD无痛性治疗应运而生。ICD无痛治疗主要是指抗心动过速起搏治疗（anti-tachycardia pacing，ATP），即通过ICD发放比室性心动过速频率更快的短阵快速起搏或程序刺激来终止室速，是现代ICD终止室速的重要治疗方法（图22-16，图22-17）。

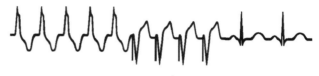

A

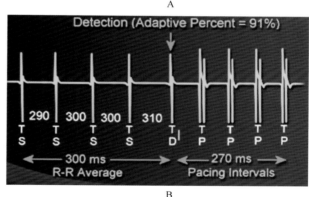

B

图22-16　ATP治疗

A. 心电图，提示室速检测后，给予一个序列的快速起搏，终止室速，恢复窦性心律；B. 示意图，检测到周长（CL）为300ms的室速后，ICD释放CL为270ms的Burst刺激，一个序列共4个触发脉冲

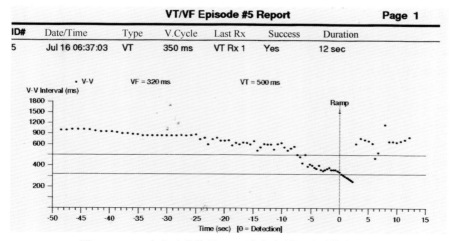

图22-17　一次室速发作及ATP治疗实例记录（散点图）

2001 年 和 2004 年 开 展 的 PainFREE Rx 和 PainFREE Rx Ⅱ研究共入选 ICD 置入患者约 850 名，进行了前瞻性、对照的关于 ATP 终止室速的随访研究，结果表明：在快速性室性心律失常事件中，快室速是常见事件，而室颤事件仅有 3% ～ 10%；ATP 终止快室速的有效率达 82%；同时，降低了 ICD 的电击率约 70%，而致室速加速的发生率仅 1.2%。PainFREE 的研究结果显示了 ATP 治疗确切有效且安全，总体有效率能达到 70% ～ 90%；同时，与直接电击相比，可明显降低患者痛苦，使患者生活质量改善，另外由于显著减少电击次数，减少了心肌损伤，避免了术后电风暴，降低了患者的危险性。因此，建议绝大多数 ICD 置入患者应先设定 ATP 治疗，是终止室速的首选治疗方式。

2. ATP 快速起搏方式

（1）猝发起搏（Burst）：常用检测到室速 RR 间期长度的 79% ～ 90%，为 S1-S1 的刺激间期进行猝发起搏（每阵快速起搏包含的脉冲数目多为 4 ～ 12 个，连续 3 ～ 5 阵），可简单描述为：阵内、阵间两不变（图 22-16）。

（2）扫描起搏（Scan）：扫描起搏时第一阵中的 S1-S1 间期常程控为室速 RR 间期长度的 79% ～ 90%，而随后的每阵 S1-S2 刺激中，依次递减 5 ～ 20ms（多为 10ms），最短 S1-S2 不少于 200ms。可简单描述为：阵内不变，阵间递减（图 22-18）。

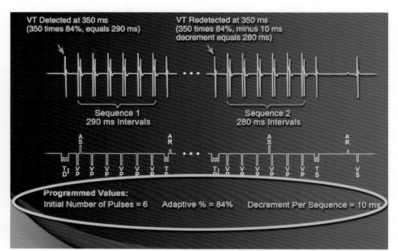

图 22-18　ATP 治疗，Scan. 设定两个序列的触发刺激，第一阵 CL 为 290ms 共 6 个脉冲；第二阵 CL 递减 10ms，为 280ms，共计 6 个脉冲

（3）递增起搏（Ramp）：是比扫描式 ATP 更积极的一种治疗。猝发刺激开始时的第一个 S1-S1 间期常程控为室速 RR 间期长度的 79% ～ 90%，然后阵内的 S1-S2 刺激间期的设定值依次递减 5 ～ 25ms（多减 10ms），最短 S1-S2 仍不少于 200ms。该刺激可发放一阵或多阵，而每阵的设置相同。可简单描述为：阵内递减，阵间不变（图 22-19）。

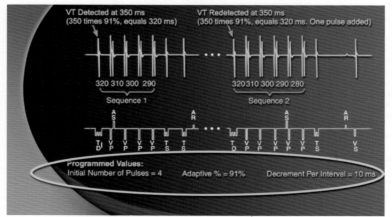

图 22-19　ATP 治疗，Ramp. 发放两个序列的刺激，阵内脉冲的 CL 递减 10ms

（4）复合起搏（Ramp+ Scan）：ATP 治疗中最激进的刺激方式，是递增起搏与扫描起搏的混合体，每阵中 S1-S2 刺激间期逐渐递减（如减10ms），每阵之间再次递减（如减 10ms），可描述为：阵内，阵间均递减（图 22-20）。

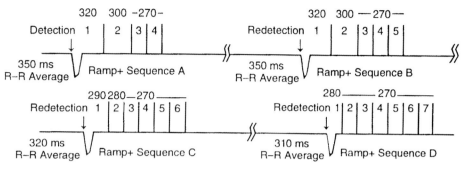

图 22-20　ATP 治疗，Ramp+ Scan

（三）优化程控策略，减少不必要放电

如何减少不恰当的治疗和不必要的放电？如何优化程控的策略？

既往研究者主要通过改变单腔 ICD 不同的复杂的算法来提高室上性或室性心动过速甄别的准确率；后来出现了双腔 ICD，人们寄希望于双腔来进一步减少误治疗。随着 PainFREE、ADVANCE Ⅲ、PROVIDE 等临床试验的开展，人们发现，适当延长检测时间、适当提高诊断频率、适当的 ATP 治疗次数等方法可以进一步地减少不恰当的治疗。但直到 MADIT-RIT 在 2012 年出现，我们发现可以更激进的优化程控的策略。

MADIT-RIT 试验是一个多中心的、随机、前瞻性研究，其目的是程控 ICD 仅在高室率治疗或延长监测时间是否会减少不适当放电及对安全性和死亡率的影响。来自全球 98 个中心的 1500 名患者，植入 Boston 的双腔 ICD/CRT-D，分三组进行程控（图 22-15）：常规程控组（A 组）：对心率 170 ～ 199 次 / 分的室速患者延迟 2.5 秒后治疗，对 > 200 次 / 分的室速延迟 1 秒治疗。高频率治疗组（B 组）：对心率 170 ～ 199 次 / 分的室速只给予监测，而对 > 200 次 / 分的室速给予 2.5 秒延迟后治疗。延迟治疗组（C 组）：对 170 ～ 199 次 / 分的室速监测 60 秒后如不终止给予治疗；心率 200 ～ 249 次 / 分的室速延迟 12 秒后治疗；

心率 > 250 次 / 分的给予 2.5 秒延迟后治疗。显然高频组对 200 次 / 分以下的 VT 不予治疗，以及延迟组在延迟 60 秒后才治疗的设置非常激进，甚至令人担忧，毕竟患者的基线资料 EF 平均值仅 26%，且有约一半的患者因心力衰竭植入的是 CRT-D。

平均随访 1.4 年，结果显示相对于 A 组，B 组和 C 组首次不恰当治疗的分别较少了 79%（$P < 0.001$）和 76%（$P < 0.001$），死亡率分别减低了 55%（$P=0.01$）和 44%（$P=0.06$），而首次晕厥的发生率却没有差异。B/C 组相对于 A 组，死亡率大幅度降低，这是出乎研究者意料之外的重要发现，推测可能和 B/C 组总 ATP 治疗（包括恰当治疗和不恰当治疗）和不恰当 shock 治疗的次数减少有关。已经有证据表明频繁的 shock 治疗会引起心肌损伤，增加死亡率。同样，相对于 A 组，B/C 组恰当治疗的减少主要表现为 ATP 治疗的显著降低（P < 0.001），这说明对于一级预防的患者，很多室性心律失常是非持续性的（C 组）或者是低频率的（B 组），可以自行终止或者是患者耐受的，是不需要进行干预治疗的，而且不会引起死亡率和晕厥率等的上升。说明通过参数优化，可以很显著地降低 ICD/CRT-D 的不恰当治疗，甚至减低了死亡率。这就为我们以后优化 ICD 和 CRT-D 的疗效提供了一个新的思路（表 22-1）。

表22-1　MADIT-RIT试验的分组

Arm A（传统组）	Arm B（高频组）	Arm C（延迟组）
Zone 1：	Zone 1：	Zone 1：
≥170 bpm，2.5s delay	170 bpm	≥170bpm，60s delay
Onset/Stability鉴别诊断	Monitor only	Rhythm ID鉴别诊断
ATP+Shock		ATP+Shock
SRD 3 min initial		SRD Off
Zone 2：	Zone 2：	Zone 2：
≥200 bpm，1s delay	≥200 bpm，2.5s delay	≥200bpm，12 s delay
		Rhythm ID鉴别诊断
Quick Convert™ ATP+Shock	Quick Convert™ ATP+Shock	ATP+Shock SRD Off
		Zone 3：
		≥250 bpm，2.5s delay
		Quick Convert™ ATP+Shock

二、ICD 的随访

植入 ICD 后的首次程控一般在植入后立即进行，以使 ICD 行使其功能。此后，要求进行规范的随访。我院常规随访时间包括：出院前 1 次；术后第 1 个月、第 3 个月各随访 1 次；由于 ICD 相对于起搏器的特殊性，以后一般 3～6 个月随访 1 次；如果有特别情况，如遭遇电击、再次发生晕厥，要求患者立即随访。到达预计的使用年限后，则缩短随访时限。

新近出现的带有远程监测功能的新型 ICD，可以将 ICD 工作状况定期传至分析中心，从而减少了到医院随访的要求。

（一）随访的目的

随访的目的是确定患者和 ICD 情况是否良好。

具体包括：确定患者从威胁生命的室性心动过速中得到保护；确定 ICD 功能正常；调整 ICD 参数，优化临床治疗，使 ICD 应用效果最佳；对可能需要的干预治疗进行评估，包括更换 ICD（电池耗竭）或由于患者病情发生改变而需要调整 ICD 参数、药物治疗和其他治疗等；了解有无 ICD 相关的并发症，包括感染、血肿、血管内栓塞、电极导联折断与脱位、局部漏电、误感知与失感知、除颤及起搏的阈值变化、错误治疗与治疗失败等；追踪患者的情况，解答患者的问题，提供帮助和教育；保存 ICD 随访的记录。

（二）ICD 随访步骤

ICD 随访步骤见图 22-21。

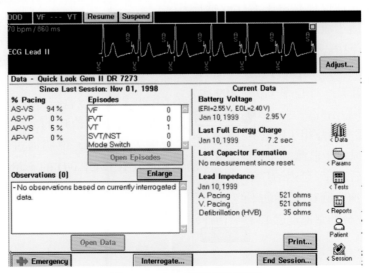

图 22-21　ICD 随访概况页面

1. 从厂家和工程师的角度，一次 ICD 的随访包括如下情况（以美敦力 ICD 为例）：

（1）连接体表 ECG。

（2）询问 ICD。

（3）回顾 FastPath 小结界面，有助于我们快速了解患者情况（图 22-16）：电池状态和上一次最大充电时间；AP% 和 VP%；模式转换 % 和 AMS 发作；心房 / 心室起搏导线阻抗和除颤导线阻抗；回顾发作（事件）详情和存储的 EGM，打印需要的发作事件。

（4）观察实时 ECGs/EGMs，调整 ECG/EGM 位置、源、配置或增益。打印实时 ECG/EGM（如需要）。

（5）测试：进行心室信号振幅和心房信号振幅测试；进行心室夺获阈值和心房夺获阈值测试；高压阻抗（除颤环路完整性）测试（可选择）；进行远场心室感知和 T 波过感知测试（可选择）；更新模板（如需要）。

（6）打印报告：选择小结报告、实时测量趋势、心动过缓诊断；打印后清除诊断；在打印报告上注明重要信息（可选择）；如改变了某些参数，则再次打印实时 ECG/EGM（如需要）。

（7）结束随访。

2. 而从医生的角度，一次完整的随访还包括如下步骤

（1）询问病史、体格检查：对于 ICD 安置术后的患者，常规随访应该询问有否发生电击、心慌、晕厥先兆 / 晕厥、治疗方案的变化（主要指抗心律失常药物）以及心力衰竭、心肌缺血症状的好转与恶化等情况。同时，还应注意做体格检查，检查囊袋处的皮肤，观察囊袋周围处皮肤的质地，有无红肿、渗液及破溃，及时发现囊袋感染等情况。仔细的体检还能发现一些新的体征，如新出现的三尖瓣反流、心力衰竭加重等。大量的调查结果显示，60% 的患者认为 ICD 改善了他们的生活质量，但有报道 30%～50% 的患者存在一些负面效应，如恐惧、焦虑、抑郁、性功能减退等。尤其易见于 50 岁以内的年轻患者以及经历过电击的患者，这些心理反应使患者情绪紧张，对电击恐惧，反而使心律失常更易发生。因此，患者对 ICD 的治疗尚需要一段心理适应的过程。

（2）与 ICD 程控的结果建立联系：随访 ICD 时，根据询问的有关病史，包括有无 ICD 治疗及治疗时的感受、药物治疗的内容，对比查询到的 ICD 存储资料，包括初始的参数设计及新出现的相应的心律失常事件，以判断 ICD 的诊断和治疗是否正确，是否足以解释患者的症状（图 22-22）。

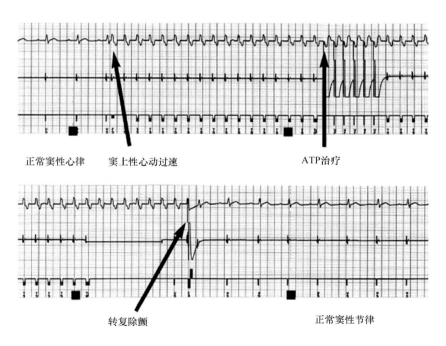

图 22-22　一次室速发作及治疗记录（腔内电图）

（3）调整治疗方案：根据患者的症状和程控结果，随访医生已经有了基本判断。如果出现了新的严重的室性心律失常事件，如多次室速、多次ATP治疗、多次电击除颤，甚至出现"电风暴"，必须予以重视，应判断心功能状态、是否出现新的心肌梗死、病情恶化，应住院以策安全。治疗方面可能需要加强药物控制、调整药物方案，必要时行射频消融治疗以消除频发的室速。有时是因为患者擅自减药或停药导致事件发生，这时需要加强教育并重新应用药物，并加强随访。随访中也常见"误感知"和"误治疗"，特别是患者发生室上性事件时，这时需要加强患者管理、药物治疗和调整ICD参数。

（4）调整ICD参数：根据病情的需要，ICD参数需要做出调整。如因为室上性事件而导致了误治疗，可以适当提高识别频率、延长识别时间、增加QRS数量、打开辅助识别参数如区间稳定性（适用于识别房颤）、突发性（适用于识别窦性心动过速）、QRS形态（适用于所有的室上性事件的鉴别）。如圣犹达公司的ICD，在VT识别区，可以设置为三者中的任何1个、3个中的2个、全部都符合条件时，分别诊断室速事件。当选择"If All"选项，要求3个辅助参数都符合条件，才诊断为室速。这样可以更严格的区分SVT和VT，避免不必要的治疗。有时患者因为出现了真正的VT事件，但心率比较慢，因为原来设置的VT识别频率过高，未能识别因而未做出治疗，导致了事件发生，可以重新调整识别频率。有时患者仍清醒时已经出现了电击，频繁的治疗使患者出现心理障碍，可以延长识别时间和QRS个数，使治疗延后。

（5）患者和家属的教育：随访过程还包括对患者和家属的教育过程。有些患者不清楚自身的病情；有些患者不知道应该长期用药；有些患者擅自减药和停药；有些患者不知道事件发生时怎么办；还有对ICD与日常生活中各种活动的关系、ICD治疗后出现的心理问题等，都需要在随访时做出相应的说明。

（三）患者教育

患者可能提出的问题包括以下内容。

1. 因为我接受了ICD治疗，我是否要限制体力活动？ 植入后的2周内，不要使植入侧的肢体抬高超过头部。植入后的6周内，不要过于剧烈地运动、游泳、高尔夫、乒乓球和举重。6周后，如果身体允许，可以恢复正常的活动。

2. 我能参加各种运动吗？ 应当避免接触性运动（篮球或足球），但这不是因为运动量过大。粗暴地撞击植入部位会损伤ICD。拳击也是要避免的；ICD植入者能像手术前一样行走、慢跑、玩高尔夫、乒乓球、从事园艺等。

3. 我能游泳吗？ 尽管许多ICD患者能游泳，但还是要具体情况具体分析。水不会导致ICD损害。毫无疑问，患者能洗澡和在水中进行有氧运动，但是，有多次发作和电击的患者应避免在水中运动，因为患者可能在深水中发作心动过速并接受ICD电击治疗，可能溺水而死。

4. 如果被电击，我该怎么办？ 无论何时受到电击，患者应该给医生打电话。如果在短时间内受到2次电击，患者应该去医院进行检查。应该程控查询ICD，回顾储存的心内电图以确定电击的原因。

5. 如果连续被电击该怎么办？ 如果患者在短期内被电击3次或3次以上，应该寻求急救帮助。

6. 电击时有什么样的感觉？ 接受ICD电击治疗的患者有不同的描述。一些患者虽然受到高压电击，但并不伴有不适症状或症状轻微。而另一些患者说电击像是在他们胸口上狠狠地踢了一脚。可能大部分患者的反应介于两者之间，他们的确感到疼痛。

7. 植入ICD后能开车吗？ 在没有得到医生允许的情况下，不要开车。许多地方禁止植入ICD的患者开车。主要考虑发作和电击可能发生在驾驶中，这不仅有害于患者，而且还威胁到乘客和其他人的生命。如果近期有室速或室颤发作，3个月内不能开车；如果发作频繁，应该避免驾驶。这可能带来许多不便，但是对于患者本人及他人的安全是至关重要的。

8. 我能旅游吗？ 如果医生认为你非常健康，当然可以旅游。切记随身携带ICD卡，当通过机场和安检时出示，可避免接受金属探测器的检查。大部分机场安检人员知道怎样处理起搏器和ICD患者的安检，能保证患者接受快速和高效的安检。

9. 我能使用微波炉吗？ 可以。大部分家用电器不会对ICD产生干扰。

10. 我需要告知其他医生关于ICD的事吗？ 当然应该告知医生、牙医、健康护理医生及其他相关人员，你已植入 ICD。随时随地携带 ICD 卡。

11. 我能从事性生活吗？　如果 ICD 患者身体情况允许可以进行性生活。

三、小　结

医生应该对植入 ICD 的患者进行系统的随访，确保在患者需要时，ICD 能给予安全有效的治疗。另外，ICD 系统化随访帮助优化其工作模式，并帮助患者在需要时接受 ICD 治疗。现代化的自动随访模式使随访更快、更方便，同时确保不会遗漏随访内容。通过随访，医生应该确定患者的疑虑得到解答，并能接受合适的 ICD 治疗。

ICD 随访目的在于确定 ICD 的功能正常，以保证患者安全。

随访能提示医生 ICD 哪里需要再程控，并提醒他们可能存在的严重问题（例如电极损坏）。

程控能确认 ICD 的特征，向医生显示新的事件情况，并提示潜在的危险（例如电池低电压、电极阻抗超出正常范围）。

实时测量提供关于振幅、阻抗和电池电压等遥测数据。

因为电极阻抗大范围波动（即使阻抗仍在正常范围内）提示电极有问题，应在每次随访中测量并比较电极阻抗。

实时腔内电图显示目前患者和 ICD 工作的状态，心内电图所示的是真正 ICD 所感知到的心脏电活动。

应在每次随访中进行，以保证起搏输出电压能有效持续夺获心脏。

高压电极完整性检测应该定期进行，以确保高压电极功能良好。

在随访后，医师应该打印报告并记录在随访记录中，并应该打印出这些信息。

随访是一个很好的对患者实施宣教的机会，并解答他们关于治疗方面和植入 ICD 后生活方面的问题。

（雷　娟　陈样新　袁沃亮　王景峰）

第六节　埋藏式心律转复除颤器的故障识别及处置

ICD 有不恰当的工作表现、有治疗的失误，或说 ICD 存在问题，都可以理解为出现故障，这里可能存在不同的理解。狭义的故障一般指 ICD 电极故障，通常涉及感知、起搏和除颤的障碍，与电极磨损、断裂、穿孔等情况相关，需要对电极做出处理；而广义的故障，则包括所有的功能障碍，可以分为两大类，一是当患者需要时，ICD 未能发放恰当的治疗；二是当患者不需要时，ICD 发放不恰当的治疗。这里除了电极问题外，还涉及很多程控方面的问题。

下面就这两方面做出探讨。

一、关于电极导线障碍

（一）ICD 电极导线障碍的定义、发生率

根据 2009 年 HRS/ACC/AHA 电极导线规定及指南，其将电极导线功能障碍定义为电极无法达到其特性或无法如预期工作。不论何时，电极导线功能故障需经由实验室分析来确定。

ICD 电极导线功能障碍的发生率在不同文献中的数字差异很大，而且随着使用年限的增加而增加。Rauwolf 等报道 ICD 导线功能障碍发生率为 1%～5%。Eckstein 等对于 1317 名 ICD 植入者的随访中，发现 ICD 电极导线障碍率为 1.8%（3 年）、2.5%（5 年）和 4.6%（10 年）。

ICD 系统由脉冲发生器、电极导线、人体组成。所有涉及这几方面的情况，都可能导致电极导线功能障碍（图 22-23～图 22-25）。在急性期，可能出现导线连接不良、导线脱位、穿孔；而慢性期，在导线长期受压部位容易出现导线断裂（通常显示导线阻抗增高）、导线绝缘层破损（通常显示导线阻抗降低），最常出现的部位位于：导线缝合处、第 1 肋间与锁骨夹角、导线体长期受压部位。

Eckstein 等报道，ICD 电极导线功能障碍及占比为绝缘层损坏 26%，干扰过感知 24%，电极断裂 24%，无法通过程控避免的 T 波过感知 13%，其他（电极间噪声干扰、阻抗不稳定、R 波降低、失夺获等）占 13%。

（二）电极导线异常的诊断和处理

ICD 电极导线功能障碍的发现主要通过四种途

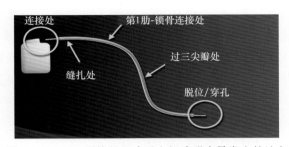

图 22-23　ICD 系统的组成及电极障碍容易发生的地方
分别为：脉冲发生器与电极连接处；缝扎固定电极处；第 1 肋骨与锁骨
交界处；过三尖瓣处；电极头端（脱位与穿孔）

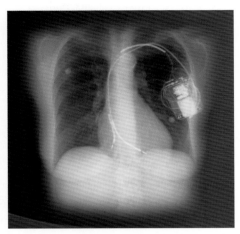

图 22-24　常规程控发现 ICD 电极无法感知及起搏，X 线发现 ICD 电极脱位

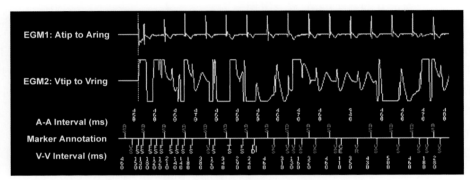

图 22-25　ICD 植入后 3 年，因连续多次放电而随访
程控发现 ICD 感知不稳定，伴阈值升高，间歇性失夺获，阻抗升高。提示电极断裂可能

径：①机器预警导线功能障碍：ICD 可通过电极完整性（起搏、除颤阻抗异常变化，及异常 R-R 间期）预警电极导线障碍；② ICD 不恰当电击后随访，回顾电击事件的腔内图，可以了解发生事件的情况；③常规随访中发现导线参数异常：通过程控界面上事件、电极阻抗、感知、阈值等信息可以发现导线参数是否异常。如果绝缘层破损，电极阻抗异常降低。导线断裂，电极阻抗异常升高；④远程监测发现导线参数异常：随着远程监测在国内外的应用，可以帮助尽早识别电极导线功能障碍。远程监测可以提供阻抗变化、腔内心电图、非生理性电信号，预示导线功能障碍。

发现电极导线障碍后，需要明确导线功能障碍原因。可以通过检查囊袋（推压观察 EGM）、局部肢体活动、Holter 检查、胸片、心脏超声、程控等进行确定。但是，不论通过哪种途径识别导线功能障碍，都必须通过 X 线片或返回公司进行检测，确定是否导线功能障碍。

处理方法包括：①保守治疗，特别是起搏器依赖患者，ICD 一级预防患者、无室性心律失常治疗，手术风险很高的患者，手术造成的死亡率超过即使电极导线功能障碍所造成的伤害；②导线复位或更换，特别是电极导线功能障碍风险可能致患者死亡或严重伤害；③ ICD 程控。

二、关于 ICD 功能障碍

（一）ICD 未能发放恰当的治疗

考虑到 ICD 可能时刻决定着患者的生命安全，因此，当患者发生心脏事件需要 ICD 治疗而 ICD 却未能发放恰当治疗，这是一个非常严重的问题。

问题出现后，应尽快了解患者病史及 ICD 参数设置；了解患者目前的病情是否恶化（是否有新的心律失常）、用药情况（是否用了新的抗心律失常药物），以及发生"未治疗"时患者在做什么。程控很重要，因为 ICD 可能只是按照程控要求进行工作（工作正常），但其按原参数发放的治疗并不能满足患者病情变化的需要；也可能已经出现了明显的电极异常情况。

这时，可能出现了如下的情况。

（1）病情变化，原来所设置的频率高于患者室速的实际频率。特别是在应用抗心律失常药物后，患者再发作室速时可能频率降低，因此 ICD 虽然按照原有的程控参数工作，但并未能适合患者病情的需要。例如，ICD 原来设置的室速识别频率低限为 160 次 / 分，而患者发生频率为 150 次 / 分的室速时即出现了显著的症状，按照设置的参数，ICD 无法识别此时的室速。这时，需要更改其参数设置，使 ICD 能识别该频率的室速。

（2）ICD 感知不良。当电极局部心肌炎症、充血、水肿及药物影响等因素存在时，可导致 R 波振幅降低。此外，当出现导线移位、断裂、绝缘层破坏等机械故障时，也可出现感知不足。此时，需要确认感知灵敏度的设置是否正确。必须通过程控仪重新测试参数，并进行参数的相应调整，必要时更换 ICD 及导线或重新植入。

（3）是否设置了鉴别诊断功能。有时为了对 SVT 做出鉴别，应用了多重的鉴别诊断功能，而鉴别诊断功能的复合应用可能延迟或抑制了室速的诊断，进而抑制治疗的发放。应明确并非所有的鉴别功能都适合所有的患者。应详细检查、评估这种功能是否恰当，可以将其关闭。

（4）仔细检查设置的治疗方案，如果设置了 ATP 治疗，应明确其终止室速的效果。虽然 ATP 是终止室速的重要方法之一，但其并非对所有患者有效。检查是否有必要设置加强的 ATP 治疗方案；或减少 ATP 治疗次数，尽早加入低能量转复或除颤设置（图 22-26）。

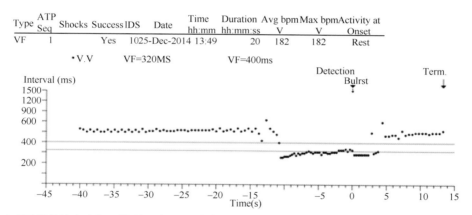

Type	ATP Seq	Shocks	Success	IDS	Date	Time hh:mm	Duration hh:mm:ss	Avg bpm V	Max bpm V	Activity at Onset
VF	1		Yes		1025-Dec-2014	13:49	20	182	182	Rest

图 22-26　VF 时（可能是快室速），给予一阵 ATP 治疗（ATP during charging），未能终止事件。最终以除颤方式终止

（5）检查电极情况，因为 ICD 的起搏和除颤电极异常可能是 ICD 治疗失误的根源。需要仔细回顾程控的主界面，了解电极的感知、起搏阈值、起搏阻抗变化趋势、除颤电极阻抗，这可以反映电极的完整性；必要时应行 X 线检查确认导线是否有断裂、破损、打折或其他问题。一旦查明问题的原因，临床医生应立刻采取措施加以纠正。这些措施包括调整参数，告诫患者应注意的事项（例如，避免进入高干扰环境等），必要时更换损坏的电极。

（6）电转复或电除颤无效：电转复和电除颤是 ICD 的最重要功能，是最后一道防线。同步电转复所用电击能量一般在 5 ～ 30 J。同步电转复成功率为 52% ～ 62%，但也有 8% ～ 14% 的电转复治疗使室速加速恶化为室颤频率。此时 ICD 即进入自动除颤治疗。高能量电复律的最大能量一般为 36J，有些产品甚至 42J，疗效确切，绝大程度可确保患者安全。

但 ICD 除颤也有失效的时候。作为 ICD 最重要也是挽救生命最后手段的电击功能，如果失去作用，那后果不堪设想。电击无效常见的原因是阈值升高。阈值升高影响因素很多，心肌缺血、心功能下降、电解质紊乱、药物影响，均可能导致阈值升高。此时，ICD 提供了一些选择，有助于改善电击效果：如改变电击方向、程控除颤的斜率和脉宽等；增加外加除颤线圈；必要时更换更大除颤能量的 ICD。其他措施包括：加强治疗原发病、加强抗心律失常药物、必要时射频消融室速（图 22-27）。

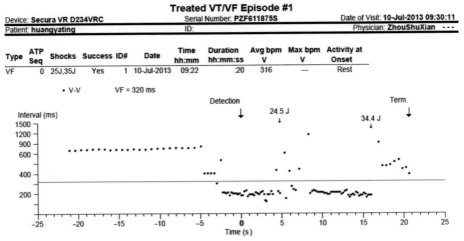

图 22-27 VF 事件检测后，ICD 以 25J 除颤，未能终止，再检测 VF 仍成立，然后以 35J 除颤成功

（二）ICD 发放不恰当的治疗

不恰当的治疗指当患者不需要时 ICD 仍给予电击治疗。虽然不恰当治疗的后果可能比不治疗轻，但其仍然是危险的。高电压除颤使患者感到痛苦、令人不安。经常的不必要放电可造成患者巨大的心理压力，甚至创伤。不恰当治疗还消耗 ICD 电量，以至于当患者真正需要复律除颤时，ICD 电池已耗竭。电击还影响心功能，加重心肌损害。因此，ICD 发放不恰当治疗应引起临床医生全面的重视。

了解患者病史很重要。阵发性室上性心动过速是引起 ICD 不适当放电的最常见原因之一。患者是否有严重的房性快速性心律失常，伴随快速心室率，尤其是房颤和房扑。房性快速心律失常常逐渐进展，突发于既往无心动过速病史的患者。室上速和窦速的出现，有时是病情的加重，有时是因为患者未控制体力活动，导致自身心率过快。

对于了解 ICD 发放不恰当的治疗的患者，同样的，了解患者病史和 ICD 的参数设置非常重要。这时，可能出现了如下的情况：

1. 室速与室上速鉴别功能未打开　这时对室速的判断的标准只有唯一的心率，而 SVT 发作时很容易达到室速的频率。这时只需要根据患者的情况，设置恰当的鉴别功能即可。如患者出现房颤，则打开"稳定性"功能（图 22-28）。

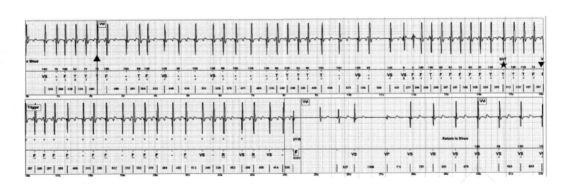

图 22-28 单腔 ICD

患者为快速房颤发作，开始时平均心率达到 VT 检测频率，经过鉴别，考虑为 SVT；但后来频率增快，达到 VF 区间（平均心率 188 次 / 分），最终诊断为 VF，给予除颤治疗

2. 虽设置了形态学的鉴别诊断，但模板未及时更新　患者 QRS 波群形态发生变化，而模板没有及时更新时，ICD 可能将这种新的正常 QRS 波群认为是室速。这时需要及时更新模板，可手动更新。

3. 心动过速识别频率过低　ICD 会在患者没有症状时发放电治疗（例如，终止心动过速的频率设定为 160 次/分，但患者发生低于 190 次/分的心动过速时无症状）。

4. 心动过速识别过早，治疗过快　按照 Pain-FREE、ADVANCE Ⅲ、PROVIDE、MADIT-RIT 等临床试验结果，延迟治疗会减少不恰当治疗，增加生存率。具体见 ICD 的设置部分内容。

5. ICD 未进行分层治疗　如对慢频率室速进行电击除颤，未积极使用 ATP 或低能量转复等。具体见 ICD 的设置部分内容。

6. ICD 过感知，ICD 识别了并不存在的心律失常　ICD 感知过度可以分为两类：①误感知了心腔内的电信号，这包括生理性的 T 波、P 波、R 波双重计数；②误感知了心腔外的电信号，生理性因素包括肌肉电位和膈肌电位的感知；非生理性因素包括：误感知来自 ICD 自身的电信号，这包括电极导线磨损所致绝缘层破裂、电极断裂和电极与机身之间连接不良；另外一类非生理性因素是来自体外的电磁干扰，如电刀应用、MRI 检查、体外震波碎石等。

如果产生双倍计数，除颤治疗所存储的心内电图会有标记。阅读 ICD 腔内电图，可以识别出是哪类型的双重计数。如果是 R 波双重计数，可将心室后心房空白期延长，使远场电位落入空白期，避免误计数。对于 T 波过感知，可以通过降低心室感知灵敏感，或使用一些特殊功能，如圣犹达的 decay-delay 功能，能避免 T 波多计数。但 T 波双重计数大多由于 R 波振幅明显减低所致，有时程控很难奏效，必要时需要更换电极（图 22-29）。

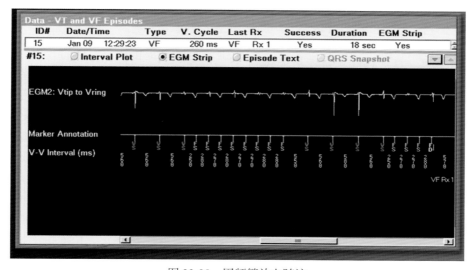

图 22-29　因频繁放电随访

程控提示 T 波过感知，双重计数。导致频繁记录快速事件，反复除颤

询问病史，可以了解患者所处的环境是否有潜在的干扰源（金属探测器、高压区、工业磁铁、磁共振、手术电刀、康复治疗）。应教育患者注意避免类似干扰。

此外，当出现导线故障、螺丝松动、电极脱位等情况，也能导致 ICD 在无心动过速时误感知并进行治疗。此时，必须通过分析 ICD 参数和腔内心电图，结合体表心电图、X 线透视等方法，以找出原因并进行针对性解决。

三、小　　结

ICD 治疗失误有两个主要原因：应放电时 ICD 没发放治疗（患者有症状发作）或 ICD 发放不适当的治疗。患者可能伴随有症状。

系统故障放电时要询问病史，检查 ICD 的诊断，检查感知，确认参数设置，检查可能的电极问题。

如果电极破损、断裂、打折、移位或绝缘层破裂，ICD 可表现为各种各样的问题。这些问题包括不发放治疗，治疗不充分和感知不良。导线问题通常需要植入新的电极，损坏的电极通常废弃，必要时拔除。

如发放治疗但无效，可能是患者的除颤阈值发生了改变。在这类病例中，增加治疗的能量输出是有效的。

室速时不发放治疗的最常见原因是心动过速识别频率设置得太高。

室上速是不恰当治疗最常见的原因，室上速鉴别诊断标准能有效地避免 ICD 误放电。

干扰或暴露于噪音环境能引起 ICD 双倍计数（发放不恰当的治疗），抑制治疗发放，甚至使 ICD 失活。

如果由于慢频率室速使患者接受高能量电击，应考虑 ATP 治疗。

第七节 全皮下植入式心脏转复除颤器

心源性猝死（SCD）是心血管死亡的首要原因，占西方国家的50%。自从1980年首次植入式心脏复律除颤器（ICD）应用于临床后，即成为预防SCD的主要手段。通过ICD植入后的一级预防和二级预防治疗，明显减少了SCD的发生，特别是心力衰竭和低左室射血分数（LVEF）的患者。

经静脉植入ICD（TV-ICD）的治疗技术在过去30年得到了迅猛发展。现代ICD除具有出色的诊断和治疗功能以外，还兼有远程监测和核磁兼容功能，适用于越来越多的复杂临床情况。

尽管ICD具有出众的诊断和治疗功能，但是电极导线经心内膜植入，静脉植入途径仍然是ICD植入技术的短板。即使熟练的植入者，相关围术期并发症（心包穿孔、心脏压塞、心脏瓣膜损伤、气胸、血胸和动静脉瘘）的发生率在3.5%左右。绝缘层和导线功能异常约占ICD植入8年后功能异常的40%，特别对于年轻喜欢运动的患者，高强度运动或活动加速了对导线的损伤和血管腔的影响。更有甚者，近几年发生了由于ICD电极导线本身技术故障而召回的事件。

随着人口老龄化和ICD植入患者预期生存寿命的增加，ICD更换次数增加，这些都增加了ICD感染的发生率。一旦发生感染，无论是局部或全身，感染电极的拔出将不可避免，即使对于有经验的术者而言，电极拔除相关并发症的发生率仍然可达1.8%。

因此，不经心脏和血管腔内植入导线的全皮下心脏复律除颤器（S-ICD）顺应了这一潮流，避免了上述经TV-ICD的缺陷，为ICD的治疗带来了革命性的变化。

一、全皮下植入式心脏转复除颤器的机制

（一）全皮下植入式心律转复除颤器发展史

全皮下植入式心律转复除颤器（S-ICD）最初是由美国Cameron Health公司研发的新一代ICD，其所有的装置组件均仅植入于皮下并避开了心脏及血管系统。其研发的基本原则是：①降低或消除因使用经TV-ICD导线造成的死亡率。②提高ICD在心脏节律鉴别和操作复杂性等基础方面的水平。③通过简化植入、程控和随访的程序，提高医疗服务提供者为患者提供ICD治疗的效率，包括减少X线照射和射线防护的需求、可预估的植入时间、简单的程控随访界面、自动设置、快速程控随访以及移除方便等。第一代S-ICD于2009年获得CE认证，并在欧洲上市。Cameron Health公司随后于2010年开展了IDE研究以及EFFORTLESS注册中心研究；并于2011年开展了首个随机对照试验PRAETORIAN研究，2012年波士顿科学公司收购了Cameron Health公司。同年9月，第一代S-ICD获得美国FDA认证并于美国上市。2015年，ESC指南推荐将S-ICD用于SCD预防（Ⅱa类推荐），并且Emblem S-ICD（二代）于美国和欧洲市场开始应用。2016年，兼容MRI的Emblem S-ICD（三代）于美国和欧洲市场上市使用。

S-ICD系统的技术应用至今，全球已累计植入超过28000例。国内自2014年12月首例植入以来，目前已植入12例。

（二）S-ICD 系统的生理基础

1. S-ICD系统的设计目的 S-ICD系统与传统ICD系统具有相同的功能，即转复患者恶性心律失常事件。S-ICD的设计目的：通过不接触心脏和血

管而降低植入风险；在S-ICD电极不因心跳而弯曲或移位的同时，减少导线故障率；通过精确识别心房颤动/室上性心动过速（AF/SVT）和室性心动过速/心室颤动（VT/VF），减少不恰当放电；通过使用解剖标记或X线透视进行定位；为不能耐受经TV-ICD的SCD高危患者提供更广泛的接受ICD治疗的方法。

2.S-ICD系统的研究证据 S-ICD系统通过一个脉冲发生器和电极组成的除颤系统来实现的。Brady等为78例患者测试了四种S-ICD系统的配置。研究发现，对诱发出的 VT/VF进行转复最优化的配置是胸骨旁电极和胸部左侧壁脉冲发生器组合（图22-30）。

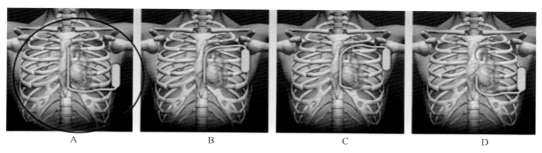

图 22-30 四种 S-ICD 的系统配置，A 图为最优化配置

但应注意，在最优化的系统配置中，心脏位于远端电极和脉冲发生器之间。研究人员为 49例患者进行测试优化感知配置，来确定皮下除颤阈值（DFT）。研究发现，优化配置在终止诱发的VT方面和TV-ICD的效果一致。S-ICD系统除颤所需能量维持在 36.6 ± 19.8 焦耳（J）。从线圈至机壳的电击能量约为 35J，比TV- ICD所需能量高。

S-ICD系统捕捉的高分辨率ECG，与体表ECG信号类似。S-ICD系统通过三个远场感知向量形成皮下ECG：主要感知向量（primary）：近端感知环到脉冲发生器表面；次要感知向量（secondary）：远端感知环到脉冲发生器表面；第三感知向量（alternate）：远端到近端感知环（图22-31）。

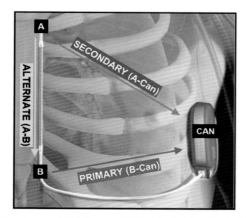

图 22-31 S-ICD 系统的三个远场感知向量。主要感知向量（primary）；次要感知向量（secondary）；第三感知向量（alternate）

3.S-ICD系统与传统ICD系统的对比 传统ICD

的植入中，电极导线经静脉最终植入心脏，所以相关静脉并发症一直是临床的关注点。Danish注册研究显示高达15%的ICD患者在植入后的最初6个月存在较高的并发症风险，主要并发症包括：导线相关问题、感染、心脏穿孔、气胸。相对的，由于S-ICD整个植入过程中，所有的装置和组件均仅植入于皮下，不会发生大部分传统ICD植入术中所发生的并发症。

START研究是一项前瞻性、多中心研究，直接比较了S-ICD系统与单腔或双腔TV-ICD系统对心电信号的敏感性和特异性。START研究患者平均年龄是 60 ± 12 岁，78%是男性。平均左室射血分数（LVEF）是31%，30%患者基线QRS宽度>120ms。在植入的所有患者中，79.7%是心脏骤停的一级预防，20.3%是二级预防。64位符合START研究测试时的标准患者中，出现了96个心律失常事件，50个事件未予电击，46个事件给予了电击治疗。

START 研究显示S-ICD与TV-ICD相比敏感性方面是等效的，特异性方面优于TV-ICD。START研究比较了S-ICD系统和三个来自于波士顿科学、美敦力、圣犹达医疗出品的TV-ICD系统，对比了其敏感性以及特异性（表22-2）。所有的ICD系统，包括S-ICD，均成功转复了100%的诱发的VT/VF事件，证实了S-ICD系统的敏感性TV-ICD一致，S-ICD的正确识别率高于98%，展示出S-ICD系统的特异性（节律鉴别）相比TV-ICD要高（单腔设备为76.7%；双腔设备为68%）。

表22-2 TV-ICD系统与S-ICD系统特异性比较

	单腔	双腔	皮下ICD
恰当的治疗	115	100	49
不恰当除颤	35	47	1
特异性	76.7%	68%	98%

数据来源：START研究. J Cardiovasc Electrophysiol.

（三）S-ICD系统的工作原理

S-ICD系统组件介绍 S-ICD系统的组件主要包括：Emblem S-ICD脉冲发生器、Q-TRAK皮下电极、Q-GUIDE电极植入工具以及Q-TECH程控仪。

（1）Emblem S-ICD脉冲发生器：Emblem S-ICD（二代）脉冲发生器尺寸为宽：83.1mm；高：69.1mm；厚：12.7mm；重量为130g；体积为59.5cc（图22-32）。脉冲发生器由钛金属密封封装，镍钛合金包覆（TiN），包覆可以最小化电击发放或起搏时间后的后电位，并通过降低电容器放电相关的计划反应，使电信号回到基线。

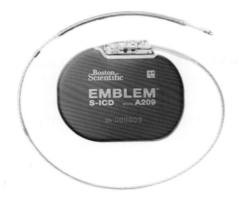

图22-32 二代Emblem S-ICD脉冲发生器及电极系统

Emblem S-ICD（二代）在一代S-ICD的基础上，体积、厚度以及重量，分别减少了15%、20%和10%，预期使用寿命从5.1年延长到了7.3年（每年3次最大容量充电的情况下）。

同时，Emblem S-ICD（二代）使用的是波科公司生产的Li/MnO$_2$电池，电池容量与之前的产品接近。预期使用寿命的延长是由于电路系统的改善，使通常的每日监测电流降低了近50%。Emblem S-ICD使用的高压电容器也由波科公司生产，与SQ-RX（一代）中使用的高压电容器相似，但几何形状略有不同，因此，Emblem S-ICD电容器比之前设备中的电容器要薄。7.3年是在6个月的储存和2次产品测试之后的预期使用寿命，这个预期使用寿命数据较为保守，7.3年共88个月，植入后每1个月会消耗电池寿命的约1%。

（2）Q-TRAK皮下电极：Q-TARK皮下电极长度为45cm，材料为聚氨酯，拥有远端、近端感知电极以及除颤线圈（图22-33）。远端电极头端直径尺寸为12F，线圈尺寸为9F，电极体部尺寸为7F。远端电极位于电极头端，近端电极位于距头端120mm处，除颤线圈位于距头端20~100mm处。远端和近端电极的感知表面积分别为46mm^{2}及36mm^2，除颤线圈的表面积为750mm^2。其配套有硅橡胶材质的缝合袖套，术中用于固定导线。

S-ICD电极仅置入于皮下，可避免心脏内的生物机械压力。电极为多根线缆核设计，没有空心核，没有内线圈，可承受CPR（心肺复苏）压力。

（3）Q-GUIDE电极植入工具：Q-GUIDE电极植入工具为一次性工具，是为S-ICD植入过程中植

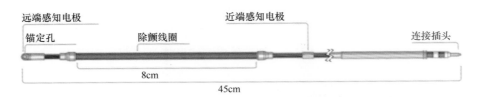

图22-33 Q-TRAK皮下电极

入Q-TARK皮下电极时制作皮下隧道而设计。总长度为36cm，杆部长度为26.7cm，杆部直径为3mm。

顶端斜面并有孔（图22-34）。

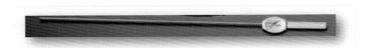

图22-34 Q-GUIDE电极植入工具

（4）Q-TECH程控仪：Q-TECH程控仪是专为S-ICD设计的程控仪（图22-35），可用于术中DFT测试及术后的随访，该程控仪可与外接电源连接时使用，也可在内置电池充电后无外接电源情况下使用；内置电池为可充电电池，建议在不使用时保持程控仪与外接电源的连接状态，以确保电池电量充足。

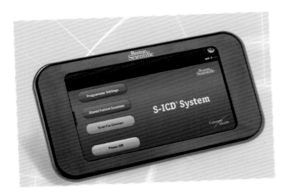

图 22-35　Q-TECH 程控仪

二、S-ICD 预防心脏骤停

（一）S-ICD 预防 SCD 的适应证

S-ICD系统预防SCD的适应证是治疗威胁生命的快速室性心律失常，但不适宜合并症状性心动过缓，或通过抗心动过速起搏（ATP）可终止的自发性、频发性VT。S-ICD系统适宜于多种ICD植入指征。由于S-ICD系统植入完全不接触心脏及血管系统，所以S-ICD特别推荐植入于以下类型患者，包括：经静脉无通路（血管闭塞或先天畸形）患者、TV-ICD并发症的高风险人群（透析或免疫力低下者）、离子通道病（长-QT综合征、Brugada综合征）患者、以往发生过感染或导线故障的患者、感染性心内膜炎患者以及人工心脏瓣膜植入患者。由于S-ICD的脉冲发生器装置移除相较于TV-ICD简便，且植入患者左侧腋中线位置，该装置同时也推荐应用于年轻及女性患者。

（二）S-ICD 系统植入步骤

1. 术前患者筛查　首先依据指南推荐，筛选具有ICD植入适应证的SCD一级预防和二级预防患者，排除不适合手术者，如具有起搏适应证或CRT适应证者。其次，在确认患者是否能够植入S-ICD前，需要使用筛查工具对患者进行筛查。筛查工具是一个自定义的测量工具，由透明塑胶材料制成，拥有彩色描记线（图22-36）。通过使用描记线，在植入前对可能植入不理想的患者检测结果的信号特性进行标识，以确保设备性能正常。患者筛查过程通过三个步骤完成：①采集体表心电图（ECG）；②评估体表ECG；③确定可接受的ICD感知向量。

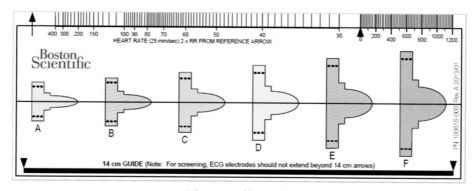

图 22-36　筛查工具

2.术前准备
（1）术前1小时使用抗生素。
（2）清理胸部以及腋下部位的毛发。

（3）使用标准方法放置体外除颤电极贴片，并避开手术区域（图22-37）。

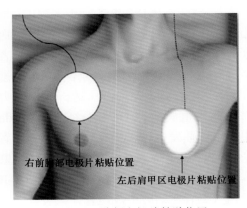

图 22-37　除颤电极片粘贴位置

Right anterior pectoral placement：右前胸部电极片粘贴位置；Left posterior scapular placement：左后肩甲区电极片粘贴位置

（4）术前通过X线来确定脉冲发生器和电极的植入部位。应注意，最佳的感知配置，心脏应位于远端电极和脉冲发生器之间（图22-38）。

（5）标记左腋下及胸骨中线旁切口部位，保证铺巾后手术标记暴露于术野中（图22-39）。

（6）手术铺巾前，将患者左手臂外展并在下方垫好固定。外展角度60°～80°，并用绑带固定疏松的脂肪组织以及乳房。

3.术中操作

（1）铺巾准备：对患者消毒部位进行铺巾。铺巾时，应暴露手术切口部位以及胸骨中线。在患者胸部表面铺一张抗菌药膜手术巾，以创建与手术

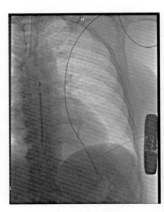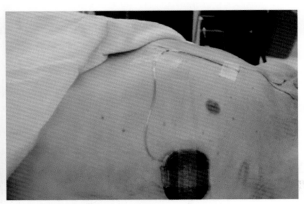

图 22-38　术前在 X 线下确定脉冲发生器和电极的位置

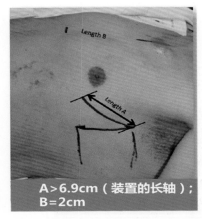

图 22-39　术前标记切口位置：腋下需植入脉冲发生器切口：Length A ＞ 6.9cm（装置长轴）；胸骨中线旁切口：Length B=2cm

台表面隔绝的无菌屏障。应保证标记的切口部位未被覆盖（图22-40）。

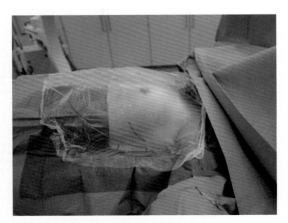

图 22-40　标记切口部位未被覆盖

（2）手术切口以及皮下隧道制作

1）制作囊袋切口：设备应植入左胸腋下部位。在左侧第5和第6肋间隙附近靠近腋中线按之前的标记线切开一个能将设备置入的切口，可同时沿

乳房下横纹制作切口。需确保囊袋置入口位于疏松脂肪组织下并且位置足够深，以保证脉冲发生器埋置于筋膜层或肌肉层。

2）制作剑突下方切口：在剑突下方，胸骨中线旁左侧1cm处制作一个2~3cm水平切口。在筋膜层之间进行分离以制作皮下隧道（图22-41）。

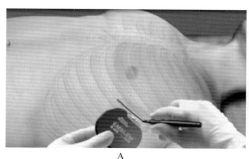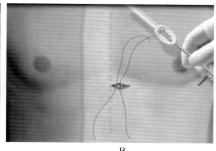

图 22-41　制作脉冲发生器囊袋（A）及制作剑突下胸骨中线旁切口（B）

3）制作从剑突下切口至囊袋的皮下隧道：利用Q-GUIDE 皮下电极植入工具，从剑突下切口向脉冲发生器植入囊袋处制作皮下隧道。皮下隧道与囊袋应位于同一解剖层次。将远端电极固定于植入

工具，留出15~20cm的缝合祥，回拉植入工具及电极，使近端感知电极环位于剑突下切口处。将缝合袖置于近端感知环1cm处的电极部位，固定缝合袖（图22-42）。

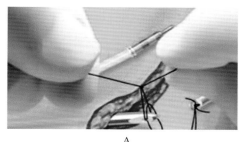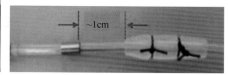

图 22-42　电极远端固定于植入工具（A）及固定缝合袖（B）

4）制作胸骨中线旁上端切口：将远端电极固定于胸骨旁，紧挨远端电极上方标记上端切口位置。在胸骨中线旁左侧制作一个2cm成角或垂直的切口。分离至筋膜层以便于制作皮下隧道。

制作从剑突下切口到上端切口的皮下隧道。

使用电极植入工具沿胸骨中线旁从剑突下切口

向上端切口制作皮下隧道。用手指指引皮下电极植入工具的走向，保证皮下隧道与胸骨平行，并位于筋膜层之间。制作完成后将缝合针与远端电极通过皮下隧道轻轻拉出，并在上端切口处固定远端电极（图22-43）。

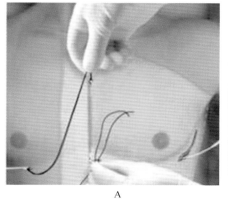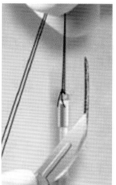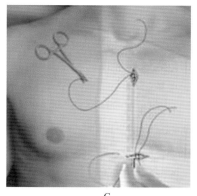

图 22-43　测量并标记皮下隧道位置（A）、制作切口（B）及制作皮下隧道（C）

（3）置入脉冲发生器及缝合切口：将电极插头完全插入脉冲发生器头端的连接处。用扭矩扳手固定螺丝钉，将固定螺丝钉顺时针转至固定。缝合袖需要深覆于肋间肌，将脉冲发生器置入囊袋并用缝合针锚定（图22-44）。多余的电极线圈置于脉冲发生器下方。缝合深层组织以保证诱发测试时自身组织与植入的脉冲发生器接触良好。在诱发测试前，利用锚定缝合针缝合所有切口的深层组织层。

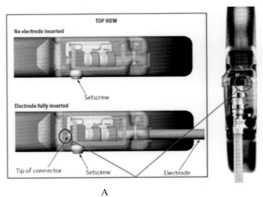
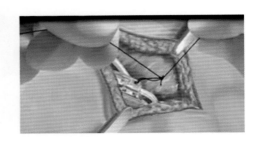

图 22-44　将电极头端与脉冲发生器连接并固定（A）及将脉冲发生器置入囊袋并用缝合针锚定（B）

（4）除颤诱发测试（DFT）：在植入脉冲发生器之后，建议对患者进行DFT，以测试S-ICD是否能够成功转复患者的恶性心律失常事件（图22-45）。在进行DFT前，植入小组应计划好在事件发生后，Emblem S-ICD系统需多久时间才能进行电击治疗。并在需要时，准备好体外电击除颤治疗。诱发出心律失常后，S-ICD一般会在15~20秒内进行识别并治疗。如果治疗延迟时间比预期时间长，应检查外部ECG装置，因为ECG很小振幅改变可引起暂时的感知抑制。如始终无法感知，应人工测定感知向量。如VF难以诱发，应检查电极到头端的连接，通过透视检查脉冲发生器和电极的位置。在某些情况下，使用电生理导管进行诱发也是必要的。如果无法正确感知或转复心律失常，则需考虑更换选定的感知配置或重新放置皮下电极或脉冲发生器，并重新进行DFT。

（5）S-ICD系统植入后设置：S-ICD系统成功植入后，需首先完成相关设置，装置才能发挥治疗功能。可在植入过程中自动或手动执行该过程。建议使用"自动设置"，系统将自动确认S-ICD型号以及序列号条目，测量除颤电极阻抗，优化感知电极配置，优化增益选择，采集参考正常窦性心律模板。

4.术后患者管理

（1）装置植入位置确认：植入手术完成后采集正位以及左侧位的X线影像图片，确认脉冲发生器以及电极导线的位置，作为之后随访时的参考（图22-46）。

（2）植入后随访：植入后随访时，建议通过触摸和（或）X线影像定期确认电极位置。装置与程控仪建立通讯后，如发生任何异常情况，程控仪会自动提示医生。由患者的植入医生决定患者管理和随访程序，但建议至少每3个月监测一次患者情况并进行设备功能评估。

（三）S-ICD 系统植入并发症

与S-ICD系统植入相关的不良反应可能包括，但不限于：加速/诱发的房性或室性心律失常、对感应测试的不良反应、对系统或药物的过敏或不良反应、出血、导线断裂、死亡、除颤治疗延迟发放、不适或切口愈合时间延长、电极变形和（或）破损、电极绝缘失效、破溃/挤出、无法发放除颤治疗、发热、血肿、胸腔积血、不正确的电极连接、无法与装置沟通、无法除颤、不适当的电击后起搏、误治疗电击、感染、瘢痕瘤、移位或脱落、肌肉或神经刺激、神经损伤、气胸、电击后或起搏后不适、电池提前耗竭、装置部件损坏、卒中、皮下气肿、外科手术修正或替换系统、晕厥、组织红肿、麻木，或细胞坏死等。

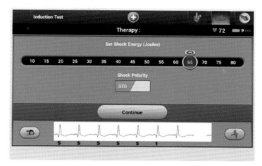

A

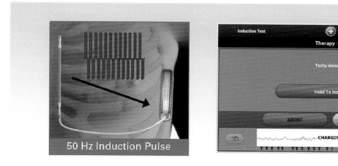

B

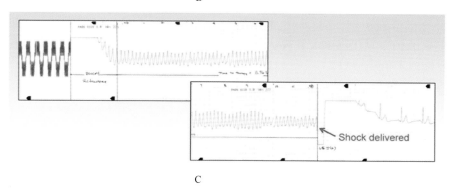

C

图 22-45　除颤诱发测试

A. 除颤设置：心率 170 次 / 分，初始除颤 65J；B. 在诱发测试中，50Hz，200mA 的脉冲从电极发出，到达脉冲发生器，诱发过程可记录；C. 使用体表 ECG 来计算治疗时间，即诱发结束到电击发放之间的时间长度

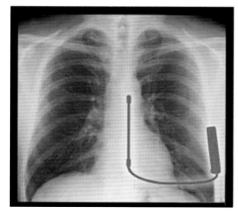
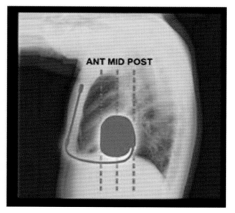

图 22-46　装置位置的确认

ANT：前；MID：中；POST：后

IDE研究中，304例患者中18例出现感染（6%）；EFFORTLESS注册研究中，223位患者中8例出现感染（4%）。感染导致的系统移除，IDE研究中有4例，EFFORTLESS注册研究中也有4例；感染导致的电极移除，EFFORTLESS注册研究中有1例。感染后处理：IDE研究中12例和EFFORTLESS注册研究中3例应用抗生素后控制；IDE研究中有1例患者感染通过切口修补进行控制。

植入医生对手术操作的熟练程度和早期并发症相关，这些风险可以通过培训或者专家带教而降低。平均4台以后手术时间减少，12台以后达到手术操作的熟练程度。

三、S-ICD 的研究进展

众多临床研究已经证实S-ICD的有效性。2008年在新西兰进行的S-ICD植入前瞻性研究中，入选6例患者，所有患者均成功植入S-ICD，术中诱发出18次VT/VF事件并全部恰当识别，65J 放电成功终止了连续两次诱发出的VF，无自发性VT 或VF，无与器械相关的并发症或不恰当放电。

同样在2008年，欧洲进行的临床试验使S-ICD获得了CE认证，该临床试验共入选55例患者，是一项多中心、单组研究，有4个国家的8个研究中心参与研究，随访时间10个月。研究结果表明：98%诱发出的VF被成功转复，在长期随访过程中，3例患者发生了12次自发性VT事件均被检测到并成功治疗。

2010年开展的IDE研究，是一项前瞻性、单组研究，主要为了验证皮下ICD系统的安全性和有效性。主要有效性终点是急性 VT/VF的转复有效性（四次65J电击，连续两次成功为有效）。主要安全性终点是设备植入成功后，180天无系统并发症。其入选标准为：年龄≥18岁，具有ICD植入或更换指征，完善的术前ECG评估。排除标准为：可通过ATP终止的室速，存在心外膜损伤或皮下阵列电极，植入单极起搏器，严重的肾脏功能不全（GFR<29%）。入选患者平均年龄为 52±16岁，比大多数经TV-ICD研究稍低一些。共入选321例患者（79%为一级预防，21%为二级预防），68%患者NYHA为Ⅰ级或Ⅱ级。IDE研究在安全性主要终点分析时，超过了88%的预期值。共有330位患者纳入IDE研究，321位植入了皮下ICD系统。在

植入的患者中，95%患者植入时的定位是通过体表解剖结构实现的（无透视）。共 304位患者完成即时诱发测试，并进行了有效性分析。在测试中，S-ICD系统检测到809 次VT/VF事件中的 808次（99.9%）。通过65J电击，100% 的VT/VF转复成功。在 6个月的随访中，S-ICD系统记录到了21例患者78次自发的VT/VF事件，所有心律失常事件均自发终止或被成功转复，系统设备共存储了 25次治疗及 20次未治疗事件，但有部分事件未被存储和分析。该研究也证实了长期转复有效性和治疗延迟的益处。IDE研究中的78例患者在植入150天后接受测试，并进行亚组分析，以证实转复有效性。测试使用单次 65J电击，发现使用任一极性设置均可有效转复 VT/VF事件。共对 75例患者进行评估，96%（n=72）通过 65J电击成功转复。3例患者被随后发放的80J能量成功转复，长期转复有效率是100%。对于长期转复效率进一步分析，平均治疗时间14.6±2.9秒，95%的VT/VF事件发作在21秒内接受电击治疗，88%的事件治疗时间小于18秒，证明治疗时间延迟是有益处的，能够为非威胁生命的VT提供自发终止的时间。IDE研究在主要安全性终点分析时，超过了79%的预期值。180天内无设备相关性（I型）并发症达99%。180天内无设备、程控及标记相关性（I~III型）并发症为 92.1%。这一结果证实了S-ICD系统的安全性。研究中有8例患者死亡，死亡原因经判定，均与植入设备或手术无关，年死亡率为3.7%，与既往的研究持平。有18例患者出现感染，其中4例因感染而移除装置。研究早期出现植入相关感染并导致设备移除率较高，随着植入技术及术前准备完善移除率明显降低。14例感染为疑似切口或表皮感染，1例未经治疗即自愈，1例行切口重置，另12例采用抗生素治疗后改善。在随访中未出现电极或脉冲发生器移除情况。11例患者自述不适，均通过非系统重置得以解决。

EFFORTLESS注册研究评价了S-ICD系统临床结果和治疗有效性。该研究纳入了自2009年的CE研究开始，回顾性和前瞻性研究的植入患者。共纳入欧洲和新西兰50个中心的1000例患者，随访5年，以保证收集到长期有效的数据。不同于IDE研究，EFFORTLESS注册研究有以下特点：不需要植入/除颤测试；不排除肾脏疾病患者；包括18岁以下患者；允许将电极置于右侧；包括2切口和3切口的植

入。纳入的患者中64%为一级预防，36%为二级预防。

EFFORTLESS注册研究对472例患者进行558天的随访，结果发现与IDE研究结果相一致。临床转复律率：对于自发性VT/VF，≤80J能量的电击转复律为100%。首次电击转复律，EFFORTLESS注册研究为88%，IDE研究为92%。不恰当电击：在双区设置中，仅有1例患者因AF/SVT引起不恰当电击。不恰当电击率：在双区设置中，不恰当电击的发生率为6.4%。治疗时间：对于自发性VT/VF，平均治疗时间为17.4±4.4秒。Ⅰ-Ⅲ型无并发症发生率：180天随访中，无并发症发生率为94%。IDE研究中，无并发症发生率为92.1%。在IDE研究中，并发症的减少与植入者的经验相关。

S-ICD系统的安全性和有效性通过IDE研究和EFFORTLESS注册研究进行整合分析。整合的数据库包括889例患者（308例来自IDE研究，568例来自EFFORTLESS注册研究，13例两者均参与）。882例患者植入了S-ICD，平均随访22个月，平均年龄50±17岁，平均LVEF为39%，绝大多数（70%）是一级预防患者。其中，43%的一级预防患者LVEF<35%。889例患者中，14%的患者之前已植入过TV-ICD，大多数（63%）因感染而移除了TV-ICD。其余是因导线故障或者损坏而导致导线移除或废弃。S-ICD系统数据的整合分析表明，对于自发性VT/VF，S-ICD系统有很高的电击有效性。S-ICD系统在59例患者中检测到111次非持续性VT/VF事件。首次电击有效性>90%，总体电击有效性>98%，有一次事件在第5次电击后才终止，另有一次事件开始未被感知到，但随后被检测到，并被第一次电击成功转复。此研究结果表明，S-ICD系统在治疗高危的自发性VT/VF方面与TV-ICD有效性一致。平均治疗时间为19.2±5.5秒。表明大多数患者的VT/VF可自行终止（4.6%未予治疗，4.1%给予治疗）。研究结果表明运用治疗时间延迟策略可以预防不必要的电击。S-ICD系统整合分析数据显示，不恰当电击已处于下降的趋势。不恰当电击的下降与患者筛选以及双区设置密切相关。就不恰当电击而言，双区设置发生率比单区设置的发生率明显降低，在最后一季入选的患者数据中，6个月内不恰当电击的发生率为4.5%，降低了34%。而此期间，双区设置的比例也从51%上升至95%。S-ICD

与TV-ICD比较数据表明，S-ICD系统一年不恰当电击发生率与TV-ICD研究观察到的数据相比相似或更低。S-ICD系统的整合分析数据表明，随着时间延长，并发症的发生率下降。在6个月的随访中，并发症的发生率从开始入选季度的8.9%下降至最后一个入选季度时的5.5%。急性期最主要的并发症，S-ICD系统低于TV-ICD系统，可能是因为S-ICD系统不需要经过静脉通路。在6个月的随访中，发现感染发生率下降，从最开始入选季的2.5%下降至最后一个入选季的0.2%。感染风险的降低可能是由于患者术前准备、植入技术以及感染控制能力的提高有关。而双切口技术减少了切口面积，降低了感染风险。S-ICD与TV-ICD比较数据显示，S-ICD系统的并发症与TV-ICD相类似或更低。

总之，S-ICD是一种安全有效的识别和治疗致命性室性心律失常的新设备。而且，S-ICD可作为静脉血管有问题的ICD植入患者的理想治疗设备。由于S-ICD避免了进入静脉和心脏系统，因此对不需要起搏植入的ICD患者作为优选方案。虽然S-ICD不能完全替代TV-ICD，但毫无疑问，S-ICD为SCD的治疗带来了革命性的变化。

（雷　娟　陈样新　袁沃亮　王景峰）

参 考 文 献

蔡琳，田芸.2014.埋藏式心律自动转复除颤器的无痛治疗.心血管病学进展，35（3）：380-383.

郭继鸿，邵坚主译.2007.ICD基础教程，北京：北京大学医学出版社.

肯尼.2007.ICD基础教程，郭继鸿，邵坚主译.北京：北京大学医学出版社.

刘启明，白中乐，周胜华.2009.心脏复律除颤器植入术中除颤阈值测试的现代观点.心血管病学进展，30（3）：383-385.

吴冬燕，卢凤民，付乃宽，等.2012.埋藏式心脏转复除颤器参数优化减少不适当电击.中国心脏起搏与心电生理杂志，26（6）：485-488.

张澍.2013.卫生部心血管疾病介入诊疗技术培训教材（心律失常分册），第2版.北京：卫生部医政司，463-482.

ACC/AHA/ESC.2006.Guidelines for Management of Patients With Ventricular Arrhythmias and the Prevention of Sudden Cardiac Death. Circulation，114：1088-1132.

Aggarwal RK，Connolly DT，Ray SG，et al. 1995. Early complications of permanent pacemaker implantation：no difference between dual and single chamber systems. Br Heart J，73：571-575.

Bardy GH，Lee KL，Mark DB，et al.2005. For the Sudden Cardiac Death in Heart Failure Trial（SCD-HeFT）Investigators. Amiodarone or an implantable cardioverter-defibrillator for congestive heart failure. N Engl J Med，352：225-237.

Bardy GH，Smith WM，et al.2010.An entirely subcutaneous implantable cardioverter-defibrillator. N Engl J Med.363（1）：36-44.

Braunschweig F, Boriani G, Bauer A, et al.2010. Management of patients receiving implantable cardiac defibrillator shocks. Europace, 12（12）: 1673-1690.

Bristow MR, Saxon LA, Boehmer J, et al. 2004.Cardiac resynchronization therapy with or without an implantable defibrillator in advanced chronic heart failure. N Engl J Med, 350: 2140- 2150.

Burke M, et al. 2012.Safety and Efficacy of a Subcutaneous Implantable-Defibrillator（S-ICD System US IDE Study）. Late-Breaking Session. HRS.

Burke MC, Gold MR, Knight BP, et al. 2015.Safety and efficacy of a totally subcutaneous implantable-cardioverter defibrillator: two year results from a pooled analysis of the IDE Study and EFFORTLESS Registry. JACC.

Byrd CL, Wilkoff BL, Love CJ, et al. 1999.Intravascular Extraction of Problematic or Infected Permanent Pacemaker Leads: 1994–1996. PACE, 22（9）: 1348-1357.

Chan P, et al. 2005.Mortality reduction by implantable cardioverter-defibrillators in high risk patients with heart failure, ischemic heart disease, and new-onsetventricular arrhythmias. JACC., 45: 1474-1481.

Correia M, Araújo C, Reis H, et al.2010. Fracture of a pacemaker lead. Rev Port Cardiol, 29: 1641-1642.

Curtis JP, Luebbert JJ, Wang Y, et al. 2009.Association of physician certification and outcomes among patients receiving an implantable-cardioverter defibrillator. JAMA, 301: 1661–1670.

Ezekowitz JA, Rowe BH, Dryden DM, et al. 2007.Systematic review: implantable cardioverter defibrillators for adults with left ventricular systolic dysfunction. Ann Intern Med, 147: 251–262.

Gasparini M, Proclemer A, Klersy C, et al.2013. Effect of long-detection interval vs standard-detection interval for implantable cardioverter-defibrillators on antitachycardia pacing and shock delivery: the ADVANCE III randomized clinical trial. JAMA, 309（18）: 1903-1911.

Gold MR, Theuns DA, Knight BP, et al. 2012.Head-to-head comparison of arrhythmia discrimination performance of subcutaneous and transvenous ICD arrhythmia detection algorithms: the START study. JCE, 23（4）: 359-366.

Jens E, Michael T, Markus Z, et al. 2008. Necessity for surgical revision of defibrillator leads implanted long-Term: causes and management. Circulation, 117: 2727-2733.

Johansen JB, Jørgensen OD, Møller M, et al.2011.Infection after pacemaker implantation: infection rates and risk factors associated with infection in a population-based cohort study of 46299 consecutive patients. Eur Heart J, 32: 991-998.

Kirkfeldt RE1, Johansen JB, Nohr EA, et al.2014. Complications after cardiac implantable electronic device implantations: an analysis of a complete, nationwide cohort in Denmark. EHJ.

Kirkfeldt, R, et al. 2013.Complications after cardiac implantable electronic device implantations: an analysis of a complete, nationwide cohort in Denmark . European Heart Journal. Maisel WH, Kramer DB.2008. Implantable cardioverter defibrillator lead performance. Circulation, 117: 2721-2723.

Kleeman T, Becker T, Doenges K et al.2007. Annual Rate of Transvenous Defibrillation Lead Defect in Implantable Cardioverter-Defibrillators over a Period of >10 Years. Circulation, 115（19）: 2474-2490.

Lambiase PD, Barr C, Theuns D, et al.2014.Worldwide experience with a totally subcutaneous implantable defibrillator: early results from the EFFORTLESS S-ICD Registry. EHJ.

Lambiase, et al.2014. A worldwide experience with a totally subcutaneous ICD; Preliminary results of the EFFORTLESS S-ICD Registry. European Heart Journal, 35, 1657-1665.

Lupo PP, Pelissero G, Ali H, et al. 2012.Development of an entirely subcutaneous implantable cardioverter-defibrillator. Prog Cardiovasc Dis, 54（6）: 493-497.

Martins RP, Blangy H, Muresan L, et al.2012. Safety and efficacy of programming a high number of antitachycardia pacing attempts for fast ventricular tachycardia: a prospective study. Europace, 14（10）: 1457-1464.

Maytin M, Henrikson CA, Epstein LM. 2010.Lead extraction is preferred for lead revisions and system upgrades: when less is more. Circ Arrhythm Electrophysiol, 3: 413-424.

Micha JP, Goldstein BH, Lindsay SF, et al. 2007. Subclavian artery puncture repair with Angio-Seal deployment. Gynecol Oncol, 104: 761-763.

MirowskiM, Reid PR, MowerMM, et al. 1980.Termination ofmalignant ventricular arrhythmias with an implanted automatic defibrillator in human beings. N Engl J Med, 303: 322-324.

Mond HG, Irwin M, Ector H, et al.2008. The world survey of cardiac pacing and cardioverter-defibrillators: calendar year 2005 an International Cardiac Pacing and Electrophysiology Society （ICPES） project. Pacing Clin Electrophysiol, 31: 1202-1212.

Moss AJ, Hall WJ, Cannom DS, et al. 1996.Improved survival with an implanted defibrillator in patients with coronary disease at high risk for ventricular arrhythmia. multicenter automatic defibrillator trial Investigators. N Engl J Med, 335: 1933-1940.

Moss AJ, Schuger C, Beck CA, et al. 2012. Reduction in inappropriate therapy and mortality through ICD programming.N Engl J Med, 367（24）: 2275-2283.

Moss AJ, Zareba W, Hall WJ, et al.2002.For the Multicenter Automatic Defibrillator Trial II Investigators. Prophylactic implantation of a defibrillator in patients with myocardial infarction and reduced ejection fraction. N Engl J Med, 346: 877-883.

Ohlow MA, Roos M, Lauer B, et al. 2016.Incidence of ineffective safety margin testing （<10 J） and efficacy of routine subcutaneous array insertion during implantable cardioverter defibrillator implantation.Indian Pacing Electrophysiol J, 16（2）: 47-52.

Olde Nordkamp, LR, et al. Rationale and design of the PRAETORIAN trial: a Prospective, Randomized comparison of subcutaneous and transvenous implantable cardioverter-defibrillator therapy.Am HeartJ, 63（5）: 753-760.

Pastores SM, Marin ML, Veith FJ, et al.1995. Endovascular stented graft repair of a pseudoaneurysm of the subclavian artery caused by percutaneous internal jugular vein cannulation: case report. Am J Crit Care, 4: 472-475.

Poole J, Gold M.2013.Who should receive the subcutaneous implanted defibrillator? The subcutaneous implantable cardioverter defibrillator should be considered in all ICD patients Who do not require pacing. Circulation, 6: 1236-1245.

Priori SG, Blomström-Lundqvist C, Mazzanti A, et al. 2015.2015 ESC Guidelines for the management of patients with ventricular arrhythmias and the prevention of sudden cardiac death: The Task Force for the Management of Patients with Ventricular Arrhythmias and the Prevention of Sudden Cardiac Death of the European Society of Cardiology（ESC）. Endorsed by: Association for European Paediatric and Congenital

Cardiology（AEPC）. Eur Heart J. 2015 Nov 1；36（41）：2793-2867.

Santini M，Lunati M，Defaye P，et al. 2010. Prospective multicenter randomized trial of fast ventricular tachycardia termination by prolonged versus conventional anti-tachyarrhythmia burst pacing in implantable cardioverter-defibrillator patients-Atp DeliVery for pAiNless ICD thErapy（ADVANCE-D）Trial results. J Interv Card Electrophysiol，27（2）：127-135.

Shetty SV，Kwolek CJ，Garasic JM. 2007. Percutaneous closure after inadvertent subclavian artery cannulation. Catheter Cardiovasc Interv，69：1050-1052.

Voigt A，Shalaby A，Saba S. 2010.Continued rise in rates of cardiovascular implantable electronic device infections in the United States：temporal trends and causative insights. Pacing Clin Electrophysiol，33（4）：414-419.

Wathen MS，DeGroot PJ，Sweeney MO，et，al.2004. Prospective randomized multicenter trial of empirical antitachycardia pacing versus shocks for spontaneous rapid ventricular tachycardia in patients with implantable cardioverter-defibrillators：Pacing Fast Ventricular Tachycardia Reduces Shock Therapies（PainFREE Rx II）trial results. Circulation，110（17）：2591-2596.

Weiss RI，Knight BP，Gold MR，et al.2013. Safety and efficacy of a totally subcutaneous implantable-cardioverter defibrillator. Circulation,128(9)：944-953.

Wilkoff BL，Love CJ，Byrd CL，et al. 2009.Transvenous lead extraction：heart rhythm society expert consensus on facilities，training，indications，and patient management. Heart Rhythm，6（7）：1085-1101.

Wilkoff BL.2007. How to treat and identify device infections. Heart Rhythm，4（11）：1467-1470.

William H，Robert G，Stephen C，et al.2009. Recommendations from the heart rhythm society task force on lead performance policies and guidelines.Heart Rhythm，6（6）：869-885.

Zipes DP，Wellens HJ.1998. Sudden cardiac death.Circulation. 98（21）：2334-2351.

第六篇
心脏再同步化治疗技术

第二十三章
心脏再同步化治疗概述

第一节 心力衰竭的非药物治疗进展

心力衰竭（简称心衰）是各种心脏病发展到严重阶段的一种临床症状群，美国心脏病学会和美国心脏协会（ACC/AHA）提出的心衰定义是："心脏结构或功能失调使心室充盈或射血功能减弱而引起复杂的临床综合征。"其发病率高，预后差，已成为21世纪最严重的医学难题之一。据国外统计，心衰的患病率为1.5%～2.0%，65岁以上可达6%～10%，且在过去的40年中，心衰导致的死亡增加了6倍。我国对35～74岁城乡居民共15 518人随机抽样调查的结果：心衰患病率为0.9%，按计算约有400万心衰患者。目前，慢性心衰的5年病死率是50%左右，与恶性肿瘤相近。心衰发生率的升高与多种因素有关，包括社会人口的老化、心脏舒张功能生理性减退与衰竭的人数剧增、各种心血管病的有效防治使心脏病患者长期生存，最终使心衰的发生概率增高等，这些因素使心衰人群有逐年递增的趋势。世界最著名的心脏病专家Eugene Braunwald多年前已预言：心力衰竭将是人类征服心脏病的最大战场。

近年来，循证医学已经证实，血管紧张素转换酶抑制剂（angiotensin-converting enzyme inhibition，ACEI）和血管紧张素受体拮抗剂（angiotensin receptor blocker，ARB）、β受体阻滞剂（beta-blocker，BB）等药物治疗可以明显改善心衰患者的预后，但仍有很多患者效果不佳。非药物治疗为心衰患者提供了新的选择，目前干细胞移植、基因治疗心衰尚处于初期试验阶段，而心脏再同步化治疗、埋藏式心律转复除颤器、心室机械辅助装置、心脏移植和血液净化治疗已应用于临床，可改善心衰患者的症状，提高其生活质量，降低病残率和死亡率。

一、一 般 治 疗

健康教育包括疾病宣教、功能锻炼、保持情绪稳定、保持大便通畅、预防感染、对家属的忠告及非药物干预的重要性等。生活饮食指导有控制每日盐摄入总量，钠盐应该限制到什么水平尚无定论，一般认为，食盐量以每日2～5g为宜；严重心衰患者应避免摄入过多液体；戒烟、避免过度饮酒；肥胖患者应减轻体重；运动指导指仅对急性心衰和失代偿性心衰患者建议休息，一般可适度运动，以不引起症状为准，可提高患者的运动耐受量，改善生活质量。

二、心脏再同步化治疗（图 23-1）

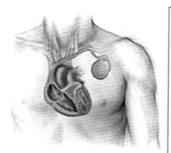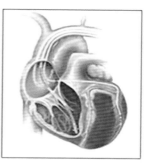

图 23-1　心脏再同步化治疗示意图

近30%的晚期心衰患者伴有心脏电传导异常，这些电传导异常反过来又引起心脏机械功能的异常，进而加重心衰。而心脏再同步化治疗（cardiac resynchronization therapy，CRT）在传统右心房、右心室双心腔起搏的基础上增加心室起搏，按照一定的房室间期和室间间期顺序发放刺激，从而实现正常的心房、心室电激动传导，以改善心衰患者心脏不协调运动，恢复房室、左右心室和左心室室内运动的同步性。

目前已经有许多有关 CRT 的研究，从 2003 年的 COMPANION 和 2005 年 CARE-HF 研究，到 2009 年的 MADIT-CRT 和 REVERSE，结果提示，CRT 不仅可以缓解慢性心衰和心脏再同步化患者的症状，提高生活质量，而且可以显著减少患者所有原因的死亡率和因心衰的再入院率。这些研究结果的发表，也推动了 CRT 适应证的不断改进更新。

CRT 改善伴心室失同步心衰患者左心室功能的机制目前不完全清楚，可能与其纠正心脏电 - 机械活动的不同步、改善神经内分泌紊乱及逆转左心室重构有关。

CRT 作为药物治疗的辅助和替代，是心衰治疗史上的又一里程碑，给心衰患者尤其是严重心衰患者带来了新的希望。但目前还有许多问题如适应证的范围是否有待扩展、评价手段的指标是否科学、最佳电极位置和参数如何确定等有待研究和深化。

三、埋藏式心律转复除颤器

慢性心衰患者尤其是伴有左心室功能减退的患者，易发生室性心动过速和（或）心室颤动，从而出现心源性猝死。埋藏式心律转复除颤器（implantable cardioverter defibrillator，ICD）可对自发性心室颤动做出有效的反应，感知危及生命的恶性室性心律失常，并进行有效治疗，预防心源性猝死的发生。MADIT-Ⅱ试验入选了心肌梗死（MI）后 1 个月、左心室射血分数（LVEF）≤ 30% 的患者 1232 例，平均随访 20 个月，与常规药物治疗相比，ICD 可减少 31% 的死亡风险，提示显示植入除颤器可以改善既往心肌梗死伴左心室功能不全患者的生存率。SCD-HeFT 试验共入选 2521 例中度心衰（NYHA Ⅱ～Ⅲ级）患者，其中接受 ICD、胺碘酮或安慰剂治疗各占 1/3。结果显示：接受 ICD 治疗的死亡率较未植入 ICD 下降 23%，而胺碘酮不能改善患者的生存率。为了验证联用 ICD 与 CRT 治疗是否使病死率进一步下降，COMPANION 试验入选 1520 例，NYHA Ⅲ 或 Ⅳ级，QRS ≥ 120ms 的心衰患者，随机分为药物治疗、CRT、CRT+ICD（CRT-D）3 组，进行前瞻性随访。结果显示：CRT 与 CRT-D 均可减低联合终点事件（总死亡率和心衰入院率）；CRT 治疗使病死率呈下降趋势（下降 24%）；

CRT-D 治疗使病死率显著下降 36%，降低了住院率。上述临床试验显示 ICD 可以改善心衰患者的生存率。

根据我国 2014 年慢性心衰诊断和治疗指南，ICD 治疗慢性心衰的适应证为：①心衰伴低 LVEF 者，曾有心脏停搏、心室颤动或伴有血流动力学不稳定的室性心动过速，推荐植入 ICD 作为二级预防以延长生存；②缺血性心脏病患者，MI 后至少 40 天，LVEF ≤ 35%，长期优化药物治疗后 NYHA 心功能 Ⅱ 或 Ⅲ 级，合理预期生存期超过一年且功能良好，推荐植入 ICD 作为一级预防减少心脏性猝死，从而降低总死亡率；③非缺血性心肌病患者，LVEF ≤ 35%，长期最佳药物治疗后 NYHA 心功能 Ⅱ 或 Ⅲ 级，合理预期生存期超过 1 年且功能良好，推荐植入 ICD 作为一级预防减少心脏性猝死从而降低总死亡率。

心衰患者是否需要植入 ICD 要因人而异，考虑患者的病情和经济等具体情况。对于既是 CRT 适应证，同时又是猝死的高危人群，应该考虑植入 CRT-D。

四、主动脉内囊反搏（图 23-2）

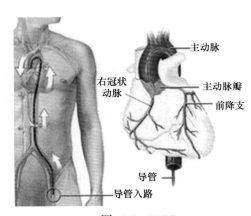

图 23-2　IABP

主动脉内囊反搏（intra-aortic-ballon-pumping，IABP）的作用机制包括：心脏舒张期气囊迅速充气，主动脉舒张压增高，冠状动脉血流增加，心肌供氧增加；心脏收缩前，气囊迅速排气，主动脉压力下降，射血阻力（后负荷）减少，心肌耗氧量下降；左心室排血更充分，左心室舒张末容积下降，心排血量增加。主要用于：① AMI 或严重心肌缺血并发心源性休克，且不能由药物纠正；②伴血流液动力学障碍的严重冠心病（如 AMI 伴机械并发症）；③心肌缺血或急性重症心肌炎伴顽固性肺水肿；④作为左心室辅助装置（LVAD）或心脏移植前的过渡治疗。主要并发症有：下肢缺血、动脉栓塞、穿刺导致血管损伤、感染、气囊破裂、血小板减少等。

五、心脏机械辅助装置（图23-3）

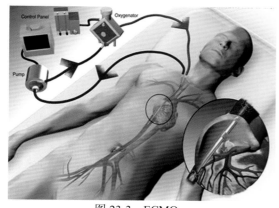

图 23-3　ECMO

心脏机械辅助装置是一种将血液由静脉系统或心脏引出，直接泵入动脉系统，部分或全部代替心室做工的人工机械装置。此类装置有体外模式人工肺氧合器（extracorporeal membrane oxygenation，ECMO）、心室辅助泵 [根据辅助部位的不同，可分为左心室辅助装置（left ventricular assist device，LVAD）、右心室辅助装置和全人工心脏]。ECMO可部分或全部替代心肺功能，短期循环支持（如应用 ECMO）可明显改善预后。LVAD 可作为心脏移植的过渡或替代。1998 年至 2001 年在 20 个心脏中心开展的 REMATCH 研究共入选 129 例患者（61例药物治疗，68 例左心辅助装置治疗），结果显示，与药物治疗相比，左心辅助装置的死亡风险下降48%，药物组与辅助装置组的 1 年生存率分别为 52%、25%（P=0.02）；而 2 年分别为 23%、8%（P=0.09），左心辅助装置组的生活质量较药物治疗组明显改善。

心脏辅助装置主要用于以下情况：①心功能恢复前的辅助治疗，即心源性休克、心脏直视手术后不能脱离体外循环或术后发生低心排综合征的患者；②慢性心衰患者移植前的过渡治疗；③终末替代治疗。对于无法接受心脏移植、NYHA 分级 IV级的严重心力衰竭的终末期患者，心室辅助装置作为替代治疗可以明显改善患者的临床症状，提高生存率，效果优于目前的常规药物治疗。

全人工心脏是一种原位心脏替代装置，植入患者的心包腔内。临床主要用于严重全心力衰竭患者，或左心衰竭合并左心室血栓、严重室性心律失常、主动脉瓣关闭不全的患者。已用于临床的有气动式和电动式两种。

六、心脏移植

1967 年南非的 Barnard 医师首次进行了心脏移植术，这一创举开创了心衰非药物治疗的新纪元。但因排异反应及感染等原因致多数心脏移植患者死亡，当时许多中心停止了这项工作。近年来由于环孢素的问世及外科技术的改进使心脏移植更加成熟，患者 1 年、5 年和 10 年的生存率分别达到85%、70% 和 60%，最长存活病例已超过 30 年。

心脏移植术适应于下述患者：①经内科和其他外科常规治疗无效的终末期心脏患者；②无不可逆的重度肺动脉高压，或肺动脉压力≤ 60mmHg；③其他重要脏器的功能正常或可逆；④患者精神状态稳定，对术后的继续治疗和积极的生活方式有充分的信心。

心脏移植取得已较好的临床效果，被认为是临床治疗终末期心脏病最为有效的方法。但由于心脏供体来源限制、移植后出现再灌注损伤、移植手术难度大、费用高及移植后排斥反应等因素，使心脏移植术短期内难以大规模推广。

七、血液净化治疗

血液净化的目的是替代肾的部分功能，清除代谢废物，调节水、电解质和酸碱平衡。顽固性心衰患者、心衰合并肾功能不全及电解质紊乱的患者，肾血流灌注不足，同时，心排血量减少，神经内分泌激活，交感神经兴奋、肾素 - 血管紧张素 - 醛固酮系统等激活，心脏前、后负荷增加，加重心衰，进一步使肾功能受损，出现电解质紊乱。此时，常规的利尿等药物治疗效果不佳。血液净化治疗可有效地清除体内的水分和电解质，减轻患者心脏的负荷，增加射血分数，改善心功能；减轻肾间质水肿，增加肾血流量，恢复肾小管对利尿剂的反应，改善肾功能；纠正电解质紊乱和酸碱平衡，稳定内环境。此种方法对急性心衰有效，并非常规手段。

八、干细胞移植

心衰的根本原因是心肌细胞功能减退、死亡和数量减少，干细胞移植治疗心衰是直接用分离的细胞或经体外纯化、培养和增殖后的细胞，通过直接心肌注射、静脉注射或经冠状动脉导管注射等途径移植至心脏的特定区域，移植后的细胞进一步分化为心肌细胞或通过其他途径，最终达到替代和修复坏死或病态的心肌细胞，改善心功能，从而达到治疗心衰的目的。

干细胞移植改善心功能的可能包括以下几种机制：分泌血管生成因子促进心肌血管网络重建；分化为新生的心肌细胞并担负一定的收缩和舒张功能；通过旁分泌途径促进心脏侧支的建立和有效的血流灌注；抑制细胞凋亡等。但究竟是哪一种或哪几种机制在起作用，作用程度如何，至今尚未明确。

在动物试验的基础上，多个医学中心进行了干细胞移植治疗心衰的探索性研究，初步证实了其有效性和安全性。REPAIR-AMI 试验是迄今最大的多中心随机对照试验，204 例 AMI 患者在再灌注治疗 3 ～ 7 天后，接受经冠状动脉自体骨髓单个核细胞或安慰剂（培养液）治疗。4 个月后，治疗组 LVEF 显著提高。1 年后，细胞治疗组的主要心血管事件（死亡率、再发心梗、任何血管重建事件）明显减少。

移植细胞可选择未纯化的全骨髓细胞、间充质细胞、内皮前体细胞、造血干细胞、窦房结细胞或是房室结细胞等，可应用心肌注射法、经冠状动脉注入法、经静脉注入法、干细胞动员。移植时机的选择则可分为早期（心肌梗死即刻至 1 周），中期（心肌梗死 1 周至瘢痕形成前）；晚期（瘢痕形成后的阶段，理论上因瘢痕区血运减少，不利于存活），目前多数选择中期为较佳时机。但细胞移植治疗可能存在成瘤性，致心律失常作用，冠状小血管内微栓塞，增加支架内再狭窄，加速动脉粥样硬化等可能。这些问题尚待多中心、大规模、随机双盲对照的临床试验以明确。

干细胞移植治疗心衰的初步疗效已明确，为心衰治疗开创了一个崭新的途径，让我们看到了激动人心前景的同时，也让我们看到尚存在相当多的挑战需要不断探索。

九、背阔肌心肌成形术

背阔肌心肌成形术是将心衰患者的背阔肌游离出来，即原来供血血管和支配神经不隔断，一起与背阔肌被分离。随后，背阔肌通过左侧肋间进入胸腔，把衰竭的心脏包裹，使患者自己的背阔肌帮助已衰竭的心脏工作。治疗心衰的机制：①背阔肌的收缩可以帮助心脏收缩；②背阔肌缝在心脏的外面，防止心脏过度舒张；③背阔肌包裹心脏后有很多新生血管和新的血液供应。上述三点是背阔肌成形术治疗心衰的三个重要机制。

这项治疗技术有两个技术难点：第一，背阔肌和心肌不同，背阔肌是普通的骨骼肌，有易疲劳性，如连续上了几层楼、走了几里路、爬了几座山，人就会感到腰酸腿痛，因为这些骨骼肌疲劳了，需要休息，这就是骨骼肌（背阔肌）的易疲劳性。而心肌具有耐疲劳特点，从胚胎到出生再到最后死亡，心肌一刻不停地跳动，因为心肌有耐疲劳性。如果心肌成形术后背阔肌包裹在心脏的外面，跳了几个小时后疲劳了，甚至需要休息，可以想象，这么大的一块肌肉包裹在心脏的外面，疲劳后心肌收缩的时候不仅自己收缩，还要带动背阔肌收缩，结果肯定事与愿违。因此，在术前要对背阔肌进行训练，改掉易疲劳性，变成和心肌一样有耐疲劳性。第二个难点是背阔肌包裹在心脏外面，看起来容易同步收缩和舒张。但是，背阔肌并不知道心脏什么时候收缩、什么时候舒张。因此，两者同步性的难题必须解决。解决的方法就是依靠中间介导的感知和刺激装置，该装置可以感知心脏的电活动和机械收缩，然后立即发出电刺激，刺激背阔肌，通过这种方式可以解决背阔肌和心脏同步性的问题。

背阔肌心肌成形术后患者的死亡率明显下降，5 年存活率高达 60%，目前最长的患者已存活了很多年。国内只做过几例这种手术，主要问题是中介的感知和刺激装置的价格非常昂贵。

十、基因治疗

从现代分子生物学的角度而言，心衰是基因异常表达的结果，所谓基因治疗心衰就是用一定的方法和技术将目的基因以一定的手段导入体内，通过修复或补充失去的正常功能的心肌基因及表达产物，或抑制其某些基因的过度表达，从而达到治疗心衰的方法。目前已经可以通过基因转移技术调节心肌肥大基因的表达，增加抑制细胞凋亡的心肌基因的表达和心肌细胞 β 受体表达，增强心肌肌浆网 $Ca^{2+}ATP$ 酶表达，改变 G 蛋白耦联受体激酶的活性，改变心肌收缩的 Ca^{2+} 环境，经基因转染改构非心肌细胞为具有收缩功能的细胞等方法治疗心衰。基因治疗为心衰治疗提供了新的方法和策略。如今，一些基因治疗心衰动物模型的试验已经证实其安全有效性，人体基因治疗的初期结果良好，即心衰实验研究中，基因治疗已经显示出了较好的前景，但同时也必须考虑其长期效果的评价，从基础研究到临床基因治疗的研究仍然任重道远。

总之，近几年来，非药物治疗慢性心衰取得重要的进展，具有药物治疗不可取代的作用，相信随着社会的进步和技术的发展，将在慢性心衰治疗中发挥更重要的作用。

第二节 心脏再同步化治疗的基本概念

所谓心脏再同步化治疗（cardiac resynchronization therapy，CRT）就是通过植入右心室及左心室电极，同时起搏左、右心室，通过多部位起搏恢复心室同步收缩（图 23-4）。对于心衰伴心室失同步的患者，这种治疗可以改善左心室整体功能，增加左心室充盈时间，减少间隔矛盾运动及二尖瓣反流。越来越多的证据表明，CRT 可以安全有效的应用于心力衰竭的患者，并且可以改善患者心脏功能，提高运动耐量及生活质量，同时显示出逆转左室重构的作用。

一、心脏再同步治疗的工作原理

心脏再同步治疗的工作原理见图 23-1。

慢性心力衰竭患者常合并传导异常，导致房室、室间和（或）室内运动不同步。房室不同步常表现为 PR 间期延长，左心房收缩结束与左心室收缩开始不匹配，左心房收缩相对提前到心室快速充盈期，使左心室充盈减少。PR 间期延长及左心室充盈减

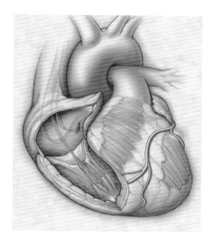

图 23-4 CRT 电极位置

少引起二尖瓣功能障碍，导致二尖瓣反流，使心排血量下降。左、右心室间不同步往往表现为左束支传导阻滞（left bundle branch block，LBBB），右心室收缩早于左心室，其收缩产生的压力使得室间隔左移，左心室收缩延迟，心肌激动时室间隔处于舒张期，此时左心室收缩产生的压力使室间隔右移，导致室间隔的矛盾运动，有效心排血量减少。心力衰竭时左心室扩张导致室内传导延迟，引发左心室的室内运动不同步。提前激动的心肌产生的收缩力较小，不能形成足够压差而不能有效射血；延迟激动心肌收缩产生的压力将使得已开始舒张的提早激动心肌产生矛盾运动，导致收缩力减弱，心排血量下降，同时舒张末期容积增加，舒张亦不同步。心室内传导异常在心电图上常表现为 QRS 时限延长。既往研究表明：心功能越差，QRS 时限越长，死亡率越高。QRS 时限 > 200ms 患者的病死率是 QRS 时限 < 90 ms 患者的 5 倍。

左心房、左心室同步是 CRT 改善心功能的重要因素，房室同步在窦性心律下，可以使得心房辅助泵的功能充分发挥。但当患者存在 LBBB 时，左心室的电和机械活动严重后移，房间阻滞可以导致左心房电和机械活动延迟，这些因素均可以导致左心房和左心室功能不同步，影响心脏泵血功能。通过 CRT 程控 AV 间期，优化左心房左心室同步性，使心房辅助泵的功能充分发挥，心衰患者心功能得到改善。

CRT 可以改善心衰患者的舒张功能，心衰患者舒张功能减退表现为舒张期持续时间明显缩短，等

容舒张期相对延长，而有效舒张期短缩，可以形成A峰或E峰被切尾，或者E峰A峰融合，CRT可间接程控左心房左心室激动间期，调整可以使E峰和A峰持续时间明显延长，心室有效舒张功能得到改善。

左心室右心室同步协调提高心功能，正常个体左心室和右心室收缩的起始时间差 < 40ms，如果两者相差 > 130ms，则为明显的双室不同步，> 180ms为严重双室不同步，在心脏超声协助下，调整 VV 间期，可以获得最大的每搏输出量和最佳的心室收缩功能。

CRT 可以纠正乳头肌功能不全，减少二尖瓣反流。目前认为引起心衰患者二尖瓣反流的主要机制是左室乳头肌功能不全，尤其是存在左束支阻滞时。当左心室收缩时，左血室内压力增高，血流将二尖瓣前后叶推入左心房，而乳头肌、腱索拉紧二尖瓣前后叶防止其进入左心房，两种力量平衡后，二尖瓣叶可以恰当关闭。如果存在左束支传导阻滞，左室后壁基底部的心肌电活动和机械活动延迟，后乳头肌就位于左心室后壁基底部，结果可导致乳头肌功能不全，继而出现二尖瓣反流。CRT 左心室电极可以使得左心室侧后壁的基底部提前起搏，纠正乳头肌功能不全，二尖瓣分流减少或消失，改善心功能。

LBBB 患者，左心室侧后壁电和机械活动延迟，可以引起室内分流，心脏再同步化治疗，左心室侧后壁的基底部提前起搏，减少室内分流，增加心脏每搏搏出量。

二、CRT 治疗的反应性

CRT 能改善心力衰竭患者的临床症状、左心室收缩压，心脏功能和长期预后。然而，许多研究表明，30% 到 40% 的患者心衰未改善。目前心脏再同步化治疗的纳入标准是基于纽约心脏病协会（NYHA）功能分类 III ～ IV 级，LV 射血分数（left ventricular ejection fraction，LVEF） < 35%，和 QRS 波群时限 > 120ms 的患者，这些似乎仍然不能精确确定哪些患者将会受益。目前已经发现决定 CRT 治疗反应的三个主要病理生理学证据：LV 收缩不同步，心肌瘢痕组织的部位范围及 LV 电极的位置。二维超声心动图（2D）是第一个评估 CRT

患者的成像技术。然而，三维（3D）成像技术已经证明了他们在选择心衰患者 CRT 治疗中的价值和作用，并提供了综合评价 CRT 治疗的病理学机制方法。三维超声心动图、心脏磁共振（cardiovascular magnetic resonance，CMR）成像、核素心脏影像学和多排计算机 X 线心脏断层扫描（multidetector computer tomography，MDCT）这些方法已经显示出它们在选择 CRT 患者中的重要作用。

三、心脏再同步治疗的临床试验

为了获得确切的 CRT 效果，同时也为制订和修改 CRT 适应证指南提供翔实依据，欧美等地先后组织和开展了一系列临床试验。

（一）以心功能为研究目标的临床试验

国外大型临床研究和国内小规模研究均表明，CRT 可以改善心功能，增加 6 分钟步行距离和峰值耗氧量，改善生活质量，减轻症状，降低住院率。长期应用可以逆转左心室重构。代表性的临床试验如下：

1. PATH-CHF（pacing therapies for congestive heart failure）研究 即慢性心力衰竭起搏治疗临床研究。是第一个单盲、随机、交叉对照的临床研究，研究始于 1995 年。入选标准：缺血性或扩张型心肌病导致的中、重度心力衰竭，心功能 III ～ IV 级（NYHA 分级），窦性心律，PR 间期 ≥ 150 ms，QRS 时限 > 120 ms。25 例患者入选并完成了 6 个月随访。研究证实，CRT 后左心室舒张末期内径（LVEDD）、收缩末期内径和容积显著减小，LVEF 显著提高。不足的是研究样本量太少，而且为单盲设计。

2. InSync 研究 心室多部位起搏治疗慢性心力衰竭的多中心临床研究。该研究由欧洲和加拿大 14 个医学中心参加，为多中心、前瞻性、非随机临床研究，研究结果发表于 1998 年。入选标准：心功能 III ～ IV 级，LVEF < 0.35，LVEDD > 60 mm，QRS 时限 > 150 ms。研究共入选 81 例慢性心力衰竭患者，68 例（84%）成功地经冠状静脉窦途径起搏左心室。平均随访 10 个月，证实 CRT 后心功能和生活质量显著改善，6 分钟步行距离增加。研究肯定了 CRT 改善心功能的疗效。

3. MIRACLE（multicenter inSync randomized clinical evaluation）研究 即多中心 InSync 随机临床研究。此研究是在美国和加拿大进行，为第 1 个双盲、多中心、随机对照、前瞻性研究。研究始于 1998 年 11 月，结果发表于 2002 年。入选标准：缺血性或非缺血性心肌病，心功能Ⅲ～Ⅳ级，LVEF ≤ 0.35。LVEDD ≥ 55 mm，QRS 时限≥ 130 ms，6 分钟步行距离≤ 450 m。453 例慢性心力衰竭患者随机分为对照组（225 例）和 CRT 组（228 例）。一级研究终点是心功能、生活质量和 6 分钟步行距离。结果：经冠状静脉窦左心室起搏的成功率为 92%（528/571）。与对照组相比，CRT 组 6 分钟步行距离增加（P=0.005），心功能好转（P < 0.001），生活质量改善（P=0.001）；而且住院率和静脉用药率下降（P < 0.05）。证实了 CRT 对于伴有室内阻滞的中、重度心力衰竭患者的显著疗效。

（二）以病死率为研究目标的临床试验

1. 荟萃分析 2003 年 JAMA 杂志发表了一篇 CRT 疗效的荟萃分析，证实 CRT 可以降低进行性心衰病死率达 51%。

2. COMPANION（comparison of medical therapy, pacing, and defibfillation in chronic heart failure）研究 即心力衰竭患者药物、双心室起搏和双心室起搏除颤器（CRT-D）治疗对比研究心。该研究为多中心、前瞻性、随机对照临床试验，由 128 个美国医学中心参加。研究始于 2000 年 1 月，研究结果公布于 2003 年。入选标准：缺血性或非缺血性心肌病，充分抗心力衰竭药物治疗 3 个月以上，心功能Ⅲ～Ⅳ级，LVEF ≤ 0.35，窦性心律，QRS 时限≥ 120 ms，PR 间期 > 150 ms，无传统起搏器及 ICD 适应证，既往 12 个月曾因心力衰竭住院。1520 例慢性心力衰竭患者随机分为单纯药物治疗组、药物联合 CRT 组和药物联合 CRT-D 治疗组 3 组，进行前瞻性研究。一级研究终点是全因死亡和（或）心力衰竭导致住院的联合事件，二级研究终点是全因死亡。研究证实：CRT 与 CRT-D 均可减低全因死亡和（或）心力衰竭导致的住院的联合终点事件（CRT 组下降 34%，P < 0.002；CRT-D 组下降 40%，P < 0.001）。与单纯药物治疗组相比，12 个月时 CRT 组的病死率降低 4%，但差异无统计学意义（P=0.059）。而 CRT-D 组的死亡率显著下

降，达 36%，差异有统计学意义（P=0.003）。结论：对于合并 QRS 时限延长的心力衰竭患者，CRT 可以降低其全因死亡和首次心力衰竭住院的联合事件，联合 ICD 将进一步降低病死率。

3. CARE-HF（cardiac resynchronization heart failure trial）研究 即心脏再同步 - 心力衰竭研究。该研究为一项具有里程碑意义的前瞻性、随机对照、多中心研究，共有 82 个欧洲医学中心参加。研究始于 2001 年 1 月，结果在 2005 年公布。入选标准：年龄 > 18 岁；心力衰竭病史 6 周以上；充分抗心力衰竭药物基础上心功能Ⅲ～Ⅳ级；LVEF ≤ 0.35；身高校正的 LVEDD ≥ 30 mm；QRS 时限 ≥ 120 ms。若 QRS 时限为 120 ～ 149 ms，还需满足以下 3 条中的 2 条：①左心室射血前时间 > 140 ms；②心室间机械延迟 > 40 ms；③左心室后外侧壁激动延迟。一级研究终点是全因死亡和心血管事件导致的住院；二级研究终点是全因死亡等。研究共入选患者 813 例，随机分为药物治疗组（404 例）、药物联合 CRT 组（409 例），平均随访 29.4 个月。发现：CRT 组和单纯药物治疗组的主要终点发生率分别为 39% 和 55%（OR 0.63，95%CI 0.51 ～ 0.77；P < 0.001）。两组死亡率分别为 20% 和 30%（OR 0.64，95%CI 0.48 ～ 0.85，P < 0.002）。证实 CRT 除了降低室间机械延迟、收缩末期容积指数以及二尖瓣反流，增加射血，改善症状和生活质量之外，还可明显降低全因死亡率达 36%。

总之，以上研究肯定了 CRT 降低死亡率的疗效。

（三）针对心脏再同步治疗特定人群开展的临床试验

1. 针对轻度心功能不良患者开展的研究

（1）REVERSE（resynchronization revEeses remodelling in systolic left ventricular dysfunction）研究： 即再同步治疗逆转左心室收缩功能不良患者的心肌重构研究。研究共纳入 610 例心功能Ⅰ或Ⅱ级的心力衰竭患者，在成功植入 CRT 或 CRT-D 后随机分为 CRT 打开组和 CRT 关闭组。主要研究终点是心力衰竭临床症状改善与否，次要终点是左心室收缩末期容积指数、心力衰竭住院率。研究证实，针对无症状或轻度心功能不良患者的 CRT 治疗，可改善心力衰竭临床症状，抑制心室重构，改善心功能，延缓心功能不全发展进程。即研究肯定了 CRT

在轻、中度心功能不良患者的疗效。

（2）MADIT-CRT（multicenter automatic defibrillator implantation trial with cardiac resynchronization therapy）研究：即 CRT 联合 ICD 的多中心临床研究。研究共入选 1820 例心功能 I 或 II 级、LVEF ≤ 0.30、QRS 时限 ≥ 130 ms 的心力衰竭患者，随机分为 CRT-D（1089 例）或 ICD 组（731 例）。主要研究终点是全因死亡或非致死性心力衰竭事件。平均随访 2.4 年，17.2%（187 例）的 CRT-D 组患者发生了主要终点事件，包括 36 例死亡和 151 例次心力衰竭事件。而 25.3%（185 例）的 ICD 组患者发生了 18 例死亡和 167 例次心力衰竭事件。提示联合 CRT 治疗可降低心力衰竭风险达41%，尤其是 QRS 时限 ≥ 150 ms 的亚组患者。而且，CRT 可显著降低左心室容积、改善射血分数。研究提示：对无明显心力衰竭症状，但射血分数低下、QRS 时限延长的患者而言，ICD 基础上联合 CRT 治疗可降低心力衰竭风险。

（3）RAFT（resynchronization-defibrillation for ambulatory heart failure）研究 即轻、中度心力衰竭患者 CRT 研究。研究共入选 1798 例心功能 II 或 III 级，QRS 时限 ≥ 120 ms，LVEF ≤ 0.30 的缺血性或非缺血性心肌病患者，以 1：1 随机分为 ICD（904 例）或 CRT-D（894 例）组。主要研究终点是全因死亡或心力衰竭住院。平均随访 40 个月，33.2%（297 例）的 CRT-D 组患者发生了主要终点事件，包括 186 例死亡和 174 例次心力衰竭住院事件。而 40.3%（364 例）ICD 组患者发生了 236 例死亡和 236 例次心力衰竭住院事件。RAFT 研究证实，在接受药物和 ICD 治疗基础上，CRT-D 可有效降低心功能 II 级的轻度心力衰竭患者的病死率和心力衰竭住院率；与仅使用 ICD 相比，CRT-D 治疗可使患者的全因死亡率下降 25%。研究同时发现，CRT-D 仅使 QRS 时限 ≥ 150 ms 组的患者获益，而 QRS 时限 < 150 ms 组无明显获益。

2. 针对 QRS 时限正常但有不同步证据的心力衰竭患者的 Rethin Q（Resynchronization therapy in narrow QRSd）研究 即窄 QRS 心力衰竭患者 CRT 研究。研究入选了 QRS 时限 < 130 ms，而超声心动图或多普勒证实存在机械收缩不同步、LVEF ≤ 0.35、心功能 III 级的心力衰竭患者 172 例，

随机分为 CRT 治疗组及药物治疗组。主要研究终点是峰值耗氧量所提示的运动能力，次要研究终点包括生活质量评分、心功能等。研究随访 6 个月，两组主要终点差异无统计学意义。亚组分析显示：QRS 时限 ≥ 120 ms 的亚组患者，CRT 治疗后峰值耗氧量显著增加（P=0.02），而 QRS 时限 < 120 ms 的亚组患者峰值耗氧量无增加（P=0.45）。即 CRT 未能改善窄 QRS 心力衰竭患者的峰值耗氧量，提示超声心动图证实存在运动不同步的窄 QRS 心力衰竭患者不能从 CRT 治疗获益。

3. 评价心脏运动同步性的 PROSPECT（results of the predictors of response to CRT）研究 即 CRT 疗效预测因子研究。研究入选 498 例心功能 III 或 IV 级、LVEF < 0.35、QRS 时限 ≥ 130 ms 的心力衰竭患者。培训超声指标采集方法并采用盲法进行数据分析，涉及基于传统和组织多普勒方法所得的 12 项超声不同步指标。研究发现，超声心动图指标预测临床综合评分、左心室收缩末容积减小等研究终点的敏感性和特异性均有很大差异，观察者间和观察者内变异度明显（10% ～ 15% vs. > 30%）。研究提示：目前尚无确切的机械不同步指标可用于指导选择 CRT 适应人群，评价机械不同步的方法学有待进一步论证，QRS 时限仍是预示不同步的指标。

4. 评价房颤患者接受 CRT 联合房室结消融治疗疗效的 MILOS（muhIcentre longitudinal observational study）研究 即多中心纵向观察研究。研究纳入植入 CRT 的 1285 例患者，其中 243 例合并房颤。后者又分为 CRT 联合室率控制组和 CRT 联合房室结消融组。研究证实：与单纯 CRT 治疗相比，CRT 联合房室结消融可显著提高存活率，主要是降低心力衰竭导致的死亡。

5. 评价左心室功能障碍和房室传导阻滞（atrioventricular block，AVB） 患者双室与右心室起搏效果比较的 BLOCK HF Study 前瞻性、随机、双盲的控制性研究，入组 918 名患者，最终 691 名患者被随机分为双室起搏和右心室起搏，随访 3 年时间。研究证实：针对 AVB 合并左室功能不全（LVEF < 50%）的患者，双室起搏相比右心室起搏在死亡率、心衰急性治疗和 LVESV 增大的主要复合终点下降 26%

第三节 心脏再同步化治疗的适应证

一、心脏再同步化治疗适应证的发展史

心脏起搏用于治疗慢性心力衰竭已有近 20 年的历史，发展过程可分为五个阶段。

（一）第一阶段

1990 年首次提出使用双心腔起搏及短 AV 间期可以改善心功能，标志着心脏起搏治疗心力衰竭时代的开始。虽然随后研究显示疗效不一，但 1998 年 ACC/AHA 起搏指南中仍将药物难治性心力衰竭列为起搏的 Ⅱb 类适应证。2000 年北美心脏起搏和电生理学会（NASPE）最终否定了其疗效，指出双心腔起搏用于慢性心力衰竭没有临床应用价值。

（二）第二阶段

20 世纪 90 年代初开展了三腔起搏的一系列基础研究工作。直到 1998 年 Daubert 等首先成功的经心脏静脉植入了左心室心外膜起搏导线，才实现了左、右双心室同步起搏，即心脏再同步治疗。2001 年，第 1 个商用双心室起搏装置在美国问世，次年得到美国 FDA 批准。期间及此后进行了多个临床试验，其结果证明左、右双心室同步起搏可以改善伴有 QRS 时限延长慢性心力衰竭患者的心功能，提高其生活质量。为此，2002 年 ACC/AHA/NASPE 将 QRS 时限延长的慢性心力衰竭列为双心室同步起搏的 Ⅱa 类适应证。

（三）第三阶段

2003 年 JAMA 发表的荟萃分析、2003 年的 COMPANION 和 2005 年 CARE-HF 研究表明，CRT 不但能改善慢性心力衰竭患者症状、减少住院率，同时也能明显降低死亡率。基于此，2005 年欧洲心脏病学会（ESC）和 ACC/AHA 制订的慢性心力衰竭治疗指南相继将部分合并心脏不同步的慢性心力衰竭列为 CRT 的 I 类适应证。

（四）第四阶段

2007 年 ESC 心脏起搏和再同步治疗指南和 2008 年 ACC/AHA/HRS 心脏节律异常器械治疗指南均将心功能不良、LVEF 下降且 QRS 时限延长的患者列为 CRT 治疗的 I 类适应证，再次充分肯定了 CRT 的治疗意义。同时，基于日益丰富的循证医学证据，就心房颤动患者、起搏依赖患者、CRT-D 等特定人群的适应证进行了界定，进一步扩大了 CRT 的适应人群，拓展了 CRT 的适应范畴，提升了 CRT-D 的应用地位。

（五）第五阶段

鉴于 MADIT-CRT 和 REVERSE 研究结果，2010 年 ESC 慢性心力衰竭器械治疗指南首次将心功能 Ⅱ级（NYHA 分级）的轻度心力衰竭患者列为 CRT 治疗的 I 类适应证。2012 年 5 月公布的 ESC 急性和慢性心力衰竭诊断与治疗指南和 2012 年 9 月 ACCF/AHA/HRS 心脏节律异常器械治疗指南再次将部分轻度心力衰竭患者列为 CRT 治疗的 I 类适应证，同时强调左束支阻滞（LBBB）图形患者 CRT 治疗获益最大，对 QRS 时限也有了更为严格的要求（2012 年 ACC/AHA/HRS 心脏节律异常器械治疗指南将 I 类适应证限定为 QRS 时限 ≥ 150 ms 的患者）。

二、适应证分类标准

1991 年 ACC/AHA/NASPE 将起搏治疗的适应证按需要程度分为以下三类。

I 类适应证：根据病情，有明确证据或专家们一致认为起搏治疗对患者有益、有用或有效。相当于我国的绝对适应证。

Ⅱ 类适应证：根据病情，起搏治疗给患者带来的益处和效果证据不足或专家们的意见有分歧。Ⅱ 类适应证中又进一步根据证据和（或）观点的倾向性分为 Ⅱa（意见有分歧倾向于支持）和 Ⅱb（支持力度较差）两个亚类。相当于相对适应证。

Ⅲ类适应证：根据病情，专家们一致认为起搏治疗无效，甚至某些情况下对患者有害，因此不需要、不应该植入心脏起搏器，即非适应证。

证据级别分类：

A 级：数据来源于多个随机临床试验或荟萃分析。

B级：数据来源于单个随机临床试验或大规模非随机研究。

C级：专家一致意见和（或）小规模研究、回顾性研究和登记注册研究。

（表23-1）

2. 2013 ESC心脏起搏和再同步化治疗指南

（1）窦性心律患者心脏再同步化治疗指征（表23-2）。

（2）起搏模式选择（和CRT优化）（表23-3）。

三、国际心脏再同步化治疗适应证

1. 2013ACC/AHA心衰C级患者器械治疗推荐

表23-1　2013ACC/AHA心衰C级患者器械治疗推荐

建议	建议分类	证据水平
对选择的非缺血性扩张型心肌病（非缺血性DCM）或缺血性心脏病，MI后至少40天且LVEF＜35%、长期GDMT且NYHAⅡ～Ⅲ级，预期寿命＞1年的患者，推荐ICD治疗作为SCD的一级预防，以减少总死亡率	Ⅰ	A
对于LVEF≤35%、窦性心律、左束支传导阻滞（LBBB）且QRS时限≥150ms，GDMT且心功能为NYHAⅡ～Ⅲ级或ambulatoryⅣ级的患者，推荐CRT	Ⅰ（NYHAⅢ/Ⅳ） Ⅰ（NYHAⅡ）	A
对选择的MI后至少40天且LEF≤30%、GDMT后NYHAⅠ级，预期寿命＞1年的患者，推荐ICD作为SCD一级预防以减少总死亡率	Ⅰ	B
对LVEF≤35%、窦性心律、无LBBB且QRS时限≥150、GDMT且NYHAⅢ级或ambulatoryⅣ级的患者，CRT是有益的	Ⅱa	B
对LVEF≤35%、窦性心律、无LBBB且QRS时限120～149ms，GDMT且NYHAⅡ～Ⅲ级或ambulatoryⅣ级的患者，CRT是有益的	Ⅱa	B
GDMT且有心房颤动（AF），LVEF≤35%： a）若患者要求心室起搏或者患者符合CRT标准，CRT是有益的 b）若通过房室结消融，药理学速率控制方法可以使心室起搏100%与CRT同步，CRT是有益的	Ⅱa	B
对于GDMT且LVEF≤35%，植入新的或替代装置并预计心室起搏显著（＞40%）的患者，CRT是有益的	Ⅱa	C
对于非猝死高危患者（如预期频繁住院，严重虚弱，或合并系统性恶性肿瘤或严重肾功能不全），ICD植入延长患者预期寿命的获益不确定	Ⅱb	B
LVEF≤35%，窦性心律无LBBB且QRS时限120～149ms，GDMT且NYHAⅢ级或ambulatoryⅣ级的患者，可以考虑CRT	Ⅱb	B
LVEF≤35%，窦性心律无LBBB且QRS时限150ms，GDMT且NYHAⅡ级的患者，可以考虑CRT	Ⅱb	B
LVEF≤30%，缺血性HF、窦性心律、LBBB且QRS时限≥150ms，GDMT且NYHAⅠ级的患者，可以考虑CRT	Ⅱb	C
NYHAⅠ～Ⅱ级，无LBBB且QRS时限＜150ms的患者，不推荐CRT	Ⅲ（无益）	B
即使配合良好的机体容量治疗，合并症和（或）虚弱仍使患者预期寿命小于1年时，不建议CRT	Ⅲ（无益）	C

表23-2　窦性心律患者心脏再同步化治疗指征

建议	类别	证据水平
LBBB，QRS波时限＞150ms 在优化药物治疗后，LVEF≤35%，NYHAⅡ、Ⅲ和动态Ⅳ级的慢性心力衰竭患者，推荐CRT	Ⅰ	A
LBBB，QRS波时限210～150ms 在优化药物治疗后，LVEF≤35%，NYHAⅡ、Ⅲ和动态Ⅳ级的慢性心力衰竭患者，推荐CRT	Ⅰ	B
非LBBB，QRS波时限＞150ms 在优化药物治疗后，LVEF≤35%，NYHAⅡ、Ⅲ和动态Ⅳ级的慢性心力衰竭患者，推荐CRT	Ⅱa	B
非LBBB，QRS波时限120～150ms 在优化药物治疗后，LVEF≤35%，NYHAⅡ、Ⅲ和动态Ⅳ级的慢性心力衰竭患者，推荐CRT	Ⅱb	B
QRS波时限＜120ms的慢性心力衰竭患者，不推荐CRT	Ⅲ	B

表23-3　起搏模式的选择（和CRT优化）

建议	类别	证据水平
由于进行CRT的心力衰竭患者生存获益和住院治疗的减少与双心室起搏比例明显相关，CRT的目标应尽可能使双心室起搏比例接近100%	Ⅱa	B
应尽可能避免左心室电极定位于心尖部	Ⅱa	B
左心室电极可定位于左心室壁最晚激动的部位	Ⅱb	B

（3）永久性房颤患者CRT指征（表23-4）。

表23-4　永久性房颤患者CRT指征

建议	类别	证据水平
心力衰竭、宽QRS波和LVEF降低患者	Ⅱa	B
对优化药物治疗后，QRS波≥120ms、LVEF≤35%、NYHAⅢ和动态Ⅳ级的慢性心力衰竭患者应考虑CRT，尽可能使双室起搏比例接近100%		
对不完全双室起搏者应加行房室结消融治疗	Ⅱa	B
心室率控制不佳，拟行房室结消融患者	Ⅱa	B
为控制心室率拟行室结消融，伴有LVEF降低的患者，可考虑CRT		

（4）伴常规起搏器指证的心力衰竭患者升级或新植入CRT的指征（表23-5）。

表23-5　伴常规起搏器指证的心力衰竭患者升级或新植入CRT的指征

建议	类别	证据水平
常规起搏器或ICD升级	Ⅰ	B
在优化药物治疗后，LVEF＜35%，心室起搏比例高，NYHAⅡ和动态Ⅳ级的心力衰竭患者推荐CRT		
EF低下，预计心室起搏比例高的心力衰竭患者，应考虑CRT以降低心力衰竭恶化的内附	Ⅱa	B

（5）常规ICD指征患者植入CRT-D的指征（表23-6）。

表23-6　常规ICD指征患者植入CRT-D的指征

建议	类别	证据水平
当计划植入ICD时，若合并CRT指征时也推荐同时CRT	Ⅰ	A
当计划CRT时，若合并表格中的情况，推荐植入CRT-D装置	Ⅱa	B

（6）一级预防患者CRT-P或CRT-D的选择建议（表23-7）。

表23-7　一级预防患者CRT-P或CRT-D的选择建议

推荐CRT-P	推荐CRT-D
进展期心力衰竭	预计生存时间＞1年
严重肾功能不全或透析	稳定的心力衰竭，NYHAⅡ级
其他主要合并症	缺血性心脏病（低到中的MADIT风险评分）
虚弱	无合并症
恶病质	

四、我国的心脏再同步化治疗指征

2013年中华医学会心电生理和起搏分会组织CRT专家工作组，在2009年制订的CRT治疗心力衰竭建议的基础上，讨论并制订了CRT治疗心衰建议。

Ⅰ类适应证

（1）LVEF≤0.35，窦性心律，LBBB且QRS时限≥120ms，指南推荐的药物治疗基础上心功能Ⅲ级或不必卧床的Ⅳ级患者可植入有/无ICD功能的CRT（证据级别：A）。

（2）LVEF≤0.35，窦性心律，LBBB且QRS时限≥150ms，指南推荐的药物治疗基础上心功能Ⅱ级可植入有/无ICD功能的CRT（证据级别：B）。

Ⅱa类适应证

（1）指南推荐的药物治疗基础上LVEF≤0.35，窦性心律，LBBB且QRS时限120～149ms，心功能Ⅱ级的患者可植入有/无ICD功能的CRT（证据级别：B）。

（2）指南推荐的药物治疗基础上LVEF≤0.35，窦性心律，非LBBB且QRS时限≥150ms，心功能Ⅲ～Ⅳ级的患者可植入有/无ICD功能的CRT（证据级别：A）。

（3）指南推荐的药物治疗基础上LVEF≤0.35的房颤节律患者，心室依赖或符合CRT标准且房室结消融和（或）药物治疗后导致近乎100%心室起搏可植入有/无ICD功能的CRT（证据级别：B）。

（4）指南推荐的药物治疗基础上LVEF≤0.35、预期心室起搏比例＞40%的新植入或更换起搏器的患者可植入有/无ICD功能的CRT（证据级别：C）。

Ⅱb类适应证

（1）指南推荐的药物治疗基础上LVEF≤

0.30、窦性心律、LBBB 且 QRS 时限 ≥ 150 ms、心功能 I 级的缺血性心肌病患者可植入有 / 无 ICD 功能的 CRT（证据级别：B）。

（2）指南推荐的药物治疗基础上 LVEF ≤ 0.35、窦性心律、非 LBBB 且 QRS 时限 120～149ms、心功能 III～IV 级患者可植入有 / 无 ICD 功能的 CRT（证据级别：B）。

（3）指南推荐的药物治疗基础上 LVEF ≤ 0.35、窦性心律、非 LBBB 且 QRS 时限 ≥ 150 ms、心功能 II 级患者可植入有 / 无 ICD 功能的 CRT（证据级别：B）。

III 类适应证

（1）CRT 不适合用于心功能 I～II 级、非 LBBB 且 QRS 时限＜150ms 患者（证据级别：B）。

（2）CRT 不适合用于因合并症或其他原因导致的预期寿命不足 1 年者（证据级别：C）。

本次 CRT 治疗心衰的建议，强调左束支阻滞的依据，轻度心功能不全患者接受 CRT 治疗可改善心功能，降低心力衰竭恶化事件等复合终点。本次建议更加重视心房颤动合并心衰患者的 CRT 治疗。临床中严格规范 CRT 适应证是必要的、合理的。新指南要求医生在决定是否采用 CRT 前，有一段标准和优化内科治疗时间是必要的。

（刘　兵　沈　敏）

参 考 文 献

张澍，黄德嘉，华伟，等 . 2010. 心脏再同步治疗慢性心力衰竭的建议（2009 年修订版）. 中华心律失常学杂志，14：46-58.

张澍，黄德嘉，华伟，等 . 2013. 心脏再同步治疗慢性心力衰竭的建议（2013 年修订版）. 中华心律失常学杂志，17（4）：247-261.

2013 ESC Guidelines on Cardiac Pacing and Cardiac Resynchronization Therapy. Eur Heart J，34：2281-2329.

Abraham WT，Fisher WG，Smith AL，et al. 2002. Cardiac resynchmnization in chronic heart failure. N Engl J Med，346：1845-1853.

ACCF/HRS/AHA/ASE/HFSA/SCAI/SCCT/SCMR. 2013. Appropriate Use Criteria for Implantable Cardioverter-Defibrillators and Cardiac Resynchronization Therapy. JACC，61（12）：1323-1373.

Auger D，Bleeker GB，Bertini M，et al. 2012.Effect of cardiac resynchronization therapy in patients without left intraventricular dyssynchrony. Eur Heart J，33（7）：913-920.

Bardy GH，Lee KL，Mark DB et al. 2005. Amiodarone or an ICD for congestive heart failure. N Engl J Med，352：225-237.

Beshai JF，Grimm RA，Nagueh SF，et al. 2007. Cardiac resychronization therapy in heart failure with narrow QRS complexes. N Ensl J Med，357：2461-2471.

Bilchick KC，Salerno M，Plitt D，et al. 2011. Prevalence and distribution of regional scar in dysfunctional myocardial segments in Duchenne muscular dystrophy. J Cardiovasc Magn Reson，13：20.

Bristow MR，Saxon LA，Boehmer J，et al. 2004. Cardiacresynchronization therapy with or without an implantable defibrillator in advanced chronization heart failure. N Engl J Med，350：2140-2150.

Chung ES，Leon AR，Tavazzi L，et al. 2008. Results of the predictors of response to CRT（PROSPECT）trial. Circulation，117：2608-2616.

Cleland JGF，Daubert JC，Erdmann E，et al. 2005. The effect of cardiac resynchronization on morbidity and morbidity in heart failure. N Engl J Med，252：1539-1549.

Erbs S，Linke A，Schächinger V，et al. 2007. Restoration of microvascular function in the infarct-related artery by intracoronary transplantation of bone marrow progenitor cells in patients with acute myocardial infarction：the Doppler Substudy of the Reinfusion of Enriched Progenitor Cells and Infarct Remodeling in Acute Myocardial Infarction（REPAIR-AMI）trial. Circulation，116（4）：366-374.

Gasparini M，Auricchio A，Metra M，et al. 2008. Long-term survival in patients undergoing cardiac resynchronization therapy：the importance of performing atrio-ventricular junction ablation in patients with permanent atrial fibrillation. Eur Heart J，29：1644-1652.

Gras D，Mabo P，Tang T，et al. 1998. Multisite pacing as a supplemental treatment of congestive heart failure：preliminary results of the Medtronic Inc. InSync Study. Pacing Clin Electrophysiol，21：2249-2255.

Hunt SJ，Baker DW，Chin MH，et al. 2001. ACC/AHA Guideline for the evaluation and management of chronic heart failure in the adult：executive summary. Circulation，104：2996-3007.

Leong DP，Delgado V，Bax JJ. 2012. Imaging for atrial fibrillation. Curr Probl Cardiol，37（1）：7-33.

Leong DP，Höke U，Delgado V，et al. 2012. Predictors of long-term benefit of cardiac resynchronization therapy in patients with right bundle branch block. Eur Heart J，33（15）：1934-1941.

Martin St. John Sutton，MBBS，et al.2015. Left Ventricular Reverse Remodeling With Biventricular Versus Right Ventricular Pacing in Patients With Atrioventricular Block and Heart Failure in the BLOCK HF Trial. Circ Heart Fail，8（3）：510-518.

Marwick TH，Raman SV，Carrio I，et al. 2010. Recent developments in heart failure imaging. JACC Cardiovasc Imaging，3：429-439.

McAlister FA，Ezekowitz J，Hooton N，et al. 2007. Cardiac resynchronization therapy for patients with left ventricular systolic dysfunction：a systematic review. JAMA，297：2502-2514.

Moss AJ，Hall WJ，Cannom DS，et al. 2009. Cardiac resynchronization therapy for the prevention of heart failure events. N Engl J Med，361：1329-1338.

Moss AJ，Zareba W，Hall WJ，et al. 2002. Prophylactic implantation of a defibrillator in patients with myocardial infarction and reduced ejection fraction. N Engl J Med，346（12）：877-883.

St JS，Ghio S，Plappert T，et al. 2009. Cardiac resynchronization induces major structural and functional reverse remodeling in patients with New York Heart Association class I/II heart failure. Circulation，120：1858-1865.

Stellbrink C，Breithardt OA，Franke A，et al. 2001. Impact of cardiac resynchronization therapy using hemodynamically optimized pacing on left ventricular remodeling in patients with congestive heart failure and ventricular conduction disturbances. JACC，38：1957-1965.

Stevenson LW，Miller LW，Desvigne-Nickens P，et al. 2004. Left

ventricular assist device as destination for patients undergoing intravenous inotropic therapy: a subset analysis from REMATCH (Randomized Evaluation of Mechanical Assistance in Treatment of Chronic Heart Failure). Circulation, 110 (8): 975-981.

Tang AS, Wells GA, Talajic M, et al. 2010. Cardiac resynchronization therapy for mild to moderate heart failure. N Ensl J Med, 363: 2385-2395.

Tang AS, Wells GA, Talajic M, et al. 2010. Cardiac-resynchronization therapy for mild-to-moderate heart failure. Resynchronization-Defibrillation for Ambulatory Heart Failure Trial Investigators. N Engl J Med, 363 (25): 2385-2395.

Thébault C, Donal E, Meunier C, et al. 2012. for the REVERSE study group. Sites of left and right ventricular lead implantation and response to cardiac resynchronization therapy observations from the REVERSE trial. Eur Heart J, 33 (21): 2662-2671.

van der Hulst AE, Delgado V, Blom NA, et al. 2011. Cardiac resynchronization therapy in paediatric and congenital heart disease patients. Eur Heart J, 32 (18): 2236-2246.

Ypenburg C, Roes SD, Bleeker GB, et al. 2007. Effect of total scar burden on contrast-enhanced magnetic resonance imaging on response to cardiac resynchronization therapy. Am J Cardiol, 99: 657-660.

Ypenburg C, Van Bommel RJ, Delgado V, et al. 2008. Optimal left ventricular lead position predicts reverse remodeling and survival after cardiac resynchronization therapy. J Am Coll Cardiol, 52: 1402-1409.

第二十四章
心脏再同步化治疗技术及处理

第一节　心脏再同步治疗植入技术

除了常规右心房、右心室起搏部位外，CRT 的难点是左心室电极导线植入。左心室导线植入有多种途径：最常用的是经冠状静脉窦将起搏导线送至理想的心脏静脉达到起搏左心室目的。除此之外，还有穿房间隔或室间隔将起搏导线植入左心室心内膜，主要用于无法经冠状静脉窦途径达到起搏左心室的患者，此类患者应终身抗凝治疗。还有心外膜植入左心室导线，即外科开胸或应用胸腔镜将起搏电极缝至左心室心外膜。优点是成功率高、可放置在左心室任何部位、脱位率低，但手术要全麻，创伤也大，临床不常规应用。本章节主要介绍经冠状静脉窦途径植入左心室电极导线。

一、植入前准备

术前签署知情同意，告知患者 CRT 手术的必要性及有效率以及手术步骤。必要时术前晚上给予适当镇静。并准备好术中可能用到的各种器械或工具。如常规短穿刺动静脉外鞘，导引导管，左室递送系统、分支静脉递送系统，可操控或固定弯度 EP 电极导管，PTCA 钢丝（直径 0.014′ ～ 0.018′），静脉造影系统等。术前给予心电监护、吸氧，根据患者情况体表粘贴好除颤电极片，备用。图 24-1 术中可能用到的外鞘管。

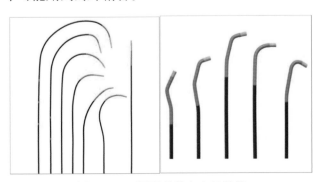

图 24-1　不同型号的左室长鞘管

二、冠状静脉窦及心脏静脉

心脏大部分的静脉汇集成心大、心中和心小静脉而汇入冠状静脉窦。冠状静脉窦位于心脏膈面的冠状沟中段内，由左向右行走，经冠状窦口入右心房。冠状静脉窦口位于下腔静脉瓣与房间隔之间，多数在窦口的后缘有一个半月形的瓣膜，称冠状窦瓣（Thesbesian 瓣）。大约有 20% 的人 50% 的瓣口被覆盖。冠状静脉窦的主要属支包括侧静脉、侧后静脉、后静脉、心大静脉和心中静脉（图 24-2，图 24-3）。

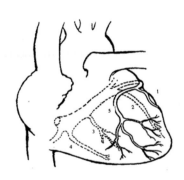

图 24-2　冠状窦及其分支

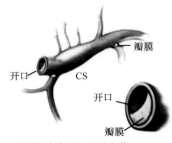

图 24-3　冠状静脉窦开口及瓣膜（Thesbesian 瓣）

三、冠状静脉窦电极导线

为满足不同心脏静脉解剖结构，起搏器公司提供了一系列左心室电极导线。

目前在临床应用的经冠状静脉窦左心室电极导

线主要有以下几种：

St.jude 公司电极导线：如 Quartet ™ 左心室四极导线；4.3F 的 QuickFlex®1258T 左心室导线。四极导线特点：四极间距 47mm，远端 4.0F，S 弯固定，

Optim ™ 绝缘材质，电极远端可控。优点：极大降低膈神经刺激和缓解高阈值，减少 70% 重新手术，达到植入心尖，起搏心底的目的（图 24-4）。

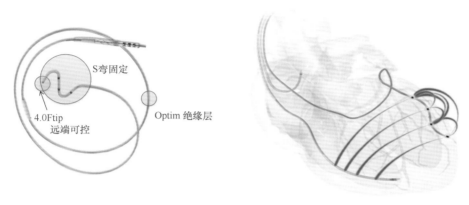

图 24-4　St.judeuartet ™ 左心室四极导线

Medtronic 公司生产的电极导线主要有 Attain Starflx4195 型、Attain Ability 4196 型、4396 型。Attain 系列电极导线是最早应用于临床专门用于起搏左心室的冠状静脉窦电极导线，目前常用的有 4195 型为主动固定型，导线头端附近有可伸展的伞叶，能适合 5-24F 的各种心脏静脉，主要用于导线固定不好，易脱位的靶静脉。4196 型及 4396 型为 4F 的双阴极起搏导线，通过性强，双阴极均可作为起搏电极，适合细小静脉血管（图 24-5）。

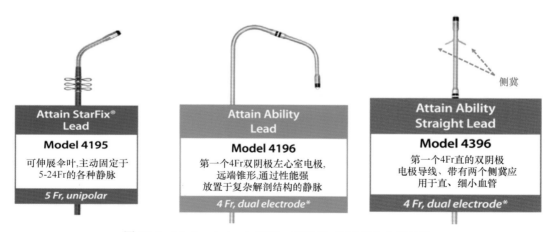

图 24-5　Medtronic Attain4195，4196 及 4396 型左心室导线

Boston Scientific 公司生产的电极导线主要有 Acuity Steerable 头端三维电极导线系列，四极导线 ACUITY ™ X4（图 24-6）。

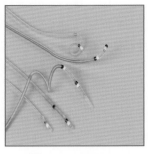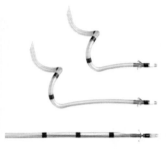

图 24-6　Boston Scientific 的二极及四极电极导线

导引钢丝或分支静脉递送系统及内导管（图 24-7）。

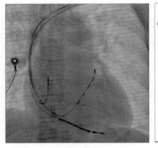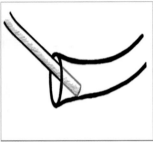

图 24-7　应用十极导管行冠状窦插管

四、左心室电极导线的植入

最常用的左心室电极导线的植入方法是经冠状静脉窦植入到心脏静脉。主要步骤有五步：冠状静脉窦插管，静脉造影和选择靶静脉，选择左心室电极导线，放置电极导线并测试，撤出植入工具，测试导线参数并固定。具体如下。

（一）冠状静脉窦插管

手术通常经左侧进行，个别情况可选择右侧。局麻下穿刺左腋静脉或左锁骨下静脉或分离头静脉，送入导引钢丝至下腔静脉。沿长钢丝将特殊设计的冠状静脉窦长鞘送入右心房，取出长钢丝，换用导管消融用的冠状窦导管寻找冠状静脉窦开口，插管成功后将长导引鞘沿 CS 电极导管推送至 CS 内，撤出电极导管。由于在充血性心力衰竭患者由于各腔室的扩大，并且心脏在不同方向上的转位，尤其是右心房的扩大和冠状静脉窦口位置的变异，常使得寻找冠状静脉窦困难，手术时间延长并增加并发症的发生率。可以借助特殊工具，如诊断性导管或微导管技术，在冠状静脉造影时常应用 6F 诊断性导管（多功能 MP-A2、Amplatz AL-3、和 LIMA）插入至指引导管中，以协助在右房内寻找冠状静脉窦口。多功能 MP-A2 主要应用于指引导管与冠状静脉窦开口间角度较小，可通过内导管调整指引导管向上或向下；Amplatz AL-3 主要应用于巨大的右心房，可使内导管形成一个向上的成角进入冠状静脉窦开口；LIMA 导管可以调整指引导管指向下，有时可直接进入心脏后静脉内。需要注意的是将导引导管插入冠状静脉时要特别小心，因为导引导管相对较硬，所以损伤血管壁时会引起夹层或穿孔移动导引导管时，总是配合使用 EP 电极、

（二）冠状静脉窦逆行造影

在植入左心室导线前，为明确心脏静脉走行需进行 CS 逆行造影。将球囊造影导管沿长导引鞘管送入 CS 内。首先要先冒烟，调整球囊充气量，确认指引导管位置是否在假腔或静脉分支口部。将造影导管的球囊充气，阻塞 CS 近端，然后经造影导管推注 10 ～ 20ml 造影剂，逆行显示 CS 以及心脏静脉，同时采集 PA 位 LAO 位及 RAO 位造影影像并分析。有研究提示在最晚激动位点处的起搏可提高 CRT 疗效，因此推荐尽量将电极导线植入至心脏侧后静脉、侧静脉或者超声心动图提示激动最延迟部位。此外，术前进行冠状静脉 CTA 及冠状动脉造影延迟摄影等检查，可初步了解冠状静脉的解剖，并利用三维重建技术可以易化 CRT 手术操作。注意事项：①指引导管的深度，影响心脏静脉的显影：后退导引导管，再次造影；术者一人操作：充气和造影；在造影近完成时球囊放气可观察近端有无分支，主要观察心脏后或心中静脉；②CS 造影的目的是清楚显影靶静脉：血管显影范围和质量与推药速度和剂量有关；造影剂滞留与冠状静脉的损伤相关，经观察后无变化，可继续手术；球囊过小造影剂反流，球囊过大时可发生迷走过度刺激，引起不适；③使用前先冲洗球囊导管，插入前先测试一下球囊，以确定扩张球囊所需的空气量，并确保没有空气，推送球囊导管，直至其头端超出递送系统的远端，在扩张球囊之前，先冒一下烟，以核实是否在 CS 内，防止造成夹层，对于肾功能较差的患者，可不进行静脉造影。

冠状静脉逆行造影及 64 排 CTA 重建后的心脏静脉解剖图像见图 24-8 ～图 24-10。

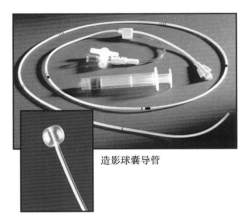

图 24-8　冠状窦造影导管

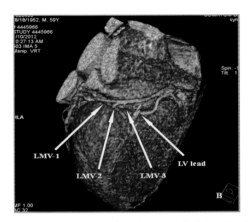

图 24-9　64 排 CTA 重建后的心脏静脉解剖图像

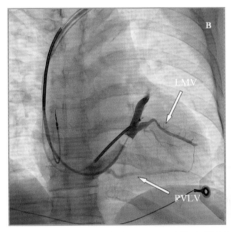

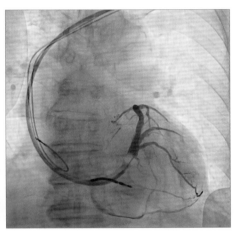

图 24-10　冠状窦逆行造影显示的心脏静脉分支

（三）选择适当静脉，植入左心室电极导线

参考 CS 和心脏静脉造影结果选择植入左心室电极导线的靶静脉。左心室起搏靶静脉的选择，应选择左心室内电机械运动最晚心肌区域的心脏静脉；目前主要是根据术前 TDI 的结果作为参考；对于扩张型心肌病常是左心室侧壁或后壁为最晚激动区域，常将心脏侧或侧后静脉常作为首选的左心室起搏靶静脉。并根据靶静脉的内径、与主干的成角及扭曲等来选择左心室导线，并可将指引导管作为参考。在左心室电极导线推送系统的帮助下植入特定左心室电极导线。选择好导线后将 0.014PTCA 导丝插入电极导线中孔，尽量选择软或超软 PTCA 导丝，如 BMW、soft、super-soft 等；双导丝或多导丝时，伴侣导丝可选择支撑力更强的导丝。然后将 PTCA 导引钢丝沿 CS 长导引鞘送入选定的心脏静脉，再将电极导线沿 PTCA 钢丝推送入血管内。要使左心室导线稳定导线必须与静脉壁至少有 3 个支撑点，对较直的静脉常仅 2 个支撑点而造成导线不稳定。因此，选择导线时可选用主动固定的左心室导线，如 Medtronic 的 4195。若患者靶静脉参数不够理想或出现膈神经刺激，可选择多位点起搏导线，如 St.jude Quartet ™ 左心室四极导线（图 24-11、图 24-12）。

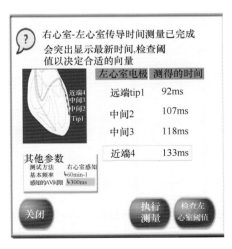

图 24-11　尽量选择左右心室传导时间最长点

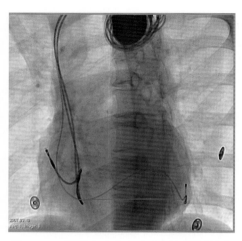

图 24-12　影像上左右心室电极间距尽量宽

（四）起搏测试

左心室导线到位后按常规方法行起搏阈值、阻抗和感知性能测试，可接受的左心室电极导线参数如下：起搏阈值≤ 3.5V 或比起搏器的最大输出电压低 2V，且不会出现膈肌刺激；通常应用 7.5 ～ 10V 高电压起搏观察有无膈神经刺激。R 波振幅最好≥ 5.0mV；阻抗 300 ～ 1000 Ω。

（五）撤出 CS 导引长鞘

参数测试满意后要取出 CS 导引长鞘。首先撤除电极导线体内的 Guide wire，将 stylet 插入电极体到冠状窦中部，切开或撕开外鞘，将导引鞘管头端退出冠状窦，移去 Stylet，将导线固定好后与脉冲发生器连接并埋植入左胸前皮下囊袋，缝合切口。注意事项：不同公司的外鞘管撤出方式可能不同。使用切开刀撤鞘时，握住切开刀的手必须保持固定，另一只手握住鞘的手柄，开始回拉鞘，另外导引导管的撤除在 X 线透视下完成（图 24-13，图 24-14）。

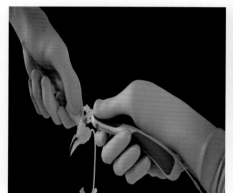
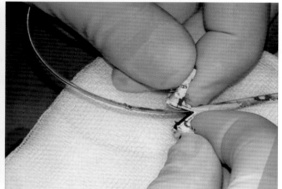

图 24-13　外鞘管切开及撕开示意图

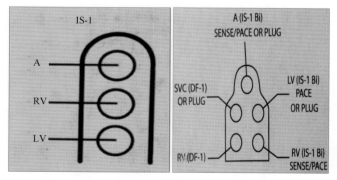

图 24-14　CRT 及 CRTD 脉冲发生器接口示意图

五、双室起搏联合植入式心脏转复除颤器（CRTD）植入技术

CRTD 植入手术与 CRT 植入过程基本相同，都需要经静脉植入右心房、右心室和经冠状静脉植入左心室电极导线，技术难度大，风险高，要求术者必须有丰富的器械植入经验。与 CRT 植入手术不同之处是 CRTD 植入时常规需要诱发室颤以测试除颤阈值。因为植入 CRTD 的患者都有中重度心力衰

竭，诱发室颤有可能使患者原本不佳的心功能进一步恶化，需要术者做好充分的准备以应对可能的危险由于现今的 ICD 都是使用双向波除颤且除颤能量巨大，有些学者对植入 ICD 即刻进行除颤阈值测试这一常规做法提出了异议。究竟是否除颤阈值测试需要即时进行还是可以延期、效果有何差异和长期随访等问题还需进一步研究。

总之，CRT 的植入技术难度大，目前报道的左心室电极导线植入成功率不一，国外大型临床试验的植入成功率为 84%～93%，国内报道的成功率为 85%～95%。不成功的原因主要是心脏静脉本身变异较大，其他原因有：心脏静脉先天畸形；心脏扩大转位难以寻找冠状静脉窦口；术者技术水平及操作系统不完善等。因此，充分了解衰竭心脏的解剖结构、掌握一定的操作技巧对于顺利、安全、有效的实施 CRT 治疗至关重要。相信随着植入经验的积累、新型导线的研发、导引系统和导线传送装置的更新，CRT 植入成功率将大大提高。

第二节 辅助器械和心外膜电极在心脏再同步治疗中的应用

心脏再同步化治疗（CRT）关键之处在于左心室电极导线的置入。左室电极导线的置入目前主要采用经冠状静脉窦将起搏电极送至适当的心脏静脉以起搏左心室。此外，经胸心外膜左心室起搏也是一种有效方法，但由于其创伤较大，主要作为经冠状静脉窦左心室起搏的一种补充。心力衰竭由于心肌损伤，引起心肌结构和功能的变化，都存在不同程度的心脏扩大、心脏转位及心脏静脉的迂曲畸形，在寻找冠状静脉窦及左心室导线定位固定时，存在一定的难度。而且，接受 CRT 置入的患者通常心功能较差，手术耐受性相对较差，容易出现急性心力衰竭或合并心律失常。因此除对术者技术要求较高外，有时还需要借助某些特殊器械及技术。

一、辅助器械在左心室导线植入过程中的应用

（一）寻找冠状静脉窦口困难

冠状静脉窦开口异常，在个体间常存在着变异：

有先天的因素，也有继发的因素。如基础心脏疾病引起的心脏解剖改变；慢性心力衰竭造成的心腔扩大如右房扩大、心脏转位、冠状静脉窦开口与扩大的右心房相比相对变小；心脏外科术后而导致的心脏解剖结构变化；冠状静脉窦开口有时靠近侧壁或垂直开口或存在 Thebesian 瓣等。造成常规方法不易寻找冠状静脉窦。处理原则和操作技巧：① CRT 术前需充分认识可能存在的先天变异或后天畸形，可行冠状静脉窦多排螺旋 CTA 造影显示其开口及走形；术中须认真地寻找冠状静脉窦开口，必要时行冠状动脉造影延迟摄像来显示冠状静脉窦开口。②为避免反复寻找冠状静脉窦口引起的并发症，如冠状静脉窦夹层、穿孔等，可应用诊断性导管或微导管技术：Leon 报道常应用 6F 诊断性导管（如多用途 MP-A2，Amplatz AL-3 和 LIMA）插入至指引导管中，以协助在右房内寻找冠状静脉窦口（图 24-15）。③对有困难的病例尽量避免应用消融大头导管代替冠状静脉窦标测电极，因冠状静脉窦的扭曲或存在瓣膜等易引起并发症；④对存在冠状静脉窦开口扭曲的患者指引导管宜选择顺应性较好的直头导管；⑤当冠状静脉窦口存在瓣膜时，可应用导引钢丝通过筛孔进入冠状静脉窦内，再直接或通过诊断性导管将指引导管送至冠状静脉窦内。

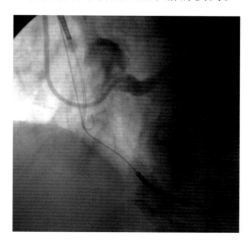

图 24-15 Amplatz 导管寻找冠状窦口

（二）左室导线定位困难

左室导线定位困难多有先天或后天原因引起，文献报道发生率约 10%～30%。①冠状静脉窦开口位置变异，指引导管不能顺利置入冠状静脉窦内，另外，冠状静脉窦内有瓣膜存在。处理原则和操作

技巧：术前需充分认识可能存在的先天或后天变异，术中须认真寻找冠状静脉窦开口，有瓣膜存在时，可应用导引钢丝及（或）诊断性导管技术使指引导管过瓣膜的远端（图 24-16）。②左心室侧壁或侧后壁心脏静脉纤细或缺如，即作为心脏起搏靶静脉的心脏侧静脉、后静脉或侧后静脉不能应用。处理原则和操作技巧：可反复行冠状静脉窦造影，观察是否有遗漏的未显影的心脏静脉；在无奈情况下将左心室导线定位于邻近心脏静脉；并作好右心室流出道或右室间隔行右心室双灶起搏的备用准备或选择经胸置入左室导线。③起搏靶静脉与冠状静脉主干形成锐角：术中常应用 PTCA 导丝，但与冠状动脉血管成形术相比 CRT 置入时指引导管的支撑力常显不够，PTCA 导丝操作进入靶静脉不深或沿着导丝推送左室导线通过其锐角时困难。PTCA 导丝应尽量送入靶静脉的远端，否则推送左室导线时极易连导丝一起退至冠状静脉主干内，有时使指引导管脱出冠状静脉窦口。处理原则和操作技巧：调整指引导管的位置以达到有更好的支撑力；亲水性较好的 PTCA 导丝可能更易过锐角；可应用双导丝技术，置入二根 PTCA 导丝的目的是可以增加支撑力，便于左室起搏导线推送入靶静脉的远端，置入第二根伴侣导丝"buddy wire"后可以使靶静脉的成角变直、原弯曲的靶静脉拉直，使左室导线更易置入。也可以应用多功能导管及 PTCA 导丝协助进入靶静脉。④靶静脉开口位置过于靠近冠状静脉窦口或平行于冠状静脉窦开口时，外鞘管容易滑落致右心房，难以固定于冠状静脉窦内，这时可与外鞘管内加用多功能指引导管进入靶静脉，导线通过多功能导管容易进入靶静脉。⑤靶静脉过于迂曲畸形，可经外鞘管插入 Hockey-Stick 导管导引和增加支撑力，这样 PTCA 导丝就容易进入靶静脉远端，易于左室导线的置入（图 24-17）。⑥靶静脉狭窄，有少数人存在心脏靶静脉狭窄或者存在心肌桥，左心室导线不易通过狭窄部位，目前常用方法是多采用在外鞘管内插入多功能导管在 PTCA 导丝引导下通过狭窄部位，再经多功能导管置入导线。PTCA 导引钢丝选择软头（soft-tip）的导丝。也有人报道对影响左室起搏导线置入的靶静脉狭窄可行血管腔内成形术，根据起搏靶静脉的内径选择合适的球囊导管，血管

成形术的操作与冠状动脉内成形术技术相同，但与冠状动脉内成形术不同，因不能进行反复"冒烟"，观察狭窄是否已解除，只能观察球囊扩张时球囊的"腰"（Waist）是否消失。对静脉成形术成功标准是：能顺利置入左室导线。国内报道应用血管成形术对一例起搏靶静脉（后侧静脉近中段狭窄 80%）先行扩张，再置入左室起搏导线，获得了满意的即刻及长期临床效果，长期随访其起搏参数满意和稳定。（图 24-18）。目前国内专家共识不赞成冠状静脉窦内支架置入。若反复经多功能导管及球囊扩张后导线仍不能通过狭窄部位，可选择其他心脏静脉或心外膜途径。⑦左室起搏阈值过高，可能是由于靶静脉钙化或起搏局部的心肌、心外膜等缺血、纤维化造成。处理原则和操作技巧：尝试靶静脉附近的其他心脏静脉或改经胸置入途径。

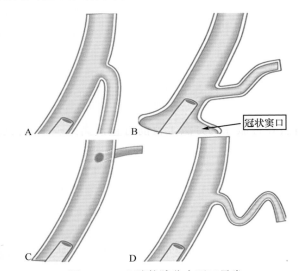

图 24-16　心脏静脉分支开口异常

A.靶静脉与冠状静脉窦成锐角；B.靶静脉开口与冠状静脉窦口距离较近；C.靶静脉开口于后壁；D.靶静脉高度迂曲畸形

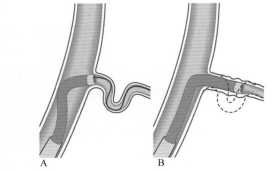

图 24-17　先用 PTCA 导丝进入迂曲的靶静脉（A），然后将多功能导管送过迂曲部位（B）

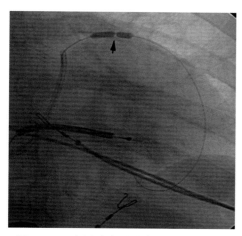

图 24-18 应用球囊对狭窄的靶静脉扩张

（三）左室起搏导线固定

左心室导线定位困难或不牢固，易引起脱位。如撤除指引导管时手法不适当或解剖因素导致左心室导线脱位；还有起搏导线与靶静脉直径不匹配、靶静脉特殊难以固定、导线选择不适当；术后过早活动或剧烈咳嗽等。处理原则和操作技巧：①与置入技术有关的主要是指引导管撤除时，需熟悉各种指引导管撤除的方法，目前有直接撕开及工具刀劈开，撤除时在 X 线透视下，结合右心房的大小等因素规范操作完成撤除，如有可能可先将指引导管退至右心房或上腔静脉，观察左室导线仍稳定，常可顺利撤除指引导管。②起搏导线与靶静脉直径不匹配、靶静脉内径太粗、靶静脉特殊难以固定、导线选择不适当：Hansky 等报道，为使左心室导线稳定，左室导线必须与静脉壁至少有三个支撑点，对较直的静脉仅二个支撑点常会造成导线不稳定，致脱位或阈值增高。如左室导线已选择头端预塑形的导线在术中仍反复脱位或不稳定者，文献报道可应用冠状静脉内支架术来稳定导线，并预防由于微脱位致长期的慢性阈值增高。冠状静脉内支架术是在置入左室导线后，通过在靶静脉内的第二根 PTCA 导引钢丝来置入支架。③保留导丝技术（retained guidewire technique）的应用：保留导丝技术就是将 PTCA 导引钢丝在左室导线置入后未撤回而保留在导线及靶静脉内。该技术主要是应用于左室导线置入后在术中发生反复急性脱位、起搏阈值测试波动

大，在无其他合适的靶静脉或其他合适的导线可选择时，可无奈地采用保留导丝技术。沈法荣等报道在 CRT 术中对一些特殊病例的处理，50 例中有 3 例患者留置了 PTCA 导引钢丝，3 例患者均为靶静脉与主干成钝角、靶静脉较直、内径较粗大，左心室导线置入后反复急性脱位，起搏阈值测试因导线活动度大而变得不稳定。但近期有研究发现，保留的钢丝时间久了容易断裂或产生其他并发症，故目前不建议保留钢丝。

二、开胸植入左心室电极导线

（1）经静脉左室起搏导线的植入术后存在着一定的脱位率，发生率约 6% ~ 14%；术后可出现左室起搏导线慢性阈值增高，发生率约 13% ~ 18% 等。由于上述种种原因在临床上需要经胸植入左室心外膜起搏导线。在早期，左室起搏电极通过外科手术的方式植入到心外膜。早期心外膜电极为单极被动导线，电极易损坏、感知功能差、易发生慢性输出阻滞等。目前国内使用最常见是 Medtronic（图 24-19）和 St Jude Medical 心外膜电极系统，包括双极主动固定 Myopore 导线（图 24-20），导线自带的 FasTac 植入工具外，可另配的独立包装的可调弯植入辅助工具 6201FAS。目前，开胸手术或者胸腔镜手术（Video-assisted thoracoscopy，VAT）是外科植入左室起搏电极导线时最常用的两种手术方式。还有其他左室心外膜电极导线外科植入技术正在探索中，比如剑突下电视辅助心包镜手术。

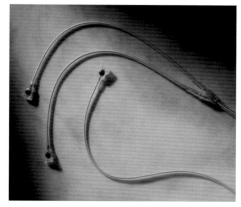

图 24-19 心外膜 Medtronic 被动导线

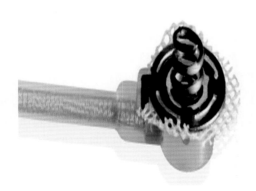

图 24-20　心外膜 Myopore 主动导线（螺旋）

经胸植入左室起搏导线常需要心脏内、外科密切合作共同完成。可以先行开胸植入心外膜左室起搏导线，待伤口愈合后再行右心房、右心室导线的植入。但对于 CRT 的患者常存在着左束支阻滞，在开胸手术时为了麻醉、开胸等的安全以先行右心房、右心室起搏导线植入为宜，在需要时可随时可行右心室临时起搏，以策安全。

经胸左室心外膜起搏导线植入可分为四个步骤：第一开胸：在手术室进行，行全身麻醉。取左侧第四肋间与腋前线为中心长约 10cm 的切口，按心脏外科常规开胸、横行切开心包，需注意心包切口与膈神经平行，逐渐分离，部分患者因心力衰竭引起心包积液常造成心包不同程度粘连；第二暴露解剖标志以协助确定植入区域：心外膜导线植入位点的选择是术后取得良好疗效的重要因素。文献报道约 30% 的患者对 CRT 无反应，除了病例选择因素，主要是经静脉左室导线未植入至理想的位置。而心外膜导线的植入与经静脉植入时一样，需在术前或术中寻找左室最晚激动区域，可以通过心脏超声或术中急性血流动力学的方法来达到。国外目前多数的研究提示，与左室前壁比较，常将左室侧壁中部区域作为心外膜起搏导线植入位点。术前组织超声等检查如果提示左室最晚激动区域可能在左室测壁近左室侧静脉附近，术中欲仔细暴露与其伴行的左冠状动脉回旋支。首先暴露左心耳，其下方为房室沟，在房室沟中可见左冠状动脉，并可见左冠状动脉分出回旋支及与其伴行的左室侧静脉；第三左室心外起搏导线的植入：左室心外膜导线目前国内可选择的有 Medtronic 公司的 6945 型导线（有25、35、55cm 三种规格可选），一般选用二根，其中一根植入后作为备用，以备日后如果第一根心

外膜起搏阈值增高后启用，可免于再次开胸。导线的缝合理论上选择在左室最晚激动区域，常在左室侧壁或侧后壁区域，即在房室沟下方约 3 ~ 4cm、左室侧静脉后方的区域，分别缝合二根心外膜导线，缝合前可将导线的电极先紧贴心外膜行起搏阈值测试，如测试起搏阈值初步满意，再行缝合以减少不必要的心肌损伤，二根导线缝合间距约 2cm 左右，缝合的线需带双头针的 7 — 0 Prolene 线，缝合时必须与心外膜垂直，近端的缝合槽和远端的二个缝合孔正确的缝合可以保证电极与心外膜良好接触（图24-21）。缝合完成后约 15 分钟，分别行二根心外膜起搏导线阈值测试；最后固定导线、缝合切口及囊袋：阈值测试完成后，二根导线在胸腔内留有适当的长度，以不妨碍肺扩张为宜，将二根心外膜导线分别在锁骨中线通过切口的上一肋间引至皮下，在此用皮下组织包裹并结扎固定，再用特殊导引器通过皮下将导线引至起搏器囊袋内，连接起搏器（其中一根心外膜导线固定在囊袋内以防是后备用），缝合起搏器囊袋。同时关闭胸腔缝合切口，并常在左侧腋中线第六肋间放置引流管。

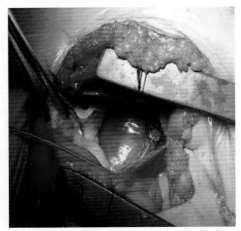

图 24-21　心外膜被动导线缝合在心外膜上

再一种是选用 St Jude Medical 心外膜主动固定电极导线系统，使用植入工具 FasTac 将心外膜主动双极导线 Myopore 顺时针旋转两圈半固定于左室侧壁，测试膈神经刺激和起搏电极参数后，通过皮下隧道将左室电极导线送入左锁骨下起搏器囊袋，将电极导线与脉冲发生起搏器相连，缝合囊袋。另外，还可以选择可调弯植入辅助工具 6201FAS，先将心外膜导线顺时针方向旋转两圈绕于可调弯曲伸柄上，在左心室靶位置处垂直于心脏逆时针转动旋转罗盘 720 度将电极固定在心外膜上（图 24-22），

最后通过释放按钮将钳铗的电极释放。可调弯植入辅助工具具有微创、简便和减少对心脏的刺激等优点。

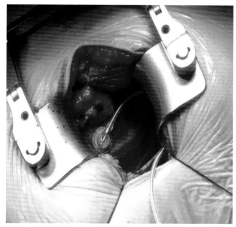

图 24-22　外膜主动导线旋在心外膜上

（2）电视辅助胸腔镜手术（VAT）：采用 VAT 技术植入左室起搏电极导线（图 24-23），可以使得患者的术后疼痛更轻，手术切口也更小，另一方面 VAT 技术使得手术视野不会受到太大影响。

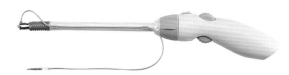

图 24-23　植入心外膜导线辅助工具 St.jude 6201FAS

（3）采用机器人辅助外科手术技术，左室起搏电极导线的植入部位可以更加精准，术后并发症的发生率也显著降低，并且住院时间也大大缩短。机器人摄像头和器械通过 5mm 到 10mm 的孔送入。采用机器人手臂（达芬奇外科系统）在膈神经后侧切开心包暴露左室侧后壁。在计算机交互的帮助下，采用机器人手臂将螺旋电极导线送入胸腔并固定在左室室壁上。

与经心脏窦状静脉窦植入左室导线相比，心外膜导线植入具有成功率高、可放置到左心室任何部位、脱位率低、无静脉植入相关并发症等优点。当然，其主要缺点就是创伤比较大，因此对于患者手术承受能力需要综合评估。目前尚无经心静脉途径、开胸及胸腔镜方法植入左室心外膜电极导线对比的大规模的临床研究报道，现有的资料都是单中心和个案报道。

综上所述，在常规经静脉途径植入 CRT 左室电极导线失败时，反复尝试可能会延长手术时间，增加术中及术后的并发症，或勉强植入一个不理想的部位导致术后效果不佳，可采用外科植入左室起搏电。随着技术的进步，外科植入手术的创伤性越来越小，成功率高。在 CRT 中应用心外膜电极导线进行左心室起搏是安全、可靠，至少与经静脉系统植入左心室导线同等重要。

（孙国建　沈法荣）

第三节　经左室心内膜起搏进行心脏再同步化治疗

心脏再同步治疗（CRT）是治疗收缩性心力衰竭（心衰），左室收缩不同步和心室间传导异常的主要方法。国内外多项随机临床研究均已证实，CRT 能够明显改善心脏功能，提高心衰患者生活质量，降低心衰患者再住院率和死亡率。目前 CRT 植入的标准方法是将左室电极经冠状静脉窦（冠状窦）植入其分支。然而，由于解剖变异和心衰时心脏扩大，大约 10% 的患者，左室电极无法植入冠状窦分支。其次，4%~8% 的患者由于瓣膜阻塞、冠状静脉迂曲、冠状窦夹层、膈神经刺激、左室瘢痕而无法植入左室电极。经冠状窦途径植入电极，术后可因电极脱位、无反应和膈神经刺激，降低 CRT 治疗的有效性。

经冠状静脉途径无法植入左室电极导线时，术者常常会选择以下几种方式：①放弃手术；②右室双部位起搏（右室心尖和间隔）；③外科开胸将左室电极缝在心外膜；④改为单纯的 ICD 治疗。外科开胸，恢复时间长且死亡率高，长期预后值得商榷，其余方法并未解决患者实际问题。因此，需要新的植入方法既能达到左室起搏又能减少以上缺陷，而左室心内膜起搏是符合上述要求的可选择方法。

一、左室心内膜起搏的原理

既往的研究证实对经冠装静脉窦植入左室电极无反应的 CRT 患者，进行左室心内膜起搏可以改善短期 dP/dtmax 峰值，改善长期临床预后。动物试验研究证实，左束支阻滞的犬进行左室心内膜起搏较左室心外膜起搏可获得更好的血流动力学效应。相对于左室心外膜起搏，左室心内膜起搏时激动的传导顺序自心内膜向心外膜迅速传播，而且传导速度更快。van Deuraen 等对犬左束支消融后造成左束支阻滞模型，随后将起搏电极分别置于犬的右房、右室以及 8 对（对应传统的心外膜起搏位点）左室不同位点进行起搏发现：左室心内膜起搏显著降低左室激动时间，提高左室 dP/dtmax、左室每搏功，左室心内膜起搏的双室起搏可以减少左室跨壁复极离散度。Derval 等进行的研究证实，对非缺血性心肌病患者植入 CRT，最佳的左室心内膜单部位起搏优于经冠状静脉窦起搏。Spragg 在缺血性心肌病患者中也获得了类似的结果，上述研究进一步显示，经左室心内膜起搏可以作为经冠装静脉窦植入左室电极失败者较好的选择，而且其对 CRT 患者经冠状静脉窦未能将左室电极植入最佳部位的无反应患者是非常有用的选择。

研究表明，左室心内膜起搏在改善 CRT 植入后的血流动力学方面优于心外膜起搏，这是由于心内膜起搏更容易选择最佳的起搏部位，避免静脉解剖的局限和膈神经刺激。经左室腔内植入电极可以选择左室电或机械激动最晚的部位或最能改善急性血流动力学的部位，而且可以避开瘢痕区域。左室心内膜起搏可以获得更快的心室复极时间，更短的左室激动时间，更佳的左室激动同步性，更少引起心律失常。与左室心外膜起搏相比，左室心内膜起搏的 CRT 反应性超过 90%。

二、左室心内膜起搏电极植入途径

（一）经房间隔途径植入左室心内膜电极

1998 年 Jais 首次报道了经股静脉穿刺房间隔后置入指引导丝，经颈内静脉穿刺用圈套器将指引导丝送入颈内静脉，然后沿颈内静脉植入鞘管，再植入左室心内膜电极进行左室起搏。但这一方法操作复杂且指引导丝容易在左房内脱落。为了克服经股静脉和颈内静脉混合方法植入左室电极的缺陷，随后有人采用经颈内静脉和锁骨下静脉穿刺房间隔植入左室电极，但这两种方法由于不像经股静脉穿刺房间隔有路标可以参照，需要术者高超的操作技巧，而具体实施时需根据患者解剖的具体情况对房间隔

穿刺针进行修整，增加了操作的复杂性。

为了将左室电极经穿间隔途径植入左室，Brake 等采用标准的经股静脉途径穿刺房间隔，穿刺成功后，用 6mm 的造影球囊扩张房间隔穿刺口，将指引导丝置入左房作为路标，再穿刺锁骨下静脉，采用可调弯鞘将指引导丝延之前的路标指示送入左房。尽管采用了可调弯鞘，由于右房内缺乏支撑，指引导丝跨过房间隔穿刺口时仍然比较困难。当鞘管跨过房间隔穿刺口进入左房后，左室电极较易跨过二尖瓣到达左室后侧壁区域。尽管此方法可行，但临床操作仍然比较复杂。

为了克服这一困难，van Gelder BM 等改用经上腔静脉途径穿刺房间隔，具体操作方法：将 Medtronic 鞘中鞘置入可调弯鞘中，经锁骨下静脉途径送达房间隔，在心腔内超声或食管超声可见房间隔呈"帐篷"样隆起，将 0.035 英寸的指引导丝延鞘中鞘插入，在给予导丝一定压力的情况下，将指引导丝近端与高频电刀连接，运用高频电刀的射频能量消融将房间隔刺破，随后将鞘中鞘送入左房，而可控弯鞘仍保留在右房，随后将 110cm 长的美敦力 3830-110 电极植入左室，最后将鞘中鞘退入右房，用切开刀将鞘中鞘和可调弯鞘切开后弃去（图 24-24）。

尽管经锁骨下静脉途径可以达到穿间隔的目的，但由于缺乏专用的经上腔静脉途径穿刺房间隔的鞘管，操作过程仍然过于复杂，而且临床操作往往比较困难。经股静脉途径是传统的穿刺房间隔途径，经股静脉途径植入起搏电极有将近 30 年的应用历程。因此，van Gelder BM 等结合既往的经验，创新了两种经股静脉途径植入左室电极的方法。第一种方法是用 8F Mullins 鞘经标准的下腔静脉房间隔穿刺法穿刺房间隔，成功后，将 Mullins 鞘置入左房，随后将 130° 的鞘中鞘经 Mullins 鞘送入左房及左室，再将 110cm 长的 4.1F 主动固定起搏电极导线经鞘中鞘送入左室并固定，再将 Mullins 鞘和鞘中鞘退入右房，切开后弃去，然后穿刺锁骨下静脉，从股静脉处至锁骨下区域做皮下隧道，将左室电极经皮下隧道送至锁骨下区域，做囊袋，与起搏脉冲发生器联接。这一做法的缺点是 110cm 电极长度仍然不够，需要额外增加 35cm 长的电极或在胸廓下缘做切口。为了克服以上困难，作者采用改良方法经股静脉植入左室心内膜电极，穿间隔途径与前述相同，仍然采用 Mullins 鞘穿刺房间隔，内置

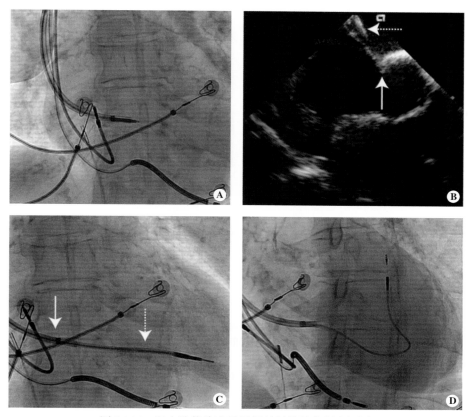

图 24-24　经上腔静脉途径运用射频能量穿刺房间隔

A. 鞘中鞘置入可调弯鞘内，指引导丝经鞘中鞘内腔抵达卵圆窝；B. 心内超声显示房间隔被可调弯鞘顶起呈"帐篷"样（白色箭头指示）；C. 鞘中鞘在指引导丝的指引下进入左室（白色虚箭头），可调弯鞘仍然在右房（白色实箭头）；D. 左室电极植入左室心内膜

鞘中鞘将 110cm 长的主动固定起搏电极导线植入左室并固定，将 Mullins 鞘和鞘中鞘退入右房，仅将鞘中鞘切开后弃去。随后将 0.038 英寸 260cm 的加硬指引导丝延 Mullins 鞘送入上腔静脉，并在右房内用抓捕器将加硬导丝抓入锁骨下静脉（图 24-25），此时将 Mullins 鞘切开后弃去，沿之前加硬导丝建好的轨道，经锁骨下静脉置入 12F 长鞘至股静脉，并经之前置入左室电极的股静脉穿刺口穿出体外，再经上腔静脉置入 6F 冠脉造影导管并从股静脉穿刺口穿出体外，将左室电极与起搏脉冲发生器联接的头端插入 6F 造影导管，用可吸收缝合线固定后，将造影导管和左室电极同时拉入 12F 鞘管，当二者经锁骨下静脉穿刺口拉出后，将固定造影导管和左室电极头端处的缝合线剪开，弃去造影导管，随后将左室电极与起搏脉冲发生器联接后置入锁骨下区域囊袋内（图 24-26，图 24-27）。

作者认为，尽管这一方法操作有些复杂，但这是采用标准器械一种比较好的技术，有较高的成功率，作者已采用此方法为 13 例心衰患者成功植入左室心内膜电极。

（二）经室间隔途径植入左室电极

2013 年 Gamble JH 等首次报道了 1 例心功能 III~IV 级、缺血性心肌病伴室壁瘤形成，既往植入双腔 ICD 的心衰患者进行 CRT-D 升级治疗，左室电极植入冠状静脉后侧支和心中静脉无法获得理想的起搏阈值，经心外膜植入左室电极由于高风险而放弃，最终选择行穿侧室间隔途径植入左室心内膜电极。具体方法为：全麻下穿侧左锁骨下静脉，在食管超声的指引下，将加硬导丝送入 8.5F 的 Agilis 可控弯鞘中，随后鞘和导丝送至右室，并逆时针旋转将鞘的尖端固定至室间隔，同时进行冠状动脉造影以避开左冠状动脉间隔支，右前斜体位下行左室

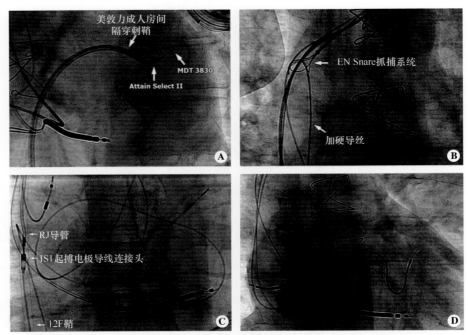

图 24-25　穿刺房间隔植入左室电极

A. 左前斜位显示穿间隔鞘通过房间隔，鞘中鞘、左室电极经房间隔植入左室后侧基底部；B. 左前斜位显示左室电极固定于左室心内膜，穿间隔鞘及鞘中鞘后退至右房；C. 前后位显示加硬导丝插入上腔静脉且被 Snare 系统捕获；D. 左室电极最终固定于左室后侧部

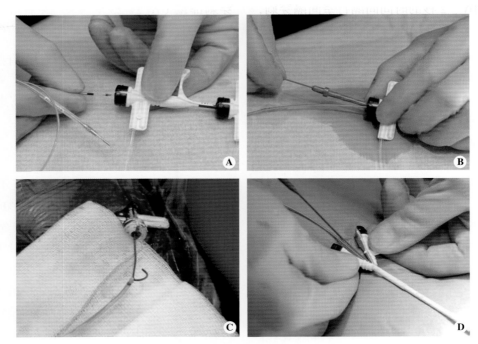

图 24-26　经股静脉途径植入左室电极

A. 将左室电极插入鞘中鞘；B. 撤去鞘中鞘后将加硬导丝送入穿间隔鞘；C. 用 Snare 抓捕器将加硬导丝抓至股静脉；D. 撕开穿间隔鞘

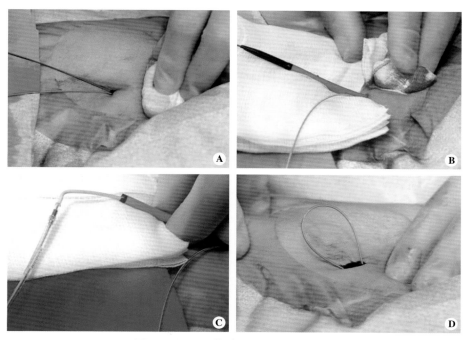

图 24-27 经股静脉途径植入左室电极

A. 加硬导丝和左室电极均在股静脉内；B. 12F 鞘自锁骨下静脉插入并经加硬导丝输送至股静脉穿刺口达到体外；C. 将左室电极头端固定于右冠造影导管内；D. 左室电极被 12F 鞘和右冠造影导管同时拉入股静脉内

造影明确左室的轮廓，将射频针经可调弯鞘送至室间隔处，以 10W、2 秒的时间间隔行室间隔穿刺，在第一次穿刺过程中患者发生了室性心动过速，并经 ICD 终止，进一步消融后穿刺成功，可调弯鞘送入左室，在导丝的指引下置换 7F 撕开鞘至左室，随后经撕开鞘将 6F 主动固定电极固定至左室前侧壁，获得了理想的起搏参数（阻抗 380Ω，脉宽 0.4ms，阈值 0.5V），弃去撕开鞘后将电极与起搏脉冲发生器联接。3 月后随访，患者心衰症状改善，心功能改善（Ⅱ级），11 月后随访左室舒张末内径由 76mm 缩小至 68mm，左室射血分数由 22% 提高至 32%，室间隔未见血液分流且收缩功能未受损害。

随后作者于 2014 年又报道了 9 例具有 CRT 植入指征，经 CS 植入左室电极失败或 CRT 植入后无反应者。所有患者术前给予华法林抗凝且 INR 在 2.0 ~ 3.0 之间，经胸超声除外左室血栓。6F 鞘置入股动脉进行持续动脉压力监测和造影。与第 1 例患者不同的是，9 例患者分别采用了以下穿室间隔的方法：①用标准的 Brockenbrough 房间隔穿刺针，经可调弯鞘送至室间隔处，尾端与压力检测线联接进行左室压力监测，于左前斜和右前斜体位下确定穿刺部位（图 24-28），一旦穿刺成功，左室压力曲线即出现改变，即推注造影剂证实穿刺针在左室腔内，随后将可调弯鞘送入左室，再送入 260cm 的加硬导丝至左室，确定可调弯鞘送入左室后，将可调弯鞘撤去，沿加硬导丝送入撕开鞘后置入左室电极；②采用和第一例穿室间隔置入左室电极同样的穿刺方法，术中需进行压力监测和造影证实；③将 0.032 加硬导丝沿可调弯鞘送至室间隔处，在一定的压力下将可调弯鞘内芯后撤，给予加硬导丝一定的张力使其头端万锐角，将电热笔设置为 30W、1 秒间隔，轻轻穿成间隔，当感觉导丝进入左室腔后沿导丝将可调弯鞘及鞘芯送入左室，撤去导丝见回血后注入造影剂证实穿刺鞘进入左室腔；④将软的射频电极经可调弯鞘送至室间隔处，以 10W、1 秒的间隔穿刺室间隔，成功后仍然用造影剂证实。采用上述方法成功穿刺室间隔后，将可调弯鞘送至左室侧壁，送入 58cm、65cm 或 69cm 主动固定电极并固定于左室心内膜，需测试避免引起膈神经刺激（图 24-28）。

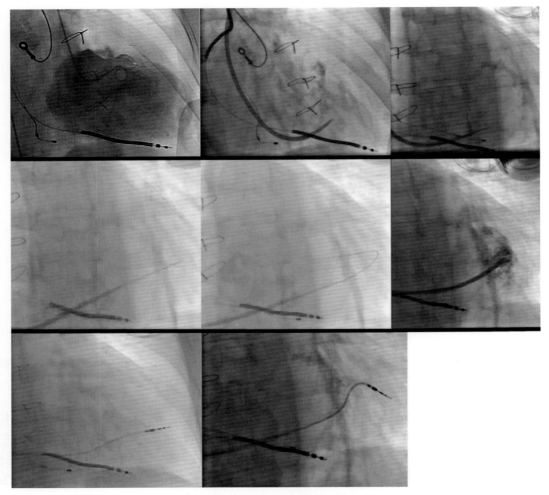

图 24-28　心室造影确定电极位置

上图从左至右，右前斜显示左室造影，可调弯鞘指向左室，导丝通过室间隔；中图从左至右，导丝跨过室间隔进入左室腔，导丝在左室腔内弯曲，鞘通过室间隔进入左室，造影显示在左室腔内；下图右前斜和前后位显示电极固定于左室腔内

作者证实，经室间隔植入左室电极是安全有效的，采用第一种方法进行室间隔穿刺时，由于 Brockenbrough 房间隔穿刺针和可调弯鞘的固定形状不易塑形，穿刺点多偏心尖部，且常常需要穿刺 2 次才能将可调弯鞘及鞘芯置入左室；采用射频导丝穿刺室间隔较易成功，穿刺成功部位多位于室间隔中部；而采用加硬导丝及电热笔和射频能量结合的方法穿刺室间隔最容易，而且速度最快。所有患者中仅 1 例在穿刺过程中发生持续性单形性室速，给予 200J 电复律后终止。所有患者随访期间无血栓栓塞和出血并发症发生。

（三）经心尖途径植入左室心内膜电极

Kassai I 等报道了经皮经心尖途径植入左室心内膜电极的方法。无菌胸超声确定心尖位置，消毒后，切开心尖皮肤，分离皮下组织，为了减少术中出血，采用 19~21 号的穿刺针穿刺成功后，用 4F 和 7F 的扩张鞘顺序扩张（图 24-29B），植入 7F 撕开鞘，在透视下将最细的起搏电极沿撕开鞘采用 'J' 导丝指引，电极头端固定在左室中间隔部（图 24-29C），为术中减少出血，用 5/0 丝线将穿刺口进行荷包缝合，操作中，经胸超声实时监测心包或胸腔内是否有积液，5 分钟后再次进行超声和透视检查以除外出血和气胸，随后切开胸腔，分离胸肌、肋间肌、心包外脂肪和心包，尽可能将电极导线周围组织剥离，将电极缝合固定在左室心尖穿刺口部位，电极体固定在心尖及心包处，随后缝合肌层，做皮下隧道将电极送至锁骨下囊袋并与起搏脉冲发生器联接。术后尽早肝素化并给予口服抗凝药将 INR 维持在 3.0 ~ 3.5 之间。

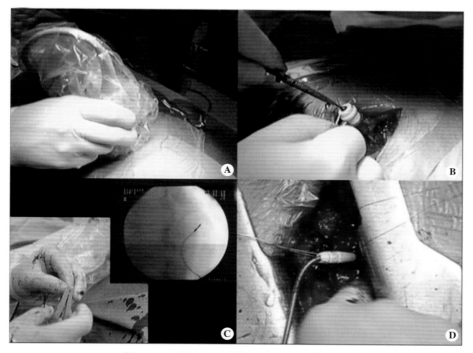

图 24-29 经心尖途径植入左室心内膜电极

A. 术中经胸超声确定心尖位置；B. 穿刺心尖部；C. 透视下放置和固定电极；D. 开胸固定电极

（四）临床研究对左室心内膜起搏的评价

近期一项荟萃分析，评价了左室心内膜起搏对 CRT 患者的安全性和有效性（植入后 NYHA 提高 1 级）。共纳入 23 项临床研究，其中，20 项研究经房间隔穿刺途径，1 项研究经左室心尖部，2 项研究经穿刺室间隔途径植入左室电极。共入选 384 例患者，平均年龄 66 岁，LVEF26%，NYHA III 级。最终左室电极植入成功率为 95%。在 16 项研究中纳入的 262 例患者中，估计 CRT 反应率在 82% 之间，但不同亚组 CRT 反应性差异很大，在一项大规模研究中仅有 59%。所有研究都评价了血栓栓塞并发症，在 22 ±32 月随访中，脑卒中发生率为 2.5 人 / 百人 / 年（95%CI1.5-4.3），TIA 发生率为 2.6 人 / 百人 / 年，死亡率为 4.5 人 / 百人 / 年。作者认为，经心内膜植入左室电极是常规经冠装静脉窦植入左室电极失败者有效的替代方法，但与经冠装静脉窦植入左室电极比 CRT 反应性差异较大，卒中的发生率略有增加。

近期发表的另一项研究，比较了对 CRT 反应差的缺血性心肌病患者，采用 MRI 和三维电解剖激动标测指导寻找最延迟的左室激动部位，植入左室电极进行左室心内膜起搏。135 例经冠装静脉窦植入左室电极进行心外膜起搏和 8 例心内膜起搏比较发现：左室心内膜起搏可以获得更优的急性血流动力学效应（11.8% 比 6.7%）（与基线比较 dP/dtmax 变化的百分比），更窄的 QRS 间期（149ms 比 171ms），更短的刺激到 QRS 间期（S-QRS，15ms 比 19ms）。而且，在同一部位的心内膜和心外膜起搏比较，心内膜起搏能获得更佳的血流动力学效应（15.2% ± 10.7% 比 7.6% ± 6.3%）和更窄的 QRS 时限（137 ± 22ms 比 166 ± 30ms）。作者认为，对需植入 CRT 的缺血性心肌病患者，双室心内膜起搏优于经冠装静脉窦心外膜起搏，且可以将电极植入经冠装静脉窦无法到达部位或（和）心肌传导速度更快的部位。

（五）左室心内膜起搏的局限性

尽管左室心内膜起搏的血栓形成概率较低，但为预防左室电极植入后血栓形成，需终身服用抗凝药。经房间隔途径植入左室电极，由于房间隔间无分流，且左房是低压系统，电极易在左房内形成血栓或经房间隔穿刺孔引起矛盾性栓塞。心衰患者的抗凝风险 - 获益评价需仔细斟酌，在某些患者可能是不恰当的。总之，左室心内膜起搏的治疗方法有待于更多的临床研究来评价其有效性和安全性。

（周贤惠　汤宝鹏）

第四节　心脏再同步治疗术后并发症及处理

充血性心力衰竭的药物治疗近年来虽取得了较大进展，但仍不能阻止心衰进行性加重。心脏再同步治疗（CRT）不仅能改善伴有室内传导阻滞左心功能不全患者的心功能，提高运动耐量和生活质量，还可降低死亡率。CRT的关键是需要经冠状静脉窦置入左室导线以起搏左心室。此过程操作复杂，技术难度较大，置入风险高，手术并发症较高。MIRACLE、MIRACLE-ICD、Insync Ⅲ 研究的荟萃分析显示 CRT 的相关并发症术中高达 13.8%，总的并发症为 23.8%。下面将在 CRT 手术中可能出现的并发症做一综述。

一、麻醉意外

CRT 一般在局部麻醉下进行，对患者几乎没有影响。部分接受 CRT 的患者可能合并不同程度的传导阻滞，为防止发生心脏停搏应注意避免麻醉剂过量。目前多用利多卡因或普鲁卡因胺。

二、与静脉穿刺相关的并发症

目前经锁骨下静脉穿刺植入导线已广泛应用于临床，虽然相对安全而且简便，但仍需警惕。主要并发症包括误穿锁骨下动脉、血胸、气胸、血气胸、神经损伤等。熟悉局部解剖，掌握穿刺要领是预防此类并发症的关键，出现并发症时及时处理多可避免致命性情况的发生。主要注意事项如下：①穿刺针在通过锁骨和第 1 肋骨间隙后以近乎水平方向进针，以避免误入胸腔。如穿刺到气体应及时调整或拔出穿刺针。②回抽到血液后应注意血液颜色及压力，推断进入的血管是否为静脉。如果误穿动脉，颜色鲜红又有搏动性，应立即拔出穿刺针，并局部按压（图 24-30）。③穿刺静脉后有效固定穿刺针，

立即送入导引钢丝，通常情况下不会遇到明显阻力。如果导引钢丝送入过程中阻力较大，要回撤钢丝，使用注射器回抽血液，以确定穿刺针头是否还在血管腔内。如果回抽不畅或不能，要重新调整穿刺位置及角度。④导引钢丝的送入要求必须在透视下完成，确保钢丝沿血管走形进入下腔静脉，而不是误入颈内及颅内血管。⑤上述操作结束后方可放入扩张鞘。如果误穿到动脉而且贸然放入了扩张鞘，切忌拔出扩张鞘，要暂时保留扩张鞘，立即行外科手术，并缝合动脉创口，以免出现严重后果。当然，如果穿刺锁骨下静脉困难，可转而试行头静脉切开途径。

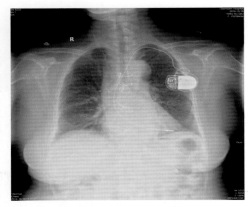

图 24-30　起搏导线经锁骨下动脉误植入左心室

三、与冠状静脉窦相关并发症及处理

（一）冠状静脉窦插管困难

冠状静脉窦开口先天异常；Hellerstein HK 等发现约有 30.7% 的人 Thebesian 瓣较大，可覆盖冠状静脉窦口的大部分甚至全部，约有 6% 的人 Thebesian 瓣与下腔静脉瓣融合；慢性心力衰竭造成心腔异常扩大、心脏转位使冠状静脉窦开口位置及方向改变。这些均造成冠状静脉窦插管困难。国内华伟分析了 117 例病人中有 6 例因冠状窦插管困难而放弃手术（图 24-31）。处理技巧：① CRT 术前可行多排 CT（≥ 64 排）冠状静脉窦成像，以了解冠状静脉窦开口位置、走行及分支情况；术中若插管困难，可行冠状动脉造影延迟摄像来显示冠状静脉窦开口；Gilard M 等采用冠状动脉造影来显示冠状静脉窦口，证实是安全可靠的，国内温沁竹等也

得出了类似的结果。②应用诊断性导管技术：Leon 报道应用 6F 诊断性导管（如多用 MP-A2，Amplatz AL-3，和 LIMA）插入至指引导管中，以协助寻找冠状静脉窦口。③对存在冠状静脉窦开口扭曲的患者指引导管宜选择顺应性较好的、直头导管；④冠状静脉窦口瓣膜较大或成网状时，可应用导引钢丝进入冠状静脉窦内，再将指引导管送至冠状静脉窦内。⑤应尽量避免应用射频消融用的大头导管寻找冠状静脉窦口。

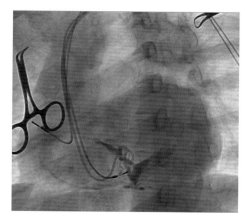

图 24-31　冠状静脉窦开口畸形

（二）冠状静脉窦夹层、穿孔

冠状静脉窦夹层和穿孔多发生于冠状静脉窦逆行造影阶段。主要是由于造影导管直径偏大与冠状静脉窦不匹配或造影导管进入冠状静脉窦的分支内；以及指引导管或 PTCA 导丝反复在心脏静脉内行走所致。Miracle 研究小组发现在置入过程中冠状静脉窦夹层发生率为 2%；Cantak CD 试验中发生率为 1.8%；阜外医院华伟等报道 117 例 CRT 置入术冠状静脉窦夹层发生率为 1.7%。一般的夹层仅表现为造影剂在局部潴留，只需密切观察病情进展。如果夹层已严重影响冠状静脉窦血液回流，表现为造影剂在局部严重潴留，并向心包腔内弥散，应及时终止手术并采取相应措施（图 24-32）。预防及处理技巧：①球囊充盈前须先打少量造影剂判断是否在冠状静脉窦内及管腔的大小（一般球囊 / 血管径＜1）；②术中应避免造影导管的移位或插入过深，以减少并发症或遗漏心脏静脉分支；尽量避免盲目充盈造影导管，应根据管腔实际大小决定球囊充盈程度。③最好为一人操作，即左右手分别行球囊充气和注射造影剂；④出现冠状静脉窦夹层或穿孔时，

如血流动力学稳定需继续完成置入，有心脏压塞时及时行心包穿刺。Tamin 等报道，发生冠状静脉窦穿孔，可将导引钢丝送至穿孔的远端，再将诊断性导管送至冠状静脉窦穿孔的远端，证实在真腔后，将指引导管深置至穿孔的远端，继续进行置入操作。

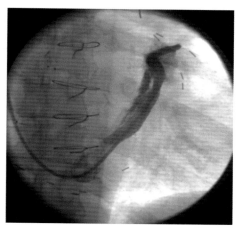

图 24-32　冠状静脉窦逆行造影夹层

四、与左心室导线相关并发症

（一）左心室导线定位困难

可能原因及处理技巧：①左心室靶静脉（侧静脉、后静脉或侧后静脉）较细或缺如；可反复行冠状静脉窦造影，以发现可能遗漏的靶静脉，并做好右心室双位点起搏（加用室间隔起搏），甚至开胸置入心外膜导线；②冠状静脉窦与靶静脉成角异常或靶静脉狭窄及扭曲；此时，可选用 PTCA 导丝，尤其是亲水性较好的导丝可能更易过锐角，并尽量将导丝送至靶静脉远端；如 PTCA 难以进入靶静脉，可选用多功能导管，如应用 LIMA 导管插入靶静脉开口。若 PTCA 导丝支撑力不够，可应用双 PTCA 导丝或应用多功能导管增加支撑力；Arbelo 等在 CRT 中研究发现应用双指引导丝技术是安全、有效的，并没有出现相关的并发症。③左心室导线起搏阈值过高或发生膈肌刺激；起搏阈值可能因靶静脉钙化或局部心肌纤维化而过高。左心室导线距离膈肌较近，起搏阈值偏高，常引起膈肌刺激。心房起搏时，尤其是心房导线位于心房外上侧时，位置靠近膈神经，刺激膈神经也能引起膈肌刺激。膈肌刺激的主要临床表现为随起搏出现的呃逆或腹肌抽动，其发生率波动在 1.6% ～ 3%。Miracle 研究中，

膈肌刺激3%；Cantak CD研究中，膈肌刺激为1.6%，华伟报道膈肌刺激发生率为1.7%。术中反复高压刺激—观察有无膈肌刺激，如有可尝试把导线置入靶静脉的其他部位或周围其他静脉，或把起搏导线改为双极起搏及降低起搏电压观察。如还不行，需采用其他途径。

（二）左室导线脱位

Miracle，Cantak CD试验中，电极导线脱位率分别为5%和5.8%，华伟报道电极导线脱位率为1.7%。原因可能①靶静脉与导线不匹配，如靶静脉直径过大与选用的导线不匹配，固定不牢；导线要牢固至少需三个支撑点。如术中出现反复脱位，可选用其他合适静脉；或留置PTCA导丝；或在冠状静脉窦内置入支架以固定导线。②在撤出外鞘管时，导线固定不牢，发生移位。要熟悉各中鞘管的撤出方式，撤出时要专人固定导线，并需在透视下进行。③CRT手术时，应准备至少两套左室导线推送系统，以防导线脱位后重新置入需要。

（三）导线断裂或绝缘层破裂

导线断裂及绝缘层破裂大多与导线的柔韧性及导线承受的切应力大小有关，但术中也有因锐器损伤的报道。导线断裂最常见的发生部位位于锁骨下，主要是锁骨与第一肋骨的间隙很窄，导线可因持续受压和局部摩擦而破裂或断裂，出现感知和起搏功能障碍，大多出现于术后。预防及处理：在行CRT手术时应考虑到CRT除了心房和右室导线外还需要一条左室导线，因此对锁骨下和第一肋骨间的间隙要求较高，在穿刺锁骨下静脉时要考虑这点；再者在置入导线过程中，应尽量钝性分离，避免锐器刮碰，在缝扎固定导线时注意缝针损伤导线绝缘层。

（四）心律失常

导线送入过程中，可能出现各种心律失常，其中以室性心律失常较为常见。术者要操作轻柔并密切关注心电信号，一旦出现室性心律失常要回撤导丝，以减轻对心肌的机械性刺激。此外，接受CRT治疗的心功能不全患者多数合并存在心律失常，包括房性和室性心律失常。由于CRT手术难度大，操作时间较长，患者可出现心功能恶化，从而诱发或加重心律失常事件。预防及处理技巧：①术前小量应用镇静药物，消除患者紧张；②术前评估患者心功能状态，纠正水电解质紊乱，尤其保证血钾稳定；③术中轻柔操作，减少对心室肌的激惹；④配备好抢救药品及相关仪器，尤其是除颤仪和呼吸机，出现情况，及时处理。

五、与囊袋相关并发症

（一）囊袋出血

囊袋出血应以预防为主。术前停用抗凝和抗血小板药物、术中轻柔操作有效止血，术后局部加压包扎是关键。术前注意事项：①停用抗血小板药物一周；②对于应用抗凝治疗的CRT患者而言，术前应尽可能停用（如合并房颤的CRT患者），如果需要持续抗凝（如机械瓣置换术后）则需将INR控制在1.5左右，围手术期用低分子肝素类药物代替，术前6小时停用肝素。术中应避免反复穿刺造成出血和局部血肿；有效止血，必要时结扎血管；操作轻柔，尽量钝性分离组织，明确解剖层次。术后局部加压包扎，严密观察切口，一旦出现问题及时处理。囊袋有积血时首先分辨是否已机化，如果已机化则不必积极处理，如果囊袋肿胀并有波动感，提示血液尚未机化。此时，如果积血量少可让其自行吸收，如果中量则可采用挤压、抽吸的方法清除囊内积血；量多者应尽早进行清创和止血。

（二）囊袋感染

囊袋感染发生率一般为1%左右，是个棘手的并发症，处理较为困难，药物治疗效果通常不佳，因此更应努力预防。无菌观念不严格（过早地将脉冲发生器拆封备用）、手术时间较长、合并糖尿病、囊袋大小位置不适、术后抗生素应用不合理等都会促进此并发症的发生。对CRT患者而言，高龄、机体消耗状态、合并其他系统并发症、皮肤松弛无弹性、脉冲发生器体积偏大等因素更加大了感染的发生概率。囊袋感染后局部出现红肿热痛等炎症反应征象，甚至局部化脓，皮肤溃烂。处理上需要全身积极抗生素治疗甚至取出脉冲发生器，必要时拔除导线。

六、其他并发症

（一）血栓形成和栓塞

有些充血性心力衰竭患者存在着高凝状；术前为改善心功能反复应用利尿剂；停用抗凝及抗血小板药物；CRT 置入术操作时间相对较长；指引导管和 PTCA 导引钢丝长时间滞留在体内，均易引起血栓。如在指引导管内的血栓脱落可引起栓塞。如置入术中沿着 PTCA 导引钢丝推送左室导线遇到阻力或不能向前推送，可能沿着 PTCA 导引钢丝已形成血栓。处理原则和操作技巧：术前改善心功能状况、维持适宜的血容量；术中规范操作、尽量缩短操作时间；指引导管应用前反复用肝素水冲洗，术中对疑有在指引导管中血栓形成者，须将 PTCA 导引钢丝和左室起搏导线一起退出，经肝素水冲洗处理后指引导管和 PTCA 导引钢丝再次置入。

（二）造影剂肾病

CRT 置入时需要注射造影剂进行冠状静脉造影，从而增加了肾功能不全的发生率或加重了原有的肾功能不全，手术过程中还要兼顾造影剂剂量和患者的肾功能等问题。

（三）心功能恶化、甚至死亡

患者多为严重心功能不全，CRT 手术时间较长，术中很有可能出现心功能恶化（低血压、急性肺水肿及心源性休克等）。华伟分析了 117 例 CRT 患者，术中有 3 例发生急性肺水肿。术前应加强心衰药物治疗、保持水电解质平衡、尽量缩短手术时间，术中及时发现问题并积极处理。目前尚未有术中死亡并发症的报道。

总之，CRT 植入术操作复杂，技术难度大，而且心衰患者病情重，器械植入的并发症相对较多，因此要求术前严格掌握适应证并做好充分的准备，要求术者必须有丰富的器械植入经验，术中规范操作、严密观察，以减少并发症的发生。

第五节 心脏再同步治疗的随访

心脏再同步治疗作为一种有效的非药物治疗方法，其改善心功能、逆转左心室重构、提高心衰患者生活质量、降低心衰再住院率及死亡率的临床疗效已经在一些多中心试验中得到证实。而整个治疗过程需要不同专业方向的医生共同参与，并需要超声心动图专家密切合作。超声心动图因操作简便、无创、非放射性以及便于重复检查等优点而被广泛用于患者的筛选、起搏器参数的优化设置及疗效的评价与预测等许多环节。本章将着重讨论如何利用超声心动图对 CRT 进行参数优化，即术后房室（AV）间期与左右心室（VV）间期的最佳设置，及其对疗效的影响。

一、CRT 术后随访

CRT 的随访和程控是整个治疗过程的重要组成部分。应实施定期的随访制度。以最大限度地发挥 CRT 的疗效，并及时发现可能出现的并发症。随访的目的包括几个方面：评价 CRT 术后的疗效；进行 CRT 的优化，包括 AV 间期及 VV 间期的优化；监测并及时处理可能出现的并发症；优化抗心力衰竭药物治疗；相关的健康教育等。

1. 随访时间 首次随访常在 CRT 术后一周进行；第二次常在术后一月；以后每 3～6 月随访一次。随访时先行 AV 间期优化，经临床随访如心功能改善不明显再行 VV 间期优化，应在超声心动图指导下进行。在起搏器电池接近耗竭时应加强随访，缩短随访时间。

2. 随访内容 随访内容包括：症状和体征、生活质量评定、辅助检查及实验室检查及用药情况。

（1）症状和体征：完整的病史采集，全面的体格检查，并进行 CRT 植入前后的比较，以评估心功能是否有改善。询问心功能不全有关的症状是否有改善、不变或甚至恶化，临床症状主要包括：胸闷、心悸、疲乏无力、憋气、活动耐量下降、夜间阵发呼吸困难、恶心、纳差等；临床症状在个体间差异较大，存在一定的主观因素。体格检查应全面仔细，包括：体重的变化、血压、体位、口唇及四肢末端是否发绀、颈静脉是否充盈或怒张、心脏的全面体检，尤其注意心尖区的收缩期杂音是否在CRT 术后减轻，提示二尖瓣反流改善、肺部的检查主要是听诊两肺的啰音变化情况、腹部检查肝脏大小、肝 - 颈反流征、有无腹水征存在、双下肢有无浮肿等；在 CRT 植入前后进行 NYHA 心功能分级评价，在 PATH 慢性心力衰竭的研究中，NYHA 分级在 63% 的患者中改善了 Ⅰ～Ⅱ级；在 MUSTIC SR/AF 研究中，NYHA 分级改善了 25～27%；在 MIRACLE 研究中，与对照组比较 NYHA 分级改善（$P < 0.001$）；在 MIRACLE ICD 研究中，6 月时CRT 组 NYHA 分级 63% 的患者改善；在 CONTAK CD 研究中，6 月时 CRT 组 73% 的患者 NYHA 分级至少改善了一级。CRT 植入前后的运动耐量评价临床上常采用 6 分钟步行距离，简单、易行，目前国内外常用 6 分钟平地行走作为评定心室再同步化起搏治疗前后的运动耐量，方法是：在一平坦的场地上预先画好特定的距离，如在病房的过道上画出50 米或 100 米的特定距离，要求地面平坦防滑等，在测试前应向患者解释清楚并需要充分地理解，在测试时要求患者在 6 分钟内尽可能地快速行走，患者的主观因素及有否训练对结果有一定影响，用计时器有专人计时，如测试时患者出现胸闷、气急、胸痛等不适症状，应及时终止测试，并作相应的处理。在 Insync 研究中，显示 6 分钟平地行走距离从平均 299 米增加到 418 米；在 MUSTIC 研究中，6 分钟平地行走距离提高 23%。

抗心力衰竭的药物治疗近年来进展显著，尤其是 ACEI 或 ARB、β 受体阻抗剂等可使心力衰竭的死亡率降低，对于有 CRT 适应证的患者术前常存在室内传导阻滞而限制了部分药物如 β 受体阻抗剂的应用，在 CRT 术后需重新进行抗心力衰竭药物治疗优化，而作为一线抗心力衰竭药物的 β 受体阻断剂应用日趋普及，其剂量需根据对血流动力的影响来调整。CRT 加优化的药物治疗后需观察患者的临床症状、血压情况、尿量及体重、心率和心律。

（2）生活质量：SF-36 或 Minnesota 生活质量评分，结合起搏器诊断功能评价活动情况。采用 Minnesota 指数评分评定生活质量，在 MUSTIC SR/AF 研究中，生活质量了改善了 36%（SR）

和 32%（AF）；在 MIRACLE 研究中，Minnesota 指数评分改善了 18 分，而对照组改善了 9 分；在 MIRACLE ICD 研究中，6 月时 CRT 组改善了 19 分，而对照组 10 分；在 CONTAK CD 研究中，随访 6 月，与对照组比较生活质量提高了 10.1 分。部分研究报道上述心功能指标改善程度随着时间延长仍有进一步提高的趋势。某些起搏器的诊断功能中具有对患者活动状况的评价功能，可以通过定期随访时观察到患者的活动能力是否有改善，为临床的进一步处理提供依据

（3）辅助检查：ECG：优化 AV 间期的目的是能保证 100% 心室起搏，以保证心脏同步化收缩。其次为有 CRT 适应证的患者往往存在严重的二尖瓣反流，优化 AV 间期能改善心室收缩，也有利于改善房室充盈，减少二尖瓣反流。但是，过短 AV 间期会造成左室收缩提前，左房收缩提前结束，不利于左心室足够的充盈。优化 AV 间期即选择合适的 AV 间期（Optimal AV，简称 AV opt）十分重要，其目的是在能保证心室起搏前提下，尽量减少二尖瓣反流，并尽量维持左室足够的充盈，使 CRT 能发挥最佳的血流动力学疗效。

充血性心力衰竭患者，不同个体由于不同时期心功能状况的不同，其自身的 AV 传导时间不同，二尖瓣反流程度也不同，因此，随访过程中，应根据临床不同情况进行优化。

静息状态下常规 12 导联同步心电图测量 QRS宽度是一种简单易行的测量方法，它可以作为一种CRT 常规筛选方法。也评价 CRT 疗效的常用方法之一。应常规记录 CRT 术前后及每次随访时的心电图。以了解是否为窦性心律、心律失常情况、QRS波形态、植入前后 QRS 时限及随访时的时限变化等。尤其是 QRS 波形态的变化可以判断左室是否有效夺获。在随访时起搏阈值的测试过程中会出现几种QRS 波变化情况，第一种变化由于心脏中的一个心腔丧失了夺获，这时的最小输出电压值代表双心室起搏阈值，即能保证同时夺获左右心腔的最小输出电压。第二种 QRS 形态的改变提示第二个心腔也丧失夺获，即是保证一个心腔夺获的最小输出电压。要注意的是：由于心电图及起搏系统的改变可能是比较细微的，成功地检测阈值数据时应特别注意观察细小的变化，同时测试过程中，根据 QRS 波变化形态是符合右束支或左束支传导阻滞图形，往往

能判断出哪一个心腔丧失夺获。但对目前左右心室可分别程控的起搏器阈值测试相对要简单。

动态心电图：有 CRT 适应证的患者常存在各种心律失常，且随着病情的变化心律失常的类型、严重程度等随之发生变化，定期及病情变化时行动态心电图检查可以发现各种心律失常、心律失常的频率、持续时间、发生时的症状、与运动等的关系，同时对应用抗心律失常药物的患者可以判断疗效和发现药物的副作用。另外，起搏器的起搏及感知功能是否正常也可通过动态心电图检查来发现。

胸片：CRT 植入后需定期行胸部 X 检查，并与以往的进行对照，X 线检查需观察：心脏各腔的大小，尤其是左心腔的大小、心胸比率；两肺淤血情况有无改善；有无心包或胸腔积液；导线的位置有无移位；导线的形态的完整性，有无折断；起搏器的位置；起搏器与导线的连接处有无脱落。

超声心动图：应用常规超声心动图观察 CRT 植入前后左室收缩和舒张末内径、左室舒张和收缩末期容积；Simpsons 法测量射血分数；血流多普勒评估二尖瓣血流频谱是否正常，左室舒张功能及二尖瓣膜反流是否改善；在常规应用超声心动图参数的基础上，在 AV 间期和 VV 间期优化时常结合应用超声新技术，如 DTI、TSI 和 TTI 等进行起搏参数的优化、调整。

核素心血池：心血池技术利用同位素示踪原理观察放射性药物在活体中的分布和运动情况。它能够得到心周期中不同时相的三维图像，提供关于室壁运动和心脏功能的信息。在三维的心血池图像上精确地显示出四个腔室，分别得到左右心房、心室的容积—时间曲线，精确计算射血分数（Ejection Fraction，EF）等心脏功能参数。对四个腔室的三维的相位图分别进行直方图统计，就能计算出它们的半高宽（FWHM）和相角程（Phaseshift），定量地评估各房、室运动的同步性。心血池检查能够同时评估左心室的灌注和功能，对评估左心室容量和射血分数重复性好，能较准确地评估局部心肌的运动变化。可以客观地评价 CRT 治疗术后的疗效。Reuter 等研究发现高龄缺血性心肌病患者没有二尖瓣反流，将对 CRT 治疗无反应。Duncan 等也发现缺血性心肌病和扩张型心肌病比较，CRT 逆转左心

室重构方面效果较差。检测心肌灌注心血池是一个良好的手段。心血池检查能够同时同步评估左心室灌注和功能。研究证明心血池检查除了在严重的心律失常中受限，它是一个重复性好的方法能同时准确地评估左心室容量、射血分数和评价局部室壁的运动功能。Sciagra 等应用心血池检查发现它能够可靠的评估整个心脏核局部室壁在 CRT 治疗中的变化。左心室的射血分数和左心室的容量变化符合并且和临床症状的改善明显相关。因此心血池检查可以定量地评估各房、室运动的同步性。同时可以评估左心室的灌注和左心室容量，并较准确地评估局部心肌的运动变化。可以客观地评价 CRT 术后的疗效。

（4）实验室检查：接受 CRT 的患者常为严重的器质性心脏病心功能不全，同时伴有各种心律失常，在常规的抗心力衰竭药物治疗基础上，需要应用抗心律失常药物，利尿剂作为常用的抗心力衰竭药物常引起血电解质的异常，后者的异常同时也增加抗心律失常的副作用，必须定期监测血电解质；长期的心功能不全、肝淤血及长期用药对肝肾功能的影响，需定期复查肝肾功能；对有 CRT 适应证的患者抗心律失常药物的选择以胺碘酮为宜，而长期应用胺碘酮可引起甲状腺功能减退或甲状腺功能亢进，需定期监测甲状腺功能，并作出相应的处理；临床上对药物血药浓度的监测常用于地高辛及胺碘酮，血药浓度的水平与临床疗效不一定成比例，但过高的血药浓度常使毒副反应增加，对指导临床实践有一定的帮助。

脑利钠肽（Brain natriuretic peptide，BNP）：一般情况下 BNP 来自于心房组织，循环中的水平较低，但在严重心脏疾病时，尤其在 CRT 患者中因严重的左心功能不全，心室细胞发生表型修饰并二次表达一些胎儿基因，心室作为 BNP 的重要来源，随着心力衰竭的加重循环中 BNP 的水平显著增高，BNP 的测定可作为心力衰竭的血浆标志物，临床上用于心力衰竭的诊断、危险分层、指导治疗及判断预后等。血浆 BNP 水平与左室舒张末期压力呈正相关，研究发现 BNP 水平 NYHA 心功能分级密切相关；动态监测 BNP 用于指导抗心力衰竭治疗仅一些小样本的临床试验，缺乏大规模的循证医学资料，尤其是 CRT 术后对 BNP 的变化需

进一步的积累资料。CARE-HF 研究在第 18 个月时，CRT 组 BNP（心力衰竭时明显升高）的水平明显降低。

二、CRT 术后程控

与常规抗心动过缓按需起搏不同，CRT 治疗要求尽可能保持有效的 100% 双室起搏。文献报道植入 CRT 后有 1/3 的患者未取得有效的临床效果，除起搏适应证的选择和左室导线位置放置的不合理外，CRT 植入后未能保证真正有效的双心室同步起搏也是重要原因之一。同时，由于左室导线的慢性阈值要高于心内膜导线，脱位率又较高，使得 CRT 导致的故障和并发症也远多于传统的抗心动过缓起搏治疗。因此，CRT 术后的程控十分重要。

CRT 程控随访的主要目的有：通过程控进行参数优化以保证有效的双室起搏；及时发现和处理与 CRT 相关的并发症，如及时发现左室导线的阈值增高、导线脱位，交叉感知等故障；CRT 内存储的一些诊断数据有利于对患者心衰、心律失常状况的掌握与了解，以便及时进行药物和其他治疗方法的调整；CRT 程控随访时还应注意导线阻抗和电池电量的调整。

CRT 随访的主要内容及方法：

1. 保证 100% 的双室起搏 CRT 植入后保证有效的 100% 双室同步起搏是治疗的关键。随访中首先要保证左右心室的有效夺获，特别是左心室的有效起搏。在起搏阈值上，有文献报道左室冠状静脉导线的阈值要明显高于心内膜导线，同时导线的脱位和微脱位也是造成左室失去夺获的主要原因之一，这些因素都会造成左室不能有效起搏，从而导致 CRT 治疗的失败，使得双室起搏实际成为单纯的右室内膜下起搏。因此，CRT 植入后治疗成败的关键是要保证有效的左室起搏。定期测试心室起搏阈值尤其是左室导线的阈值变化，及时调整输出电压在安全有效的范围是保证双室起搏的可行方法之一。起搏阈值的测试可尝试用不同的导线极性组合，有文献报道用左室导线顶端作阴极分别同右室顶端电极、右室环状电极、右室远端除颤电极作阳极组成的集成双极进行阈值测试，具有明显不同的起搏阈值，右室远程除颤电极作阳极时测得的阈值要明显低于前两者。这在左室导线为单极时有实际的价值。双室起搏具有特征性的心电图形态，通过心电图变化可判断实际的起搏部位，是发现起搏故障和失夺获的有效而简便的方法。

双室起搏心电图变异较大，如左室导线植入在靶静脉的近端与远端、靶静脉的主干与分支、个体间相同靶静脉的解剖变异及优化 VV 间期等对起搏心电图均有影响，不同时期的随访需综合判断。

另外，起搏器内储存的数据如心室起搏比例等可判断心室起搏的实际情况。对于自身房室传导较短的患者，要考虑起搏脉冲与自身下传引起的假性融合波现象，不能单纯根据心室脉冲的发放比例来判断实际的心室起搏情况。可通过优化 AV 间期等方法提高双室起搏的比例，对房室传导较短、实际心室率较快而不规则患者如心房颤动，减慢心室率的药物如洋地黄、倍他乐克等也有助于提高心室起搏比例，部分起搏器具有心室感知反应（Ventricular Sensing Respose，VSR）的功能，VSR 在感知到自身 R 波后能触发双心室起搏，能明显提高心室起搏百分比。

在起搏模式选择上，由于 CRT 患者多存在房内传导阻滞或延迟，右心耳起搏可能会引起左房、左室的不同步，因此应尽可能避免心房起搏，VDD 起搏方式应成为首选或优化心房位点；如必须应用频率适应功能，在跟踪频率设置上应参考患者活动量进行合理设置，提高上限跟踪频率，尽可能保持 1：1 跟踪起搏，防止心房频率过快时失去房室同步；为了保持快速心房跟踪，需优化心室后心房不应期（PVARP）的设置，其设置既要保持足够的心室跟踪频率，又要防止起搏器折返性心动过速（PMT）的发生，应根据患者的具体情况进行个体化的设置；模式转换功能会导致房室顺序的失同步，对于没有房性心律失常的患者应予关闭，防止不适当的模式转换造成的房室不同步，也允许设定更快的上限跟踪频率。

2. 起搏间期的优化 程控进行起搏间期优化的内容主要有：房室间期的优化（AV 优化）和心室间期优化（VV 优化），目前临床上主要在超声心动图的指导下进行优化。

理想的 AV 间期能延长左室充盈时间，使心房收缩结束后立即引起左室收缩；左室充盈时间延长但不干扰心房收缩，减少了二尖瓣的反流。在实际工作中并没有一个合适的 AV 间期适用于所有患者；

对同一患者，其最适 AV 间期也随患者的不同生理、病情因素而变化，如心率，活动状态等。超声心动图指导下的程控有助于了解患者的最适 AV 间期。其他的方法，如 Ritter 法，既复杂又花费时间，目前已逐渐弃用。MIRACL 研究认为对大多数患者而言，其最佳 AV 间期为 100ms，因此，国外一些中心简单的程控较短的 AV 间期以保证双心室起搏。

超声心动图指导下进行的 AV 间期优化主要利用二维超声多普勒，观察指标是左室充盈时间和 E、A 峰的关系。在不同的 AV 间期下利用超声多普勒测试二尖瓣频谱血流，观察 E、A 峰的关系，取 E、A 峰分开，A 波无切尾，左室充盈时间最长时的 AV 间期作为最适 AV 间期进行程控设置。如果患者心房功能正常则采用感知的 AV 间期优化，如果患者心房起搏超过 50% 的采用起搏的 AV 间期的优化。文献报道对心房起搏和心房感知进行不同的 AV 间期优化，对患者产生的血流动力学的益处是不一致的。

AV 间期和 VV 间期优化在获得血流动力学益处方面不是完全独立的，在 AV 优化的基础上，部分患者进行 VV 优化仍可获得血流动力学的益处。如果首次随访时患者情况没有改善则需要考虑进行 V-V 优化。V-V 优化应在超声评判优化 AV 间期后进行，临床评价应用心脏超声来确定最适 V-V 延迟设置。优化目的是确定最大每搏输出量的 V-V 间期。在临床上确定最适 V-V 延迟的方法常用主动脉速度时间积分（VTI），通过测得最大 VTI 值确定最适 V-V 延迟，并据此进行程控。即争取最大 VTI 值的 VV 间期作为程控优化后的 VV 间期。

VV 间期程控优化的具体步骤：① LVEF 值，保证双室起搏；② 如为左室单极导线，确保在 LVtip/RVring 起搏极性下不存在 RVring 阳极起搏；③ 测试不同 VV 起搏间期下的 VTI 值；④ 确认在某一 VV 间期获得最大 VTI 值时，E、A 波分开，没有 A 波被切断；⑤ 程控 V-V 间期。

3. 常规起搏和感知参数的程控

（1）感知参数的程控：心室感知极性：可以选择 RV 感知、LV 感知或双室感知（RVtip/LVtip）。CRT 植入早期左室导线不稳定，如果 LV 电极脱位到达某个部位可以感知心房活动时会导致心室抑制，对起搏依赖的患者会造成心脏停跳的危险，或无法进行 CRT 治疗。因此推荐 RV 感知直

到左室导线稳定为止（3-6 个月）。同时心室感知灵敏度的设置也应大于实际测得的心房振幅以避免对心房信号的交叉过感知导致心室起搏脉冲发放的抑制。

程控双室感知 RVtip/LVtip 时，可以允许发生在 AV 间期内的心室事件时双心室仍能保持同步，临床上也较常使用。

单纯的左室感知可以用来帮助判断左室功能，不推荐对患者进行 LV 感知程控。

（2）起搏参数的程控：可以进行左室单极起搏，左室双极起搏或左室导线端电极到右室环状电极（LVtip/RVring）或组合双极起搏，左室单极起搏易发生囊袋刺激及膈神经刺激，很少使用。如左室导线为单极导线推荐模式是 LVtip/RVring，可以最大限度地降低囊袋及膈神经刺激的可能。如果左室导线为单极，而又误选择了双极起搏极性，则左室起搏不会被发放，此时，程控仪上会显示阻抗超出范围的信息；如果左室导线为双极，则可选择左室双极起搏，左室起搏电压出厂值是 5V。推荐采用此值直到左室导线稳定以确保心脏再同步治疗，因为导线在成熟过程中可能会发生轻微移动导致起搏阈值的变化。但是 LVtip/RVring 极性易引起 RVring 阳极起搏，特别当 LVtip 阈值比 RV 环状阈值高时不建议采用。右室可选择单极或双极起搏均可。可以选择进行仅 RV 起搏，仅 LV 起搏或双室起搏（RV+LV）。RV-only 和 LV-only 起搏模式可对每个心室的起搏功能进行独立的评判，CRT 起搏的目的在于通过双室起搏进行心脏再同步治疗，因 RV+LV 是推荐起搏设置模式，根据优化程控设置 VV 间期。

4. 程控预防及处理双室起搏相关的并发症

膈神经刺激：CRT 植入左室导线容易引起膈神经的刺激使患者不能耐受，从而无法实现双室起搏。尽管 CRT 植入放置左室导线时进行了高电压刺激测试以避免膈神经刺激，但仍有部分患者由于导线移位，体位变化等原因在术后出现膈神经的刺激，随访时碰到此种情况并不少见。处理方法：程控改变起搏极性，起搏极性设置左室双极或 LVtip/RVring；降低起搏输出电压、脉宽等；可减轻膈神经刺激的程度。若通过以上参数调整仍无法减轻或消除膈神经刺激，且患者无法耐受，必须重新进行导线的植入。

交叉感知：对起搏依赖的患者或可能发生心动过缓的患者，左室导线脱位到冠状窦口或某个部位时，容易感知心房活动并导致心室输出抑制。因此CRT植入3～6个月内程控RV感知直到左室导线稳定，避免左室导线脱位至冠状窦口或右房时感知心房电位抑制心室脉冲的发放。同时心室感知灵敏度的设置应大于心房振幅，也可以避免对心房信号过感知，减少发生交叉感知导致的抑制心室输出。

阳极夺获：在CRT起搏系统中，当左室采用LV端电极和RV环状电极（LVtip/RVring）进行组合双极起搏，右室采用双极起搏时，右室导线的环状电极为左室和右室起搏提供一个共用阳极，当共同输出较高时，共用电极电流密度增加可以导致右室环状电极的阳极发生夺获。如果左室先起搏时，这种现象可能导致两个心室同步进行双室起搏，从而使得任何V-V延迟功能丧失。植入或随访时在LVtip/RVring极性时进行左室阈值测试，观察不同起搏阈值下的心电图变化，估计发生阳极起搏可能。如果患者没有囊袋刺激且需要V-V延迟，推荐考虑程控为左室单极起搏，可以避免阳极夺获现象的出现。如果患者无法耐受左室单极起搏，检测RV环状电极夺获阈值，是否RV环状电极阈值比LV阈值高出足够大因而可以将LV输出程控在低于RV环部阈值，改变左室起搏电压幅度和脉宽来确定是否可以获得左室夺获的同时没有右室环状电极夺获。最后，如果左、右室均为双极导线，可各自程控为双极极性的起搏，可完全消除阳极夺获现象。降低右室输出的电压和脉宽，改变右室起搏极性为单极起搏也有助于减少阳极起搏现象的发生。

5. 诊断数据的应用　目前CRT装置内均有丰富的诊断资料，包括患者植入CRT装置后活动量的变化，心率变异情况、夜间心率及心律失常事件记录等功能。Braunschweig等研究表明"活动度，晚间心率，心率变异性"是可作为为患者心衰状况的客观衡量的指标，治疗有效患者表现为活动量的逐渐增加，夜间心率逐渐下降和心率变异增大，利用这些诊断数据医生可判断前一阶段CRT治疗效果，便于进行CRT/CRTD参数的重新设置和治疗药物的及时调整。

新近已应用于临床的CRTD通过测试经胸阻抗预测心力衰竭的发作，通过心衰阻抗报警提前两周提示患者心力衰竭的加重，有利于医生对患者心力衰竭病程的有效监测，及时调整治疗方案。

CRT患者应重视对心律失常事件的回顾和分析，心律失常尤其是室性心律失常负荷是评估CRT治疗后心衰进展或改善的重要指标。CRTD患者应程控回顾每一次心律失常事件，利用腔内心电图及标记通道判断ICD对心律失常的识别是否准确，治疗是否及时、恰当，有无误识别和误放电情况，各种治疗成功率如何？要避免CRT起搏参数设置不当导致交叉感知引起ICD误识别和误放电。

第六节　心脏再同步治疗起搏系统故障及处理

心脏再同步治疗起搏系统故障与普通起搏器有相同之处，也有其本身特点。包括起搏器或电极导线的机械故障、物理损害、心肌组织病变、技术或医源性等原因所致的起搏器功能障碍。主要有起搏功能障碍、感知功能障碍、起搏频率改变等。

一、起搏异常

起搏异常包括无输出及失夺获。心电图表现为无输出信号、间歇起搏或无起搏，或间断出现刺激信号但无左右心室或心房反应，或起搏脉冲未按设定的起搏间期发放，出现起搏脉冲间断发放。或左右心室单侧起搏，另一侧未起搏，起搏停止则表现起搏信号后连续无心室夺获的现象或在长时间内无起搏脉冲发放，对起搏器依赖的患者可引起心脏骤停。

常见原因分析

1. 起搏器电池耗竭　一般普通起搏器使用的锂-碘电池的寿命一般在8-10年，CRT起搏器过去寿命多在4-5年，近年来随着起搏器工艺改进，CRT脉冲发生器理论寿命逐渐延长至7-8年左右。临床上判断电池耗竭的主要标准是磁铁频率下降10%，目前大多数起搏器随访程控时都自动显示预估的使用寿命，达到择期更换指征（elective replacement indicatior，ERI）会红字提示更换。电池耗竭时会提示EOL（end of life）。电池耗竭时心电图可表现为起搏功能障碍或间歇障碍而感知功能正常，有时为了保证起搏，脉冲发生器会自动增加脉宽，当电池进一步耗竭时，起搏磁频和起搏器基础频率都会下降，也会由 DDD 起搏转换为 VOO 起搏，若不及时更换，起搏器将不能夺获心房及心室。

有些情况电池比预估寿命明显提前耗竭，常见原因有：

（1）长期起搏阈值过高导致高能量输出使电池提前耗竭，尤其是左心室导线阈值偏高或逐年升高。

（2）起搏器植入后未及时随访将起搏电压降低，急性期起搏高阈值过后应将起搏电压输出放在起搏阈值上方 2～3 倍左右。现代起搏器多具有自动阈值夺获功能，可以更省电。

（3）电极导线的绝缘层破损导致漏电使电池提前耗竭。

（4）电极导线头段与脉冲发生器连接口进液体发生短路。

当起搏器电池提前耗竭时应及时更换新起搏器

2. 电极导线绝缘层破损或断裂

（1）术中操作损伤：如锐器损伤，特别是起搏器更换时手术刀及剪刀把导线损伤，CRT 导线较普通起搏器多，更容易损伤。预防及处理：操作要规范，首次植入时尽量将导线埋藏于起搏器下面。更换时动作轻柔，尽量钝性分离，避免锐器强行切割。

（2）胸锁骨处挤压损伤或三尖瓣处损伤：若人锁骨与第一肋间隙过窄，长期挤压可导致电极导线断裂或者绝缘层破损。有些患者的导线在三尖瓣处受损。绝缘层损伤会导致：①局部肌肉刺激；②感知功能障碍，感知低；③电极导线阻抗下降（多小于 200 欧）；④起搏功能障碍。电极断裂会导致：①无起搏信号；②有刺激信号无夺获或间歇夺获（未彻底断）；③电极阻抗异常升高（常大于 2000 欧）；④感知功能障碍。

预防及处理：若遇锁骨及第一肋较紧的患者，穿刺锁骨下静脉时可选择偏外侧穿刺或穿刺腋静脉。这样会避免挤压损伤导线，若导线受损不重，可尝试程控为单极，大多需要更换新导线。植入心室导线时，导线在三尖瓣处最好垂落入两瓣之间（最低处）。尽量避免导线位于瓣中间。

3. 电极导线与起搏器连接不紧

原因：电极导线尾端插入不够深，未到达头端；

螺丝未旋紧。预防及处理：每次插入都要确保导线尾端到达头端，并拧紧螺丝，听到咔咔声音。有的起搏器一根导线有两个螺丝，都要拧紧。可用手适当用力拔导线，看看导线固定牢不牢。

4. 电极导线脱位　是常见术后并发症，多发生在术后早期，被动翼状导线常见，螺旋主动导线脱位率较前明显降低，左心室导线脱位率较右心室高，可能与导线远端固定方式及靶血管粗细深浅走形相关。表现：起搏感知功能障碍。

预防及处理：若微脱位起搏感知功能正常，可无需调整位置，若起搏感知功能障碍，则要重新调整起搏导线位置。尽量选择主动固定导线，心腔内预留导线长度适中。左心室导线选择时要根据靶血管粗细深浅形态来选择合适的导线，必要时可选择主动固定的左室导线，如 Medtronic 4195 导线（撑开伞样的主动固定）。目前四极导线的广泛应用，可基本做到植入心尖起搏心底，增加了导线的固定性。导线固定时选用较粗的缝线先将保护套结扎在导线上，然后将导线连保护套牢牢固定在组织上。并用手适当用力拔，看看导线有无移位。

5. 心脏穿孔　发生率不高小于 1%。术中穿孔多与术者熟练程度、手法粗暴、选择导线不合适等相关，术后多为导线张力过大、心肌较薄、导线较粗摆动较大等相关。左心室导线植入可因冠状静脉窦造影时外鞘管损伤或气囊损伤。穿孔部位常见可有右心耳、右心房游离壁、右心室心尖部，右心室间隔、冠状静脉窦等。表现：①胸痛；②起搏及感知功能障碍，有时可见胸壁及膈肌刺激；③心脏压塞，包括血压下降，心率加快等，出血量较多时有休克，处理不及时甚至死亡。

预防及处理：操作规范，避免暴力。若出现心包积液，积液量较少，可密切关注；导线换位置继续植入。若出现心脏压塞症状，应及时处理，术中若来得及可行心脏超声确诊，然后心包穿刺引流；若非常紧急，结合 X 线如心影扩大，搏动减弱，心尖搏动在心影内测，或出现明显透亮带等，不必等心脏超声，紧急穿刺。必要时外科手术治疗。

二、感知异常

起搏器感知功能障碍是最常见的起搏系统故

障，包括感知不足及过感知。

（一）感知不足

起搏器对于不应期之外的自身心电信号不能确切的感知。引起感知不足的原因：感知灵敏度设置不够灵敏（数值过高）；自身心电信号太小；电极导线故障：电极微脱位、电极断裂和绝缘层破裂等。除此之外还有抗心律失常药物、电除颤、心肌梗死、快速型心律失常等。CRT 患者若右室感知不足，会影响左室起搏，降低双心室起搏比例。

预防及处理：多数情况下可通过降低感知灵敏度解决，若导线断裂或绝缘层破损需更换导线，心肌问题需要更换导线位置。

（二）感知过度

过度感知为起搏器对不应被感知的信号进行感知。心房过度感知会造成不适当心室起搏，甚至错误的模式转换；心室过度感知会造成起搏脉冲发放延迟或无起搏脉冲发放。常见原因：

1. 电磁干扰　起搏器本身对外界的电磁场有屏蔽作用，但近距离强磁场时仍可干扰起搏器功能，如发电厂、医院磁共振、电凝刀等；目前抗 MRI 起搏器出现，但大多只能抗 1.5Hz 磁共振，更高 Hz 的磁共振目前证据不足。预防及处理：避免到强磁场环境中去，若行 MRI 检查，要咨询植入医生是否为抗 MRI 起搏器，及磁共振的强度。

2. 肌电干扰　肌电是引起感知过度抑制脉冲发放的重要外源性电信号。单极导线发生率较高，双极导线发生率明显下降。鉴别时可让患者做容易引起肌电的动作，如 Valsalva 动作、深呼吸、抬肩、摆臂等。预防及处理：尽量使用双极起搏导线，若为双极导线尽量程控为双极起搏感知模式；若植入的是单极导线要降低感知灵敏度，延长感知不应期，若还不行就需要更换新的双极导线。

3. 交叉感知　指一个心腔的心电信号或起搏脉冲信号被起搏器的另一心腔电路感知，从而抑制了起搏器发放脉冲。交叉感知发生于双腔起搏系统中，单极导线更容易发生。为避免心室电路对心房交叉感知导致严重后果，双腔起搏器设置了心室空白期（相当于绝对不应期），在空白期内，心室感知器不感知任何心电信号。心室空白期时限各厂家设计不一样，大多为 10-60ms，可程控。常见交叉感

原因：①起搏器心室空白期设置过段；②心房及心室感知灵敏度过高，输出能量过高；③导线位置，心室导线过于靠近流入道，心房导线靠近瓣环；④单极感知环路；⑤电极导线绝缘层破损。预防及处理：①最有效预防措施是用双极导线；②预防心室电路交叉感知的方法可延长心室空白期，打开心室安全起搏，即使发生交叉感知也不至于导致心室停搏的严重事件。降低心室感知灵敏度及心房输出脉冲；③预防心房电路对心室的交叉感知，设置合理的心室后心房不应期（PVARP），降低心房电路的感知灵敏度及心室输出脉冲；④若导线绝缘层破损引起，要及时更换导线。

CRT 中为了防止双心室发生重复及交叉感知而在脉冲发生器中设置心室间不应期。当 CRT 感知设置为 RVtip/LVtip 或左右心室起搏时间差较大时，可能会引起双心室的重复或交叉感知。会导致：①来源于心室不同部位的宽 QRS 波（如室早）会引起左右心室电极在不同时间内感知，即一个信号被双重感知。②当双心室并非同时除极时，晚激动的一个心腔感知到早激动的另一个心腔的心室除极波，即发生交叉感知。心室间不应期（IVRP）的设置使一侧心腔电极感知到另一侧早激动心腔的信号（可能为室早或自身下传的 QRS 波或提前起搏产生的 QRS 波），另一侧心腔的电极不会再被重整时间周期而产生新的空白期及不应期。心房事件则能被心室同步跟踪。否则会失去双心室同步。IVRP 作用是用来尽力保证双室同步起搏。

三、起搏器介导的心动过速

起搏器介导性心动过速（PMT）是指植入双腔或三腔起搏器后，由于室房逆传而产生的一种由起搏器参与的环形运动性心动过速，是双腔或三腔起搏器的重要并发症。发生 PMT 的患者存在室房逆向传导，当逆向传导时间长于心室后心房不应期时，逆传的 P' 波可再次被感知，并触发下一个 AV 间期和心室起搏，如此循环，就形成 PMT，又称环形心动过速。因此，PMT 常在室性早搏、房性早搏、肌电干扰等情况下容易发生。

1. 发生机制　患者存在室房传导时，心室起搏后逆行的 P 波如落在心房电路不应期后可被心房电路感知，心房电路感知逆行 P 波，触发心室起搏，

心室起搏的激动又逆传入心房，此过程反复连续下去，出现快速的心室起搏心律，即 PMT。因此，PMT 产生的条件主要有：室房间存在逆传功能（必备条件）；室房逆传时间大于心室后心房不应期；起搏器为心房感知心室起搏模式（VAT、VDD、DDD）。

2. PMT 的心电图特点

（1）心室起搏突然增快，心室起搏频率低于或等于起搏器上限频率（心室最大跟踪频率）；

（2）R-R 间期均齐；

（3）有时可见逆向 P 波，但多数融合在 ST-T 中不好辨认；

（4）常可见诱发因素，如室性早搏、房性早搏、肌电干扰等存在。

3. PMT 的处理

（1）放置磁铁在起搏器部位，使起搏器工作模式变为无感知模式时即 DOO 方式，PMT 可迅速终止；

（2）将起搏器 DDD 方式程控为无心房感知的 VVI、DVI 或 DOO 方式，使心房感知功能消失；

（3）延长心室后心房不应期 PVARP；

（4）缩短 AV 间期；

（5）降低心房感知灵敏度，或设置房性心律探测窗（WARAD）；

（6）降低上限频率；

（7）许多 DDD 起搏器具有处理 PMT 的功能：①自动化功能检测逆传的 P 波及 PMT，通过自动延长 PVARP，使逆行心房波落在不应期中而不被感知，终止 PMT；②自动化功能识别室性早搏，亦自动延长 PVARP，使室性早搏引起的逆行心房波落 PVARP 中，从而预防了 PMT 的发生。

4. 起搏器频率奔放 频率奔放较多见于固定频率型起搏器，按需型（VVI）者较少见。近年来由于控制线路的改进，频率奔放很少见到，但是很难完全杜绝。频率奔放时，由于脉冲频率增快而使心室率过快，可引起左心衰竭、心源性休克，甚至导致室颤而猝死，尤以有明显基础心脏病者为甚，预后严重。Wallaee 等报道，44 例中死亡 15 例，占 34%，脉冲频率超过 150ppm 者死亡率达 39%。

（1）原因：起搏器频率奔放多发生在较早期起搏器的电池耗竭时，频率奔放的原因与起搏器电源耗竭时定时线路故障以及电池充填液外漏有关。

这些因素均可导致定时线路障碍引起脉冲频率失控而增快。

（2）心电图表现：表现为起搏器的起搏频率明显高于设置的基础频率。有学者认为，若起搏频率高达 100~400ppm 或比原设置频率增快＜15ppm 时，即称为起搏器频率奔放。严重时可诱发室性心动过速或室颤导致死亡。

现代起搏器内置有安全电路，并设置有上限频率，使得任何情况下起搏频率不会超过上限频率，这就有效地防止了起搏器频率奔放。

（3）处理：一旦发生起搏器快频率起搏，要首先除外其他原因。确认是起搏器频率奔放时，如果频率不太快，可考虑尽早更换起搏器。如果频率很快，应①立即切断起搏系统功能；②在起搏器上方放置磁铁，恢复基础频率；③采用体外超速刺激方法终止起搏源性室性心动过速。④在准备更换起搏器之前，可考虑给予抗心律失常药物、心电监护。最重要的是应尽快更换起搏器。

四、阳极夺获

阳极夺获是 CRT 治疗中已逐渐引起人们重视的一种电生理现象。心脏起搏器一般使用阴极作为刺激电极。相对于阳极阴极具有较低起搏阈值的优势。在一定电压范围内，阳极作为被动电极并不能引起所接触的心肌细胞除极。但当起搏脉冲刺激强度（电压和脉宽）增大导一定程度时，同样也会引起阳极周围心肌细胞除极，此现象叫起搏电极的阳极夺获。产生机制可能为高电压的脉冲刺激阳极所接触的心肌细胞并引起后者超极化，使该处的心肌细胞膜电位更高，成为虚拟阳极，而周围的心肌细胞膜电位相对较低，成为虚拟阴极，两者构成虚拟双极并触发周围心肌细胞除极。另一解释是阳极与其表面附着的电解质层形成局部双极而触发局部心肌细胞动作电位，后者扩步引起周围心肌细胞除极。阳极夺获也可发生于普通起搏器，但临床意义。CRT 中，左心室导线多为单极（目前双极、四极导线也已常规应用）。左室起搏经常采用 LV tip 作为阴极，RV ring 作为阳极形成环路。随着左室起搏电压的升高，起搏心电图由单纯左室起搏转换为类似双心室起搏的心电图表现，后者就发生了阳极夺获。

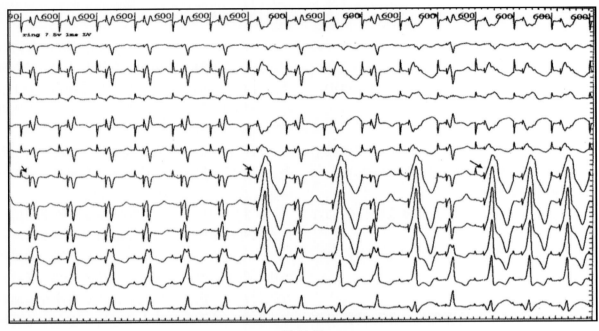

图 24-33

图示左室起搏阈值测试过程。第一个箭头后为输出 7.5V 时左右心室同时起搏，即发生阳极夺获。第二个箭头后为输出 5V 时阳极夺获及左室夺获呈交替出现。第三个箭头后为输出降至 4V 时单纯左室起搏（V1 导联呈右束支传导阻滞图形），阳极夺获现象消失

阳极夺获意义：①在左心室导线采取 LVtip 和 RVring 配置中，阳极夺获削弱了 VV 间期优化的作用，RVring 起搏使其与左心室同步起搏，削弱了左心室（收缩延迟部位）优先起搏的优势。②会干扰左心室起搏阈值的判断：左室阈值测试时，电压高时产生阳极夺获 QRS 波先窄，随左室电压降低，阳极夺获消失，出现左室单纯起搏，QRS 波变宽。因此会产生误判。③可能会出现多点起搏（右室导线阴极、阳极均起搏，左室导线阴极起搏），有报道称可能使 QRS 波更窄，目前尚无大规模临床观察。预防及处理：①改变起搏极性，可将 LVtip 和 RVring 配置改为 LVtip-scan 模式。②选择左室双极或四极导线。③降低左室起搏电压或脉宽，一般阳极夺获电压明显高于左室阈值。单极导线由于较细，可适应的靶血管较多，故目前仍较常用。

（孙国建　沈法荣）

参 考 文 献

华伟，王方正，朱丽，等 .2004.117 例双心室再同步起搏器植入术并发症分析 . 中华心律失常学杂志，8（4）：252-254.

沈法荣，王志军，陈建明，等 . 2006. 心脏再同步治疗术中一些特殊情况的处理 . 中国介入心脏病学杂志，14（2）：77-79.

温沁竹，崔炜，孙宝贵，等 .1999. 冠状静脉窦及其属支的 X 线解剖研究 . 中华心律失常学杂志，9：188-190.

Abraham W. 2000.Rationale and design of a randomized clinical trial to assess the safety and efficacy of cardiac resynchronization therapy in pantients with advanced heart failure：The Multicenter InSyn Randomized Clinical Evalustion（MIRACLE）. J Card Fail，6：369-380.

Abraham WT，Fisher WG，Smith AL，et al. 2002.Cardiac resynchronization in chronic heart failure. N Engl J Med，346：1845-1853.

Auricchio A，Stellbrink C，Block M，et al.1999.For the Pacing Therapies for Congestive Heart Failure Study Group and Guidant Congestive Heart Failure Research Group.Effect of pacing chamber and atrioventricular delay on acute systolic function of paced patients with congestive heart failure.Circulation，99：2993-3001.

Auricchio A，Stellbrink C，Sack S，et al.2002. Long-term clinical effect of

Behar JM，Jachson T，Hyde E，et al.2016.Optimized left ventricual endocardial stimulation is superior to optimized epicardial stimulation in ischemeic patients with poor response to cardiac resynchronization therphy：a combined maginetic resonance imaging，electroanatomic contact mapping，and hemodfnamic study to target endocardial lead placement.JACC Clin Electrophysiol，2（7）：799-809.

Betts TR，Gamble JH，Khiani R，et al. 2014.Development of a technique for left ventricular endocardial pacing via puncture of the interventricular septum.Circ Arrhythm Electrophysiol，7：17-22.

Bordachar P，Grenz N，Jais P，et al. 2012.Left ventricular endocardial or triventricular pacing to optimize cardiac resynchronization therapy in a chronic canine model of ischemic heart failure. Am J Physiol Heart Circ Physiol，303：H207-H215.

Bracke FA，Houthuizen P，Rahel BM，et al.2010. Left ventricular endocardial pacing improves the clinical efficacy in a nonresponder to cardiac resynchronization therapy: role of acute haemodynamic testing. Europace, 12: 1032-1034.

Bradley DJ, Bradley EA, Baughman LL, et al.2003.Cardiac resynchronization and death from progressive heart failure, a meta-analysis of randomized controlled trials.JAMA, 289: 730.

Cazeau S, Leclercq C, Lavergne T, et al. 2001.Effects of multisite biventricular pacing in patients with heart failure and intraventricular conduction delay. N Engl J Med, 344: 873-880.

Chierchia G, Geelen P, Ayerza M, et al. 2005.Double Wire Technique to Catheterize Sharply Angulated Coronary Sinus Branches in Cardiac Resynchronization Therapy. PACE, 28: 168-170.

Chinushi M, Hosaka Y, Ikarashi N, et al.2008.Automatic R-wave and impedance testing with the modern patient alert system to reduce inappropriate implantable cardioverter defibrillator shocks due to lead fracture.Europace, 10（6）: 738-740.

Cleland JG, Daubert JC, Erdmann E, et al.2005.The effect of cardiac resynchronization on mortality and mortality in heart failure. N Engl J Med, 352: 1539.

Cleland JGF, Daubert J-C, Erdmann E, et al. 2005.The effect of cardiac resynchronization on morbidity and mortality in heart failure. N Engl J Med, 352: 1539-1549.

Cock CC, Emile R, Jessumn CA, et al. 2004.Repetitive intraoperative dislocation during transvenous left ventricular lead implantation: usefulness of the Retained Guidewire Technique. PACE, 27: 1589-1593.

Debruyne Ph, Geelen P, Janssens L, et al. 2003.Useful Tip to Improve Electrode Positioning in Markedly Angulated Coronary Sinus Tributaries. J Cardiovasc Electrophysiol, 14: 415-416.

Dennis MJ, Sparks PB.2004.Pacemaker mediated tachycardia as a complication of the autointrinsic conduction search function.PACE, 27[Pt.I]: 824.

Derval N, Steendijk P, Gula LJ, et al. 2010.Optimizing hemodynamicsin heart failure patients by systematic screening of left ventricular pacing sites: the lateral left ventricular wall and the coronary sinus are rarely the best sites. J Am Coll Cardiol, 55: 566-575.

Elena A, Alfonso M, Jose, et al.2007.Double-wire technique for implanting a left ventricular venous lead in patients with complicated coronary venous anatomy.Rev Esp Cardiol, 60: 110-116.

Fernández AL, García-Bengochea JB, Ledo R, et al. 2004.Minimally invasive surgical implantation of left ventricular epicardial leads for ventricular resynchronization using video-assisted thoracoscopy. Rev Esp Cardiol, 57（4）: 313.

Gamble JH, Bashir Y, Rajappan K, et al. 2013.Left ventricular endocardial pacing via the interventricular septum for cardiac resynchronization therapy: first report. Heart Rhythm, 10: 1812-1814.

Gamble JH, Herring N, Ginks M, et al.2017.Endocardial left ventricular pacing for cardiac resynchronization: systematic review and meta-analysis.Europace, pii: euw381. doi: 10.1093/europace/euw381. [Epub ahead of print]

Garrigue S, JaS P, Espil G, et al.2001. Comparison of chronic biventricular pacing between epicardial and endocardial left ventricular stimulation using Doppler tissue imaging in patients with heart failure. Am J Cardiol, 88: 858–862.

Gasparini M, Regoli F, Galimberti P, et al.2009.Cardiac resyncronization therapy in heart failure patients with atrail fibrillation.Europace, 11（Suppl 5）: v82-86.

George HC, Derek E, Hardwin M, et al.2010.Chronic performance of an active fixation coronary sinus lead.Heart Rhythm, 7: 472-478.

Gilard M, Mansourati J, Etienne Y, et al. 1998.Angiographic anatomy of the coronary sinus and tributaries. PACE, 21: 2280-2284.

Ginks MR, Shetty AK, Lambiase PD, et al. 2012.Benefits of endocardial and multisite pacing are dependent on the type of left ventricular electric activation pattern and presence of ischemic heart disease: insights from electroanatomic mapping. Circ Arrhythm Electrophysiol, 5: 889-897.

Gras D, Leclercq C, Tang ASL, et al. 2002.Cardiac resynchronization therapy in advanced heart failure the multicenter InSync clinical study. Eur J Heart Fail, 4: 311-320.

Hansky B, Eistrap SS, Vogi J, et al.2004.Lead eclection and implantation technique for biventricular pacing. Eur Heart J, 6: D112-D116.

Hellerstein HK, Orbisan JL.1951.Anatomic variations of the orifice of the human coronary sinus.Circulation, 3: 514-524.

hemodynamically optimized cardiac resynchronization therapy in patients with heart failure and ventricular conduction delay. J Am Coll Cardiol, 39: 2026-2033.

Jaïs P, Douard H, Shah DC, et al. 1998.Endocardial biventricular pacing. Pacing Clin Electrophysiol, 21: 2128-2131.

Ji S, Cesario DA, Swerdlow CD, et al. 2004.Left ventricular endocardial lead placement using a modified transseptal approach. J Cardiovasc Electrophysiol, 15: 234-236.

Jutley RS, Waller DA, Loke I, et al. 2008.Video-assisted thoracoscopic implantation of the left ventricular pacing lead for cardiac resynchronization therapy.Pacing and clinical electrophysiology: PACE, 31: 812-818.

Kass DA.2002.Pathophysiology of physiologic cardiac pacing: advantages of leaving well enough alone.JAMA, 288: 3159-3161.

Kassai I, Foldesi C, Szekely A, et al. 2008.New method for cardiac resynchronization therapy: transapical endocardial lead implantation for left ventricular free wall pacing. Europace, 7: 882-883.

Kassai I, Friedrich O, Ratnatunga C, et al.2011. Feasibility of percutaneous implantation of transapical endocardial left ventricular pacing electrodefor cardiac resynchronization therapy. Europace, 13（11）: 1653-1657.

Kowalski O, Prokopczuk J, Lenarczyk R, et al.2006.Coronary sinus stenting for the stabilization of left ventricular lead during resynchronization therapy. Europace, 8: 367-370.

Leclercq F, Hager FX, Macia JC, et al. 1999.Left ventricular lead insertion using a modified transseptal catheterization technique: a totally endocardial approach for permanent biventricular pacing in end-stage heart failure. Pacing Clin Electrophysiol, 22: 1570-1575.

Lehman G, Kolb C.2004.Questionable dysfunction of a dual-Chamber pacemaker in a 17-year-old female differential diagnoses of missing ventricular beats.Int J Cardiol, 97（3）: 567-569.

León AR, Abraham WT, Curtis AB, et al. 2005.Safety of transvenous cardiac resynchronization system implantation in patients with chronic heart failure: combined results of over 2000 patients from a multicenter study program. J Am Coll Cardiol, 46: 2348-2356.

Leon AR.2005.New tools for the effective delivery of cardiac resynchronization therapy.J Cardiovasc Electrophysiol, 16（suppl 1）: S42-S47.

Mair H, Jansens JL, Lattouf OM, et al.2003.Epicardial lead implantation techniques for biventricular pacing via left lateral mini-thoracotomy, video-assisted thoracoscopy, and robotic approach. Heart Surg Forum, 6（5）: 412.

Malagoli A，Rossi L，Franchi F，et al.2013.Effect of cardiac resynchronization therapy on left atrial reverse remodeling：role of echocardiographic AV delay optimization.Int J Cardiol，167：1456-1460.

Morgan JM，Delgado V. 2009.Lead positioning for cardiac resynchronization therapy：techniques and priorities. Europace，11（suppl 5）：v22-v28.

Nishimura RA，Hayes DL，Holmes DR Jr，et al.1995.Mechanism of hemodynamic improvement by dual-chamber pacing for severe left ventricular dysfunction：an acute Doppler and catheterization hemodynamic study.J Am Coll Cardiol，25：281-288.

Padeletti L，Pieragnoli P，Ricciardi G，et al. 2012.Acute hemodynamic effect of left ventricular endocardial pacing in cardiac resynchronization therapy：assessment by pressure-volume loops. Circ Arrhythm Electrophysiol，5：460-467.

Pratola C，Notarstefano P，Toselli T，et al. 2010.Noncontact mapping of left ventricle during CRT implant. Pacing Clin Electrophysiol，33：74-84.

Ritter P，Paadeletti L，Gillio-Meina L，et al.1999.Determination of the optimal atrioventricular delay in DDD pacing：comparison between echo and endocardial acceleration mearurements.Europace，1：126-130.

Scher DL.2004.Troubleshooting pacemaker and implantable cardioverter defibrillators.Curr Opin Cardiol，19（1）：36-46.

Spragg DD，Dong J，Fetics BJ，et al. 2010.Optimal left ventricular endocardial pacing sites for cardiac resynchronization therapy in patients with ischemic cardiomyopathy. J Am Coll Cardiol，56：774-781.

Strik M，Rademakers LM，van Deursen CJ，et al. 2012.Endocardial left ventricular pacing improves cardiac resynchronization therapy in chronic asynchronous infarction and heart failure models. Circ Arrhythm Electrophysiol，5：191-200.

Sumit Verma.2005.A New Technique to Allow Placement of Left Ventricular Lead in an Inferiorly Directed Take-Off of a Coronary Sinus Tributary. Journal of Interventional Cardiac Electrophysiology，13：163–165.

Tamin SS，Hnssin A，lmran ZA，et al. 2007.Successful placement of left ventricular pacing lead desite coronary sinus perforation into the Pericardial Space with an Obstructive Flap.PACE，30：276-279.

van Deursen C，van Geldorp IE，Rademakers LM，et al. 2009.Left ventricular endocardial pacing improves resynchronization therapy in canine left bundle-branch hearts. Circ Arrhythm Electrophysiol，2：580-587.

van Gelder BM，Houthuizen P，Bracke FA. 2011.Transseptal left ventricular endocardial pacing：preliminary experience from a femoral approach with subclavian pull-through. Europace，136.

van Gelder BM，Houthuizen P，Bracke FA.2011.Transseptal left ventricular endocardial pacing：preliminary experience from a femoral approach with subclavian pull-through. Europace，13：1454-1458.

Verma S.2005.A new technique to allow placement of left ventricular lead in an inferiorly directed take-off of a coronary sinus tributary. J Intenv Card Electrophysiol，3（2）：163-165.

第二十五章
心律植入装置的感染与处理

第一节　心律植入装置感染的基本概念

心律植入装置主要包括起搏器、植入式心律转复除颤器（implantable cardioverter defibrillator, ICD）、心脏再同步化治疗（cardiac resynchronization therapy, CRT）、植入式 Holter 等，因其内部都装备了复杂的电路系统而属于电子装置，国外称其为心血管植入电子装置（cardiac implantable electronic device, CIED）。顾名思义，心律植入装置感染就是在心律植入装置表面上形成的感染，主要包括心律植入装置囊袋感染、心律植入装置电极导线感染以及心律植入装置相关的心内膜炎。心律植入装置感染的发生率虽然不高，但是难以通过常规抗感染治疗控制，容易反复发作，如果出现了累及电极导线或心脏瓣膜的血行感染也显著增高病死率。近年来，随着接受心律植入装置治疗的患者数量逐年增多，临床上出现心律植入装置感染的病例数也不断增长，成为困扰广大心脏起搏专业医师的一大难题。若不经过彻底治疗，心律植入装置感染迁延不愈，患者反复住院，医疗花费大幅上涨，如果出现败血症、感染性休克、心脏正常结构的破坏或是菌栓栓塞等严重并发症，死亡率极高。因此，无论是国内还是国外，将心律植入感染称为"心脏起搏医生的噩梦"毫不为过。

第二节　心律植入装置感染的分类、诊断及机制

心律植入装置感染的分类主要根据感染波及的范围，分为局部感染及血行感染，局部感染即囊袋浅表皮肤感染、单纯囊袋感染，血行感染即电极导线感染、心律植入装置相关的心内膜炎以及复杂囊袋感染（前两者之一＋囊袋感染）。以下针对每种感染类型逐一叙述。

一、囊袋浅表皮肤感染

囊袋浅表皮肤感染是指感染局限在表层皮肤或切口部位而未进入囊袋。临床上多表现为囊袋部位皮肤发红，通常不伴有化脓、体温升高，触诊无波动感，无明显压痛。装置植入手术切口部位的缝线针脚化脓以及囊袋局部皮肤的毛囊炎也属于此类。如果患者仅仅表现为囊袋局部皮肤发红，或缝线针脚化脓，或局部皮肤的毛囊炎，在排除接触性皮炎或过敏反应后，诊断为囊袋浅表皮肤感染。鉴别诊断主要需要排除接触性皮炎、对敷料或胶布的过敏反应。囊袋浅表皮肤感染的发病机制主要包括患者因素和手术相关因素两方面。患者因素包括高龄、合并糖尿病、合并肾衰、服用糖皮质激素或免疫抑制剂或抗凝药物。手术相关因素包括术前皮肤准备不充分、术中无菌操作不严格、手术室空气消毒不达标。

二、单纯囊袋感染

单纯囊袋感染是指局限于囊袋部位的病理性炎性反应。心律植入装置术后早期发病的囊袋感染表现为术后拆线时出现切口不愈合、开裂或部分开裂、炎性分泌物溢出。心律植入装置术后晚期发病的囊袋感染表现为囊袋部位的疼痛、囊袋皮肤变薄，最终破溃并裸露电极导线或脉冲发生器。单纯的囊袋感染不伴有血行播散，可以不伴有体温升高。如果患者血培养阴性，超声心动图未见赘生物，仅表现为囊袋部位的化脓性感染或囊袋破溃，诊断为单纯囊袋感染。单纯囊袋感染的发病机制包括患者因素、手术相关因素以及致病细菌因素三方面。患者因素

主要包括高龄、合并糖尿病、服用糖皮质激素或免疫抑制剂或抗凝药物。手术相关因素包括术前皮肤准备不充分、术中无菌操作不严格、术中止血不彻底、手术室空气消毒不达标、脉冲发生器更换手术、装置升级手术以及手术时间过长的手术如 CRT 植入手术。致病细菌的因素包括细菌的毒力、耐药性以及细菌在脉冲发生器表面形成的生物膜。

三、电极导线感染

电极导线感染是指致病细菌附着于电极导线上，不断生长繁殖并播散入血的感染类型，在电极导线上形成赘生物是其特征，会出现反复的菌血症、高热，并能引起远隔部位其他器官、组织的感染，赘生物脱落会导致菌栓栓塞。如果囊袋部位无任何异常，血培养阳性，心脏瓣膜上未见赘生物，仅在电极导线上发现赘生物，诊断为电极导线感染。电极导线感染的发病机制包括患者因素、手术相关因素以及致病细菌因素三方面。患者因素主要包括高龄、合并糖尿病、合并肾衰竭、合并口腔或泌尿系等部位的慢性感染、长期中心静脉置管、服用糖皮质激素或免疫抑制剂。手术相关因素包括术前皮肤准备不充分、术中无菌操作不严格、手术室空气消毒不达标、脉冲发生器更换手术、装置升级手术以及手术时间过长的手术如 CRT 植入手术。致病细菌的因素包括细菌的毒力、耐药性以及细菌在电极导线表面形成的生物膜。

四、心律植入装置相关的心内膜炎

心律植入装置相关的心内膜炎是指由于心律植入装置感染导致自体心脏瓣膜或者人工心脏瓣膜受累的感染类型，在瓣膜上形成赘生物是其特征，可引起反复高热，致病细菌经血流播散可引起其他部位感染，赘生物脱落会引起菌栓栓塞，如果自身瓣膜结构受损还能导致迅速恶化的心力衰竭。如果囊袋部位无任何异常，血培养阳性，心脏瓣膜上见赘生物，无论电极导线上是否有赘生物，都诊断为心律植入装置相关的心内膜炎。由于经胸超声心动图对于赘生物检出的敏感性较低，建议如果经胸超声心动图未发现赘生物进一步检查经食管超声心动

图。心律植入装置相关的心内膜炎的发病机制包括患者因素、手术相关因素以及致病细菌因素三个方面。患者因素主要包括高龄、合并糖尿病、合并肾衰竭、合并口腔或泌尿系等部位的慢性感染、长期中心静脉置管、服用糖皮质激素或免疫抑制剂。手术相关因素包括术中无菌操作不严格、手术室空气消毒不达标、脉冲发生器更换手术、装置升级手术以及手术时间过长的手术如 CRT 植入手术。致病细菌的因素包括细菌的毒力、耐药性以及细菌在瓣膜表面形成的生物膜。

五、复杂囊袋感染

当囊袋感染患者出现菌血症、高热，就被称为复杂囊袋感染，复杂囊袋感染可以同时合并电极导线感染、心律植入装置相关的心内膜炎或其中之一。当囊袋感染的患者出现血培养阳性时，即诊断为复杂囊袋感染。复杂囊袋感染的发病机制也包括患者因素、手术相关因素以及致病细菌因素三个方面。患者因素主要包括高龄、合并糖尿病、合并肾衰、合并口腔或泌尿系等部位的慢性感染、长期中心静脉置管、服用糖皮质激素或免疫抑制剂或抗凝药物。手术相关因素包括术前皮肤准备不充分、术中无菌操作不严格、术中止血不彻底、手术室空气消毒不达标、脉冲发生器更换手术、装置升级手术以及手术时间过长的手术如 CRT 植入手术。致病细菌的因素包括细菌的毒力、耐药性以及细菌在脉冲发生器、电极导线表面形成的生物膜。

六、细菌生物膜在心律植入装置感染中的关键作用

细菌生物膜是导致心律植入装置感染难以通过常规抗感染治疗控制并且反复复发的关键机制，需要重点了解。细菌通过分泌胞外多糖聚合物定植于脉冲发生器和（或）电极导线表面以及空腔内，并且在细菌之间形成非常紧密的连接，最终形成不可逆转的附着于心律植入装置表面的细菌生物膜。生物膜外层的细菌生长活跃，可以不断脱落进入血液，对抗感染药物敏感，而生物膜内层的细菌生长缓慢，细菌生长缓慢时对抗感染药物的敏感性也降低。生

物膜中会形成群体感应系统让细菌共同作用抵抗外界干扰，能通过表达更多的毒力因子以降低人体的免疫功能。不仅如此，生物膜中的细胞外基质也对人体免疫系统、抗感染药物构成天然屏障，可以保护处于生物膜内层的细菌免于人体免疫系统、抗感染药物的杀伤。

由于心律植入装置感染中细菌生物膜的作用，单纯使用抗感染药物治疗只能够有效杀灭浮游于血液中的细菌以及生物膜表层的细菌，当停止抗感染药物治疗后，处于生物膜深层的细菌又开始快速繁殖，迅速恢复菌落数量并不断向血液播散，从而导致心律植入装置感染的症状、体征再次出现，使得患者反复就医。因此，单纯使用抗感染药物治疗虽然在用药期间能够取得一定的临床效果，通常无法彻底治愈心律植入装置感染，而完全移除感染的心律植入装置是彻底治愈的关键。

第三节　心律植入装置感染的处理

心律植入装置感染的处理方法包括装置整体或部分移除，抗感染药物治疗。针对不同的心律植入装置感染类型，指南推荐不同的治疗策略。在为每个患者制订治疗方案时，也要考虑到具体患者的特殊情况如合并疾病等，充分考虑患者的获益和风险，在追求有效性的同时兼顾安全性。

对于囊袋浅表皮肤感染，建议加强局部皮肤的清洁消毒，可经验性给予 7～10 天的口服抗感染药物治疗，并密切观察病情转归。对于这部分患者，抗感染药物的作用尚缺少研究证据支持。对于无青霉素过敏史并且没有耐甲氧西林金黄色葡萄球菌定植的患者，根据 2015 年英国心血管植入电子装置感染指南可选用氟氧西林。对于青霉素过敏或存在耐甲氧西林金黄色葡萄球菌定植的患者，2015 年英国心血管植入电子装置感染指南推荐口服多西环素、利奈唑胺或者克林霉素。对于缝线针脚化脓的患者，建议及时拆除缝线。

对于单纯囊袋感染，建议首选在装置整体移除的基础上给予充分的抗感染药物治疗。对于由于身体状况不宜进行装置整体移除的患者或是拒绝装置整体移除的患者，可仅移除脉冲发生器，对囊袋进行清创，之后给予充分的抗感染药物治疗。由于电极导线与脉冲发生器相连，即使是在单纯囊袋感染，

电极导线上也已经被致病细菌污染。临床实践证明，在这种情况下，不拔除电极导线的装置部分移除术后感染的复发率高，多数病例经过多次囊袋清创也不能治愈。因此，对于装置部分移除后感染复发的患者，如果由于身体状况不宜进行装置整体移除的患者或是仍然拒绝装置整体移除，2015 年英国心血管植入电子装置感染指南推荐可长期口服对细菌具有抑制作用的抗感染药物。对于单纯囊袋感染的患者，围手术期的抗感染药物治疗建议静脉给药，经验性给药可选用万古霉素或达托霉素或替考拉宁，主要覆盖包括耐甲氧西林金黄色葡萄球菌在内的革兰阳性细菌，因为细菌培养证实革兰阴性细菌很少是心律植入装置感染的致病菌。在获得药物敏感试验结果后，可根据药敏试验结果选择合适的抗感染药物。根据大量小样本临床研究结果，围手术期静脉使用抗感染药物的疗程通常建议为 10～14 天。

对于电极导线感染，也是建议首选在装置整体移除的基础上给予充分的抗感染药物治疗。在装置整体移除的基础上，建议为期 4 周的静脉抗感染药物治疗。对于那些由于身体状况不宜进行装置整体移除的患者或是拒绝装置整体移除的患者，可尝试给予为期 6 周的静脉抗感染药物治疗，这在少部分患者能够取得临床治愈。停止静脉抗感染药物治疗后需要密切随访病情变化，定期复查血培养，复查超声心动图。由于电极导线感染为血行感染，区别于囊袋感染的致病菌一般为革兰氏染色阳性的表皮定植细菌之一特点，电极导线感染可由革兰氏阴性菌引起，选择抗感染药物要求同时覆盖革兰氏阳性菌和革兰氏阴性菌。在等待血培养结果的情况下，建议经验性选择万古霉素＋美罗培兰或者达托霉素＋美罗培兰的静脉联合治疗方案，当血培养结果报告后可根据药物敏感试验结果选择合适的抗感染药物。如果血培养结果为阴性，可以经验性选择万古霉素＋庆大霉素或者达托霉素＋庆大霉素的静脉联合治疗方案。如果感染无法治愈，患者由于身体状况不宜进行装置整体移除的患者或是仍然拒绝装置整体移除，可以考虑长期口服对细菌具有抑制作用的抗感染药物。

对于心律植入装置相关的感染性心内膜炎，根据已发表的文献报道单纯使用抗感染药物治疗的失败率为 100%。如果心内膜炎不能控制，死亡率极高。因此，建议整体移除感染的心律植入装置。在等待

血培养结果的情况下，建议经验性选择万古霉素＋美罗培兰或者达托霉素＋美罗培兰的静脉联合治疗方案，当血培养结果报告后可根据药物敏感试验结果选择合适的抗感染药物。如果血培养结果为阴性，可以经验性选择万古霉素＋庆大霉素或者达托霉素＋庆大霉素的静脉联合治疗方案。对于累及自体瓣膜的心内膜炎，为期4周静脉抗感染治疗是合适的；对于累及人工瓣膜的心内膜炎，建议为期6周的静脉抗感染治疗。停止静脉抗感染药物治疗后也需要密切随访病情变化，定期复查血培养，复查超声心动图。

关于复杂囊袋感染的治疗策略，建议在整体移除感染的心律植入装置的基础上给予充分的静脉抗感染药物治疗。静脉抗感染药物治疗的疗程取决于所合并血行感染的严重程度。如果没有出现心内膜炎，仅仅是血培养阳性或者电极导线感染，建议为期4周的静脉抗感染治疗。如果合并自体瓣膜心内膜炎，也建议为期4周的静脉抗感染治疗。如果合并人工瓣膜心内膜炎，建议为期6周的静脉抗感染治疗。必须注意到，由于患者临床情况的复杂性，比如可能合并肝肾功能不全，以及抗感染药物不良反应和细菌耐药性的复杂性，建议与感染科医生共同商定抗感染治疗方案。

装置整体移除包括脉冲发生器移除和电极导线拔除两部分，后者技术难度高、风险大，是手术的难点和关键。电极导线拔除技术有经静脉拔除和开胸拔除两种方法。由于创伤小、恢复快，目前通常首选进行经静脉拔除电极导线。只有在赘生物过大（通常定义为直径20mm以上）或者需要进行瓣膜修补时才首选开胸拔除电极导线。

第四节　经静脉拔除电极导线技术

如今，经静脉拔除电极导线技术作为首选技术已经发展成熟，虽然存在一定风险，但总体上严重并发症的发生率很低。我中心采用的电极拔除的方法有不借助锁定导丝、分离鞘等辅助工具的直接取出技术；采用特定拔除工具的经上腔径路血管内反推力牵拉拔除技术及经下腔静脉途径网篮圈套牵拉拔除技术。

直接取出技术适用于新植入导线或植入时间＜1年，尤其适用于主动固定导线。拔除方法：在

完全分离废弃导线后，送入非锁定导丝至导线头端，直接徒手牵拉导线外露部分而拔除电极导线。但采用该方法需注意：①拔除过程中，应注意在X线下观察导线与血管壁的粘连是否明显，牵拉的力量能否传递至导线头端；②徒手拔除时，一定要使导引导丝置入电极导线远端后再进行牵拉操作；③如粘连明显，应避免过度牵拉导致导线内芯损伤，及时改用锁定导丝。

经上腔径路血管内反推力牵拉拔除术是目前临床应用较多的技术，适用于原植入静脉外残留有一定长度导线的患者。所需拔除工具包括：①锁定钢丝（图25-1）；②Byrd双层套叠式剥离鞘（图25-2）。操作过程：切开皮肤，分离出拟拔除导线至静脉入口处，将导线残端剪断后去除一段绝缘层，暴露出1～2cm弹簧钢丝内芯。沿内芯插入锁定钢丝，X线影像下将其推送至导线内腔的远端并锁定。在给予锁定钢丝足够的牵引力下，将Byrd双层套叠式剥离鞘管或枪式机械切割鞘、沿锁定钢丝和导线反向剥离或切割推进，将电极导线与血管的粘连完全分离至导线头端电极处，并取出导线。

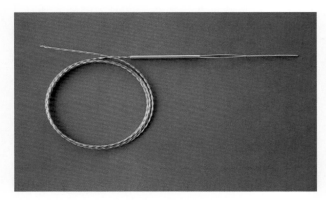

图25-1　锁定导丝

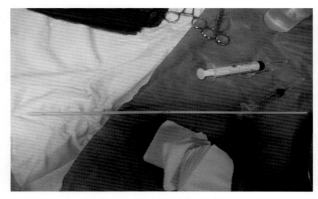

图25-2　双层套叠式剥离鞘

经上腔静脉途径拔除失败或导线完全脱入心腔后，临床上可采用经下腔静脉圈套技术。所需特殊工具包括：①双层长扩张鞘管；②远端可控的套圈钢丝（图25-3）；③Dotter网篮导管（图25-4）。操作过程：穿刺股静脉后，在长钢丝引导下将双层长扩张鞘管送至下腔静脉口；经长鞘管将抓捕钢丝或网篮导管送入右心房下部，抓捕住导线并拽入内鞘管中，将长外鞘管沿导线推送到远端导线与血管壁粘连处；在用力牵拉网篮导管和内鞘管的同时，反向旋转推动长鞘管，分离粘连组织并从长鞘管内取出导线。

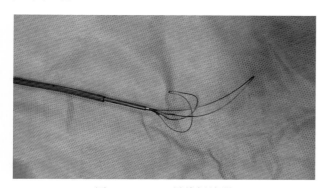

图25-3　Snair导线抓捕器

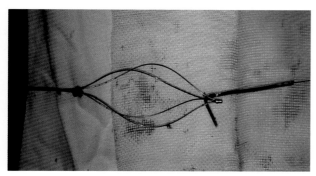

图25-4　网篮导线抓捕器

我中心在经静脉拔除电极导线方面已积累了250余例病例近500根导线，取得了一些自己的经验体会：

（1）起搏系统感染诊断明确，但因各种原因不能完全移除感染系统而采用清创等姑息治疗时，清创术中导线残端应预留足够长度，这样在后期再采用拔除导线技术，术者有足够操作空间。其次清创处理时，不拟拔除的电极残端处理应保持密封状态，避免感染沿残端扩散至电极导线内芯。

（2）导线拔除术中避免将囊袋感染扩散而演变为心腔内感染。术前给予强效、广谱抗生素，建议采用万古霉素或替考拉宁，其次术中合理选择手术切口，可采用双切口（图25-5），分阶段处理感染部分和非感染部分。先处理非感染导线部分，再处理感染囊袋和导线尾端及起搏器。

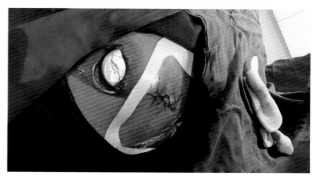

图25-5　导线拔除双切口

（3）术前充分评估手术风险。完善经胸心脏超声、经食管心脏超声或CT检查，了解导线头端与三尖瓣、心肌之间关系，尤其是心腔内有多根导线，应明确多导线相互之间、与上腔静脉之间粘连程度。其次识别发生并发症的高危人群，如女性、体格瘦弱者、SBE导线头端赘生物患者、导线拔除中伴有血流动力学紊乱的室性心律失常者，对这部分患者术中及术后严密监护，及时发现并处理相关并发症。

（4）电极拔除手术应在杂交手术室进行，如果在心导管室进行，也应有心脏外科医师支持，并保证能迅速进行心脏外科手术，相关器械设备能够立即到位。研究资料表明，当上腔静脉撕裂或穿孔时，开胸时间延迟5～10分钟将伴有致命后果。电极分离、拔除过程中，注意三个关键点：导线于锁骨下入口、上腔静脉与锁骨下静脉移行处以及电极头在心肌附着点，该部位是电极导线与组织粘连严重处（图25-6、图25-7），术中分离时切忌暴力操作，导致血管撕裂、心肌穿孔等严重并发症。

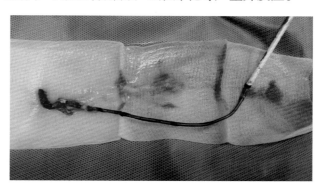

图25-6　导线头端见粘连心肌组织

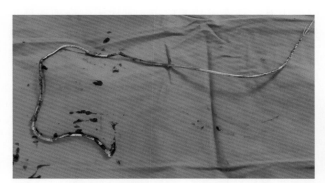

图 25-7　ICD 导线部见多里粘连组织

（5）恰当使用辅助工具。电极拔除过程中常用的辅助工具有锁定导丝、剥离鞘、机械切开鞘、圈套器等。锁定导丝的作用是通过锁定工具将导丝与欲拔除的导线固定一体，即可提供牵拉的支撑，同时避免牵拉过程中导线断裂。除植入时间过短的电极导线，原则上选择经上腔途径均应使用锁定导丝。导线植入后，因炎症反应的影响，导线与周围组织会产生纤维包裹，因此拔除过程中必须将导线与组织分离。目前国内常用的分离器械是套叠式剥离鞘和机械切开鞘（图 25-8）。自 2013 年Evolution 切割鞘进入国内，对植入时间较长、电极导线与血管、组织粘连严重的病例，使用切割鞘可提高手术成功率，缩短手术时间。对上腔静脉拔除失败的病例，还可从股静脉径路拔除。早期经股静脉拔除多应用捕抓器，借助消融导管或猪尾导管配

合进行。目前 Byrd 股静脉工作站（网篮装置）的应用，使捕获导线更加容易。近年来又推出了针眼圈套器，不仅适用于有游离断端的电极导线拔除，对于无游离断端的患者也可应用。

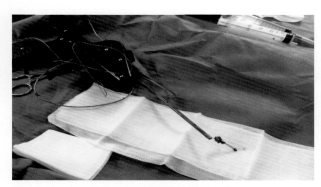

图 25-8　枪式机械切割鞘

与机械鞘相比，国际上使用激光鞘辅助电极导线拔除已有十多年的使用历史，激光鞘（图 25-9）虽然能更好地分离电极导线和周围包裹的心肌纤维组织。但由于激光鞘切割粘连组织时，激光只能直线投射，血管并发症风险高，且价格昂贵。而机械切割鞘的开发应用明显降低导线拔除的风险，提高了导线拔除的成功率。鼓楼医院自 2013 年开始采用枪式机械切割鞘拔除导线，已完成使用枪式机械切割鞘拔除导线 120 余例，成功率近 100%。故未来是否有必要引进激光拔除工具值得商榷。

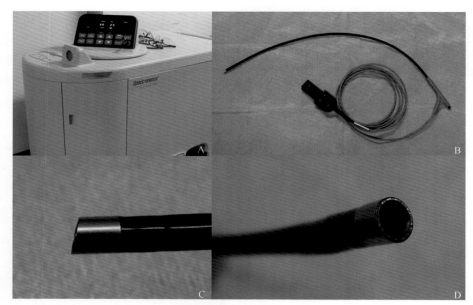

图 25-9　激光鞘
A. 准分子激光发生器；B. 激光鞘远景；C. 激光鞘侧面观，其头端呈斜面；D. 激光鞘横面观 [引自 Okamura H. 2013. J Cardiol，62（3）：195-200]

第五节　感染心律植入装置移除后的处理

在感染的心律植入装置被移除后需要评价是否有必要重新植入装置，以及对确有必要重新植入装置的患者确定什么时候是合适的再植入时机。目前再植入的最佳时间尚不肯定，有学者认为感染装置移除 24 小时后则可再植入，显然这一做法只适合于单纯囊袋感染的患者。

对于其他类型的心律植入装置感染，美国 AHA2010 年专家共识建议如下：①如果移除器械的患者血培养阳性，应在器械移除后重复血培养，直到血培养阴性至少 72 小时后才能植入新的器械；②当有证据显示瓣膜感染时，至少应该在心律植入装置移除 14 天后再植入新的装置。

2013 年中国专家共识建议如下：①囊袋感染：仅囊袋感染，血培养阴性 3 天后，可在拔除植入系统及囊袋彻底清创后行再植入。电极导线拔除和囊袋清创术与再植入之间相隔时间问题，有学者主张再植入马上可进行，但专家共识中未推荐两者间隔的具体时间。②血行感染：确定为血行感染者（血培养阳性而超声心动图未检出赘生物），植入系统拔除及囊袋彻底清创后，血培养转阴 3 天后再植入新装置。③感染性心内膜炎伴电极导线赘生物：当感染患者的血培养阳性，超声心动图确定电极导线有赘生物时，在植入系统拔除及囊袋彻底清创后，血培养转阴 3 天后再植入新装置。④感染性心内膜炎伴瓣膜赘生物：当感染患者的血培养阳性，超声心动图检出瓣膜或腔内有赘生物时，在植入系统拔除及囊袋彻底清创后，血培养转阴 14 天后可再植入新装置。

而 2015 年英国心血管植入电子装置感染指南并没有对重新植入装置的合适时间进行具体建议，只是强调应当尽可能避免在仍有感染的症状和体征时进行新装置的植入。

在重新植入新的装置之前，对于起搏依赖的患者须安置临时起搏，对于心脏性猝死二级预防的患者应该使用可穿戴式自动复律除颤器预防猝死。而对于其他患者，对心电活动进行实时监测并严密床边陪护即可。必须强调的是，为降低再感染风险，植入临时起搏电极的血管穿刺部位应该远离拟用于植入新装置的部位。由于普通临时起搏电极导线容易反复脱位，进行电极位置调整的操作在客观上可增加感染风险，因此近年来有不少医生使用主动固定心脏永久起搏电极导线进行临时起搏，导线尾端直接与外置的心脏单腔起搏器相连。

当重新植入新的装置时，不建议选择感染装置的同侧胸部进行植入，优先选择对侧胸部进行再植入手术。

（乔　青　徐　伟）

参考文献

中国生物医学工程学会心律分会 .2013. 心律植入装置感染与处理的中国专家共识 2013. 临床心电学杂志，4：241-253.

Baddour LM，Epstein AE，Erickson CC，et al.2010. American Heart Association Rheumatic Fever，Endocarditis，and Kawasaki Disease Committee；Council on Cardiovascular Disease in Young；Council on Cardiovascular Surgery and Anesthesia；Council on Cardiovascular Nursing；Council on Clinical Cardiology；Interdisciplinary Council on Quality of Care；American Heart Association.Update on cardiovascular implantable electronic device infections and their management：a scientific statement from the American Heart Association.Circulation，121（3）：458-477.

Bloom H，Heeke B，Leon A，et al.2006. Renal insufficiency and the risk of infection from pacemaker or defibrillator surgery.Pacing ClinElectrophysiol，29（2）：142-145.

Bongiorni MG，Marinskis G，Lip GY，et al.2012. Scientific Initiative Committee，European Heart Rhythm Association.How European centres diagnose，treat，and prevent CIED infections：results of an European Heart Rhythm Association survey.Europace，14（11）：1666-1669.

Catanchin A，Murdock CJ，Athan E.2007.Pacemaker infections：a 10-year experience.Heart Lung Circ，16（6）：434-439.

Chambers ST.2005. Diagnosis and management of staphylococcal infections of pacemakers and cardiac defibrillators.Intern Med J，35Suppl2：S63-S71.

Costerton JW，Stewart PS，Greenberg EP.1999. Bacterial biofilms：a common cause of persistent infections.Science，284（5418）：1318-1322.

Deharo JC，Quatre A，Mancini J，et al.2012.Long-term outcomes following infection of cardiac implantable electronic devices：a prospective matched cohort study.Heart，98（9）：724-731.

Drenkard E，Ausubel FM.2002. Pseudomonas biofilm formation and antibiotic resistance are linked to phenotypic variation.Nature，416（6882）：740-743.

Farooqi FM，Talsania S，Hamid S，et al.2010. Extraction of cardiac rhythm devices：indications，techniques and outcomes for the removal of pacemaker and defibrillator leads.Int J ClinPract，64（8）：1140-1147.

Gould FK，Denning DW，Elliott TS，et al.2012. Working Party of the British Society for Antimicrobial Chemotherapy.Guidelines for the diagnosis and antibiotic treatment of endocarditis in adults：a report of the Working Party of the British Society for Antimicrobial Chemotherapy. J AntimicrobChemother, 67（2）: 269-289.

Greenspon AJ, Patel JD, Lau E, et al.2011.16-year trends in the infection burden for pacemakers and implantable cardioverter-defibrillators in the United States 1993 to 2008.J Am CollCardiol, 58（10）: 1001-1006.

Henrikson CA, Brinker JA.2008.How to prevent, recognize, and manage complications of lead extraction. Part I: avoiding lead extraction--infectious issues.Heart Rhythm, 5（7）: 1083-1087.

Johansen JB, Jørgensen OD, Møller M, et al.2011. Infection after pacemaker implantation: infection rates and risk factors associated with infection in a population-based cohort study of 46299 consecutive patients.Eur Heart J, 32（8）: 991-998.

Johansen JB, Jørgensen OD, Møller M, et al.2011.Infection after pacemaker implantation: infection rates and risk factors associated with infection in a population-based cohort study of 46299 consecutive patients.Eur Heart J, 32（8）: 991-998.

Kennergren C, Bjurman C, Wiklund R, et al.2009. A single-centre experience of over one thousand lead extractions.Europace, 11（5）: 612-627.

Klug D, Balde M, Pavin D, et al.2007. PEOPLE Study Group.Risk factors related to infections of implanted pacemakers and cardioverter-defibrillators: results of a large prospective study. Circulation, 116（12）: 1349-1355

Lepillier A, Otmani A, Waintraub X, et al.2012. Temporary transvenous VDD pacing as a bridge to permanent pacemaker implantation in patients with sepsis and haemodynamically significant atrioventricular block. Europace, 14（7）: 981-985.

Lever N, Ferguson JD, Bashir Y, et al.2003.Prolonged temporary cardiac pacing using subcutaneous tunnelled active-fixation permanent pacing leads.Heart, 89（2）: 209-210.

Li JS, Sexton DJ, Mick N, et al.2000. Proposed modifications to the Duke criteria for the diagnosis of infective endocarditis.Clin Infect Dis,30（4）: 633-638.

Love CJ. 2007.Leadextraction.Heart Rhythm, 4（9）: 1238-1243.

Nery PB, Fernandes R, Nair GM, et al.2010. Device-related infection among patients with pacemakers and implantable defibrillators: incidence, risk factors, andconsequences.JCardiovasc Electrophysiol, 21（7）: 786-790.

Okamura H, Yasuda S, Sato S, et al.2013.Initial experience using Excimer laser for the extraction of chronically implanted pacemaker and implantable cardioverter defibrillator leads in Japanese patients.J Cardiol, 62（3）: 195-200.

Oto A, Aytemir K, Yorgun H, et al.2011. Percutaneous extraction of cardiac pacemaker and implantable cardioverter defibrillator leads with evolution mechanical dilator sheath: a single-centre experience. Europace, 13（4）: 543-547.

Pichlmaier M, Knigina L, Kutschka I, et al.2011. Complete removal as a routine treatment for any cardiovascular implantable electronic device-associated infection.JThoracCardiovasc Surg, 142（6）: 1482-1490.

Raad I, Hanna H, Jiang Y, et al.2007 Comparative activities of daptomycin, linezolid, and tigecycline against catheter-related methicillin-resistant Staphylococcus bacteremic isolates embedded in biofilm.Antimicrob Agents Chemother, 51（5）: 1656-1660.

Ruiz M, Anguita M, Castillo JC, et al.2006.Pacemaker-related endocarditis: clinical features and treatment.J Heart Valve Dis, 15（1）: 122-124.

Sandoe JA, Barlow G, Chambers JB, et al.2015. Guidelines for the diagnosis, prevention and management of implantable cardiac electronic device infection. Report of a joint Working Party project on behalf of the British Society for Antimicrobial Chemotherapy （BSAC, host organization）, British Heart Rhythm Society （BHRS）, British Cardiovascular Society （BCS）, British Heart Valve Society （BHVS）and British Society for Echocardiography （BSE）.J AntimicrobChemother, 70（2）: 325-359.

Smith K, Perez A, Ramage G, et al.2009. Comparison of biofilm-associated cell survival following in vitro exposure of meticillin-resistant Staphylococcus aureus biofilms to the antibiotics clindamycin, daptomycin, linezolid, tigecycline and vancomycin.Int J Antimicrob Agents, 33（4）: 374-378.

Smith MC, Love CJ.2008. Extraction of transvenous pacing and ICD leads. Pacing ClinElectrophysiol, 31（6）: 736-752.

Sutherland IW.2001. The biofilm matrix—an immobilized but dynamic microbial environment.Trends Microbiol, 9（5）: 222-227.

Tarakji KG, Chan EJ, Cantillon DJ, et al.2010. Cardiac implantable electronic device infections: presentation, management, and patient outcomes.Heart Rhythm, 7（8）: 1043-1047.

Voigt A, Shalaby A, Saba S.2010. Continued rise in rates of cardiovascular implantable electronic device infections in the United States: temporal trends and causative insights.Pacing ClinElectrophysiol, 33（4）: 414-419.

Wilkoff BL, Love CJ, Byrd CL, et al.2009. Heart Rhythm Society; American Heart Association.Transvenous lead extraction: Heart Rhythm Society expert consensus on facilities, training, indications, and patient management: this document was endorsed by the American Heart Association （AHA）.Heart Rhythm, 6（7）: 1085-1104.

第二十六章
心脏起搏植入新进展

第一节　起搏器植入指南的解读

自从 1958 年第一台心脏起搏器问世，人工心脏起搏在世界各地的发展迅速崛起，为了规范起搏器的临床应用，欧洲、美国以及中国均制订了临床指南，其中以美国制订的指南影响最大。1984 年美国制订第一版指南，在 1991 年、1998 年、2002 年、2008 年、2012 年多次更新。目前，普遍采用的是《2012 年美国心脏病学会基金会（ACCF）/美国心脏协会（AHA）/美国心律学会（HRS）植入器械指南》及 2013 年 6 月 25 日希腊雅典举行的 EHRAEUROPACE 会议上，欧洲心脏学会（ESC）和欧洲心律协会（EHRA）联合发布了 2013 年心脏起搏和心脏再同步化治疗指南。本文将对以上版本指南中起搏器植入适应证的主要内容、基本原则、更新中体现的起搏器植入理念加以解读。

一、普通起搏器植入适应证

（一）普通起搏器植入适应证

普通起搏器植入适应证包括 11 个方面。

（1）窦房结功能异常患者植入永久性心脏起搏器的适应证。

（2）成人获得性房室传导阻滞患者植入永久性心脏起搏器的适应证。

（3）慢性双分支阻滞患者植入永久性心脏起搏器的适应证。

（4）心肌梗死急性期后患者植入永久性起搏器的适应证。

（5）超敏性颈动脉窦综合征和心源性神经晕厥患者植入永久性心脏起搏器的适应证。

（6）心脏移植后患者植入永久性心脏起搏器的适应证。

（7）能自动探测和终止心动过速的永久性心脏起搏器植入适应证。

（8）永久性心脏起搏器预防心动过速的适应证。

（9）永久性心脏起搏器预防心房颤动（房颤）的适应证。

（10）肥厚型心肌病患者植入永久性心脏起搏器的适应证。

（11）儿童和成人先天性心脏病（先心病）患者植入永久性起搏器的适应证。

以上 11 个方面的适应证涵盖了临床上普通心脏起搏器应用的各种情况，每个方面均分为三类。Ⅰ类：公认必须行永久性心脏起搏器植入的患者，也称为"绝对适应证"。Ⅱ类：永久性心脏起搏虽对患者有益，但对其必要性尚有不同意见，又可分为 2 类适应证，即Ⅱa 类适应证，预期植入起搏器对患者有益处，称为"建议植入的适应证"；Ⅱb 类适应证是指植入起搏器可能没有较大的益处，又称为"可以考虑植入的适应证"。Ⅲ类：公认为不需要永久性心脏起搏器患者，称为"不建议植入的适应证"，Ⅲ类适应证也称为反指征。

（二）窦房结功能障碍患者起搏适应证

窦房结功能障碍表现为症状性心动过缓，包括频繁的有症状的窦性停搏、窦房阻滞持续窦性心动过缓和（或）频发/偶发窦性停搏，因窦房结变时性不良而引起症状者，由于某些疾病必须使用某些类型和剂量的药物治疗，而这些药物又可引起或加重窦性心动过缓并产生症状者（Ⅰc）。

自发或药物诱发的窦房结功能不良，心率< 40次/分，虽有心动过缓的症状，但未证实症状与所发生的心动过缓有关不明原因晕厥，若合并窦房结功能不良或经电生理检查发现有窦房结功能不良Ⅱa。

清醒状态下心率长期低于40次/分，但症状轻微（Ⅱb）。

无症状的窦房结功能障碍者，虽有类似心动过缓的症状，但证实该症状并非由窦性心动过缓引起；非必须应用的药物引起的症状性心动过缓（Ⅲc）。

（三）成人获得性房室传导阻滞的起搏适应证

1. 任何阻滞部位的三度和高度房室传导阻滞伴以下情况之一者为Ⅰ类适应证 ①有房室阻滞所致的症状性心动过缓（包括心力衰竭）或继发于房室阻滞的室性心律失常；②需要药物治疗其他心律失常或其他疾病，而所用药物可导致症状性心动过缓（如心力衰竭、室性心律失常、冠心病等必须使用β受体阻滞剂的情况）；③虽无临床症状，但业已证实心室停搏≥3s，或清醒状态时逸搏心率≤40次/分，或逸搏点在房室结以下者；④射频消融房室交界区导致的三度和高度房室传导阻滞；⑤心脏外科手术后发生的不可逆性房室传导阻滞；⑥伴发于神经肌源性疾病（肌发育不良、克塞综合征等），无论是否有症状，因为传导阻滞随时会加重；⑦清醒状态下无症状的房颤和心动过缓者，有1次或更多至少5秒的长间歇。

2. 任何阻滞部位和类型的二度房室传导阻滞产生的症状性心动过缓

无心肌缺血情况下运动时的二度或三度房室传导阻滞（Ⅰ）。

成人无症状的持续性三度房室传导阻滞，清醒时平均心室率≥40次/分，不伴有心脏增大（Ⅱa）。

无症状的二度Ⅱ型房室传导阻滞，心电图表现为窄QRS波（Ⅱa）；若为宽QRS波包括右束支阻滞则应列为Ⅰ类适应证。

无症状性二度Ⅰ型房室传导阻滞，因其他情况行电生理检查发现阻滞部位在希氏束内或以下水平（Ⅱa）。

一度或二度房室传导阻滞伴有类似起搏器综合征的临床表现Ⅰ度（Ⅱa）。

神经肌源性疾病（肌发育不良、克塞综合征等）伴发的任何程度的房室传导阻滞，无论是否有症状，因为传导阻滞随时会加重；某种药物或药物中毒导致的房室传导阻滞，停药后可改善者；清醒状态下无症状的房颤和心动过缓者，出现多次3秒以上的长间歇（Ⅱb）。

无症状的一度房室传导阻滞（Ⅲ），如伴有相关症状，就是Ⅱa类适应证。

无症状的发生于希氏束以上以及未确定阻滞部位是在希氏束内或以下的二度Ⅰ型房室传导阻滞；预期可以恢复且不再复发的房室传导阻滞（Ⅲ）。

（四）慢性分支性阻滞的永久起搏建议

双分支或三分支阻滞伴高度房室传导阻滞或间歇性三度房室传导阻滞（Ⅰ类B）。

双分支或三分支阻滞伴二度Ⅱ型房室传导阻滞（Ⅰ类B）。

交替性束支阻滞（Ⅰ类C）。

虽未证实晕厥由房室传导阻滞引起，但可排除由于其他原因（尤其是室速）引起的晕厥（Ⅱa类B）。

虽无临床症状，但电生理检查发现HV间期≥100ms（Ⅱa类B）。

电生理检查时，由心房起搏诱发的希氏束以下非生理性阻滞（Ⅱa类B）。

神经肌源性疾病（肌发育不良、克塞综合征等）伴发的任何程度的分支阻滞，无论是否有症状，因为传导阻滞随时会加重（Ⅱb类C）。

分支阻滞无症状或不伴有房室传导阻滞（Ⅲ类B）。

分支阻滞伴有一度房室传导阻滞，但无临床症状（Ⅲ类B）。

（五）普通起搏器植入适应证的基本原则

（1）纠正心动过缓，改善因心动过缓引起的症状。无论对于窦房结功能异常或是成人获得性房室传导阻滞，每一个版本指南都明确指出存在心动过缓相关症状是植入永久性起搏器的前提。例如，记录到症状性心动过缓的窦房结功能异常是Ⅰ类适应证，而症状明确与心动过缓无关的窦房结功能异常是Ⅲ类适应证。2002年版美国指南中明确提出，除头晕、黑矇外，心力衰竭同样是与Ⅲ度房室传导阻滞相关的心动过缓症状。

（2）防止心搏骤停，预防猝死。这一原则体现在对无症状患者的干预上，在成人获得性房室传导阻滞、慢性双分支阻滞的起搏器植入适应证中均有体现。如无症状的任何阻滞部位的Ⅲ度和高度房室传导阻滞、窦性心律患者，在清醒状态下记录到≥3秒的心搏骤停，或任何<40次/分逸搏心律，

或出现房室结以下的逸搏心律即为Ⅰ类适应证；交替性左、右束支传导阻滞患者同样是Ⅰ类适应证。

（3）强调自身心脏起搏传导系统病变的不可逆性。无论对于窦房结功能异常、成人获得性房室传导阻滞、心脏移植术后的患者，每一版指南都着重强调了这一点。如服用并非治疗所必需药物引起的症状性窦性心动过缓是Ⅲ类适应证；有希望恢复且复发可能性不大的房室传导阻滞患者（如药物中毒、Lyme病或一过性迷走张力增加，或无症状的睡眠呼吸暂停综合征低氧血症期间）是Ⅲ类适应证；心脏移植术后的患者，没有希望自行恢复的持续性或症状性心动过缓是植入永久心脏起搏器的Ⅰ类适应证。

（4）对于普通起搏器用于治疗非心动过缓的适应证，强调其他治疗方法无效，而起搏治疗有效。如症状性、反复发作、且可反复被起搏终止的室上性心动过速患者在导管消融和（或）药物治疗失败或不能耐受药物治疗是Ⅱa类适应证；药物治疗效果不佳的症状性肥厚型心肌病患者，伴随明显静息或诱发的左心室流出道梗阻是Ⅱb类适应证。

（六）指南更新中所体现的起搏器植入新理念

（1）逐步重视对患者生活质量的提高。在1998年版美国指南中，儿童复杂先天性心脏病患者合并无症状的窦性心动过缓，静息心率≤35次/分是植入起搏器的Ⅱa类适应证；在2002年版美国指南中，这一静息心率标准被改为≤40次/分。而2008年版美国指南将有症状的变时功能不良列为起搏器治疗的Ⅰ类适应证。

（2）逐步强调对患者预后的改善。2002年版美国指南提出，对于神经肌肉疾病患者的三度房室传导阻滞，无论有无症状，因其传导系统病变进展的不可预料性，植入起搏器治疗为Ⅰ类适应证。在1998年版美国指南中，对于儿童、青少年、先心病患者，三度房室传导阻滞合并充血性心力衰竭是植入起搏器的Ⅰ类适应证；而在2002年版美国指南中，这一条Ⅰ类适应证更新为高度或三度房室传导阻滞合并左心室功能障碍，体现了治疗防线的前移。2002年版美国指南强调，若存在心脏扩大或左心功能不全，无症状的Ⅲ度房室传导阻滞并且逸搏心率≥40次/分的患者也是植入起搏器治疗的Ⅱa类适

应证。

（3）意识到应避免起搏器的过度使用。1998年版美国指南中，术后出现的没有希望恢复的任何阻滞部位的三度房室传导阻滞患者是植入起搏器的Ⅰ类适应证；而在2002年版指南中，明确强调是在心脏外科术后，而非其他外科手术后。2008年版美国指南明确提出，对于无症状三度或高度房室传导阻滞的心房颤动患者，清醒状态下出现1次以上至少5秒的长间歇应是起搏器治疗的适应证，这一标准与窦性心律仅要求长间歇在3秒以上具有显著区别。综上所述，随着循证医学证据的不断积累、对疾病认识的逐渐加深，指南中普通起搏器的适应证同样与时俱进。从1984年版美国指南到2008年版美国指南，普通起搏器临床应用的适应证不断有所拓展。而与2008年版美国指南相比，2012年版美国指南中普通起搏器植入的适应证未有显著变化。目前，许多心脏科医师对于患者是否具有普通起搏器适应证仍不甚清楚。在临床实践中，需要逐步提高广大医师对普通起搏器治疗适应证的认识程度。房颤时要求长RR间期＞5秒，可能同时需要附加诸如平均心室率低等，否则不能诊断为房颤伴三度或高度AVB。快室率的房颤偶发的长RR间期可能并非是适应证。

二、心脏再同步治疗

指南中将需要接受CRT的患者分为两大类：窦性心律和房颤心律患者。

（1）窦性心律现已有明确证据表明，对于合并完全性左束支传导阻滞（LBBB）并且有严重临床症状的慢性心功能不全患者，在充分药物治疗基础上给予CRT可以明显改善心脏功能和结构，降低死亡率和住院率。其中对CRT反映最好的患者特点包括女性、宽QRS波（＞150ms）、完全性LBBB、除外缺血性心肌病，此时患者获益最大。然而，对于QRS波群＜120ms的心力衰竭患者而言，尚无证据表明可以通过CRT获益。值得注意的是，最新指南在决定适应证时并不会根据心功能的水平而区别对待，而是将所有NYHA分级Ⅱ～Ⅳ级的患者同样推荐。

具体指南推荐意见为：Ⅰ类：合并LBBB且QRS波群＞150ms（证据等级A），合并LBBB且

QRS 波群介于 120～150ms 证据等级 B）；Ⅱa 类：QRS 波群＞150ms 非 LBBB 者；Ⅱb 类：QRS 波群介于 120～150ms 非 LBBB 者；Ⅲ 类：QRS 波群时间＜120ms 的慢性心力衰竭患者。在起搏模式方面，指南推荐双心室同时起搏，其中左心室导联尽可能避免放置在心尖部，而应该放在最晚被激动的节段。

（2）房颤心律只有永久性或者长期持续性房颤患者在发生以下两种情况时才考虑进行 CRT：① 房颤、宽 QRS 波群和 LVEF 降低患者，对于 QRS 波群≥120ms 和 LVEF≤35% 在充分药物治疗下 NYHA 仍为Ⅱ级、Ⅲ级、非住院患者Ⅳ级，假如双心室起搏接近 100%，Ⅱa B；② 心力衰竭时心室率较快，需要通过房室结消融来控制心室率。除此之外，其他类型房颤患者的处理都要根据房颤指南进行，而无需考虑 CRT。在临床实际工作当中，心功能不全的房颤患者往往需要 CRT 和房室结消融的配合应用来达到治疗目的。

（3）房颤患者和起搏依赖患者中重度心力衰竭患者的房颤发生率为 25%～50%，但 CRT 的随机试验主要是局限于窦性心律的患者。之所以很少纳入合并房颤的患者，原因主要是：① 合并房颤的心力衰竭患者通常高龄，合并其他疾病概率高、预后不佳；② 多需先行房室结消融术；③ 难以确切评价独立于心室率控制之外的单纯 CRT 的疗效。指南强调了对于心律为房颤节律者，若满足左心室射血分数、心功能和 QRS 指标仍可考虑植入 CRT/CRTD，提升了 CRT 在特定人群中的应用地位。同时，对于起搏依赖且心功能已明显受损者亦推荐直接植入 CRT，而不建议双腔起搏，以免进一步恶化心功能。后者在临床实践中有很强的指导意义，因为部分患者在植入双腔起搏器后出现心功能恶化，逐渐地满足了 CRT 植入标准，此时即需要考虑将传统起搏器升级为双心腔再同步治疗。此适应证明显扩大了 CRT 的适应人群，拓展了 CRT 的适应范畴。

永久性房颤患者房室结消融后的 CRT 治疗：意大利、西班牙和希腊 19 个中心的前瞻性研究，入选了 186 名患者，成功房室结消融后，CRT 治疗与 RV 心尖部起搏治疗的比较，两组患者匹配较好，25% 患者达到 CRT 指征，75% 患者未达 CRT 指征。平均随访 20 个月，与 RV 心尖部起搏组相比，CRT 组心衰的死亡率、心力衰竭恶化、心力衰竭住院率均较低，两组的全因死亡率接近。结论：对于永久

性房颤房室结消融后的患者，在减少心力衰竭的临床表现方面，CRT 要优于传统的右心室起搏。

（4）对有常规起搏器植入指征和心力衰竭的患者进行升级或是从头进行心脏再同步化治疗的适应证。

虽然常规起搏器更换通常相对简单，但是在操作前，医师应该对患者进行全面检查，了解患者目前的心功能状况，评估适合的策略。其主要并发症是感染、血肿及导线脱位等。目前，常规起搏器更换的并发症发生率在 4%～15%。并发症的发生与手术操作、植入装置本身（脉冲发生器和起搏导线）及患者自身因素有关。并发症很难完全避免，术者的事先判断和技术比较关键。常规起搏器升级可分为两类情况：一类是由于以往植入时理念、技术或经济等原因植入单腔起搏器，而更换时具有双腔起搏器适应证的患者；另一类是心功能下降、具有升级为 CRT 或 CRT-D 指征的患者。但是，无论是哪种升级，都是考虑患者长期获益的基础上做出的临床决策。2013 ESC 心脏起搏与同步治疗指南更新指出：针对"LVEF＜35%，高心室起搏百分比，NYHA Ⅲ级和非卧床Ⅳ级，优化药物治疗的心力衰竭患者"进行传统起搏器或 ICD 升级，由Ⅱa 类适应证上升到Ⅰ类。新增加了开始就应用 CRT 的Ⅱa 类适应证：心力衰竭，EF 降低，预计高心室起搏百分比以降低心力衰竭恶化风险。

三、ICD 适应证的建议

（一）美国 ICD 植入适应证

美国 FDA 分别于 1980 年和 1985 年制定与修改了最早的 ICD 植入适应证。1980 年第 1 次提出，对于有两次心搏骤停发作病史的幸存者，可植入 ICD；1985 年时，改为对无心肌梗死情况下发生过 1 次心搏骤停，或者是有反复发作的血流动力学不稳定的室速者，有 ICD 植入适应证。2002 年，随着循证医学发展，特别是 MADIT、MADIT Ⅱ及 MUSTI"等大规模临床试验结果的公布，ACC/AHA/NASPE 联合发布了 ICD 的新指南，2005 年，根据 SCD-HeFT 等的研究结论，ACC/AHA 在心力衰竭治疗指南中，提出了关于 ICD 的适应证，ICD 的一级预防被提升到Ⅰ类适应证，2008 年，ACC/AHA/HRS 发布心脏节律异常器械治疗指南，其中

详细阐述了 ICD 植入的各类适应证，是截至目前最为细化、深入的 ICD 治疗指南，与 2002 年指南相比，有以下几项重要更新：ICD 对 SCD 一级预防的适应证由 Ⅱ 类升级为 Ⅰ 类，且证据级别很高；在 SCD 的一级预防适应证中，不仅适用于心肌梗死或缺血性心肌病伴 LVEF 降低的患者，同样推荐用于非缺血性心肌病伴 LVEF < 0.35 的患者，且均为 Ⅰ 类推荐；对肥厚型心肌病及其他各种遗传性心律失常，包括长 QT 综合征、Brugada 综合征等患者的 ICD 适应证有了非常明确详尽的推荐，其中很多内容借鉴了 2006 年发布的关于室性心律失常与 SCD 预防的指南。2012 年，ACCF/AHA/HRS 联合发布新的心脏节律异常器械治疗指南更新时，ICD 适应证部分没有变化。因此，目前仍采用 2008 年 ICD 指南来指导临床工作。2008 年指南的 Ⅰ 类适应证为：①室颤或血流动力学不稳定的持续室速引起的心搏骤停存活者，经过仔细评估明确原因且完全排除可逆因素后；②合并自发持续室速的器质性心脏病患者，无论血流动力学是否稳定；③不明原因的晕厥患者，伴随电生理检查诱发的临床相关血流动力学不稳定的持续室速或室颤；④心肌梗死所致 LVEF ≤ 0.35，且心肌梗死 40 天以上，心功能 Ⅱ/Ⅲ 级患者；⑤心功能 Ⅱ 或 Ⅲ 级，LVEF ≤ 0.35 的非缺血性心肌病患者；⑥心肌梗死所致 LVEF ≤ 0.30，且心肌梗死 40 天以上，心功能 Ⅰ 级患者；⑦心肌梗死所致非持续室速，LVEF ≤ 0.40 且电生理检查诱发出室颤或持续室速。

（二）我国 ICD 适应证的建议

Ⅰ 类适应证：①非可逆性原因导致的室颤或血流动力学不稳定的持续室速，引起的心搏骤停存活者；②合并自发持续室速的器质性心脏病患者；③不明原因的晕厥患者，电生理检查诱发出血流动力学不稳定持续室速或室颤；④心肌梗死 40 天以上，LVEF ≤ 0.35，心功能 Ⅱ 或 Ⅲ 级患者；⑤心功能 Ⅱ 或 Ⅲ 级，LVEF ≤ 0.35 的非缺血性心肌病患者；⑥心肌梗死 40 天以上，LVEF ≤ 0.30，且心功能 Ⅰ 级患者；⑦心肌梗死后非持续室速，LVEF ≤ 0.40，电生理检查诱发出室颤或持续室速。

Ⅱ a 类适应证：①不明原因晕厥患者，伴随明显左心室功能障碍和非缺血性扩张型心肌病；②心室功能正常或接近正常的持续室速者；③伴随 1 个或以上 SCD 主要危险因子（心搏骤停史、自发性持续性室速、猝死家族史、不明原因晕厥、左心室壁厚度 > 30mm、异常的运动后血压反应、自发性非持续性室速）的肥厚型心肌病患者；④伴随 1 个或以上 SCD 主要危险因子（心脏骤停史、室速引起的晕厥、广泛右心室受累的证据、左心室累及、存在多形性室速和心尖室壁瘤）的致心律失常性右心室心肌病患者；⑤服用 β 受体阻滞剂期间有晕厥和（或）室速史的长 QT 综合征患者；⑥等待心脏移植的非住院患者；⑦有晕厥史的 Brugada 综合征患者；⑧没有引起心搏骤停，但有明确室速记录的 Brugada 综合征患者；⑨服用 β 受体阻滞剂期间有晕厥和（或）记录到持续室速的儿茶酚胺敏感的多形性室速患者；⑩心脏肉瘤病、巨细胞心肌炎或 Chagas 疾病。

Ⅱ b 类适应证：① LVEF ≤ 0.35 且心功能 Ⅰ 级的非缺血性心肌病患者；②有 SCD 危险因素的长 QT 综合征患者；③合并严重器质性心脏病的晕厥患者，全面的有创和无创检查不能明确病因的情况下；④有猝死史的家族性心肌病患者；⑤左心室致密化不全患者。

Ⅲ 类适应证：①满足以上 Ⅰ、Ⅱ a 和 Ⅱ b 类适应证，但患者不能以较好的功能状态生存 1 年以上时；②无休止室速或室颤患者；③存在明显的精神疾病，可能由于 ICD 植入而加重，或不能进行系统的随访者；④心功能 Ⅳ 级，不适合心脏移植或心脏再同步治疗（CRT）的顽固性充血性心衰患者；⑤不合并器质性心脏病的不明原因晕厥患者，且无诱发的室性心律失常；⑥手术或导管消融可治疗的室颤或室速患者；⑦无器质性心脏病患者，由完全可逆因素（如电解质紊乱、药物或创伤）引起的室性快速性心律失常。

针对国内现状，在上述对策的基础上，推行所谓 ICD 的"1.5 级预防"可能是合适的。"1.5 级预防"是指在符合一级预防适应证的基础上，同时满足以下一项或一项以上高危因素中的一个：①不明原因晕厥史；②室性心律失常：主要指非持续性室速；③更低的 LVEF 值（≤ 0.25）。已有研究显示，当一级预防适应证患者合并上述高危因素时，全因病死率和发生 SCD 的风险更高，自 ICD 疗法中获益更大。本共识专家一致认为，应首先强调严格按照本共识中有关 ICD 一级和二级预防适应证指导临床实践工作。在目前国内医生、患者对 ICD 一级预防的认识明显不足的现状下，至少对二级预防及符合 1.5 级预防的更高危患者积极推荐 ICD 治疗。

（三）植入型心律转复除颤器治疗的一些特殊情况

1. 单腔和双腔 ICD 的选择　建议：①症状性窦房结功能障碍的患者，推荐植入心房导线；②窦性心动过缓和（或）房室传导功能障碍患者，需要使用 β 受体阻滞剂或其他具有负性变时功能作用的药物时，推荐植入心房导线；③记录到二度或三度房室传导阻滞伴窦性心律的患者，推荐植入心房导线；④由心动过缓诱发或长间歇依赖的室性快速心律失常（如长 QT 综合征伴尖端扭转型室速）的患者，植入心房导线有益；⑤记录到房性心律失常（排除永久性房颤）的患者，可以考虑植入心房导线；⑥肥厚型心肌病患者，若静息或激发状态下出现明显的左心室流出道压力阶差，可以考虑植入心房导线；⑦未记录到房性心律失常且无其他原因需要植入心房导线的患者，不推荐植入心房导线；⑧永久或长程持续房颤患者，并且不考虑恢复或维持窦性心律，不推荐植入心房导线；⑨非心动过缓诱发或长间歇依赖的室颤患者，并且无其他需要植入心房导线的适应证，不推荐植入心房导线。

2. 心室除颤阈值的测试　建议：ICD 植入过程中，针对一级预防的患者，推荐不常规进行 DFI 测试。而对二级预防的患者，可根据患者基础心脏疾病、心功能状况以及室性心律失常类型等，由植入医生决定是否进行 DFT 测试。

四、临时起搏器植入

近年来，临时起搏器的局限性日益得到临床医师的关注，包括起搏电极的移位、起搏阈值的升高、电池耗竭、间歇性感知功能不良等，尤其是长期应用对患者活动的限制、增加感染和血栓形成的风险。因此，指南建议应尽量减少临时起搏的应用，使用时间宜尽量缩短。指南仅推荐在以下两种情况下植入临时起搏器：①高度或完全房室传导阻滞且逸搏心律过缓；②介入操作过程中或急性心肌梗死、药物中毒、严重感染等危急情况下出现危及生命的缓慢型心律失常。植入临时起搏器之后，如评估患者有植入永久性起搏器的指征，应尽早安装永久起搏器。

第二节　无导线心脏起搏

自 1958 年问世以来，起搏器已成为缓慢性心律失常的一线治疗手段，然而，迄今的心脏起搏技术仍需经静脉置入起搏电极导线，电极导线及其起搏系统置入仍然存在血气胸、电极导线脱位、感染、穿孔、电极导线断裂、血栓、栓塞以及起搏器囊袋破溃、感染等诸多可能的并发症（图 26-1）。正是在这样的背景之中，近年来国外相继研究开发无导线心脏起搏，2011 HRS 年会上报告了微型无导线起搏器临床前实验研究和无导线除颤器的临床试验最新结果，成为心脏起搏技术领域令人瞩目的亮点。

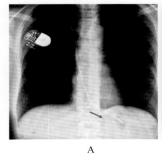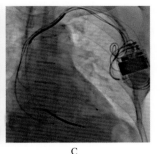

图 26-1　起搏系统并发症
A. 穿孔；B. 电极断裂；C. 栓塞

一、无导线心脏起搏技术

（一）电磁传输能量方式的无导线起搏

电磁传输能量方式的无导线起搏即经过体表通过磁能量传输方式给予心脏起搏。2009 年德国的 Wieneke 等在 *PACE* 杂志报道了在猪模型上成功进行了电磁传输能量方式的无导线起搏，并证实具有可能性。实验中通过植入皮下的金属线圈将电磁能量传递至心腔内的电极接受线圈，而右室心尖部的起搏器将接收到的电磁能量转换为交变电流，经整流和电容整形成为近似方波的心脏起搏脉冲。在 0.5 mT 的磁场强度下经过约 3 cm 胸壁的能量传输后，最终由右心室心尖部固定的螺旋电极转化产生幅度为 0.6 ~ 1.0V、脉宽 0.4 ms 的起搏脉冲电流，且能稳定夺获起搏心脏，但此后未有更多后续报道，且该技术无法解决传输所需能量的太大损耗问题。

（二）超声传输能量方式的无导线起搏

超声传输能量方式的无导线起搏即经过体表通过超声量传输方式给予心脏起搏，该系统由放置在体外或埋藏在体内的超声发射器不断产生波束穿过熊彼得超声声学窗口向植入心内膜下心肌内的超声接收器提供超声波，超声接收器将其转化为起搏电脉冲，进而有效起搏心脏。2006 年 Echt 等采用猪进行了无导线超声心脏起搏的动物研究。表明在心房及心室的 30 个部位均可有效起搏。实验还显示超声起搏的热损伤较小；超声波穿过组织的损伤较小；由于能量传递转换间的延迟，有效刺激延迟于超声波的发射。2007 年 *JACC* 发表了香港圣玛丽医院无导线超声心脏起搏的临床研究：在 24 例患者的 77/80 个心脏部位均可持续性夺获起搏，平均起搏阈值为（1.01 ± 0.64）V，起搏时患者无不适。针对人体采用的永久性超声无导线心脏起搏，Auricchio 等于 2014 年发表了最新进展，该研究报道的 13 例患者均为有 CRT 适应证的心力衰竭患者，是欧洲 WiSE-CRT（无导线左心室心内膜起搏再同步化治疗）研究病例的一部分，相对于传统 CRT 的左心室心外膜起搏，左心室内膜起搏可减少左心室机械收缩的不同步及心室复极离散度，更具生理性，随着 WiCS-LV 系统（超声无导线左室起搏系统）的植入，并对其进行 6 个月的随访，11 例患者心脏超声 LVEF，LVEDV 及 LVESV 等指标均有明显改善，Holter 检查提示双室同步起搏后的 QRS 波时限明显减少，2/3 的患者 NYHA 心功能分级至少改善一个等级；安全性方面，术中 1 例患者左心室不起搏，3 例患者发生心包积液，其中 1 例死亡。但超声起搏仍然无法解决起搏所需能量传输的损耗，难以达到作为植入式心脏起搏器的要求。此外，已有的研究表明在心动周期的不应期给予心脏一个电刺激，这时心脏并不引起收缩，但可以产生其后收缩间期

的心肌收缩力增强，有人设想，在心脏植入一个或数个具有超声能量转换功能的微型超声电极，通过体表超声，传输能量至电极，不应期刺激心脏，达到治疗心力衰竭的目的。

二、生物起搏研究

目前的起搏器都存在因电池耗竭的寿命问题，人们期盼能有"永久"的心脏起搏器，有研究者试尝利用人体内部储存的化学能或者肌肉收缩产生的动能转化为电能，从而为起搏器提供长期持久的供电。

（一）基因生物起搏

1. 超级化激活的环腺苷酸门控蛋白　超级化激活的环腺苷酸门控蛋白（hyperpolarization activated cyclic nucleotide gated channel，HCN）是起搏电流 I_f 形成的分子基础，cAMP 能够与 HCN 的胞内区 C 端结合，进而调控 HCN 通道的电压激活特性，使其趋于激活电压，当细胞内存在高浓度 cAMP 时，可加速通道的激活，并使之开放更完全。HCN 通道包括四个亚型，在人体心脏中 HCN1、HCN4 主要存在于窦房结，其中 HCN 4 为最主要的构型，HCN4 及其介导的起搏电流 If 是窦房结细胞 4 期自动去极化形成的关键环节，既往学者们大都通过将 HCN 基因修饰干细胞后并在体外诱导分化为起搏样细胞，但近期研究发现，在移植过程中不可避免地出现起搏功能退化或消失的现象，仅仅依靠重建的离子通道很难获得稳定而有效的生物起搏点。

2. *Tbx* 基因　*Tbx* 基因家族是继起搏基因 *HCN* 之后新近研究的转录因子，包括 *Tbx1*、*Tbx2*、*Tbx3*、*Tbx5*、*Tbx18* 及 *Tbx20* 等，其中多项研究证据显示 *Tbx3* 在窦房结细胞分化成熟中发挥重要作用。Bakker 等将构建的超表达 Tbx3 的心室肌模型通过运用全细胞膜片钳及基因芯片技术发现，*Tbx3* 在心脏起搏组织发育过程中起到重要作用，而且能够将成熟心肌细胞的基因序列进行重新设定，使其分化成起搏样细胞。董皓等成功构建了同时携带 *HCN4*、*Tbx3* 基因及 *EGFP* 基因（增强型绿色荧光蛋白基因）的慢病毒载体，为通过 *HCN4* 联合 *Tbx3* 基因长期稳定的表达，构建生物起搏器的后续实验

研究奠定了基础。

3. 抑制细胞复极电流 心室肌细胞也具有起搏的潜能，正常情况下被内向整流钾电流（I_{kl}）抑制，Miake 等将原表达 I_{kl} 的基因通过人工干预的方式致其基因突变，并导入豚鼠的心室肌细胞，成功抑制 I_{kl} 的表达，结果发现此时心室肌细胞表现出自发动作电位。

（二）细胞生物起搏

1. 胚胎干细胞移植 胚胎干细胞（embryonic stem cell ESC）是从哺乳动物早期胚胎（原肠胚期之前）或原始性腺中分离出来的一类细胞，它具有体外培养无限增殖、自我更新和多向分化的特性。2004 年，Kehat 等将由胚胎干细胞聚集产生的类胚体分化的心肌细胞和鼠的心肌细胞共同培养，并证实这种胚胎干细胞源性的心肌细胞能够与鼠的心肌细胞产生电 - 机械偶连，同时将其移植到高度房室传导阻滞猪心的左心室侧后壁，移植位点的心肌细胞表现可诱导出规整的、并能够维持血流动力学稳定的室性心律，而且能够与受体心肌细胞形成缝隙连接。

2. 骨髓间充质干细胞移植 骨髓间充质干细胞是存在于骨中的具有高度自我增殖能力及多系分化潜能的干细胞群体，在修复损伤心肌及建立心脏起搏点方面有很大临床应用潜力。骨髓间充质干细胞作为心脏起搏种子细胞，内源性起搏电流较弱，研究人员通过干细胞作为载体，将目的基因转染 BMSCs 后导入宿主细胞，使其起搏电流增强以发挥起搏效应。矮小同源盒基因亚型 2（shox2）是近年来发现的参与胚胎心脏早期发育的转录调控因子，可显著抑制 Nkx2.5 并有效上调 HCN4 的表达，Espinoza-Lewis 等证实了 shox2 基因突变以及在窦房结 Nkx2.5 出现异位表达时均对窦房结发育产生不利影响。罗首鸣等利用慢病毒载体将 Shox2 基因转染到 cBMSCs 的基因组中，在心肌微环境的诱导条件下，携带外源基因的 cBMSCs 产生了生物起搏离子流 If，可高表达 HCN4、Tbx3、Cx45 等窦房结标志性基因。

细胞生物将期待解决的问题有：①如何促使胚胎干细胞定向分化成自律性细胞，并且对其有效地鉴别、分离及纯化；②胚胎干细胞移植对缺血十分敏感，且不易扩增，同时面临缺乏长期稳定性、

有悖伦理及致畸胎瘤性问题；③目前干细胞移植技术还不成熟，如开胸手术移植创伤大；经心内膜下注射心肌途径可能诱发恶性室性心律失常；④ Esmailpour 等研究发现适当强度的 Tbx3 能够抑制抑癌基因 *pl4ARF* 的表达，故可能存在肿瘤发生的生物安全性问题；⑤ Miake 等后来又通过实验证实了心室肌低表达 Ikl 会导致复极化延长而提高了致心律失常的风险，故此种方式作为生物起搏有待商榷。

综上所述，无导线心脏起搏技术目前处于临床验证阶段，且收获较好评价，具有广泛应用前景。细胞起搏及基因生物起搏尚处于体外及动物实验阶段，目就分子水平下起搏机制已渐明确，但仍有诸多技术问题需要解决。通过学者们的不懈努力，可在不久的将来服务于患者。

三、无导线起搏器

（一）微型化无导线心脏起搏器

微型无导线起搏器是一种直接可把电极整合入脉冲发生器的起搏装置，起搏阴、阳极位于头、尾两端，其头部的 4 根金属丝可螺旋倒钩于心肌而主动固定起搏器，无需经静脉植入心内膜导线及外科手术制作囊袋，并发症少无论是利用超声还是磁能量，虽然都实现了无导线起搏，但仍然需要为能量的来源装置（发射器）制作囊袋。把电池整合入脉冲发生器的微型无导线起搏器，无疑能进一步减少囊袋带来的手术复杂性和相关并发症另外由于直接采用了传统电刺激的方法，因而也避免了间接的能量转换。但除了原子能电池，常规的电池的长寿命、小体积研究，几十年来虽有进步，但无突破性进展，近十余年来起搏器的激素 / 低极化电极、自动阈值管理等节能技术不断进步，高度微型化集成电路等的进展为微型化起搏器的研究奠定了基础。美国 Nanostim 公司于 2012 年底制作的无导线心脏起搏器（leadless cardiacpacemaker，LCP），可经股静脉系统植入心脏内行起搏功能，关于其在人体中的安全性及可行性，有学者作了临床测试，入选的 33 例患者，其中术中成功率 97%，2 例出现术后并发症（1 例轻度腹股沟血肿、1 例心脏穿孔继发心脏压塞）。Koruth 等利用健康羊模型进行 LCP 植入

研究，该研究中的 LCP 植入时的起搏阈值：（1.2±0.7）V，R 波感知：（9.1±3.9）mV；90d 后随访时的起搏阈值：（0.7±0.2）V，R 波感知：（8.1±3.9）mV，它们之间的起搏参数（阈值、R 波感知）差异无统计学意义。Sperzel 等在羊模型完成 LCP 植入后的 159~161 d 时进行了拔除实验，10 只羊的 LCP 均无电极起搏器可能有以下优点：①创伤小，经皮穿刺导管技术置入，无需外科术制作囊袋，不影响患者外观；②操作简单、便捷，股静脉径路置入，起搏系统无需外部连接。③急慢性并发症减少，血管相关并发症减少，更少的手术感染机会，无起搏器囊袋及导线相关并发症。④可适用于磁共振检查。治疗费用降低，住院时间缩短。但试验中由于该款无导线起搏器易致心脏穿孔而未能在心房内植入。Medtronic 公司 2015 年 4 月推出一款全球最小的无导线心脏起搏器 Micra TPS，基于一项涉及 60 例患者的安全性和有效性评估研究，因此获得了欧盟 C K 认证，Micra TPS 似一颗大粒的维生素胶囊，其体积、重量仅为传统起搏器的 1/10，使用寿命 8～10 年，Micra TPS 通过股静脉系统植入后直接附在心脏内壁上，其末端电极直接发出电脉冲进行起搏，而且能够兼容核磁扫描（图 26-2）。2015 年 2 月阜外医院完成我国首例微型化无导线起搏器植入术，入选的该例男性患者，Holter 检查提示房颤伴 R-R 长间歇（达 6 秒），但既往患者有糖尿病足并反复破溃感染病史，若采取传统方法起搏存在易感染及术后愈合困难的风险，阜外医院使用的 Micra TM 无电极导线起搏器经股静脉系统以"袖珍胶囊"的形式直接植入患者心腔内部，手术顺利，术中起搏参数测试满意，术后恢复可。St Jude Medical 公司同样推出了无导线起搏器。

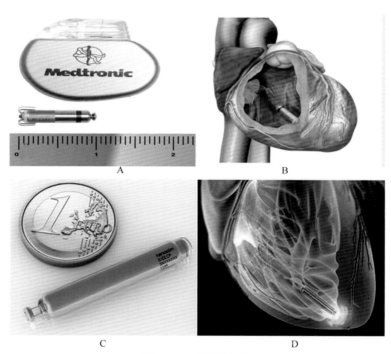

图 26-2　无导线起搏
A、C 大小；B、D 植入部位

（二）无导线起搏器的优势与不足

1. 优势　由于不再应用导线，无导线起搏器可以避免导线相关的所有并发症。尤其是微型无导线起搏器，仅需经皮穿刺导管技术置入，操作简单、便捷、创伤小，无需外科手术制作囊袋，不影响患者外观，无起搏器囊袋的相关并发症，而且也可适用于磁共振显像检查。特别值得一提的是，通过无导线技术可以实现左心室心内膜无线起搏并应用于 CRT，后者的优点包括：①起搏阈值低（因是心内膜起搏）；②膈肌刺激风险减小（膈神经分布在心外膜）；③激动顺序正常（自心内膜向心外膜方向，而现有的心外膜左心室导线激动的方向是自心外膜朝向心内膜），由此加快激动在心肌中的推进速度并减少心外膜起搏可能导致的室性心律失常；④可根据左心室最晚激动收缩部位选择起搏位点（不必受控于心脏静脉分布及其结构的限制）从而提高CRT反应率。只是左心室心内膜无线起搏的试验目前尚仅限于经超声途径。

2. 存在的不足

（1）目前所有无导线起搏器均为心室单腔起搏（微型无导线起搏器）或双室起搏（左室仅有超声能量传输方式），尚无传统的DDD起搏模式，这可能导致房室失同步的非生理性起搏增加。心房起搏主要由于心房固定部位等问题尚有待研发和应用，而CRT的VV间期调整也有待改进。

（2）经体表无线能量传输的最大不足在于能量的损耗。Lee等报道超声能量在产生、传输、转换至电信号的过程中，能量利用率仅有0.03%～0.07%。高能量损耗意味着需要更多的能量输出，即临床上可能更大的器械或更频繁的器械更换。

（3）目前无导线起搏器临床应用刚起步，缺乏足够临床证据证实其长期应用的真正利弊，需要今后大规模的临床研究。

（4）由于除颤电极与普通起搏电极的结构与工作机制差异较大，目前无导线起搏技术尚不能应用于除颤。研究近年来已得到CE和FDA批准正在逐渐被临床使用的全皮下植入式心脏转复除颤器系统（SICD）能在一定程度上弥补这一缺憾。总之，无导线起搏器特别是微型起搏器的临床应用前景广阔，是未来心脏起搏的发展方向。我们期待相关技术的进一步发展和相关临床试验的开展与公布。

第三节　抗 MRI 起搏器

磁共振成像是利用磁共振对人体采集信号并给出二维或三维的重建图像，由于其无辐射损害极高分辨力等诸多优点，成为肿瘤、神经、肌肉、肌腱、韧带等检查的主要手段之一。相关调查显示多达75%的起搏器植入患者在起搏器植入术后的生存期内需要做磁共振检查，可见起搏器植入术后磁检查的必要性，然而出于安全考虑，患者接受起搏器植入术后有磁共振检查的禁忌。虽然 Saman Nazarian 等的研究表明在非抗磁共振起搏器植入后的患者中行适当的监护措施，磁共振检查可进行，但尚不能保证其安全性。

一、磁共振对起搏的影响

磁共振对起搏人群的安全性问题。磁共振的检查依赖于三个重要的磁场：①主磁场，其由超导磁体形成，磁场强大，没有这一磁场，共振信号就非常弱，没有诊断价值；②梯度磁场，其使磁共振信号的定位得以实现；③射频磁场，又称交变磁场，这一磁场的作用可使人体内的氢原子核发生共振。此三个磁场缺一不可，但其却对起搏器存在着潜在的危险。主磁场或导致起搏器过感知而致使起搏器抑制；梯度磁场会与交变磁场共同导致异常电刺激发放，致使心律失常；射频磁场的射频电流通过电极头端时会产生"微波炉"效应，会引起电极周围心肌温度升高，其严重情况下将导致心肌灼伤，甚至穿孔。

由于磁共振检查时产生的强磁场导致起搏器的磁控开关受到干扰，如果其处于开启状态，起搏器将会保持在 DDD/VVI/AAI，即感知功能按期起搏，此时，如果起搏器感知受到磁场干扰，其将会导致起搏器停顿，不发出脉冲，进而导致依赖起搏器的患者受到生命威胁。另外，如果起搏器磁控开关保持在关闭状态，其意味着起搏器处在固定频率竞争起搏状态，包括 DOO/VOO/AOO，此时，起搏信号可能落在易损期而引发恶性心律失常，包括室速、室颤，以致患者死亡，目前国外已有该类事件的报道。除此之外，磁场的作用还可能导致起搏器电重置。电重置意味着起搏系统处于出厂时最简单、低级的状态，不具任何人为修订参数，在此种工作方式下，起搏器不符合生理，亦不能解决与患者自身心律之间的关系，因此可导致各种异常事件，包括诱发心律失常。不仅如此，导线头端温度升高会导致起搏失夺与心肌穿孔，导线升温最高可达63℃，其甚至高于射频温度。最后，磁共振检查环境可导致起搏器系统的机械故障和损毁，包括强磁场引起的磁场介导振动、磁力导致导线脱位、机壳的机械损毁，以及因磁力产生扭矩或外壳过热导致的机械完整性的损害等。

二、MRI 兼容起搏器

自 1997 年起，SureScanTM 作为一款率先能在磁共振下正常运行的起搏器系统，成为该类成熟产品中的一个代表，目前已在欧洲、美国以及国内获批。相对于传统起搏器，其有几点重要的改变：①其改变了门控电路。SureScanTM 的簧片开关被 Hall 传感器所取代，从磁控开关变为 Hall 感知器，使开关不再依赖于磁场的变化，因此磁场的变化对其不起作用，从而避免最有可能的磁共振破坏起搏器的机会，即磁控开关紊乱；②减少导线中铁磁性成分，例如，抽掉一定数量的金属丝，使其不易受到磁化，同时导线结构与尺寸进行了改良，且在导线与起搏器接头中间加入一个密波电流，使得导线感受到的信号不能作用于起搏电路，使其被隔开，减少磁共振环境下的干扰对起搏器的伤害，此外这一改进，能使即便植入人体的起搏器，通过透视被识别出磁共振兼容的特征，其脉冲发生器上有独特的不透 X 线的横波浪代码标志，导线上则有独特的不透 X 线螺旋标志，表明其为磁共振兼容，能进入磁共振环境；③起搏器软件的改进，其在需要时，可一键切换为 MRI 环境下适用的状态，省掉许多易被干扰的机会。欧洲指南要求，在起搏人群的管理中，尽可能提高其生理性，其中一个重要指标即是 MPV，即最少化的起搏心室，尽量让心脏自己跳动，这一点在新的 SureScanTM 中得到充分发挥，其能减少起搏器干扰患者的机会，从而减少了磁共振环境对患者的影响。

在 SureScanTM 系统安全性临床研究中，464 例患者置入 SureScanTM 起搏系统，随机分为 MRI 扫描组（MRI 组），或未做 MRI 扫描组（对照组）进行起搏器植入后定期随访，磁共振成像强度为 1.5T，随访观察结果显示（平均 11 ± 5 月），SureScanTM 起搏器被证实对患者 MRI 检查是安全的，MRI 相关并发症完全未发生（n=211，$p < 0.001$）。SureScanTM 上市后的 Adviser MRI 研究结果显示，Adviser MRI SureScanTM 系统在 1.5T MRI 环境下可安全有效行身体任何部位 MRI 扫描，起搏阈值未发生改变，MRI 并发症相关数据未高于对照组，且对照组间图像质量没有差别，其进一步证实心脏 MRI 检查对于应用 SureScanTM 起搏患者切实可行。可应用于磁共振成像（MRI）检查的永久起搏器通过 FDA 审批，既往植入了心脏起搏器的患者是不能接受 MRI 扫描的，为解决该矛盾，Medtronic（美敦力）公司研发了 RevoMRI TMSureS-can TM 系列，美国食品药品监督管理局（FDA）批准 Medtronic 公司设计的心脏起搏器 RevoMRI TMSure Scan TMPacingSyste 可接受 MRI 扫描，该起搏器是一个重大的医学进步（图 26-3）。新产品增加过滤器板保护起搏器电子件，避免射频磁场导致的机器发热、损伤组织，以及额外电流影响感知和夺获，改进起搏器线路和导线连接器之间的电容器过滤梯度磁场产生的电流，从而避免正常的起搏被抑制，避免起搏器导致的心律失常，有限的使用磁铁性质的元器件以减少受磁场的影响，避免元器件收到静磁场的影响，导致损坏起搏器，优化特殊的兼容 MRI 起搏参数避免梯度磁场及射频磁场产生的电流抑制起搏，引起心律失常，在导线头端增加 2 个过滤器避免射频磁场引起的导线电极升温而造成的组织损坏、进而影响感知或夺获，AFFIRM 研究结果显示植入抗磁共振起搏器后无起搏系统相关器械严重不良事件发生，无 MRI 检查相关器械严重不良事件发生。

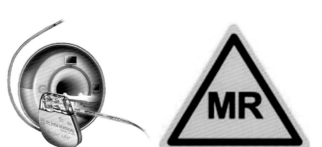
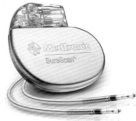

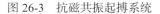

图 26-3　抗磁共振起搏系统

三、MRI 兼容起搏系统的适应证人群

65 岁以上起搏适应证患者，其有脑卒中、高血压、糖尿病、房颤、心力衰竭等高危的患者；有骨关节、脊柱软组织疾病史患者；已患或怀疑肿瘤需要做 MRI 检查的患者；起搏前有 MRI 检查史患者，以及其他需要 MRI 检查的患者。

第四节　起搏器远程监测

随着起搏器技术的不断发展，起搏器应用范围不断拓宽，植入量不断增加，随之而来的是起搏器术后程控随访工作量的增加。起搏器术后程控和随访目前主要采用诊室内面对面的经胸遥测方式，这种随访不足之处在于需要患者反复就医，占用了医生和患者的大量时间。然而，在这些常规随访中，55%～70% 的患者随访结果正常，不需要修改参数，这无形中造成了医患双方时间和费用的浪费，况且，随访间期如果起搏器系统发生故障或工作参数不适当，特别是有些变化不伴随临床症状，医生无法及时获知，导致延误治疗时机，可能会给患者带来数倍的医疗支出，甚至造成无法挽回的损失。这也成了目前临床面临的一大问题。近年发展应用的起搏器远程监测技术有望解决上述问题。该类型起搏器内配有特殊无线信号发射天线，植入体内后可将起搏器的参数和工作信息向外传输，经配备的终端放大，通过无线或有线通信系统，或网络系统传递给信息处理中心，并反馈给医生，医生尽早发现某些病情变化及起搏器系统参数异常，从而尽早调整治疗方案（图 26-4，图 26-5）。

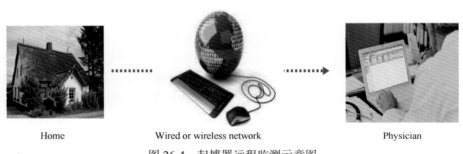

Home　　　　　Wired or wireless network　　　　　Physician

图 26-4　起搏器远程监测示意图

一、远程监测起搏器安全性

植入远程监测功能起搏器患者无需到达医院，就可将起搏器的诸多数据传输给医生，便于医生及时了解患者病情的变化和起搏器参数状态。TRUST 研究是一个评价具有远程监测功能的埋藏式复律除颤起搏器（implantablecardioverter defibrillator，ICD）有效性和安全性的临床研究，共有 1339 例患者完成了至少 1 次随访，具有远程监测功能的 ICD 术后第 6、9 和 12 个月的随访中 85.8% 的随访是通过远程监测完成的。远程监测组患者的诊室内随访次数明显低于常规定期随访组（2.1vs 3.8，$P < 0.001$）。但两组患者不良事件的发生率未见差异，并且远程监测组的退出率低于常规定期随访组（14.2% vs. 20.1%，$P = 0.007$）。说明远程监测随访在降低随访次数的同时，不增加患者的不良事件，并提高了患者的依从性，其安全性值得信赖。

二、远程监测起搏器有效性

（一）尽早发现起搏器系统相关事件，减少不恰当治疗

TRUST 研究中 1339 例患者中发现 46 例起搏器系统相关事件，其中 46.8% 的起搏器系统相关事件是没有临床症状的，从起搏器系统相关事件发生至医生监测到的时间间隔，远程监测组低于常规定期随访组，说明远程监测可及早发现起搏器系统相关事件。ICD 不恰当治疗不光增加 ICD 电池容量的消耗，还可以导致心肌损伤，增加患者焦虑情绪，甚至增加患者死亡率。MADIT Ⅱ 研究发现心房颤动是不恰当治疗的常见原因，其次是室上性心动过速、误感知。而具有远程监测功能 ICD 可及早发现心房颤动、室上性心动过速、误感知等异常事件，从而减少 ICD 及心室再同步心脏复律除颤器（cardiac

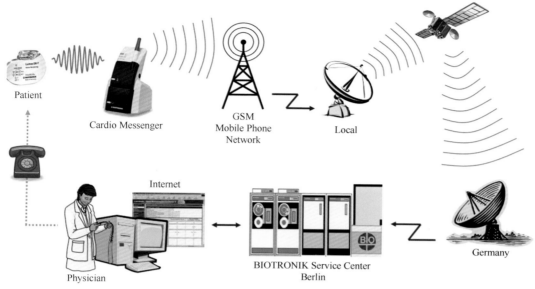

图 26-5　起搏器远程监测方式

resynchronization therapy defibrillator，CRT-D ） 的不恰当放电，使病死率降低 50%。除颤电极系统异常也是 ICD 不恰当治疗的因素之一，Blanck 等对 1735 例植入 ICD 患者中，在平均（32 ± 12）个月随访中发现，除颤电极断裂患者 131 例（7.6%），其中 52 例（40%）除颤电极断裂患者表现为误放电，与没有远程监测功能起搏器比较，具有远程监测功能起搏器能较早地发现提示电极断裂的参数报警，可以使医生尽早发现除颤电极存在的故障，从而采取措施避免更严重事件发生。具有远程监测功能起搏器通过实时参数监测，能及时发现起搏器系统故障，从而通知医生及时采取措施干预这种异常状况。进而减少 ICD 总的放电次数，减少误放电治疗患者比例，减少起搏器电容器充电次数，减少电能消耗，延长了起搏器电池寿命。

（二）尽早发现疾病相关事件

TRUST 研究发现远程监测组 ICD 较对照组能及早发现心房颤动、室上性心动过速、室性心动过速、心室颤动等心律失常（1 天 vs. 35.5 天）。从而使临床医生可以对患者进行动态监测，及时调整治疗措施，干预心律失常，减少心律失常负荷。并可监测患者日常活动量、休息时心率、日平均心率、新发房性或室性心律失常等临床指标变化，及早发现提示心力衰竭恶化的指标，尽早给予患者干预治疗，延缓患者病情恶化。所以目前临床研究结果验

证了具有远程监测功能的起搏器是监测患者疾病相关事件一个便捷和有效的途径，并且有利于心力衰竭患者药物治疗调整和心律失常管理。

（三）减少医患双方的负担

在起搏器随访过程中，指南建议一般普通起搏器应该每隔 3~12 个月进行 1 次随访，ICD 应该每 3~6 个月随访 1 次（起搏器接近电池寿命时应更高频率的随访），但是目前研究发现随访过程中不是每次访视都是必需的，很多次的访视仅仅进行了相关监测，并没有进行任何参数方面的调整。而具有远程监测功能起搏器患者，如果远程监测未发现异常，可以不需要到医院就诊调整参数，减少其到医院随访次数。TRUST、CONNECT、REFORM、SAVE-HM 等临床研究均表明具有远程监测功能起搏器显著减少门诊随访量，这可能得益于及早发现起搏器故障或患者临床事件，从而及时进行干预和治疗。有效缓解患者需要定期跑医院、看病难的问题，提高患者生存质量和满意度，同时减轻了医生的工作负担，有效分配医疗资源。

（四）降低患者住院率和病死率

COMPAS 研究 纳入 494 例进入最后分析的患者数据，发现应用远程监测可降低因起搏器系统故障发生的住院率，并降低因心房颤动和卒中的住院率，不光如此，纳入 194 006 例植入 ICD、CRT-D

或 CRT 治疗患者的 ALTITUDE 研究发现远程监测可减少 ICD 及 CRT-D 的不恰当治疗,降低死亡风险达 50%。而 INTIME 研究也发现具有远程监测功能的 CRT-D 或 ICD 组患者死亡率明显下降。分析其可能原因有:①远程监测可以较早地监测到房性和室性心律失常的发生和进展,从而采取治疗措施干预心律失常,从而减少了因脑卒中、快速心室率、心力衰竭恶化导致的住院;②远程监测功能起搏器可以优化起搏器功能,保证 CRT-D 患者接近 100% 双心室起搏比例,更有效地发挥 CRT-D 的治疗作用;③远程监测可以提高患者对药物治疗的依从性,进而降低患者住院率和病死率。

三、远程监测起搏器经济学效益

CONNECT 研究发现远程监测组住院时间低于对照组,每次住院费用降低了 1793 美元,并且不增加患者临床不良事件。Burri 等通过马尔科夫队列模型预测植入 ICD 患者 10 年整体花费,具有远程监测功能起搏器组平均降低约 33 英镑。原因考虑如下,一是具有远程监测功能起搏器可以降低 ICD 不适当的充电和放电治疗,可以延长起搏器电池的寿命,减少了起搏器更换;再者其可以降低总的随访次数,减少医患双方的工作和经济负担,说明远程监测功能起搏器具有良好的经济学效益。综上,与传统起搏器比较,具有远程监测功能的起搏器具有较高的安全性,可以及早发现起搏器系统不良事件和临床不良事件,可以降低门诊随访次数和住院率,具有良好的经济学效益,其有效性已被多个临床研究验证,并得到了相关指南推荐。

(刑　强　汤宝鹏)

参 考 文 献

董皓,王丽君,程晓曙,等. 2015. 携带人 HCN4 与 Tbx3 基因慢病毒的构建. 临床心血管病杂志. 31(3): 248-253.

罗首鸣,冯媛媛,杨攀,等. 2015. Shox 2 基因转染后犬骨髓间充质干细胞 HCN4 表达的变化. 第三军医大学学报, 37(9): 869-875.

佚名. 2012. 新型无电极导线起搏器(64). 临床心电学杂志, 21(6): 467, 21(6): 467.

Auricchio A, Delony PP, Butter C, et al. 2014. Feasibility, safety, and shortterm outcome of leadless ultrasound-based endocardial left ventricular resynchronization in heart patients: results of the wireless stimulation endocardially for CRT(WiSE-CRT)study. Europace, 16(5):

681-688.

Bakker ML, Boink GJ, Boukens BJ, et, al. 2012. T-box transcription factor TBX3 reprogrammes mature cardiac myocytes intopacemaker-link cells.Cardiovasc Res, 94(3): 439-449.

Blanck Z, Axtell K, Brodhagen K, et al. 2011. Inappropriate shocks in patients with Fidelis lead fractures: impact of remote monitoring and the lead integrity algorithm. J Cardiovasc Electrophysiol, 22(10): 1107-1114.

Burri H, Sticherling C, Wright D, et al. 2013. Cost-consequence analysis of daily continuous remote monitoring of implantable cardiac defibrillator and resynchronization devices in the UK. Europace, 2013, 15(11): 1601-1608.

Dreifus LS, Fisch C, Griffin JC, et al. 1991. Guidelines for implantation of cardiac pacemakers and antiarrhythmia devices. A report of the American College of Cardiology/American Heart Association Task Force on Assessment of Diagnostic and Therapeutic Cardiovascular Procedures (Committee on Pacemaker Implantation). J Am Coll Cardiol, 18: 1-13.

Echt DS, Cowan M W, Riley RE, et al. 2006. Feasibility and safety of a novel technology for pacing without leads. 3(10): 1202-1206.

Epstein AE, Dimarco JP, Ellenbogen KA, et al. 2008. ACC/AHA/HRS 2008 Guidelines for device-based therapy of cardiac rhythm abnormalities. Heart Rhythm, 5: e1-e62.

Epstein AE, DiMarco JP, Ellenbogen KA, et al. 2013. 2012 ACCF/AHA/ HRS focused update incorporated into the ACCF/AHA/HRS 2008 guidelines for device-based therapy of cardiac rhythm abnormalities: a report of the American College of Cardiology Foundation/ American Heart Association Task Force on Practice Guidelines and the Heart Rhythm Society. J Am Coll Cardiol, 61: e6-e75.

Esmailpour T, Huang T. 2012. TBX3 promotes human embryonic stem cell proliferation and neuroepithelial differentiation in a differentiation stage-dependent manner. Stem Cells, 30(10): 2152-2163.

Espinoza-Lewis RA, Liu H, Sun c, et al.Ectopicexpression of Nlx2.5 suppresses the formation of the sinoatrial node in mice. DevBiol, 2011, 356(2): 359-369.

Gregoratos G, Abrams J, Epstein AE, et al. 2002. ACC/AHA/NASPE 2002 guideline update for implantation of cardiac pacemakers and antiarrhythmia devices: summary article: a report of the American College of Cardiology/American Heart Association Task Force on Practice Guidelines (ACC/AHA/NASPE Committee to Update the 1998 Pacemaker Guidelines). Circulation, 106: 2145-2161.

Gregoratos G, Cheitlin MD, Conill A, et al. 1998. ACC/AHA guidelines for implantation of cardiac pacemakers and antiarrhythmia devices: a report of the American College of Cardiology/American Heart Association Task Force on Practice Guidelines (Committee on Pacemaker Implantation). J Am Coll Cardiol, 31: 1175-1209.

Greulich F, Rudat C, Kispert A. 2011. Mechanisms of T-box gene function in the developeing heart. Cardiovasc Res, 91(2): 212-222.

Jun C, Zhihui Z, Lu W, et al. 2012. Canine bone marrow mesenchymal stromal cells with lentiviral Mhcn4 gene transfer create cardiac pacemakers. Cytotherapy, 14(5): 529-539.

Kehat I, Khimovich L, Csspi O, et al. 2004. Electromechanical integrationofcardiomyocytes derived from human embryonic stem cells. Nat Biotechnol, 22(10): 1282-1289.

Koruth J S, Rippy M K, Khairhanhan A, et, al. 2015. Feasibility and efficacy of percutaneously delivered leadless cardiacpacing in an invivoovine model. J Cardiovasc Electrophysiol, 26(3): 322-328.

Miake J, Marbán E, Nuss H B. 2003. Functional role of inward rectifier current inheart probed by Kir2.1, overexpression and dominant-negative suoression. J Clin Invest, 111（10）: 1529-1536.

Miake J, Marban E, Nuss HB. 2002. Biological pacemaker created by gene transfer. Nature, 419（693）: 132-133.

O.P. Faris, M. Shein. 2006. Food and Drug Administration perspective: magnetic resonance imaging of pacemakers and implantable cardioverter-defibrillator patients. Circulation, 1232-1233.

Reddy V Y, Knops R E, Sperzel J, et al. 2014. Permanent leadless cardiacpaceing: results of the LEADLESS trial. Circulation, 129（14）: 1466-1471.

Ripplinger C M, Bers D M. 2012. Hurman biologicalpaceamakers: intrinsicvariability and stability .Circulation, 125（7）: 856-858.

Sperzel J, Khairkhahan A, Ligon D, et al. 2013. Feasibility, efficacy and safety of percutaneous retrieval of a leadless cardiacpacemaker in vivo ovine model. Europace, 15（S2）: ii113.

Varma N, Epstein AE, Irimpen A, et al. 2010. Efficacy and safety of automatic remote monitoring for implantable cardioverterdefibrillator follow-up: the Lumos-T Safely Reduces Routine Office Device Follow-up（TRUST）trial. Circulation, 122（4）: 325-332.

Wieneke H, Konorza T, Erbel R, et al. 2009. Lead less pacing of the heart using in duction technology: a feasibility study. PACE, 32（2）: 177-183.

Wilders R. 21014. Pacemaker activity of the human sinoatrialnode: effects of HCN4 mutations on the hyperpolarization-activated current. Europace, 16,（3）: 384-395.

附录
心律失常诊断和治疗专家共识及指南

前　言

心律失常多发于各种心血管疾病，但也见于心脏结构无异常者。它可发生于任何年龄，不同场合和临床各科室。发病可急可慢，病情可轻可重。重则骤然起病，引起严重血流动力学障碍，甚至猝死；轻则起始隐匿，不引起症状或仅有轻度不适。重者需紧急治疗，甚至就地抢救；而轻者则根据患者病情给予不同处理。本书编写参考国内不同专家共识和国内外指南，对心律失常的诊断和治疗进行概述。

注：本附件采用的推荐等级是参照国际相应的指南或专家共识中的推荐标准，推荐等级采用Ⅰ、ⅡA、Ⅱb和Ⅲ级来命名；Ⅰ级专家建议表示"推荐"；ⅡA级专家建议表示"倾向于推荐"；Ⅱb级专家建议表示"可以考虑推荐"；Ⅲ级专家建议表示"不推荐"。将支持这些建议的证据级别分别应用A、B和C表示，不同证据级别的依据为涉及参与研究的患者的数量，是否为多中心随机临床试验、单中心非随机临床试验、缺少大规模试验数据、个案报道、仅为专家共识的观点等。

心律失常紧急处理的总体原则

心律失常的发生和发展受许多因素影响。心律失常的处理不能仅着眼于心律失常本身，还需考虑基础疾病及纠正诱发因素。通过纠正或控制心律失常，达到稳定血流动力学状态、改善症状的目的。心律失常紧急处理需遵循以下总体原则：

一、首先识别和纠正血流动力学障碍

心律失常急性期应根据血流动力学状态来决定处理原则。血流动力学状态不稳定包括进行性低血压、休克、急性心力衰竭、进行性缺血性胸痛、晕厥、意识障碍等。在血流动力学不稳定时不应苛求完美的诊断流程，而应追求抢救治疗的效率。严重血流动力学障碍者，需立即纠正心律失常，对快速心律失常应采用电复律，见效快又安全，电复律不能纠正或纠正后复发，需兼用药物；心动过缓者需使用提高心率的药物或置入临时起搏治疗。血流动力学相对稳定者，根据临床症状，心律失常性质，选用适当治疗策略，必要时可观察，所选药物以安全为主，即使不起效，也不要加重病情或使病情复杂化。

二、基础疾病和诱因的纠正与处理

基础疾病和心功能状态与心律失常，尤其是室性心律失常的发生关系密切。心脏的基础状态不同，心律失常的处理策略也有所不同。

心律失常病因明确者，在紧急纠正心律失常的同时应兼顾基础疾病治疗，如由急性冠状动脉综合征引起者需重建冠状动脉血运，心力衰竭者尽快改善心功能，药物过量或低血钾引起者要尽快消除诱因。有关基础疾病的急性处理，应根据相应指南进行。基础疾病和心律失常可互为因果，紧急救治中孰先孰后，取决于何者为当时的主要矛盾。

心律失常病因不明或无明显基础疾病的患者，也应改善患者的整体状况，消除患者紧张情绪，如适当采用β受体阻滞剂。应用抗心律失常药物要注意安全性，警惕促心律失常作用的发生。

三、衡量获益与风险

对危及生命的心律失常应采取积极措施加以控制，追求抗心律失常治疗的有效性，挽救生命；对非威胁生命的心律失常，需要更多考虑治疗措施的安全性，过度治疗反而可导致新的风险。在心律失常紧急处理时经常遇到治疗矛盾，应首先顾及对患

者危害较大的方面，而对危害较小的方面需谨慎处理，甚至可观察，采取不使病情复杂化的治疗。如室上性心动过速发作但既往有缓慢性心律失常，既要终止心动过速，又要防止心脏停搏，可选食管心房调搏。

四、治疗与预防兼顾

心律失常易复发，在纠正后应采取预防措施，尽力减少复发，根本措施是加强基础疾病的治疗，控制诱发因素。要结合患者的病情确定是否采用抗心律失常药物治疗，恶性室性心律失常终止后一般都要使用药物预防发作。在紧急处理后应对心律失常远期治疗有所考虑和建议，某些患者可能需应用口服抗心律失常药物，如有适应证，建议射频消融或起搏治疗。

五、对心律失常本身的处理

1.询问简要病史　包括是否有心脏病史，心律失常是初发还是复发，家族内是否有相似病例，过去服药史，最近用药，此次发病是否接受过治疗。由此可大致了解心律失常可能的原因。

2.血流动力学允许的情况下快速完成心电图记录　了解心率快慢，心律是否规整，QRS波时限宽窄，QRS波群形态是单形还是多形，QT间期是否延长，P、QRS波是否相关。以此可大致确定心律失常的种类。

3.终止心律失常　若心律失常本身造成严重的血流动力学障碍，终止心律失常是首要任务。有些心律失常可造成患者不可耐受的症状，也需采取终止措施，如室上性心动过速、症状明显的心房颤动（以下简称"房颤"）等。

4.改善症状　有些心律失常不容易立刻终止，但快速心室率会使血流动力学状态恶化或伴有明显症状，如伴有快速心室率的房颤、心房扑动（以下简称"房扑"）。减慢心室率可稳定病情，缓解症状。

六、急性期抗心律失常药物应用原则

根据基础疾病、心功能状态、心律失常性质选择抗心律失常药物。应用一种静脉抗心律失常药物

后疗效不满意，应先审查用药是否规范、剂量是否足够。一般不建议短期内换用或合用另外一种静脉抗心律失常药物，宜考虑采用非药物的方法如电复律或食管调搏等。序贯或联合应用静脉抗心律失常药物易致药物不良反应及促心律失常作用，仅在室性心动过速（以下简称"室速"）/心室颤动风暴状态或其他顽固性心律失常处理时才考虑各种心律失常的紧急处理。

第一节　有症状的心动过缓专家共识与指南

一、窦房结功能异常

窦房结功能障碍（病窦综合征）包括一系列心律失常。窦性心动过缓、窦性停搏、窦房阻滞、在心动过缓或停搏时出现的阵发性室上性快速心律失常（慢-快综合征）。使用心电图、动态心电图监测、或事件记录器明确症状与以上心律失常的关系是必要的，但这可能较困难，因为发作是间断性的。在电生理检查中由于受敏感性和特异性的影响，校正的窦房结恢复时间或窦房传导时间延长证实窦房结功能异常亦受到一定的限制。运动员由于迷走神经张力增高，生理状态下可表现为心动过缓，休息和清醒时心率通常为40～50bpm，睡眠时可慢至30 bpm，可伴有窦性停搏或Ⅱ度Ⅰ型房室阻滞，心脏停搏可达2.80s。尽管窦房结功能障碍是埋置永久性心脏起搏器的主要适应证，此类患者术后心动过缓相关症状可能缓解，但存活时间并不一定延长。监测过程中可观察到睡眠时的停搏，窦性停搏持续时间与其临床意义尚不明确，现在也无足够的证据区分夜间心动过缓是生理性还是病理性的。如果因为睡眠呼吸暂停，则应治疗睡眠呼吸暂停。小样本回顾性心房超速起搏治疗睡眠呼吸暂停研究显示，心房超速起搏减少中枢性或阻塞性睡眠呼吸暂停，但不减少总睡眠时间，虽然这是初步的研究，但结果同样令人鼓舞，在大样本研究证实之前就提前纳入心脏起搏指南。窦房结功能障碍埋置永久性起搏治疗的建议：

1.Ⅰ类　①窦房结功能障碍导致有症状的心动过缓，包括频繁的有症状的窦性停搏；必须使用某种类型和剂量的药物进行治疗，这些药物引起或加

重心动过缓并产生症状者（证据级别：C）。②窦房结变时功能不佳而引起症状者（证据级别：C）。

2. Ⅱa类 ①自发或药物诱发的窦房结功能低下，心率＜40bpm，虽有心动过缓的症状，但未证实症状与心动过缓有关。②无法解释的晕厥，存在窦房结功能异常或电生理检查诱发者（证据级别：C）。

3. Ⅱb类 清醒状态下心率长期慢于40bpm，但症状轻微（证据级别：C）。

4. Ⅲ类 ①无症状患者，包括长期应用药物所致的窦性心动过缓（心率＜40 bpm）。②虽有类似心动过缓的症状，但证实该症状并非窦性心动过缓引起。③非必须应用的药物引起的有症状的心动过缓。

二、成人获得性房室传导阻滞

房室传导阻滞又称房室阻滞，分为第一、二、三度（完全性）阻滞3类。从解剖学定位分类，则可分为希氏束以上、以内、以下3类。第一度房室传导阻滞的定义是PR间期的异常延长。第二度房室传导阻滞又可分为Ⅰ、Ⅱ两型。第二度Ⅰ型房室传导阻滞的特征是心搏下传阻滞前后PR间期逐次延长，一般伴以窄的QRS波；第二度Ⅱ型房室阻滞的特征是心搏下传阻滞前后PR间期是固定不变的（即心搏下传阻滞之前没有PR间期逐次延长的现象），一般伴以增宽的QRS波。如果房室传导呈2：1阻滞，尽管有QRS波增宽，也不能确切地判断为Ⅰ型或Ⅱ型；有连续两个或以上不下传的P波、但仍有少许P波能下传者，提示房室阻滞并未达到"完全"的程度，称为高度房室阻滞。第三度（完全性）房室阻滞的定义是没有房室传导。

有房室传导阻滞的患者，可能没有症状，也可能有与心动过缓和（或）室性心律失常相关的、严重的症状。做出需要心脏起搏器治疗的决策，很大程度上取决于患者是否存在与心动过缓直接相关的症状。然而，近30～40年，诸多埋入心脏起搏器的适应证，只是基于经验，没有随机、对照的临床研究作为依据，这是因为大多数心动过缓并无其他有效方法可供选择。

非随机分组的研究显示，永久性起搏确能改善对第三度房室阻滞，特别是曾有晕厥发作的患者的生存率。虽然还没有证据表明起搏器可改善第一度房室阻滞患者的生存率，但现在认识到，显著的第一度房室阻滞（PR间期0.30s），即使没有更高程度的房室阻滞，也可能产生症状。这样显著的第一度房室阻滞，可能发生于经导管消融房室结快径路，导致经慢径路传导。任何原因、显著的第一度房室阻滞时，当心房收缩很靠近上一次心室收缩时，可产生类似于室房逆传的血流动力学后果，发生类似于起搏器综合征的症状（伪起搏器综合征）。具有显著的第一度房室阻滞时，心房收缩发生于心房充盈完全之前，心室充盈受损，肺毛细血管锲嵌压增高，心排血量降低。小规模、无对照组的研究显示，对PR间期超过0.30s的患者，起搏器通过缩短房室传导时间，可改善症状和功能。长的PR间期伴左心室功能障碍者，双心腔起搏缩短AV传导，可使部分患者获益。同样原理可引用于第二度Ⅰ型房室阻滞伴有因丧失房室同步（即使没有心动过缓）所致的血流动力学障碍的患者。应当考虑在埋置永久性起搏器之前用超声心动图或有创技术证明可以改善血流动力学，但一般并不要求这样观察。

第二度Ⅰ型房室阻滞，不论其QRS波的宽窄，由于房室结传导延迟，发展为高度房室阻滞者非常罕见，这类患者一般不需起搏治疗，除非患者有症状。然而还有学者建议安装起搏器。第二度Ⅱ型房室阻滞，特别是伴以宽QRS波者，阻滞常位于房室结以下（希氏束内或希氏束下），患者常有症状，容易进展为第三度房室阻滞，预后差。因此，第二度Ⅱ型房室阻滞伴以宽QRS波表示弥散的传导系统病变，即使没有症状也成为起搏的适应证。但不经过电生理检查常不能确定房室阻滞的位置，因为第二度Ⅰ型房室阻滞即使伴以窄QRS波，也有可能位于房室结以下，如果第二度Ⅰ型房室阻滞伴以窄或宽的QRS波经电生理检查证明是希氏束内或希氏束下阻滞，则应考虑起搏治疗。

因为患者和其医生可能很难把含糊的症状（例如疲乏）归咎于心率缓慢，所以医生需特别警惕患者主诉，确认该症状是否由于心率缓慢所致。对第三度房室阻滞患者，即使其心室率超过40 bpm，也应强烈考虑永久性起搏，因为指南中把40bpm选作切点，并非基于临床试验结果。为评估安全性，逸搏节律点的位置（房室结内、希氏束、希氏束下）比逸搏节律的心率更重要。有的房室阻滞可被运动诱发，若房室阻滞并非继发于心肌缺血，则这种房室阻滞常为希 - 浦系疾病，其预后较差，是起搏的适应证。相反，在睡眠呼吸暂停综合征中可发生窦性停搏长间歇和房室阻滞，这种情况是可逆的，如果没有症状，并不需要起搏；如果有症状，则有起搏适应证。

急性心肌梗死时发生的房室阻滞、先天性房室阻滞、迷走神经张力过高的房室阻滞，埋置起搏器的适应证问题将在有关章节中讨论。年轻人神经 - 心源性房室阻滞，在决定安装永久性起搏器前需研究清楚。室上性快速性心律失常伴房室阻滞不是埋置起搏器的适应证，除非是属于后文推荐的适应证中特别限定的情况。

总的来说，决定埋置起搏器需考虑房室阻滞是否是永久性的。可逆性的原因（例如电解质紊乱）需先予纠正。有的疾病可能经过其自然病程而缓解（例如雷姆氏"Lyme"病），有的房室阻滞有希望恢复（例如可识别的、可避免的生理性刺激因素引起的迷走神经张力过高；围手术期由于低温的房室阻滞；房室传导系统附近手术后局部炎症所致房室阻滞）。相反，有的情况下，虽然房室阻滞暂时恢复，但考虑到疾病进展的不良后果，仍需安装起搏器（例如结节病、淀粉样变、神经肌肉疾病）。心脏瓣膜手术后的房室阻滞，其自然病程变异不一，是否需要永久性起搏，由医生判断决定之。

成人获得性房室传导阻滞永久性起搏建议：

1. Ⅰ类

（1）任何解剖水平的第三度和高度房室阻滞，伴有任一下列情况者：

1）由于房室阻滞所致的有症状的心动过缓（包括心力衰竭）（证据级别：C）。

2）由于心律失常及其他医疗情况需用药物治疗，而这些药物又能导致症状性心动过缓（证据级别：C）。

3）证明心搏停顿≥ 3.00 s，或清醒时逸搏心率 40bpm，无症状者（证据级别：B，C）。

4）房室结经导管消融后（证据级别：B，C）。对此没有试验来评价不予起搏的后果，事实上这种情况总是给予起搏的，除非施行的是房室交界区改良术。

5）心脏手术后房室阻滞已无恢复希望（证据级别：C）。

6）神经肌肉疾患伴有房室阻滞，例如肌紧张性肌萎缩，KeArns-Ayre 综合征，Erb 氏肌萎缩（肢 - 带），腓骨肌萎缩等，不论有无症状，因为这些疾病具有不可预测的房室传导疾病的进展（证据级别：B）。

（2）第二度房室阻滞，不论其类型与阻滞位置，有心动过缓的症状（证据级别：B）。

2. Ⅱa类　①任何解剖水平的第三度房室阻滞，无症状，但清醒时平均心室率为 40bpm 或稍快，特别是伴有心脏肥大或左心功能障碍（证据级别：B，C）。②无症状的第二度Ⅱ型房室阻滞伴以窄 QRS 波。当第二度Ⅱ型房室阻滞伴以宽 QRS 波，则成为起搏的Ⅰ级适应证（请参阅下节关于慢性双分支和三分支阻滞的起搏）（证据级别：B）。③无症状的位于 His 束内或 His 束下的第二度Ⅰ型房室阻滞，恰好在为其他原因而作的电生理检查中发现（证据级别：B）。④第一度或第二度房室阻滞，伴有类似起搏器综合征的症状，经临时性房室顺序起搏证明可以消除该症状（证据级别：B）。

3. Ⅱb类　①显著的第一度房室阻滞（> 0.30s）伴左心功能障碍及充血性心力衰竭症状，缩短 AV 间期可改善其血流动力学，可能是通过降低其左心房充盈压之故（证据级别：C）。②神经肌肉疾患伴有房室阻滞，例如肌紧张性肌萎缩，KeArns-SAyre 综合征，Erb 氏肌萎缩（肢 - 带），腓骨肌萎缩等，伴有任何程度的房室阻滞（包括第一度房室阻滞），不论有无症状，因为这些疾病具有不可预测的房室传导疾病的进展（证据级别：B）。

4. Ⅲ类　①无症状的第一度房室阻滞（证据级别：B）（也请参阅"慢性双分支及三分支阻滞的起搏治疗"章节）。②无症状的第二度Ⅰ型房室阻滞，位于 His 束以上（房室结）或已知不在 His 束以内或以下（证据级别：B，C）。③房室阻滞可望恢复或不大可能复发（例如药物中毒、雷姆"Lyme"氏病或发生于睡眠呼吸暂停综合征低氧时而无症状）（证据级别：B）。

三、慢性双分支和三分支阻滞

双分支阻滞指心电图上房室结以下、右束支和左束支两个分支传导阻滞的证据。交替性束支阻滞（也称双侧束支阻滞）指心电图上在相继的心搏中有 3 个分支阻滞的明确证据。例如在相继的心搏中呈右束支阻滞和左束支阻滞，或一次心电图呈右束支阻滞伴左前分支阻滞，另一次心电图呈右束支阻滞伴左后分支阻滞。三分支阻滞的严格定义是能证明 3 个分支在同一时间或不同时间都有阻滞。交替性束支阻滞也能满足这个标准，也曾用以描述第一度房室阻滞伴有双分支阻滞，有充分证据表明，具有这样心电图而且有症状的患者，伴有高的死亡率和猝死率。虽然第三度房室阻滞之前经常先有双分支阻滞，但有证据表明从双分支阻滞进展为第三度房室阻滞的速度很慢，且没有单项临床或实验室数据，包括双分支阻滞，能识别由于束支阻滞将来死于心动过缓的高危患者。

双分支阻滞患者常有晕厥。虽然晕厥可能反复发作，但它并不增高猝死发生率。虽然起搏可解除该一过性神经系统症状，但并不减少猝死发生率。电生理检查可能有助于评价及指导双分支和三分支阻滞患者常可诱发的室性心律失常的治疗。有可靠的证据表明，有永久性或一过性第三度房室阻滞患者，不论电生理检查的结果如何，晕厥伴猝死的发生率增高，若伴有双分支或三分支阻滞，其晕厥的原因不能肯定，或用药物治疗可能更易发生房室阻滞，可使用预防性起搏，特别当晕厥可能是一过性第三度房室阻滞引起。

在诸多实验研究中，PR 和 HV 间期已被证明可能是第三度房室阻滞和猝死的预测因子。虽然PR 间期延长常见于双分支阻滞患者，但常为房室结水平的延长。PR 间期和 HV 间期之间并没有相关性，PR 间期长短和发展为第三度房室阻滞与猝死之间也没有相关性。虽然大部分慢性或间歇性第三度房室阻滞患者具有前传的 HV 间期延长，有些研究者曾建议，无症状的双分支阻滞伴以 HV 间期延长的患者，特别是 HV 间期 ≥ 0.10s，应当考虑永久性起搏。有证据提示，虽然 HV 间期延长的患病率较高，但发展为第三度房室阻滞的发生率却较低。因为 HV 间期延长常伴于重症心脏病，死亡率增高，但死亡常非猝死，也不是由房室阻滞引起，而是由基础心脏病本身及非心律失常性心脏原因引起。对无症状的患者，用电生理检查及心房调搏，识别将来发展为高度或第三度房室阻滞的高危患者的方法，并不可靠，对此尚有不同意见。用快速心房起搏诱发房室结以下（His 束内或 His 束下）阻滞的概率很低，不能诱发出房室结以下阻滞并不能

作为患者将来不会发展为第三度房室阻滞的依据，但如果心房调搏诱发出非生理性 His 束下阻滞，则被某些学者认为是起搏的适应证。

慢性双分支和三分支阻滞永久性起搏建议：

1. Ⅰ 类　①间歇性第三度房室阻滞（证据级别：B）。②第二度Ⅱ型房室阻滞（证据级别：B）。③交替性束支阻滞（证据级别：C）。

2. Ⅱa 类　①不能证明晕厥系由于房室阻滞，而其他可能原因，特别是室性心动过速（简称室速），已被排除（证据级别：B）。②无症状患者，恰好于电生理检查中发现 HV 间期显著延长（≥ 0.10s）（证据级别：B）。③恰好于电生理检查中发现有调搏诱发的非生理性 His 束下阻滞（证据级别：B）。

3. Ⅱb 类　神经肌肉疾病伴有任何程度的分支阻滞，例如肌紧张性肌萎缩、Kearns-Sayre 综合征、Erb 氏肌萎缩（肢 - 带），腓骨肌萎缩等，不论有无症状，因为这些疾病具有不可预测的房室传导疾病的进展（证据级别：C）。

4. Ⅲ 类　①分支阻滞不伴有房室阻滞，也无症状（证据级别：B）。②分支阻滞伴有第一度房室阻滞，没有症状（证据级别：B）。

四、急性心肌梗死伴房室阻滞

心肌梗死后房室阻滞患者，永久性起搏的适应证大多为心室内传导障碍。与其他一些情况下永久性起搏治疗适应证不同，心肌梗死伴有房室阻滞的患者适应证标准，并不必须有症状。甚至，急性心肌梗死时需要临时起搏，并不构成需要永久性起搏的理由 [请参阅美国心脏病学会（ACC）/ 美国心脏协会（AHA）急性心肌梗死患者处理指南]。

急性心肌梗死时曾发生过房室阻滞的存活者，其远期预后主要与心肌损伤的范围和心室内传导障碍的性质相关，而并不与房室阻滞本身相关。急性心肌梗死伴心室内传导阻滞的患者，除单纯的左前分支阻滞外，其短期和长期预后不佳，猝死的危险性增高。虽然心肌梗死后伴心室内传导异常的患者，其高度房室阻滞的发生率较高，但其不良预后却不一定由于发生了高度房室阻滞。当急性心肌梗死伴房室阻滞或心室内传导阻滞时，如果打算理置永久性起搏，必须考虑阻滞的类型、梗死位置、电生理紊乱与梗死的关系。即使资料很齐备，作决定也并

不总是很容易，因为见诸报告的各种传导阻滞的发生率和重要性差异很大。尽管溶栓治疗和直接血管成形术，已降低了急性心肌梗死时房室阻滞的发生率，但一旦房室阻滞发生，死亡率仍然很高。

虽然一般情况下，传导障碍越严重，心律失常性和非心律失常性死亡率越高，但关于以前就存在的束支阻滞对急性心肌梗死后死亡率的影响，还有不同看法。特别不良的预后见于伴左束支阻滞合并高度或第三度房室阻滞，以及右束支阻滞合并左前或左后分支阻滞患者。不管心肌梗死位于前壁或下壁，发生心室内传导延迟反映心肌损害广泛，而不是单纯电学问题。虽然在急性下壁心肌梗死发生房室阻滞，可有较好远期临床预后，但即使用了临时性或永久性起搏，依然降低院内生存率。而且，如果预计围梗死期房室阻滞可以恢复或对远期预后并无负面影响者（例如下壁心肌梗死），不应该埋置起搏器。

心肌梗死急性期后永久性起搏建议：

1. Ⅰ类　①急性心肌梗死后，持续性第二度房室阻滞呈希-浦系内双侧束支阻滞，或希-浦系内或下的第三度房室阻滞（证据级别：B）。②一过性高度（第二度或第三度）位于房室结以下的房室阻滞，并伴有束支阻滞，如果阻滞位置不能肯定，可能需行电生理检查（证据级别：B）。③持续存在和有症状的第二度或第三度房室阻滞（证据级别：C）。

2. Ⅱb　持续性第二度或第三度房室阻滞位于房室结水平（证据级别：B）。

3. Ⅲ类　①一过性房室阻滞而无心室内传导阻滞（证据级别：B）。②一过性房室阻滞伴有单纯性左前分支阻滞（证据级别：B）。③获得性左前分支阻滞而无房室阻滞（证据级别：B）。④持续性第一度房室阻滞伴束支阻滞，此束支阻滞是陈旧的或者不知其已存在多久（证据级别：B）。

五、高敏感性颈动脉综合征和神经心源性晕厥

颈动脉窦超敏综合征指因颈动脉窦刺激过度反射导致晕厥或晕厥前状态。此反射包括两种类型：①心脏抑制型，副交感张力增加导致心脏抑制，表现为窦性心率减慢和（或）PR间期延长，高度房室传导阻滞，二者单独或同时发生。②血管抑制型，交感神经活性降低造成血管张力下降和低血压，此血管抑制作用与心率的改变无关。在决定心脏起搏治疗之前，必须明确颈动脉窦超敏综合征和患者症状的因果关系，区分晕厥系心脏抑制还是血管抑制所致。颈动脉窦刺激超敏反应指窦性停搏或房室阻滞大于3s造成心搏停止或收缩压降低，或二者兼有，老年患者或服用洋地黄类药物的患者中，轻微按压颈动脉窦即可导致心率和血压的显著改变，但无临床意义。对于单纯由于颈动脉刺激导致心脏抑制的患者，永久起搏治疗可有效缓解症状，因为该类患者中10%～20%存在血管抑制，只有排除血管抑制因素才能肯定所有症状均系心脏停搏引起。如果患者同时存心脏抑制和血管抑制，起搏治疗的同时也应治疗血管抑制。有证据显示，老年患者如果经常有不明原因跌倒，则可能是颈动脉窦超敏反应。随后对175例老年患者的研究表明，既往曾跌倒而无意识丧失，颈动脉窦按摩时心脏停搏大于3s，随机接受起搏或非起搏治疗，接受起搏治疗的患者跌倒发作次数明显减少。

神经心源性晕厥和神经心源性综合征指一系列临床表现，其中神经反射引起心动过缓和外周血管扩张，造成自限性的低血压发作。神经心源性晕厥占晕厥10%～40%。永久性起搏在治疗神经心源性晕厥中的作用尚有争议。近25%的患者主要为血管减压反应而无明显心动过缓，其他大多数患者具有血管减压/血管抑制的混合因素，这些患者起搏治疗可能有益。如果患者具有明显的心脏抑制（严重心动过缓或心脏停搏），根据倾斜试验结果谨慎地行双腔起搏可能有助于减少症状，有明显症状心动过缓患者的随机试验显示，永久心脏起搏延缓了首次晕厥发作的时间，起搏组患者一年再晕厥发生率为18.5%，对照组为59.7%。关于起搏方式的大量研究正在进行中，初步研究显示，在倾斜试验中有血管迷走性晕厥和相对心动过缓的患者，具有频率骤降反应功能的双腔起搏器较β受体阻滞剂能更有效防止晕厥复发。

颈动脉窦超敏综合征和神经心源性晕厥患者起搏治疗建议：

1. Ⅰ类　颈动脉窦刺激引起的反复晕厥；在未使用任何抑制窦房结或房室传导药物的情况下，轻微压迫颈动脉窦可导致室性停搏超过3s（证据级别：C）。

2.Ⅱa类 ①反复晕厥，无明确刺激因素，有心脏过度抑制反应（证据级别：C）。②有明显症状和反复神经心源性晕厥，与自发性或倾斜试验中心动过缓有关（证据级别：B）。

3.Ⅲ类 ①对颈动脉窦刺激的过度强烈的心脏抑制反应，无症状或头晕等（证据级别：C）。②反复晕厥、眩晕或头晕，而不伴有过度心脏抑制反应（证据级别：C）。③条件性血管迷走性晕厥，消除条件通常有效（证据级别：C）。

六、心脏移植、神经肌肉病、睡眠呼吸暂停综合征、心脏结节病特殊情况

心脏移植患者，持续性或有症状的缓慢性心律失常且无恢复希望的患者，应埋置永久性起搏器；恢复期或出院时相对缓慢性心律失常加重或复发，无缓慢性心律失常证据的晕厥，不推荐埋置永久性起搏器。现已清楚认识到几种神经肌肉疾病如肌强直性营养不良、埃-德二氏肌营养不良发展的进行性传导异常，包括完全房室阻滞，起搏适应证同成人获得性房室传导阻滞的起搏适应证。现不能明确阻塞性睡眠呼吸暂停患者，经鼻连续正压呼吸机治疗依旧存在持续性缓慢心律失常是否需要埋置永久性起搏器；伴有中枢性睡眠呼吸暂停的Cheyne-Stokes呼吸常见于收缩功能不全性心力衰竭，CRT型心脏起搏器减少中枢性睡眠呼吸暂停，改善生活质量，现认为睡眠障碍性呼吸的改善可能是CRT型心脏起搏器改善左室功能和血流动力学的结果，其改变了中枢性睡眠呼吸暂停的神经内分泌反射。心脏结节病（cArdiAc sArcoidosis）好发于20～40岁患者，病理上非干酪化影响心脏传导系统，结果导致各种类型的房室阻滞。

七、肥厚型心肌病

肥厚型心肌病患者有窦房结功能异常或房室阻滞，需埋置永久性起搏器。一项对8例患者的长期随访研究结果表明，双腔起搏可长期获益，且即使停止起搏，流出道压力阶差仍然降低，表明起搏后心室已经发生重构。另两项随机试验结果表明，近

50%的受试者自觉好转，但与流出道压差降低并没有相关性，说明存在安慰剂效应。另一项随机研究显示，尽管一些老年患者（>65岁）起搏治疗可能会获得较多的益处，但是起搏后患者的生活质量并没有任何改善。有症状的高血压性心肌肥厚伴心腔缩小患者，经VDD型起搏器提前激动心室，可明显提高运动耐量、心脏储备和改善临床症状。双腔起搏可改善患儿的症状和左室流出道压力阶差，但一些患儿若伴有快速心房率，房室传导快及先天性二尖瓣异常，可能不能有效起搏。目前还没有资料证实起搏治疗可改变肥厚型梗死性心肌病的临床发展过程，改善生活质量或提高生存率。所以，并不提倡对伴有症状的所有肥厚型梗死性心肌病患者常规埋置双腔起搏器；只对流出道压差显著（静息时>30 mmHg或激动时>50 mmHg）的患者考虑起搏治疗。对有严重临床症状的患者，应该考虑行室间隔心肌切除术或经皮室间隔酒精消融。对有猝死高危风险的肥厚型梗死性心肌病，并且有埋置起搏器明确的适应证，即使患者这个时间内没有埋置埋藏式心脏复律除颤器（ICD）的指征，临床医师也应该权衡埋置ICD带来的长期益处。

肥厚型心肌病起搏治疗的建议：

1.Ⅰ类 与窦房结功能障碍及房室阻滞的Ⅰ类指征相同（证据级别：C）。

2.Ⅱb类 药物难以控制的症状性肥厚型心肌病，静息或激动时均伴有显著流出道梗阻（证据级别：A）。

3.Ⅲ类 无症状或药物治疗可以控制；虽有症状，但无流出道梗阻的证据。

八、儿童、青少年、成年先天性心脏病患者

儿童、青少年及先天性心脏病的年轻成年患者的永久性心脏起搏器埋置术的可能适应证包括：①症状性窦性心动过缓。②慢-快综合征。③先天性Ⅲ度房室阻滞。④外科手术造成的或其他获得性严重的第二度或第三度房室阻滞。虽然儿童起搏器埋置术的一般适应证和成人相似，但对于年轻患者而言仍有一些重要因素值得考虑。首先，复杂的先天性心脏病外科手术结果只能改善而并非纠正循环生理功能，受损心室的生理功能异常可能会引起症

状性心动过缓，而在相同的心率时循环生理功能正常的患者却不会出现症状，因此，对这些患者起搏器埋置的适应证需要建立在与症状相关的相对心动过缓而不是绝对心率标准的基础上。其次，有临床意义的心动过缓呈年龄依赖性；青少年心率 45 bpm 或许是正常的，但对新生儿或婴幼儿来说却是显著的心动过缓。

儿童心动过缓及其相关症状常常是一过性的（如阵发性房室阻滞或窦性停搏），难以记录。尽管儿科患者窦房结功能障碍（病窦综合征）诊断逐渐增多，但并不是起搏器埋置的指征。在伴有窦性心动过缓的年轻患者中，起搏器埋置的基本标准是指症状（如晕厥）须和心动过缓（如心率低于 40 bpm 或心脏停搏超过 3 s）同时发生，症状与心动过缓的相关性可以通过 24 h 动态心电图或远程电话心电图监测，若引起症状的其他原因已排除，那症状性心动过缓就可以认为是起搏器埋置的适应证。需要鉴别的其他原因包括癫痫发作、屏气、呼吸暂停或神经心脏性机制。

慢 - 快综合征指窦性心动过缓和房扑或折返性房性心动过速（简称房速）交替出现，逐渐成为先天性心脏病年轻患者外科手术后常见的问题。反复发作或慢性房扑在年轻患者中存在一定的发病率和死亡率，而窦性节律的丢失是未来发生房扑的独立危险因子，因此，有报道显示，长期生理性频率心房起搏和抗快速起搏一样，可用于治疗心动过缓和预防或终止心动过速的反复发作。目前，儿童慢 - 快综合征起搏治疗的效果还不很明确，这也是存在争议的原因。显然，有必要长期药物（如索他洛尔或胺碘酮）治疗控制房扑，但一些患者可能会出现症状性心动过缓等不良反应；若应用其他抗心律失常药物（如奎尼丁），可能增加原有心动过缓患者室性心律失常或猝死的潜在危险性。因此，对伴有与慢 - 快综合征相关的反复发作心律失常的年轻患者来讲，永久性起搏可作为一种辅助治疗。由于抗心律失常药物可导致显著心动过缓且需要埋置起搏器，导管射频消融术作为一种可选择的治疗方法被广泛应用，可选择性用于先天性心脏病患者，修饰引起心律失常发生的解剖基质。

随着对先天性完全性房室阻滞自然病程认识提高及起搏技术和诊断方法的进步，年轻患者永久性起搏器埋置的适应证在不断完善。几项研究表明，

在无症状的先天性完全性房室阻滞患者中，埋置起搏器可提高长期生存率并预防晕厥发作；这些患者在埋置起搏器后仍需定期评估心室功能，并观察一些指标（如平均心率、固有心率的长间隙、相关的器质性心脏病、延长的 QT 间期及运动耐量）等。

先天性长 QT 综合征患者，进行心脏起搏联合 β 阻断剂药物治疗，可预防症状发作，这一点已在一些研究中得以证实。起搏治疗最初可使长间隙依赖性室性快速心律失常、伴有窦性心动过缓或严重的房室阻滞的先天性长 QT 综合征患者获益。尽管起搏治疗可减少这些患者临床症状的发生率，但对预防心脏骤停危险的长期益处还需要进一步明确。

研究显示，外科术后永久性房室阻滞患者，如果不接受安装永久性起搏器以提高心率，则预后不良。严重的第二度或第三度房室阻滞在心脏术后 7 ～ 14d 仍持续存在被认为是永久性起搏器埋置的 I 类适应证。对残留双束支阻滞而曾经出现一过性严重的房室阻滞患者，是否需要起搏治疗还不肯定，但若这些患者房室传导功能恢复正常，则预后良好。

对年轻患者决定埋置起搏器时需要考虑的其他问题，包括伴有心脏残余缺损者起搏导线系统发生血栓的危险性及是否终生需要永久性心脏起搏；此外，还应考虑起搏器埋置技术（经静脉还是经心外膜）和长期血管通路的问题。

儿童、青少年及先天性心脏病人起搏治疗的建议：

1. I 类 ①高度或第三度房室阻滞伴症状性心动过缓、心功能不全或低心排血量（证据级别：C）。②有窦房结功能不良症状，窦房结功能不良表现为与年龄不相符的心动过缓（证据级别：B）。③术后高二度或第三度房室阻滞已持续 7d 以上，预计不能恢复（证据级别：B，C）。④先天性第三度房室阻滞伴有宽 QRS 波逸搏心律、复杂的室性异位节律或心功能不全（证据级别：B）。⑤婴幼儿先天性第三度房室阻滞，心室率不超过 50 ～ 55bpm，或者伴有先天性心脏病和心室率不超过 70 bpm（证据级别：B，C）。⑥间隙依赖性持续性室性心动过速，伴有或不伴有长 QT 间期，起搏治疗被证明有效。（证据级别：B）

2. IIa 类 ①慢 - 快综合征需要长期应用抗心律失常药物治疗（地高辛除外）（证据级别：C）。②先天性第三度房室阻滞，1 岁以上，平均心率低

于 50bpm，有长达 2 个或 3 个心动周期的长间歇，或伴有心脏变时功能不良引起的症状（证据级别：B）。③长 QT 综合征伴有 2：1 房室阻滞或第三房室阻滞（证据级别：B）。④复杂的先天性心脏病患儿伴有无症状性心动过缓，静息时心率 40 bpm 或长间隙超过 3s（证据级别：C）。⑤先天性心脏病患者，伴有因窦性心动过缓或丧失房室同步所致的血流动力学障碍（证据级别：C）。

3. Ⅱb 类 ①术后一过性第三度房室阻滞，后恢复窦性心律，但残留双束支阻滞（证据级别：C）。②先天性第三度房室阻滞患者包括婴儿、儿童、青少年或年轻成年患者，无症状、心率尚可、窄 QRS 波和心室功能正常（证据级别：B）。③先天性心脏病青少年患者伴有心动过缓，静息时心率＜ 40 bpm 或长间隙超过 3 s（证据水平：C）。④神经肌肉疾病伴任何程度（包括第一度）的房室阻滞，伴有或不伴有症状，难以预测房室传导疾病的进展。

4. Ⅲ 类 ①术后一过性房室阻滞，已恢复正常（证据级别：B）。②术后无症状性双束支阻滞，伴有或不伴有第一度房室阻滞（证据级别：C）。③无症状性第二度 Ⅰ 型房室阻滞（证据级别：C）。④青少年患者无症状性窦性心动过缓，最长 RR 间期＜ 3 s 及最慢心率＞ 40 bpm（证据级别：C）。

九、起搏器的选择

一旦决定给患者埋置起搏器，临床医师必须选择合适的脉冲发生器和电极导线。脉冲发生器选择包括：单腔和双腔、单极和双极、有无频率应答功能及频率应答传感器的类型等，其他选择包括自动模式转换、体积大小、电池预期寿命、费用等。电极导线的选择包括：电极的极性、绝缘材料、固定方式（主动或被动）、有无激素释放等，有些起搏电极起搏阻抗较低（300 ～ 500 Ω），另外一些电极起搏阻抗较高（＞ 1 000 Ω），这可能对脉冲发生器电池的预期寿命产生影响，其他影响起搏器选择的因素包括起搏器程控人员的能力和在当地能否得到有效的技术支持等。即使在选择和埋置了起搏器之后，临床医师仍可对起搏器的许多参数进行程控，现代单腔起搏器可程控的参数包括：起搏模式、低限频率、脉宽、输出、感知灵敏度和不应期；双腔起搏器具有与上述同样的程控性能，还可进行最

大跟踪频率、AV 间期及其他参数的程控；频率应答起搏器应具备调整感知输出与起搏频率关系的功能，并限制感知驱动的最大起搏频率。随着起搏器脉冲发生器在技术上的日趋完善，对起搏器进行最佳程控也日益复杂，对临床医师来讲，需要学习和掌握专门的知识。

在选择起搏器时临床医师面临的一个重要挑战是应预先考虑患者自律性、传导性异常会随原发疾病的进展进一步加重，所选择的起搏器是否能适应这种变化，因此，选择有较多功能的起搏器，即使在埋置时有些功能并不需要，也是一个合理的选择。例如某些窦房结功能障碍和阵发性房颤患者，由于疾病进展、药物治疗和导管射频消融等原因，可能发展为房室阻滞，对这些患者一开始就埋置双腔起搏器，患者将最终获益。

（一）新技术的改进

1. 频率应答起搏器 在美国，埋置采用传感器来感知躯体运动、触发加速起搏频率起搏器的患者日益增多，2000 年，美国埋置的起搏器约 97 % 具有频率应答功能。在因心脏变时功能不全而接受起搏治疗的患者（心率不能随运动的增加而相应增加），频率应答起搏器可以随患者运动量的增加而相应增加，临床研究已证实该类型的起搏器能增加患者的运动耐力和改善生活质量。在美国，绝大多数频率应答起搏器脉冲发生器的传感器采用压电晶体或加速计来感知躯体运动、振动或加速。其他类型的传感器则感知每分通气量和 QT 间期的变化。与压电晶体或加速计传感器相比，后者感知运动后频率增加更加相称。尽管每分通气量传感器须使用双极电极，但所有传感器的优点是无须特殊的起搏电极。近年来研制出的脉冲发生器能够联合使用两种类型传感器，其中一种类型的传感器能迅速感知躯体运动（如压电晶体或加速计传感器），另一种传感器则能更加精确地感知运动水平的增加（如感知每分通气量和 QT 间期传感器）。有研究表明，两种传感器联合应用较单用一种传感器能更加精确地感知各种运动水平，但目前尚无两种传感器联合应用较单用一种传感器能更好地改善患者生活质量的临床研究。个体化调整脉冲发生器传感器对运动反应的能力正逐为人们所认识，为更好的程控起搏器的频率应答能力，许多目前使用的脉冲发生器都

有初始的频率应答参数程控程序，随后可自动调整这些参数。通过调出起搏器内储的诊断资料（如心率直方图或心率曲线图等），可评价频率应答的适当程度。

2. 单电极双腔感知（VDD）起搏系统 尽管频率应答起搏器的研究取得了许多进展，正常的窦房结仍然是最佳的感知躯体运动或其他形式的生理状态后相应增减心率的组织结构。通常情况下，双腔起搏器有两根电极，其中心房电极用来感知心房除极。目前，单电极导线经静脉起搏系统也可用来感知心房除极，该类型起搏器电极的头端置于右心室用来起搏和感知心室，电极的中段有一对电极位于右心房内，感知心房除极，但不起搏心房。与普通双腔起搏器的心房电极相比，单电极 VDD 起搏器电极感知心房电信号的振幅相对不恒定，随患者体位的变化而明显改变，但是通常情况下，感知功能令人满意。对不需要心房起搏房室阻滞的患者，单电极导线 VDD 起搏器系统可以转换成双根电极导线起搏，其埋置方法相对简单、无须再使用两根电极。

3. 自动模式转换 埋置了程控为全自动型起搏器（DDD）或频率适应性双腔起搏器（DDDR）的双腔起搏器的患者，发生阵发性快速房性心律失常，如房颤或房扑时，由于心动过速被起搏器跟踪，到达程控的最大跟踪频率，导致患者的心室起搏频率异常加快。较新的双腔起搏器利用起搏器算式检测快速的、非生理性的心房频率后，自动转换起搏模式不跟踪心房频率，如转换成双灶按需型起搏（DDI）或 DDIR 模式，当房性快速心律失常终止后，起搏器再自动转换为 DDD 或 DDDR 模式。起搏器的自动模式转换功能特别适合于有房室阻滞和阵发性房颤的患者，扩大了双腔起搏器的应用范围。事实上，目前美国埋置的双腔起搏器均有自动模式转换功能。

4. 神经心源性晕厥的频率下降反应 某些双腔起搏器在检测到患者心率突然降低后，如发生典型的神经心源性晕厥时，可自动增加起搏频率数分钟（可增加至 100 bpm）。两个随机临床试验证实，埋置双腔起搏器可减少神经心源性晕厥患者晕厥的发作，其中一项临床试验结果显示，起搏脉冲发生器具有频率下降反应功能，另一项试验中起搏脉冲发生器可经程控打开频率滞后功能。

5. 起搏器电极 绝大多数埋置的起搏器使用经静脉心内膜电极导线，很少使用心外膜电极导线。经静脉电极导线可以是双极或单极，双极电极导线有利于避免肌电的抑制作用和骨骼肌刺激的影响，此外，可与并存的 ICD 相匹配。然而，与生产单电极导线相比生产双极电极导线失败率较高。起搏器电极的绝缘材料一般为硅胶或聚安酯。在过去的应用中，由于绝缘材料的老化，某些用聚安酯绝缘的双极电极导线比单极电极导线有不能接受的高失败率；目前许多聚安酯绝缘导线采用不同的聚合体和不同的制作工艺，已经降低了失败率。

主动固定式电极在其头端有螺旋状的螺丝，有利于将电极牢固地固定在心内膜，是被动固定电极的替代方法；主动固定式电极可将电极固定在心内膜相对较多的位置，如心尖部、右室流出道或流入道等，而被动固定式电极的固定位置常必须是心尖部；主动固定式电极在长期置入后容易拔除，但慢性夺获阈值较被动固定式电极高，而在使用激素释放电极后这种差异已明显缩小。

起搏器电极的重要进展是研制出了具有较低起搏夺获阈值的电极，降低了起搏器的耗电量，如激素释放电极，其头端有一个小的类固醇激素储存库，可缓慢释放激素进入电极和心内膜的交界面，减少炎性反应和纤维化的发生。与普通起搏电极相比，激素释放电极可明显降低慢性夺获阈值，并最初在经静脉被动固定电极中得到证实，后来在经静脉主动固定电极和心外膜电极中均进一步得到证实。此外，在电极形状、大小和组成等方面的改进也降低了夺获阈值。

6. 比较不同起搏模式的方法学 通过观察对运动耐量、生活质量和临床终点（如死亡、心力衰竭、房颤和卒中等）等指标的影响，可以对不同起搏模式进行比较。采用随机交叉研究设计，可以比较不同起搏模式对患者运动耐量、生活质量等终点的影响，在这种类型的研究中，起搏器系统可以程控为不同的模式，如双腔频率应答起搏器可以在频率应容型心室按需起搏器（VVIR）和 DDDR 之间进行转换。

比较临床终点的研究需要长期随访，不进行交叉，在长期随访研究中，患者随机接受不同类型的埋置起搏器治疗（如硬件随机：单腔心室起搏器与单腔心房起搏器）或所有患者接受一种类型的起搏器（如双腔频率应答起搏器），然后随机接受不同的起搏模式（如软件随机：VVIR 与 DDDR）。

生活质量是比较不同起搏模式时非常重要的终点指标，尽管采用短期交叉研究可以比较不同起搏模式对生活质量的影响，而有生活质量终点指标的长期比较研究可能反映患者对刺激的慢性适应性，这种作用在短期比较研究试验中不能被觉察到。在进行评价不同起搏模式比较试验时，应非常注意患者被起搏的百分率，如对偶发窦性停搏的患者，尽管双腔起搏保持生理性房室舒缩，由于被起搏的百分率低，这类患者埋置单腔或双腔起搏器可能有相似的临床效果。

（二）窦房结功能障碍的起搏

1. 短期结果　短期交叉研究结果表明，与心室起搏相比（有或无频率应答功能），心房为基础的起搏（包括心房起搏和双腔起搏）能更好地改善窦房结功能障碍患者的生活质量，但对因窦房结功能障碍而接受具有频率应答功能的心房起搏或具有频率应答功能的心室起搏时，两种起搏模式对患者最大运动功能的影响结果不一致。

2. 长期结果　一系列非随机观察研究，比较窦房结功能障碍患者接受以心房为基础的起搏和单腔心室起搏的疗效，并对这些研究进行了深入系统性分析，结果显示房颤、卒中、心衰和总死亡率在接受以心房为基础的起搏治疗的患者明显低于单腔心室起搏治疗的患者。但这些研究的局限性在于其为非随机研究，患者基线临床特征的可比性不确定，有些试验患者临床资料较为匹配，而另一些试验中没有足够的临床信息来评价不同治疗组之间的可比性。

Andersen 等首先发表了一项长期随访的随机研究，比较窦房结功能障碍患者不同起搏模式，该研究。将 250 例患者随机分为心房和心室起搏，平均随访 5.5 年后，心房起搏治疗患者的房颤、血栓栓塞事件、心衰、心血管死亡率和总死亡率显著低于心室起搏患者。

Connolly 等公布了一项因各种原因接受起搏治疗的随机研究，比较了心房起搏和心室起搏的疗效，结果显示，两组患者卒中、死亡或因心力衰竭需住院治疗的可能性差异无统计学意义；与心室起搏治疗相比，接受以心房为基础的起搏治疗患者的房颤

发生率较低；随访 2 年后，差异有统计学意义，因窦房结功能障碍和因房室阻滞而接受起搏治疗患者的房颤发作均减少；亚组分析结果显示，因窦房结功能障碍而接受以心房为基础的起搏治疗不能降低死亡率和卒中发作。

Most 研究共纳入 2 010 例窦房结功能障碍患者，随机分为 DDDR 起搏组和 VVIR 起搏组，平均随访 33 个月后，两组患者的死亡和卒中发生率无明显差异；与 VVIR 起搏治疗相比，接受 DDDR 起搏治疗房颤风险降低 21 %（$P = 0.008$），心功能分级降低（$P = 0.001$），因心力衰竭需住院治疗的风险降低 27 %（$P = 0.02$），且明显改善患者生活质量；37% 接受 VVIR 起搏治疗的患者因起搏器综合征转换成 DDDR 起搏。

研究结果一致认为，窦房结功能障碍患者心房或双腔起搏较心室起搏，可明显降低房颤的发生率。既往研究显示，心房起搏和心室起搏对卒中、心衰和死亡率的影响结果不一，起搏器综合征更常见于窦房结功能障碍接受心室起搏的患者。

3. 单腔心房起搏器的作用　与双腔起搏器相比，单腔心房起搏器可保持正常的房室同步舒缩，操作较为简单，且不增加费用。单腔心房起搏器已被推荐用于无房室阻滞的窦房结功能障碍患者。单腔心房起搏器的使用限制是担心患者将来会发生房室阻滞，有研究表明，在因窦房结功能障碍而埋置单腔心房起搏器后，将来发生严重房室阻滞的风险为每年 0.6 % ~ 5.0 %。以前存在的束支阻滞，但不是房室结传导文氏阻滞（第二度 I 型房室阻滞），预示将来发生房室阻滞的可能性较大。对窦房结功能障碍患者选择性埋置单腔心房起搏器是可以接受的方法，可保持正常的房室同步舒缩，但有小的将来可能发生房室阻滞而需更换其他类型的起搏器的风险。具有频率应答功能的心房起搏器在起搏频率增加时，出现对血流动力学产生明显影响的 I 度房室阻滞的风险目前还没有进行广泛的研究，但这种作用可能很重要。

（三）房室阻滞的起搏

1. 短期结果　一系列短期研究比较了不同起搏模式对房室阻滞患者生活质量和运动耐力的影响，并对这些研究进行了深入的回顾分析。研究结果显示，与无频率应答功能的心室起搏器相比，双腔起

搏器可改善患者的运动耐力并减轻症状；有频率应答功能的心室起搏器和无频率应答功能的心室起搏器的疗效相似；然而，在改善运动耐力方面，频率应答心室起搏器与双腔起搏器（有或无频率应答功能）无明显不同；就缓解患者症状而言，大多数研究证实双腔起搏器优于单腔起搏器，这可能与患者休息或低水平运动时双腔起搏器保持房室同步舒缩有关。

Gillis 等观察了房室结消融后接受起搏器治疗的阵发性房颤患者房颤复发情况，患者 6 个月交换 DDDR 起搏和 VDD 起搏，两种起搏模式的主要区别在于 VDD 起搏不具有心房起搏功能和房室舒缩可能不同步，结果发现在两种起搏模式下，患者房颤发作时间无明显差异，但约有 15 % 的 VDD 起搏患者可能由于房室舒缩不同步或发生房颤而转换成 DDDR 起搏。

2. 长期结果　两项非随机观察研究，比较了双腔起搏器或心室起搏器对房室阻滞患者生存率的影响，结果显示，有心力衰竭的房室阻滞患者埋置双腔起搏器可提高生存率，但对无心功能不全的房室阻滞患者两种起搏器对生存率的影响差异无统计学意义。Connolly 和 Skanes 随机研究的亚组分析结果显示，与心室起搏相比，房室阻滞患者接受生理性起搏有降低心血管病死率、卒中和房颤发作的趋势，但差异无统计学意义。

（四）老年人的起搏

超过 85 % 接受起搏器治疗的患者年龄大于 64 岁，因此老年人不是起搏器治疗的禁忌证。有建议指出，老年人接受起搏治疗时应尽量选择技术不过于复杂的起搏系统，如单腔心室起搏器或非频率应答起搏器。然而有研究表明，与非频率应答起搏器相比，频率应答心室起搏器和双腔起搏器能更好地改善运动耐力并减轻患者症状。一项 36 312 例患者回顾性分析结果显示，与心室起搏相比，老年人埋置双腔起搏器可改善生存率。Lamas 等进行了一项长期前瞻性随机对照研究，观察频率应答心室起搏器和频率应答双腔起搏器对年龄大于 65 岁的老年患者生活质量的影响，结果显示，两种起搏模式均能改善生活质量，但双腔起搏器优于心室起搏器，窦房结功能障碍的患者更是如此；然而，本研究最有意义的发现是有 26 % 的心室起搏的患者由于起搏器综合征而转换成双腔起搏，转换后患者生活质

量指数得到了改善。

基于上述试验结果，从改善老年患者生活质量的角度，双腔起搏器优于心室起搏器。老年患者一律不使用双腔起搏器或具有频率应答功能的起搏器是不恰当的，当然，对运动量很小的老年患者或预计寿命不长的患者做这种决定是合理的。目前正在进行的一项大的多中心随机研究纳入对象为年龄大于 70 岁的房室阻滞患者，所有患者被随机分成心室起搏组和双腔起搏组，主要研究终点是总死亡率，次要终点是病死率、运动耐力和生活质量。

（五）最佳起搏器技术和价格

起搏器系统的费用与其复杂程度和技术含量有关，如双腔起搏器比单腔起搏器贵，另外双腔起搏还多一根电极导线，其他还增加双腔起搏器费用的因素包括埋置所需的时间、设备和随访等，另外，双腔起搏器埋置费用和并发症的发生率也较单腔起搏器高。一些起搏器提供了较多辅助诊断功能，这也增加了额外的费用，虽然费用较高，具有高档功能的起搏系统可明显改善患者的生活质量，降低发病率和死亡率，此外，由于具有高档功能的起搏脉冲发生器具有辅助诊断功能，对某些埋置起搏器患者，无需再做体外无创的诊断检查，如远程心电图或运动心电图。几项评价双腔起搏临床疗效的研究对具有辅助诊断功能的起搏器的效-价比进行了经济分析。

大约 16 % 的起搏器置入是由于更换起搏器，其中 76 % 是由于电池达到了使用年限。起搏系统的硬件和软件（如程控）功能的改善可延长起搏器预期寿命，增加效价比。起搏器输出电压、脉宽和 AV 间期的最佳程控可明显减少耗电量，一项研究显示，脉冲发生器的最佳程控对电池的预期寿命有重要影响，可延长起搏器寿命平均 4.2 年。起搏器广泛的诊断功能允许有经验的医生对其进行最佳程控，延长起搏装置的使用寿命，新型起搏电极导线，如激素释放电极导线或高起搏阻抗电极导线耗电量低。与普通的起搏脉冲发生器相比，能自动检测起搏脉冲是否夺获的脉冲发生器允许医生对其输出进行程控，使其更接近起搏阈值，这种新技术对起搏装置的使用寿命有重要影响。尽管这些高档的功能可延长脉冲发生器的使用寿命，也有其他因素限制脉冲发生器的使用年限，包括脉冲的发生与耗电量

不直接相关及许多接受起搏治疗的患者的预期寿命有限等。

十、起搏器的随访

起搏器埋置后，必须重视对患者的随访并贯彻始终。随访的内容和方法要根据患者的情况、所置入的起搏器及发展中的技术来妥善安排。患者出院前应对起搏器置入时所用的程控参数作回顾检查，并在随后的随访中根据问询和测试所得资料及患者需求，作相应必要的改变。认真选用合适的起搏脉冲幅值、脉冲宽度和起搏器诊断功能的程控，可使起搏器使用寿命在不影响患者安全的前提下得到明显的提高。利用起搏器可程控的选项，也可对患者进行起搏器功能的优化。随访的频度和方法受多种因素的支配，包括医生对患者其他心血管病或病症的治疗，起搏器已使用的时间及患者到医院来的交通方便与否等。起搏器的自动化功能，如起搏阈值自动评价的功能，已更多的加入到新型的起搏器中，经电话监测（TTM）也可简化对居住在远离医院患者的随访。然而这些功能的应用还不够普遍，而且也不能替代在医院直接面对患者随访的作用，特别是涉及病史询问和体格检查等。

（一）随访的频度

患者到医院随访的频度，建议：对埋置单腔起搏器的患者，置入后前6个月随访2次，而后每12个月随访1次；对埋置双腔起搏器患者，置入后前6个月随访2次，而后每6个月随访1次。如果用经电话监测技术配合随访，可适当减少到医院随访的频度。接近选择更换指示时，应适当增加到医院随访的频度。

（二）随访的内容

到医院随访的基本内容包括患者起搏器治疗效果的评价、起搏阈值、感知功能、电池状态（起搏器使用寿命的预估）等。其中：

1. 做心电图和（或）通过程控器双向问讯/遥测功能获取心电信息　通过分析原先起搏器工作状态下的体表心电图和（或）程控器显示的腔内心电信息达到以下目的：①确定患者表现为自身节律，还是以程控的设置作间歇性或持续性起搏。②确定

患者的心房活动是窦性还是房颤节律。若表现为自身节律，按起搏器（单腔或双腔）所程控的起搏模式在相应的腔呈现正常（合理）的感知。

通过分析应用磁铁时的体表心电图和（或）程控器显示的信息达到以下目的：①确定是否按起搏器（单腔或双腔）所程控的起搏模式在相应的腔有效夺获。②评价测得的磁铁频率，其值应与上次随访时所得的值作比较，确定是否发生改变。要联系到磁铁频率的下降预示对起搏器的选择性更换指示（以脉宽作为选择性更换指示的起搏器，还应评价脉宽）。对双腔起搏器，应用磁铁时会导致 AV 间期的改变，应论证其变化量的合理性。

2. 起搏阈值的测量　起搏阈值可以在随访时进行手动测试，有些起搏器具有自动测试起搏阈值的功能。在所测起搏阈值基础上对输出起搏脉冲的幅值和（或）脉宽作必要的调整。起搏阈值（脉冲输出量）有延长起搏器使用寿命的作用。

3. 电池状态和起搏器使用寿命的预估——查询程控器显示的有关信息。

4. 有频率自适应功能的起搏器，通过程控器的有关信息，评估作为优化感知器驱动频率响应的电极导线的工作情况。

5. 有快速性心律失常诊断功能的双腔起搏器，通过查询程控器的有关信息，如发生过哪种类型的心律失常，房性心律失常的发生和进展，房性心律失常发作时的心室率情况，心律失常发作时的频率和时段，起搏器工作模式自动转换的次数和时段等，对程控功能和（或）有关参数作必要的调整。

每次要保存必要的起搏器随访记录，如心电图和程控器有关资料的打印记录，以供下次随访时参考。有诊断功能的起搏器，包括对心律失常的记录，分析和诊断作用。随访时要充分利用其诊断功能。随访的重要目的是了解起搏器对患者的治疗效果，并及时对起搏器的参数和（或）功能作必要的调整，保证安全起搏并提高起搏器的治疗效果。

第二节　室上性快速心律失常专家共识与指南

室上性心动过速可分为狭义和广义两类。广义的室上性心动过速指的是所有希氏束及其之上传导

系统病变造成的静息状态下心房和（或）心室率超过 100 次 /min 的心律失常。根据发病机制的不同，室上性心动过速具体又可分为窦性心动过速、房性心动过速、大折返房速（包括典型心房扑动）、交界区心动过速、房室结折返性心动过速（AVNRT）及旁道参与的各种类型心动过速。由于房颤在发病机制、临床特点、治疗方案上都有其特殊性，而且ACC/AHA/ 美国心律协会（HRS）已经在 2014 年专门发布房颤管理指南，因此，在室上性心动过速指南当中没有对房颤作特殊说明。本节所述狭义的室上性心动过速特指房室结折返性 AVNRT 和旁路参与的房室折返性心动过速（AVRT）。

2015 年 9 月，ACC/AHA/HRS 联合发布了2015 版《室上性心动过速管理指南》。新版指南参考了近年来众多临床试验、基础研究、新药开发及诊疗手段等多个方面的进展，对各种类型室上性心动过速的诊断，尤其是治疗方案的选择给出了最新的推荐意见，具有很强的临床指导价值。就整体而言，新版指南有以下几个方面特点：①涵盖了除房颤之外的所有希氏束以上（包括希氏束）起源的心律失常，包括节律规整及不规整的不同类型室上性心动过速。②仅针对于 18 岁以上的成年室上性心动过速患者。③采用了 ACC/AHA 最新发布的对证据水平依赖程度更高的新版指南推荐分类系统，比如将证据水平细分为 LEVEL A、LEVEL B-R、LEVEL B-NR、LEVEL C-LD 及 LEVEL C-EO 几个层次。④推荐意见更加重视权衡具体每一位患者的临床获益和风险，而且也更加尊重其个人意愿和选择。⑤临床实用性较强。本章节将结合既往指南和相关临床试验结果，从室上性心动过速诊治的总体原则和疾病个论角度对新版指南的推荐建议做出解读。

1. 流行病学 统计学证据显示，SVT 患者在总人群所占比例为 2.25‰；其中阵发性室上性心动过速在美国年发病率为 0.36‰，每年有 89 000 例新发病例。女性和年龄超过 65 岁的患者发生阵发性室上性心动过速的风险相对较高。本节所涉及的室上性快速心律失常包括房性心动过速（房速）、房扑、AVNRT 及 AVRT。房速和房扑多见于器质性心肺疾病患者，如慢性阻塞性肺病、心瓣膜疾病等，可发生于心、胸外科手术后，也见于无明确器质性心脏病者。AVNRT 和 AVRT 则多见于无器质性心脏病者。室上性心动过速发作的频繁程度和持续时间

在不同患者中有很大变异，同时患者的症状和临床表现与患者是否合并器质性心肺疾病及疾病的性质和严重程度密切相关，这些特点给流行病学研究带来了很大困难。室上性心动过速很难做普查，据病史调查不可信，据心电图普查不可靠；如不在发作期，心电图检查也一无所获。但据我国各地每年完成的阵发性室上性心动过速的导管射频消融病例估计，它是我国常见的心律失常。按美国威斯康星州的 Marshfield 流行病调查资料，阵发性室上性心动过速的年发病率为 35/10 万。房速的发病率随年龄增长而增加，老年人的患病率可达 13%，在急性心肌梗死（AMI）、非缺血性心脏病、阻塞性肺部疾病、血电解质紊乱、药物中毒（如洋地黄）等情况下，房速的发病率增加，房速也见于正常人，非持续性房速在正常青年人的发病率达 2%。房扑的发病率约为 0.088%，其中一半以上合并房颤，随着年龄增加，房扑的发病率增加，在 50 ～ 79 岁人群中，房扑的发病率为 5/10 万，80 岁以上则为 587/10 万，约 60% 的房扑患者，由外科手术、肺炎、AMI 等因素诱发，房扑可发生于心力衰竭、高血压、慢性肺部疾病及先天性心脏病（先心病）外科手术后的患者。AVRT 的患者大多无器质性心脏病，在婴儿预激综合征中，20% 合并先心病，最常见的为 Ebstein 畸形；与 AVRT 相似，大多数 AVNRT 的患者无器质性心脏病，女性多于男性。

2. 病情评估 大部分室上性心动过速患者在有心电图证据之前往往有过相关症状的发作。据统计，AVNRT 患者症状首发年龄为（32±18）岁，而预激合并（AVRT）为（23±14）岁；然而，一项专门针对未成年室上性心动过速的流行病学研究却发现 AVNRT 和 AVRT 患者分别在 11 岁和 8 岁时首次有症状发作。室上性心动过速最常见的临床症状是心悸（22%），少数人表现为胸痛（5%）、晕厥（4%）及心源性猝死（0.2%）等；临床医师应该注意鉴别各种由于恐慌、焦躁情绪或者对窦性心动过速过度敏感而引发的不适主诉。值得注意的是，在鉴别 AVNRT 和 AVRT 时，前者比较典型症状是衬衫扑动或者被敲打颈部的感觉。

相对于症状而言，标准 12 导联心电图对室性心动过速的诊断价值更大。指南推荐常规窄 QRS心动过速的心电图诊断流程，根据该原则可初步快速判断窄 QRS 心动过速心电图的类型。在室上性

心动过速中，有房室结参与的心动过速包括 AVN-RT 和 AVRT，这两者的心电图诊断仍属重点和难点。除了快慢型 AVNRT 和持续性房室折返性心动过速（PJRT）两种少见形式外，通常 AVNRT 和 AVRT 在心电图上均为短 RP 间期，即 RP ＜ PR。在典型 AVNRT 中，由于心房激动时间和 QRS 波时限大致相等，逆传 P 波的终末部分一般位于 QRS 波终点附近，表现为下壁导联的假 S 波或 V$_1$ 导联的 R' 波；而在顺向型 AVRT 中，逆传 P 波多位于 ST-T 的前半部分。值得注意的是，当利用 RP 间期鉴别 AVNRT 和 AVRT 时，新版指南推荐在体表心电图上的诊断节点是 90 ms，而 70 ms 则是心内电图时的诊断节点。

3. 治疗原则 当初次接诊室上性心动过速患者时，可以通过标准 12 导联心电图初步判断心动过速的产生和维持是否有房室结参与，因为这将直接影响到药物的选择。关于室上性心动过速的急诊处理，新版指南将刺激迷走神经和静脉应用腺苷作为 I 类推荐；而在上述措施无效或无法实施时，若此时血流动力学不稳定，则应考虑直流电复律（I 类推荐）。在其他药物选择方面，地尔硫䓬、维拉帕米及 β 受体阻滞剂均被列为 II A 类推荐；如果所有药物均无效或存在应用禁忌证，即便此时血流动力学稳定，直流电复律仍为 I 类推荐用于终止心动过速。

一、室上性心动过速

阵发性室上性心动过速多见于无器质性心脏病的中青年，突发突止，易反复发作。老年或有严重器质性心脏病患者新出现的窄 QRS 心动过速，在诊断室上性心动过速前应注意和其他心律失常如房扑、房速等鉴别。

室上性心动过速应与其他快速心律失常鉴别，如心房扑动伴 2：1 房室传导。在 II、V$_1$ 导联寻找房扑波（F 波）的痕迹有助于诊断。食管导联心电图可呈 2：1 房室传导的快速心房波，对心房扑动的诊断有较大帮助。当 AVRT 表现逆向折返或室内阻滞时可表现为宽 QRS 波心动过速，易与室性心动过速混淆，参考平时窦性心律心电图可有帮助。

（一）发病机制

1. 冲动起源异常 冲动频率的加速可发生于具有正常自律性的细胞，也可发生于原来无自律性的细胞在病理情况下转变为有自律性的细胞，故临床上见于：①原位的自律性增高，如不恰当性窦性心动过速（窦速）。②异位的自律性增高，如某些类型的房速。

2. 触发活动异常 此类心动过速多为复极过程的紊乱所致的后除极电位，当后除极电位达到一定的阈值，就产生一动作电位，如多源性房速等。

3. 折返机制 心脏电生理学的研究结果证实，绝大多数室上速的机制为折返。它可由解剖上的折返环、功能上的折返环或两者同时存在，造成折返激动。一般认为形成折返激动需要同时存在以下条件：①至少存在有两条或以上功能性（或解剖上）的传导途径，并在近端和远端形成闭合环。②其中一条具有单向传导阻滞。③有足够长的传导时间，使得单向传导阻滞的径路不应期得以恢复其应激性。常见的折返性室上速有 AVNRT、AVRT、PJRT 及房扑等。

（二）诊断和处理

1. 无心电图记录的心动过速的诊断及处理

（1）病史和体检：阵发性心律失常患者在就诊时经常无症状，阵发性心悸是重要的诊断线索。室上性心动过速见于各个年龄段，如果心律失常反复出现，且突发突止，则应定义为阵发性。相反，窦速是非阵发性、逐渐加速和逐渐终止。有规律的、突发突止的阵发性心悸（常指阵发性室上性心动过速）通常是由 AVRT 或 AVNRT 引起，刺激迷走神经可以终止的心动过速，则提示该折返有房室结参与。由于心房收缩适逢房室瓣关闭，导致心房压力增高，心房肽分泌增多，引起多尿，后者支持持续性室上性心律失常。在室上性心动过速中，少数患者发生晕厥，常出现在快速室上性心动过速的起始后或心动过速突然终止时，出现较长的心脏停搏间歇。晕厥也可因房颤通过旁路下传引起或提示伴有心脏结构的异常，如主动脉瓣狭窄、肥厚型心肌病或有脑血管疾病。室上性症状取决于心室率、潜在的心脏疾病、室上速的持续时间、患者的自我感觉；持续数周、数月的室上性心动过速并伴有快速心室率者可引起心动过速介导的心肌病。

（2）诊断：记录静息状态下 12 导联心电图，可提供异常节律、预激、QT 间期延长、窦速、ST

段异常或潜在性心脏病的证据。有阵发性规律性心悸病史的患者，静息心电图上出现预激综合征，提示为 AVRT。预激综合征患者出现无规律的阵发性心悸，强烈提示房颤，该类患者易发生猝死，需进行电生理评估。此外，在诊断时，至少应记录到一次心动过速发作时的 12 导联心电图，自动分析系统不可靠，常做出错误的心律失常诊断。不明原因的宽 QRS 心动过速应由心内科专科进行治疗。对那些窄 QRS 心动过速，如药物不能控制或不能耐受及药物治疗顺从性差者，也应请心内科医师进行治疗。由于预激综合征患者如果出现房颤则有潜在致命性危险，因此对这一类患者需要进一步评估。对已经确诊的持续性室上速，为了排除可能存在的器质性心脏病，除常规体格检查和记录 12 导联心电图外，还应进行心脏超声检查。对频发（如每周几次）短暂心动过速的患者应行 24h Hoter 心电图检查；对发作次数少的患者，国外多采用事件记录器或可携带循环记录器，它比 24h Hoter 检查更有用；对发作少（如每月少于 2 次），但发作时伴有严重血流动力学不稳定的患者，可选择埋置型循环记录器，这对记录事件有利。运动试验很少用于诊断，除非心律失常明显与运动有关。如果临床病史不充分或采用其他措施未能证实的心律失常患者，可选择经食管心房起搏进行诊断或诱发阵发性快速心律失常。对于有明显阵发性规律性心悸的病例，可采用有创电生理检查和导管消融进行治疗。

（3）治疗：对有症状但未经心电图证实的患者（如阵发性心动过速），在排除明显的心动过缓（<50 次/分）后，可根据经验应用 β 受体阻滞剂。由于 I 类和Ⅲ类抗心律失常药物存在促心律失常的危险，故在没有明确诊断之前，不应使用这类药物。

2. 有心电图记录的心动过速的诊断及处理

（1）诊断及鉴别诊断：描记完整的（窦律下和心动过速时 12 导联）心电图对心动过速诊断最重要。对血流动力学不稳定、需紧急电转复者，可通过除颤电极板尽可能记录下心动过速心电图。

1）窄 QRS 心动过速：心动过速时体表心电图 QRS 波宽度 < 120ms 为窄 QRS 心动过速。窄 QRS 心动过速一般为室上性心动过速，可以有多种发病机制。诊断应记录 12 导联心电图，必要时经食管导联描记 P 波，分析 P 波与 R 波关系；观察腺苷和颈动脉窦按摩反应，有助于窄 QRS 心动过速的鉴别诊断。①RR 间期规则，且心电图无明显 P 波，则 AVNRT 可能性最大，AVNRT 时，P 波可部分隐藏在 QRS 波内，使 QRS 变形，在 V_1 导联上呈"伪 r 波"，下壁导联（Ⅱ、Ⅲ、AVF）呈"伪 s 波"。②若 P 波重叠在 ST 段，与 QRS 分开达 70ms，支持 AVRT。③若 RP 长于 PR，可能的机制是非典型 AVNRT、PJRT 或房速。

2）宽 QRS 心动过速：心动过速时体表心电图 QRS 波宽度 ≥ 120ms 为宽 QRS 心动过速。诊断宽 QRS 心动过速首先考虑室性心动过速（室速）诊断，但也不能除外某些特殊类型的室上性心动过速。①室速：多种心电图特征有助于室速的鉴别诊断。a. 房室分离：宽 QRS 心动过速伴房室分离且室率快于心房率，支持室速诊断，但房室分离现象只见于 30% 的室速患者。按摩颈动脉窦可引发房室分离现象，室速的维持无需心房（P 波）参与。有时宽 QRS 心动过速时心电图上 P 波识别困难，可设法找出房室分离的其他证据，如不规则的大炮波、第一心音强弱不等、收缩压波动等；也可使用食管电极导联记录 P 波，帮助鉴别诊断。b. 融合波：心室融合波是室速的一个重要诊断依据。c. QRS 宽度：QRS 宽度在右束支传导阻滞（RBBB）图形时超过 0.14 s，左束支传导阻滞（LBBB）时超过 0.16s，支持室速诊断。但室上性心动过速经旁路前传、室上性心动过速合并束支阻滞或室上性心动过速使用 I A、I c 类抗心律失常药物时，QRS 宽度也可在 0.14 s 以上。d. 心动过速时 QRS 图形特征：V_1 和 V_6 导联的形态对鉴别室上性心动过速和室速有帮助，支持室速诊断的心电图特征为：胸前导联上 RS 宽度 > 100ms（R 波起始到 S 低点）；胸前导联上 QRS 均为负向，呈 QS 型（若为正向一致性，有可能是经左后旁路前传的 AVRT）。QR 型提示心肌瘢痕，见于约 40% 的 AMI 后室速患者（AMI 和器质性心脏病史对室速的诊断很重要）。注意：尽管室速有上述心电图特征，但仍有许多误诊的机会。QRS 宽度及形态标准的特异性在服用抗心律失常药和高血钾症及严重心力衰竭患者中会受影响。②室上速合并束支阻滞或差异传导：束支阻滞可以是在窦性心律下就已存在，或在心动过速时才出现，是由于心室率过快，在束支系统产生的差异传导。大多数差异传导不仅只与频率过快有关，也可由于开始的长短周期现象引发。发生旁路同侧束支差异传导，可使心动过速频率相应减慢。③室上性心动过速合并旁路前传：多种室上性心动过速可合并旁路前传，如房速、房扑、房颤等。由旁路参与的 AVRT 可经旁路前传，而经正常房室传导系统或另一条旁路逆传。表现为 LBBB 的宽 QRS 心动过速也可由少数特殊房室旁路（如房束旁路、结束旁路和结室旁路）引起。

（2）治疗：根据病史及心电图资料，一旦诊断明确，应针对其机制及伴随的血流动力学状态采取相应的急、慢性治疗措施。对一个宽 QRS 心动过速并不能以心动过速时血流动力学状况估计心动过速类型，不能明确诊断则按室速处理。某些用于终止室上性心动过速的药物如维拉帕米、地尔硫䓬有可能使室速患者血流动力学恶化，用药前应注意鉴别诊断。无论是室速或是室上性心动过速，若血流动力学不稳定，最有效的处理方法是直流电转复。

1）窄 QRS 心动过速的急性期处理：①迷走神经刺激，深吸气后屏气同时用力做呼气动作（Valsalva 法），或用压舌板等刺激咽喉部产生恶心感，可终止发作。压迫眼球或按摩颈动脉窦现已少用。刺激迷走神经方法仅在发作早期使用效果较好。②药物治疗：维拉帕米和普罗帕酮终止室上性心动过速疗效很好，推荐首选，室上性心动过速终止后即刻停止注射，使用时应注意避免低血压、心动过缓。腺苷具有起效快、作用消除迅速的特点，对窦房结和房室结传导有很强的抑制作用，心动过速终止后出现窦性停搏、房室阻滞等缓慢性心律失常，但通常仅持续数 10 秒，一般不需特殊处理。地尔硫䓬、β 受体阻滞剂也有效。在上述方法无效或伴有器质性心脏病，尤其存在心力衰竭或存在上述药物的禁忌证时可应用胺碘酮、洋地黄类药物。③食管心房调搏可用于所有室上性心动过速患者，特别适用于因各种原因无法用药者，如有心动过缓病史，具体方法见食管调搏术。

2）宽 QRS 心动过速的急性期处理：①直流电转复：对血流动力学不稳定的心动过速应立即行直流电转复；对不规则的宽 QRS 心动过速（房颤合并预激综合征）建议电转复；若血流动力学尚稳定，可选用抗心律失常药物。②抗心律失常药物：对无器质性心脏病和血流动力学稳定的宽 QRS 心

动过速可选用普罗帕酮、索他洛尔和普鲁卡因胺；对左室功能损害或有心力衰竭征象者，胺碘酮更为安全；对血流动力学稳定、诊断为室上性心动过速者，则按窄 QRS 心动过速处理。③经旁路前传的宽 QRS 心动过速可按室上性心动过速处理，但不能使用影响房室结传导的药物，洋地黄过量的室速主要针对洋地黄过量处理。

3）特殊情况下室上性心动过速的急症处理：①伴明显低血压和严重心功能不全者，应使用电复律终止发作，不接受电复律者可试用食管调搏，也可选洋地黄类药物。②伴窦房结功能障碍的室上性心动过速宜首先考虑使用食管心房调搏，调搏也可与药物共同使用，终止前做好食管起搏的准备。③伴有慢性阻塞性肺部疾病患者，应避免使用影响呼吸功能的药物，非二氢吡啶类钙拮抗剂（维拉帕米或地尔硫䓬）为首选。④孕妇合并室上性心动过速，应用药物时需考虑孕妇及胎儿的近期和长期安全，当孕妇的风险超过胎儿时应进行治疗，首先宜用刺激迷走神经或食管心房调搏终止室上性心动过速，血流动力学不稳定时可电转复，上述措施无效或不能应用时，可应用腺苷、美托洛尔、维拉帕米。

二、窦性心动过速

窦性心动过速（窦速）的诊断主要包括两部分：①心电图上 Ⅰ、Ⅱ、AVF 导联 P 波直立，V_1 导联 P 波双相。②心率大于 100 次。根据发病机制的不同，窦速又可分为生理性窦速和病理性窦速（IST）。生理性窦速往往存在感染、发热、贫血、脱水、甲状腺功能亢进、心力衰竭等外在因素或者由于应用 β 受体激动剂、毒品等继发心动过速，对这种情况，心动过速往往可以通过去除诱因而得到缓解。IST 指在排除了上述生理性因素基础上，患者静息状态下心率仍大于 100 次 / 分或 24 h 平均心率大于 90 次 /min 的情况。关于 IST 的发病机制，目前仍不明确，可能与自主神经功能紊乱、神经内分泌异常或窦房结内部活动亢进有关。当然，IST 是一个排除性诊断，需要首先除外来源于界嵴上方的房速、窦房结折返性心动过速及体位性心动过速等才能诊断 IST。迷走功能减弱会导致不恰当的窦速，体位改变时也可引起窦速（直立性心动过速综合征），窦

房结折返性心动过速或窦房折返性心动过速是由窦房结内或其邻近组织的折返激动所致。

（一）生理性窦速

正常情况下，窦房结频率为在 60～90 次 / min，其频率受自主神经调节，还受其他很多因素的影响，包括低氧血症、酸中毒、机械张力、温度及激素（如 3 碘甲状腺素、5- 羟色胺）等。

1. 定义、机制　窦速是指在体力活动、情绪激动、病理生理或药理应激状况下，窦性频率超过 100 次 / 分。其病因包括发热、低血容量或贫血。引起窦速的药物包括兴奋剂（如咖啡、酒精、尼古丁）、处方药（如舒喘灵、氨茶碱、阿托品、儿茶酚胺）、某些违禁药物（如苯异丙胺、丁卡因、迷幻剂、大麻）。抗癌治疗（特别是蒽环类抗生素如阿霉素、柔红霉素）可引起急性或慢性心脏毒性反应，出现窦速。上述因素均影响了窦房结内起搏细胞的除极频率。

2. 诊断　正常窦性心律时，标准 12 导联中 I、Ⅱ、AVF 导联 P 波直立，AVR 导联 P 波倒置；P 波额面电轴介于 0～+90°，而在水平面上指向正前方伴轻度左偏；因此，V$_1$、V$_2$：导联 P 波可以倒置，但 V$_3$～V$_6$ 导联 P 波必须直立。窦速时 P 波形态正常，但因振幅增加而变得高尖。生理性窦速呈非阵发性，不同于折返所致的窦速。

3. 治疗　窦速的处理首先要寻找病因，针对病因治疗。β 受体阻滞剂用于情绪激动或焦虑所致的症状性窦速十分有效，可显著改善 AMI 的预后，也可治疗慢性心力衰竭所致的窦速，可改善症状和预后；对症状性甲亢患者应联合用 β 受体阻滞剂和甲亢平（carbimazole）或丙基硫氧嘧啶（propyhiouracil），伴有症状的甲亢患者对 β 受体阻滞剂禁忌证时，可用非二氢吡啶类钙离子拮抗剂如地尔硫䓬或维拉帕米替代。

（二）病理性窦速（IST）

1. 定义　IST 是指无明确的生理、病理诱因，静息状态时窦性心率加快。

2. 机制　①窦房结自律性增加。②窦房结自主神经调节异常，交感张力过度增加而副交感张力减弱。

3. 临床表现　医务人员 IST 较多见，而且近90% 为女性，平均年龄（38±12）岁，可能与医务人员容易觉察自己的心率有关。心悸是主要症状，但胸痛、气短、头昏、眩晕及接近晕厥等也有报道。IST 不适的程度变化极大，患者可完全没有症状而仅在常规体检时发现；症状严重者需用药物，辅以心理治疗，临床体检和常规检查可以排除心动过速的继发性原因。

4. 诊断　①Holer 监测白天心率＞100 次 / 分，而夜间心率正常。②心动过速和相关症状呈非阵发性。③P 波形态与心内激动顺序和窦性心律时一致。④除外继发性原因（如甲亢、嗜铬细胞瘤、心力衰竭、贫血、心肌炎等）。

5. 治疗　IST 的治疗主要取决于有无症状。在不治疗的患者中，心动过速致心肌病的风险尚不清楚，但可能性很小。在药物治疗方面，伊伐布雷定可用于有症状的 IST 患者（Ⅱ a 类推荐），其次也可以考虑 β 受体阻滞剂（Ⅱ b 类推荐）或者两种药物联用（Ⅱ b 类推荐）。对难治性 IST，导管射频消融改良窦房结也是一种治疗选择，但由于具有复发率高、并发症等劣势，指南没有推荐用于 IST 的治疗。

三、窦房结折返性心动过速

窦房结折返性或窦房折返性心动过速是由于窦房结内或其邻近组织发生折返而形成的心动过速，呈阵发性，常表现为非持续性发作，其 P 波形态和窦性 P 波相同或相似，通常可以被一个房性早搏突然诱发或终止。

1. 机制　窦房结内传导的不一致性是形成折返的基础，但折返环是否局限在窦房结内，以及窦房结周围心房组织或部分界嵴是否也参与折返，尚不清楚。然而这类心律失常和 AVNRT 相似，对刺激迷走神经和腺苷敏感，这一事实表明窦房结组织参与了折返环。

2. 临床表现　在因室上性心动过速而行电生理检查的患者中，窦房结折返性心动过速的检出率为 1.8%～16.9%；而在局灶性房速的患者中，窦房折返可高达 27%。伴有器质性心脏病患者的窦房结折返性心动过速发病率较高。患者有心悸、头晕和接近晕厥症状，晕厥相当少见，因为心动过速的频率很少超过 180 次 / 分，阵发性发作是诊断的重要线索。

3. 诊断　①心动过速和相关症状呈阵发性。②P波形态和窦性P波相同。③心内心房激动顺序和窦性心律时相同。④房性早搏刺激可诱发和（或）终止心动过速。⑤刺激迷走神经或腺苷可终止发作。⑥心律失常的诱发与房内或房室结传导时间无关。

4. 治疗　临床上疑为窦房结折返性心动过速的患者，可能对迷走神经刺激、腺苷、胺碘酮、β受体阻滞剂、非二氢吡啶类钙通道阻滞剂甚至地高辛均有效。如果患者心动过速能很好地耐受及容易用药物或刺激迷走神经的方法控制，不必考虑电生理检查。电生理检查适用于心动过速发作频繁或发作时难以耐受、对药物治疗反应差、考虑接受射频消融治疗者。

四、房室结折返性心动过速

AVNRT 是临床上较常见的阵发性室上速，多发生于没有器质性心脏病的患者，女性多于男性，频率常为 110 ～ 250 次 /min，少数情况下可低于 100 次 /min。阵发性心悸、头晕和四肢乏力是常见的临床表现。

AVNRT 的折返环位于房室交界区，由房室结自身和结周心房肌构成的功能相互独立的快径路和慢径路组成。前者位于 Koch's 三角的顶部而邻近希氏束，后者位于 Koch's 三角的底部，沿三尖瓣环隔侧缘分布，向后下延伸至房室结及邻近冠状静脉窦。典型的 AVNRT 以慢径路前向传导、快径路逆向传导，故称为慢 - 快型 AVNRT；由于快径路逆向传导至心房的时间较短（40 ms），心电图上 P 波多位于 QRS 波群中或紧随 QRS 波群之后（RP 间期＜ 70 ms），而在 V$_1$ 导联上显示"伪 r 波"。约 5% ～ 10% 的 AVNRT 其折返运行方向与上述类型相反，以快径路前向传导，慢径路逆向传导，亦称为快 - 慢型 AVNRT 或少见型 AVNRT；慢径路逆向传导时间较长，心电图上 P 波位于下一个 QRS 波群之前，表现为长 RP 心动过速。少见情况下，AVNRT 的折返环由两条传导速度较慢的径路组成，亦即慢 - 慢型 AVNRT；心电图上 P 波位于 QRS 波群之后，其 RP 间期＞ 70 ms。

急诊处理原则与不明原因 SVT 大致相似。首先，可以尝试通过刺激迷走神经的方式终止发作，如无效则推荐静脉应用腺苷。如果仍未终止 AVNRT，

在血流动力学不稳定的情况下应当采取直流电复律；如果血流动力学稳定，可尝试 β 受体阻滞剂、维拉帕米、地尔硫䓬等二线药物转复，而胺碘酮则被目前指南列为三线用药。关于 AVNRT 的长期治疗方案，指南还是推荐在尊重患者个人选择的基础上选择导管消融或者药物治疗。

（一）药物治疗

终止 AVNRT 发作类同阵发性室上速。远期药物防治仅适用于 AVNRT 反复发作而不愿接受消融治疗的患者。

1. 预防性治疗药物　口服非二氢吡啶类钙拮抗剂、β 受体阻滞剂和地高辛是 AVNRT 预防性治疗的常用药物。已有的研究提示，维拉帕米（480 mg/d）、普萘洛尔（240 mg/d）和地高辛（0.375 mg/d）减少 AVNRT 发作的次数和缩短发作时间的疗效相似，增加用药剂量虽可提高疗效，但不良反应也增加，地高辛更适合于有心脏结构和功能异常的患者。其他钙拮抗剂（如地尔硫䓬）和 β 受体阻滞剂（如美托洛尔和阿替洛尔）也有相似的治疗效果。

（1）I 类抗心律失常药物（氟卡尼和普罗帕酮）：可作为无器质性心脏病的 AVNRT 预防复发的二线药物。一项研究表明，氟卡尼 200 ～ 300 mg/d 可有效预防 65% 的患者心动过速复发，长期服用，约 7.6% 的患者因疗效不好、5% 的患者因心脏外不良反应（多为中枢神经系统不良反应）而停药。普罗帕酮预防 AVNRT 的疗效与氟卡尼相似，口服 300 mg/d 可使多数患者 AVNRT 发作次数明显减少或发作持续时间缩短。这类药物禁用于有心脏结构和功能异常的患者。

（2）III 类抗心律失常药物（胺碘酮、索他洛尔、多非利特）：虽能有效预防 AVNRT 复发，但因胺碘酮的心外不良反应和其他 III 类药物的促心律失常不良反应（如扭转型室速）不宜常规应用。而在器质性心脏病、左心室肥大、左心室功能不全、慢性心力衰竭患者，预防 AVNRT 发作只能选择胺碘酮。

2. 单剂口服治疗或随身备用药物　单剂口服药物治疗适用于 AVNRT 发作不频繁，但发作后持续时间长、血流动力学状态稳定、不易自发终止、刺激迷走神经不敏感的患者。心功能不全、窦性心动过缓或有预激的患者不宜接受这一治疗方法。没有心脏结构和功能异常的青少年和成年人单剂口服氟

卡尼（3 mg/kg）或普罗帕酮（6 mg/kg）可使部分 AVNRT 终止或频率明显减慢。

（二）导管消融治疗

沿三尖瓣环后间隔区域消融慢径，极少并发房室阻滞。虽然快径和慢径消融都能有效地根治 AVNRT，但慢径消融所致的第三度房室阻滞并发症低（1%～8%），又保持正常的 PR 间期，不影响心脏功能。因此慢径消融是首选途径，只有在慢径消融失败后才选用快径消融。快 - 慢型 AVNRT 的消融靶点仍为慢径路，可在 AVNRT 发作时以标测慢径路传导的心房出口为消融靶点。慢 - 慢型 AVNRT 的逆传支可能涉及房室结向间隔左侧延伸的部分，AVNRT 时在冠状静脉窦口内标测最早逆传心房激动部位为消融靶点，可安全有效地阻断慢径逆传而根治此型心动过速。

临床证实，有阵发性室上性心动过速的症状和心电图表现，而电生理检查有房室结双径传导或心房回波，但不能诱发 AVNRT，这类患者可酌情消融慢径路，其消融终点为消融中出现交界心律，消融后房室结双径传导消失。

北美心脏起搏和电生理学会及中国心脏起搏和心电生理学会的注册资料中，AVNRT 消融的成功率分别为 96.1% 和 98.8%，房室阻滞并发症的发生率分别为 1.0% 和 0.6%。术后复发率分别为 3.0% 和 2.3%。

导管消融治疗 AVNRT 的适应证取决于每一患者的临床情况和患者的选择。与抗心律失常药物治疗相比，导管消融可为值得推荐和易于接受的治疗方式，尤其是 AVNRT 发作频繁，而药物治疗仅有 30%～50% 的疗效，导管消融可作为这类患者的一线治疗方法。但是，任一接受导管消融治疗的患者，必须承担与消融有关的发生房室阻滞和置入心脏起搏器的潜在危险。

五、交界性心动过速

交界性心动过速是由于包括希氏束在内的房室交界区阻滞自律性增高，导致频率在 120～220 次/min 的窄 QRS 波心动过速，频率可规整或不规整。交界性心动过速最常见于先天性心脏病术后的婴幼儿，成年人少见。在治疗方面，β 受体阻滞剂、地尔硫草、氟卡尼、普鲁卡因胺、普罗帕酮和维拉帕

米都被推荐应用于交界性心动过速的治疗，胺碘酮仅可用于儿科患者，而地高辛在该领域尚无循证医学证据支持。当药物治疗无效时，也可考虑针对交界性心动过速行导管消融（Ⅱb 类推荐）。

（一）局灶性交界性心动过速

对交界区异常快速心律的命名有多种，但是每种命名均有不足之处。如"交界性异位心动过速"的不足是命名的累赘，因为所有窦房结以外的起搏点都属于异位起搏点；"自发性交界性心动过速"命名的缺点是它提示这类心动过速的主要发生机制是异常自律性，而实际上除异常自律性外，其他机制也参与了此类心动过速的发生。因此本指南建议将此类心动过速命名为局灶性交界性心动过速，这一命名对心律失常机制来说是一个中性的命名。

1. 诊断　局灶性交界性心动过速起源于房室结或希氏束，心房及心室均不参与。心电图特征为：心率在 110～250 次/分，窄 QRS 或典型的束支传导阻滞图形；常存在房室分离，但也可看到 1∶1 逆传的现象。电生理检查显示每次心室除极前均有希氏束波（H 波）。根据其对 β 受体阻滞剂和对钙拮抗剂的反应，提示这类心律失常的电生理机制可能是异常自律性或触发活动。临床特征：局灶性交界性心动过速是一种非常少见的心律失常，带有原发或先天的性质，如发生于儿科患者的先天性和手术后交界性异位心动过速。发生于成年人的局灶性交界性心动过速通常是儿童时期"先天性交界性异位心动过速"延伸到成年后的表现，这种心律失常多与运动或应激有关且比儿童型良性，患者心脏结构多正常或有先天性心脏结构异常，如房间隔缺损（房缺）或室间隔缺损。这类患者常症状明显，如果不治疗，尤其是心动过速发作无休止时可能出现心衰。

2. 治疗　快速局灶性交界性心动过速对抗心律失常药物反应的相关资料较少。患者一般对 β 受体阻滞剂有一定的效果。静脉注射氟卡尼可以减慢或终止心动过速，长期口服治疗也有一定的疗效。药物疗效不一致，导管射频消融可以根治。但是，消融房室结附近的局灶起源点有导致房室阻滞的危险（5%～10%），也有一定的复发率。

（二）非阵发性交界性心动过速

非阵发性交界性心动过速同属局灶性交界性心

动过速，是一种良性心律失常；但起源是病理性，发作时 QRS 波窄，心率在 70 ～ 120 次/分。其发生机制可以是高位交界区自律性增高或者是触发机制，有典型的"温醒"及"降温"现象（心动过速发作时逐步加快，终止时逐步减慢），不能被起搏终止。这种心动过速的最重要的特征是提示可能存在严重的病理状态，如洋地黄中毒、低血钾、心肌缺血或出现于心脏手术之后，还可能在慢性阻塞性肺病伴低氧血症及炎性心肌炎时出现。与频率较快的局灶性交界性心动过速不同，非阵发性交界性心动过速常常有 1：1 的房室关系。在某些情况下，尤其是洋地黄中毒时，可能见到房室结前传的文氏现象。

1. 诊断 通常根据心律失常发作的临床特点及心电图表现就可查明心律失常的发生机制。但有些病例只能通过心脏电生理检查才能明确心律失常的机制。需要与其他窄 QRS 心动过速鉴别，包括房速、AVNRT、AVRT。

2. 治疗 治疗非阵发性交界性心动过速主要是要纠正基础病因。洋地黄中毒引起非阵发性交界性心动过速时应及时停药，如果洋地黄中毒伴有室性心律失常或高度房室阻滞，可以考虑使用洋地黄抗体片段。房室结自律性的频率超过窦性心律频率，引起房室失同步的情况并不少见，可视为生理状态，无需治疗。非阵发性交界区心动过速持续发作可以使用 β 受体阻滞剂或钙离子拮抗剂治疗。持续交界区心律是窦房结功能不良的表现，刺激交感神经增加房室交界区的自律性，也可导致交界区节律，若超过窦性心律时，有时会由于房室交界区激动后逆传心房，心房在房室瓣关闭时收缩，引起类似"起搏器综合征"的表现，可见"大炮 A 波"或出现低血压。

六、房室折返性心动过速

旁道在心脏电信号的传导通路中可以扮演前传或者逆传的角色，不同的传导方式参与了不同类型的室上性心动过速；其中，某些前传通道可以增加患者发生心脏性猝死（SCD）的风险。顺向型 AVRT 是最常见的一种旁道参与的 SVT。在 ARVT 中，信号通过房室结和浦肯野纤维下传心室，再通过旁道逆传回到心房，形成一个闭合的环路，从而

维持心动过速的发作。指南中特别指出，房颤患者如果存在显性前传旁道，10 年内发生 SCD 风险可达 0.15% ～ 0.24%，甚至 AVRT 可能以 SCD 为首发症状而被诊断；症状性心动过速病史、多旁道、最小 RR 间期小于 250 ms 等可能增加房颤患者的 SCD 风险。

在顺向型 AVRT 的急诊处理中，刺激迷走神经、静脉应用腺苷及直流电复律仍然得到了新版指南的充分肯定；但是，此时地高辛、β 受体阻滞剂、维拉帕米、地尔硫草等的应用需格外谨慎。对存在心室预激综合征的患者，地高辛会缩短旁道不应期，β 受体阻滞剂、维拉帕米、地尔硫草等药物可能降低血压、促进儿茶酚胺分泌，上述机制最终导致旁道前传增加；如果患者合并房颤，旁道前传的增加会明显增加恶性室性心律失常风险。此外，根据近期小规模临床研究结果，指南也已把伊布利特和普鲁卡因胺纳入预激综合征伴房颤急诊处理的 I 类指征，因为这些药物可能通过抑制旁道前传减慢心室率，同时还有转复心律的作用。

对 AVRT 的长期管理，导管消融的一线地位仍然不容置疑；在药物治疗方面，同样需要考虑不同种类抗心律失常药物对旁道前传的影响。

AVRT 的典型旁路是房室结外连接心房和心室肌的通道。心电图显示 deltA 波占总人群的 0.15% ～ 0.25%，可能一部分患者的旁路传导是间歇的，而旁路患者的第一代亲属有高达 0.55% 的发病风险。旁路的分类是基于二尖瓣和三尖瓣的部位不同而定，旁路通常显示为快的、非递减传导，类似存在于正常希-浦系组织和心房或心室肌的传导，约 8% 的旁路显示递减的前向或逆向传导。另外旁路也具有前向或逆向传导性能或兼而有之。PJRT 是少见的临床症候群，通常是由位于右后间隔区域的、具有缓慢和递减传导特性的旁路参与的，其特点是无休止的室上性心动过速，通常在 II、III、aVF 导联 P 波倒置，RP 间期延长（RP ＞ PR）。

旁路如只具有逆向传导功能，则称为"隐匿性"；而具有前向传导功能的旁路，则称为"显性"，显性旁路在心电图上表现为有预激图形，预激程度取决于经由房室结、希氏束和旁路传导的程度。有些患者的旁路前向传导只有在靠近心房插入处起搏时才明显，如位于左侧的旁路。显性旁路通常同时具有前向和逆向传导功能，只有前向传导功能的旁路

较少见。

当同时有预激图形和快速心律失常时，则可诊断为预激综合征。AVRT 是常见的心律失常，95%的患者可发生这一类型的折返性心动过速。AVRT 以房室结的传导方向分为前向和逆向 AVRT。在前向 AVRT，折返激动的传导是经房室结前传心室，经旁路逆传心房。在逆向 AVRT，折返激动传导的方向与上相反，前传经旁路到心室，逆向是经房室结或第二条旁路到心房。5% ～ 10% 的预激患者可发生逆向 AVRT。预激伴房颤是一种潜在危及患者生命的心律失常。如果旁路的前向不应期短，心室率可以极快，从而导致室颤。研究表明，约 1/3 的预激患者合并房颤，患者多数年纪较轻且无器质性心脏病，外科或射频消融旁路为消除旁路的根治方法。

（一）预激患者的猝死和危险分层

在 3 ～ 10 年的随诊中，预激患者的心性猝死发生率为 0.15% ～ 0.39%，心脏骤停作为预激的首发症状不多见；然而，在预激综合征中约有一半猝死为首发表现，预激伴房颤的患者发生心脏性猝死的原因是由于过快的心室率，虽然预激综合征患者猝死的年发生率不高，但应积极建议射频消融治疗。

对有猝死症状的预激患者的回顾性研究表明，有相当一部分患者属于高危状态，包括：①在自发或诱发的房颤中心室率过快，RR 间期 < 250 ms。②有心动过速病史。③存在多条旁路。④合并 Ebstein 畸形。有研究指出，家族性预激有较高的猝死率，但家族性预激极为罕见。几种无创的研究指出，对有猝死危险的患者加以分层是有益的。间歇性预激的特点是 deltA 波突然消失，QRS 波正常化，说明旁路具较长的不应期，不易发生室颤。在应用普鲁卡因胺后预激消失，也可能属低危险患者。

（二）急性期治疗

急性终止心动过速的发作不同于心动过速的远期预防。对宽 QRS 心动过速（预激）患者的特殊处理：对逆向心动过速患者，药物治疗是针对旁路或房室结，因为这两条途径都是心动过速折返的组成部分。假如心动过速是在 2 支旁路间折返，房室结仅是心动过速中的旁观者，则抑制房室结传导的药物也就无效。腺苷的应用也需慎重，因为它能诱发房颤伴快速心室率。常适用依布利特、普鲁卡因胺或氟卡尼治疗预激，因其能减慢旁路传导。

预激患者发生房速或房扑，可 1：1 经旁路传导，更不能使用房室结抑制性药物，应用具有抑制旁路传导作用的药物，即使这些药物不能转复房性心律失常，也能减慢心室率。预激伴房颤宜静脉注射依布利特、氟卡尼或普鲁卡因胺。

（三）长期的药物治疗

抗心律失常药物可用于治疗旁路参与的心律失常，但近年已逐渐被导管射频消融所替代。用于改变房室结传导的药物有地高辛、维拉帕米、β 受体阻滞剂、腺苷和地尔硫䓬；用于抑制旁路传导的抗心律失常药物有 I 类（普鲁卡因胺、丙吡胺、普罗帕酮和氟卡尼）和 III 类抗心律失常药物（依布利特、索他洛尔和胺碘酮）。

1. 预防性治疗药物 ①普罗帕酮对儿童和成人都有效，可阻断旁路双向传导，也可单向阻断旁路逆传，应用后不能诱发出 AVRT；但疗效有限，在服药期间仍有复发。普罗帕酮联合 β 受体阻滞剂可减少 AVRT 的复发。②氟卡尼口服和静脉治疗 AVRT 均有效，口服剂量 200 ～ 300 mg/d，但在长期（15±7）月应用中有 AVRT 复发风险，联合 β 受体阻滞剂可进一步减少复发率；氟卡尼的电生理作用部分可被异丙肾上腺素拮抗。③只有少数报道索他洛尔口服可预防 AVRT，预激患者静脉注射索他洛尔后，电生理刺激仍可诱发 AVRT；但长期口服治疗，似能减少 AVRT 发作。④已有诸多报道显示，胺碘酮可防治旁路参与的心动过速，但这些研究未能证实胺碘酮优于 I c 类抗心律失常药物或索他洛尔。此外，胺碘酮还有较多的心脏外不良反应，因此并不推荐作为预激患者长期防治 AVRT 的药物，除非伴有器质性心脏病不适宜导管消融治疗。⑤维拉帕米用于长期预防 AVRT 也有少数报道，口服维拉帕米并不能防止电生理刺激诱发 AVRT；在房颤发作时，静脉注射维拉帕米可使血流动力学恶化。因此维拉帕米和地尔硫䓬不能单独用于旁路患者，地高辛也不宜选用。

2. 单剂口服治疗或随身备用药物 对心动过速发作不频繁的患者，可以采用单剂口服药物治疗的方法，在心动过速发作时服用，这种方法适用于心电图上无 deltA 波的患者。心动过速发作不频繁、血流动力学稳定的患者，可口服地尔硫草（120 mg）加普萘洛尔（80 mg），约有80%的患者在2h内可以终止心动过速。单剂氟卡尼终止室上速急性发作的疗效明显低于地尔硫草和普萘洛尔合用。

（四）导管消融

旁路的导管消融和电生理检查可同时完成。电生理检查的目的是为了证实旁路的存在和确定其传导特点及在心律失常中的作用。旁路被标测定位后，采用可操纵的消融导管进行消融。导管消融旁路的早期效果大多在95%左右，导管消融左游离壁的成功率略高于其他位置的旁路，复发率约有5%，旁路复发通常能成功地通过第二次消融解决。

导管消融旁路的并发症主要与血管穿刺（如血肿、深静脉血栓形成、动脉穿孔、动-静脉瘘、气胸）、导管操作（如瓣膜损伤、微栓塞、冠状窦或心肌壁穿孔、冠状动脉撕裂、血栓形成）或射频损伤（如房室阻滞、心肌穿孔、冠状动脉痉挛或堵塞、一过性缺血发作或脑血管意外）等原因有关。旁路导管消融中与操作程序有关的死亡率为0～0.2%，术中难以避免的第三度房室阻滞发生率为0.2%～1.0%，多数发生于靠近房室连接的间隔旁路消融，心脏压塞的发生率是0.1%～1.1%，因此消融治疗需要有相应的设备和技术条件才能进行。

（五）无症状旁路患者的处理

由于旁路的存在，预激综合征患者即使平素没有临床症状，但仍有发生心律失常的潜在风险，包括心脏性猝死；因此，选择合理方式对无症状预激综合征患者进行危险程度评估是最重要的环节。在决定下一步诊治方案之前，指南推荐可使用欧洲复苏理事会（ERC）系统回顾报告提供的4个PICOTS问题来帮助决策，如果患者运动后预激波突然消失或心电监护表现为间歇性预激，则此类患者发生严重心律失常事件风险较低。对症状预激综合征患者进行电生理检查，以确定其危险度分层，对选择下一步的治疗策略至关重要（Ⅱa类推荐）。指南推荐导管消融指征包括心律失常风险为高危及即将从事特殊行业工作（如飞行员）的患者。

偶尔也可见到无症状但心电图有预激图形的患者，电生理检查的意义和导管消融对这类患者存在争议。年龄小于40周岁的无症状患者，1/3在40岁后出现症状。大多数无症状的预激患者预后良好，心脏骤停为首发表现较罕见。有创电生理检查对无症状患者阳性预测值很低。对高风险职业的患者则必须予以消融治疗，如学校班车司机、飞行员、水下作业人员，这项推荐不应受电生理检查结果而改变。电生理检查对无症状的预激患者预测阳性事件的指标为：①诱发AVRT或房颤。②检出多条旁路。电生理检查的潜在价值是证实高危并从导管消融中受益的患者，与因导管消融约有2%的并发症的风险相比，仍利大于弊。综上，预激患者特别是在心律失常发作时血流动力学不稳定者，应该把导管消融作为一线治疗，室上速发作不频繁、症状轻微、又没有证实有预激者，可采用其他方法治疗。患者的选择是决定治疗隐匿性旁路按AVNRT治疗的重要参考因素。导管消融用于有症状的患者安全高效；无论首选还是药物治疗有不良反应的患者或在药物治疗后心律失常复发者，都宜接受消融治疗。

七、房性心动过速

根据起源点的不同，新版指南将房性心动过速分为局灶性房速和多源性房速两大类。局灶性房速心房率在100～250次/分之间，可为持续性或非持续性，临床症状可轻可重。标准12导联心电图上V₁、aVL及下壁导联上P波形态有助于初步判断房性心动过速的起源点；当然，如果要精确定位，还是需要靠心内电生理检查。指南中特别提到一种特殊类型的局灶性房性心动过速——窦房结折返性心动过速，其主要临床特点为突发突止和长PR间期。关于局灶性房性心动过速的急性期治疗，如果血流动力学稳定，静脉β受体阻滞剂、地尔硫草、维拉帕米都是Ⅰ类推荐的转复药物；如果血流动力学不稳定，首选治疗为直流电复律。腺苷可用于局灶性房速的转复治疗，并可通过治疗效果协助诊断（Ⅱa类推荐）；胺碘酮、伊布利特被指南作为Ⅱb类推荐的转复药物，可以在上述药物无效时尝试使用。急性期过后，导管消融是维持心律的首选方案，此外，还有多类抗心律失常药物可用于此类患者的后续治疗。多源性房性心动过速（MAT）指的是心电图上存在≥3个不同形态P波，心房激动频率不等的室上性心动过速类型。此类心律失常往往和肺部疾病、肺动脉高压、冠心病、心脏瓣膜病、低镁血症及应用茶碱等相关。静脉美托洛尔和维拉帕米可用于 MAT 的急性期治疗（ⅡA 类推荐），但疗效有限；如症状明显且反复发作，可考虑长期口服维拉帕米、地尔硫草或美托洛尔控制心律。指南中特别指出，即使患者血镁水平正常，补镁治疗仍然可以使患者获益。

（一）局灶性房速

局灶性房速是指起源于心房的某一局灶部位的规律性的心动过速，心房激动由该起源部位向心房其他部位呈离心性传导，心房率通常在 $100 \sim 250$ 次 / 分，很少达到 300 次 / 分。窦房结和房室结在房速的发生和维持中不起作用。

1. 临床表现　局灶性房速可以呈短阵性或非持续性、阵发持续性或无休止性。短阵性和阵发持续性房速多见，房速可以由短阵的数个心房波组成，持续数分钟、数小时或数天自行终止。呈短阵性发作或持续时间短的房速，由于患者很少有症状，因此多需通过 Holter 记录提示诊断，持续性房速少见。局灶性房速患者的临床一般为良性过程，但如呈无休止性房速可以导致心律失常性心肌病。成年人局灶性房速多见于基础心脏疾病患者，也可见于正常心脏者。房速时心房和心室通常为 1∶1 关系（1∶1 房室传导），如伴有房室阻滞，多见于洋地黄过量、低血钾等。

2. 诊断

（1）心电图诊断：局灶性房速时，心电图常表现为长 RP′ 心动过速，即 P′ 波一般位于心动过速周长的后半段，但 P′ 波常常由于落在前一个 QRS 波的 T 波上而变得不易识别。PR 间期的变化一般与房速的频率有关。如出现房速伴房室阻滞，则可以排除 AVRT，此外也不支持 AVNRT。在房速发作中，P′ 波之间多有等电位线，以此可以与典型和不典型房扑鉴别（即房扑时的心房波为无等电位线的锯齿样或正弦波样形态）。然而，如果心房频率太快或伴有房内传导障碍，P′ 波宽大和等电位线消失，则与房扑难以鉴别。应该强调，即使房速时的心电图有清晰 P′ 波和等电位线也不能完全排除大折返性房速，尤其当存在复杂的器质性心脏病和（或）有先心病外科手术史时。

（2）心电图 P′ 形态与房速的起源部位：虽然要明确房速的确切起源部位需进行心内标测，

但是由于房速时 P′ 波形态多与窦性 P 波不同，因此根据局灶性房速时体表 12 导联心电图的 P′ 波形态，可以初步判定其起源部位。P′ 波在 I 和 AVL 导联呈负相，或 V1 导联呈正相，提示左房起源。此外，下壁导联 P′ 波呈负相，提示激动呈由足向头部方向的传导；反之下壁导联 P′ 波呈正相，提示激动由头部向足方向的传导。起源于高位终末嵴或右上肺静脉房速的 P′ 波形态可与窦性心律的 P 波形态相似。然而前者的 P 波在 V1 导联多呈正相。

（3）心内电生理诊断：心内电生理检查包括详尽的心内标测、刺激和激动拖带和消融治疗等研究，是明确局灶性房速诊断的唯一方法。其心房激动是从一个局灶点呈放射状传导，心内膜的激动不占据整个心房激动周长，为局灶性房速的显著特点。常规的心内电生理检查方法可以通过以下特征做出诊断：①在房速时，能标测到较体表心电图 P′ 波明显提前和比其他心房部位更早的局部最早心房激动点。②心房激动顺序符合从该局部最早心房激动点呈单一的放射状和规律性传导。③在该局部行心房 S1S1 刺激的激动顺序与房速时完全相同。④在局灶点行单点消融可以终止心动过速发作。⑤排除大折返机制的房速。

3. 起源部位与机制　心内标测表明，起源点并非为无规律或随机分布，而是多集中在某些特定的解剖区域，如右房的起源点多从窦房结至房室结沿界嵴分布，而左房的起源点常位于肺静脉、房间隔或二尖瓣环上，大多情况，它们是房颤的起源点。

通过普通的方法很难明确局灶冲动的产生机制。已有的资料表明，引起局灶电活动的原因可能有自律性异常过高、延迟后除极引起的触发活动或微折返。房速开始发作时常有频率的逐渐增加和（或）房速终止之前有频率的逐渐降低，上述现象提示自律性异常可能是局灶性房速的主要机制。

一些药物也可引起局灶性房速，最常见的药物是洋地黄。这种房速的特点是房速发作时常伴有房室阻滞，因此心室率并不太快。血清地高辛的水平测定有助于诊断。

4. 治疗　局灶性房速的治疗有多种选择，但由于其临床定义和诊断常不够严格，因此很难评价抗心律失常药物对局灶性房速的确切疗效，目前也缺乏大规模的临床研究资料；但已有报道认为，不管是阵发性房速还是无休止性房速，药物治疗的效果均不理想。

（1）急性期诊治要点：①注意鉴别诊断，房性心动过速节律一般整齐，但短阵发作，持续发作的早期或同时伴有房室不同比例下传时，心律可不规则，听诊心律不齐，易误诊为心房颤动。心电图发现房性 P 波可证实房性心动过速的诊断。刺激迷走神经不能终止房性心动过速发作，但可减慢心室率，并可能在心电图中暴露房性 P 波，有助于与其他室上性快速心律失常鉴别。阵发性房性心动过速伴房室传导阻滞者应排除洋地黄过量。②短阵房性心动过速如无明显血流动力学影响，可观察，纠正引起房性心动过速的病因和诱因。③持续房性心动过速可选择药物治疗，终止房性心动过速的药物可用普罗帕酮、胺碘酮，但效果不肯定。当无法终止或有药物禁忌时，可考虑控制心室率，使用洋地黄类药物、β受体阻滞剂、非二氢吡啶类钙离子拮抗剂（维拉帕米/地尔硫草）。④慢性持续性房性心动过速是造成心动过速性心肌病的主要原因，凡临床表现和检查疑似扩张型心肌病，伴慢性持续性房性心动过速患者首先应考虑心动过速性心肌病。急性处理主要以维持血流动力学稳定，治疗心力衰竭为主。对心律失常本身，可使用洋地黄或胺碘酮控制心室率，胺碘酮也有终止发作的作用，但一般要口服达到一定负荷剂量时才有效。因存在心力衰竭，急诊情况下慎用β受体阻滞剂，禁用 I 类抗心律失常药（如普罗帕酮）、索他洛尔或非二氢吡啶类钙离子拮抗剂。心功能稳定后可考虑应用β受体阻滞剂。建议行射频消融根治房性心动过速。部分患者也可通过心室率控制使心功能好转，心脏结构逆转。

（2）长期的药物治疗：有关局灶性房速的长期药物治疗已有了一些研究，然而问题是如何在开始药物治疗前准确地将这种房速与其他机制的心律失常（即 AVRT 或 AVNRT）或其他类型的房速作鉴别。有资料建议，首先使用钙拮抗剂或β受体阻滞剂，因为已证明这些药物有效且不良反应较小。如果这些药物无效，尝试 Ia、I_C 类药物（氟卡尼或普罗帕酮）与房室结阻滞剂合用，或应用Ⅲ类药物（索他洛尔和胺碘酮）可能有效，但是要考虑到可能的促心律失常危险和药物的不良反应。由于房速多发生于有器质性心脏病的老年人，因而在应用 I_C 类药物之前要慎之又慎。

（3）导管消融治疗：不管房速的机制是异常自律性、触发活动还是微折返，局灶性房速都可以通过导管消融其局灶起源点而根治，而且目前已经成为持续性房速尤其是无休止房速的首选治疗方法，其成功率 86%，复发率 8%。导管消融研究结果显示，18% 的房速左房起源，10% 多灶起源，其余为右房房速。在国内外有经验的医疗中心，导管消融的严重并发症很低（1% ～ 2%），主要有心脏穿孔、右侧和左侧膈神经的损伤和窦房结功能障碍等。在房间隔或 Koch 三角消融房速时要注意避免损伤房室结。对药物无效或无休止性的房速，尤其在出现心律失常性心肌病时，导管消融其局灶起源点是最佳治疗。

（二）多源性房速

多源性房速为一种不规律的房速，其特点是 P 波形态多变（3 种或 3 种以上）、频率不一、节律不整，有时不易与房扑鉴别。多源性房速最常见原因是肺部疾病，其次是代谢或电解质紊乱和洋地黄过量。抗心律失常药物疗效甚微，部分患者钙离子拮抗剂有效，由于多存在严重的肺部疾病，因此通常禁用β受体阻滞剂。多源性房速的治疗一般针对原发的肺部疾病和（或）纠正电解质紊乱，其慢性期治疗可以应用非二氢吡啶类钙离子拮抗剂，而电复律、抗心律失常药物或导管消融治疗等均无效。

八、房　扑

房扑又称为大折返性房速，心房扑动的总体治疗原则和措施与心房颤动相同（详见房颤章节）。心房扑动有关的症状主要取决于心室率及是否伴有器质性心脏病。房扑发作时需与其他心律失常鉴别。房扑伴 2∶1 房室传导，频率一般在 150 次/分左右，心电图的扑动波有时难以辨认，易误诊为室上性心动过速。此时注意在Ⅱ、V_1 导联寻找房扑波的痕迹。食管导联心电图可见呈快速心房波，对心房扑动的诊断有较大帮助。心房扑动在 4∶1 传导时，心室率一般在 70 ～ 80 次/分之间且整齐，单纯听诊易误为窦性心律。

根据发生机制的不同，可将心房扑动分为三尖瓣峡部依赖型及非三尖瓣峡部依赖型心房扑动，两者在治疗方案的选择、导管消融成功率及常见并发症等方面不尽相同。三尖瓣峡部消融术后最常见的问题在于诱导房颤的发生，临床研究显示，在三尖瓣峡部消融术后 14 ～ 30 月内，有 22% ～ 50% 的患者发生房颤；而这一比例在 5 年内可高达 82%。心房扑动消融后发生房颤的危险因素包括既往房颤病史、左心室功能不全、结构性心脏病、缺血性心脏病，可诱发房颤及左房增大等。对非三尖瓣峡部依赖型心房扑动，导管消融需要标测的范围更大，手术成功率也相对较低。

心房扑动的急诊处理和房颤相似，也分为心律转复和心室率控制两大部分；其中电复律、多非利特、伊布利特、心房快速起搏是指南推荐用于转复心律的措施，而 β 受体阻滞剂、维拉帕米、地尔硫䓬及胺碘酮可用于心室率的控制。就心房扑动的长期管理而言，导管消融仍然被作为指南的 I 类推荐。

（一）峡部依赖性房扑

峡部依赖性房扑指快速而有规则的心房节律，其频率在 250 ～ 350 次 / 分。心脏电生理研究表明，房扑系折返所致，因这些折返环通常占领了心房的大部分区域，故称之为"大折返"。下腔静脉至三尖瓣环间的峡部（简称峡部）常为典型房扑折返环的关键部位，故将这类房扑称为峡部依赖性房扑。

围绕三尖瓣环呈逆钟向（左前斜位）折返的房扑最为常见，称典型房扑；围绕三尖瓣环呈顺钟向折返的房扑较少见，称非典型房扑。逆钟向折返性房扑的心电图特征为，在 II、III、AVF 导联上的扑动波呈负向，V_1 导联上的扑动波呈正向，移行至 V_6 导联时则扑动波演变成负向波。顺钟向峡部依赖性房扑的心电图特征则相反，表现为 II、III、aVF 导联上的正向扑动波和 V_1 导联上的负向扑动波，移行至 V_6 导联时则演变成正向扑动波。除上述心电图表现外，有时可能还有其他少见类型的心电图变化，因此只有在心脏电生理检查时，起搏拖带峡部后才能确定是否有峡部参与了房扑折返的形成。

峡部依赖性房扑有时可出现双波或低环折返现象。双波折返是指两种房扑激动共用同一个典型房扑的折返路径，这种心律失常为一过性，持续不过 3 ～ 6 个 QRS 波后便自行终止，极少数情况下可演变成房颤。低环折返是指房扑通过界嵴围绕下腔静脉入口处折返。上述结果常可导致异常体表心电图变化，但由于这些心律失常仍然是峡部依赖性，因

此消融峡部仍然有效。

峡部依赖性房扑是因激动在右房内围绕三尖瓣环折返所致，右房内一些先天的解剖学和功能性传导障碍区规定了折返激动的路线。三尖瓣环构成了兴奋传导的前阻滞带，而界嵴或上、下腔静脉间部位构成了功能性的后障碍区。研究表明，Ia 类抗心律失常药物能减慢激动传导速度，延长房扑折返环的不应期；I c 类抗心律失常药物抑制传导，减慢房扑频率；而III类抗心律失常药物（如依布利特、多非利特和胺碘酮）可延长折返环的不应期而终止房扑。心房的快速起搏可使折返环产生双向阻滞从而终止房扑，抗心律失常药物能提高快速心房起搏时房扑复律的效果，直流电能使整个心房同时发生去极化，因此复律最为有效。

1. 临床表现　房扑患者常有心悸、呼吸困难、乏力或胸痛等症状，有些房扑患者症状较为隐匿，仅表现为活动时乏力，房扑可诱发或加重心功能不全。大约 25% ～ 35% 的房颤患者可发生房扑，由于其快速心室率反应，症状往往很明显。在大多数情况下，房扑显示 2 ：1 房室传导；如房扑的频率为 300 次 /min，则心室率为 150 次 / 分；有时房扑的扑动波也可以不规则下传；极少数情况下可发生 1 ：1 房室传导，往往导致严重症状。

I c 类抗心律失常药物可减慢房扑时的心房率，但容易引起 1 ：1 房室传导，故应该与抑制房室结的药物联合应用。房扑患者如合并有房室旁路，快速的心房率可经旁道前传，危及生命。心功能不全患者，房室同步和正常心率对维持血流动力学稳定至关重要，一旦发生房扑，即使这些患者的心室率不特别快，其血流动力学也会恶化。未得到控制且心室率极快的房扑，长期发展会导致心动过速性心肌病。先心病矫正术后，尤其是行 Senning 或 Fontan 术后发生的房扑，常是血流动力学恶化的主要原因，若这些患者中出现房扑，预后往往不良。

房扑患者是否需要急诊处理取决于其临床表现：若房扑患者有严重的血流动力学障碍或出现心力衰竭，则应立即行直流电复律，大多数房扑仅需 50 J 的单相波或更小能量的双相波电击即能成功地转复为窦性心律。临床上多数患者房扑呈 2 ：1 或高度房室阻滞，其血流动力学多较稳定，因此对难以复律的房扑患者可选择某些抑制房室结传导的药物控制心室率。房扑复律也可选择经食管或心房电

极快速起搏。房扑持续时间超过48h，在采用任何方式的复律之前均应抗凝治疗。对考虑用药物转复的患者应先控制心室率，因为有些抗心律失常药物（如Ic类）虽可减慢房扑频率，但却能加快心室率。在有些疾病的急性病程中，如严重肺部疾病、心脏或肺部外科手术术后及AMI期间，约60%的患者可能发生房扑，这些患者在恢复窦性心律后通常不需用抗心律失常药物维持治疗。

2. 急诊处理

（1）房室结抑制剂：应用房室结抑制剂往往很难有效地控制房扑的心室率。研究显示，静脉应用地尔硫䓬能控制房颤或房扑的心室率，但房颤的患者心室率控制效果优于房扑组数量。主要不良反应为低血压，发生率约10%。静脉应用维拉帕米也能有效地控制心室率，其安全性和有效性与地尔硫䓬相似，但接受静注维拉帕米的患者出现症状性低血压的发生率则明显高于静脉应用地尔硫䓬的患者。钙拮抗剂减慢心室率的效果与静脉应用β受体阻滞剂的效果相当。静脉应用地高辛和静注胺碘酮在迅速控制心室率方面，胺碘酮优于地高辛，但静脉应用胺碘酮的效果不如静注钙离子拮抗剂或β受体阻滞剂。静注钙离子拮抗剂或β受体阻滞剂很难将房扑转复为窦性心律。

（2）急性静脉给药复律：对房扑复律有效的药物有以下几种：①静脉应用依布利特转复房扑的成功率为38%～76%，转复时间平均为30 min，研究证实，其复律成功与否与房扑持续时间无关；治疗组持续多形性室速的发生率为1.2%～1.7%；非持续性室速（不需直流电复律）的发生率为1.8%～6.7%；对有严重的器质性心脏病、QT间期延长或有窦房结病变的患者，不应给予依布利特治疗。②静脉应用Ic类抗心律失常药物，比较静注氟卡尼、普罗帕酮或维拉帕米的几个临床研究表明，这几种药物急诊转复房扑成功率较差，分别为13%、40%和5%，不良反应包括QRS波增宽、眩晕和感觉异常。③静脉应用索他洛尔（1.5 mg/kg）转复房颤或房扑的成功率远不如大剂量（2 mg）依布利特（分别为19%与70%），且索他洛尔可产生低血压和呼吸困难等不良反应。可见，静脉应用依布利特转复房扑的效果要明显优于索他洛尔或I类抗心律失常药物。

（3）急性非药物治疗：①体外直流电复律，

经胸直流电转复成功率为95%～100%，且所需能量＜50 J（尤其是双相波复律时），房扑的直流电复律主要适用于心室率快伴有血流动力学障碍的患者。②快速心房起搏，快速心房起搏能有效终止房扑，Meta分析结果表明成功率为82%（55%～100%）。心脏外科术后出现的房扑常经心房外膜电极进行起搏，一般心房起搏部位选择高位右房，起搏频率以快于心房率10～20次/分开始，当起搏频率增至心房夺获后突然终止起搏，常可有效地转复房扑为窦性心律；若初始频率不能终止房扑，在原来起搏频率基础上再增加10～20次/min，必要时重复上述步骤；终止房扑最有效的起搏频率一般为房扑频率的120%～130%。若高位右房起搏不能终止房扑，则可更换起搏部位或在快速心房起搏基础上再增加期前刺激，新型起搏器便采用了这一技术，一些研究证实，经食管起搏也常常有效。抗心律失常药物如普鲁卡因胺、依布利特和普罗帕酮有助于提高快速心房起搏的房扑转复成功率。值得指出的是，快速心房起搏可导致持续性房颤的发生，此外，在房扑转复为窦性心律之前，可出现一段时间的房颤。

3. 慢性期治疗 ①I类抗心律失常药物，氟卡尼治疗房扑的长期有效率为50%。需要强调的是，Ic类抗心律失常药物治疗房扑时必须与β受体阻滞剂或钙离子拮抗剂合用，因为Ic类药物可减慢房扑频率，并引起1：1房室传导。②Ⅲ类抗心律失常药物，口服最高剂量的多非利特（500 g、2次/天），73%房扑组患者维持窦性心律在350d以内或以上，而房颤组仅为40%。多非利特的禁忌证为肌酐清除率小于20 ml/min、低钾和低镁血症及QT间期延长。

4. 房扑的抗凝治疗 最初认为，在房扑复律过程中引发血栓栓塞的危险性可以忽略不计，但新近研究显示，栓塞发生率为1.7%～7.0%；未经充分抗凝的房扑患者直流电复律后血栓栓塞风险为2.2%，房颤患者则为5.0%～7.0%，因此有关房颤的抗凝治疗指南也适用于预防房扑的血栓栓塞并发症。只有在下列情况下才考虑心律转复（包括电复律、药物复律或导管消融）：患者抗凝治疗达标[国际标准化比率（INR）值为2.0～3.0]、房扑持续时间少于48 h或经食管超声未发现心房血栓。此外，食管超声阴性者，也应给予抗凝治疗。

5. 导管消融治疗 在三尖瓣环和下腔静脉入口

之间的峡部进行消融，以阻断房扑的折返环路，可以治愈房扑。消融关键峡部造成双向阻滞作为判断标准，可将房扑消融成功率提高到 90%～100%。

许多研究证实，经普罗帕酮、氟卡尼或胺碘酮治疗的房颤患者中，15%～20% 发生房扑。前瞻性研究表明，若房扑为主要心律失常，峡部消融后持续给予抗心律失常药物，房扑的发生率将会降低。峡部依赖性房扑患者成功消融后，其房颤发生率取决于消融前房颤的发作情况。研究显示对仅有房扑的患者，消融术后随访（18±14）个月，房颤的发生率为 8%；相反，房扑与房颤并存但以房扑为主的患者，消融术后随访（20±14）个月，房颤的复发率为 38%；而以房颤为主的患者，则房颤的复发率为 86%。上述研究结果表明，导管消融单纯房扑或以房扑为主要心律失常的患者效果最好。

（二）非峡部依赖性房扑

与峡部依赖性房扑相比，非峡部依赖性房扑较为少见，多数与心房瘢痕有关，累及心房的心脏手术如先心病矫正术、二尖瓣手术或心房迷宫术等是非峡部依赖性房扑的常见原因，这种心律失常又称为"损伤相关性大折返性房速"。峡部依赖性房扑可与损伤相关性大折返性房速并存，从而导致多折返现象。这类房扑心电图上的房扑波形与峡部依赖性房扑波形不同，但有相似之处。有些患者的心电图 P 波很难辨认，这可能与心房肌的大量瘢痕有关，确诊必须依靠心内膜标测。消融非峡部依赖性房扑的难度远远大于峡部依赖性房扑，如房扑患者曾有过先心病手术史，则应怀疑为非峡部依赖性房扑，最好到有丰富经验的医疗中心诊治；峡部依赖性房扑常常出现在心房外科手术前，也可与"损伤相关性大折返性房速"并存。消融成功与否，关键在于识别折返环的关键部位，房缺修补术所致的右房手术切口，可能是成年人损伤相关折返性房速的常见原因，手术切口常在右房侧壁，折返激动常围绕该切口瘢痕折返，沿瘢痕下缘到下腔静脉口之间行线形消融，或沿瘢痕上缘到上腔静脉口之间行线形消融，常可阻断折返环，但实施起来通常有一定难度。大折返性房扑也可发生在左心房，但较右心房房扑要少见得多。导管消融治疗房扑可能有效，但由于目前研究规模较小，其效果与不良反应尚难定论。

（三）特殊情况下的房扑治疗

房颤是外科手术尤其是二尖瓣术后最常见的心律失常，发生率高达 20%～50%；同样，房扑也常发生在心脏外科手术后，术后房扑的致病因素常见有心包炎、自主神经张力变化或心房肌缺血。心脏外科手术后心房电极常暂留置一段时间，以便用于快速心房起搏转复房扑，若电刺激无效，则应用抗心律失常药物。有研究证实，静脉应用依布利特对 101 例心脏术后患者发生房扑的转复成功率为 78%，合并房颤患者转复成功率为 44%。依布利特可引发多形性室速，发生率为 1.8%，均在推注后数分钟内发生。有报道显示，静脉应用多非利特同样对心脏术后的房扑或房颤有效。

房扑也可发生于其他多种病症患者，如慢性肺部疾病、急性肺炎、肺外科手术后或 AMI。房室结抑制剂或静脉给予胺碘酮可有效控制心室率，若房扑伴有严重的慢性心力衰竭或低血压，应立即行直流电复律。

九、特殊情况下的室上性心律失常

（一）妊娠并发室上性心律失常

大约 50% 的妊娠妇女可有房性早搏，通常为良性，能耐受。妊娠期间，持续性心律失常较少见（2‰～3‰），其中约 20% 的患者阵发性室上性心动过速发作症状加重。几乎所有常用的抗心律失常药均可不同程度穿透胎盘屏障，因此必须考虑到药物对胎儿的不良作用，虽然致畸危险最多发生于妊娠开始的 8 周内，但后期也可因药物引起不良作用。妊娠时心排血出量、血容量增加，血清蛋白浓度降低，胃分泌、胃动力及肝脏酶活性等改变，均可影响药物的吸收、生物利用度及排出，因此在妊娠不同阶段必须仔细监测药物浓度，调整剂量。由于缺乏抗心律失常药对妊娠妇女胎儿的对照研究，因此，认为所有抗心律失常药均视为可能对胎儿有一定的毒性，应尽可能避免使用，尤其在妊娠前 3 个月内。对症状轻、无结构性心脏病妊娠患者应以劝慰为主，仅在症状难以忍受或心动过速引起血流动力学障碍时才予抗心律失常药干预。

对怀孕前已存在有明显症状的室上性心动过速发作的妇女，应尽可能在怀孕前作导管消融治疗，对已怀孕而药物治疗无效或难以耐受发作症状的患者，必要时也可在妊娠中期（第 4～6 个月）作上述治疗。

1. 房室结依赖性心动过速的急性转复 先用迷走刺激方法，如无效可行静脉腺苷治疗，通常是安全的；如腺苷无效，可静脉应用普萘洛尔或美托洛尔；维拉帕米静脉注射可引起母体低血压及胎儿灌注降低。直流电复律在妊娠各阶段都是安全的，必要时可使用。

2. 预防性抗心律失常药物治疗 地高辛或 β 受体阻滞剂（普萘洛尔或美托洛尔）为一线药物，洋地黄类可安全用于妊娠妇女，但其疗效不够确切。普萘洛尔、美托洛尔通常是安全的，但最好不要在前 3 个月内使用，有报道显示，该药可引起子宫内生长迟缓等不良反应。β 受体阻滞剂中，选择性 β_1 受体阻滞剂理论上可能更好，因为该类药物较少影响周围血管扩张及子宫松弛。以上药物无效时，可用索他洛尔，但临床经验不多；也可用氟卡尼、普罗帕酮等治疗，但临床经验也很有限；奎尼丁耐受性尚好，但可引起个别患者胎儿血小板减少及神经毒性；普鲁卡因胺相对安全，短期治疗耐受性好；胺碘酮应严格限制，在对其他药物无效或威胁生命的心律失常中才应用。

（二）成人先心病合并室上速

随先天性心脏病存活到成年人的数量逐渐增加，室上性心动过速发生率逐渐上升。这类患者如果没有行矫形手术，由于心房充盈压力的增加，常出现心律失常，其中房扑和房颤最常见。外科手术在心房内的切口也容易导致术后切口相关性房扑。

1. 房间隔缺损（房缺） 成人房缺未修补，房颤或房扑的发生率大约为 20%，其中房颤占大部分，并随患者年龄增加而升高。房缺患者的肺循环血流/体循环血流＞1.5 或伴有症状者，在 40 岁前接受外科手术或经皮封堵可减少房性心律失常；但 40 岁以后者几乎无效。

对房扑的处理，患者如果没有进行外科手术修补房缺，房扑可能是经界嵴至峡部传导而引起的，导管消融有效。如果根据血流动力学的标准，房缺的封堵不是最佳适应证时，应选择房扑的导管消融而不选择单纯的外科手术封闭房缺；如果伴有房扑的患者，其房缺适合封堵，应考虑外科手术前进行电生理检查，并行导管射频消融，或者在有心律失常外科治疗经验的医疗中心，术中行峡部导管消融。外科手术修补后的房缺患者，房扑既可是峡部依赖性，也可能为非峡部依赖性（即切口或瘢痕所致），两者单独发生或在同一患者共存，处理方法如前所述。如果适合并选择导管消融，必须考虑房扑可能是由于非峡部依赖的机制引起，消融最好在有经验的医疗中心进行，采用三维标测方法以确定非峡部依赖性心律失常。

2. 大血管异位 大血管异位采用 MustArd 和 Senning 修补法，使体静脉血改道进入形态上的左心室，其与肺动脉相连，让肺静脉血注入形态上的右心室，并与主动脉相连。心房手术范围广，容易损伤窦房结功能。一项纳入 478 例患者的研究结果显示，MustArd 修补大血管异位后，围手术期的房扑发生率为 14%，异位房扑发生率为 1%，20 年后房扑达 24%，且随访不足 20 年患者的发生率更高。

3. FAllot 四联症 FAllot 四联症修补时的心房切口后期很容易引起切口相关性房扑。一项研究，对行 Fallot 四联症修补的患者随访 35 年，10% 的患者出现房扑，11% 的患者出现持续室速，8% 的患者突然死亡。窦性节律时心电图大多显示右束支传导阻滞，室上性心动过速伴差异传导时也呈右束支传导阻滞。右心室流出道或圆锥的间隔部折返，可引起室速。尽管多数室速的 QRS 形态符合左束支传导阻滞型，也有约 25% 的患者室速为右束支传导阻滞型，因此用右束支传导阻滞图形区分室速和室上性心动过速并不可靠。

4. Ebstein 畸形 25% 的 Ebstein 畸形合并房室旁路或房束支旁路，右侧旁路或多个旁路发生率也较高，AVRT、房扑、房颤和异位房速也常见。虽然有右束支传导阻滞，在有右侧旁路时，心室的预激会掩盖右束支传导阻滞的特征，患者可能出现前向 AVRT 伴右束支传导阻滞图形，终止后恢复窦性心律，出现右侧旁路引起的预激图形。左束支传导阻滞图形的心动过速，是由于逆向 AVRT 或者房速和房扑经旁路下传所致。轻度畸形，不产生症状，而三尖瓣反流和大的房缺会引起发绀和血流动力学障碍，并因心律失常恶化，基于畸形和心律失常的严重程度，室上性心动过速会产生发绀、明显症状甚至死亡，当旁路存在时，房颤或房扑患者快速的心室率也会引起猝死。Ebstein 畸形的血流动力学变化显示，应行手术矫正，如果伴随室上性心律失常，外科手术治疗要配合心律失常处理，围手术期电生理评价很有必要。建议最佳选择为手术前导管消融或在有经验的医疗中心可以考虑外科手术时切断旁路。畸形的存在和多个旁路共存，增加了标测和消融的难度，儿童导管消融近期成功率 75%～89%，晚期再发高达 32%。

5. FontAn 修补术 与 FontAn 修补术切口相关的房扑和房颤的发生率高达 57%，发生率取决于修补的方式。房性心律失常会引起血流动力学的急剧恶化，与心衰的关系密切。导管消融效果良好，但由于多个折返通道，消融的难度增加，建议在有经验的医疗中心由专家完成。由于切口相关的房扑和房颤的导管消融成功率低，首次导管消融后复发率也高，使其应用受到限制。

综上所述，室上性快速心律失常代表了一系列的心律失常，虽多为非致命的，但发生率高，有复发倾向，治疗困难，影响患者生活质量、降低工作能力，导致心功能恶化、加重基础心脏病。因此，规范室上性快速心律失常治疗，提高治疗水平，实属必要。

第三节 心房颤动专家共识与指南

一、心房颤动的分类及机制

（一）房颤的分类

房颤是一种以快速、无序心房电活动为特征的室上性快速性心律失常。房颤心电图主要表现为：P 波消失，代之以不规则的心房颤动波；RR 间期绝对不规则（房室传导存在时）。心房因无序电活动而失去有效收缩，且房室结对快速心房激动呈递减传导，造成极不规则心室律及快速或缓慢心室率，导致心脏泵血功能下降，心房内附壁血栓形成。

房颤的分类繁简不一，迄今尚无普遍满意的命名和分类方法。本文主要根据房颤发作的持续时间将房颤分为阵发性房颤（paroxysmal，AF）、持续性房颤（persistent，AF）、长程持续性房颤（long-standing persistent，AF）和永久性房颤（permanent，AF）。此外，基于临床诊疗的需要，对首诊房颤（first diangosed，AF）和非瓣膜性房颤（non-valvular，AF）的定义亦加以介绍。①阵发性房颤：发作后 7d 内能够自行或干预后终止的房颤，其发作频率不固定。②持续性房颤：持续时间超过 7d 的房颤。③长程持续性房颤：持续时间超过 12 个月的房颤。④永久性房颤：特指医生和患者共同决定放弃恢复或维持窦性心律（窦律）的一种房颤类型，主要反映了患者和医生对房颤的一种治疗态度，而不是房颤自身的病理生理特征，可在患者和医生的治疗倾向性、治疗方法的有效性和患者症状发生变化时改变其分类：指首诊房颤指首次检测到的房颤，不论其是否首次发作、有无症状、是何种类型、持续多长时间、有无并发症等。非瓣膜性房颤指无风湿性二尖瓣狭窄、机械/生物瓣膜、二尖瓣修复情况下发生的房颤。

（二）房颤的机制

1.电生理机制 房颤的发生需触发因素和维持基质。迄今为止，学者们已提出多种假说来解释房颤发生和维持的电生理机制，却没有一种假说能够完全解释房颤的电生理机制，同一个患者中可能多种电生理机制并存。触发机制：心房及肺静脉内的异位兴奋灶发放的快速冲动可以导致房颤的发生。除了肺静脉以外，触发房颤的异位兴奋灶也可以存在于心房的其他部位。国内黄从新等通过大量的基础和临床研究，完整地论证了人心大静脉（包括肺静脉、腔静脉、心脏静脉，Marshall 韧带等）在房颤发生中的作用，发现人心大静脉肌袖内具有异常自律性细胞，在某些特定情况下，可自发产生快速电活动，传入心房触发/驱动房颤的发生。肺静脉异常电活动触发/驱动房颤是房颤的重要发生机制，奠定了肺静脉电隔离是导管消融治疗房颤基石的理论基础。维持机制：对房颤的维持机制，已有多个理论假说，主要包括①多发子波折返，房颤时心房内存在多个折返形成的子波，这些子波并不固定，而是相互间不停碰撞、湮灭、融合，新的子波不断形成。②局灶激动，激动以驱动灶为中心向四周放射状传导，但周围组织因传导的不均一性和各相异性而不能产生与驱动灶 1：1 的传导，进而形成颤动样传导，肺静脉前庭是最常产生局灶激动的部位。③转子（Rotor）学说：房颤可能由多个折返环参与，但仅有一个或数个被称为主导折返环或称母环，以转子的形式在心房内传播，在传播过程中遇到各种功能或解剖障碍碎裂为更多的子波，产生颤动样传导。

2. 病理生理学机制

（1）心房重构：房颤的自然病程是一种进行性疾病，常由阵发性向持续性转变，房颤的发生能改变心房原有的电学和组织学特性，使颤动波维持稳定或终止后很快复发，称为心房重构。心房重构早期表现为以电生理及离子通道特征发生变化的电重构，晚期则表现为心房纤维化、淀粉沉积、细胞凋亡等组织结构改变的结构重构。电重构主要包括心房有效不应期和动作电位时限缩短、动作电位传导速度减慢、不应期离散度增加等电生理特征的改变，有利于房颤的发生和持续。电重构的基础是心房肌细胞跨膜离子流的改变，主要表现为 L 型钙通道离子流密度减小，失活后恢复减慢；瞬时外向钾通道离子流密度减小，激活和失活均减慢，失活后恢复也减慢；快钠通道离子流密度无显著变化，但失活减慢；延迟整流性钾通道离子流密度减小，内向整流性钾通道离子流密度增大；ATP 敏感性钾通道离子流密度增大。结构重构主要表现为心房肌细胞超微结构的改变，包括心房肌细胞退行性变、内质网的局部聚集、线粒体堆积、闰盘非特化区增宽及糖原颗粒替代肌原纤维。除心肌细胞改变外，房颤患者的心房肌间质也有明显变化，可导致间质纤维增生，心房增大。

（2）肾素 - 血管紧张素 - 醛固酮系统的作用：房颤时心房肌组织肾素 - 血管紧张素 - 醛固酮系统表达增高。刺激肾素 - 血管紧张素 - 醛固酮系统引起细胞内钙浓度升高、细胞肥大、凋亡、细胞因子释放、炎症、氧化应激，并对离子通道和缝隙连接蛋白产生调节作用，促进心房结构重构和电重构，导致心律失常发生。基础和临床研究证实，肾素 - 血管紧张素 - 醛固酮系统抑制剂可通过减轻心房重构，降低部分患者的房颤发生风险。

（3）炎症因子和氧化应激：研究发现，房颤时心房肌组织存在炎性细胞浸润，提示炎症与房颤之间可能存在相关性。房颤患者血清炎性因子水平升高。增加的血清 C 反应蛋白水平可预测房颤进展及房颤消融和电复律后复发。白细胞介素（IL）-6 受体基因多态性与房颤的发生及导管消融后房颤复发密切相关。房颤患者心房肌组织中存在明显的氧化应激损伤改变，其与产生活性氧族的基因表达上调有关。有研究显示，房颤患者和房性心动过速（房速）动物心房肌还原型烟酰胺腺嘌呤 = 核苷酸磷酸（NADPH）氧化酶激活，导致过氧化物增加。抗氧化剂可改善房速模型犬心房电重构，降低临床患者术后房颤的发生。

（4）自主神经系统的作用：心房的电生理特性受自主神经系统（qutonmic nervous system, ANS）调节。迷走神经和交感神经刺激均可激发房颤，迷走神经刺激主要通过释放乙酰胆碱，激活乙酰胆碱敏感性钾电流，缩短心房肌动作电位时限和不应期，增大离散度，利于折返的形成；交感神经刺激主要通过增加细胞内钙浓度，增加自律性和触发活动。美国 Po 研究组通过基础和临床研究证实，低强度迷走神经刺激可有效抑制房颤的发生。国内黄从新等动物研究发现，肾动脉交感神经消融可改善心房电重构和结构重构，降低房颤的易感性。支配心脏的自主神经元分布于心外膜的脂肪垫和 Marshall 韧带内，这种聚集在一起的神经细胞团称为神经节丛（ganglionated plexuses, GP）。GP 包含了交感神经和迷走神经，左心房 GP 主要分为右前、右下、左上、左下和 Marshall 韧带 5 组。心房的 GP 组成了内在心脏自主神经系统。Po 等针对 GP 与房颤的关系提出"章鱼假说"：在心脏自主神经内部，有一个高度整合的心房神经网络，其中高度激活的 GP（章鱼头）可由近至远梯度性地释放神经递质，并引发房颤；而自 GP 发出的轴突（章鱼触须）的激活又可逆性地激活远处的 GP，导致神经递质释放诱发房颤。因此，位于肺静脉 - 左心房交界处的 GP 兴奋后可以激活远处的神经轴突，导致异位兴奋灶发放快速冲动，这些异位兴奋灶可能来自于肺静脉、房间隔、冠状静脉窦及 Marshall 韧带等神经轴突分布密集的部位，尤其是肺静脉。临床研究显示，以心房去迷走神经治疗的 GP 消融在一定程度上可改善肺静脉电隔离的临床效果。

（三）房颤的危险因素及相关疾病

研究显示，多个临床危险因素〔老年、高血压、糖尿病、心肌梗死、心脏瓣膜疾病、心力衰竭、肥胖、呼吸睡眠暂停、心胸外科手术、吸烟、运动、饮酒、甲状腺功能亢进（甲亢）、脉压增大、家族史、基因变异等〕、心电图和超声心动图指标（左心室肥厚、左心房增大、左心室短轴缩短率降低、左心室壁厚度增加）、血清生物标志物〔C 反应蛋白、血浆脑钠肽（BNP）〕与房颤发生风险增加有关。流行病学研究发现，56% 的房颤人群的成因可被 1 个以上的常见危险因子解释，这些危险因素通过影响心房结构重构和电重构，增加房颤的发生风险。因此，有效处理这些危险因素可在一定程度上预防房颤的发生，如阻塞性睡眠呼吸暂停显著增加房颤的发生风险和导管消融术后复发风险，有效治疗阻塞性睡眠呼吸暂停可减少导管消融后房颤复发。房颤还可与其他心律失常合并存在，如预激综合征、AVRT、心房异位心动过速等，导管消融这些心律失常后房颤可能消失。然而，由于缺乏长期的随访数据，且房颤存在复发可能，控制房颤的危险因素对房颤的远期影响仍需长时间的严格随访研究明确。

二、心房颤动的病理生理及预后

（一）房颤的病理生理变化

房颤发作时，由于心房泵血功能基本丧失，可导致心排出量显著降低（可达 25% 甚至更多）。对已经存在心室舒张功能降低的患者，其心室充盈更加依赖心房收缩，故一旦房颤发作，心排出量降低会更为明显，心功能的恶化也会更为显著。此外，房颤时绝对不规则的心室律亦对血流动力学和冠状动脉血流量有不良影响，当房颤的心室率持续 > 130 次 /min 时，可能导致心动过速性心肌病，其发生与心肌的能量耗竭、重构、缺血等因素有关。除心功能容易受损外，房颤患者的心房，特别是左心耳内还易形成血栓，其机制主要包括：①左心房血流速度减慢甚至淤滞，致使凝血因子的局部浓度增高，激活的凝血因子不能及时清除，红细胞及血小板的聚集性也随之增高，导致血液黏稠度增加。②随着心房扩大和血液淤滞，心房血液形成涡流，从而损伤心房壁的内皮细胞，导致内皮裸露、细胞外基质水肿及纤维浸润，易于形成血小板性血栓。③内皮下结缔组织中的胶原激活因子Ⅻ，启动内源性凝血系统，心房壁受损所释放的组织凝血活酶，又可启动外源性凝血系统，最后通过共同途径使纤维蛋白原转化为纤维蛋白。

（二）房颤与栓塞

房颤持续 48h 即可形成左心房附壁血栓，左心耳是最常见的血栓附着部位，左心房附壁血栓脱落可导致动脉栓塞，其中 90% 为脑动脉栓塞（缺血性脑卒中），10% 为外周动脉栓塞或者肠系膜动脉栓塞等。持续性房颤患者恢复窦律后其左心房机械功能的恢复至少需 4 周，因此在复律后早期仍有形成左心房附壁血栓和引起栓塞的风险。根据 Framingham 研究的数据，非心脏瓣膜病房颤引起脑栓塞发生率是对照组的 5.6 倍，而心脏瓣膜病合并的房颤则是对照组的 17.6 倍；非心脏瓣膜病房颤患者每年栓塞事件发生率为 5% 左右，是非房颤患者的 2 ～ 7 倍，占所有脑栓塞事件的 15% ～ 20%。老年房颤患者血栓栓塞的发生率高于年轻患者。在 50 ～ 59 岁的患者，每年房颤所致脑卒中的发生率为 1.5%，占脑卒中总数的 6.7%；而 80 ～ 89 岁的患者，每年房颤所致脑卒中的发生率则升高到 23.5%，约占脑卒中总数的 36.2%。Meta 分析研究表明，房颤患者发生缺血性脑卒中的独立危险因素包括高龄、有过脑卒中或短暂脑缺血发作（transientischemicattack，TIA）、左心房肥大、高血压和糖尿病史。年龄 < 65 岁且无危险因素的患者脑卒中发生率 < 1%，而既往有脑卒中、TIA 或血栓栓塞史的患者年发生率可达 12% 以上。2010 年欧洲房颤指南在 $CHADS_2$ 评分的基础上提出了新的房颤患者脑卒中风险分级方法，即 CHA_2DS_2-VASc 评分系统（详见"心房颤动的抗栓治疗"章节），评分越高，其罹患脑卒中的可能性越大。

（三）房颤与心力衰竭

心力衰竭和房颤有共同的危险因素和复杂的内在关系，因而这两种疾病常同时存在，相互促进，互为因果。房颤是心力衰竭强烈的独立危险因素，有研究显示，15.6% ～ 24.0% 的初诊房颤患者随后会被诊断为心力衰竭。左心室射血分数（LVEF）在正常范围的舒张期心力衰竭也是房颤的危险因素。相比而言，心力衰竭所致房颤的预后更差，房颤通过以下机制促进心衰的发生：不规则的心动过速导致心功能不全、心肌纤维化、神经体液激活、血管收缩因子活性增加。房颤会加重心力衰竭的症状，而严重的心衰也会升高房颤的心室率。Framingham研究的资料显示，在1470例新发房颤或心力衰竭患者中，房颤与心力衰竭并存患者占2%。心功能Ⅰ级（NYHA分级）的患者中，房颤发生率为4%，随着心功能恶化，房颤的发生率亦显著增加；在心功能Ⅳ级的患者中，有高达40%的患者合并房颤。

（四）房颤的其他后果

房颤发作时会严重影响患者的生活质量，而生活质量已成为房颤临床试验及医疗实践的一项重要评价指标。AFFIRM和RACE临床研究表明，房颤患者的生活质量较健康人群显著受损，且节律控制并不优于心室率控制，不能降低病死率和脑卒中率。房颤对生活质量的影响量表（atrial fibrill ationeffect on quality-of-lire，AFEQT）中的"治疗担心维度"包括患者担心房颤有可能随时发生、担心房颤对健康造成长期不良影响及担心治疗中抗凝药的不良反应等6项，这些与患者的心理健康联系密切。其他影响房颤患者生活质量的因素还包括性别、症状负荷、近1年因房颤发作而急诊的次数、医保类型及是否正接受华法林治疗等。因此，在对房颤患者的治疗管理中，需以改善患者的生活质量为目标综合制订治疗方案，重视疾病及其治疗对患者心理健康方面所造成的影响。

房颤还是导致认知功能障碍及痴呆的危险因素。认知是指人脑接受外界信息，经过加工处理，转换成内在的心理活动，从而获取知识或应用知识的过程，包括记忆、语言、视觉空间、执行、计算和理解判断等方面。认知障碍即上述几项认知功能中的一项或多项受损，当上述认知域有2项或以上受累，并影响个体的日常或社会能力时，可诊断为痴呆。Bunch等的研究发现房颤是老年痴呆的独立危险因素之一，特别是老年房颤患者。脑卒中是导致痴呆及认知功能障碍的一个重要因素，而房颤会增加脑卒中的发病率，最新的一项荟萃分析发现，即使没有脑卒中，房颤也是认知功能障碍的显著危险因素。ONTARGET和TRANSCEND这两项多中心随机对照研究的结果显示：房颤和新发痴呆有显著相关性，但二者间相互关系的机制尚不清楚。此外，越来越多的研究显示，房颤并非一种良性心律失常，可增加病死率，Framingham研究显示，房颤患者病死率约为健康人群的2倍；另有研究显示，新发心衰与房颤患者病死率相关。因此，积极预防与及早治疗房颤非常重要。

三、心房颤动的临床评估

（一）病史采集与体格检查

心悸、胸闷、运动耐量下降是房颤最常见的临床症状。房颤引起的心室率（律）异常是出现症状的重要原因，心脏结构和功能正常的初发和阵发性房颤，心室率（律）异常所引起的心悸可能是主要表现，持续性房颤则多为运动耐量降低。器质性心脏病发生房颤的症状较重，当心室率＞150次/min时还可诱发冠心病患者的心绞痛、二尖瓣狭窄患者发生急性肺水肿、心功能受损患者发生急性心力衰竭。房颤引起心房功能下降，每搏量可下降≥25%，心脏结构和功能正常者这一影响不明显，但已有心功能损害的患者，如心室肥厚和扩张、心脏瓣膜损害、陈旧性心肌梗死等，房颤对心功能的影响甚为明显，常是诱发和加重心力衰竭的主要原因。心力衰竭并存房颤，则房颤是引起心脏性死亡和全因死亡的重要危险因素。

房颤引起心室停搏可导致脑供血不足而发生黑矇、晕厥。慢-快综合征患者，阵发性房颤反复发作和终止引起窦性静止是心室停搏的重要原因，心室停搏达3 s或以上常引起黑矇、晕厥，部分老年人因晕倒而发生脑外伤或骨折。持续性房颤常伴发心室停搏，多在夜间发生，与迷走神经张力改变或使用抑制房室传导的药物有关，如果清醒状态出现3 s或以上的心室停搏，可能与房室阻滞有关，多伴有明显的症状。房颤并发左心房附壁血栓易引起动脉栓塞，其中脑栓塞最常见，是致残和致死的重要原因。瓣膜性心脏病合并房颤的患者，其脑栓塞的风险高出正常人17倍；非瓣膜性心脏病合并房颤的患者高出6倍；80～90岁人群中，房颤导致脑栓塞的比率高达23.5%。房颤持续48 h以上即可发生左心房附壁血栓，左心耳是最常见的血栓附着部位。持续性房颤恢复窦律后左心房的功能需4周以上才能恢复，在此期间仍有形成左心房附壁血栓和引起栓塞的危险。房颤患者的体征包括脉律不齐、脉搏短绌、颈静脉搏动不规则、第一心音强弱不等、节律绝对不规整等，还可能发现瓣膜性心脏病、心肌疾病的相关体征。使用抗心律失常药物治疗过程中，心室律突然规整应考虑：①恢复窦律（尤其是急性房颤患者）。②演变为房速或心房扑动（房扑）呈 2：1 或 4：1 下传。③发生完全性房室阻滞或非阵发性交界区性心动过速；如果使用了洋地黄类药物，应考虑洋地黄中毒。

（二）实验室检查

房颤初始评估时应检测血清电解质、肝功能、肾功能、血细胞计数、甲状腺功能等。甲亢是房颤的重要原因之一，无器质性心脏病的年轻患者，尤其是房颤心室率快、药物不易控制，应怀疑甲状腺功能异常；部分老年人甲亢代谢异常的表现可能不明显，房颤是重要的临床表现。无心力衰竭症状的阵发性房颤或持续房颤患者都可能存在血清 B 型利钠钛（BNP）升高，一旦恢复窦律，BNP 可迅速降至正常。

（三）影像学检查

所有房颤患者初始评估时都应常规行超声心动图检查，以明确有无心脏结构和功能异常、心房大小及有无附壁血栓等，这对房颤的远期预后评估、血栓栓塞危险度判断、指导复律治疗和疗效评估具有重要的意义。检测左心房血栓敏感性和特异性最高的检查是经食管超声心电图，常用于指导房颤复律和射频消融；还可发现血栓形成的高危因素，包括左心房血流速度降低、自发左心房显影、主动脉粥样硬化等。据报道，5%～15% 的房颤患者于复律前通过经食管彩超发现了左心房或左心耳血栓。心腔内超声在房颤的介入治疗方面有重要的应用前景，可以指导房间隔穿刺、评估导管位置、标测病变的形态学改变及识别或减少潜在的并发症等。

X 线胸片可用于评估心影大小和形态、心功能及肺部疾病等，有助于发现可能与房颤相关的器质性心肺疾病。多排 CT 心房成像可观察整体心脏结构的相关性，明确心房、心耳的大小、形态、与肺静脉的解剖关系等，对指导房颤的消融治疗有重要意义。心脏磁共振（MRI）检查可以用来检测心房纤维化的程度并预测房颤消融成功率，一项多中心、前瞻性、观察性队列研究表明，于消融前行延迟强化 MRI 检查，可以预测房颤复发率，独立于操作者、有经验的中心及病变类型等因素。

（四）心电学检查

1. 心电图　心电图或其他心电记录是确诊房颤的重要依据，可呈 P 波消失，代之 f 波，频率 350～600 次 / 分，V_1 导联较清楚的心电图表现。房颤波的大小与房颤类型、持续时间、病因、左心房大小等有关，左心房扩大不明显的阵发性房颤、瓣膜性房颤，其房颤波较为粗大；而持续时间较长、左心房明显扩大的慢心室率房颤，其房颤波较为细小。部分房颤可与房扑相互转换，称为不纯性房颤。

此外，房颤心电图还可表现为 QRS 波节律绝对不规则，表现为 RR 间期不匀齐，QRS 波形态多正常；如伴室内差异性传导（易出现在长 RR 间期之后）时，则可致 QRS 波宽大畸形。房颤伴 RR 间期规则应考虑并存房室阻滞（心室率＜60 次 / 分）或非阵发性房室交界性心动过速，如果使用了洋地黄类药物，应考虑洋地黄中毒。房颤并存左右束支阻滞或房室旁路前向传导，QRS 波可出现宽大畸形，但 RR 间期仍然绝对不匀齐。

2. 动态心电图、心电事件记录仪等　动态心电图适用于发作间隔＜24 h 的情况，有助于发现短阵房颤及无症状性房颤，后者常表现为频发房性早搏、短阵房速、阵发性房扑和房颤。持续性房颤常表现为白天心室率较快、夜间心室率较慢或出现心室停搏，多与迷走神经张力改变或与使用抑制房室传导的药物有关；阵发性房颤终止时可伴随长停搏，即慢 - 快综合征。上述情况均可反映在动态心电图中，对临床治疗有重要的指导意义。同时，动态心电图对制订治疗方案（心室率控制的用药方法和时间等）和评价治疗效果（药物和非药物治疗）也有重要意义。心电事件记录仪适用于发作间隔超过 24 h 的情况，其中患者激活的心电事件记录仪可用于判断心电异常的类型及其是否与症状相关，自触发式事件记录仪则可用于记录无症状性房颤事件。

3. 心脏电生理检查　当房颤由房室结折返性心动过速、旁路相关的房室折返或房早诱发时，心脏电生理检查有助于明确上述诱因，行室上性心动过速射频消融可能防止或减少房颤发生。对心电图有预激波的患者应建议其行心脏电生理检查，合并房扑的房颤患者亦可从射频消融治疗获益。房颤合并快心室率或宽 QRS 波时可能被误认为室性心动过速（室速），行心脏电生理检查有助于鉴别。

4.运动试验 运动试验可用于评估心室率控制的效果，指导药物治疗。

（五）其他检查

睡眠呼吸暂停是房颤的一个高危因素，对可疑患者可行睡眠呼吸监测。

（六）临床诊断与评价

根据临床表现、体格检查和心电图特点可以明确房颤的诊断。部分阵发性房颤，因发作次数少或发作持续时间短暂，临床难以确诊者可考虑多次动态心电图检查，或使用心电事件记录仪获取症状相关的心电变化协助诊断。已确诊房颤的患者，应进一步明确房颤的病因和诱因、房颤的类型（阵发性、持续性、长程持续性或永久性）、房颤血栓栓塞的风险或高危因素、是否并存器质性心脏病和评估心功能状态。建议重视房颤的类型和持续时间，以便更合理地制订治疗策略；重视房颤脑卒中的高危因素，确定和实施有效的抗栓治疗方法，进一步减少栓塞事件；重视房颤对生存率的影响，明确恢复窦律是最理想的治疗效果。

四、心房颤动的抗栓治疗

（一）房颤患者血栓栓塞及出血风险评估

房颤是脑卒中的独立危险因素，与无房颤脑卒中患者相比，伴房颤的脑卒中患者病死率、病残率及住院天数均显著升高，因此，预防房颤引起的血栓栓塞事件，是房颤治疗策略中重要的一环。应用华法林抗凝可明显减少有血栓栓塞危险因素的房颤患者血栓栓塞事件，并改善患者的预后。近年来新型抗凝药（NOAC）也被证实可明显减少脑卒中和血栓栓塞并发症，同时显著降低颅内出血的风险。

1.血栓栓塞危险评估（$CHADS_2$ 和 CHA_2DS_2-VASc 评分） 脑卒中的独立危险因素包括风湿性二尖瓣狭窄、既往有血栓栓塞病史（脑卒中、TIA 或非中枢性血栓栓塞）、年龄 > 65 岁、高血压、心力衰竭、左心室收缩功能受损（LVEF ≤ 0.35）、糖尿病、女性和血管疾病等，血管疾病是指心肌梗死、复合型主动脉斑块及外周动脉疾病；其中风湿

性二尖瓣狭窄、既往有血栓栓塞病史、年龄 ≥ 75 岁可成倍增加患者血栓栓塞的风险，是房颤患者血栓栓塞的主要危险因素。年龄与房颤患者脑血管意外的发生率密切相关，50～59 岁脑卒中患者占脑卒中总数的 6.7%，而在 80～89 岁脑卒中患者占 36.2%；年龄 < 65 岁且无其他血栓栓塞危险因素的患者脑卒中的年发生率 < 1%，而既往有脑卒中、TIA 或血栓栓塞史的患者年发生率可高达 12% 以上。风湿性瓣膜病和人工瓣膜置换术后的患者有较高的血栓栓塞危险，根据 Framingham 研究资料，非风湿性瓣膜病房颤引起的缺血性脑卒中发生率是对照组的 5.6 倍，风湿性瓣膜病合并房颤是对照组的 17.6 倍。非风湿性瓣膜病房颤栓塞事件的发生率为每年 5% 左右，其在脑卒中所占的比例为 15%～33%。肥厚型心肌病是房颤患者血栓栓塞的独立危险因素，应行抗凝治疗；心腔内有血栓或有自发超声回声现象，也是抗凝治疗的适应证。

房颤患者的血栓栓塞风险是连续和不断变化的，应定期评估房颤患者血栓栓塞风险。$CHADS_2$ 评分法是根据患者是否有近期心力衰竭（1分）、高血压（1分）、年龄 ≥ 75 岁（1分）、糖尿病（1分）和血栓栓塞病史（2分）确定房颤患者的危险分层，$CHADS_2$ 评分 ≥ 2 的患者血栓栓塞危险因素较高，应接受抗凝治疗。$CHADS_2$ 评分相对简单，便于应用，但是对脑卒中低危患者的评估不够细致。CHA_2DS_2-VASc 评分是在 $CHADS_2$ 评分基础上将年龄 ≥ 75 岁由 1 分改为了 2 分，增加了血管疾病、年龄 65～74 岁和性别（女性）3 个危险因素，最高评分为 9 分。CHA_2DA_2-VASc 评分 ≥ 2 的患者需服抗凝药物；评分为 1 分的患者，口服抗凝药物或阿司匹林或不进行抗栓治疗均可；无危险因素，即评分 0 分者不需抗栓治疗。与 $CHADS_2$ 评分比较，CHA_2DS_2-VASc 评分对脑卒中低危患者具有较好的血栓栓塞预测价值。基于我国居民的数据也提示，与 $CHADS_2$ 评分相比，CHA_2DS_2-VASc 评分可更准确地预测栓塞事件；房颤患者的生存曲线也与 CHA_2DS_2-VASc 评分相关，但与 $CHADS_2$ 评分不相关。

2.抗凝出血危险评估（HAS-BLED 评分） 在抗凝治疗开始前应对房颤患者抗凝出血的风险进行评估，易引起出血的因素包括高血压、肝肾功能损害、脑卒中、出血史、INR 易波动、老年（如年龄 > 65 岁）、药物（如联用抗血小板或非甾体类

抗炎药）和嗜酒。HAS -BLED 评分有助于评价房颤患者抗凝出血风险，评分≤ 2 分为出血低风险，评分≥ 3 分时提示出血风险增高。SPORTIF Ⅲ和 SPORTIF Ⅳ两项临床试验共 7 329 例房颤患者的资料分析显示，HAS-BLED 评分能很好地预测房颤患者的出血风险，HAS-BLED ≥ 3 分较 0 分患者的出血风险比值比（OR 值）为 8.56（3.86 ～ 18.98）。

从房颤患者血栓栓塞危险分层和抗凝出血危险评估可以看出，出血和血栓具有很多相同的危险因素，出血风险增高患者发生血栓栓塞事件的风险往往也高，这些患者接受抗凝治疗的临床净获益可能更大。因此，只要患者具备抗凝治疗的适应证（CHA$_2$DS$_2$-VASc 评分≥ 2）仍应进行抗凝治疗，而不应将 HAS-BLED 评分增高视为抗凝治疗的禁忌证。对 HAS-BLED 评分≥ 3 的患者，应注意筛查并纠正增加出血风险的可逆因素，并在开始抗凝治疗之后加强监测，若服用华法林，应尽量保证 INR 在有效治疗窗内的稳定性。

（二）抗栓药物选择

预防房颤患者血栓栓塞事件的药物包括抗凝药和抗血小板类药物。经典的抗凝药物是维生素 K 拮抗剂——华法林，其在房颤患者脑卒中一级与二级预防中的作用已得到多项临床研究肯定。NOAC 有用药方法简单、大出血风险少等特点。口服抗血小板药物有阿司匹林和氯吡格雷。普通肝素或低分子肝素为静脉和皮下用药，一般用于华法林开始前或停用华法林期间的短期替代抗凝治疗。

1. 抗血小板药物　阿司匹林预防房颤患者脑卒中的有效性远不如华法林，虽然 Meta 分析显示阿司匹林可使房颤患者发生脑卒中的相对危险度较安慰剂降低 19%，但目前为止只有一项随机对照研究发现，阿司匹林可有效减少房颤患者的脑卒中风险。阿司匹林的优点是服药方法简单，但血栓风险较低的房颤患者应用阿司匹林治疗的获益并不明显，且阿司匹林不能有效预防严重脑卒中。年龄＞ 75 岁的房颤患者服用阿司匹林不能有效减少血栓栓塞事件，而与年轻患者相比出血的风险明显增加。服用阿司匹林的建议剂量为 75 ～ 150 mg/d，因为继续增加剂量并不增加其疗效，但增加不良反应。不建议阿司匹林与华法林联合应用，因其抗凝效果并不优于单独应用华法林，但出血风险却明显增加。氯

吡格雷也可用于预防血栓事件，临床多用 75mg/d，1 次顿服，优点是不需监测 INR，但预防脑卒中的效果远不如华法林。氯吡格雷与阿司匹林合用预防脑卒中的作用也不如华法林，虽然与单用阿司匹林（75 ～ 100 mg/d）相比可减少 28% 脑卒中风险，但增加 57% 大出血的风险。

2. 口服抗凝药物

（1）华法林：对现有随机对照研究进行 Meta 分析结果显示，华法林治疗可使房颤患者发生脑卒中的相对危险度降低 64%，每年发生脑卒中的绝对危险度降低 2.7%，且在脑卒中一级与二级预防中获益幅度相同。华法林治疗可降低 26% 全因死亡率。虽然华法林的抗凝效果肯定，但该药也存在一些局限性：①不同个体的有效剂量变异幅度较大。②该药的抗凝作用易受多种食物和药物的影响，在用药过程中需频繁监测凝血功能及 INR，并根据 INR 及时调整药物剂量。③服用不当可增加出血风险。

一般而言，如无禁忌证，CHA$_2$DS$_2$-VASc 评分≥ 2 的房颤患者需华法林或 NOAS 治疗，CHA$_2$DS$_2$-VASc 评分为 0 分者不需抗凝和抗血小板治疗，而 CHA$_2$DS2-VASc 评分为 1 分的患者建议选用口服抗凝药物（华法林或 NOAC）或阿司匹林治疗，也可不进行抗栓治疗。阵发性房颤与持续性或永久性房颤具有同样的危险性，其抗凝治疗的方法均取决于危险分层；房扑的抗凝原则与房颤相同。对阵发性或持续性房颤，如行复律治疗，当房颤持续时间＜ 48 h，复律前不需抗凝；当房颤持续时间不明或≥ 48 h，临床有两种抗凝方案：①先开始华法林抗凝治疗使 INR 达到 2.0 ～ 3.0，3 周后复律；一般情况下，在 3 周有效抗凝治疗之前，不宜使用房颤转复的药物，有研究提示，复律前应用华法林抗凝，INR 为 1.5 ～ 2.4 与＞ 2.5 相比仍有较高的血栓栓塞事件，且转复房扑和房速有与转复房颤相近的血栓栓塞风险。②行经食管超声心动图（TEE）检查，如无心房血栓，静脉注射肝素后可进行复律，复律后肝素和华法林合用，直到 INR ≥ 2.0 停用肝素，继续应用华法林。在房颤转复为窦律后几周，患者仍然有发生全身性血栓栓塞的可能，因复律后短时间内心房的收缩功能恢复不完全，不论房颤是自行转复或是经药物和直流电复律，转复后均需行抗凝治疗至少 4 周，是否需长期抗凝治疗，取决于房颤患者的血栓危险分层。

华法林抗凝治疗的效益和安全性取决于抗凝治疗的强度和稳定性。临床试验证实，抗凝强度INR为 2.0 ～ 3.0 时，可以有效预防脑卒中事件，并不明显增加脑出血的风险；如 INR < 2.0，出血并发症少，但预防血栓形成的作用显著减弱；INR > 4.0，出血并发症显著增多，且进一步降低脑卒中事件的疗效有限；在应用华法林治疗过程中，应定期监测INR 并据此调整华法林剂量。虽然上述 INR 的目标值主要来自欧美国家的临床研究结果，但目前并无证据显示中国患者需采用较低的 INR 目标值。华法林抗凝治疗的稳定性常用 INR 在治疗目标范围内的时间百分比（time within therapeuticrange，TTR）表示，INR 在治疗目标范围内的时间越长，华法林抗凝治疗的稳定性也越好，一般情况下，应尽量使 TTR > 60%。

华法林起始剂量 2.0 ～ 3.0 mg/d，2 ～ 4 d 起效，5 ～ 7 d 达治疗高峰。因此，在开始治疗时应每周监测 1 ～ 2 次，抗凝强度稳定后（连续 3 次 INR 均在治疗目标内），每月复查 1 ～ 2 次，华法林剂量根据 INR 检测值调整。随机对照研究显示，INR 在 2.0 ～ 3.0 范围内时华法林剂量不变，如超出范围调整每周华法林剂量的 10% ～ 15%；与根据自己的经验调整华法林剂量相比，若每 10% 的治疗中心根据上述建议方法调整华法林剂量，TTR 可以提高 6%，脑卒中、循环性栓塞和大出血复合终点减少 8%。由于华法林的药代动力学受多种食物、药物、酒精等因素影响，故华法林治疗需长期监测和随访，控制 INR 在目标治疗范围内。

（2）新型口服抗凝药物（NOAC）：NOAC 可特异性阻断凝血链中某一关键环节，在保证抗凝疗效的同时显著降低出血风险，其代表药物包括直接凝血酶抑制剂达比加群酯（dabigatran）及直接 X A 因子抑制剂利伐沙班（rivaroxaban）、阿哌沙班（apixaban）和艾多沙班（edoxaban）。NOAC 也影响凝血功能，但并不作为调整药物用量的指标，应用过程中不需常规监测凝血功能，更便于患者长期治疗。RE-LY 研究提示，口服低剂量达比加群酯（110 mg，2 次 / 天）预防房颤患者血栓栓塞事件的有效性与华法林相似，并可降低大出血的发生率，明显降低颅内出血的发生率；而与华法林相比，大剂量达比加群酯（150 mg，2 次 / 天）可进一步降低脑卒中和系统性血栓栓塞事件，大出血的发生率

与华法林相近；与华法林相比，大剂量达比加群酯是唯一减少缺血性脑卒中的 NOAC。ROCKET-AF 研究发现，利伐沙班（20 mg，1 次 / 天）在预防非瓣膜性房颤患者血栓栓塞事件方面的疗效不劣于、甚至优于华法林，且具有更好的安全性。阿哌沙班是另一种直接 X a 因子抑制剂，AVERROES 研究表明，对不适于华法林治疗的房颤患者，应用阿哌沙班（5 mg，2 次 / 天）较阿司匹林可更有效地预防脑卒中与全身血栓栓塞事件，且不增加严重出血的风险；ARISTOLE 研究发现，与调整剂量的华法林治疗组相比，阿哌沙班能够更为有效地降低脑卒中和体循环血栓发生率，并降低出血事件的风险和全因死亡率。ENGAGEAF-TIMI48 研究提示，两种剂量的艾多沙班（60 mg 或 30 mg，1 次 / 天）预防房颤患者脑卒中和体循环血栓的疗效不劣于华法林，但大出血和心血管死亡率均低于华法林。应用脑卒中、体循环血栓和心血管病死率复合终点评估发现，高剂量艾多沙班获益风险比优于华法林；而低剂量艾多沙班与华法林相近。综上所述，几种 NOAC 与华法林相比，均可明显降低颅内出血的发生率，但消化道出血的风险略有增加。

对高龄（≥ 75 岁）、中等肾功能受损［内生肌酐清除率（CrCl）0.50 ～ 0.85 ml/s］及存在其他出血高危险因素者需减少达比加群酯剂量，避免引起严重出血事件。伴有肾功能不良的房颤患者脑卒中和出血的风险均增加，研究提示在中度肾功能不良的非瓣膜性房颤患者中，低剂量利伐沙班（15 mg，1 次 / 天）可获得与华法林相近的预防血栓栓塞事件的疗效，并可明显减少致命性出血的风险。所有 NOAC 不适用于终末期肾病患者（CrCl < 0.25 ml/s）如需抗凝治疗仍应选择华法林。对已接受 NOAC 治疗的患者，应定期复查肝肾功能，及时调整抗凝治疗方案。NOAC 的半衰期较短，预防房颤患者血栓栓塞事件的有效性与药物的依从性密切相关。NOAC 的临床应用为房颤患者血栓栓塞并发症的预防提供了安全有效的新选择，但迄今关于 NOAC 的临床应用研究证据主要来源于非瓣膜性房颤患者，其在瓣膜病房颤患者中的应用价值尚有待探讨。瓣膜性房颤的定义是指与风湿性二尖瓣狭窄、机械性或生物性心脏瓣膜、二尖瓣修补相关的房颤。瓣膜性房颤患者应接受华法林抗凝治疗，抗凝治疗强度为 INR 在 2.0 ～ 3.0；已行机械瓣植入的房颤

患者也应接受华法林抗凝治疗，抗凝治疗强度取决于机械瓣膜的类型和植入部位。

（3）选择抗凝药物应考虑的事项：

1）特殊房颤人群的抗凝治疗：在一些特殊房颤患者群中，华法林的应用经验相对较多，具体用法要根据情况确定，而其他 NOAC 的作用还有待评估。

老年房颤患者的抗凝治疗：BAFTA 研究显示，与阿司匹林（75 mg/d）相比，华法林（INR 2.0～3.0）可降低 52% 老年房颤患者致死或致残性脑卒中、颅内出血或症状明显的动脉栓塞的风险，阿司匹林和华法林所致严重颅外出血差异无统计学意义。鉴于华法林可使老年房颤患者获益，不建议将老年患者的抗凝强度调整为 INR ＜ 2.0，亦不建议阿司匹林替代华法林，因 ≥ 75 岁的房颤患者，应用阿司匹林的风险超过获益。因为缺乏循证医学证据，中国人服用华法林的抗凝强度一直参考欧美国家的建议。中国人脑卒中的类型与欧美国家有差异，出血性脑卒中的比例较高；有研究显示，亚裔人群服用华法林颅内出血的风险可能较白种人高。日本房颤指南靶目标建议为 INR 2.0～3.0（Ⅰ类推荐，证据级别 A），但年龄 ≥ 70 岁的患者，建议 INR 1.6～2.6（Ⅱa 类推荐，证据级别 c）。

房颤患者冠状动脉介入治疗（PCI）后的抗栓治疗：为预防支架内血栓形成，双联抗血小板治疗日益受到重视，但对冠心病接受 PCI 术的房颤患者，仅进行双联抗血小板治疗可增加患者死亡率和主要心血管不良事件的发生率。三联抗凝和抗血小板药物〔华法林、阿司匹林（75～100 mg）和氯吡格雷（75 mg）〕联合应用 30d，严重出血发生率为 2.6%～4.6%，而延长至 12 个月时，严重出血发生率则增加至 7.4%～10.3%。多中心随机对照开放性 WOEST 研究提示，对伴有房颤的 PCI 术后患者，与三联抗栓治疗相比华法林联合氯吡格雷的双联抗栓治疗，出血事件明显减少，且血栓栓塞事件不增多。丹麦国家注册研究也提示，心肌梗死或 PCI 术后的房颤患者，华法林联合氯吡格雷的双联抗栓治疗，在疗效和安全性方面均不劣于或优于三联抗栓治疗。因此，对冠心病行 PCI 术后的房颤患者，应根据患者血栓危险分层、出血危险分层和冠心病的临床类型（稳定型或急性冠脉综合征）决定抗栓治疗的策略和时间，急性冠脉综合征合并房颤时的抗栓治疗（详见特殊类型的心房颤动）。此外，植入支架的类型也影响联合抗栓治疗的时间，在同样情况下植入金属裸支架者三联抗栓时间可少至 4 周，而植入药物洗脱支架者要联合抗栓治疗时间需 3～6 个月。因此，对房颤伴冠心病需接受 PCI 治疗的患者，应尽量避免应用药物洗脱支架，减少三联抗栓治疗的疗程；亦可优先选用桡动脉途径行 PCI 治疗，减少围术期的出血并发症。联合抗栓治疗过程中应增加 INR 监测频率，适当降低 INR 的目标范围（2.0～2.5）；同时可应用质子泵抑制剂，减少消化道出血的并发症发生。在冠心病稳定期（心肌梗死或 PCI 后 1 年）若无冠状动脉事件发生，可长期单用口服抗凝治疗（华法林或 NOAC）。

血栓栓塞患者的抗凝治疗：既往有血栓栓塞史的房颤患者是脑卒中的高危人群，需抗凝治疗。迄今关于缺血性脑卒中急性期抗凝治疗的研究仍较少。急性脑卒中常作为房颤患者的首发表现，且心源性脑卒中后的最初 2 周内脑卒中复发的风险最高，然而在脑卒中急性期进行抗凝治疗会增加颅内出血或梗死后出血的风险，因此不推荐发病 2 周内的缺血性脑卒中患者进行抗凝治疗；发病 2 周后若无颅内出血或梗死后出血应开始抗凝治疗，其治疗原则与一般房颤患者相同。发生 TIA 的房颤患者，在排除脑梗死或出血后，应尽早开始抗凝治疗。NOAC 对脑卒中的二级预防同样有效，与其他研究相比，ROCKET-AF 研究纳入的脑卒中后患者比例最高。对所有脑卒中或 TIA 患者在抗凝治疗开始前，均应很好地控制血压。房颤患者在应用华法林抗凝过程中，可出现中枢性或周围性血栓栓塞事件，如抗凝强度已在治疗范围，增加另外一种抗血小板药物不如提高华法林的抗凝强度，使 INR 最高达到 2.5～3.0；若服用小剂量的 NOAC 出现血栓栓塞事件，也可改为大剂量。

2）长期抗凝治疗的风险、并发症及其处理：长期抗凝治疗是指抗凝治疗的时间超过 4 周，在长期用药过程中多种药物和食物会影响华法林的抗凝强度，若以往 INR 一直很稳定，偶尔出现 INR 增高的情况，且不超过 3.5，可暂时不调整剂量，2 d 后复查 INR；或把每周华法林剂量减少 10%～15%。在抗凝过度（INR ＞ 4.0）但不伴有出血的情况下，可停止给药 1 次或数次，一般停用华法林 3d，INR 会下降至治疗范围。如遇到外伤和轻度出血，包扎止血后观察出血情况，有继续出血者除停服华法林外，可以口服维生素 K₁（10 ～ 20 mg），一般在 12 ～ 24 h 后可终止华法林的抗凝作用。需急诊手术或有大出血者，可考虑静脉注射维生素 K₁（5 ～ 10 mg），3h 内可终止华法林的抗凝作用，如疗效不明显，除可增加维生素 K₁ 剂量外，还可输入新鲜冷藏血浆以增加各种凝血因子，应用凝血酶原复合物可以更有效而迅速地逆转抗凝过度引起的出血。过多输入血液制品可促进血栓栓塞的形成，使用大剂量维生素 K₁ 也有相同的危险，因此，应根据患者的出血情况和 INR 值调整血液制品和维生素 K₁ 的用量。对非瓣膜性房颤患者，在活动性出血停止后，再根据对患者血栓栓塞和出血风险的评估决定是否重新开始抗凝治疗。发生与华法林相关的颅内出血患者，在随访头颅 CT 扫描确定颅内血肿逐步吸收后，大多数可在颅内出血后 2 ～ 4 周重新开始抗凝治疗，因 NOAC 与华法林相比可明显减少颅内出血的风险，这部分患者也可考虑改用 NOAC。对服用 NOAC 的患者，在出现严重出血并发症时也应首先停用抗凝药物，并根据出血情况对症治疗，必要时可应用凝血酶原复合物，新的特异性止血药也在研发中。静脉应用维生素 K₁，应注意药物变态反应的风险。

在计算华法林抗凝治疗的稳定性 TTR 时，应选择≥ 6 个月的 INR 监测值进行计算，并排除最初 6 周的 INR 值。TTR < 60%、6 个月内有 2 次 INR > 5.0、有 1 次 INR > 8.0 或 6 个月内有 2 次 INR < 1.5，均为 INR 不稳定的表现，对这部分患者应寻找引起华法林抗凝强度波动的原因，包括是否按要求剂量规律服用华法林、是否有饮食变化或加用其他药物等。多项随机对照研究指出，亚洲人群服用华法林抗凝强度的稳定性低于非亚洲人群，这可以部分解释亚洲人群服用华法林有相对较高的颅内出血风险。亚洲人华法林抗凝强度稳定性较低的可能原因包括亚洲丰富的饮食文化影响、没有找到和（或）很好地遵循调整华法林剂量的经验、患者教育不到位及基因。Meta 分析也发现，亚洲房颤患者应用 NOAC 尤其是达比加群酯的获益超过非亚洲人。

抗凝强度的波动影响华法林预防血栓栓塞事件的效果，频繁监测凝血功能则影响患者长期治疗的依从性。建立健全房颤门诊或抗凝治疗门诊，

由经验丰富的专科医师对接受抗凝治疗的房颤患者进行管理及家庭监测均有助于在一定程度上克服其局限性。

（4）无症状性房颤和脑卒中：多数房颤患者伴有不同程度的心悸、胸部不适等症状，但也有约 1/3 的房颤患者完全无症状，称为无症状性房颤（silent AF）。无症状性房颤可在常规体检、术前检查或健康调查时被发现或在患者出现脑卒中和心衰并发症后才被发现。流行病学调查提示，症状性与无症状性房颤患者脑卒中的发生率并无明显区别。Framingham 研究发现，25% ～ 30% 的急性脑卒中患者伴有未曾诊断的房颤，2005 ～ 2010 年瑞典全国注册研究结果显示，缺血性脑卒患者新发和已诊断房颤的比例高达 33.0%。

无症状性房颤也可分为阵发性和持续性房颤，后者常规心电图检查即可确诊，而阵发性无症状性房颤的诊断则需长程心电监测。原因不明的缺血性脑卒中患者，持续时间不同的体外心电监测可使阵发性无症状性房颤的检出率升高 5% ～ 20%，应用可植入心电监测技术，原因不明缺血性脑卒患者无症状性房颤的检出率可达 25%。CRYSTAL-AF 随机对照研究中，应用可植入心电监测技术在 6、12 和 36 个月时对患者进行监测，无症状性房颤的检出率分别是 8.9%、12.8% 和 30.0%；而采用常规体表心电评价技术的对照组，在各随访时间段无症状性房颤的检出率只有 1.4%、2.0% 和 3.0%。与体外心电监测技术相比，可植入心电监测技术可明显提高无症状性房颤的检出率，主要原因是可植入心电监测技术可实现连续长时间心电监测。CRYSTAL-AF 研究也发现，原因不明脑卒中患者在应用可植入心电监测确诊无症状性房颤后，通过抗凝治疗可减少脑卒中的复发率。

瑞典全国注册研究表示，在缺血性脑卒中患者中，CHA_2DS_2-VASc 评分的高低与房颤的检出率呈正相关；其他研究也发现，社区人群 CHA_2DS_2-VASc 评分的高低也与房颤的检出率相关。CHA_2DA_2-VASc 评分较高的患者发生脑卒中或脑卒中复发的风险较高，应用抗凝治疗的获益也较大，因此，CHA_2DS_2-VASc 评分较高的缺血性脑卒中患者，积极筛查潜在的无症状性房颤应该是合理的。对在何种人群采用什么技术筛查无症状性房颤目前还没有共识，在社区人群中筛查无症状性房颤的卫

生经济学效益也有待研究。本指南具体治疗建议如下：

1）Ⅰ类推荐：①除存在抗凝禁忌证者外，所有房颤患者应根据脑卒中危险因素和出血风险及风险/效益比选择合适的抗凝治疗，个体化抗凝治疗策略的制订和成功实施均需患者参与（证据级别B）。② CHA_2DS_2-VASc 评分 ≥ 2 的非瓣膜病房颤患者应长期口服华法林，调整药物剂量使 INR 维持在 2.0 ～ 3.0，在抗凝治疗开始阶段，INR 应至少每周监测 1 ～ 2 次，抗凝强度稳定后可每月监测 1 次（证据级别A）。③有应用华法林适应证的非瓣膜性房颤患者，也可应用 NOAC（证据级别B）；对应用华法林的患者，如抗凝强度不稳定，在排除可纠正的影响 INR 波动的原因后，可考虑改用 NOAC（证据级别C）；应用 NOAC 前应评价患者肾功能，并根据患者肾功能情况，至少每年评价一次（证据级别B）。④不同类型房颤的抗凝治疗原则一样（证据级别B）；房扑的抗凝治疗原则与房颤相同（证据级别C）。⑤瓣膜性房颤患者应接受华法林抗凝治疗，抗凝治疗强度 INR 为 2.0 ～ 3.0；已行机械瓣植入的房颤患者也应接受华法林抗凝治疗，抗凝治疗强度取决于机械瓣膜的类型和植入部位（证据级别B）。⑥应定期对房颤患者抗凝治疗的必要性进行评估（证据级别C）。

2）ⅡA类推荐：①非瓣膜性房颤患者，如 CHA_2DS_2-VASc 评分为 0 可不予抗栓治疗（证据级别B）。②对 CHS_2DA_2-VASc ≥ 2 且合并终末期肾病（CrCl < 0.25 ml/s）或正在进行透析的非瓣膜性房颤患者，应用华法林进行抗凝是合理的（INR 2.0 ～ 3.0，证据级别B）。

3）Ⅱb类推荐：①非瓣膜性房颤患者，在 CHA_2DS_2-VASc 评分为 1 时，不予抗栓、口服抗凝药物或阿司匹林均可（证据级别C）。②对合并房颤的冠心病患者，如 CHa_2DS_2-VASc 评分 ≥ 2，行 PCI 治疗时应尽量选择金属裸支架，以减少术后联合抗栓治疗的时间（证据级别C）。③接受 PCI 治疗后，可联合应用氯吡格雷与华法林治疗（证据级别B）。④在冠心病稳定期（心肌梗死或 PCI 后 1 年），可单用华法林（证据级别B）或 NOAC 治疗（证据级别C）。

（三）抗栓治疗的中断和桥接

正在接受抗栓治疗的房颤患者发生出血、拟行外科手术或介入操作前，可能需暂时中断抗栓治疗，停用抗栓药物增加血栓栓塞风险，持续应用则可能导致出血风险增加，临床医师应在综合评估患者血栓和出血风险后，决定抗栓治疗中断和恢复时间。桥接治疗是指在停用华法林期间短期应用普通肝素或低分子肝素替代的抗凝治疗方法。

对接受华法林治疗的房颤患者行外科手术或有出血风险的操作时，若非急诊手术，可采取以下治疗方案：①血栓栓塞风险较低或恢复窦律的患者，可不采用桥接治疗，中断华法林 1 周至 INR 恢复到正常范围；在止血充分的情况下重新开始华法林治疗。②具有较高血栓栓塞风险的患者（人工机械心脏瓣膜、脑卒中病史、 CHA_2DS_2-VASc 评分 ≥ 2）通常采用桥接治疗。多数患者术前 5 d 停用华法林，当 INR < 2.0 时（通常为术前 2 d），开始全剂量普通肝素或低分子肝素治疗，术前持续静脉内应用普通肝素，至术前 6 h 停药或皮下注射普通肝素或低分子肝素，术前 24 h 停用；根据手术出血的情况，在术后 12 ～ 24 h 重新开始肝素抗凝治疗，出血风险高的手术，可延迟到术后 48 ～ 72 h 再重新开始抗凝治疗，并重新开始华法林治疗。③若 INR > 1.5 但患者需及早手术，可予口服小剂量维生素 K（1 ～ 2mg），使 INR 尽快恢复正常。BRUISE CONTROL 研究显示，对需植入起搏器或植入型心律转复除颤器（ICD）的患者，与肝素桥接治疗相比，不中断华法林治疗可显著降低囊袋血肿的发生率，且两组患者的主要手术和血栓栓塞并发症无明显差异，因此，对中高度血栓栓塞风险的患者植入起搏器或 ICD 时，建议在围术期持续应用华法林，使 INR 维持在治疗水平。

服用 NOAC 的房颤患者若需接受外科手术或有创操作，何时停用 NOAC 应依据患者的临床特点和手术的性质进行个体化管理。外科手术及干预的出血风险分类：①不需停用抗凝药物的手术及干预；拔 1 ～ 3 颗牙、牙周手术、脓肿切开、种植体定位等口腔科手术；白内障或青光眼手术、无手术的内镜检查等眼科手术；如脓肿切开、皮肤科的小切除等浅表手术。②出血风险低的手术及干预，内镜活检，前列腺或膀胱活检，室上性心动过速电生理检查和射频消融（包含需穿间隔途径进行的左侧消融），血管造影，起搏器或 ICD 植入（如果不是解剖复杂的情况，如先天性心脏病）等。③出血风险高的手术及干预，复杂的左侧消融（肺静脉隔离、室速消融）、椎管或硬膜外麻醉、诊断性腰穿、胸科手术、腹部手术、骨科大手术、肝脏活检、经尿道前列腺电切术、肾活检等。

服用 NOAC 的患者无需在围术期采用肝素桥接。①择期外科手术，出血低危或易于止血的手术（如口腔科、白内障或青光眼手术），建议术前停药后 12 ～ 24 h；出血危险较高的手术，术前需至少停药 24 h，还需根据患者的肾功能状态个体化评估停药时间；出血极高危的手术（如脊柱麻醉、硬膜外麻醉和腰椎穿刺等），建议术前停药 48 h 以上；术后严密监测出血情况，通常术后止血充分可于 6 ～ 8 h 后重新给药，否则术后 48 ～ 72 h 内需根据患者出血风险、再次手术的可能性等决定恢复用药的最佳时间。②急诊外科手术患者，应停用 NOAC，如果手术可以推迟，至少在末次给药 12 h（最好为 24 h）后进行手术；如果手术不能推迟，术前需评估出血风险与手术紧急性和必要性。

房颤导管消融围术期抗凝传统策略是停用华法林，采取低分子肝素桥接治疗。近年来研究显示，与桥接治疗相比，不中断华法林维持 INR 在 2.0 ～ 3.0，可降低围术期血栓栓塞事件且不增加严重出血事件。一项随机对照试验显示，低分子肝素桥接治疗组患者围术期血栓栓塞事件显著高于不中断华法林治疗组患者，两组间严重出血事件差异无统计学意义，不中断华法林组轻微出血发生率更低。房颤导管消融术中应用肝素抗凝，为减少穿刺处出血风险，拔鞘前活化凝血时间（ACT）应低于 250s，否则可应用鱼精蛋白中和肝素；拔鞘后 4 ～ 6 h，开始应用华法林联合低分子肝素桥接治疗至 INR 达标或应用 NOAC。

NOAC 在房颤导管消融围术期应用已有较多报道，但由于入选患者基线特征不同、用药方案差异、术者经验不同等多方面原因，结果并不一致。Lakkireddy 等开展一项多中心前瞻性研究显示，达比加群酯组血栓栓塞 3 例，华法林组 1 例，两组间差异无统计学意义；达比加群酯显著增加严重出血事件和总出血事件发生率，且血栓栓塞和出血复合

事件发生率显著高于华法林组患者，多因素分析结果显示，达比加群酯是血栓栓塞和出血复合事件的独立危险因素，但该研究未交待手术结束时是否中和了术中肝素，如术后不中和肝素而术后 3 h 即开始服用达比加群酯，肝素和达比加群酯的叠加作用将增加出血风险。另一项达比加群酯和华法林在房颤导管消融围术期应用的随机对照试验，两组各 45 例，达比加群酯 110 mg，2 次 /d，华法林 INR 1.6 ～ 3.0，手术当日晨停用达比加群酯和华法林，穿刺点止血后 4 h 开始服用两种药物，结果显示，达比加群酯组患者静脉穿刺点再次出血率显著低于华法林组，华法林组术后第 6 天，出现 1 例肠系膜动脉栓塞。一项随机对照研究比较围术期不中断利伐沙班和华法林的安全性和有效性，共纳入 248 例患者，结果表明利伐沙班与华法林相似，不桥接同样可行。以上这两项随机对照研究样本量较小，由于围术期血栓栓塞和出血并发症发生率低，尚需开展大规模随机对照试验评价 NOAC 在房颤导管消融围术期应用的安全性和有效性。房颤导管消融术前未服用抗凝药物需桥接治疗的患者，短半衰期的 NOAC 可即刻起效，缩短住院时间，可以将其作为华法林的替代治疗。

不同抗凝药物转换过程中需在保证抗凝不中断的前提下，尽量减少出血风险。①华法林转换为 NOAC，停用华法林检测 INR，当 INR < 2.0 时，立即启用 NOAC。② NOAC 转换为华法林，从 NOAC 转换为华法林时，两者合用直至 INR 达到目标范围，合用期间监测 INR 的时间应该在下一次 NOAC 给药之前；NOAC 停用 24 h 后检测 INR 以确保华法林达到目标强度；换药后 1 个月内密切监测以确保 INR 稳定（至少 3 次 INR 在 2.0 ～ 3.0）。由于达比加群酯主要通过肾脏代谢，应该根据患者肾功能评估给药时间，CrCl ≥ 0.85 ml/s 的患者给予华法林 3 d 后停用达比加群酯；CrCl 0.50 ～ 0.85 ml/s 的患者给予华法林 2 d 后停用达比加群酯；CrCl 0.25 ～ 0.50 ml/s 的患者给予华法林 1 d 后停用达比加群酯。③ NOAC 之间转换，从一种 NOAC 转换为另一种时，在下一次服药时，即可开始服用新的 NOAC，肾功能不良的患者可能需延迟给药。④ NOAC 与肝素之间的转换，从注射用抗凝药物转换为 NOAC，普通肝素停药后即可服用 NOAC，低分子肝素则在下次注射时服用 NOAC；从 NOAC

转换为注射用抗凝药物时，在下次服药时给予注射用抗凝药物；慢性肾脏疾病患者 NOAC 半衰期延长，需延迟给药。⑤抗血小板药物转换为 NOAC，阿司匹林或氯吡格雷停药后即可服用 NOAC。

本指南具体建议如下：①停用华法林后，推荐低分子肝素或普通肝素用于人工机械心脏瓣膜抗凝的桥接治疗，且需平衡脑卒中和出血风险（证据级别 C）。②无人工机械心脏瓣膜的房颤患者需中断华法林或新型抗凝药物治疗，有关桥接治疗（低分子肝素或普通肝素）的决策需权衡脑卒中和出血的风险及患者停用抗凝治疗持续的时间（证据级别 C）。③房颤导管消融围术期不中断华法林，术前 INR 维持 2.0 ～ 3.0，华法林达标者不需桥接治疗（证据级别 A）。④Ⅱ A 类推荐，房颤导管消融围术期可应用 NOAC，为华法林替代治疗（证据级别 B）。⑤Ⅱ b 类推荐，为减少穿刺处出血风险，房颤导管消融拔鞘前 ACT 宜低于 250 s，否则可应用鱼精蛋白中和肝素（证据级别 C）。

（四）非药物抗栓治疗

1. 经皮左心耳封堵　左心耳是房颤患者血栓栓塞起源的重要部位，60% 的风湿性心脏病房颤患者心源性血栓来自左心耳，非瓣膜病房颤患者中 90% 以上血栓形成于左心耳。经皮左心耳封堵是减少房颤患者血栓栓塞事件的策略之一，主要包括植入装置封堵左心耳及缝合结扎左心耳。目前临床上使用较多的左心耳封堵装置主要是 WATCHMAN 和 AMPLATZER Cardiac Plug。此外，国产左心耳封堵器 LAmbRE（深圳先健科技公司）正在中国、欧洲和东南亚地区开展临床试验。

WATCHMAN 封堵器以镍钛合金作为自膨胀结构的框架，周围有固定倒钩，心房面由聚四氟乙烯多孔渗透膜覆盖。PROTECT-AF 研究早期结果显示，WATCHMAN 封堵器预防脑卒中的有效性不劣于长期华法林抗凝治疗，但封堵组不良事件发生率较华法林组高。PROTECT-AF 研究之后的 CAP 注册研究提示，随着术者手术经验的积累，植入 WATCHMAN 封堵器的安全性可得到明显提高。最近公布的 PROTECT-AF 研究长期随访结果显示，WATCHMAN 封堵器在脑卒中、体循环栓塞和心血管性死亡的复合终点上优于华法林，更为重要的是，WATCHMAN 封堵器在预防心血管性死亡和全因死

亡的终点上优于华法林。

AMPLATZERCardiac Plug 封堵器是一种双碟样左心耳封堵装置，由置于左心耳的碟形叶片和碟形帽组成，二者中间由凹陷的腰部连接，碟形叶片置于左心耳防止封堵器移位，碟形帽封住左心耳口部。早期的欧洲地区和亚太地区小样本临床研究显示，植入 AMPLATZER Cardiac Plug 封堵器预防房颤患者血栓栓塞是安全、有效的。最近，22 个中心参与，共纳入 1 047 例患者，平均随访 13 个月的临床试验结果证实，植入 AMPLATZER Cardiac Plug 封堵器显著降低非瓣膜性房颤患者的栓塞和出血风险。

LAmbre 封堵器是中国自主研发的新一代左心耳封堵器，包含一套镍钛合金管为骨架的固定伞和封堵盘。由武汉大学人民医院牵头、国内 11 家中心参与、共入选 154 例患者的前瞻性、多中心临床研究，对 LAmbre 左心耳封堵系统的安全性和有效性正在进行随访观察，初期结果提示，植入 LAmbre 封堵器预防房颤患者血栓栓塞事件具有良好的安全性和有效性。

经皮缝合结扎左心耳的主要装置是 LARIAT，该装置通过经皮心内膜、心外膜联合途径缝合结扎左心耳。2013 年，Bartus 等报道了 LARIAT 装置的初期临床结果，89 例房颤患者接受 LARIAT 装置缝合结扎左心耳术，成功率为 96%。随后的多个研究证实，LARIAT 装置缝合结扎左心耳具有较高的急性期成功率，但围手术期并发症发生率高。LARIAT 装置通过心外膜缝扎左心耳，容易引起心包炎，且存在心包粘连时难以实施手术，此外，LARIAT 装置预防房颤患者血栓栓塞事件的安全性和有效性需进一步研究明确。

2014 年，CSPE、中华医学会心血管病学分会和中国医师协会心律学专业委员会联合发布《左心耳干预预防心房颤动患者血栓栓塞事件：目前的认识和建议》，明确指出经皮左心耳封堵的适应证：CHA_2DS_2-VASC 评分 ≥ 2 的房颤患者，同时具有下列情况之一：①不适合长期口服抗凝者；②服用华法林，INR 达标的基础上仍发生脑卒中或栓塞事件者。③ HAS-BLED 评分 ≥ 3 分。

本指南具体建议如下：Ⅱ A 类推荐：对 CHA2DS2-VASC 评分 ≥ 2 的非瓣膜性房颤患者，如具有下列情况之一：①不适合长期规范抗凝治疗。②长期规范抗凝治疗的基础上仍发生脑卒中或栓塞事

件。③ HAS-BLED 评分≥3。可行经皮左心耳封堵术预防血栓栓塞事件（证据级别 B）。术前应作相关影像学检查以明确左心耳结构特征，以便除外左心耳结构不适宜手术者。考虑到经皮左心耳封堵术的初期学习曲线及风险，建议在心外科条件较好的医院开展此项技术。

2. 外科封闭/切除左心耳　左心耳是房颤患者血栓的主要形成部位，也是房颤触发和形成折返电传导的部位之一，故 COX 迷宫术中，切除左心耳是重要组成部分。欧洲心脏病学会 2012 年房颤指南更新摘要中指出，左心耳封堵术（包括外科左心耳切除术）可作为不能坚持长期服用任何类型口服抗凝药物同时具有脑卒中高危风险房颤患者的治疗措施（Ⅱb 类推荐，证据级别 C）。《2014 AHA/ACC/HRS 心房颤动指南》建议：进行心脏手术的房颤患者可考虑切除左心耳（Ⅱb 类推荐，证据级别 C）。

外科封闭/切除左心耳常见方法包括切除缝合、结扎、缝合结扎、心内缝闭、切割吻合器切除和左心耳夹闭器夹闭等。具体操作：①外科切除缝合左心耳是从基底部直接切除左心耳，然后缝合切口。②结扎左心耳是一种更简单的技术，弯钳钳夹左心耳基底部，然后以双丝线或编织线结扎左心耳或每隔 5 mm 依次分段结扎左心耳。③缝扎左心耳用缝线直接缝合结扎左心耳。④心内缝闭左心耳，是在心脏手术中切开显露左心房后，在左心耳开口处用聚丙烯缝线荷包缝合左心耳开口，然后再连续缝合封闭左心耳。⑤切割吻合器切除左心耳，是使用一种切割吻合器，钳夹左心耳基底部，切割吻合器在切割左心耳同时缝钉呈"B"型吻合左心耳。⑥左心耳夹闭器，目前 Atricure 夹闭器已获美国食品药物管理局（FDA）批准，该装置包括 2 个不锈钢片、一个可弯曲、一个不易弯曲，外面套以涤纶编织的纤维织物，在左心耳基底部夹闭左心耳。

由于左心耳的解剖变异大，基底部形态不规则，且冠状动脉回旋支靠近左心耳基底部，外科封闭/切除左心耳时因顾虑伤及回旋支动脉，各种方法的结果存在差异。Kanderian 等的一项研究回顾性研究，2 546 例患者中 137 例外科切除/封闭左心耳的成功率进行分析，其中，52 例切除左心耳，73 例缝合封闭左心耳，12 例切割吻合器封闭左心耳，结果显示，50 例（36%）封堵不成功（定义为左心耳残端 > 1 cm 或彩色多普勒显示血流进入左心

耳），成功率与采用的技术有关。Katz 等研究显示，外科缝合结扎常不能完全封闭左心耳，经食管超声心动图评估 50 例二尖瓣手术患者同期缝合结扎左心耳，18 例（36%）左心耳和左心房体间存在持续性彩色多普勒信号。Garciafernandez 等研究表明，在二尖瓣置换同期双重缝合结扎左心耳，10.3% 患者左心耳封闭不完全。LAAOS 研究将 77 例患者进行研究，结果显示，缝合组左心耳封闭成功率为 45%，切割吻合器组为 72%。Hernandez-Estefania 等报道应用心内膜荷包缝合技术封闭 8 例患者左心耳术后通过经食管超声和增强 CT 均显示左心耳完全封闭。在左心耳夹闭器 Atriclip 封闭左心耳的结果报道中，美国一项多中心临床研究显示，95.7%（67/70）的患者成功夹闭，未出现装置相关的并发症；随访 CT 显示，98.4%（60/61）的患者完全闭合。Emmert 等应用 Atriclip 封闭 40 例患者左心耳，平均随访（3.5±0.5）年，增强 CT 显示 36 例存活患者左心耳均无血流，无左心耳残端 > 1 cm。胸腔镜下切割吻合器封闭左心耳，可以达到预防血栓栓塞事件的目的，Ohtsuka 等报道 30 例患者经胸腔镜下切割吻合器切除左心耳，术后 3 个月增强 CT 显示左心耳封闭成功率 100%。外科封闭/切除左心耳虽已开展多年，但对各种外科技术干预左心耳成功率的文献报道有限，有些结果甚至存在明显差异，基于目前的文献结果，尚无法证实何种技术是外科封闭/切除左心耳的首选。

外科封闭/切除左心耳，主要目的是减少房颤患者血栓栓塞事件，目前已有文献对其预防脑卒中的有效性进行报道。一项对 58 例行左心耳结扎的二尖瓣置换患者的回顾性研究报道，超声心动图判断 6 例左心耳仍有持续血流，平均随访 69.4 个月，结果显示未结扎和未完全结扎左心耳发生血栓栓塞的 OR 值为 11.9。一项对 2067 例心脏外科手术患者的回顾性研究，基于左心耳结扎应用倾向评分匹配法分为两组，每组 631 例患者，145 例已行左心耳结扎的术后房颤心律患者术后 30d 无脑血管事件发生，而 115 例未行左心耳结扎的术后房颤患者，7 例（6.1%）术后 30d 发生脑血管事件，该研究表明，常规结扎左心耳可明显减少心脏术后脑血管事件发生率。尽管如此，Bando 等对二尖瓣置换同期行左心耳封闭患者进行随访，结果发现 72 例患者发生脑卒中，其中 65 例（90%）患者合并房颤，

47 例（65%）曾行左心耳封闭，该研究表明，持续性房颤是二尖瓣置换术患者远期脑卒中的高危险因素，左心耳封闭并不能降低此类患者脑卒中的风险。LEE 等回顾性对比分析心脏手术患者切除和保留左心耳的临床结果，其中 187 例切除左心耳，192 例保留左心耳，通过倾向评分匹配法匹配 119 对患者，平均随访（3.1±2.8）年，两组患者总体生存率和无脑卒中率差异无统计学意义。根据目前的文献结果，对封闭 / 切除左心耳是否能有效预防脑卒中，这些回顾性研究的结果缺乏一致性，除了研究对象不同，左心耳封闭成功率的差异性可能是其中的重要原因。Kanderian 等曾报道应用缝合或切割吻合器封闭左心耳，超过 25% 的未成功患者发现有血栓形成。

外科封闭左心耳一般和房颤消融同期进行，术后早期应进行监护治疗，包括监测生命体征、血气、中心静脉压、尿量、胸腔积液引流量等。尽管左心耳出血在术中可被及时发现并处理，但不排除出现左心耳迟发型出血。靠近回旋支的局部血肿可能会压迫冠状动脉引起心电图 ST -T 段改变或心律失常。术后早期左心房功能受到消融的影响，无论房颤是否转复，若胸腔积液量不多，建议从术后第 1 天开始口服华法林直至术后 3 个月，以后是否继续服用华法林则根据患者心律、CHA$_2$DS$_2$-VASc 评分及左心耳是否存在残端决定。

总之，心脏手术时同期行封闭 / 切除左心耳的主要目的是预防血栓栓塞事件，尽管有学者认为迷宫术后患者，左心耳对左心房收缩功能、脑钠肽分泌和神经激素调节至关重要，但由于非瓣膜性房颤 90% 的血栓来源于左心耳，故推荐在心脏手术同时封闭 / 切除左心耳是必要的。鉴于有文献报道未成功患者血栓形成的概率大，建议在封闭 / 切除左心耳时尽可能达到完全封闭标准（左心耳与左心房间无交通血流，左心耳残端 < 1cm）。

本指南具体建议如下：Ⅱ A 类推荐：对房颤患者行心脏手术时可考虑同期外科封闭 / 切除左心耳（证据级别 C）。

五、控制心室率

（一）控制心室率的优缺点及目标

大多数房颤患者的心室率在休息和活动时增快。快而不规则的心室率是引起患者心悸、不适症状的主要原因。过快的心室率使心室充盈时间缩短、心排出量降低、血压下降、冠状动脉血液灌注量减少而诱发或加重心肌缺血，较长时间过快的心室率可导致心动过速性心肌病。控制心室率是房颤治疗的基本目标之一，心室率控制的优点为安全、有效，患者易于接受，药物控制心室率的成功率在 80% 左右，充分的心室率控制可使 LVEF 明显增加。β 受体阻滞剂是心力衰竭、冠心病和高血压等疾病控制心室率的一线治疗用药。在 AFFIRM 研究中，5 年后 80% 左右的患者仍在继续服用 β 受体阻滞剂控制心室率。心室率控制的缺点：由于房颤仍存在，心房收缩功能丧失，房颤引起的心房电重构和结构重构的过程使阵发性或持续性房颤最终变为永久性房颤；心房将逐步扩大，血栓栓塞风险也可能增加；此外，少数患者的心室率难以控制，尤其是在运动时。心室率控制后，心律的不规整有时仍可引起症状，控制心室率的药物如 β 受体阻滞剂、钙离子拮抗剂、胺碘酮及洋地黄等可引起心动过缓和房室阻滞，在阵发性房颤和老年患者中容易发生。

最佳的心室率控制目标值目前仍存争议。AFFIRM 研究心室率控制目标为：静息时平均心室率 ≤ 80 次 / 分，动态心电图平均心室率 ≤ 100 次 / 分，最快心室率不超过根据年龄预测的最大值或 6min 步行试验中最快心室率 ≤ 110 次 / 分，在该临床试验中初始的药物治疗可使 58% 的患者达到上述目标。前瞻性随机对照试验 RACE Ⅱ 评估了宽松的心室率控制和严格的心室率控制对房颤患者预后的影响，该试验纳入的 614 例永久性房颤患者随机分为宽松心室率控制组（静息心率 < 110 次 / 分）和严格心室率控制组（静息心率 < 80 次 / 分），经过 3 年随访，两组的主要复合终点包括心血管病死亡、心力衰竭住院次数、脑卒中、栓塞、出血、恶性心律失常发生率比较，差异均无统计学意义。因此，严格的心室率控制未必能使房颤患者获益，但这一试验结果是否可外推至所有患者值得商榷，因为参加该试验的绝大多数患者心脏收缩功能是正常的且该试验是非劣效性设计；这项研究也没有提供充分的依据评价两组在全因死亡率、心力衰竭症状、住院率和生活质量的差异，因而，心室率控制目标仍不能确定，需进一步的研究阐明。在进行心室率控制治疗时，除了参考循证证据外，更需个体化，根

据患者的症状及合并症包括心脏瓣膜病、心功能状态、是否存在预激综合征等情况决定心室率控制目标。对心功能相对稳定、无明显房颤相关症状者可以采用宽松的心室率控制策略。总之，控制心室率对持续性房颤患者具有重要意义，房颤的心室率控制应努力达到以下目标：①足够的舒张期以满足心室充盈。②避免心率过快及严重不规整导致心肌缺血和心动过速性心肌病。③尽量避免出现室内差异性传导而影响心室收缩的同步性。④避免药物不良反应，如影响心脏收缩功能、低血压、致心律失常作用、传导阻滞等抵消药物带来的获益甚至加重病情。

（二）控制心室率的药物

心室率控制是房颤治疗的重要策略，可改善生活质量，减少致残率，降低诱发心动过速性心肌病的风险。常用药物包括β受体阻滞剂、非二氢吡啶类钙离子拮抗剂、洋地黄类及某些抗心律失常药物如胺碘酮、索他洛尔。心室率控制的药物选择需考虑房颤症状的严重程度、血流动力学状态、是否伴有心力衰竭和是否有潜在的诱因等进行综合判断。关于这些药物疗效评价的文献证据，多基于20世纪80年代的临床试验，其设计局限性包括不同的终点事件、小量研究样本、单中心研究、观察性研究等。心室率控制内容包括心室率控制目标值、用药类型、心室率控制范围等。总体而言，β受体阻滞剂是最广泛应用的心室率控制药物，非二氢吡啶类钙离子拮抗剂、洋地黄类、胺碘酮次之。在用药前需了解患者合并症情况，避免药物不良反应，如使心力衰竭失代偿，加重阻塞性肺气肿、伴预激综合征患者房室传导加速等。

临床如需紧急控制房颤快心室率，可考虑静脉用药或电复律。心力衰竭失代偿、新发心肌缺血、低血压等情况下首选同步直流电复律。未充分抗凝或持续时间不确定的房颤患者，可能会出现血栓栓塞的潜在风险。血流动力学稳定的快心室率患者，心室率控制可选择口服药物。

1. 洋地黄类药物 洋地黄类药物不是房颤心室率控制一线药物，静脉应用可降低快心室率反应，但其起效时间>1h，6h后达到疗效峰值，不是快速控制心室率优选药物。洋地黄类口服给药可降低静息心室率，对活动后快心室率控制效果不佳，可联用β受体阻滞剂或非二氢吡啶类钙离子拮抗剂。

因其有正性肌力作用，洋地黄类药物仍作为一种心力衰竭伴房颤患者的治疗药物选择，其不良反应包括房室传导阻滞、室性心律失常，少数情况下可加重窦房结功能不良。老年人、肾功能不良患者，洋地黄类药物联用胺碘酮、普罗帕酮、非二氢吡啶类钙离子拮抗剂可抑制药物排泄，需调整剂量，并定期监测血药浓度。AF FIRM研究中洋地黄类药物使用与病死率升高相关，与性别及心力衰竭无关。洋地黄类药物导致心律失常是病死率增加的原因之一，与其剂量相关。DIG研究中洋地黄血清浓度>0.9ng/mL与病死率增加相关，然而AFFIRM研究亚组分析中，与阵发性房颤、持续性房颤进行倾向匹配分析发现，研究初始就已接受洋地黄类药物治疗的患者，其病死率及住院率并不增加。最近，相继发表的大样本的回顾性研究TREAT-AF和ATRIA-CVRN结果均提示，房颤患者使用地高辛增加病死率。新近一篇系统评价纳入了地高辛在心力衰竭和（或）房颤患者中应用的19项大型研究（共326426例患者），其结论是地高辛增加死亡风险，特别是应用于房颤患者。但这些研究绝大多数为非对照性的回顾性研究或前瞻性观察研究，迄今为止尚无洋地黄类药物用于房颤患者心室率控制的前瞻性随机对照研究。因此，在随机对照研究结果出来前，应非常谨慎地使用洋地黄类药物控制房颤的心室率，且不能单独用于伴预激综合征患者，因其缩短动作电位时限可加剧快心室率反应。

2.β受体阻滞剂 通过降低交感神经活性，β受体阻滞剂可有效控制房颤患者心室率。临床常用的β受体阻滞剂包括艾司洛尔、普萘洛尔和美托洛尔，房颤急性发作时静脉给药更有效。口服途径给药的β受体阻滞剂包括阿替洛尔、美托洛尔、纳多洛尔、普萘洛尔、索他洛尔，均可有效地控制房颤患者的快心室率反应。AFFIRM研究指出，β受体阻滞剂是应用最广、效果最佳的药物（β受体阻滞剂使用率70%，钙离子拮抗剂使用率54%）。伴有心力衰竭患者，卡维地洛可有效控制心室率，联用洋地黄类可提高左心室射血功能。β受体阻滞剂与其他药物包括洋地黄类联用可达到协同效果，但该类药物需缓慢逐渐加大剂量，以避免显著心动过缓。

3. 非二氢吡啶类钙离子拮抗剂 维拉帕米与地尔硫䓬均直接作用于房室结，阻滞L型钙离子通道，用于房颤的心室率控制治疗。静脉使用地尔硫䓬具有较好安全性和有效性，可使83%急性房颤患者的心室率得到控制，维拉帕米用于急性房颤心室率控制也同样有效。若无紧急情况，不常规静脉使用钙离子拮抗剂，口服给药同样有效。维拉帕米和地尔硫草降低静息及活动后快心室率反应，增加患者运动耐量。该类非二氢吡啶类钙离子拮抗剂具有负性肌力作用，不用于左心室收缩功能不良及失代偿性心力衰竭，但适用于左心室收缩功能保留的心力衰竭患者。此外，该类药物不用于伴预激综合征的房颤患者，因其可能缩短旁路不应期诱发快心室率反应，导致低血压甚至室颤。

4. 其他口服控制心室率药物 胺碘酮具有抗交感活性及钙离子拮抗剂效应，可抑制房室结传导。静脉应用胺碘酮可用于危重非预激综合征房颤患者的心室率控制，但其效果劣于非二氢吡啶类钙离子拮抗剂，且需更长的时间达到控制心室率。口服胺碘酮控制持续性房颤快心室率反应的证据有限，小样本研究显示其作用类似于洋地黄类。胺碘酮为脂溶性药物，大剂量负荷给药可加快起效时间，但对近期失代偿性心衰及低血压患者，可恶化其血流动力学。胺碘酮静脉与口服给药并不具相同的电生理学效应，研究显示，房颤伴预激综合征患者，静脉应用胺碘酮具有潜在加速快心室率反应诱发致死性心律失常风险。胺碘酮具有的诸多潜在器官毒性及药物相互作用，限制了其在心室率控制中的长期应用价值。

决奈达隆是不含碘基的胺碘酮，平均可降低12次/分房颤心室率，亦降低活动后心室率，但因该药可增加心力衰竭、脑卒中、心血管病死亡率及非预期住院事件而不用于永久性房颤的心室率控制。决奈达隆也不用于心力衰竭伴左心室收缩功能不良患者的心室率控制，否则很可能增加脑卒中、心肌梗死、体循环栓塞、心血管病死亡等联合终点事件。

房颤伴特殊临床背景的心室率控制（如预激综合征合并房颤、心力衰竭合并房颤等）详见"特殊类型的房颤患者"。

（三）房室结消融+埋置永久起搏器

对部分患者行消融房室结并埋置永久起搏器，可有效控制节律和心室率，改善症状、心功能，提高生活质量，特别适用于药物难以控制心室率的心动过速性心肌病患者，因房室结消融后，起搏器终身依赖，一般考虑用于老年患者。消融房室结，埋置永久起搏器后不需任何抗心律失常药物，但仍应按照 CHA_2DS_2-VASc 评分进行抗凝治疗。在患者知情同意的情况下，最好在房室结消融前4～6周植入永久起搏器且保证起搏器运行正常后再消融房室结。有研究显示，房室结消融后部分患者出现尖端扭转型室速、室颤导致猝死，这可能与突然的心率减慢和心室起搏引起心室不应期的离散度增加有关，因此，在房室结消融后，心室起搏常设置在90～100次/分，而后在数月内逐渐降低起搏频率。此外，长期的右心室起搏改变心室激动顺序，可能会导致心衰，对 LVEF < 0.35 的心力衰竭患者，建议行双心室起搏；对左心功能下降不严重的患者也可考虑埋置双腔起搏器。BLOCK HF 研究对心力衰竭伴房室传导阻滞患者行双心室起搏和右心室起搏的比较研究表明，在心力衰竭伴高度房室阻滞的患者中，双心室起搏比右心室起搏效果更好。因此，也应考虑对房室结消融后右心室起搏出现中重度心力衰竭的患者行双心室起搏。

本指南具体建议如下：

（1）Ⅰ类推荐：①推荐口服β受体阻滞剂或非二氢吡啶类钙离子拮抗剂（维拉帕米、地尔硫草）用于阵发性、持续性和永久性房颤心室率控制（证据级别B）。②推荐静脉用β受体阻滞剂（艾司洛尔、美托洛尔）或非二氢吡啶类钙离子拮抗剂（维拉帕米、地尔硫草）用于急症但不伴有预激综合征房颤患者的心室率控制，若血流动力学不稳定，直接同步电复律（证据级别B）。③对于活动时症状加剧者，应根据活动时房颤的心室率控制情况来调整药物剂量，使心室率维持在生理范围（证据级别C）。

（2）Ⅱa类推荐：①对症状性房颤患者，心室率控制（静息心率<80次/分）策略是合理、可行的（证据级别B）。②对不伴预激综合征的急症房颤患者，静脉使用胺碘酮是有效的（证据级别B）。③对心室率快速、症状明显，且药物治疗效果不佳，同时节律控制策略又不适合的病例可行房室结消融及埋置永久性起搏器达到心室率控制（证据级别B）。

（3）Ⅱb类推荐：①无症状的房颤，且左心室收缩功能正常的患者，宽松心室率控制（静息心室率<110次/分）是合理的（证据级别B）。②在其他药物治疗无效或禁忌的情况下，口服胺碘酮用于心室率控制是合理的（证据级别C）。

（4）Ⅲ类推荐：①在未尝试药物控制心室率的房颤患者，不推荐直接行房室结消融＋心脏永久性起搏器埋置达到心室率控制目标（证据级别 C）。②不推荐非二氢吡啶类钙离子拮抗剂用于失代偿性心力衰竭，因其可恶化血流动力学状态（证据级别 C）。③伴预激综合征的房颤患者，β 受体阻滞剂、洋地黄、非二氢吡啶类钙离子拮抗剂可加重快心室率反应，甚或诱发室颤，不建议使用（证据级别 B）。④不推荐决奈达隆用于永久性房颤患者，因其会增加脑卒中、心肌梗死、体循环栓塞、心血管病死亡风险（证据级别 B）。

六、节律控制

（一）节律控制的优缺点

心房收缩及房室收缩同步性的丧失及快速的、不规则的心室率是房颤患者产生症状的两个主要原因。心室率控制和节律控制是改善房颤患者症状的两项主要治疗措施。节律控制是指尝试恢复并且维持窦律，即在适当抗凝和心室率控制的基础上进行包括心脏复律、抗心律失常药物治疗和射频消融的治疗。

窦律是人类的正常心律，理论上采取节律控制可改善患者的心功能状态、提高生活质量、减少血栓栓塞的发生，似乎比心室率控制更具优势。然而，一系列评价节律控制或心室率控制的临床试验，如 STAF、PI AF、J-RhyThm、HoT CAfé、CTAF、CAfé Ⅱ、RACE、AF FIRM、AF -CHF 等，均未发现二者在主要心血管事件（脑卒中、栓塞、住院、心衰）和总体预后（死亡）上存在差别，但节律控制组患者的住院事件更多。此外，两项横断面研究显示心室率控制是房颤患者最常采用的一种治疗措施，尤其是那些合并有血栓栓塞高风险、心力衰竭、心脏瓣膜病及永久性房颤的患者，而节律控制多用于新发和阵发性房颤患者。

基于上述理论和已有证据，节律控制的优势不能显现的可能原因：①抗心律失常药物用于节律控制有效率低且不良事件较多，包括尖端扭转型室速、心动过缓、血压降低及出现房扑伴快速心室率等，不能降低甚至可能增加病死率。②节律控制并不能减少脑卒中及栓塞的风险。③节律控制没有为心力衰竭患者带来更多益处。④仅轻微改善患者的症状

及生活质量。⑤维持窦律的费用较高。⑥维持窦律的有效率较低，不能真正维持窦律。这些弊端抵消了节律控制带来的益处，使节律控制的优势丧失。

但是，仍不能完全否定节律控制。几项对比节律控制和心室率控制的研究显示，针对一些房颤患者实施节律控制可显著改善症状，提高生活质量，逆转心房和心室的电重构，降低全因死亡率、复合终点（死亡、缺血性脑卒中、心肌梗死和因心力衰竭住院）和心血管事件的发生。此外，经射频消融进行节律控制是否可改善心血管终点事件尚无大规模随机对照临床研究评价。随着对维持窦律有效率的提高、重视基础疾病的治疗、提高对抗凝的重视，节律控制的益处有望得以显现。房颤为进展性疾病，可由阵发性向持续性房颤进展，继发的电和心肌重构可能随着时间延长变为不可逆，故节律控制对预防房颤进展可能有益。年轻的房颤患者尽早采用节律控制，对防止进一步的电重构及心肌重构有益。

因此，尽管初始的心室率控制对大多数患者是合理的，但一些患者仍需考虑节律控制。房颤伴有相关临床症状是施行节律控制的最强适应证，其他可考虑节律控制的情况包括心室率控制后症状仍不缓解或心室率不易控制、年轻患者、心动过速相关心肌病、初发房颤、急性疾病或一过性诱因导致的房颤，同时也需考虑患者的意愿。

（二）电复律和药物复律

房颤转复为窦律的方式有自动复律、药物复律、电复律及导管消融。我国经导管射频消融房颤技术尚未普及，药物复律和电复律则为主要手段，对血流动力学稳定的患者，药物复律可先于电复律。①药物复律，与电复律相比，药物复律方法简单，患者易于接受，但成功率低于电复律，对发作持续时间 7d 内的房颤较有效，而对持续时间超过 7d 的持续性房颤疗效较差。抗心律失常药物有一定的不良反应，偶可导致严重室性心律失常，发生致命的并发症，对合并心脏明显增大、心力衰竭及血电解质紊乱的患者，应特别警惕。此外，某些抗心律失常药物如胺碘酮有增强口服抗凝剂华法林的作用，应注意药物的相互作用。②电复律，电复律成功率虽然更高，操作稍复杂，且需镇静或麻醉。电复律可能的并发症包括皮肤灼伤、短暂心律失常、麻醉

所致低血压和呼吸抑制、肺水肿、心肌损伤等。两种复律方式均存在发生血栓栓塞的风险，因此，不管采用何种复律方式，复律前都应依据房颤持续时间而采用恰当的抗凝。

1. 复律时的抗栓治疗　两项观察性研究显示，复律后最初 72h 发生血栓栓塞的风险最高，且大多发生在 10d 之内。复律后血栓栓塞可能由于复律时血栓脱落或复律后心房功能仍处于抑制状态而形成血栓并脱落所致。因此，复律前后适当的抗凝治疗，对减少血栓栓塞至关重要。

对房颤持续时间明确 < 48h 的患者，通常不需行经食管超声心动图检查，预先抗凝即可复律，如果合并脑卒中高风险如二尖瓣狭窄或既往有血栓栓塞病史，建议复律前或复律后立即静脉应用肝素、低分子肝素、因子ⅩA 或直接使用凝血酶抑制剂，而后进行长期抗凝治疗。如果血栓栓塞风险低，复律前可抗凝或不抗凝，复律后无需长期抗凝，房颤复律后是否需长期抗凝应基于 CHA₂DS₂-VASc 风险评分。

当房颤持续时间不明或 ≥ 48h，临床有两种抗凝方案：①通过使用抗凝药预防栓塞事件的发生，已有证据表明，在实施复律前至少 3 周至复律后至少 4 周采用华法林抗凝可减少栓塞事件发生；现有的资料支持在患者围复律期应用 NOAC 行抗凝治疗，这些资料包括对 RE-LY 研究中的达比加群酯、ROCKET-AF 研究中的利伐沙班和 ARISTOTLE 中的阿哌沙班亚组分析结果；此外，有一项房颤围复律期抗凝治疗的前瞻性随机对照研究，比较利伐沙班与华法林的有效性及安全性，结果显示，利伐沙班的有效性和安全性与华法林相似。②抗凝方案为经食管超声心动图指导复律，可作为替代复律前 3 周抗凝的一种方法，如果抗凝达标且随后的经食管超声检查未发现血栓（包括左心耳），则可复律，并于复律后继续抗凝治疗至少 4 周；即使经食管超声心动图未发现左心房血栓也应在复律时和复律后进行抗凝治疗。ACUTE 研究中，住院患者在复律前开始经典的静脉肝素治疗，而门诊患者开始经典的华法林治疗 5d，并在复律时评估抗凝状态，为达到快速抗凝的效果，可应用普通肝素、低分子量肝素或 NOAC，如果经食管超声心动图检查证实有血栓，应再进行至少 3 周抗凝之后，经食管超声心动图复查，确保血栓消失；若仍存在血栓，应考虑其他措施（例如控制心室率的同时进行适当抗凝）。

对血流动力学不稳定需紧急复律的房颤患者，不应因启动抗凝而延误采取稳定血流动力学的干预措施，目前尚无评价此类患者优化抗凝策略的随机临床试验，如无禁忌证，应尽早应用肝素、低分子量肝素或 NOAC。对房颤持续时间明确 < 48h 伴有血栓栓塞危险因素的患者，复律后建议长期应用 NOAC；不伴有栓塞危险因素者，无需长期抗凝。对于房颤持续时间 ≥ 48h 或持续时间不确定的患者，建议紧急复律后应用口服抗凝药至少 4 周（类似择期复律患者）。如使用华法林，有适应证与普通肝素或低分子量肝素桥接治疗，直到 INR 达标，对有血栓栓塞危险因素的房颤患者，建议长期应用 NOAC 治疗。房扑的复律评价资料有限，但房扑与房颤有相似的血栓风险。因此，建议房扑复律的抗凝治疗措施与房颤相同。

本指南具体建议如下：

（1）Ⅰ类推荐：①对房颤或房扑持续 ≥ 48h 或时间不详的患者，无论 CHA₂DS₂-VASC 评分或选用何种方法复律（电复律或药物复律），均建议至少在复律前 3 周和复律后 4 周应用华法林抗凝（INR2.0 ~ 3.0，证据级别 B）。②对房颤或房扑持续 ≥ 48h 或时间不详伴血流动力学不稳定患者，需立即复律，同时应尽快启动抗凝（证据级别 C）。③对房颤或房扑持续 < 48h 的患者，若为脑卒中高危患者，建议在复律前尽快或复律后立即静脉应用肝素、低分子量肝素或使用 NOAC，而后长期抗凝治疗（证据级别 C）。④所有房颤患者在复律后是否需长期抗凝治疗，取决于血栓栓塞风险的评估结果（证据级别 C）。

（2）Ⅱa类推荐：①对房颤或房扑持续 ≥ 48h 或时间不详的患者，若抗凝治疗不足 3 周，可在复律前行食管超声心动图检查，若无左心房血栓且抗凝治疗在经食管超声心动图检查前已达标，则可进行复律，复律后需继续抗凝至少 4 周（证据级别 B）。②对房颤或房扑持续 ≥ 48h 或时间不详的患者，应用达比加群酯、利伐沙班或阿哌沙班在复律前抗凝至少 3 周，复律后抗凝 4 周（证据级别 C）。

（3）Ⅱb类推荐：对房颤或房扑持续 < 48h 的患者，若血栓栓塞风险为低危，也可考虑复律前抗凝或不抗凝治疗，复律后无需口服抗凝药（证据级别 C）。

2. 电复律

1) 体外（经胸）直流电复律：①适应证及使用方法，持续性房颤伴血流动力学恶化，包括伴进行性心肌缺血加重、症状性低血压、心力衰竭等患者的复律首选电复律。房颤伴预激心室率快且血流动力学不稳定时，应立即行直流电复律，为避免诱发室颤，应采用与 QRS 波同步电复律的方式，起始使用较高能量可提高有效率且减少电击次数和镇静持续时间。疑有房室阻滞或窦房结功能低下者，电复律前应做好预防性心室起搏的准备，如复律不成功，未恢复窦律，可通过增加电量、选择双相波放电方式、改变电极板位置（前 - 后电极放置优于前侧放置）、对前胸电极板施加一定压力提高能量传递或使用药物（例如伊布利特）降低除颤阈值等方法提高复律成功率。如复律后恢复窦律可选择抗心律失常药物以提高维持窦律的可能性，研究显示胺碘酮可提高电复律的成功率、降低复律后房颤复发率；而地尔硫䓬、氟卡尼、普鲁卡因胺、普罗帕酮和维拉帕米对提高复律成功率和预防电复律成功后房颤复发的作用不明确；此外，另一项研究显示，在电复律前 28d 给予胺碘酮或索他洛尔，房颤自发复律和电复律成功率相同，因此，房颤复律失败或早期复发的患者，推荐在择期复律前给予胺碘酮、索他洛尔。②并发症，房颤患者经适当的准备和抗凝治疗，电复律并发症较少，可能的并发症包括血栓栓塞、镇静相关并发症、室速或室颤、缓慢性心律失常、皮肤灼伤、过敏或肌肉酸痛等，对已有左心功能严重损害的患者有诱发肺水肿的风险。体内植入电子设备后行电复律可改变或损坏其预置功能。此外，患者伴有洋地黄中毒、低钾血症或其他电解质紊乱、急性感染或炎性疾病、未代偿的心力衰竭及未满意控制的甲亢等情况时，电击可能导致恶性心律失常及全身病情恶化；超声心动图或其他影像检查证实心腔内血栓形成者，直流电复律导致体循环栓塞风险甚高，通常需给予有效抗凝直至血栓溶解；多次电复律及预防性给予抗心律失常药物治疗仍复发房颤，且维持窦律时间较短的患者，再次电复律无助于窦律的维持。

2) 心内直流电复律：自 1993 年以来，低能量（＜20J）心内电复律技术已用于临床，该技术采用两个大表面积电极导管，分别置于右心房（负极）和冠状静脉窦（正极），其中一根电极导管也可置于左肺动脉作为正极，或因冠状静脉窦插管失败作为替代（正极），复律的成功率可达 70%～89%，有研究表明，心内直流电复律转复房颤的效果明显优于体外直流电复律（93% 对 67%），在随访的半年期间维持窦律的患者亦以心内直流电复律组高。心内直流电复律主要用于电生理检查或导管消融过程及体外循环心脏手术时的房颤，亦用于胸壁阻力大（如肥胖和严重肺病）的房颤患者，体内电复律仍需与体表心电图 R 波准确同步。

本指南具体建议如下：

（1）Ⅰ类推荐：①对房颤或房扑的患者应用电复律是节律控制的方法之一，若复律未成功，可尝试调整电极板位置、对电极板施加一定压力或应用抗心律失常药物后重复电复律（证据级别 C）。②当药物治疗不能迅速控制房颤或房扑的心室率而导致心肌缺血、低血压或心力衰竭时，应电复律（证据级别 C）。③当房颤或房扑合并预激综合征伴快速心室率导致血流动力学不稳定时，建议电复律（证据级别 C）。

（2）Ⅱa 类推荐：持续房颤患者在复律后能维持较长时间的窦律，如房颤复发可再次复律，当房颤伴随严重症状或患者有复律意愿时，可考虑重复电复律（证据级别 C）。

3. 药物复律 抗心律失常药物可用于房颤转复窦律或提高电复律的成功率。大多数阵发房颤在 1～2d 内可自行转复，药物可加快转复速度。对房颤发作持续时间 7d 内的患者，药物复律有效；超过 7d 很少自行转复，药物复律的有效性下降。目前用于房颤复律的主要药物是 ⅠC 类（氟卡尼、普罗帕酮）和Ⅲ类（胺碘酮、伊布利特、多非利特、维纳卡兰）抗心律失常药物，它们分别通过减慢传导速度和延长有效不应期使折返激动终止而达到房颤复律的目的。目前尚无充分证据证实哪种药物更有效。不同的药物在起效时间、不良反应方面也存在不同。选择药物时需考虑患者是否有基础疾病、药物作用特点和安全性及治疗成本等问题。

对无器质性心脏病患者，可静脉应用氟卡尼、普罗帕酮、伊布利特、维纳卡兰复律，这些药物耐受性较好，不良反应相对较小。对既往使用氟卡尼、普罗帕酮药物复律安全有效的阵发性房颤患者，可用氟卡胺、普罗帕酮顿服转复房颤，该法与持续服药预防复发相比可降低药物的不良作用。上述药物无效或出现不良作用，可选用静脉胺碘酮，口服多非利特也可用于房颤的复律治疗。

伴有器质性心脏病患者应根据不同基础病程度选用药物，伴有严重器质性心脏病患者选择静脉胺碘酮；伴有中等程度器质性心脏病患者选择静脉伊布利特、维纳卡兰，上述方法无效可选用胺碘酮；伴有预激综合征的房颤患者，由于快速的心房激动可通过旁路下传，导致快速心室率，易诱发恶性室性心律失常，而目前尚无安全有效终止这类心律失常的药物；血流动力学不稳定患者应首选同步电复律，血流动力学稳定患者可用静脉普罗帕酮、伊布利特转律或控制心室率；静脉胺碘酮用于预激综合征伴房颤的治疗存在争议，静脉应用胺碘酮有心室率加速导致室颤的个案报道，因此，2014年HRS房颤指南不建议应用。

常用转复抗心律失常药物作用特点、应用方法及注意事项如下：①胺碘酮，静脉胺碘酮能转复节律并控制房颤心室率，短期应用安全性较好，但起效时间较迟，8～24h的转复率为35%～90%。当合并器质性心脏病和心力衰竭时，首选胺碘酮复律，静脉负荷量0.15g不少于10min静脉注射，继之1mg/min维持6h，此后根据心律失常控制情况酌减至0.5mg/min维持18h或改为口服给药，口服用药每日0.6～0.8g至总量10g后，减至每日0.2g维持。胺碘酮静脉用药期间注意低血压、肝损害、心动过缓、静脉炎等不良反应；长期应用时注意甲状腺功能、肺毒性、肝损害等不良反应。②普罗帕酮，对新近发生的房颤转复有效，对持续房颤、房扑疗效较差。作用较快，口服后2～6h起效，静脉注射后0.5～2.0h起效，转复率41%～91%；口服每次450～600mg，静脉注射1.5～2.0mg/kg，10～20min注射完。普罗帕酮不良反应相对少见，包括室内阻滞、房扑伴快心室率、室速、低血压、转复后心动过缓等，可考虑用药前至少30min先予β受体阻滞剂或非二氢吡啶类钙离子拮抗剂以防止出现1：1房室传导所致的快速心室率；对合并器质性心脏病、心力衰竭或严重阻塞性肺病患者应慎用。③氟卡尼，口服或静脉应用对新近发生的房颤有效，作用较快，口服复律时间3h，静脉复律时间1h，转复成功率55%～85%。口服剂量0.2～0.3g，静脉1.5～2.0mg/kg，10～20min注射完。不良反应较普罗帕酮稍多，可引起低血压，导致1：1房室传导加快心室率等，

建议用药前至少30min先予β受体阻滞剂或非二氢吡啶类钙离子拮抗剂以防止出现1：1房室传导所致的快速心室率；应避免用于器质性心脏病，特别是心功能不好的患者。④多非利特，对持续1周以上的房颤效果较好，转复时间多在用药30h以内，可能对房扑转律作用优于房颤，125～500μg，2次/d口服。不良反应有QT间期延长，需根据肾功能、体重和年龄调节剂量，国内迄今尚无此药。⑤伊布利特，起效快，对近期发生的房颤疗效较好，对病程较长的持续性房颤转复效果差。转复成功率25%～50%，平均转复时间＜30min，转复房扑有效率高于房颤。电复律前应用伊布利特治疗能提高房颤患者经胸电复律的有效性，对普罗帕酮无效或使用普罗帕酮或氟卡尼后复发的房颤可能有效。伊布利特剂量1mg，10min静脉注射，继而观察10min，无效可给第2剂1mg，10min静脉注射；体重＜60kg的患者，按0.01mg/kg，10min静脉注射。主要风险为QT间期延长，导致多形性室速或尖端扭转型室速，发生率3%～4%；用药后应持续心电监测至少4h，并应准备好心肺复苏设备；伊布利特应避免用于QT间期延长、明显低钾血症、左心室肥厚、LVEF明显降低（＜0.30）者，以免发生促心律失常作用；有文献报道应用伊布利特前静脉注射硫酸镁可降低促心律失常风险。⑥维纳卡兰，是目前处于研究阶段的选择性作用于心房肌的新型Ⅲ类抗心律失常药物，选择性阻滞心房的钠、钾离子通道，抑制心房组织的复极过程，延长心房肌的有效不应期，有静脉和口服两种剂型，临床研究显示房颤转复成功率48%～62%。AVRO研究比较了静脉维纳卡兰和胺碘酮转复新发房颤的有效性，结果显示90min的房颤转复率维纳卡兰组明显优于胺碘酮组，目前公布的临床研究中没有维纳卡兰直接导致室颤、室速的报道。维纳卡兰的不良反应包括低血压、房室阻滞、窦性停搏或长间歇、室上性心律失常、头痛、心力衰竭、乏力、肢体痛等，不建议用于30d内急性冠脉综合征、低血压、中重度心力衰竭、严重主动脉瓣狭窄和QT间期延长患者。⑦其他，目前已很少使用奎尼丁和普鲁卡因胺转复房颤，丙吡胺和索他洛尔转复房颤的疗效尚不确定。静脉使用短效类β受体阻滞剂对新发房颤的转复有一定疗效，但作用较弱，非二氢吡啶类钙离子拮抗剂和洋地黄类药无转复房颤的作用。

本指南具体建议如下：

（1）Ⅰ类推荐：推荐使用氟卡尼、多非利特、普罗帕酮和伊布利特作为房颤的复律药物（证据级别A）。

（2）Ⅱa类推荐：①房颤复律也可选择胺碘酮（证据级别A）。②对在医院内已经证实应用β受体阻滞剂或非二氢吡定类钙离子拮抗剂联用普罗帕酮或氟卡尼可以安全终止房颤的患者，则可在院外联合应用上述两种药物转复房颤（证据级别C）。

（3）Ⅲ类推荐：①地高辛和索他洛尔不建议用于药物复律（证据级别A）。②不建议在院外应用奎尼丁、普鲁卡因胺、丙吡胺进行药物复律（证据级别B）。③多非利特有明显延长QT间期导致尖端扭转型室速的风险，因此不应在院外使用（证据级别B）。

（三）复律后维持窦性心律

大多数阵发性或持续性房颤患者，恢复窦律后房颤复发风险仍然很高。房颤复发的危险因素包括：高龄、心力衰竭、高血压、糖尿病、左心房肥大及左心室功能障碍等，控制并干预这些危险因素，有助于预防房颤复发，且许多患者仍需长期服用抗心律失常药物来预防房颤复发。在长期抗心律失常药物治疗中，所选药物的安全性至关重要，其根本目的是降低病死率、心血管事件发生率、住院率和改善生活质量。在长期抗心律失常药物治疗中，房颤的复发并不一定意味着治疗失败，复发频率降低、每次复发时房颤持续时间缩短、复发时症状减轻、由不能耐受变为可以耐受，都应视为已基本达到治疗目的。约80%的房颤患者合并基础心脏疾病，而多种抗心律失常药物可致心功能恶化或有致心律失常作用，且部分抗心律失常药物长期服用具有较大的心脏不良反应等，均应密切观察。

1.维持窦律的药物 国内临床常用于维持窦律的药物有胺碘酮、多非利特、普罗帕酮、索他洛尔、决奈达隆和β受体阻滞剂，此外，有研究显示中药参松养心胶囊和稳心颗粒对维持窦律有一定效果。

（1）胺碘酮：有证据显示，阵发性和持续性房颤，胺碘酮维持窦律的疗效优于Ⅰ类抗心律失常药和索他洛尔。由于胺碘酮心外不良反应发生率较高，且不良反应作用较大，在很多情况下，将其列为二线用药，但对伴有明显左心室肥大、心力衰竭、冠心病患者，胺碘酮为首选药物，其致心律失常的风险较低。

（2）β受体阻滞剂：阵发性或持续性房颤，不论是否合并器质性心脏病，β受体阻滞剂均有预防房颤复发的作用。其维持窦律的疗效弱于Ⅰ类或Ⅲ类抗心律失常药，但长期应用其不良反应也明显少于Ⅰ类和Ⅲ类抗心律失常药。β受体阻滞剂是心力衰竭、冠心病和高血压的一线用药，有降低这些患者心血管事件发生率和病死率的作用。此外，β受体阻滞剂还可以减慢心室率并减轻房颤复发时的症状。

（3）多非利特：复律后，多非利特可减少房颤复发。对合并心功能减退的患者，多非利特维持窦律的作用明显优于安慰剂，用药后扭转型室速的发生率约0.8%，大多发生在用药前3d之内，因此开始用药阶段患者应住院治疗，并根据肾功能和QT间期延长的情况调整剂量。

（4）普罗帕酮：能有效预防房颤复发，增加剂量，维持窦律的作用更佳，但不良反应也较多。应用普罗帕酮预防阵发性房颤或房扑时，可增加房室结1∶1下传的可能性，房扑可致心室率增快，此时可联用β受体阻滞剂或非二氢吡啶类钙离子拮抗剂等抑制房室结内传导药物。与其他ⅠC类药物一样，普罗帕酮不应用于缺血性心脏病、心功能不全和明显左心室肥厚的患者。

（5）索他洛尔：索他洛尔转复房颤的疗效差，但预防房颤复发的作用与普罗帕酮相当。合并哮喘、心衰、肾功能不良或QT间期延长的患者应避免使用索他洛尔。

（6）决奈达隆是一种新型Ⅲ类抗心律失常药，其结构与胺碘酮相似，但不含碘。临床研究结果表明，对阵发性房颤患者，决奈达隆可降低其首次心血管病住院率和心血管病病死率，但抗房颤作用弱于胺碘酮。该药曾被认为是一种可以改善房颤远期预后、具有良好应用前景的抗心律失常药物，但之后的PALLAs研究发现，对永久性房颤患者来说，决奈达隆可增加心血管病死亡率及脑卒中和心衰住院的风险。根据这一研究结果，欧洲药品管理局（EMA）提出限制其使用的建议：①决奈达隆仅用于阵发性和持续性房颤转复为窦律后，当患者心律为房颤时，不应使用。②应由专科医生使用并监护。③不可用于永久性房颤、心力衰竭和左心室收缩功能障碍的患者。④如果房颤复发，应考虑停药。⑤如果过去使用胺碘酮或其他抗心律失常药发生过肝、肺损害，不应使用决奈达隆。⑥应用过程中应定期监测肺、肝功能和心律，开始使用数周内更应密切监测肝功能。

（7）中药：随机、双盲、对照、多中心临床结果表明，对阵发性房颤患者，参松养心胶囊维持窦律的效果与普罗帕酮相当，且具有更好的安全性。此外，小样本临床研究提示，稳心颗粒也有助于阵发性房颤的窦律维持。由于严重不良反应，现已不推荐普鲁卡因胺和奎尼丁用于维持窦律的治疗。非二氢吡啶类钙离子拮抗剂预防房颤复发的作用尚不确定，但因其具有降低心室率的作用，故可改善阵发性房颤患者的症状。地高辛无预防房颤复发的作用。

根据临床试验提供的依据，在维持窦律的治疗中选择抗心律药物时应依据患者基础心脏病性质、心功能状态和左心室肥大程度来决定，以减少抗心律失常药物的致心律失常作用和其他不良反应。

2. 何时停用抗心律失常药物　在药物治疗过程中，如出现明显不良反应或患者要求停药，则应该停药；如药物治疗无效或效果不确切，应及时停药。

具体建议如下：

（1）Ⅰ类推荐：①抗心律失常药物维持窦律主要是改善症状，不能改善远期预后，不主张长期使用（证据级别 C）。②使用抗心律失常药物之前应认真寻找并处理房颤的病因和诱因（证据级别 C）。③根据患者所合并的基础心脏病、其他疾病及心功能状况，从下列药物中选择恰当的药物：胺碘酮、多非利特、普罗帕酮、索他洛尔、决奈达隆（证据级别 A）。④用药前，应充分评估使用抗心律失常药的风险，包括致心律失常作用和其他不良反应（证据级别 C）。⑤胺碘酮维持窦律的效果较好，但鉴于胺碘酮有较大的不良反应，只有当其他药物无效或为禁忌时，方应考虑用于维持窦律的治疗，并应评估其风险（证据级别 C）。

（2）Ⅱa 类推荐：对房颤导致的心动过速性心肌病，可采用药物维持窦律（证据级别 C）。

（3）Ⅱb 类推荐：①对已使用抗心律失常药治疗者，如果房颤复发次数减少，症状改善，并且能耐受房颤复发的症状，可继续维持抗心律失常药物治疗（证据级别 C）。②对阵发性房颤，可单独使用中药：参松养心胶囊（证据级别 B）或稳心颗粒（证据级别 C）维持窦律，也可与传统抗心律失常药物联合使用（证据级别 C）。

（4）Ⅲ类推荐：①当患者为永久性房颤时，应停止以维持窦律为目的的抗心律失常药物治疗（证据级别：决奈达隆 B，其他药物 C）。②决奈达隆不能用于心功能 Ⅲ 或Ⅳ级（NYHA 分级）的心衰患者，也不能用于过去 4 周有心衰失代偿临床事件的患者（证据级别 B）。③ⅠC 类抗心律失常药物不能应用于缺血性心脏病、心功能不良和明显左心室肥厚的患者（证据级别 C）。

（四）经导管消融心房颤动

1. 导管消融的适应证和禁忌证　2007 年 HRS/ 欧洲心律协会（EHRA）/ 欧洲心律失常协会（ECAS）"房颤导管和外科消融专家共识"所形成的一致意见是房颤导管消融的基本适应证为"症状性房颤，至少一种 Ⅰ 类或Ⅲ类抗心律失常药物治疗无效或不能耐受"。鉴于近年来导管消融治疗房颤优于抗心律失常药物治疗的一致研究结果，且抗心律失常药物维持窦律的效果有限，2010 ～ 2012 年，欧洲心脏病学会（ESC）、中华医学会心电生理和起搏分会（CSPE）、美国心脏学院基金会（ACCF）/AHA/HRS 和加拿大心血管学会（CCS）相继出台或更新房颤治疗指南，上述指南均将症状性阵发性房颤，不伴或仅伴轻微心脏结构异常。对至少一种抗心律失常药物治疗无效列为导管消融的适应证，但在患者选择上述指南各有所侧重。CCS 指南讨论了房颤导管消融前抗心律失常药物治疗无效的数目，认为≥ 2 种抗心律失常药物治疗无效时推荐导管消融证据较充分。ACCF/AHA/HRS 指南推荐症状性阵发性房颤，对一种抗心律失常药物治疗无效为导管消融的适应证，但突出强调了导管消融仅在有经验的中心（＞ 50 例 / 年）开展，患者左心房结构正常或仅轻度扩大，左心室功能正常或轻度减低，无严重肺病时为 Ⅰ 类适应证（证据级别 A）。而在 CCS 和 ESC 指南中没有将左心房大小列为房颤导管消融适应证判定的指标之一。ACCF/AHA/HRS 和 ESC 指南中区分了阵发性和持续性房颤的导管消融适应证，而 CCS 指南没有区分。ESC 指南推荐症状性房颤，对一种抗心律失常药物治疗无效的阵发性房颤为导管消融的 Ⅰ 类适应证（证据级别 A），药物治疗无效的持续性房颤为Ⅱa 类适应证（证据级别 B）；抗心律失常药物难以控制的有症状的长程持续性房颤患者可以考虑导管消融（Ⅱb 类适应证，证据级别 B）；在伴有心力衰竭的患者中，当抗心律失常治疗包括胺碘酮不能控制症状时，可考虑导管消融（Ⅱb 类适应证，证据级别 B）。值得关注的是，上述指南均首次考虑将导管消融列为房颤可能的一线治疗，ESC 指南推荐导管消融在选择性患者中可作为一线治疗，而 CCS 指南建议导管消融在高度选择性的症状性阵发性房颤、无或仅伴轻微结构性心脏病患者中可作为一线治疗，2014 年 AHA/ACC/HRS 指南推荐，对有症状的阵发性房颤患者，权衡药物与导管消融风险及疗效后，导管消融可作为一线治疗。

（1）阵发性房颤：多中心随机临床试验结果均表明，导管消融对阵发性房颤在维持窦律、减少房颤负荷、改善症状和运动耐量、提高生活质量等方面均明显优于抗心律失常药物，对多个行肺静脉电隔离术式的临床研究所进行的 Meta 分析也支持以上结果。最新研究证实，导管消融作为阵发性房颤的起始治疗也是安全有效的，这些结果为导管消融作为阵发性房颤一线治疗提供了依据。目前对无症状房颤通过导管消融以期改善预后或取代长期服用华法林的做法仍需进一步研究。

（2）持续性房颤：一系列临床试验结果及导管消融的经验指出，导管消融在持续性房颤治疗中的作用得到了肯定，2012 年 ESC 指南及 2014 年 AHA/ACC/HRS 指南中均推荐抗心律失常药物治疗无效的症状性持续性房颤患者作为导管消融Ⅱa 类适应证。通常认为，无心房器质性病变或病变轻微、左心房内径＜45mm、房颤持续时间较短、年龄＜65 岁、心房波相对"不碎"（f 波较大）、年龄较轻的患者，可能最能从导管消融中获益。

（3）长程持续性房颤：近年来一些有经验的医疗中心已将导管消融用于长程持续性房颤的消融，并取得略低于阵发性房颤和持续时间较短的持续性房颤的导管消融近期成功率，但常需多次消融。消融术式也较复杂，除肺静脉电隔离外，多需结合左心房和（或）右心房的线径消融及心房碎裂电位的消融，消融时间通常延长，消融伴随的风险也较单纯肺静脉电隔离高，其晚期复发率和对临床疗效乃至预后的影响尚需进一步研究。

（4）房颤合并心力衰竭：近年来导管消融房颤在治疗房颤合并心力衰竭者中取得明显疗效，房颤合并心力衰竭导管消融的成功率与无心力衰竭房颤患者相近，维持窦律组术后左心室功能、运动耐量及生活质量明显改善，而围术期并发症的发生率与无心力衰竭患者相比差异无统计学意义。需指出的是，上述研究多在 LVEF 为 0.30～0.45 的患者中进行，均由有经验的术者完成。在这些患者中，消融成功更加困难，故导管消融在房颤合并严重心力衰竭患者中的疗效和安全性尚需进一步研究。PABA-CHF 试验比较了合并心力衰竭的房颤患者行导管消融与房室结消融加双心室起搏的疗效，结果显示房颤导管消融组在 LVEF、6min 步行试验和生活质量评分方面明显优于房室结消融加双心室起搏组患者。需注意的是，由于心脏重构及常合并器质性心脏病，心力衰竭患者复发率及并发症发生率更高。Meta 分析发现，房颤合并收缩功能障碍患者单次导管消融成功率低于收缩功能正常的患者，多次消融后二者成功率相似。

（5）选择导管消融需考虑的因素：影响患者适应证选择和导管消融结果的因素包括年龄、左心房大小、房颤类型、房颤持续时间、有无二尖瓣反流及其程度、有无基础心血管疾病及其严重程度、术者经验等。对左心房直径＞55mm、心房肌纤维化、房颤持续时间过长和伴有明确器质性心脏病而未完全纠正者，导管消融术后复发率高于无这些伴随情况的房颤患者。高龄患者由于心肌穿孔和血栓栓塞并发症明显升高和左心房明显扩大，可致成功率降低，导管消融可能导致并发症，故在导管消融前，应认真权衡风险和获益。导管消融的禁忌证较少，仅左心房/左心耳存在血栓是绝对禁忌证。

本指南具体建议如下：

（1）Ⅰ类推荐：症状明显、药物治疗无效的阵发性房颤，导管消融可以作为一线治疗（证据级别 A）。

（2）Ⅱa 类推荐：①病史较短、药物治疗无效、无明显器质性心脏病的症状性持续性房颤，导管消融可作为合理选择（证据级别 A）。②反复发作的阵发性房颤，权衡药物与导管消融风险及疗效后，导管消融可以作为一线治疗（证据级别 B）。③对于存在心衰和（或）LVEF 减少的症状性房颤，导管消融可作为合理选择，但其主要症状和（或）心衰应与房颤相关（证据级别 B）。

（3）Ⅱb 类推荐：病史较长、不伴有明显器质性心脏病的症状性长程持续性房颤，导管消融可作为维持窦律或预防复发的可选治疗方案之一（证据级别 B）。

（4）Ⅲ类推荐：存在抗凝药物治疗禁忌证的房颤患者，不宜选择导管消融（证据级别 C）。

执行上述建议时，需充分考虑到术者及所在医疗中心的经验、患者的风险 / 获益比、影响房颤成功转复和维持窦律的影响因素、患者的意愿，存在左心房 / 左心耳血栓是房颤导管消融的绝对禁忌证。

2. 房颤导管消融术式及策略 经过近 20 年的发展，房颤消融方法策略较多，主要基于不同房颤类型、不同中心，甚至不同术者经验认识，采取不同策略；但以环肺静脉前庭消融至肺静脉电隔离仍是不同类型房颤导管消融的基础。持续性房颤、长程持续性房颤，则在上述肺静脉电隔离基础上，予以心房基质改良治疗。消融治疗的术式主要包括节段性肺静脉电隔离（SPVI）、环肺静脉电隔离（CPVI）、线性消融、心房复杂碎裂电位消融(complex fractionated atrial elec trograms，cfae ablation)、神经节丛（GP）消融、转子（Rotor）消融及递进式消融（stepwise ablation）。

（1）SPVI：肺静脉肌袖快速紊乱电活动及肌袖内和肌袖 - 心房间的多束状电连接、多部位折返是房颤、特别是阵发性房颤的解剖和电生理基础。SPVI 是指在环状标测电极导管标测指导下，消融肺静脉开口部或开口近端的一个或若干个节段（肌袖），完全阻断肺静脉和左心房之间的电学联系的方法。阵发性房颤在不同时段内可能由不同的肌袖触发或驱动，故节段性肺静脉消融终点为所有肺静脉电隔离，即所有肺静脉电位消失（传出阻滞），通过肺静脉内起搏证实传入阻滞。虽然报道阵发性房颤肺静脉节段性消融术后成功率多在 70% ～ 80%，安全有效，但肺静脉口节段性消融电隔离仅隔离了触发灶，未涉及肺静脉口外的前庭部，因此无基质改良成分，治疗房颤、特别是慢性房颤成功率仍然较低。此外，虽然 SPVI 术中已尽量在肺静脉开口心房侧进行，但肺静脉狭窄的发生率仍然偏高。因此，基于目前三维标测技术的快速进展及 SPVI 技术的进步与成熟，单纯的肺静脉节段电隔离已经较少采用；而另一方面，球囊冷冻消融技术的进步，尤其是 2 代冷冻球囊技术的广泛应用，在某种程度上成为肺静脉电隔离技术的革命，加之其

对肺静脉前庭的连续性及带状损伤，其治疗已经超越了采用射频能量逐点消融进行的肺静脉节段电隔离技术，但由于冷冻球囊技术的针对性治疗区域仍然局限于肺静脉及前庭，因此主要在阵发性房颤的治疗中得到愈加广泛的应用，而尚不能在持续性房颤中推荐使用。

（2）CPVI：环肺静脉前庭电隔离是指分别对左右两侧上下肺静脉前庭进行大环线性消融（消融线在肺静脉口外 0.5 ～ 1.0cm）至肺静脉电隔离。常联合应用单个或两个环肺静脉标测导管指导和验证肺静脉电隔离，也可根据三维解剖模型和冠状静脉窦起搏，应用消融导管在消融线上逐点验证肺静脉电隔离。肺静脉前庭可根据下述方法确定，包括肺静脉造影、心内超声（ICE）、三维标测系统（Carto 或 navx），可将 MRI 或 CT 与上述影像融合。国外多采用心内超声联合三维标测方法确定肺静脉口部，而国内目前多采用三维标测方法联合 X 线确定肺静脉口部。由于消融靶点为肺静脉前庭，不仅可有效消融肺静脉肌袖，隔离肺静脉，而且可以损伤肺静脉口外的异位灶，包括局部 GP、碎裂电位，阻断潜在的肺静脉前庭部位的微折返和颤动样传导，临床疗效显示优于单纯肺静脉开口节段性隔离，且不会引起肺静脉狭窄。同时，压力导管的应用在 CPVI 中体现出较高的价值，在得到压力、时间双重保证的情况下，其显示增加消融损伤的连续性和稳定性，提高导管消融的成功率和安全性。另外，冷冻球囊的临床应用使得肺静脉电隔离的学习曲线大幅缩短，临床研究也显示出与导管射频消融一致的临床效果。初始肺静脉电隔离后一般推荐至少监测 20min，然后再次验证肺静脉电隔离是否完整；若药物验证（ATP 激发试验）证实肺静脉传导存在恢复点，则应进行补充消融，可提高导管消融的成功率。目前 CPVI 已成为不同类型房颤消融的基础，但由于持续性房颤机制复杂，仅依环肺静脉前庭部隔离尚不能获得满意成功率，因此，需采取综合术式以改良心房基质。

（3）线性消融：单纯肺静脉电隔离对大多数慢性房颤来说是不够的，常需联合线性消融。与外科迷宫术原理相似，导管线性消融引起的损伤将心房分割为不同部分，阻断房内折返激动，延长房颤周长，改善心房基质，有助于终止房颤，并且提高远期消融成功率。常用的路径为左心房顶部、左心

房峡部、左心房前壁、右心房峡部及根据心脏电解剖模型和激动标测确定的"峡部"区域等。任何线性消融终点应为双向阻滞，若不能达到双向阻滞反而会增加患者术后房速和房扑的发生率。对短程持续性房颤的治疗，目前倾向于个体化消融策略，而非常规对每例患者施行固定路径线性消融，根据消融疗效（房颤是否终止和转复窦律等），对左心房顶部、峡部及心脏电解剖模型和激动标测确定的"峡部"消融，只要房颤终止和消融线达到双向阻滞，可不进行额外消融。在常规环肺静脉消融隔离基础上，线性消融连接左、右肺静脉消融线顶端和底部可实现左心房后壁电隔离，即盒状（box）消融，有研究表明，左心房后壁隔离能提高慢性房颤消融成功率，但还存在争议。对阵发性房颤患者，肺静脉电隔离联合线性消融，不能增加成功率，反而可能增加术后左心房房扑发生。需强调的是，一旦采用线性消融，务必力求彻底的线性阻滞，将有利于提高导管消融的远期成功率。

（4）CFAE 消融：CFAE 是指房颤中心房连续、低振幅（0.05～0.15mV）、碎裂的激动电位，由 ≥ 2 个波折组成，和（或）连续 10s 以上无恒定基线、较长的、连续的心房激动波；心房激动平均周长 ≤ 120ms，伴或不伴有多波折电位。病理学研究显示，CFAE 区域表现为心肌排列紊乱，富含自主神经，从而增加心房肌传导不均性，局部心房肌传导减慢，从而形成 CFAE 电位，此外该区域心房不应期短，更容易形成折返，是房颤的重要基质。CFAE 终点包括碎裂电位消失，房颤转复窦律、房速或房扑，阵发性房颤不能诱发。Nademanee 等首先报道单纯碎裂电位消融治疗房颤，95% 患者的房颤在消融中终止，随访 1 年，91% 患者维持窦律，然而，其他电生理中心未重复出该结果。多项研究提示 CFAE 消融作为辅助消融策略，可提高慢性房颤消融成功率，但亦有研究显示，CFAE 消融较之单纯碎裂电位消融不能提高成功。多项研究显示，CFAE 消融联合肺静脉电隔离术（PVI）未能提高阵发性房颤患者消融成功率。CFAE 消融是慢性房颤消融的重要辅助策略之一，但 CFAE 的定义、算法、消融终点仍存在较大的争议，目前即使在持续性房颤中也不推荐广泛使用。

（5）GP 消融：自主神经节在房颤发生和维持中起重要作用。尽管有研究显示，单纯自 GP 消融治疗房颤可取得较好疗效，但多项研究认为 GP 消融不宜作为独立术式，联合肺静脉电隔离优于单纯肺静脉电隔离或单纯 GP 消融。Pokushalov 等将纳入的 264 例慢性房颤患者，在肺静脉电隔离基础上，随机分为联合线性消融组或联合 GP 消融组，术后随访 3 年，无论单次消融，还是二次消融，联合 GP 消融组患者窦律维持成功率均显著高于联合线性消融组患者，且显著降低房扑发生率。左心房自主 GP 的定位可根据解剖定位，但多数学者倾向于通过左心房的标测导管进行高频刺激定位（周长 50ms，电压 12V，脉宽 1～10ms，房颤平均周长延长 50% 以上，定义为高频刺激阳性反应，视为心脏 GP 区域），自主 GP 部分区域与 CFAE 区域重叠。消融中，对每个在高频刺激下产生迷走神经反射的区域进行消融，直到高频刺激下迷走神经反射消失为止。Scherlag 等对持续性房颤患者进行肺静脉电隔离，并通过高频刺激诱发迷走反射定位 GP 消融，可使消融成功率从 69% 提高到 81%。因此，GP 消融也是慢性房颤消融的重要辅助策略之一。但在 GP 定位临床应用较少，且消融终点仍存争议，消融后神经再生存在致心律失常效应，因此临床应用仍然极少，证据尚不充分。

（6）转子消融：房颤存在多个折返波，在波阵头尾相接中心地带具有极限波前曲率，围绕核心快速向前运动，向周围发出立体波阵，形成多个折返，且波长和可激动间歇高度可变，称为转子，与房颤维持密切相关。新近 Narayan 研究在房颤术中应用 64 极导管标测对自发或诱发的房颤进行多点同步标测，记录双侧心房电位，通过软件分析，找出呈放射状顺时针或逆时针传导的局灶快速电激动或转子激动（FIRM），若 FIRM 持续超过 10min，则被认为是房颤起源。CONFIRM 研究纳入 92 例房颤患者（其中持续性房颤占 72%），对这些患者进行了 107 次消融，分为对照组（$n = 71$，PVI 和必要的线性消融）和 FIRM 组（$n = 36$，首选行 FIRM 消融，房颤终止或房颤周长明显延长后，行 PVI 和必要的线性消融），结果显示 97% 的患者可以标测到稳定的 FIRM，其中，67% 位于左心房，33% 位于右心房；FIRM 组 86% 的患者消融中房颤终止或房颤周长明显延长，而对照组仅为 20%；平均随访 273d，单次消融后，FIRM 组 82.4% 的患者无房颤复发，对照组仅为 44.9%；两组患者消融时间和并发症发生率比较,差异无统计学意义。研究者认为 FIRM 是人类房颤维持的主要机制,针对这些局灶激动或转子消融可以终止房颤或延长房颤周长,提高导管消融房颤的疗效。此后多中心研究也获得了相似的结果,而且学习曲线短,这些都提示 FIRM 消融对慢性房颤可能存在的巨大价值。但由于篮状标测电极导管尚不能均匀与心房稳定接触,FIRM 软件算法也存在争议,其固定转子概念与体表心电成像技术标测到部分动态转子的结果有所矛盾,因此该方法需更多的临床研究证实。

(7)复合术式消融:持续性房颤和长程持续性房颤机制复杂,上述任何单一的消融方法疗效欠佳,因此目前很多中心采用复合术式消融法。Haïssaguerre 等首先采取复合消融术,即递进式消融慢性房颤——个体化治疗,依序为 PVI、左心房顶部、冠状静脉窦和 CFAE 区域、二尖瓣峡部、右心房消融和上腔静脉隔离,消融终点为房颤转复窦律同时验证 PVI 和消融线双向阻滞;若消融中房颤为房速,则针对房速标测和消融;若上述方法无法终止房颤,则行电复律或药物复律,并验证 PVI 和消融线双向阻滞。Haïssaguerre 研究结果显示,术中 87% 患者房颤终止,且房颤周长明显改变;二次消融术后,随访 11 个月,95% 患者维持窦律;后续随访显示末次〔平均消融(2.1±1.0)次〕术后2 年和 5 年窦律维持率(无需药物)分别达 79.8% 和 62.9%。多项研究显示,若导管消融可以终止房颤,术后远期窦律率较高。消融终止房颤方式也影响远期疗效,消融术中房颤首先转为房速,然后消融转复窦律,其远期成功率高于消融术中房颤直接转复窦律患者及消融术中需电复律转复患者。递进式消融已成为目前慢性房颤消融的主要策略,该方法消融范围广泛,但其消融顺序、终点仍存在争议,加之碎裂电位的定位及术后复杂房速依然是临床挑战。此后,诸多中心依据各自的经验进行不同策略的复合消融,即 PVI 联合辅助消融策略,包括线性消融、碎裂电位消融、转子消融等。但其最终的复合术式选择策略目前仍存争议。

此外,对房颤持续时间较短的慢性房颤患者,术前联合药物或电复律转复窦律,有助于改善心房电学重构,然后再行消融治疗(PVI 或 PVI 联合辅助消融),可缩短手术时间,减少不必要心房损伤,同时取得较好消融疗效。

3. 房颤导管消融的终点　房颤导管消融应以最少的消融损伤达到消除触发因素和(或)改良心房基质的目的。但由于房颤的发生机制仍不完全明了,且各种术式针对的房颤发作机制不同,因此在根据房颤患者的类型采取单一或者复合术式的基础上,除达到上述术式各自的终点之外,还存在以下几种消融终点。

(1)关于非肺静脉触发灶消融:部分房颤患者存在非肺静脉触发灶,消融过程中若发现该类起源,针对性消融则可相应提高手术成功率。源于肺静脉外的触发灶多源于腔静脉、冠状静脉窦、Mamhall 韧带、界嵴等,其消融终点为触发灶区电活动变规整或局部频率减慢,直至转为窦律,此类患者消融后应用异丙肾上腺素诱发是必要的;而来自腔静脉的触发灶主要通过消融实现电隔离,以达到双向阻滞为终点。

(2)以房颤消融终止为终点:对阵发性房颤患者,消融过程中房颤终止可能并无太大的临床指导意义,然而,对持续性房颤来说,尤其是长程持续性房颤,多项研究结果表明,在消融过程中恢复窦律的患者(并非使用抗心律失常药或直流电复律),随访复发率明显降低,故对预后的判定有一定参考价值。但仍有部分学者对此持不同意见,因为以此为消融终点可能造成潜在过度消融,且并非所有患者都能够达到房颤终止这一终点,过度追求这一终点将必然造成心房的过度损伤。此外,研究发现不以此为消融终点的部分患者,仅进行单一术式然后电复律,长期随访同样没有复发房颤。因此目前以此为消融终点并未被多数中心所采用,只有少部分有经验的中心根据患者的情况选择性进行。

(3)关于诱发试验:阵发性房颤,采用 SPVI 术式或左心房内 CPVI 术式达到 PVI 后,以房颤不能诱发作为消融终点,房颤消融术后复发率明显降低,而持续性房颤采用消融术后诱发为策略的中心更为稀少。目前尚无有关房颤导管消融后诱发试验、诱发方式和程序的共识,不能诱发房颤作为消融终点在不同消融术式和不同房颤类型中的意义仍有争议。诱发房颤后,递进式消融术式的选择也无统一规范。诱发试验仅作为探索性研究在少部分有经验的中心进行。

本指南的具体建议如下：

（1）Ⅰ类推荐：①肺静脉/肺静脉前庭电隔离是房颤消融的基石（证据级别A）。②若消融策略将肺静脉或肺静脉前庭作为消融靶点，则PVI应作为消融终点，至少应证实肺静脉传入阻滞（证据级别B）；初始肺静脉隔离后，应至少监测20min，再次验证PVI（证据级别B）；消融前应通过肺静脉造影和（或）三维解剖模型仔细确认肺静脉口部，避免在肺静脉内消融（证据级别C）。③若存在肺静脉以外的触发灶（如上腔静脉、冠状静脉窦、左心耳等），则应同时消融（证据级别B）。④大多数阵发性房颤，推荐CPVI治疗（证据级别A）；同时，可采用球囊冷冻消融CPVI治疗（证据级别B）。⑤持续性房颤及长程持续性房颤，可在CPVI基础上进行复合式消融，即联合辅助消融策略，包括线性消融、CFAE、转子消融（证据级别B）；若行线性消融，消融线力求连续、完整、彻底实现双向阻滞，可以提高消融成功率（证据级别B）。⑥若合并典型房扑病史或可诱发典型房扑，则消融术中同时行右心房峡部消融（证据级别B）。

（2）Ⅱa类推荐：①肺静脉隔离后，推荐应用隔离后的药物验证（ATP激发试验，证据级别B）。②导管消融时，推荐应用压力监测导管增加消融疗效，同时避免过高压力引起心脏压塞等风险（证据级别B）。③持续时间较短的慢性房颤患者，术前应用抗心律失常药物或电复律转复窦律，然后行导管消融即易化消融是合理的，可减少心房不必要的损伤（证据级别B）。

4. 非射频能量经导管消融治疗房颤 虽然目前房颤的导管消融以射频能量为主，但也有其他能源的临床研究评价，包括冷冻、超声和激光消融等。尤其是冷冻球囊消融，已和射频消融成为房颤导管消融的两种主要消融系统。

（1）冷冻球囊：冷冻球囊消融是房颤消融的一种较新方法，通过球囊封堵肺静脉，在球囊内释放液态一氧化二氮，使周围组织冷冻、细胞坏死形成瘢痕。与射频消融相比，冷冻球囊用于肺静脉消融具有导管稳定性更好、产生的瘢痕边界连续均匀、瘢痕表面心内膜损伤小、相邻组织完整性好、患者不适感少等优点。

多项研究表明，冷冻球囊消融在肺静脉隔离率及窦律的维持上，与射频消融相似，主要并发症发生率也相似。STOP-AF是一项前瞻随机对照研究，比较一代冷冻球囊消融与抗心律失常药物治疗阵发性房颤的效果，共纳入245例房颤患者，其中163例患者接受冷冻球囊消融，82例接受药物治疗，12个月随访结果显示，冷冻球囊消融组无房颤复发率为69.9%，药物组为7.3%。STOPAF研究中，二代冷冻球囊消融阵发性房颤，12个月随访，无房颤复发率为89.9%；86.4%的患者既无房颤，也无房扑、房速。关于冷冻球囊消融安全性，Meta分析共纳入1308例冷冻球囊消融患者，结果显示，冷冻球囊消融最常见的并发症是膈神经麻痹，发生率为4.7%，但绝大多数患者能恢复，消融12个月后还存在膈神经麻痹的仅为0.37%；其他并发症包括血管并发症（1.8%），心脏压塞（1.5%），血栓栓塞（0.6%），显著肺静脉狭窄（0.2%）。FIREANDICE研究目前正在进行中，该研究直接比较冷冻球囊消融与冷盐水射频消融治疗阵发性房颤的疗效预期2016年发布研究结果。冷冻球囊消融治疗阵发性房颤已被证实是安全有效的；但在持续性房颤中的应用仍处于探索中。

隔离肺静脉时，肺静脉口封堵良好有利于阻断血流，降低组织温度，从而形成连续的透壁损伤。为减少膈神经损伤的风险，在右肺静脉消融时，应注意在消融位点以上起搏膈神经，并持续触诊膈肌跳动，一旦有膈肌跳动减弱，应立即停止消融；冷冻球囊应尽可能在前庭部消融，避免在肺静脉内置入过深；此外，还有记录膈肌复合动作电位（compound motor action potential，CMAP）等方法。术后抗凝方面，因考虑到冷冻消融心内膜损伤较少，1个月内组织可恢复，目前建议术后抗凝1个月。

（2）其他：①超声消融，聚焦超声球囊消融系统曾被欧洲批准应用于临床，虽有效，但因心房食管瘘有较高的发生率，甚至可导致患者死亡，现已不再应用。②激光消融，一些小样本激光球囊消融临床研究显示，通过顺应性较好的球囊释放激光能可达到一定的治疗目的，但仍需进一步评估其有效性及安全性。

本指南具体建议如下：

Ⅰ类推荐：经冷冻球囊消融可用于阵发性房颤肺静脉隔离（证据级别B），但术中应注意监测膈神经损伤。

5. 围术期管理 房颤导管消融的围术期可涵盖

术前 3 周、术中至术后 2～3 个月。围术期管理包括评估手术适应证、安全性和基础情况，抗凝和血栓排查，抗心律失常药物应用，术中镇静或麻醉及预防、发现和治疗并发症等方面。

（1）消融术前准备

1）完善术前检查：血液、尿液、粪便常规，甲状腺功能评估，生化检查，肝肾功能和出凝血功能；记录窦律和心律失常发作时的 12 导联体表心电图，最好行动态心电图检查，以便了解伴随的心律失常及窦房结和房室结功能；消融当天或前 1d 常规行经食管超声检查，排查左心房血栓，如有心房血栓证据，须正规抗凝至少 3 个月，证实血栓消失后再行消融治疗；X 线胸片了解是否有脊柱畸形及肺部疾患，如直背综合征、脊柱畸形、肺气肿或肺大泡。此时，左心房导管操作的难度及风险增加，锁骨下静脉或颈内静脉穿刺有导致气胸、血肿等并发症的风险，可考虑选择经股静脉途径放置冠状静脉窦导管；经超声心动图了解心腔结构和 LVEF；心脏和肺静脉多排 CT 或 MRI 成像了解肺静脉数量、分支、形态和解剖变异，及肺静脉近段的直径及位置情况，术中可用三维标测融合 MRI 或 CT 影像技术指导消融，还可作为消融术后判断有无肺静脉狭窄的参照资料。

2）术前抗凝：经 CH_2DS_2-VASc 评分 ≥ 2 的阵发性房颤患者和所有持续性房颤患者，均需口服华法林（维持 INR 为 2.0～3.0）至少 3 周，术前 3d 停用，经皮下注射低分子肝素桥接过渡直至术中应用普通肝素抗凝。目前有多项研究证实，围术期不间断华法林抗凝，维持 INR 在 2.0～3.0，不增加出血风险，且可降低围术期栓塞风险。此外，也有研究使用直接凝血酶抑制剂达比加群酯（固定剂量 110～150mg，2 次 / 日）抗凝，直至术前至少停用 1～2 天，无需低分子肝素进行桥接，其围术期出血风险和血栓栓塞并发症风险与传统华法林抗凝相似。CH_2DS_2-VASc 评分 ≤ 1 的阵发性房颤患者，可采用上述抗凝策略或阿司匹林 75～325mg/d 口服或不口服抗凝，若不口服抗凝最好消融前应用低分子肝素皮下注射 3d。如患者存在抗凝禁忌，则不应考虑消融治疗。

3）术前抗心律失常药物：根据治疗需要，可继续应用与心律失常无关的药物；为避免抗心律失常药物对消融的影响，除胺碘酮外，其他抗心律失常药物至少停用 5 个半衰期。但在心律失常症状严重时，有效的抗心律失常药物可继续应用。

（2）消融术中管理

1）术中麻醉、镇痛：一般无需全身麻醉，全身麻醉大多用于有睡眠呼吸暂停病史、气道阻塞风险和有肺水肿危险患者。消融心房壁较薄的部位，如邻近自主神经分布区和（或）食管等，患者常感到明显疼痛，故大部分患者需接受镇痛治疗，如使用吗啡或芬太尼，单独使用丙泊酚、右美托咪啶或联合应用芬太尼和咪达唑仑则可以取得较好的深度镇静。麻醉、镇静和镇痛都须在有心律、无创或有创血压、血氧饱和度监测下，由经过良好培训、经验丰富的医师进行，导管室应常规准备相应拮抗或急救药品。

2）术中抗凝：术中需静脉应用普通肝素抗凝，维持 ACT 在 250～350s，这是因为术中穿房间隔到达左心房的鞘管、电极和消融导管容易形成接触性血栓。采用低分子肝素桥接抗凝的患者，术中推荐静脉内负荷普通肝素 100U/kg，之后静脉滴注维持或每小时追加，以维持 ACT 达标；而采用不间断华法林抗凝方案者，术中仍需充分的肝素抗凝，使 ACT 达标。但值得注意的是，术中 ACT 达标所需的普通肝素剂量与术前基础 INR、ACT 和患者体重存在相关性，手术当日 INR 越高者术中达到 ACT 目标值需的普通肝素用量越小。手术结束移除鞘管后是否给予鱼精蛋白拮抗最后 2h 内使用的普通肝素，视穿刺口止血情况而定。

（3）消融术后管理

1）术后观察：房颤消融过程顺利、无严重并发症的患者可在心内科病房观察，术后应卧床 6～12h，穿刺口局部压迫止血。注意观察血压、心律和心电图的变化及心脏压塞、气胸、血管并发症等的发生。发生迷走神经反射时需通过输液和（或）阿托品治疗；术后出现低血压时，应明确其原因并予以相应处理；术后 3～5d 内出现的心包炎，有时可伴有轻度胸痛和自限性低热，一般用阿司匹林治疗即可；偶尔在心包炎症状持续、心包积液较多时，应用糖皮质激素；如术后 6～10d 出现延迟发热状态，无论是否伴有神经系统相关症状，都应排除左心房食管瘘，需立即行螺旋 CT 检查；术后服用胺碘酮的患者应定期复查甲状腺功能；可用超声心动图确定左心室功能、左心房内径的改变；对高度怀疑肺静脉狭窄/闭塞者，应在消融3～6个月后常规MRI或CT检查。

2）术后抗凝：因术后早期是血栓形成的高危期，应在术后当天或第2天继续应用口服抗凝药物治疗至少2个月。围术期采用低分子肝素桥接抗凝的患者，术后继续口服华法林治疗，在INR达到2.0之前，应重复低分子肝素皮下注射。若采用不间断华法林策略或采用达比加群酯抗凝患者，均不需低分子肝素桥接过渡。2个月后是否继续应用口服抗凝药物视患者的血栓栓塞风险、出血风险及患者意愿等具体情况而定，具体推荐参照"口服抗凝药物"章节。

3）术后抗心律失常药物：阵发性房颤患者术后可使用或不再使用抗心律失常药物；持续性房颤患者建议术后常规应用抗心律失常药物3个月，可能有利于逆转心房重构和维持窦律。

4）术后抑酸治疗：临床研究结果显示，房颤射频消融术后食管内镜检查可能发现不同程度的食管损伤，轻者出现单纯的炎性反应（红斑），重者出现食管溃疡，在经过2～4周抑酸剂治疗后病变则逐渐消散；而心房-食管瘘的高发时段又多在术后2～4周，因此术后给予消融损伤广泛的高危患者4周的质子泵抑制剂抑酸治疗是有根据的。

6. 随访及复发病例处理

（1）消融术后随访及监测：术后仅凭症状不能准确判断房颤是否复发，多项研究表明，心悸等症状可以由房性早搏或室性早搏引起，而复发的房颤许多并无症状，因此加强随访和心律失常监测对判断治疗效果十分必要，而可靠的监测方法对无症状房颤复发的判断也十分重要。监测心律失常可用非持续性或持续性的心电监测工具，非持续性心电监测方法包括按规定时间或症状出现时的标准心电图检查、24h～7d的动态心电图检查、电话传输心电记录（transtelephonicrecordings）或体外心电记录仪（external loop recorders）。持续性心电监测指长时间（1、2年或多年）的持续监测，通过可植入性器械完成，具有心房电极导线的起搏器或除颤仪可通过模式转换的次数和时间来评估房颤负荷。近年来，皮下植入型心电记录仪通过RR间期分析可用于长达2年的房颤监测，尽管可明显提高长期房颤负荷评估的特异性，但存在心肌电位干扰、房性和室性早搏影响、心电图储存容量限制不能回溯以证实诊断等局限性。通常越强化的监测，发现症状性

和无症状性房颤及明确房颤负荷的可能性越大，然而，监测方法越复杂和时间越长，患者的顺应性越差。

对患者随访的频频、方案和标准可以由各电生理中心根据具体情况（技术水平、成功率和并发症率）和临床试验的设计要求所决定。导管消融术后1～3个月，房颤早期复发非常常见，但由于术后3个月早期复发的部分房性心律失常可自行消失，故建议在术后设置3个月的空白期（除非需评估心律失常症状为房颤复发还是房性早搏、室性早搏等所致，或发现无症状性房颤）。"2012HRS/EHRA/ECAS房颤导管和外科治疗共识"建议对所有进行房颤导管消融的患者3个月后开始随访，以后每6个月至少随访1次，持续时间至少两年；推荐随访人员与导管消融团队合作，以便及时认识潜在的并发症和可能后果；建议患者可自摸脉搏是否规则以初筛无症状性房颤；该共识对阵发性、持续性或长程持续性房颤提出了最低限度的随访方案：①阵发性房颤，每次随访检查12导联体表心电图，随访期结束时行24h动态心电图检查（如12个月），3个月空白期后至随访期满（如12个月）按规定时间或症状出现时行心电图检查或心电事件记录。②持续性或长程持续性房颤，每次随访检查12导联体表心电图，每6个月行24h动态心电图检查、症状出现时的心电图检查或心电事件记录。

（2）成功及复发的判定标准：目前国内外各电生理中心判定经导管消融治疗房颤的成功及复发的标准各异，有的中心以消融术后停用或不使用抗心律失常药物无房颤发作为成功标准；有的中心以使用抗心律失常药物的情况下无房颤发作为成功标准；有的则以术前无效的抗心律失常药物消融术后有效作为成功标准，这给统计经导管消融治疗房颤的总体成功率和比较各术式的效果带来混乱。本共识建议成功及复发的标准为：①治疗成功，消融3个月后，不使用抗心律失常药物而无房颤、房扑、房速发作；如术后使用抗心律失常药物，判断时间应是停用抗心律失常药物5个半衰期后或停用胺碘酮3个月后。②治疗有效，消融3个月后，使用术前无效的抗心律失常药物而无房颤、房扑或房速发作；或消融术后房颤发作负荷明显降低。③早期复发，术后3个月内发生的房颤、房扑、房速，如持续时间≥30s，视为早期复发，研究发现，约60%

的早期复发可自行消失,故早期复发不应计入总复发率内。术后新发房速的发生率至少占所有早期复发房性心律失常的 10%,出现新发规则房速的患者可能由于较术前更快的平均心室率而主诉症状较术前加重,此房速通常对抗心律失常药物无效,减慢房室传导药物可能减轻症状。同术后早期房颤复发相似,约 1/3 的患者消融术后左心房房速在 6 个月内可自行消失,但有研究显示,消融术后早期房颤或房速发作是房颤或房速复发的独立预测因子。④房颤复发,消融 3 个月后发生的房颤、房扑、房速,如持续时间 ≥ 30s,视为房颤复发。

(3)复发病例处理:①术后早期复发,尽管房颤早期复发是房颤消融失败的独立危险因素,但由于房颤复发和(或)房速的发生在消融术后前 2 ~ 3 个月内常见,部分患者可自行消失,故再次消融应至少推迟到首次消融术 3 个月以后;有些患者可出现高度症状性房性心律失常,且不能被抗心律失常药物或心室率控制药物所控制,对此类患者最好的处理方法可能是在消融术后 1 ~ 3 个月内再次消融。术后早期复发的原因包括肺静脉一过性或永久性传导恢复、非肺静脉触发灶、射频消融产生的热损伤和(或)心包炎的炎性反应所致的一过性刺激效应、自主神经系统短暂的不平衡等。早期房颤复发的频率不同,约 15% 的患者可能较消融前发作频繁,早期发作持续性房颤或房扑的患者在长期随访中房颤或房扑的复发率较高,对此类患者消融后 30d 内进行复律比更晚复律患者的复发率可能降低。消融术后短期应用抗心律失常药物可降低早期房性心律失常复发,但对预测或预防消融术后 6 个月时的复发可能无效。②术后复发,多项研究表明,初次消融失败而接受再次消融的患者多表现为肺静脉传导的恢复,然而,肺静脉传导的恢复并不能很好地预测房颤复发,肺静脉传导部分或延迟恢复可能并不伴有房颤复发。肺静脉的再次电隔离多能消除复发的房性心律失常,联合线性消融可能仅在发生大折返性房速的患者中需要。少数情况下,房颤复发机制为肺静脉外的触发灶所致,尤其可能是肺静脉传导未恢复的患者复发的主要原因,可在静脉滴注高剂量异丙肾上腺素下标测识别和选择消融靶点。有学者建议对再次消融术中无肺静脉传导恢复的患者,如无房速发生或不能诱发,但可诱发房颤,则应标测具有持续性心房碎裂电位或具有短的心房

周长的部位(可能代表房颤维持的部位)进行消融。持久性房颤消融术后复发的机制复杂,多伴有多种机制或多种类型的房性心律失常,有时再次消融非常困难。③术后远期复发,近年来,多个中心报道了房颤导管消融术后 1 ~ 5 年的晚期复发率,单次消融后晚期复发率为 11% ~ 29%;重复消融后晚期复发率 7% ~ 24%,这可能与心电图监测的强度、在无症状或仅有轻度症状的患者中未检测出早期复发等有关。晚期复发最恒定的预测因素为持续性房颤,其他预测因素包括年龄、左心房大小、糖尿病、瓣膜性心脏病、非缺血性扩张型心肌病。在再次消融患者中,绝大多数患者表现为肺静脉传导恢复,然而,非肺静脉触发灶(尤其右心房)和线性消融的"漏点"也可能参与晚期房颤复发。④消融术后房速,术后新发房速占房颤消融术后所有心律失常的 50% 左右,尽管可见右心房典型房扑(尤其在以前未进行右心房房扑消融的患者中),但多数起源于左心房。新发规则房速的患者由于快速心室率(常见 2 : 1 房室传导)可能会主诉比术前恶化的心悸症状,应用抗心律失常药物进行节律控制或心室率控制通常较为困难,对新发房速伴有高度症状性或心功能不良,药物治疗无效的患者可考虑在术后 3 个月空白期内进行再次导管消融。术后新发规则房速的机制与所采用的消融术式有关,在接受节段性肺静脉隔离术的患者中,肺静脉内局灶性房速经恢复的传导传出至左心房或肺静脉外(最常见部位为左心房顶部或右肺静脉前部)为其主要机制;接受左心房内 CPVI 的患者,术后规则房速多与环肺静脉消融线上的漏点相关,部分为左心房大折返环路;在接受左心房内环绕肺静脉消融和左心房后壁及二尖瓣环峡部线性消融的患者中,通常可见关键峡部分布在左心房不同部位(左心房顶部、左心耳 - 左上肺静脉间嵴部或二尖瓣环峡部等)并由此形成大折返性房速。在第二次消融中,可对房速进行详细的激动和拖带标测,80% ~ 90% 的患者房速可消融成功。

(4)消融后抗心律失常药物和其他药物治疗:应在消融术后 1 ~ 3 个月应用抗心律失常药物。术后房颤的发生机制可能与术前临床心律失常不同,可能在解除导致房颤复发的暂时诱发因素后消失。有些术者选择对所有消融术后患者应用抗心律失常药物 1 ~ 3 个月,短期应用抗心律失常药物可降低

房性心律失常的早期复发，但对预测或预防 6 个月时的房颤复发可能无效。目前多数中心在房颤消融术后常规应用质子泵抑制剂（PPI）或 H_2 受体阻滞剂 1～4 周预防左心房食管瘘并发症，但其疗效尚未得到证实；控制血压、诊治其他房颤危险因素如睡眠呼吸暂停和肥胖仍为房颤消融术后处理的组成部分；血管紧张素转换酶抑制剂（ACEI）、血管紧张素受体阻滞剂（ARB）和他汀类药物对房颤消融术后的长期影响均未得到证实。

（5）自主神经活性改变：已有研究显示，CPVI 或环肺静脉消融可使支配窦房结的自主神经发生轻度改变，这些改变包括静息窦律轻度升高，心率变异性降低，减速能力和加速能力降低，通常在 PVI 消融术后 1 个月内恢复，但在部分 CPVI 患者中可持续 1 年。自主神经调节的轻度改变通常与不适当窦性心动过速和其他症状无关。

（6）术后至少 2 个月抗凝方案：对房颤消融患者术后 2 个月内进行抗凝治疗已达成共识，但术后 2 个月以上是否进行抗凝治疗尚未明确。2012 年"HRS/EHRA/ECAS 房颤导管和外科治疗共识"中提出，对应用 CHADS₂ 或 CHA₂DS₂-VASc 评分判断为脑卒中高危风险患者（CHADS₂ 评分≥ 2）应无限期进行抗凝治疗，尤其在年龄≥ 75 岁或既往有脑卒中或 TIA 发作史的患者中。但若长期应用抗凝治疗，应结合有无房颤复发（包括无症状房颤）、脑卒中危险分层和抗凝出血风险评估的变化、患者的意愿等综合判定。

本指南具体建议如下：

（1）Ⅰ类推荐：①对所有进行房颤导管消融的患者进行随访（证据级别 A）。②术后 3 个月内为空白期，此期间发生的房颤、房扑、房速不认定为房颤消融复发（证据级别 B）。③术后 2 个月内应进行抗凝治疗（证据级别 A）。④术后复发房颤、房扑、房速推荐再次消融（证据级别 B）。

（2）Ⅱa 类推荐：①术后 1～3 个月内应用抗心律失常药物是合理的（证据级别 B）。②术后脑卒中高危风险患者（CHADS₂ 积分≥ 2 分）应无限期进行抗凝治疗，尤其是年龄≥ 75 岁或既往有脑卒中或 TIA 发作史的患者（证据级别 B）。③阵发性房颤术后最低限度的随访方案为每次随访时检查 12 导联体表心电图，症状出现时的心电图检查或心电事件记录，随访期结束时行 24h 动态心电图

检查（如 12 个月，证据级别 B）。④持续性或长程持续性房颤术后最低限度的随访方案为每次随访时检查 12 导联体表心电图，症状出现时的心电图检查或心电事件记录，每 6 个月行 24h 动态心电图检查（证据级别 B）。

（3）Ⅱb 类推荐：术后 2～6 周内应用质子泵抑制剂（PPI）或 H_2 受体阻滞剂预防左心房食管瘘并发症（证据级别 C）。

7. 并发症及处理 尽管随着经验的积累及相关标测导航系统和导管设计生产技术的不断改进，房颤导管消融的并发症有减少的趋势，但其发生率仍可高达 5%，部分并发症（如缺血性栓塞、心脏压塞等）一旦发生则后果比较严重。因此，了解消融术后并发症的成因、临床表现、预防及处理方法极为重要。心脏压塞和（或）穿孔：①常见原因，房间隔穿刺可导致右心房、冠状静脉窦、主动脉根部和左心房等部位穿孔；左心房内操作导管可致左心耳或左心房憩室穿孔；由于热损伤导致心肌局部组织结构破坏而容易渗漏，或是在放电过程中发生爆裂伤导致心脏穿孔。出血部位多见于左心房顶部和左心耳，高龄和女性是独立的危险因素。②诊断，消融术中发生的急性心脏穿孔大多具有较特征性的临床表现，主要包括突发呼吸困难、烦躁、意识模糊或丧失；血压突然降低；心率变化；特征性 X 线表现（心影搏动消失和透亮带）。如患者具备上述症状、体征及 X 线征象即可初步诊断，超声心动图检查可确诊，需注意的是，多数患者的血压下降及相关症状有一定的滞后，可长达 20～30min，因此消融过程中通过食管或心内超声监测对及早发现此类并发症很有帮助，但定时透视亦可提供重要线索；部分患者可能因低血容量、迷走反射出现低血压、恶心、呕吐症状，需仔细鉴别，必要时可给予阿托品观察反应；部分患者症状亦可发生在术后，因此，术后当日常规超声心动图检查有助于及早发现该类并发症。③预防和处理，导管操作轻柔及避免导管心肌组织接触压过高对预防心脏压塞非常重要。在使用非压力监测导管消融时，独立操作之前应在富有经验的导师指导下循序渐进地积累操作经验。新近出现的压力监测导管可实时显示导管 - 组织间接触压力，不仅可以提高消融成功率，亦可降低心脏压塞 / 穿孔的发生率。消融术中维持 ACT 于适宜的水平并在结束时使其恢复正常（可通过静脉注射鱼

精蛋白）有助于减少术后心脏压塞的发生率和降低严重程度。

心脏压塞一旦发生，需立即抢救。主要措施包括血压降低的患者需静脉注射多巴胺和经皮心包穿刺引流术及外科开胸手术。在 X 线透视指导下行心包穿刺引流术可以从剑突下或心尖部进入，必要时可以经超声心动图定位指导进针部位和方向。通过心包引流，大多数患者可以避免开胸手术，是否需外科干预可根据穿刺引流后每小时引流量的变化决定，一般在首次引流干净之后，如出血量＞ 200mL/h，应在申请配血准备输血的同时做好开胸手术准备；如有征象提示存在较严重的心房破裂大出血（如一直无法彻底抽吸引流干净、血压无法维持、出血量过多等），应尽早申请外科紧急开胸探查止血。无论是在手术室或是导管室进行，在切开心包之前均应保证持续有效地引流以维持血流动力学稳定，有条件的情况下可以在开胸同时施行外科房颤消融以提高患者获益。

因心包积液量较少而症状较轻或静脉泵入低中剂量多巴胺，血压即可维持在正常或接近正常水平的患者，则可在严密监测血压、血氧和超声心动图的情况下观察而无需心包穿刺引流。

（1）栓塞：栓塞是房颤导管消融治疗的严重并发症之一，目前报道的绝大多数为脑栓塞，其病因多为血栓脱落、气体栓塞及消融所致的焦痂脱落等。轻者症状隐匿甚至无任何症状，仅在 MRI 等检查时发现存在栓塞灶；重者可致相应部位永久功能损伤，甚或危及生命。降低栓塞并发症发生率的措施包括：①术前常规行 TEE 检查，以除外左心房及左心耳内血栓，避免术中血栓脱落。②在房间隔穿刺和肺静脉造影过程中，应认真抽吸冲洗鞘管避免空气进入或鞘管内形成血栓；环状电极因其头端的特殊构型致使其在交换导管的过程中易将空气通过鞘管注入左心房。③消融术中应持续抗凝，抗凝强度目前尚无统一标准，多数中心根据 ACT 调整普通肝素的用量，ACT 一般控制在 250 ～ 350s。④采用盐水灌注导管进行消融，有助于减少焦痂形成。⑤消融术中长时间置于左心房内的长鞘内易于形成血栓，持续鞘管内肝素盐水灌注可降低栓塞并发症的发生率。

局部麻醉患者应在术中与患者有定时沟通交流，及早发现栓塞征象。一旦术中或术后发现缺血

性脑卒中征象应立即联系神经科会诊，必要时行 CT、MRI 或脑血管造影检查。确诊后给予脱水、细胞活化剂治疗，病情允许的情况下可给予局部溶栓甚至介入取栓或支架术。

（2）肺静脉狭窄：多数文献将肺静脉狭窄定义为肺静脉直径减少＞ 50%，亦有学者定义为 TEE 检查测定的肺静脉血流速度＞ 0.8m/s。肺静脉狭窄发生率报道差异较大，且与手术方式明显相关，肺静脉内点状消融的肺静脉狭窄发生率可高达 10%，而节段性 PVI 则＜ 5%，随着前庭部环肺静脉消融的普及和节段性消融的减少，肺静脉狭窄的发生率进一步降低。①临床特征，单支肺静脉轻度狭窄通常不会导致临床症状，单支肺静脉闭塞或多支狭窄可致明显的临床症状和体征，这些症状和体征多在术后 1 周至数月内出现，并无特异性，通常表现为活动后气促、咳嗽、咯血和反复发作的抗生素无效的肺炎等。②诊断，有房颤消融史的患者出现上述症状后均应评估是否存在肺静脉狭窄，TEE 检查可初步筛查，而肺静脉造影则可准确判断，CT 和 MRI 增强扫描更具诊断价值。③预防和处理，消融靶点应在肺静脉口外，避免肺静脉口内消融；避免使用非盐水冲洗消融导管；仔细解读肺静脉环状电极的标测结果，尽量减少放电；根据导管构型选择合适的温度上限，或选用其他消融能量如冷冻消融等均可预防肺静脉狭窄左下肺静脉先天细小的发生率明显高于其他肺静脉，术前常规 CT 检查有助于了解肺静脉情况，术中采用导管三维取样与 CT 三维图像重建融合技术可以提高消融精准性，减少肺静脉狭窄发生率。无症状肺静脉狭窄除给予持续抗凝预防血栓栓塞外并无针对性的治疗方法；症状性肺静脉狭窄以导管介入治疗为主，药物治疗不能有效缓解症状。现有的肺静脉内球囊扩张和支架植入术，有较好的即刻治疗效果，但术后 1 年再狭窄率高达 50% 以上，部分患者经多次介入手术效果仍不理想。单支肺静脉闭塞甚至合并同侧肺静脉狭窄者，如无明显症状，建议观察而暂不过度干预。部分患者服用抗凝药物后肺静脉狭窄可改善或再通。

（3）左心房 - 食管瘘：左心房 - 食管瘘是房颤导管消融最严重的并发症，任何在后壁进行消融的术式均存在发生此种并发症的可能。发生左心房 - 食管瘘的原因主要是消融温度过高可造成毗邻的食管组织水肿甚至坏死，如坏死灶与左心房后壁穿孔

灶紧邻,则形成"瘘管",一旦出现几乎致命或致残。消融术后数日至数周出现的发热、畏寒和动脉栓塞症状,一定要首先警惕左心房-食管瘘,此时应该避免再行 TEE 检查以免加重病情,CT 和 MRI 对明确诊断有重要价值。除对症处理之外,食管带膜支架或外科手术可能挽救部分患者的生命。

如何预防左心房-食管瘘尚无成熟的经验,有研究在术中食管内滴注钡剂以明确食管与消融部位的解剖关系,也有研究在放电时检测食管内温度以明确毁损度等报道,但这些方法的效果尚待进一步证实。术前 CT 三维重建观察食管与左心房毗邻关系有一定价值,但也可能发生术中食管移位的情况。在左心房后壁进行消融时,建议功率 < 25W,每个位点消融时间最好不超过 20s,而两侧肺静脉环形消融线之间的连线应尽可能位于左心房顶部,而非左心房后壁,以避开食管的走行部位。近年来有消融术后口服质子泵抑制剂预防左心房-食管瘘的报道。虽其预防效应尚待证实,但此法已为较多中心所采用。

(4)膈神经损伤:膈神经损伤是房颤消融的重要并发症之一。各种消融能量包括射频、冷冻、超声及激光等均可能导致膈神经损伤,其中冷冻球囊消融的发生率最高。射频消融导致的一过性膈神经损伤发生率 < 1%,而即使是二代冷冻球囊消融,膈神经损伤率亦可高达 4.7% ～ 7.6%。右侧膈神经的走行毗邻右上肺静脉和上腔静脉,最容易受到消融损伤,损伤部位绝大多数发生在右上肺静脉下前方或上腔静脉的后间隔区域,左心耳内的消融可导致左侧膈神经损伤较少见。膈神经损伤的主要临床症状包括呼吸困难、咳嗽、活动耐量下降等,少数患者可发展为严重的呼吸系统疾病,甚至需呼吸机支持治疗。绝大多数膈神经损伤为一过性,术后可逐渐完全恢复,但仍有 0.2% ～ 1.2% 的患者有膈神经功能障碍的后遗症。

膈神经损伤尚无有效疗法,因此预防其发生显得尤为关键。在消融前可通过高输出起搏(≥ 30mA,2ms)定位膈神经分布区域,避免在此区域消融以降低膈神经损伤率,推荐在消融右上肺静脉及其邻近区域、上腔静脉、邻近左心耳顶部等区域前先试用高输出起搏,如出现膈肌收缩则避免在该处消融。新近文献报道显示,左锁骨下静脉内起搏膈神经可有效预防左侧膈神经损伤,通过心外膜途径将膈神经移位也可避免膈神经损伤,但操作导致其他并发症的风险较高。

(5)食管周围迷走神经损伤:左心房后壁高强度消融所致的透壁性损伤可引起食管周围迷走神经丛功能异常,从而出现上消化道幽门痉挛、胃运动减弱、胃肠道排空时间显著延长、呕吐、不能进食等,发生率为 1%。有研究表明,可以通过术中监测食管温度和避免在心房内膜近食管下段区域消融进行预防,一旦发生食管迷走神经损伤,需置入胃管引流至胃肠蠕动恢复。

(6)急性冠状动脉闭塞:房颤消融中,冠状动脉损伤罕见,估计在二尖瓣峡部消融时出现的回旋支闭塞不超过 0.002%。然而,如果选择在冠状静脉窦内消融,冠状动脉损伤的可能则会明显增加。

(7)血管并发症:房颤消融与其他心律失常导管消融存在相同的血管并发症,包括腹膜后出血、血肿、假性动脉瘤和动静脉瘘等,通常由不当的穿刺操作所致。腹膜后出血发生率低,但较为凶险,需外科干预,假性动脉瘤和动静脉瘘较为常见,发生率分别为 0.93% 和 0.54%。腹股沟区听诊杂音是最简便的诊断方法。假性动脉瘤可通过机械压迫(有或无超声指引)的方法治疗,也可应用超声引导下注入凝血酶使瘤体闭合,二者在疗效上差异无统计学意义,此外,在超声心动图引导下经皮穿刺抽吸瘤体内的血液后再行机械压迫局部,亦可取得较好的效果。动静脉瘘若 < 3mm,可休养观察,瘘管多可自行闭合;若瘘口 > 3mm,则一般需外科缝合。

(五)起搏器植入预防心房颤动

1. 起搏预防和治疗房颤的可能机制 房颤的发生和维持需异常的电生理基质和触发因素,房性早搏是房颤发生的最常见触发因素,与房颤发生有关的因素还包括显著的心动过缓、房内及房间阻滞、心房复极离散度增加及短-长周期现象,因此起搏治疗有可能预防房颤的发生,其可能的机制有:①起搏治疗心动过缓和长间歇,从而预防与心动过缓有关的房颤。②心房起搏减少复极离散度。③超速抑制房性早搏和短阵房速,消除房颤的触发因素。④抑制房性早搏后的代偿间歇,消除短-长周期现象。⑤某些心房起搏方式(多部位起搏、间隔部起搏等)可改变心房激动顺序,从而预防由于心房传导阻滞引起的房颤。⑥减少心房电生理重构。

2. 起搏预防和治疗心房颤动临床疗效的评价　目前临床用于预防房颤的起搏程序主要有 5 种：①以略高于自身心房的频率持续心房超速抑制。②预防短 - 长周期现象。③房性早搏后超速抑制。④恢复窦律后超速抑制。⑤预防运动后频率骤降。尽管部分研究显示，预防房颤的起搏程序能减少房颤的发作次数及房颤负荷，但多数研究为阴性结果，预防房颤程序本身也存在一些不足，如预防房颤程序通过提高心房起搏频率起作用，使部分患者出现心悸症状，而增加心房起搏率所致的心室起搏率的增加，抵消了前者的有益作用。因此，2008 年"ACC/AHA/HRS 指南"将药物治疗无效的反复发作的有症状的房颤，伴有窦房结功能减低的患者列为起搏治疗的 Ⅱ b 类适应证，说明起搏预防和治疗房颤的证据仍不足。但 2009 年发表的 SAFARI 研究给起搏预防房颤带来一线希望，SAFARI 研究是迄今为止规模最大的前瞻性随机平行对照研究，74 个医学中心参与，共纳入 240 例患者，旨在评价抗房颤特殊起搏功能的安全性和有效性，研究结果显示，预防性起搏治疗对阵发性房颤伴心动过缓患者是安全、有效的，与常规起搏比较，能降低房颤负荷。2015 年 4 月发表的 MinER-VA 研究同样显示了起搏预防房颤的积极作用，MinER-VA 研究旨在明确新一代抗心动过速起搏功能的起搏器在预防房颤进展方面的作用，结果显示，在慢 - 快综合征患者中，抗心动过速起搏能延迟房颤的进展，抗心动过速起搏的有效性是永久性和持续性房颤减少的独立预测因子。

3. 稳定心室率的起搏方式　房颤患者心室率不规则、频率快，运动时频率上升过早过快，这种快速而不规律的心室率可引起血流动力学障碍并引发症状（如心悸）。针对房颤时的快速心室率，已研发出心室率稳定程序（ventricular rates tabilization，VRS），适用于阵发性房颤和永久性房颤患者。VRS 通过动态调整起搏器的逸搏间期来达到稳定心室率的作用，当患者感知到自身心室率时，提高心室起搏频率；当无自身心室率感知时，起搏频率缓慢下降。已有临床研究显示，VRS 可减少房颤患者心室率的不规则性，表明 VRS 对心室率稳定的有效性。

4. 右心室起搏对房颤的影响　右心室心尖部（RVA）起搏改变了心室激动顺序，使左右心室激动不同步，带来的不利血流动力学效应，抵消了双腔起搏带来的临床益处。多个大规模临床试验（CTOPP、MOST 及 UKPACE）均未能证实双腔起搏（DDD）方式在改善患者预后方面优于单腔心室起搏（VVI）。关于起搏方式研究的 Meta 分析同样显示，基于心房的起搏方式（AAI 或 DDD）与单腔心室起搏方式比较，在改善生存率、降低住院率及心血管病死亡方面差异无统计学意义，但心房起搏的方式可明显降低房颤发生率。MOST 亚组分析发现，与累计心室起搏百分比（Cum% VP）< 40% 的患者相比，Cum% VP > 40% 的患者心力衰竭危险性增加 2.6 倍；Cum% VP 每增加 1%，房颤发生率增加 1%。而心室起搏导致心力衰竭住院率和房颤发生率增加。临床研究显示，心室起搏增加可导致房颤发生率增加，那么是否降低心室起搏百分比就能降低房颤发生率呢？SAVE PACe 研究是首个评价双腔起搏器最小化心室起搏功能的前瞻性多中心临床研究，目的是验证最小化心室起搏策略能否减少病窦综合征患者持续性房颤的发生，研究证实，具有最小化心室起搏功能的双腔起搏器能最大限度地减少双腔起搏器的心室起搏百分比，从而明显降低持续性房颤的发生率。

本指南具体建议如下：

（1）Ⅱ a 类推荐：阵发性房颤合并窦房结功能不良的患者埋置双腔起搏器后，若房室传导正常，需程控双腔起搏方式，并达到最小化心室起搏以预防房颤（证据级别 B）。

（2）Ⅱ b 类推荐：应根据起搏器存储的资料，分析患者房颤发作的特点、房颤负荷及持续时间等信息，进行个体化程控抗心动过速起搏功能（证据级别 B）。

（3）Ⅲ类推荐：对不伴有心动过缓的房颤患者，不建议埋置心脏起搏器预防房颤发作（证据级别 B）。

（六）心血管植入型电子器械对房颤评估价值

心血管植入型电子器械（cardiac implantable electronic devices，CIED）包括永久起搏器、ICD、心脏再同步治疗（cardiac resynchronization therapy，CRT）及可植入式心电记录系统（loop recorder）等。CIED 需事先程控合适的心房感知灵敏度、房颤诊断频率和模式转换时心房率的判断标准，通过心房电极导线感知心房除极波的节律、频率与持续时间，精确检出房颤事件及评估房颤负荷，并可通过脉冲发生器储存的腔内心电图信息对所记录事件进行回顾分析，此外，近年来出现的具有远程监测功能的起搏器同样能够实时记录房颤事件的发生情况。与传统的检测方式（心电图或动态心电监测）相比，CIED 对房颤的检出具有较高的特异度（100%）及灵敏度（90%），是目前检出房颤事件及房颤负荷最有效的方法。

既往临床研究显示，无症状房颤是脑卒中发生的潜在危险因素，故早期在房颤发生高危患者中检出无症状房颤显得尤为重要，而对无房颤病史的一般患者来说，新发无症状房颤事件发生率同样较高（10%～28%），其中 CIED 的临床应用使新发无症状房颤的检出率明显增加。MOST 研究显示，CIED 检出的无症状阵发性房颤（心房率＞220 次/min 且至少持续 5min 以上）的患者，进展为永久性房颤的风险增加 5.9 倍，且其脑卒中发生率和全因死亡率分别增加 6.7 倍和 2.5 倍。随后的 TRENDS 和 ASSERT 研究相继证实，尽管各研究对房颤诊断频率和持续时间定义不同，但 CIED 检出的无症状房颤与脑卒中和体循环栓塞事件发生风险明显相关。然而，是否对 CIED 检出的无症状房颤常规进行抗凝治疗，目前临床研究仍未得出结论，但在 CHADS$_2$ 或 CHA$_2$DS$_2$-VASc 评分系统基础上进一步结合 CIED 检出的房颤发生情况来划分血栓栓塞风险及指导抗凝治疗似乎更为合理。对既往发生过隐匿性脑卒中且无房颤病史的患者来说，对其进行房颤监测同样具有重要的治疗意义，CRYSTAL-AF 研究对 441 例隐匿性脑卒中患者随访 3 年，与标准心脏监测相比，植入型心脏监测器更能提高房颤检出率（30% 对 3%），尽早识别脑卒中患者房颤事件同样有助于患者及时接受抗凝治疗以免再发脑卒中。此外，CIED 还可应用于抗房颤药物治疗或消融治疗前后疗效的判断，这比常规不定期的门诊随访更准确、更客观且更可信。

近年来，穿戴式长程心电监视器（能连续 72h 以上监测患者心电信息）在不明原因脑卒中患者的房颤检测方面作用显著。EMBRACE 临床研究显示，在不明原因缺血性脑卒中或 TIA 患者的房颤检出率和抗凝药物治疗指导方面，穿戴式长程心电监视器（可连续记录患者 30d 的心脏事件）明显优于传统

24h 动态心电图监测，而且与可植入式心电记录系统相比，作为体外循环记录的穿戴式长程心电监视器效益-本比更高。

由此可见，CIED 对及时识别和检出无症状房颤事件作用显著，有助于早期指导抗房颤药物、抗凝药物治疗和（或）消融治疗，从而进一步降低血栓栓塞发生率。

（七）心房颤动的外科治疗

外科治疗房颤历史悠久，从经典迷宫手术发展到能量消融，由大切口演变为微创切口，从单一外科技术发展到内外科联合的"Hybrid"技术，房颤外科治疗实现了飞速发展。用于治疗房颤的外科术式包括左心房隔离术、走廊手术、心房横断术及迷宫手术等，其中迷宫手术疗效最为确切。

1. 迷宫Ⅲ手术 迷宫手术由 CoX 等于 1987 年，根据房颤发生的房内折返学说和切口间距须短于房颤波长的原则创建。迷宫手术需在左右心房内进行广泛的"切和缝"，同时又要确保窦性激动能够在心房内下传，使大部分心房肌能够被激动，从而保留患者心房的机械功能。与之前的术式相比，迷宫手术成功恢复了房室同步和窦律，并能降低远期脑卒中发生率，迷宫Ⅰ型和迷宫Ⅱ型手术因术后有较高的起搏器植入率而被淘汰，迷宫Ⅲ型手术因治疗房颤 15 年的成功率仍可达 95% 以上，而成为目前房颤治疗的"金标准"。迷宫手术虽然需在心房进行广泛"切和缝"，增加手术难度，但研究表明，迷宫Ⅲ型手术并不增加同期心脏外科手术的风险。由于心房内广泛"切和缝"，迷宫手术对心脏传导系统可能会产生一定影响，加上术前可能存在的窦房结功能不良，术后埋置永久性起搏器的风险增加。迷宫手术能改善心房收缩功能，CoX 等研究显示，迷宫手术后左右心房的泵功能分别维持在 93% 和 98%。综上所述，迷宫Ⅲ型手术术后永久性起搏器埋置率 2%～6%，术后远期心房功能恢复超过 90%，至今尚未发现迷宫Ⅲ型手术对远期生存有影响。迷宫手术疗效好，但手术操作复杂、技术困难及创伤大、学习曲线长，因而未能得到广泛应用。尽管如此，CoX 等的研究意义巨大，为创伤更小的迷宫Ⅳ型手术及其他房颤消融方法奠定了基础。

2. 迷宫Ⅳ手术 迷宫Ⅳ型手术采用用能量消融代替经典迷宫手术的"切和缝"，消融能量包括射

频、冷冻、微波、激光和高强度聚焦超声，其中微波、激光和高能聚焦超声目前应用较少，属于非主流的消融能量。

（1）射频消融：单极射频消融能保证消融线的连续性，但在跳动的心外膜消融时，心腔内的血液循环使其难以形成透壁损伤。双极消融在两对紧密的固定嵌入式电极间释放能量，能量容易聚集并造成持续性损伤，同时也减少了周围组织的损伤，此外，双极消融还可以提供损伤是否透壁的可靠消息，克服单极消融的不足。动物实验表明，单极消融的透壁率仅为33.3%，而双极消融的透壁率可达92.3%。国内外多个研究报道了心脏手术同期双极射频消融的临床疗效，术后1年窦律为89%～93%；国内崔永强等报道了双极射频消融治疗房颤的疗效，术后1年阵发性房颤组成功率为92.5%，非阵发性房颤组成功率为77.7%；国内王辉山等报道了心脏手术同期双极射频迷宫手术术后1年窦律维持率为87.14%，老年、房颤病程超过5年、左心房内径＞60mm及中重度三尖瓣关闭不良是影响双极射频迷宫手术疗效的危险因素。虽然迷宫Ⅳ型手术是简化了的迷宫手术的复杂程度，但文献报道其疗效和迷宫Ⅲ型手术相当，但也有研究认为迷宫Ⅲ型手术的疗效优于迷宫Ⅳ型手术，DoTy等对比了迷宫Ⅲ型手术与单极和双极射频迷宫Ⅳ型手术的疗效，结果显示，术后3个月和6个月时，迷宫Ⅲ型手术成功率显著高于单极和双极射频迷宫Ⅳ型手术。

（2）冷冻消融：冷冻消融是房颤消融比较成熟的技术方法，Rahman等研究显示，心脏手术同期行心内膜冷冻消融迷宫手术，术后6，12，24个月成功率分别为91%，81%，70%。Funatsu等对二尖瓣手术同期行心内膜冷冻迷宫手术进行研究，术后3年和5年的无房颤复发率分别为84.1%和80.2%。巨大左心房（＞70mm）、较长的房颤病史（＞10年）及心电图较小的小f波（＜0.1mV）是房颤复发的独立危险因素。

（3）几个特殊问题：①虽然迷宫手术有着良好的近远期疗效，但该手术开展的情况却不容乐观，据Cox的统计，2009年美国约有3/4的房颤患者没能在其他心脏手术同期进行房颤外科治疗；而Ad等统计了美国胸外科学会（STS）15万例心脏手术患者的数据，发现仅40.6%的患者接受了同期房颤外科手术，其中单纯二尖瓣手术同期进行房颤手术

的比例最高，达61.5%，单纯冠状动脉旁路移植同期房颤手术的比例最低，约占27.5%。导致迷宫手术开展情况不乐观的最主要原因是担心增加手术风险和需要切开左心房，但研究表明，迷宫术不会增加主动脉瓣膜和冠状动脉旁路移植（CABG）的手术风险，其手术病死率和主要并发症与单纯心脏手术相当，且迷宫手术联合房颤手术还能降低脑卒中风险，提高生活质量；多数主动脉瓣疾病和冠心病患者的左心房都不太大，故房颤手术的成功率较高。最近的一项随机对照研究表明，在二尖瓣手术同期进行房颤射频消融，术后有较高的窦律、不增加术后死亡风险、不增加严重不良事件发生率。此外，LA Meir等已发明了不用切开左心房的改良迷宫手术。②单、双心房消融问题，肺静脉和左心房后壁在房颤发生中具有重要作用，许多术者采用单一左心房消融代替完整的迷宫手术，取得了良好的消融效果。2015年一项Meta分析回顾了既往10个研究共2225例患者的数据，发现双心房消融和单纯左心房消融术后30d病死率和远期病死率差异无统计学意义，且左心房消融能降低起搏器植入风险；术后1年，双心房消融治疗房颤的成功率高于单纯左心房消融，但1年以后双心房消融的这种优势消失，两种消融方式的成功率差异无统计学意义。另外一项Meta分析也得出相似结论，双心房迷宫术和左心房迷宫术消融的成功率差异无统计学意义。以上这些结论尚需进一步研究确认。

3. 微创外科房颤手术　2005年Wolf最早报道了胸腔镜辅助下微创房颤外科消融手术，手术过程包括双侧肺静脉隔离消融、左心耳切除、Marshall韧带离断、心外膜部分去神经化治疗等，手术经双侧肋间小切口进行，术后平均随访6个月，成功率为91.3%。多项研究显示，微创房颤消融术后1年房颤消融成功率为65%～86%。此外，另两项研究结果表明，微创房颤消融术后5年阵发房颤消融的成功率约为69%。

二尖瓣峡部消融是微创房颤消融技术上面临的最大挑战，通常二尖瓣峡部消融线位于二尖瓣后瓣环，心脏跳动时视野非常有限；在这个位置消融容易损伤到冠状动脉回旋支；冠状静脉窦常作为二尖瓣峡部心外膜的标志，但单纯冠状静脉窦消融并不能完全阻断二尖瓣峡部。为解决这一问题，Edgerton等开创了DALLAs消融线，这一消融策略

能完全重复迷宫 Ⅲ 型手术的左心房消融线，包括双侧肺静脉隔离、左心房顶部线、左心耳肺静脉 - 左心耳消融线、房顶线 - 左纤维三角连线，随访 6 个月持续性房颤和长程持续性房颤的窦性维持率分别为 90% 和 75%。Wang 等回顾了 103 例长程持续性房颤患者采用微创 DALLAs 消融的预后，术后 2 年和 3 年的消融成功率分别为 74.8% 和 68.9%，左心房内径＞ 55mm 是房颤复发的独立危险因素。DALLAs 消融线主要是针对二尖瓣环依赖的心律失常，对非阵发性房颤有一定意义，而对阵发性房颤意义可能不大。2015 年一项随机对照研究发现，相对于肺静脉隔离，DALLAs 消融线并不能改善阵发性房颤患者的临床预后，不过该研究是采用内科导管完成所有消融，不是采用外科双极消融完成手术，是否对结论有影响尚不明确。

几项研究对比了房颤微创外科消融和导管消融，Wang 等回顾性对比了长程持续性房颤患者微创外科消融和导管消融的疗效，结果表明，微创外科消融的成功率明显高于导管消融。FAST 研究是第一个对比微创外科房颤消融和导管消融的随机对照研究，研究结果提示，术后 1 年微创外科消融组成功率明显高于导管消融组，但外科消融围术期并发症的发生率明显高于导管消融。

本指南具体建议如下：

（1）Ⅱa 类推荐：房颤患者在其他心脏手术同期均应行外科手术治疗（证据级别 C）。

（2）Ⅱb 类推荐：①症状性房颤在其他方法无法治疗时可以选择微创外科房颤消融（证据级别 B）。②左心房增大（＞ 45mm）及导管消融失败的房颤患者可选择微创外科房颤消融(证据级别 C)。

七、特殊类型的心房颤动

（一）运动员

阵发性或持续性房颤在运动员中较为常见，一般能自行转复，也可被其他室上性心动过速所触发。对年龄较大的患者，应考虑合并基础心脏疾病如高血压和冠心病的可能性，应行超声心动图排除结构性心脏病。房颤发作时对心室反应的评估可依据动态心电图和（或）心电图运动试验，其中运动负荷应与患者训练运动量相似。经导管消融或抗心律失常药物均可在运动员房颤患者中应用。

（二）老年人

随着年龄增长，房颤发病率也逐年增加，80 岁以上人群中约 35% 发作过房颤。老年房颤患者的临床症状可能轻微且无特异性，常有其他伴随疾病。随着年龄增加，脑卒中的风险亦逐渐增长。在 CHA_2DS_2-VASc 危险评分系统中，65 ～ 74 岁评分为 1，而 ≥ 75 岁则评分为 2。老年人对抗心律失常药物的代谢清除能力下降，容易出现致心律失常作用和药物相关的心动过缓，因此老年人房颤的治疗策略常优先选择控制心室率，而直流电复律的应用较少，心室率的控制建议使用 β 受体阻滞剂或非二氢吡啶类钙离子拮抗剂，由于老年患者容易出现体位性低血压或心动过缓，且常合并其他临床疾病，因此更需精心护理。此外，对日常活动量较少的患者，也可用地高辛控制心室率，但应关注药物的不良反应。

（三）肥厚型心肌病

肥厚型心肌病（HCM）确诊依赖于超声心动图发现心肌肥厚且心室腔不扩张，并排除其他心脏或系统性疾病导致的心肌肥厚。HCM 患者常发生房颤，年发病率约为 2%，其中约 2/3 为阵发性房颤，随着年龄增长，患者对房颤症状的耐受性也会下降。房颤与 HCM 患者病死率增加相关，心力衰竭是其主要死亡原因，如左心室流出道梗阻且房颤发病年龄较早（＜ 50 岁），则发生心力衰竭的风险更高。脑卒中和系统性栓塞是 HCM 合并房颤患者的重要风险，在一项 480 例 HCM 患者的研究中，HCM 合并房颤患者发生脑卒中的 OR 值为 17.7。尽管目前缺乏 HCM 患者抗凝治疗的临床随机对照研究，但由于栓塞发病率高，因此对 HCM 患者抗凝治疗并不单纯取决于 CHA_2DS_2-VASc 评分。直接凝血酶抑制剂或 XA 因子抑制剂可降低 HCM 合并房颤患者栓塞事件的风险，但目前尚缺乏相关研究报道。

鉴于 HCM 患者对房颤的耐受力较差，房颤转复可作为优先治疗策略，同时可考虑选择非二氢吡啶类钙离子拮抗剂和（或）β 受体阻滞剂控制心室率，地高辛作为正性肌力药物，因可增加 HCM 流出道压差而避免使用。虽然多种抗心律失常类药物包括丙吡胺、普罗帕酮、胺碘酮、索他洛尔、多非利特和决奈达隆已用于治疗 HCM 合并房颤，但仍缺乏系统研究。通常建议胺碘酮或丙吡胺与控制心室率的药物联用。

有研究证实，对 HCM 合并房颤患者行导管消融的成功率、并发症发生率与治疗其他器质性心脏病合并房颤的效果相近，但该研究结果可能受病例选择偏倚的影响。此外外科迷宫手术对治疗 HCM 合并房颤也取得了一定疗效，但患者须接受开胸等创伤性操作。

本指南的具体建议如下：

（1）Ⅰ类推荐：HCM 合并房颤患者，均建议抗凝治疗，而不单纯取决于 CHA_2DS_2-VASc 评分（证据级别 B）。

（2）ⅡA 类推荐：①抗心律失常药物可用于预防 HCM 患者的房颤复发，建议胺碘酮与 β 受体阻滞剂或非二氢吡啶类钙离子拮抗剂联用（证据级别 C）。②如抗心律失常药物无效或不耐受，可考虑导管消融（证据级别 B）。

（四）急性冠脉综合征

急性冠脉综合征（ACS）患者房颤发生率为 10%～21%，患者年龄越大、梗死程度越重，房颤发病率越高。有研究表明，房颤发生与 ACS 患者住院病死率、30d 病死率和 1 年病死率增加相关，多因素分析表明，房颤是 ACS 患者住院病死率、30d 病死率和 1 年病死率增加的独立预测指标。相比院前已有房颤的患者，住院期间发生房颤提示预后更差，此外心肌梗死合并房颤患者的脑卒中发生率也更高，因此，房颤可作为评估 ACS 患者远期预后的独立因素。ACS 抗栓治疗通常使用阿司匹林联合另一种抗血小板药物（如氯吡格雷），若合并房颤则需考虑使用华法林或 NOAC，并根据 CHA_2DS_2-VASc 评分明确是否需抗凝治疗及治疗时机。对既往无房颤、CHA_2DS_2-VASc 评分低危的 ACS 患者可考虑使用双联抗血小板药物；而对于持续性房颤或 CHA_2DS_2-VASc 评分中高危的患者则应评估是否需长期抗凝。PCI 术后 ACS 合并房颤患者，应根据其血栓危险分层、出血危险分层、支架类型等决定抗栓治疗的策略和时间。CHA_2DS_2-VASc 评分≥1 分、HAS-BLED 评分≤2 分的 ACS 患者应选择三联抗栓治疗 6 个月，然后单用华法林或应用华法林联合氯吡格雷的两联抗栓治疗至 12 个月；ACS 伴 HAS-BLED 评分≥3 分的高出血风险患者，可以应用华法林联合氯吡格雷的两联或三联抗栓治疗 4 周，然后单用华法林或应用华法林联合氯吡格雷的两联抗栓治疗至 12 个月，同时应尽量避免应用药物洗脱支架，减少三联抗栓治疗的疗程。

新发房颤患者出现 ACS 合并持续心肌缺血、血流动力学不稳定及心率控制不佳的情况下，可紧急电复律治疗，静脉使用 β 受体阻滞剂可减慢心率、降低心肌耗氧量，静脉使用胺碘酮可控制心率且有助于转复窦律。对严重左心室功能不良或血流动力学不稳定的患者，可考虑使用地高辛，对大面积前壁心肌梗死及持续性房颤的 ACS 患者应进行系统抗凝治疗，此外 ACEI 类药物可减少 ACS 合并房颤患者左心室功能不良的发生率。

本指南具体建议如下：

（1）Ⅰ类推荐：① ACS 患者新发房颤合并血流动力学不稳定、持续心肌缺血、心室率控制不佳，推荐紧急电复律（证据级别 C）。② ACS 合并房颤患者在无心衰、血流动力学不稳定、支气管痉挛情况下，推荐静脉使用 β 受体阻滞剂控制心室率（证据级别 C）。③ ACS 合并房颤患者，CHA_2DS_2-VASc 评分≥2 分，若无禁忌证推荐使用华法林抗凝（证据级别 C）。

（2）Ⅱb 类推荐：① ACS 合并房颤患者伴严重左心室功能不良或血流动力学不稳定，可使用胺碘酮或地高辛控制心室率（证据级别 C）。② ACS 合并房颤患者若无显著心力衰竭及血流动力学不稳定，可考虑使用非二氢吡啶类钙离子拮抗剂控制心室率（证据级别 C）。

（五）甲状腺功能亢进

房颤是甲亢患者最常见的心律失常，发病率为 5%～15%，60 岁以上患者发病率明显增加。甲亢合并房颤的并发症包括心力衰竭和血栓栓塞。甲亢合并房颤的治疗重点是维持患者正常的甲状腺功能，药物转复及电复律均难以有效维持窦律的甲亢患者，因此可以待甲状腺功能恢复正常后，再行房颤转复，在这种情况下，β 受体阻滞剂可有效控制心室率，尤其是合并甲亢危象的患者；另外非二氢吡啶类钙离子拮抗剂也可用于心室率控制。尽管有研究表明，甲亢患者房颤的栓塞风险增加，但甲亢并非是房颤栓塞风险增加的独立危险因素，对合并有甲亢的房颤患者，应参照 CHA$_2$DS$_2$-VASc 评分使用抗凝药物。长期使用胺碘酮的房颤患者可出现甲亢，系此则应考虑停用胺碘酮，此外有甲状腺疾病史的房颤患者在使用胺碘酮前，应权衡利弊，用药期间密切监测甲状腺功能。

本指南具体建议如下：

Ⅰ类推荐：①合并有甲亢的房颤患者，如无禁忌证，建议使用 β 受体阻滞剂控制心室率（证据级别 C）。②患者有 β 受体阻滞剂使用禁忌证时，可使用非二氢吡啶类钙离子拮抗剂控制心室率（证据级别 C）。

（六）急性非心源性疾病

某些急性非心源性疾病也可发生房颤，如高血压、外科术后、肺栓塞、病毒感染等，此类患者的治疗重点是控制原发病和祛除诱因，大多数患者在有效控制原发病后，房颤能自行转复；然而，当患者不能耐受症状时则需电复律、减慢房室传导和（或）使用抗心律失常药物，控制心室率还是房颤转复取决于患者的原发疾病。由于急性非心源性疾病房颤患者常伴有儿茶酚胺水平升高，因此首选 β 受体阻滞剂，除非有用药禁忌，此外是否需抗凝治疗尚不明确，应综合考虑患者基础疾病、房颤的危险分层及房颤持续时间等。

（七）慢性阻塞性肺疾病

慢性阻塞性肺疾病（COPD）患者常见多种类型的室上性心动过速，包括房颤，但临床上需鉴别房颤与多源性房速。多源性房速通常对直流电复律不敏感，而对非二氢吡啶类钙离子拮抗剂治疗有效，原发病控制后，多源性房速多能自行好转。COPD 患者发生房颤时，应首先治疗肺部基础疾病、纠正低氧血症和酸碱失衡，此时抗心律失常药物及直流电复律可能无效，除非呼吸衰竭得到纠正。茶碱类药物和 β 受体激动剂可增加控制心室率的难度。非 β$_1$ 选择性受体拮抗剂如索他洛尔、普萘洛尔和腺苷禁用于支气管痉挛患者，如患者无支气管痉挛，β 受体阻滞剂可考虑应用，如索他洛尔或普萘洛尔。通常非二氢吡啶类钙离子拮抗剂或胺碘酮可安全有效控制心室率，对 LVEF 正常的患者，地高辛可与钙离子拮抗剂类合用；药物治疗无效或复发的患者，可考虑行房室结消融后埋置起搏器；COPD 合并房颤

患者的抗凝治疗，建议在危险分层后选择抗凝策略。

本指南具体建议如下：

Ⅰ类推荐：①对合并 COPD 的房颤患者，推荐使用非二氢吡啶类钙离子拮抗剂控制心室率（证据级别 C）。②合并肺部疾病的新发房颤伴血流动力学不稳定患者，可尝试直流电复律（证据级别 C）。

（八）预激综合征

预激综合征合并房颤时，因旁路前传可能导致心室率过快，甚至发生室颤，因此需临床警惕。根据对过去 10 年的数据进行统计发现，预激综合征患者房颤的发生率约为 15%，但发生机制仍不明确。研究表明，约 25% 的预激综合征患者旁路前传不应期短（＜250ms），而短不应期是房颤导致室颤的危险因素，此外多旁路也可明显增加室颤的发生率。旁路射频消融的安全性和有效性已得到临床验证，但消融旁路并不能预防房颤发生，特别是老年患者，因此消融旁路后，仍需药物或导管消融治疗房颤，旁路射频消融后的房颤治疗策略与普通房颤相同。房颤发作时，心室率由旁路和房室结竞争性下传决定，如出现血流动力学不稳定，需立即直流电复律；部分药物抑制房室结传导但不延长旁路不应期，可能加快心室率，导致血流动力学不稳定甚至室颤。普鲁卡胺和依布利特可减慢旁路传导，减慢心室率，并可能转复窦律，推荐用于血流动力学稳定的预激综合征合并房颤患者；而维拉帕米、地尔硫草、腺苷、洋地黄（口服或静脉）及静脉应用胺碘酮可增加室颤风险，应避免使用，静脉应用利多卡因也可能有害。口服胺碘酮可减慢旁路传导或阻断旁路可用于维持治疗。理论上认为 β 受体阻滞剂是有害的，尽管临床依据很少，在此类患者中应慎用。

本指南的具体建议如下：

（1）Ⅰ类推荐：①预激综合征伴房颤，心室率快，血流动力学不稳定，推荐立即直流电复律（证据级别 C）。②预激综合征伴房颤，心室率快，血流动力学稳定，推荐静脉应用普鲁卡因胺或依布利特转复窦律或控制心室率（证据级别 C）。③预激综合征伴房颤患者，推荐导管消融旁路，特别是旁路不应期短且有快速前传时（证据级别 B）。

（2）Ⅲ类推荐：静脉应用腺苷、洋地黄（口服或静脉）或非二氢吡啶类钙离子拮抗剂（口服或静脉）对预激综合征伴房颤患者可能有害，因以上

药物可能会加快心室率（证据级别 B）。

（九）心力衰竭

与其他人群比较，心力衰竭患者出现房颤更加常见，心衰患者的心功能分级与房颤发生率显著相关。在心功能Ⅰ级患者中，房颤发生率为 4%，而在心功能Ⅳ级患者中，房颤发生率高达 40%；房颤是心力衰竭进展的独立预测因素，对 LVEF 降低的心力衰竭和 LVEF 正常的心力衰竭均有预测价值。国内研究报道了房颤对心衰预后的影响，认为房颤对 LVEF 降低的心力衰竭和 LVEF 正常的心力衰竭的预测价值存在差异。通过快心室率相关的心功能恶化、心肌纤维化、神经内分泌激活等机制，心呼衰竭和房颤可以相互影响和促进，房颤可以加重心力衰竭的临床症状，而心力衰竭恶化也可导致房颤的心室率增加。

与其他房颤人群相似，心力衰竭合并房颤的主要治疗目标也是预防栓塞和控制症状，除非有禁忌证，心力衰竭合并房颤均应考虑抗凝治疗。一般性治疗包括祛除房颤发作的诱因，优化心力衰竭的药物治疗，对快心室率房颤导致的心衰，更推荐控制房颤发作时的心室率，而对心力衰竭患者，快心室率房颤也是少数能够纠正的诱发因素之一。对新近发生的心力衰竭合并快心室率房颤的患者，应考虑心动过速性心肌病的可能，这种情况可考虑控制心室率，观察心功能是否恢复，此外可以考虑转复房颤。通常口服胺碘酮 1 个月后行直流电转复，同时胺碘酮也能有效控制心室率，并且致心律失常作用较小。

对心衰恶化导致的房颤，节律控制策略并不优于心室率控制，经导管消融是可选的房颤转复方案。房颤导管消融能改善左心室功能并改善患者的生活质量，但不比心功能正常的房颤患者更有效，其消融成功率也需进一步提高。β 受体阻滞剂可用于心衰合并房颤的心室率控制，并且能降低心衰的致死率和致残率，地高辛可与 β 受体阻滞剂联合应用。非二氢吡啶类钙离子拮抗剂，如地尔硫草在心衰合并房颤的患者中应慎用，因为这类药物具有负性肌力作用，可能导致 LVEF 的进一步下降；而 LVEF 正常的心衰患者，非二氢吡啶钙离子拮抗剂可用于控制心室率，联合应用地高辛则更加有效。当药物治疗方案无效或患者不能耐受时，房室结消融或心

室再同步化治疗是可选的治疗方案。

本指南具体建议如下：

（1）Ⅰ类推荐：①对代偿期心衰和 LVEF 正常的心衰患者，建议使用 β 受体阻滞剂或非二氢吡啶类钙离子拮抗剂控制房颤时的静息心率（证据级别 B）。②对不合并心室预激综合征的心衰患者，建议静脉使用 β 受体阻滞剂（或非二氢吡啶类钙离子拮抗剂）控制房颤时的心室率，但对充血性心衰、低血压、LVEF 明显降低的患者要慎用（证据级别 B）。③对不合并心室预激综合征的心力衰竭患者，建议静脉使用毛花苷丙或胺碘酮控制房颤时的心室率（证据级别 B）。④对活动时有症状的患者，建议评估活动时房颤心室率情况，并相应调整药物治疗方案（证据级别 C）。⑤对 LVEF 降低的心衰患者，建议使用地高辛控制房颤时心室率（证据级别 C）。

（2）ⅡA 类推荐：①心力衰竭合并房颤患者，可以联合使用地高辛和 β 受体阻滞剂（LVEF 正常心力衰竭患者使用非二氢吡啶类钙离子拮抗剂）控制静息或活动时心室率（证据级别 B）。②当药物治疗无效或不能耐受时，可考虑行房室结消融及埋置起搏器控制心室率（证据级别 B）。③当其他药物控制效果差或存在禁忌时，可静脉应用胺碘酮控制心室率（证据级别 C）。④对疑诊长期快速心室率导致心动过速性心肌病的患者，可考虑行房室结消融或房颤转复，包括药物复律及导管消融（证据级别 B）。⑤对慢性心力衰竭的房颤患者，如果心室率控制不满意，患者仍有房颤相关的症状，可考虑房颤转复，包括药物复律或导管消融（证据级别 C）。

（3）Ⅱb 类推荐：①对使用 β 受体阻滞剂（LVEF 正常心力衰竭患者使用非二氢吡啶类钙离子拮抗剂）或地高辛但静息和活动时心室率控制仍不满意的房颤患者，可单独或联合应用胺碘酮控制心室率（证据级别 C）。②由于心室率控制无效，有可能导致心动过速性心肌病，则可以考虑行房室结消融，也可考虑房颤转复，包括药物复律或导管消融（证据级别 C）。

（4）Ⅲ类推荐：①未尝试使用药物控制房颤心室率之前，不建议行房室结消融（证据级别 C）。②失代偿心力衰竭患者，不建议静脉使用非二氢吡啶类钙离子拮抗剂、β 受体阻滞剂和决奈达隆（证据级别 C）。

（十）家族性（遗传性）房颤

房颤具有可遗传性，如果家族成员中有房颤患者，发生房颤的危险增加40%。特别是一级亲属中有66岁以前发生房颤的患者，其发病危险性可成倍增加。因此，年轻的房颤患者应问询家族史。在对过去10年的数据进行的研究中，在散发病例和房颤家族中已发现很多与房颤发病相关的基因突变，这些相关的基因突变累及范围较广，包括多种离子通道、细胞信号转导分子及相关蛋白，但多数房颤患者对这些基因突变的作用机制尚知之甚少，基于人群和基因组研究，已经确认了9个以上与房颤相关的基因位点。此外，结合房颤相关的单核苷酸多态性研究方法可以识别房颤的高危患者，但是这些基因突变在房颤的危险分层、疾病演变及临床预后中的作用尚不明确，因此不推荐对房颤患者进行常规基因检测。

本指南具体建议如下：

Ⅱb类推荐：对有房颤家族史的房颤患者，可考虑到有条件的医疗中心行相关基因的测序和检测（证据级别C）。

（十一）阻塞性睡眠呼吸暂停

阻塞性睡眠呼吸暂停（OSA）是一种常见的睡眠相关呼吸系统疾病，表现为睡眠时反复发作的呼吸困难或通气量下降。DSA病理生理基础可能与自主神经紊乱、高碳酸血症、低氧血症及呼吸困难时胸腔内负压增加有关。多项研究表明，与健康人群及对照组相比，OSA患者房颤的发病率增高，是房颤发生的独立危险因素。一项在中重度OSA患者中进行的研究表明，24h动态心电图检测到的房颤发生率大约为3%，且房颤发生率与睡眠呼吸障碍的严重程度有关；房颤患者中，OSA的发生率也明显升高，可达30%～80%。即使祛除肥胖、高血压及心衰等因素后，OSA与房颤的发生仍密切相关。在治疗方面，有少量研究结果显示，治疗OSA能够减少房颤的复发。

本指南具体建议为：对存在OSA的房颤患者，除常规治疗及治疗可逆性因素外，要考虑对OSA进行针对性的诊治，可减少房颤的复发。

（十二）心脏外科围术期房颤

心脏手术后房颤的发生率很高，约30%的冠状动脉旁路移植手术（CABG）患者并发房颤或房扑，而瓣膜术后并发房颤或房扑的比例则高达60%。随着手术数量的增加，这一特定条件下房颤患者的数量也将继续增加。对58项研究的系统综述共纳入8565例患者，结果表明，预防和（或）治疗术后房颤的措施如β受体阻滞剂、索他洛尔或胺碘酮对终点有益（房颤、脑卒中和住院时间）。

1.心脏手术后房颤的预防 近几十年来，尽管手术、麻醉和术后护理已有很大进展，但术后房颤发生率却没有降低。虽然术后房颤并不增加病死率，但不规则的快速心室率及不规律的心房活动可导致低血压、充血性心力衰竭、疲劳和心悸等症状。术后房颤可增加脑卒中发生风险，延长住院时间并增加医疗费用。此外，心脏手术后房颤通常发生在术后5d之内，术后第2天是高峰，并不需长期治疗。药物预防治疗的理论基础是预防术后房颤可减少房颤导致的症状及血流动力学改变，尽量减少住院时间和医疗费用。一项包括13个随机对照试验的Meta分析结果显示，1783例心脏手术患者术前预防性使用抗心律失常药可显著减低房颤发生率，与住院时间的缩短相一致，平均减少住院（1.0±0.2）d。

在心脏手术之前和之后均使用β受体阻滞剂比仅在手术前或手术后单独使用更有效，停止使用β受体阻滞剂是术后发生房颤的显著危险因素。β受体阻滞剂在28项（4074例）临床试验中有明显的预防效果，这些研究选择LVEF > 0.30的CABG患者服用β受体阻滞剂，结果显示，β受体阻滞剂可显著降低术后室上性心动过速的发生率。胺碘酮致心律失常的风险很小，因此可用于结构性心脏疾病患者的预防治疗，ACCP指南入选的10项随机对照研究（1699例患者）评估了胺碘酮预防心脏手术后房颤的疗效，其中4项研究，胺碘酮预防用药可显著降低心脏手术后房颤的发生率，差异有统计学意义；其余6项研究，胺碘酮未显著降低房颤的发生率。总的来说，胺碘酮预防用药能够使术后房颤的发生率减少8%～72%，术前7d开始口服胺碘酮是唯一能够有效降低术后房颤发生率、住院时间和医疗费用的预防房颤药物治疗方案。ARCH研究将300例冠心病术后患者随机分组，治疗组术后静脉用胺碘酮（1g/d，2d），结果显示，胺碘酮治疗组患者房颤发生率显著降低。

索他洛尔具有同时阻断β受体和钾通道的特性，使其成为预防心脏手术后房颤的一种很有前景的药物。一项包括 27 个随机对照试验（3840 例患者）的 Meta 分析结果显示，索他洛尔（80～120mg/次，2 次/天）与 β 受体阻滞剂和安慰剂对照比较，能显著降低术后房颤发生率。ACCP 指南对 8 项随机研究（1279 例患者）的评估结果显示，与安慰剂相比，索他洛尔使心脏手术后房颤的发生率降低了 41%～93%，在这 8 项试验中，除 1 项试验外其余结果差异均有统计学意义。

2. 术后房颤的节律控制　心脏手术后并发房颤的患者症状表现明显、血流动力学状态不稳定、脑卒中危险性增高，此时选择转复房颤并维持窦律还是心率控制及抗凝治疗，目前尚无统一意见。对心脏手术后伴有明显症状、血流动力学状态不稳定或存在抗凝治疗禁忌证的房颤患者，选择恢复并维持窦律的治疗策略；对自限性的术后房颤患者应在积极处理诱发因素后待房颤自动复律，若不能有效控制心室率，则应及时复律。紧急情况下房颤的同步电复律安全有效，处理方式同非手术房颤；非紧急情况则采用药物复律，因药物在术后短期内转复房颤有效，并可维持正常窦律。对左心室功能被抑制但不需紧急电复律的术后房颤患者，建议应用胺碘酮进行药物复律。对 CABG 或瓣膜置换术后房颤患者，胺碘酮是理想的治疗选择，其对结构性心脏病患者相对安全，并且不会导致低血压。

口服负荷剂量胺碘酮可以恢复窦律，持续应用对维持窦律非常有效。Ⅲ 类药物被广泛用于房颤治疗，除胺碘酮外，其他药物的转复率及在维持窦律方面基本相似。索他洛尔仅有口服制剂，目前仅有少量数据表明索他洛尔口服制剂用于心脏术后房颤有效。本指南推荐伊布利特用于术后房颤的复律，伊布利特仅有静脉制剂，与 Ⅰ A 类药物及索他洛尔具有相似疗效，该药亦可用于既往对电复律缺乏反应患者的预处理。多非利特仅有口服制剂，对冠心病及充血性心力衰竭患者的窦律恢复与维持有效，但对心脏手术后房颤的有效性尚未被证实，也出现了毒性反应方面的证据，肾功能不良患者应用多非利特需进行剂量调整；此外，多非利特有诱发室性心律失常的风险，所以在应用多非利特的起始 3d 应入院监测观察。仅有极少数据支持应用 Ⅰ A 类抗心律失常药物来恢复和维持心脏手术后房颤患者的窦律，普鲁卡因胺是 Ⅰ A 类抗心律失常药物中仅有的同时有静脉和口服制剂的药物；奎尼丁与丙吡胺可用于术后能吸收口服药物的患者；所有的 Ⅰ A 类药物都有可能导致室性心律失常的发生。Ⅰ C 类药物普罗帕酮与氟卡尼尽管相当有效，但氟卡尼会显著增加冠心病及室性心律失常患者的病死率，因此，此类药物并未被推荐用于治疗心脏手术后房颤。

3. 术后房颤的心室率控制　尽管自发性复律很常见，但对术后发生房颤或房扑并伴有快速心室率的患者来说，应用药物控制心室率仍是心脏手术后的一个重要课题。房性心律失常往往是自限性的，因此须慎重评估治疗的相对风险与益处。心脏手术后房颤在处理原则上，对所有心室率过快者，应首先应用药物控制心室率（如有严重的血流动力影响需紧急电转复）以缓解症状并改善血流动力学效应。控制心率后，在其他致房颤的病理生理基础得到改善时，房颤可能自行终止。

一项随机对照研究比较了艾司洛尔与地尔硫草治疗 CABG 或心脏瓣膜置换术后房颤或房扑患者的有效性，对未转复为窦律的患者，术后 24h 时艾司洛尔与地尔硫草在控制心室率方面同样有效。Tisdale 等的研究显示，与用地高辛治疗的患者相比，用地尔硫草治疗的患者术后 2h 的心室率显著较慢，但术后 24h，两者无差异。地尔硫草使心室率得到控制的平均时间短于地高辛，3 项随机对照研究比较了胺碘酮与地高辛、地尔硫草控制心室率的作用，研究显示，胺碘酮在控制心率方面与地高辛同样有效，术后 24h 也能更好控制心率，没有患者发生药物不良反应。对在 24h 减慢房颤患者心室率的作用，地高辛与地尔硫草同样有效，而应用地尔硫草能更快控制心率。作为主流治疗药物的 β 受体阻滞剂及钙离子拮抗剂是最佳的控制心室率药物，虽然许多指南不推荐将 β 受体阻滞剂用于低 LVEF 的患者，但此类药物在心力衰竭的非手术患者中有明确的应用，且对患者生存率及生活质量均有益处。许多冠心病患者在术前就服用 β 受体阻滞剂，停用该药会增加术后发生房颤或房扑的风险，这也是使用该药另一个的原因。若选择钙离子拮抗剂作为治疗药物，则应考虑选用地尔硫草，有研究显示该药可使血流动力学更稳定。

4. 术后房颤的抗凝治疗　近年来大量研究显示，心脏手术后的脑卒中 36% 缘于房颤。如何处理手术后抗凝问题主要依据患者发生血栓栓塞的危险性，在心脏手术特别是在进行心肺分流术时，凝血因子减少、血小板功能改变且纤溶产物增加，此时，须权衡对心脏手术后房颤患者抗凝治疗的利与弊，以减少患者发生血栓栓塞和脑卒中的风险。心脏手术后短期内发生的房颤，持续时间 ≥ 48h 或持续时间不明确者，如出血风险可以接受，建议口服华法林抗凝，INR 目标值为 2.5（范围 2.0 ～ 3.0），转复窦律后继续抗凝 4 周，尤其适用于有血栓栓塞高危因素的患者。心脏瓣膜修补或置换术后合并房颤的患者，建议口服华法林治疗，INR 目标值为 3.0（范围 2.5 ～ 3.5），并且可以根据瓣膜置换的类型、位置及其他危险因素适当加用阿司匹林。房颤合并稳定性冠心病患者应单用华法林，尽管肝素会使出血风险增高，不推荐将其用作术后房颤抗凝常规治疗，但对有脑卒中或一过性缺血发作病史的高危患者仍应考虑使用肝素。

本指南的具体建议如下：

（1）Ⅰ类推荐：①为减少心脏手术围术期房颤，除非禁忌证，推荐用口服 β 受体阻滞剂预防术后房颤（证据级别 A）。②围术期房颤心室率的控制，除非有禁忌证，推荐使用 β 受体阻滞剂治疗心脏术后发生的房颤（证据级别 A）。③当 β 受体阻滞剂不能达到对术后房颤患者的心率控制时，推荐非二氢吡啶类钙离子拮抗剂（证据级别 B）。④对心脏瓣膜修补或置换术后合并房颤的患者，建议口服华法林治疗，INR 目标值 3.0（范围 2.5 ～ 3.5，证据级别 C）。

（2）Ⅱa类推荐：①对可能出现术后房颤的高风险患者，推荐术前使用胺碘酮预防性减少术后的房颤发生率（证据级别 A）。②对心脏手术后的节律控制，建议应用药物伊布利特及直流电转复手术后房颤（证据级别 B）。③对需维持窦律的复发和难治性术后房颤，给予抗心律失常药物治疗维持窦律（证据级别 B）。④用心率控制治疗耐受良好的术后新发房颤，随访时房颤不能自发转复窦律时可采用抗凝联合心脏复律（证据级别 C）。

（3）Ⅱb类推荐：对存在心脏手术后房颤风险的患者，可以考虑术前给予索他洛尔预防房颤（证据级别 B）。

八、急性心房颤动发作的急诊处理及治疗

（一）急性房颤发作的定义

急性房颤发作是指首发房颤、阵发性房颤的发作期或长程持续性房颤的加重期，往往由于心室率过快和不规则，临床上出现症状或房颤症状突然明显加重，如心悸、气短、呼吸困难等。

急性房颤发作的常见病因包括瓣膜性心脏病、高血压、冠心病、肥厚型或扩张型心肌病、先天性心脏病、肺心病及各种原因引起的充血性心力衰竭等。

急性房颤发作可与某些急性、暂时性的原因有关，如过量饮酒、外科手术、甲亢、心功能不良的发生或加重、急性心肌缺血、急性心肌梗死、急性心包炎、急性心肌炎、急性肺动脉栓塞、肺部感染和电击等。因此，在阵发性房颤急性发作或持续性房颤加重期，房颤本身需积极的控制和处理，但去除诱因及治疗基础疾病对转复和预防房颤的发作是必不可少的。

（二）急性房颤发作的处理流程

急性房颤发作的处理宜个体化，依据伴发症状的轻重、生命体征的稳定与否、房颤持续的时间及伴发的基础疾病不同而不同。临床上根据不同的处理原则可将房颤分为血流动力学不稳定房颤和血流动力学稳定房颤两类，血流动力学稳定的房颤又根据复律时机和复律前准备的不同分为发作持续时间 < 48h 和发作持续时间 ≥ 48h 者两类处理。

1. 血流动力学不稳定性急性房颤发作 对血流动力学不稳定的急性房颤发作患者，或房颤伴快速心室率同时合并严重的心绞痛、心肌梗死、心力衰竭等患者，如无禁忌证，均应即刻予以同步直流电复律；转复前应先给予普通肝素、低分子量肝素或 NOAC 进行抗凝，再给予电复律治疗；如需紧急电转复，事先来不及抗凝，则转复后立即给予普通肝素、低分子量肝素或 NOAC 抗凝。如果房颤发作持续时间 ≥ 48h 或房颤发作持续时间未知，转复后继续口服抗凝剂治疗 4 周，然后根据 CHA$_2$DS$_2$-VASc 风险评估再决定是否长期抗凝治疗。对持久性房颤或电复律未成功的患者，需服用有助于转复心律的药物后再进行电转复或立即控制心室率，稳定血流动力学。如果患者心室率不快或已控制了心室率仍伴有循环衰竭的表现，应意识到房颤可能不是循环衰竭的主要原因，应对患者进行全面的临床评价，并针对病因进行相应治疗。房颤合并预激综合征，如心室率过快（> 200 次 / 分）时，应考虑同步直

流电复律；当心室率达 250 次 / 分，应立即同步直流电复律。

2. 血流动力学稳定的急性房颤发作　血流动力学稳定的急性房颤发作的治疗策略，亦应首先评价血栓栓塞的风险，在适当抗凝治疗的基础上，再根据患者房颤持续时间选择控制心室率还是转复窦律的策略。

急性房颤发作的临床处理原则是评估房颤伴随的风险和缓解症状。临床评价包括询问房颤发作的开始时间及持续时间、EHRA 评分症状、CHA_2DS_2-VASc 脑卒中风险评估，寻找房颤诱发因素和有无心律失常并发症，心电图检查了解有无急性或陈旧心肌梗死、左心室肥厚、束支阻滞、心室预激综合征、心肌缺血等情况，评价有无心功能不良、心肌病，必要时 CT 评价有无脑卒中。

1. 急性房颤发作的抗凝治疗　对血流动力学稳定的房颤，既往病史中房颤发作持续时间常 < 24h 的房颤患者，可暂不考虑抗凝，主要控制心室率，减轻症状，根据患者以往房颤发作持续时间等待房颤自行转复；对既往病史中房颤发作持续时间 ≥ 24h，或首发房颤持续时间 ≥ 24h，无论是考虑暂时控制心室率还是转复窦律，都应尽早给予抗凝治疗，可选择低分子量肝素、普通肝素或 NOAC，为房颤转复做准备，因房颤持续时间一旦 ≥ 48h，心房就有形成血栓的风险，须给予低分子量肝素，或肝素逐渐过渡到口服抗凝药物，或直接开始服用 NOAC 进行抗凝治疗，在效抗凝 3 周后，方可进行转复窦律治疗。若希望尽早转复或病情需尽快转复时，可 TEE 检查排除心房血栓后，方可进行转复，当房颤转复为窦律后，还需继续口服华法林或其他 NOAC 治疗至少 4 周，并进行脑卒中风险评估以决定是否长期抗凝治疗。

2. 急性房颤发作的心室率控制　对初发房颤，心室率控制与节律控制孰优孰劣目前尚无对比研究证实。对房颤发作持续时间 < 24h 的患者，在急诊时，首先应控制心室率缓解症状，了解以往房颤发作持续时间再决定是否转复，因大部分阵发性房颤可 24h 内自行转复为窦律。

房颤急性发作时心室率多在 110 次 / 分以上，若静息状态下心室率 > 150 次 / 分，提示存在高肾上腺素水平或房颤合并房室旁路前传。血流动力学稳定的急性房颤，如心室率过快，产生明显症状时，均应控制心室率，将较快的心室率减慢至 100 次 /min 以下，最好 70 ～ 90 次 /min，可缓解症状，保护心功能。

房颤急性发作时控制快速心室率，一般需使用经静脉的药物，因其起效快、作用肯定。药物主要包括四大类：β 受体阻滞剂、非二氢吡啶类钙离子拮抗剂、洋地黄类和胺碘酮。

对大多数急性发作的房颤患者，β 受体阻滞剂和非二氢吡啶类钙离子拮抗剂均能较好地减慢心室率，尤其是在患者高肾上腺素水平时，如房颤合并发热、急性胃肠道出血、贫血、甲亢以及围术期的房颤等。

常用的 β 受体阻滞剂的静脉制剂有美托洛尔和艾司洛尔。美托洛尔一般用量为 2.5 ～ 5.0mg 缓慢静脉注射（2 ～ 5min），间隔 10min 后可重复 1 ～ 2 次；美托洛尔缓慢静脉注射可在较短的时间（5 ～ 10min）内起效，5mg 和 15mg 对心率的控制作用可分别维持 5h 和 8h，随后可改为口服美托洛尔维持。艾司洛尔的负荷剂量 500μg/kg，2 ～ 5min 静脉注射，如无效，可重复负荷剂量，之后继以 50 ～ 200μg/（kg·min），静脉滴注，艾司洛尔半衰期很短（9min），用于控制心室率时需持续静脉滴注，停药后 30min 作用即可消失。静脉注射非二氢吡啶类钙离子拮抗剂可迅速控制心率，常使用的药物有地尔硫䓬和维拉帕米，一般 5 ～ 10min 起效，最大起效时间为 30 ～ 60min。地尔硫䓬以给予 10 ～ 20mg（0.25mg/kg）缓慢静脉注射（3 ～ 5min），可 15min 后重复给予 10mg，心室率控制后可继以 5 ～ 15mg/h（或 5μg/（kg·min）的速度维持静脉滴注。维拉帕米首次可给予 5 ～ 10mg（0.0375 ～ 0.1500mg/kg）缓慢静脉注射（3 ～ 5min），之后以 5mg/h 的速度静脉滴注，每日总量不超过 50 ～ 100mg，用药期间注意监测心功能。静脉应用维拉帕米对心肌的负性肌力作用较强，可引起低血压，临床上对潜在心功能不良和器质性心脏病的患者应慎用。β 受体阻滞剂禁用于哮喘发作期和喘息性支气管炎发作期的房颤患者，慎用于合并 COPD 患者，这类患者可选择使用非二氢吡啶类钙离子拮抗剂。非二氢吡啶类钙离子拮抗剂禁用于合并心脏收缩功能不良的患者，但若同时合并二尖瓣狭窄，在使用洋地黄控制心室率效果不佳时，可慎重选用 β 受体阻滞剂或非二氢吡啶类钙离子拮抗剂地尔硫䓬，因此类患者的心功能不良往往是左心房衰竭引起的肺淤血所致。减慢心室率，延长心室舒张期，增加舒张期心室充盈，对改善肺淤血有重要意义，使用时应严密观察心功能，避免心功能不良加重。

对合并有心功能不良的房颤患者，可首选静脉使用洋地黄控制心室率。目前国内可供静脉使用的洋地黄制剂主要为毛花苷丙，首次剂量为 0.4mg 缓慢静脉注射（5 ～ 10min），30 ～ 60min 后可再追加 0.2 ～ 0.4mg，用药后 40 ～ 50min 起效，最大起效时间可能在用药后几小时。在高肾上腺素水平情况下，洋地黄制剂控制心室率的效果较差。存在心功能不良时，还可选择静脉注射胺碘酮减慢心室率，尤其是急性心肌梗死合并房颤时，胺碘酮使用剂量为 150mg，稀释在 5% 葡萄糖中，10 ～ 30min 静脉注射或滴注，无效时可追加 150mg，然后可用 0.5 ～ 1.0mg/min 维持静脉滴注。胺碘酮在减慢心室率时有明确的转复窦律作用，所以对有血栓栓塞可能或没有充分抗凝的房颤患者，应慎用胺碘酮控制心室率。

房颤合并预激综合征时，心室率往往偏快，甚至 > 200 次 /min，这类患者不能使用 β 受体阻滞剂、钙离子拮抗剂和洋地黄类药物控制心室率；无器质性心脏病，可应用静脉普罗帕酮转复窦律，有心功能不良者，应考虑紧急电复律。急性房颤发作心室率控制后，可改为口服药物控制心室率，剂量及用法见本建议"维持窦律的药物"章节，或考虑复律和维持窦律。

3. 急性房颤发作的房颤复律 目前，选择复律的适应证尚无充分的循证医学证据。对首发或阵发性房颤发作时间 ≥ 24h、或心室率不快的房颤、或快速心室率已经控制的房颤及部分持续性房颤，持续时间 < 1 年的患者，可尝试复律并维持窦律治疗，尤其是发作时症状严重、伴有明显心力衰竭、心绞痛、存在长期抗凝禁忌证或控制心室率效果不佳的患者。复律后，若房颤发作持续时间 ≥ 48h，应继续口服抗凝药物 4 周，然后根据 CHA_2DS_2-VASc 评分结果，决定是否需长期口服抗凝药物治疗。

临床上房颤发作持续时间常以 48h 作为治疗策略选择的节点，因为持续 48h 或以上，就有可能在心房形成血栓，使得房颤治疗策略发生改变。但实际上，临床上更应以房颤发作持续 24h 作为治疗策略变化的节点，因为持续 24h 以上，其自发转复窦律的可能性便会明显下降，持续时间也相对较长（甚至超过 1 周），往往需药物转复，此时可继续控制心室率，也可在 48h 内转复房颤。所以，对阵发性房颤，应根据以往房颤持续时间决定治疗策略，既往发作时大多可在 24h 内自行转复为窦律的阵发性房颤或初发房颤，仅控制心室率，等待房颤自行转复即可；对既往房颤发作持续时间 ≥ 24h 的阵发性房颤或房颤发作持续时间 > 24h 的初发房颤，如无复律禁忌证，则应在立即给予低分子量肝素或普通肝素抗凝后，考虑积极复律。

若房颤发作持续时间 > 48h 或房颤发作持续时间不明，如无复律禁忌证，常需抗心律失常药物复律，但须在常规有效抗凝 3 周后或随时行 TEE 检查排除心房血栓后进行。

对急性房颤发作患者积极复律将会缩短患者住院时间，复律方法包括药物复律和直流电同步电复律。药物复律的原则：无器质性心脏病或无心功能不良时，可选用普罗帕酮（1.5 ～ 2.0mg/kg）转复房颤为窦律，临床上可先使用普罗帕酮 70mg，缓慢静脉注射（5 ～ 10min），如无效，10 ～ 20min 后可再追加 35 ～ 70mg，注意监测心功能。房颤转复也可使用伊布利特 1mg，缓慢静脉注射 5min，10 ～ 20min 后可再追加 1mg，大约 1h 起效，因有 4% 左右的患者用药后可能发生尖端扭转型室速，初次用药需在院内进行，并应心电监护 ≥ 5h，配备心肺复苏设备，心力衰竭患者避免使用该药。一次性口服普罗帕酮 450mg 或 600mg，约 4 ～ 6h 部分房颤患者可能转复窦律。

无论有无器质性心脏病及有无心功能不良，均可用胺碘酮复律，按 5mg/kg 静脉滴注（30min ～ 1h 内）或 300mg 缓慢静脉注射（10 ～ 15min），后续按 50mg/h 或 1mg/min 维持静脉滴注；若口服胺碘酮，3 次 /d，每次 200mg，7 ～ 10d 后改为 2 次 /d，每次 200mg，持续服用 7d，以后 1 次 /d，每次 200mg，长期口服。对心功能不良的房颤患者，只能选择胺碘酮复律。欧洲房颤指南推荐静脉注射维纳卡兰，美国房颤指南推荐氟卡尼以转复房颤，目前我国尚无这些药物。

本指具体建议如下：

（1）血流动力学不稳定的急性房颤：Ⅰ类推荐：①如无禁忌证，应即刻给予同步直流电复律（证据级别 C），在紧急复律前或复律后立即给予普通肝素或低分子量肝素进行抗凝治疗（证据级别 C）。②根据房颤持续时间和脑卒中风险评估决定复律后是否继续抗凝：如果房颤发作时间 ≥ 48h，转复后继续抗凝 4 周（证据级别 A）；如果 CHA_2DS_2-VASc 评分 ≥ 2 分者，转复后需长期口服抗凝药物治疗（证据级别 A）。

（2）血流动力学稳定的急性房颤：急诊房颤的心室率控制：Ⅰ类推荐：①如在房颤伴心室率过快时，产生明显症状，应首先控制心室率，减轻症状（证据级别 B），然后再考虑其他治疗策略及时机。②药物选择，无心功能不良者可选用 β 受体阻滞剂（美托洛尔、艾司洛尔等）、非二氢吡啶类钙离子拮抗剂（维拉帕米、地尔硫䓬等，证据级别 B）；合并心衰者可选用洋地黄制剂（毛花苷丙等，证据级别 B）。③急性房颤发作时心室率控制目标，尽量将心室率控制在生理（可承受的）范围内（证据级别 B）。Ⅱa 类推荐：合并器质性心脏病、心功能不良或心肌梗死时可选择静脉注射胺碘酮（证据级别 C）。

（3）急诊房颤的抗凝：Ⅰ类推荐：①对阵发性房颤发作持续时间 ≥ 48h 或房颤发作持续时间不明的患者，可选择有效抗凝治疗 3 周后或在抗凝治疗同时 TEE 检查排除心房血栓后再进行复律，复律后继续抗凝至少 4 周（证据级别 B）。②房颤转复后 CHA_2DS_2-VASc 评分 ≥ 2 者，需长期口服抗凝剂治疗（证据级别 C）。Ⅱa 类推荐：对阵发性房颤发作持续时间 < 48h 的患者，如果平时房颤发作时间 < 24h，仅需控制心室率，暂不需转复和抗凝；如果平时发作持续时间较长（≥ 48h），或首发房颤，或持续性房颤加重期，应尽早（在 48h 内）使用低分子量肝素或普通肝素，也可给予 NOAC 进行抗凝治疗（证据级别 C），并尽早（在 48h 内）复律。

（4）急诊房颤的转复：对急诊房颤选择复律的适应证尚无充分的循证医学证据。①对首发房颤，或既往阵发性房颤发作持续时间较短（< 24h）的房颤患者，因房颤发作大多可能在 24h 内自行转复为窦律，可暂不转复，仅控制心室率，注意观察，等待房颤自行转复（Ⅱa 类推荐）。②既往房颤发作持续时间较长（≥ 48h），本次房颤发作持续时间 < 48h 者，如无复律禁忌证，应考虑积极复律，

并同时行抗凝治疗。③对阵发性房颤发作持续时间 ≥ 48h，或房颤发作持续时间不明的患者，可考虑在有效抗凝治疗 3 周（Ⅰ类推荐，证据级别 B）或 TEE 检查排除心房血栓（Ⅱa 类推荐，证据级别 B）后进行复律。④持续性房颤加重期主要考虑抗凝治疗和控制心室率，然后根据房颤持续时间、心房大小、有无心房血栓和患者意愿决定转复窦律还是控制心室率。⑤对预激综合征合并房颤快心室率反应患者禁用 β 受体阻滞剂和非二氢吡啶类钙离子拮抗剂，应选择静脉使用普罗帕酮复律或电复律（Ⅰ类推荐，证据级别 C）。⑥复律可采用药物或直流电复律。⑦复律药物的选择，无器质性心脏病患者，可选用普罗帕酮（Ⅰ类推荐，证据级别 A）、伊布利特（Ⅰ类推荐，证据级别 A）或胺碘酮（Ⅱa 类推荐，证据级别 A）转复房颤，有器质性心脏病或心功能不良时，可应用胺碘酮转复房颤（Ⅱa 类推荐，证据级别 A），对急性房颤复律不成功者，应控制心室率，减轻症状。

九、预激综合征合并心房颤动与心房扑动

预激合并心房颤动时可造成极快的心室率，出现严重症状，少数患者还可诱发严重室性心律失常，心电图可见经旁路下传的快速宽 QRS 波。

急性期发作诊治要点

1. 预激合并心房颤动心电图需与室性心动过速鉴别，相对长程心电图监测可发现少数经房室结下传的窄 QRS 波，并在宽 QRS 波中寻找 S 波，有助于明确诊断，患者若有显性预激的窦性心律心电图，可明确诊断为预激伴心房颤动。

2. 由于预激合并心房颤动或心房扑动血流动力学常不稳定，若短时间内不能自行终止，应首选同步电复律，其方法与前述心房颤动电复律相同。

3. 预激合并心房颤动或心房扑动时药物治疗效果一般不理想，可以使用胺碘酮或普罗帕酮（方法同心房颤动），药物效果不好时应尽早电复律。

4. 禁用洋地黄、β 受体阻滞剂、非二氢吡啶类钙拮抗剂，这些药物可导致经旁路前传增加，心室率进一步增快。

5. 复律后建议患者接受射频消融治疗。

第四节 室性心律失常专家共识与指南

室性心律失常包括室性早搏（室早）、非持续性与持续性室性心动过速（室速）、心室扑动（室扑）与心室颤动（室颤）。结构性心脏病和离子通道病是室性心律失常的常见原因，但在无结构性心脏病患者室性心律失常并非少见。室性心律失常的临床表现差异很大，可以毫无症状，也可引起血流动力学障碍，甚至 SCD。一些患者可同时伴有多种类型的室性心律失常，也可以是心脏异常的最早或唯一的表现。由于室性心律失常的危险分层和预后判断较为复杂，因此，诊断和治疗策略应根据室性心律失常患者的具体情况确定。2006 年，ACC、AHA 和 ESC 联合发布了《ACC/ AHA/ ESC 室性心律失常治疗和猝死预防指南》，该指南对室性心律失常和猝死的诊断、危险分层和防治进行了较为系统地阐述。2009 年，EHRA 和 HRS 共同发布的《EHRA/ HRS 室性心律失常导管消融专家共识》和 2010 年发表的《室性心动过速 / 心室颤动导管消融 VeniCe 宣言》对室性心律失常导管消融相关研究文献进行了综述与系统性评价，推荐了室性心律失常的导管消融适应证。2014 年，EHRA、HRS 和亚太心律协会（APHRS）共同组成的专家委员会在系统回顾室性心律失常相关文献的基础上，共同撰写并发布了《EHRA/HRS/ APHRS 室性心律失常专家共识》。2015 年《ESC 室性心律失常治疗和猝死预防指南》是 2006 年《ACC/ AHA/ ESC 室性心律失常治疗和猝死预防指南》的升级版，在室性心律失常的导管消融等治疗方面改变较大。

阜外医院的研究结果表明，中国大陆的年猝死总人数达 54.4 万。由于种族和生活习惯等的差异，中国人的室性心律失常疾病谱、合并相关的基础疾病、对室性心律失常的诊断与治疗策略可能与欧美国家均有所不同，因此，有必要组织相关专家撰写《室性心律失常中国专家共识》。在 CSPE 与中国医师协会心律学专业委员会（CSA）大力支持下，CSPE 室性心律失常工作委员会组织国内相关专家成立《室性心律失常中国专家共识》编写委员会，在参照上述室性心律失常指南与专家共识及相关文献的基础上，结合中国室性心律失常的实际情况和防治现状，撰写了《室性心律失常中国专家共识》（以下简称《共识》）。期望该《共识》中所提出的指导建议有助于中国室性心律失常患者的诊断、危险分层与治疗，有助于促进中国室性心律失常的防治更趋规范化。

一、室性期前收缩

室性早搏（室早）亦称室性期前收缩，是指 His 束及分支以下心室肌的异位兴奋灶提前除极而产生的心室期前收缩，是临床上最常见的心律失常。正常健康人群和各种心脏病患者均可发生，临床症状变异性大，一般预后良好。

（一）流行病学

无论是否合并结构性心脏病，室早均非常常见。在普通人群中，其发病率为 1% ～ 4%。一项针对普通人群的调查结果表明，通过 12 导联心电图检出的室早患病率为 1%，而通过 24 h 或 48 h 动态心电图检测则高达 40% ～ 75%。室早的发病率随年龄增长而逐渐增加，< 11 岁的儿童发病率 < 1%，而在 > 75 岁的人群中，其发病率高达 69%。室早发生有昼夜节律变化，大部分人在日间交感神经兴奋性较高时多发，亦有部分人群在夜间多发。

（二）发病机制

室早的本质是心室肌的提前除极，任何可导致心室肌提前除极的因素均可成为室早的病因。对无结构性心脏病的普通人群，精神紧张，过度劳累，过量烟、酒、咖啡等均可诱发室早；而各种结构性心脏病如冠心病、心肌病、瓣膜性心脏病、二尖瓣脱垂等亦是室早常见的病因；其他如洋地黄、奎尼丁、三环类抗抑郁药中毒、电解质紊乱（低钾血症、低镁血症）等也可诱发室早。室早发生机制包括自律性异常、触发活动和折返三大类。各种原因导致心室肌的自律性异常增高、早期（动作电位 3 相末）或晚期（动作电位 4 相）后除极引起的触发活动，以及局部心室肌的微折返均可能引起室早。

（三）临床表现

室早的临床表现因人而异，大多数频发室早患者可无明显症状，部分偶发室早患者也可能有严重的症状。最常见的症状包括心悸、胸闷、心脏停搏感。部分室早可导致心排血量下降及重要脏器血流灌注不足，由此引发乏力、气促、出汗、头晕、黑矇，甚至诱发心绞痛发作。

（四）诊断、预后评估和危险分层

室早的诊断主要依赖 12 导联心电图和 24 h 动态心电图检查；确诊需要除外室上性激动伴差异性传导及间歇性心室预激。对难以鉴别的患者，His 束电图具有重要的鉴别诊断价值；诊断信息还应包括室早的形态（单形还是多形）、数量、起源部位及与运动关系（增多还是减少）等；标准的 12 导联心电图形态对判断室早起源部位不可缺少，动态心电图对判断室早的总数、不同时间的分布情况、与自主神经张力变化的关联及是否有多种形态具有重要价值。

尽管近期一项 Meta 分析显示，频发室早增加无明显结构性心脏病患者的不良事件风险，但在其纳入的研究中仅有一项使用了超声心动图来排除结构性心脏病，因此频发室早对结构性心脏病患者的预后预测价值尚不清楚。既往的研究认为频发室早与心肌梗死后心血管死亡率升高有关，并可增加左心室肥厚患者的全因死亡率，然而，这些均是观察性研究，并且是在现代治疗策略广泛应用之前。对左心室射血分数 < 0.35 的充血性心力衰竭患者，频发室早不仅无法预测猝死，而且对预后判断也没有价值。

1. 室早性心肌病　已有数项研究认为频发室早与潜在的可逆性心肌病相关，并提出室早性心肌病这一概念。由持续、频发室早引起患者心脏扩大及心功能下降，室早根除后心功能改善，心脏扩大逆转，排除其他原因与其他类型的心肌病，可诊断为室早性心肌病，此类患者推荐应用导管消融根除室早。主流观点认为室早负荷占总心搏数的 15% ～ 25% 以上与左心室收缩功能受损有关，但也有观点认为室早负荷 > 10% 即可导致左心室收缩功能不全。然而，室早也有可能是隐匿的心肌病引起的，所以具体到每例患者，往往很难判定室早与心肌病的因果关系。更重要的是，绝大多数频发室早患者并不会发生室早性心肌病，现有资料仍不能准确预测哪些患者会出现室早性心肌病。近期一项

研究利用超声心动图和 MRI 检查对 239 例频发室早（> 1 000 次 /24 h）患者随访了 5.6 年，并未发现不良的心脏事件和左心室射血分数下降。

2. 诊断评估方法

（1）心电图和动态心电图：对普通人群进行动态心电图检查发现室早极为常见，因此室早甚至被认为是正常现象，判断症状是否由室早引起需十分谨慎。在两项严格排除了结构性心脏病的研究中，分别仅有 2% 和 4% 的患者室早 > 50 次 /24h 或 100 次 /24 h。绝大多数无结构性心脏病的室早患者预后良好，部分短联律间期（< 300 ms）的室早患者，需警惕合并短 QT 综合征和恶性室性心律失常的风险，需要强调的是，这部分患者很少。同其他室性心律失常一样，评估室早患者的第一步是确定是否合并结构性心脏病，对有心律失常或其他心脏症状的患者，静息 12 导联心电图可以提供有无心肌瘢痕（Q 波及碎裂电位）、QT 间期、心室肥厚和其他结构性心脏病的信息。超声心动图可评估右心室与左心室的结构和功能、瓣膜异常及肺动脉收缩压，推荐用于症状性室早、频发室早（负荷 > 10%）患者或疑有结构性心脏病患者的评估。

（2）运动试验：室早患者，尤其是症状与运动存在关联时，应考虑运动试验以确定运动是促进或抑制室早，评估是否诱发较长时限的室性心律失常。运动试验阴性可降低儿茶酚胺敏感性多形性室速（CPVT）作为潜在原因的可能性；对运动恶化室早的患者应尽快进一步检查，因为这部分患者很可能需要治疗。

（3）影像学检查：12 导联心电图和超声心动图对大部分室早患者能做出正确评估，对不能明确有无结构性心脏病的患者，增强 MRI 能提供额外的诊断和预后信息。尽管没有大样本研究明确哪些患者应行 MRI 检查，然而 MRI 可以指导多种伴发室早的结构性心脏病的管理，包括扩张型心肌病（DCM）、肥厚型心肌病（HCM）、心脏结节病、淀粉样变和致心律失常性右心室心肌病（ARVC）等，对这些患者，延迟钆增强 MRI 发现室壁运动障碍或心肌瘢痕有助于判断预后；对疑似 ARVC 患者，信号平均心电图（SAECG）有一定的价值，并成为这种疾病的次要诊断标准。

（五）治疗策略和方法

1. 无结构性心脏病室早患者的治疗适应证　对

无结构性心脏病患者，经医师反复解释并告知室早的良性特征后患者临床症状仍不缓解为治疗指征。对长时间影像学监测提示阶段性左心室收缩功能下降或心室容量增加患者，无症状的频发室早亦需要治疗。对室早 > 10 000 次 /24 h 的患者，应做超声心动图和动态心电图随访复查，因为室早负荷高低可随时间波动。

2. 结构性心脏病室早患者的治疗适应证 对结构性心脏病患者，症状成为是否考虑治疗的主要根据。对左心功能受损的患者，即使存在明显的心肌瘢痕，消除高负荷室早（> 10%）后左心室功能也会明显改善。对频发室早干扰心脏再同步治疗的患者，导管消融有助于提高疗效。

（1）药物治疗：无结构性心脏病且症状轻微的室早患者，首先是进行健康教育，告知其室早的良性特性并给予安抚，目前尚无大规模随机对照研究验证药物对无结构性心脏病室早的疗效。对经医师解释并告知良性特性后症状仍然不能有效控制的患者，可考虑使用 β 受体阻滞剂或非二氢吡啶类钙拮抗剂，但疗效有限，仅有 10% ～ 15% 的患者室早抑制 > 90%，与安慰剂相比差异无统计学意义，值得注意的是，钙拮抗剂的应用证据少于 β 受体阻滞剂，并且这些药物本身有可能会引起明显的症状。虽然膜活性抗心律失常药可能更有效，但在无结构性心脏病室早患者中应用此类药物的风险 - 获益比尚不清楚，尽管这些药物可以显著改善症状明显患者的不适感，但除胺碘酮外，这类药物可能会增加合并严重结构性心脏病室早患者的死亡率，治疗前应当进行谨慎评估。近年来，中药治疗室性心律失常取得了一定进展。一项 Meta 分析研究结果显示，参松养心胶囊联合常规抗心律失常药物可以更为有效地减少室早发作。相关的随机、双盲的多中心临床研究结果表明，无论是否合并结构性心脏病，与美西律或安慰剂相比，参松养心胶囊都可以显著降低室早数量，缓解室早相关临床症状。

（2）导管消融：室早导管消融的适应证尚未达成共识。有学者以动态心电图室早负荷达到 5% 作为标准，国内有些心脏中心以每日室早总数超过 10 000 次作为消融适应证。目前尚无导管消融治疗室早的随机对照试验结果，现有的多项研究提示，导管消融可以消除 74% ～ 100% 患者的室早，然而这些研究大多纳入的是症状明显且高负荷的室早患者，因此，导管消融仅适用于症状明显的频发室早患者。研究证实，导管消融成功率与室早的起源部位高度相关，心脏静脉和心外膜起源室早的消融成功率低于其他部位，理想的消融目标是彻底消除室早，但即使部分消除室早也可能显著改善左心室收缩功能，多形性室早或术中不能诱发的临床室早可能会降低导管消融的成功率。目前报道的室早消融的并发症发生率低于 1%，对经保守治疗症状仍然明显或高负荷室早伴左心室收缩功能下降的高选择患者，建议导管消融。值得指出的是，国内存在部分无症状患者，出于升学、就业或妊娠等原因而要求导管消融的情况。

二、非持续性室性心动过速

（一）流行病学

非持续性室速（NSVT）是指连续 3 个及 3 个以上的室性心律，频率 > 100 次 / 分，30 s 内自行终止。典型的 NSVT 是短暂的，持续 3 ～ 10 个心搏，心室率一般在 100 ～ 200 次 / 分。随着动态心电图在临床的应用，人们发现 NSVT 是临床上常见的无症状性心律失常。与室早类似，NSVT 是结构性心脏病与无结构性心脏病患者的常见表现，也可见于表面健康人群，在伴有心悸症状的所有患者中，约 6% 为 NSVT。大多数情况下，NSVT 发生短暂，无临床症状，在表面健康人群中 NSVT 与猝死的危险增加无关，在老年人中也是如此。然而越来越多的研究表明，这些看似正常但出现室性心律失常的人群存在潜在的疾病，临床上对 NSVT 患者的主要问题是甄别看似正常而实际上有潜在疾病的人群，并对合并 NSVT 的疾病患者进行危险分层。在结构性心脏病患者中，NSVT 是持续性室速或 SCD 危险性增加的信号。NSVT 的严重程度取决于潜在的心脏病或所患的结构性心脏病，所以治疗 NSVT 患者的基础心脏病比治疗心律失常更重要。由于大多数 NSVT 患者无症状，且仅有 50% 左右的 NSVT 患者可重复记录，所以难以得到可靠的 NSVT 流行病学资料。24 h 动态心电图监测发现，0 ～ 3% 的健康、无症状的个体存在 NSVT，男性和女性间比较，差异无统计学意义，有研究显示，11% 的表面健康的老年人有 NSVT。近些年，由于植入型心律转复除颤器（ICD）的广泛应用，使得各种心脏病患者NSVT的相关临床资料可以简便获得。

（二）病因和发病机制

1. 病因 各种心脏病患者都可以发生NSVT，健康人群也可记录到NSVT。急性心肌梗死48h内，45%的患者有NSVT，但与远期死亡率无关。在心肌梗死48h后至第1个月，NSVT发生率为5%～10%，且NSVT的发生与新发和陈旧性心肌梗死患者死亡率明显增加有关，合并NSVT患者3年猝死发生率（21%）明显高于无NSVT心肌梗死患者（8%）。多因素分析显示，NSVT使总死亡率和猝死的危险性增加2倍，在左心室功能下降的患者中，NSVT相关危险性更高。

HCM患者NSVT的发生率为20%～30%。在曾有晕厥或心脏骤停发作史的HCM患者中，70%～80%有NSVT发作，而在无晕厥或心脏骤停病史者，NSVT发生率仅为2%。HCM合并NSVT的患者，每年猝死发生率为8%～10%，而在没有NSVT的患者，每年猝死发生率仅为1%。

DCM患者，无症状性NSVT发生率高达40%～70%，大多数左心室功能下降的DCM患者可发生NSVT，且猝死的风险也较高。仅5%的心功能代偿的DCM患者可监测到NSVT，这些患者也并未显示有不良预后。

心脏瓣膜病患者NSVT并不少见，尤其是主动脉瓣狭窄和明显二尖瓣反流患者，NSVT的发生率可达25%。高血压合并左心室肥厚患者，NSVT发生率为2%～15%，而单纯性高血压患者NSVT的发生率仅为6%。30%～80%心力衰竭患者有NSVT，随着左心室射血分数（LVEF）进行性下降，NSVT的发生率会增加，其猝死的风险也随之高。

2. 发生机制 NSVT的发生机制可能与持续快速性心律失常相似，大多是间接来自于对自律性心律失常的观察。触发活动似乎是发生NSVT的主要机制，浦肯野纤维细胞或心室肌的早期后除极是多数长QT综合征（LQTS）所致的多形性室速 [（如尖端扭转型室速（TdP）] 的发生机制，其本质是细胞内环磷酸腺苷（C-AMP）水平增高和钙离子水平增加，导致其介导的触发活动发生。右心室流出道NSVT的可能机制与触发活动有关。折返可能是慢性冠心病NSVT的发生机制，其本质是激动传导延缓和单向阻滞，这与心肌梗死后持续性室速病理机制有相似之处。室性心律失常发生的病理因素包括心室肌肥厚、局部纤维化、室壁张力异常、交感兴奋性增高和电解质异常等。

（三）临床表现

NSVT的心电图可以显示为单形性，也可以是多形性，其形态学特点与原发心脏疾病无关。由于NSVT心电图表现为非特异性，形态不一，故有人称之为复杂的室性异位心律。NSVT可发生在心脏结构正常者，但多数发生于结构性心脏病患者。通常NSVT患者无症状，然而，即使在左心室功能处于代偿状态下的患者，NSVT仍可引起晕厥，尤其是在心室率过快且持续时间超过数秒的患者。约10%的室速患者没有与心律失常有关的明显心脏疾病，这些心动过速可能是潜在心脏病的早期表现或心室肌的原发性电学异常。

急性心肌缺血和LQTS所致的NSVT常常表现为多形性。有明确单形性室速病史的患者，NSVT的QRS波形态可能与持续性室速相同，大多数无QT间期延长的多形性室速患者可能存在冠状动脉病变。左心室功能异常患者，频发而复杂的室性异位心律更为常见，包括NSVT。

冠心病患者常见有两种情况，一种是有心肌梗死病史但近期无急性心肌缺血证据的稳定性冠心病患者，其多形性NSVT或持续性室速可以为唯一的临床表现；另一种患者在急性心肌缺血时发生室速或室颤，如未及时治疗可以危及患者生命。有些患者的室颤可自行转为窦性心律，称为非持续性室颤，ICD的数据表明，在所有的室颤中，非持续性室颤可达40%。

起源于右心室流出道的室速心电图常显示为LBBB，额面电轴偏下，可表现为反复单形性NSVT，也可与室早和持续性室速混杂出现。这种室性心律失常通常发生在一个相对固定的心率窗口，如发生在运动中，当心率随运动增加时，心动过速会终止；在运动后的恢复过程中，当心率降至某心率窗口时NSVT又可再次发作。这种反复发作的NSVT或持续性室速多起源于右心室流出道或主动脉瓣，可见于正常心脏、心肌病、陈旧性心肌梗死等。右心室流出道起源的NSVT尽管致猝死的风险非常小，但偶尔可导致晕厥，特发性右心室流出道室速需要与 ARVC 相鉴别。

约 1/3 的 DCM 患者的 NSVT 是由束支折返引起，称为束支折返性室速（BBRT），室速发作时 HV 间期≥窦性心律时的 HV 间期。HCM 患者的 NSVT 体表心电图形态无特殊变化，动态心电图可记录到相对较慢且无症状的单形性 NSVT。程序刺激诱发的 NSVT，多形性占 60%，而单形性占 30%。

ARVC 患者室速通常起源于右心室壁，典型心电图形态表现为 LBBB，电轴左偏或右偏。瓣膜病与高血压患者，室性心律失常通常表现为多形性。NSVT 可在法洛四联症患者矫正术数年后发生，心动过速可能与手术瘢痕所致的折返有关。运动试验对诱发右心室室速的诊断有帮助。劳累或异丙肾上腺素诱发室速的机理可能与儿茶酚胺相关的延迟后除极有关，对诊断 CPVT 有帮助。运动试验对判断其他原因的心律失常如 Brugada 综合征、ARVC、预激综合征也有意义。目前相关研究证实，运动后诱发的室性心律失常其长期预后不良，原因尚不清楚。有研究认为，运动诱发的 NSVT 可能预示各种潜在心肌病变的存在。

（四）诊断、预后评估、危险分层

1. 诊断　对无结构性心脏病患者，仔细研读患者的心电图，明确 NSVT 类型，对判断是否为流出道室速、多形性室速或遗传性心律失常综合征如 LQTS、短 QT 综合征（SQTS）、CPVT、Brugada 综合征及早复极综合征（ERS）至关重要。

流出道室速分为左心室和右心室起源两种类型，典型心电图表现均为电轴下偏。如果室速心电图移行导联早于胸前导联的 V_3，且室速时 V_2 导联 R 波与 S 波的比值除以窦性心律时 V_2 导联 R 波与 S 波的比值＞0.6，强烈提示室速可能起源于左心室流出道。除心电图外，也应该应用超声评价有无结构性心脏病，对怀疑结构性心脏病但超声无法确诊者，可以考虑 MRI 检查，其可以确定是否存在心肌瘢痕组织或室壁运动异常。

2. 预后评估　NSVT 的预后评估包括一般性评估、NSVT 伴心脏结构正常和有结构性心脏病患者的评估。

3. 危险分层

（1）心脏结构正常的 NSVT：运动相关的 NSVT 十分常见，如果发生在运动后恢复期则提示预后较差。对多形性 NSVT，无论患者有无症状均需要全面评估，并应仔细检测是否伴有冠状动脉缺血。CPVT 是以运动诱发 NSVT 为表现的遗传性心律失常，典型特征为交感神经兴奋和运动触发的多形性或双向性室速（通常发生在运动心率为 120～130 次／分时），这种心律失常可导致猝死的风险增加。CPVT 机制是编码 RyAnodine 受体或钙调蛋白的基因发生变异，由此发生钙超载，引发延迟后除极。其他导致 NSVT 的原因还包括药物引发的 LQTS 及心电学异常等。NSVT 在运动员中十分常见，患有 NSVT 的运动员应该评估是否真正合并存在 HCM，因为在诊断时要考虑到运动员长期运动所造成的一定程度的适应性左心室肥厚与 HCM 存在的重叠因素，因此，对怀疑合并 HCM 的运动员诊断 NSVT 时需要咨询相关专家。关于 NSVT 对于无结构性心脏病运动员是否有影响的相关资料有限，通常不建议运动员中断训练。

（2）伴有结构性心脏病的 NSVT：NSVT 在缺血性心脏病患者中十分常见，30%～80% 的患者长时限心电图监测可以发现无症状性 NSVT。目前尚没有研究表明，药物或导管消融能够降低无症状性 NSVT 患者的死亡率。研究表明，发生在急性冠脉事件最初几天的 NSVT，并不意味着患者的远期预后较差，但发生在心肌梗死后 48 h 或更长时间的 NSVT，即使为无症状性 NSVT，也会增加死亡率和致残率。非缺血性 DCM 患者，NSVT 对预后的影响尚不明确，目前尚无相关研究提供针对这类人群的明确治疗意见。有研究结果表明，在植入 ICD 的患者中，NSVT 与电击频率和全因死亡率的增加有关，此时，延长室速的诊断时间和提高室颤检测频率十分重要。

（五）治疗策略和方法

1. 心脏结构正常的 NSVT　大多数持续时间较短的单形性 NSVT 起源于左心室或右心室流出道，这类心律失常患者只是在出现症状、无休止发作或导致左心功能不全时才需要治疗，心脏结构正常的流出道室速患者极少发生 SCD。治疗措施包括 β 受体阻滞剂、非二氢吡啶类钙离子拮抗剂、IC 类抗心律失常药或导管消融。起源于乳头肌的 NSVT 对 β 受体阻滞剂或导管消融治疗反应良好。与假腱索相关的左心室折返性室速可给予口服维拉帕米治疗，但是复发率高；即使静脉应用维拉帕米能够终止特发性左心室折返性室速，也应该考虑有效的导管消融方法。对症状明显、药物治疗无效，尤其是运动诱发的特发性 NSVT 患者，推荐应用导管消融治疗。

2. 结构性心脏病 NSVT 对合并结构性心脏病患者的 NSVT，治疗基础心脏病较心律失常本身更为重要。当记录到多形性 NSVT 时应尽快评估患者是否存在冠状动脉缺血，针对这种心律失常的主要治疗措施是改善冠脉血供。如果非持续性多形性室速可被确诊为 CPVT，其致死的风险很高，推荐给予 β 受体阻滞剂，可能情况下植入 ICD 治疗。对于 TdP 患者，应该避免给予可延长复极的药物、纠正电解质紊乱。根据相关指南，所有左心功能损伤（LVEF < 0.35）的患者都应该考虑植入 ICD，但是对于左心室收缩功能中度受损（LVEF < 0.40）的缺血性心脏病 NSVT 患者，应该进行程序电刺激检查，若电生理检查诱发出室颤或持续性室速，则推荐植入 ICD；对心肌梗死后 LVEF > 0.40 且伴有晕厥史的 NSVT 患者，也应该遵循这一方法。LVEF > 0.40 的无症状性 NSVT 患者，通常不需要特殊的抗心律失常治疗，优化治疗基础心脏病是治疗目的。对伴有 NSVT 的 HCM 患者，无论是否合并其他危险因素，均应考虑 ICD 治疗。一般说来，对症状性、反复发作的结构性心脏病 NSVT 患者，经血运重建、优化的内科治疗及解除可逆性诱因后仍未改善，推荐应用抗心律失常药物。

三、持续性单形性室性心动过速

当单形性室速持续时间 > 30 s 或由于血流动力学障碍需早期进行干预治疗时，则称为持续性单形性室速（SMVT）。SMVT 大多发生于结构性心脏病患者，但也可见于目前的诊断技术尚不能发现的心脏病患者，后者称为特发性室速（IVT）。

（一）流行病学

接近 90% 的 SMVT 发生于结构性心脏病患者，如缺血性心脏病、HCM、DCM、先天性心脏病和瓣膜病等，其中缺血性心脏病最为常见。大多数 SMVT 发生于心肌梗死后的慢性期，其发生的中位期时间为 3 年，部分 SMVT 也可发生于心肌梗

死后 10 ～ 15 年。心室收缩功能下降的持续性室速患者死亡风险明显增加，但心功能正常患者的死亡风险仍未明确。有 45% ～ 59% 的缺血性心脏病室速患者植入 ICD 或接受导管消融治疗。约 10% 的 SMVT 患者应用当前的临床诊断技术也不能明确病因，因此称为 IVT，包括腺苷敏感性室速和分支性室速等多种类型，60% ～ 80% 的 IVT 起源于右心室，其中大多数为右心室流出道起源，约为 10% 左右。TVT 发病年龄通常为 30 ～ 50 岁，尤以女性多见；分支型室速主要见于 15 ～ 40 岁的男患者（60% ～ 80%），占临床 IVT 的 10% ～ 15%。

（二）病因和机制

SMVT 可发生于无结构性心脏病和结构性心脏病患者，根据基础心脏疾病及相关临床资料常可判断其潜在的发生机制及室速起源部位。根据室速的发生机制可分为自律性增高、触发活动及折返三大类。局灶起源室速，如特发性右心室流出道室速与自律性增高及触发活动有关。折返性室速的折返环路通常位于心肌病变组织和（或）瘢痕组织内，其介导的心动过速如陈旧性心肌梗死后室速多为大折返性室速；若折返环较小或位于心外膜的大折返伴心内膜出口可表现为局灶起源室速。值得注意的是，部分心室肌病变可导致异常自律性升高。

1. IVT IVT 可分为：①分支型或维拉帕米敏感性室速。②流出道室速。③流入道（二尖瓣环、三尖瓣起源）室速。④乳头肌起源室速。⑤心脏静脉系统起源室速（包括起源于心大静脉远端及前室间沟静脉室速）。分支型室速为左心室 IVT 中最为常见的一种类型，相关研究表明，该类室速为异常和正常的浦肯野纤维网参与的大折返性心动过速。流出道室速常由运动诱发，其产生机制与儿茶酚胺依赖性异常自律性增高及 c-AMP 介导钙依赖性的延迟后除极有关。相对于流出道室速而言，流入道、乳头肌及心脏静脉系统起源室速相对少见，其确切机制尚不清楚，是否与流出道室速相似有待证实。

2. 结构性心脏病室速 SMVT 通常为某种结构性心脏病的临床表现之一，多数由稳定折返环路引起，心肌纤维化或脂肪纤维化后形成的瘢痕区域为致心律失常基质。形态学研究也证实心肌病变或瘢痕区域中残存的岛状心肌组织为室速折返环的关键部位，这种非均一性的组织排列为缓慢电活动及

各异向性传导提供了解剖学基础。心肌梗死为左心室瘢痕性室速的最常见原因；在 HCM 患者中室间隔内部瘢痕所产生的折返环路可介导频率极快的 SMVT 或多形性室速，值得关注的是这两种室速有进展为室颤的风险；SMVT 同样可见于 DCM 患者，其机制多与瓣环附近的病变组织及瘢痕组织介导的折返有关，而 4 期自动除极速度加快也可能参与其中。瘢痕介导右心室室速可发生于 ARVC 及心脏结节病患者；法洛四联症矫正术后可形成围绕心肌手术切口和（或）部分的大折返室速。持续性束支折返性室速（BBRT）及分支间折返性室速通常发生于结构性心脏病患者，其中前者以 DCM 最为常见，由于心肌及 His 束 - 浦肯野纤维系统病变，His 束（至少其远段）- 束支 - 浦肯野系统和相应的心室肌组成折返环路。分支间折返性室速是更为少见的特殊心律失常，其机制是围绕左侧 His 束 - 浦肯野纤维系统前后分支之间的大折返，常见于缺血性心肌病患者。

（三）临床表现

大多数特发性 SMVT 患者表现为轻到中度的心悸和头晕症状，通常血流动力学稳定，其症状的轻重与室速的频率、发作持续时间及个体耐受性相关。该类室速发作多为良性过程，预后较好，罕见发生 SCD，5% ～ 20% 的患者可自发缓解。而在结构性心脏病患者中，SMVT 发作可产生多种临床表现，从症状轻微（心悸）到低灌注症状（头晕、神志状态改变、晕厥先兆和晕厥）、心力衰竭和心绞痛症状加重，甚至出现 SCD。室速引起的血流动力学改变与心室率、室速持续时间、左心室功能不全的存在和程度、心室激动顺序（即室速起源）及房室收缩不同步有关。ARVC 患者可以 SCD 为首发症状，本病是青年人 SCD 的重要原因，约占总猝死病例的 11%，占运动员猝死 22%。另外，典型的持续性 BBRT 发作时通常伴极快心室率（200 ～ 300 次 / min），血流动力学不稳定，易致心功能恶化，75% 的患者可表现为晕厥或 SCD。

（四）诊断、预后评估和危险分层

1. 诊断

（1）病史和体格检查：详细的病史询问常能提供室性心律失常的诊断线索，特别在以下几个方面：①是否有提示室性心律失常发作的三大常见症状——心悸、近似晕厥或晕厥。②是否有提示合并结构性心脏病的某些症状，特别是胸痛、呼吸困难等。③详尽的用药史（包括药物剂量）。④有无 SCD 家族史。除非患者正处于室速发作中或者并存某些结构性心脏病（例如心脏瓣膜病），否则体格检查通常并不能提供诊断室性心律失常的线索。

（2）心电图：诊断 SMVT 的关键在于明确患者是否患有结构性心脏病。12 导联心电图有助于对室速进行确定性诊断，提供关于室速发生机制的重要信息，辅助判断是否存在结构性心脏病及提示室速的可能起源部位等，这对计划接受导管消融治疗的患者尤其重要。所有持续性室速患者均应记录静息状态下的 12 导联心电图，心电图中出现异常 Q 波或存在碎裂 QRS 波等，常提示有潜在的心脏结构性病变。

（3）心脏成像：心肌瘢痕的存在很可能与患者对室速的耐受性差、严重血流动力学障碍、室速易蜕变为室颤及猝死有关。对大多数患者，超声心动图可以充分显示其心脏的结构和功能，若室速患者的超声心动图正常，心脏 MRI 则会获取更为精细的心脏影像，以排除不明显的心肌瘢痕、ARVC、心脏射血功能正常的非缺血性心肌病、HCM 或心脏结节病；当已知患有结构性心脏病的患者出现 SMVT 时，MRI 也可能有助于重新评估其心室功能。

（4）信号平均心电图：在基础心律时描记的信号平均心电图，若记录到低振幅电位可提示存在病变心肌（缓慢传导），但不能对心肌瘢痕进行定位。信号平均心电图检查结果呈阴性，提示预后较好，但其阳性预测价值不大。阳性检查结果可以作为诊断 ARVC 的一个次要标准，因此信号平均心电图可能最适用于识别此类疾病。

（5）有创心脏电生理检查：心脏电生理检查对宽 QRS 波心动过速的鉴别诊断价值是肯定的，也可使表现为晕厥或持续性心悸伴有心肌瘢痕存在证据的患者获益。尽管该检查独立的阴性和阳性预测值均有限，但诱发出的 SMVT 与临床反复发作的室速高度相关，可以为晕厥的原因或提示室性心律失常的其他症状提供线索。

（6）心肌缺血检查：对反复发作的 SMVT，短暂的心肌缺血作为其唯一病因并不常见。大多数患有 SMVT 的患者存在固定的心肌瘢痕区域，这往往是陈旧性心肌梗死愈合所致。对新近出现的 SMVT，应全面评估其心脏结构和功能，以明确其是否患有潜在的心脏疾病。评估手段包括超声心动图、运动试验、心肌负荷／灌注显像及冠状动脉造影检查，对大多数疑似冠心病患者，应该考虑对其进行冠脉造影检查。仅依靠治疗心肌缺血，不能抑制 SMVT 的反复发作。心肌 MRI 和正电子断层扫描 CT 成像可以很好地显示其他影像学技术未发现的心肌瘢痕，从而区分结构性心脏病室速与 IVT。

2. 预后评估及危险分层

（1）特发性 SMVT：对无结构性心脏病患者，SMVT 通常预后较好。特发性室速患者的临床病程也可以是恶性的，通常与伴有极快的频率或短联律间期有关，但较为罕见。

（2）结构性心脏病 SMVT：绝大多数接受治疗的 SMVT 患者伴有明显的结构性心脏病，以缺血性心脏病最为常见，在接受 ICD 或导管消融治疗的患者中占 54% ～ 59%。SMVT 与心功能不全患者的死亡风险增加有关，但对心功能正常患者的死亡风险有何影响尚未明确。多项研究已经表明，ICD 电击不论恰当与否，都与患者死亡风险增加及生活质量下降有关，这可能是因为电击使心脏病恶化，而非电击直接造成的后果。接受 ICD 一级预防治疗的患者，将 ICD 程控为长室速检测间期在减少电除颤和降低死亡率方面，要优于增加设置抗心动过速治疗次数和高室颤检测频率，然而，将 ICD 程控为长室速检测间期对有 SMVT 或室颤病史患者的价值目前仍未明确。尽管目前还不能确定应用药物或导管消融治疗室速是否能够改善 SMVT 患者的预后，但是，这些治疗有利于避免症状复发，有可能改善反复发生室速风暴患者的预后。

（五）治疗策略和方法

1. SMVT 急性期治疗 SMVT 的急性期治疗要根据患者症状及发作时血流动力学的耐受程度来决定。意识不清或血流动力学不稳定的 SMVT 患者应立即给予同步直流电复律；意识清醒但血压低或症状明显的患者，先静脉使用镇静剂后再行电复律，在用镇静剂之前可以先静脉使用利多卡因（1 mg/kg），但对 SMVT 的缓解率只有 15%；对血流动力学稳定或症状轻微的持续性室速的患者，在密切监测 12 导联心电图下给予相应处理；对无结构性心脏病患者，可考虑静脉推注 β 受体阻滞剂、维拉帕米、氟卡尼或胺碘酮。胺碘酮是治疗结构性心脏病持续性室速最有效的药物，但迅速经中心静脉给药会引起低血压，因此用药时要严密监测患者生命体征，如果症状加重或血流动力学不稳定，要立即给予镇静剂并行电复律。若 SMVT 进展为室颤应立即行非同步模式除颤，室颤转复后静脉应用胺碘酮的生存率高于利多卡因。对缺血性心脏病出现电风暴或 ICD 反复电击的患者可考虑紧急导管消融治疗。

2. TVT 的药物治疗 TVT 治疗的指征主要取决于患者的症状负荷，β 受体阻滞剂及非二氢吡啶类钙离子拮抗剂疗效中等且风险小。抗心律失常药如索他洛尔、氟卡尼、美西律、普罗帕酮、胺碘酮等疗效更好，但其不良反应及致心律失常风险相对较高。

3. TVT 的导管消融 导管消融治疗局灶性右心室流出道室速的成功率高且操作风险低；非右心室流出道室速也可首选导管消融，但其成功率较右心室流出道室速低且手术过程相对复杂。分支型室速和非流出道起源的局灶室速（如左心室或右心室乳头肌）也可首选导管消融治疗，但受限于心律失常的诱发、室速折返环路的正确定位及导管贴靠等问题，另外需要注意的是乳头肌室速消融后的复发率较高。

4. 结构性心脏病室速的药物治疗 结构性心脏病患者使用抗心律失常药物后发生心律失常作用的风险增加，因此临床上常将其作为植入 ICD 后的辅助治疗，单用抗心律失常药物并不能提高 SMVT 患者的生存率。索他洛尔可以降低结构性心脏病患者 SMVT 的复发率，OPTIC 研究表明，索他洛尔将 1 年内 ICD 全因电击率从 38.5% 降低到 23.4%（$OR=0.61$，$P=0.055$）；但另一项小样本的研究表明索他洛尔疗效比美托洛尔差。多项研究表明，索他洛尔的安全性与单用美托洛尔相当，只要基线 QT 间期或肾功能正常，索他洛尔即可为抑制 SMVT 复发的首选药物。与单用美托洛尔相比，胺碘酮作为二级预防药物可以显著降低一年随访期内的 ICD 再治疗率（$OR=0.30$，$P < 0.001$）；但长期应用胺碘酮作为二级预防，室速的复发率、不良反应及死亡率均较安慰剂组高。其他用于预防 SMVT 复发的抗心律失常药物包括多非利特、美西

律联合胺碘酮等。索他洛尔联合奎尼丁或普鲁卡因胺、胺碘酮联合美西律及奎尼丁或普鲁卡因胺等方面的应用经验尚不足。

5. ICD 植入及程控 ICD 适用于多数合并结构性心脏病的持续性室速患者，可改善心功能不良室速患者的生存率。临床随机对照研究表明，SMVT 合并心肌瘢痕的患者，即使心功能正常或接近正常也可以植入 ICD。尽管 ICD 能否改善严重心功能不全患者的死亡率尚不明确，但可以简化这些患者的管理和随访。

6. 结构性心脏病室速的导管消融 导管消融是结构性心脏病室速一种重要的非药物治疗措施，也可以是其他抗心律失常治疗方法的重要辅助手段，导管消融可以降低缺血性心肌病患者 ICD 的电击率。陈旧性心肌梗死、低 LVEF 及血流动力学稳定的室速患者，导管消融可以明显降低室速的发生率，其中 LVEF > 0. 30 的患者受益最大。对缺血性心肌病患者，导管消融在降低 SMVT 的复发率方面优于抗心律失常药物。导管消融不仅可以降低缺血性心肌病 SMVT 的复发率，还可以降低远期死亡率。导管消融同样已成功应用于非缺血性心肌病患者，但此类患者多数需经心外膜途径，手术过程相对复杂且风险较高，目前仅在有经验的心脏中心开展。尽管导管消融或抗心律失常药物都可作为陈旧性心肌梗死合并室速的一线治疗方法，但导管消融更适用于无休止的 SMVT 患者。对非缺血性心肌病 SMVT 导管消融的远期成功率的研究仍然尚不充分，因此，抗心律失常药物仍然作为此类患者首选，而导管消融大多用于优化药物治疗后室速仍然反复发作的患者。导管消融治疗合并结构性心脏病的 SMVT 患者，手术并发症的发生率 < 5%，主要包括房室阻滞、心脏穿孔、卒中或短暂性脑缺血、心力衰竭或死亡。

7. 外科消融 对导管消融失败（经验丰富术者）后抗心律失常药物难治性 SMVT 患者，可在外科消融经验丰富的医疗中心，通过术前和术中电生理检查指导外科消融。此外，对射频消融失败后临床记录有 SMVT 的患者，可考虑在心脏手术（冠脉旁路移植术或瓣膜手术）中行外科消融。

四、持续性多形性室性心动过速和心室颤动

多形性室速是指 QRS 波形态可以清楚识别但连续发生变化（提示心室激动顺序不断改变）、频率 > 100 次 / 分的室性心律失常。多形性室速患者在窦性心律时 QT 间期可正常或延长，发生在 QT 间期延长患者的多形性室速，其 QRS 波常围绕心电图等电位线扭转，故又称为 TdP。TdP 在发作前常出现典型的长 - 短心室周期变化，在通常情况下，患者 QT 间期在窦性心律时是延长的。TdP 常与药物和电解质紊乱所致的延迟复极密切相关，因此，发生 TdP 时应积极寻找并纠正相关诱发因素。多形性室速是在同一次室速发作过程中显示多种不同形态的 QRS 波，而室颤是一种 QRS 波难以明确识别的紊乱性室性心律失常。由于发生机制和基本治疗策略的不同，正确识别和诊断多形性室速、TdP 和室颤非常重要。

（一）流行病学特征

无结构性心脏病的多形性室速或室颤通常发生在遗传性心律失常综合征患者，如 LQTS、SQTS、CPVT、Brugada 综合征或 ERS。遗传性心律失常综合征的发病率目前尚无确切的统计数据，通常有家族聚集现象，但也有散发的病例。合并结构性心脏病的多形性室速或室颤最多见于冠心病患者，在心肌梗死的急性期，室颤的发生率大约为 15%，数天后下降为 3%，约 80% 的室颤发生在心肌梗死后 6 h 内。发生在急性心肌梗死期间的室颤所致的心脏骤停，1 年的复发率不足 2%。相反，若室颤所致心脏停搏发生在慢性心肌缺血时，1 年的复发率 > 30%。结构性心脏病患者中多形性室速或室颤的复发危险因素除冠心病外，还包括心肌病、左心室功能异常、房室阻滞、室内阻滞、左心室肥厚、非特异性 ST-T 异常、非持续性室性心律失常、高血压、高血脂、吸烟、肥胖、糖耐量异常、老年和饮酒等。

（二）病因和机制

LQTS、SQTS、CPVT、Brugada 综合征和 ERS

等遗传性心律失常综合征患者的心脏并无结构性变化，但常发生多形性室速或室颤。研究表明，CPVT 的相关突变基因目前已证实有 6 种：RyR2、CASQ2、KCNJ2、ANK2、TRDN 和 CALM1；LQTS 的相关突变基因证实至少有 10 种，包括 KCNQ1、KCNH2、SCN5A、ANK2、KCNE1、KCNE2、KCNJ2、CACNA1C、CAV3 和 SCN4B；SQTS 的相关基因证实有 5 种：KCNH2、KCNQ1、KCNJ2、CACNA1C 及 CACNB2；Brugada 综合征至少与 12 种基因异常有关，而编码心肌细胞钠通道的 SCN5A 基因突变仍是最主要的病因；ERS 被认为与心外膜 ITo 电流增强有关。合并结构性心脏病的多形性室速或室颤最多见于冠心病，其次为 DCM、ARVC、复杂的先天性心脏病、瓣膜病和心肌炎等。

多形性室速或室颤的电生理机制主要为折返，室颤的发生需要触发因素和维持基质，无论是否存在结构性心脏病，室颤易被反复出现、联律间期较短、形态固定的室早诱发，触发室颤的室早最常见于浦肯野纤维和右心室流出道，与触发活动尤其是早后除极有关。室颤的维持基质包括固有异质性和动态不稳定性，固有异质性包括心室本身的复杂解剖结构、遗传因素所致心肌细胞离子通道的异常及各种结构性心脏病导致心肌组织结构的异常；动态不稳定性指动作电位、激动传导速度和有效不应期受激动节律影响而发生的动态变化。室颤的维持机制包括多发子波学说和局灶驱动学说，多发子波学说认为室颤是独立的子波围绕大量不可兴奋的组织随机扩散的结果，室颤的维持依赖于子波的数量，当子波数量不足时，它们或是衰减，或是相互融合成为一个激动波阵面，使得颤动恢复为较规则的心动过速或者扑动；局灶驱动学说认为室颤由相对稳定的局灶高频电活动（转子）驱动，转子不断发出快速而连续的波阵面，在传导过程中由于遇到解剖障碍或不应期产生了波裂和大量不稳定的无序子波，称为颤动样传导。转子具有空间不稳定性和时间不稳定性，前者指转子可以游走、扭曲甚至破裂，后者指转子并不是持续存在，而是不断被新的转子取代。然而，无论是多发子波学说还是局灶驱动学说，都无法完全解释室颤过程中的所有现象，同一个心脏在不同时间段室颤的维持机制不同，甚至在同一时间段心室不同区域室颤的维持机制也不同，体现室颤维持机制的复杂性。

（三）临床表现

对无结构性心脏病患者来说，多形性室速或室颤发生时通常没有前驱症状，即使出现症状也是非特异性的，如胸部不适、心悸、气短及虚弱。合并结构性心脏病患者发生多形性室速或室颤前多有相应的基础心脏疾病的表现，如冠心病、HCM 和 DCM、ARVC、心力衰竭等的相应临床表现，有些患者可有晕厥、心悸等与室性心律失常发生有关的病史。多形性室速或室颤一旦发生可造成晕厥、意识丧失、抽搐、呼吸停止，抢救不及时最终导致死亡；体格检查可见意识丧失、四肢抽搐、心音消失、大动脉搏动消失、血压测不出，并出现发绀和瞳孔散大。

（四）诊断、预后评估和危险分层

多形性室速或室颤的诊断主要依据临床表现和心电图特征。多形性室速的心电图特征为 QRS 波形态不一、无明显等电位线和（或）电轴多变；室颤的心电图表现为 QRS 波、ST 段与 T 波完全消失，代之以形态不同、振幅大小各异和极不规则的颤动波。窦性心律时的心电图可能出现提示诊断的重要线索，因此需特别关注窦性心律时的心电图有无 QT 间期延长或缩短、Brugada 综合征、低钾血症、心室复极异常、心肌缺血和室早等心电图表现。

1. 无结构性心脏病患者　发生在无结构性心脏病的多形性室速或室颤患者可能预示有遗传性心律失常综合征倾向，应尽可能在接近室性心律失常发生的时期内记录到静息的 12 导联心电图，这有助于正确诊断。Valsava 动作或高位心前区导联可能会提高 12 导联心电图诊断这类触发灶的敏感性。此外，室早后及站立位的 QRS 波和 QT 间期改变有助于识别出异常的 J 波或 QT 间期。动态监测有助于发现睡眠期间的 QTC 延长。基因检测在评估疑有遗传性心律失常综合征患者方面能发挥着重要作用，对这类患者的家族成员基因检测筛查也具有重要价值。

（1）运动试验：静息状态下 12 导联心电图正常，运动时发生多形性室早或双向性室速提示 CPVT 的诊断。对静息状态下 QT 间期处于临界状态的 LQTS，运动试验同样具有诊断价值，心率增快时 QTC 不缩短支持 LQTS 的诊断。运动试验的恢复期可发现基线状态下心电图正常的 Brugada 综合征或 LQTS 患者。

（2）药物试验：多种药物试验已被用于评估无结构性心脏病合并多形性室速或室颤患者。静脉应用钠通道阻滞剂激发试验有助于诊断 Brugada 综合征；肾上腺素激发试验有助于诊断 LQTS，特别是 LQTS 1 型和 2 型；异丙肾上腺素激发试验可用于识别早期 ARVC，尽管目前实践中还很少应用，此外，异丙肾上腺素激发试验可用于负荷试验阴性的 CPVT 患者的家族性筛查；腺苷可用于揭示基线心电图诊断不典型的预激综合征。

（3）尸检及基因检测：针对原因不明的猝死患者，需进行专业的尸检以明确是否为 SCD。如怀疑为 SCD 而尸检结果正常，应进一步行基因检测以识别患者死亡的遗传学因素，从而明确猝死风险是否会危及其他家庭成员。无论是否进行尸检，都应进行标准的心脏组织学检查。此外，应对患者血液和其他体液进行毒理学和分子病理学分析。

2. 结构性心脏病患者 急性冠脉综合征和陈旧性 Q 波性心肌梗死是 QTC 间期正常的多形性室速或室颤的主要原因；此外，短暂性心肌缺血也可能诱发多形性室速或室颤，特别是在应激或运动状态下。多形性室速或室颤患者出现 ST 段压低、抬高或 Q 波形成提示应进行冠状动脉造影检查；若没有心肌缺血或损伤的心电图证据，可采用有创或无创检查以评估冠状动脉灌注情况。应该注意的是，左心室和右心室功能可能在发生心脏骤停事件后立刻下降，但会在随后的数天到数周内明显改善。QRS 时限延长或碎裂 QRS 波（QRS 矮小且有切迹）是缺血性心肌病患者 SCD、ICD 治疗性放电和全因死亡率的预测因子。左束支阻滞患者出现碎裂 QRS 波具有特殊的预后评估意义，静息心电图 QRS 时限延长高度支持扩张型心肌病的诊断。V_1、V_2 或 V_3 导联记录到 Epsilon 波或局部的 QRS 时限 ≥ 110ms 伴 V_2 和 V_3 导联 T 波倒置支持 ARVC 的诊断。左束支阻滞样室早伴 QRS 波电轴在 -90° ～ 110° 同样提示 ARVC。在 HCM 患者中，左心室肥厚可能与病理性 Q 波、深倒的 T 波（≥ 10 mm）或 ST 段压低相关。

（五）治疗策略和方法

1. ICD 治疗 ICD 是不可逆原因所致的持续性多形性室速或室颤患者的主要治疗措施。对有可能在短时间内再发持续性多形性室速或室颤但不适合植入 ICD 的患者，可考虑穿戴式心律转复除颤器治疗。

2. 抗心律失常药物治疗 急性缺血所致的持续性多形性室速或室颤首要治疗方法为冠状动脉血运重建，β 受体阻滞剂和静脉注射胺碘酮可治疗反复发作的多形性室速。β 受体阻滞剂同样可用于 LQTS 和 CPVT 患者。一系列小样本的临床试验证实，奎尼丁可有效预防特发性室颤、Brugada 综合征、SQTS 及 ERS 患者多形性室速或室颤的复发。钙通道拮抗剂（维拉帕米）联合 β 受体阻滞剂可用于治疗 CPVT，但其疗效有限。对反复发作多形性室速或室颤的 CPVT 和 LQT3 患者可考虑联合应用氟卡尼和 β 受体阻滞剂。

3. 导管消融治疗 反复发作的多形性室速或室颤的患者，如果触发室速或室颤的室早形态仅有一种或少数几种，可考虑导管消融治疗。当多形性室速或室颤由同一形态室早引起时，消融靶点通常为左心室或右心室浦肯野纤维网中的快速激动灶。对无结构性心脏病患者和既往心肌梗死患者，浦肯野纤维起源的室早都可能诱发多形性室速或室颤，表现为频繁发作的室速或室颤的初始室早 QRS 波形态相同且时限较窄，应对此类患者进行监护（最好是持续 12 导联心电监护）以识别触发多形性室速或室颤的室早的形态，如果可能的话，导管消融应在心律失常反复发作时进行，以增加记录到触发灶室早图形的机会。对反复发作多形性室速或室颤的 Brugada 综合征患者，可对右心室流出道的心外膜基质进行消融，即使触发灶能被成功消融，ICD 治疗仍然是必要的。

五、特殊情况下的室性心律失常

（一）冠心病合并室性心律失常

1. 急性冠脉综合征（ACS）

ACS 相关的室性心律失常：尽管良好的血运重建、戒烟、他汀药物治疗明显降低了冠心病患者猝死发生率，但 ACS 及急性心肌梗死后期的室性心律失常仍然是猝死的主要原因，猝死多发生在入院前，说明对 ACS 患者进行危险分层至关重要。近

10 年住院的 ACS 患者室性心律失常明显减少，主要因为早期和强化的血运重建治疗策略及早期适当的药物治疗。超过 6% 的 ACS 患者在症状开始出现的最初 48 h 内发生室速或室颤，大多数发生在血流再灌注之前或期间。快速和完全冠脉血运重建，非药物治疗（电复律、电除颤、起搏和导管消融）及适当的药物治疗（非抗心律失常药物与抗心律失常药物）都是控制室性心律失常的重要手段。

由于启动了 SCD 的公众救治程序，越来越多的院外救治成功的患者被送至医院，如果患者在复苏前或复苏后早期心电图显示为 ST 段抬高心肌梗死，应立即行冠脉造影及血运重建，然而 25%～58% 的患者心电图缺乏 ST 段抬高证据，不能排除有无冠脉阻塞或栓塞病变；如果经院外成功救治的患者心电图不能解释心脏骤停的原因，应行冠脉造影，以便排除非心脏原因引起的心脏骤停。反复发作持续性或血流动力学不稳定的室速或室颤 ACS 患者，成功的血运重建对预防心律失常的发生至关重要，应尽快尝试。

2. ACS 患者合并室性心律失常的处理 急性缺血患者心肌电活动不稳定，易导致室性心律失常。早期应用 β 受体阻滞剂可减少 ACS 患者室速或室颤发生，在一些患者中纠正低镁及低钾血症可能有益。他汀类药物通过预防冠脉事件的反复发作，减少冠心病的病死率，因此推荐常规应用。

（1）ACS 患者应用抗心律失常药物的原则：电复律或电除颤可紧急终止 ACS 患者的室性心律失常。早期应用 β 受体阻滞剂可能会预防心律失常复发。如果室速或室颤频繁发作，且不能被电复律或电除颤有效控制，可考虑应用胺碘酮治疗。如果 β 受体阻滞剂或胺碘酮无效或存胺碘酮禁忌证，考虑静脉应用利多卡因。由室早触发的室速或室颤常起源于部分受损的浦肯野纤维，导管消融非常有效，应该推荐。

（2）ACS 患者合并室性心律失常：推荐应用 β 受体阻滞剂预防室性心律失常。应用抗心律失常药物尤其是 I 类抗心律失常药物已被证实不能预防室性心律失常甚至有害，不推荐应用。

（3）ACS 患者合并室早的处理：ACS 患者合并室早和 NSVT 非常常见，尤其在 ST 段抬高性心肌梗死（STEMI）患者经皮冠状动脉介入（PCI）治疗期间（通常为再灌注心律失常），很少与血流动力学相关，无需特殊治疗。持久或频繁的室早需要进一步血运重建 [如再次血管造影和（或）PCI]。血流动力学相关的 NSVT，可考虑给予胺碘酮治疗。

（4）ACS 患者合并持续性室速或室颤的处理：反复持续性室速，尤其是多形性室速或室颤是不完全血运重建、急性缺血复发的提示，应立即行冠状动脉造影检查。复发的多形室速易进展为室颤，β 受体阻滞剂有效，此外，深度镇静治疗可能减少室速或室颤发作。应用胺碘酮可紧急抑制血流动力学相关的室性心律失常，不推荐应用其他抗心律失常药物如普鲁卡因胺、普罗帕酮、阿马林和氟卡尼。

（5）持续性室速、反复发作的室颤和电风暴的导管消融治疗：对经完全血运重建和最佳药物治疗后室速或室颤仍频繁发作的患者，可考虑射频导管消融治疗。反复发作的室颤可能由起源于损伤的浦肯野纤维室早，或由缺血和（或）再灌注心肌损伤致的室早触发。几乎所有病例均可从心内膜行基质消融，精确的导管标测和成功消融室速或室颤的触发灶是较复杂的，对手术技巧要求较高，因此建议手术应在有经验的导管消融中心进行。

（6）体外支持设备：如若上述推荐的治疗措施对反复发作的室速或室颤无效，可考虑应用左心室辅助装置或体外生命支持治疗以维持血流动力学稳定，这可能为冠脉介入治疗赢得时间。尽管左心室辅助装置可稳定患者的血流动力学，但室速或室颤的复发率高，干预治疗难度大。

（7）ACS 患者早期室颤的预后：ACS 患者早期室颤（48 h 内）的住院病死率增加 5 倍以上，其可能也是远期死亡率增加的一个危险预测因子。不是所有患者的晚期死亡均为猝死，如果对伴有室速或室颤的 ACS 患者决定行除颤治疗，还需要考虑其他危险因素。

3. 心肌梗死后早期 尽管通过再灌注治疗，ST 段抬高性心肌梗死（STEMI）住院死亡率下降，但心梗后短期内的死亡率仍受到关注。

（1）心肌梗死的致死原因：SCD 是心肌梗死后死亡的主要原因，通常是由于心肌梗死再发。理想的血运重建、药物治疗（包括 β 受体阻滞剂、双联抗血小板及他汀治疗）和防治心力衰竭是预防猝死的基石。一些研究数据表明，心肌梗死后心功能降低的存活者，如果心室程序刺激没有诱导出单形性室速，则其 SCD 的风险较低。

（2）心肌梗死后 ICD 植入的时机：ACS 患者在出现以下特殊情况时可考虑早期（< 40 d）植入 ICD：①不完全血运重建。②心律失常出现在 ACS 发生 48 h 后。③患者已存在左心功能损害，必须评估室性心律失常的类型（单形性、多形性、多源性室速或室颤）和室速的周长。如果进行心室程序电刺激，也应该评估其诱发情况及诱发的心律失常类型（单形性室速、多形性室速和室颤）。

4. 心肌梗死后稳定性冠心病 大部分急性心肌梗死后患者经血运重建和二级预防保存了左心室功能。尽管这些患者较左心室受损的患者 SCD 风险低，但 SCD 的绝对数较高，需要提高对中危人群的识别。

（1）危险分层：大多数研究对非侵入性检查用于左心室功能受损（LVEF < 0.40）或混合人群的危险分层评估给予了充分肯定。然而对 LVEF > 0.40 的亚组人群，由于其研究数量太少尚不能得出结论。迄今为止，对心肌梗死伴心功能正常的患者，非侵入性危险分层评估技术的特异性和敏感性尚不清楚，然而，大规模试验的亚组有限资料证实，心室程序刺激对心肌梗死后中度心功能不良或 LVEF > 0.40 的患者危险分层有价值。

（2）最佳治疗策略推荐：根据冠状动脉血运重建指南，评估冠心病合并室性心律失常患者的冠状动脉阻塞和缺血非常必要，外科血运重建可能增加存活率，预防 SCD。但在行冠状动脉旁路移植术（CABG）时在心外膜植入 ICD 导线并非能降低病死率，研究证实，PCI 可明显降低 SCD。15% ～ 65% 的稳定性冠心病患者血运重建后 LVEF 可提高 ≥ 0.05 ～ 0.06，尤其是术前影像学检查证实为心肌缺血或心肌冬眠患者。大部分左心室功能严重损害的 STEMI 患者术后 3 个月心脏收缩功能得到改善。冠状动脉血运重建术后 6 ～ 12 周应重新评估左心室功能，以评价患者是否有 ICD 植入适应证。SCD 幸存者行血运重建可减少致命性心律失常的发生和 SCD，改善患者预后，尤其在 SCD 发生前已有缺血的证据。血运重建对陈旧性心肌梗死合并持续性单形性室速患者的影响较小，也未必能预防有大面积心肌瘢痕和左心室功能明显下降的患者的 SCD。

（3）抗心律失常药物的应用：对心肌梗死后左心功能维持在正常范围的患者，应用抗心律失常药物预防 SCD 的作用有限。CAST 的研究数据表明，钠通道阻滞剂（ⅠA 和ⅠC 类药物）增加心肌梗死后患者的死亡率，β 受体阻滞剂（Ⅱ类抗心律失常药物）可降低心肌梗死后伴左心功能减低患者的死亡率，这种保护作用也同样存在于 LVEF 维持在正常范围的患者，但对预防 SCD 的效果尚待证实。胺碘酮（Ⅲ类抗心律失常药物）并不能减少心肌梗死后伴左心功能维持在正常范围的患者 SCD，但可缓解心律失常的症状，减少心律失常事件的发生。有症状但无致命性心律失常（室早或短阵发作和慢室率 NSVT）患者，可以选用胺碘酮，因其可抑制心律失常而不恶化预后。

（4）导管消融：1% ～ 2% 的患者常常在心肌梗死后的几年内发生室速，在有经验的心脏中心导管消融可有效治疗反复发作的室速，但对于能耐受的持续性单形性室速、LVEF > 0.40 且没有 ICD 支撑的患者，导管消融是否能获益尚值得进一步探索。

（二）先天性心脏病室性心律失常

室性心律失常见于先天性心脏病（先心病）患者，多数患者在常规心电监测时发现室早和非持续性室速，其中部分患者需要接受治疗。室性心律失常可发生于任何种类的先天性心脏缺陷，最常见的是法洛四联症及其变异型，外科修补术的历史悠久，但可能有致心律失常作用。欧美近年来发布的专家共识和诊治指南详细阐述了该类疾病的识别和治疗。

在整个先心病患者群中，SCD 的发生率并不高（每年 0.09%），但高于同龄对照人群。一般认为持续性室速可能增加先心病患者 SCD 的风险，但室早、非持续性室速或持续性单形性室速等与 SCD 风险的关系在先心病患者中尚未完全明确。SCD 大约占成人先心病病死率的 1/5，且在特定的先心病类型中更高危，如法洛四联症、矫正型大动脉转位、Ebsteins 畸形、左侧闭塞疾病等，但持续性室速在先心病患者中较为少见。法洛四联症患者 SCD 最强的危险因素包括 QRS 时限 > 180 ms、右心室容量超负荷、左心室功能不良和临床或诱发的持续性室速。大动脉转位的患者心房调转手术后每 10 年 SCD 发生率约 5%，快速性房性心律失常和右心室衰竭是 SCD 重要的危险因素。SCD 机制包括房性快速心律失常伴 1 : 1 房室传导恶化为心室扑动或原发性室颤。目前导管消融快速性房性心律失常是一种有效的治疗方法并可降低 SCD 风险。

1. 先心病患者心电生理检查适应证 在部分高选择性先心病患者中，如果心室程序电刺激诱发出室性心律失常（室颤、单形性室速或多形性室速），则心律失常事件风险和总体死亡率均增加。这些选择性病例往往有心律失常症状（持续心悸、晕厥）和（或）其他预测因素，如大龄时手术、QRS 时限 > 180 ms、复杂室早、右心室或左心室功能不良和活动耐力下降。大龄先心病和法洛四联症患者，心室程序刺激阳性提示 ICD 应用、猝死和血流动力学恶化风险增加，阳性预测值为 20% ～ 60%；相反，在相对年轻、未经过筛选的先心病患者中，心电生理检查预测价值很低。室上性心动过速，尤其是房速在先心病患者中较常见，并可以导致 ICD 不恰当放电，因此在心电生理检查中需要进行房速的评估。选择合适的先心病患者进行心电生理检查时应该综合考虑多种因素，包括症状、血流动力学状态和外科手术史。危险度较低的患者，如心功能正常、不频发的室早和临床症状轻微等，应该随访观察，暂不考虑心电生理检查。

2. 先心病患者合并室速和室早的治疗 先心病合并自发持续性室速患者，应考虑侵入性血流动力学检查和电生理检查以评估风险，推荐的治疗包括导管消融或外科手术切除病灶以彻底消除室速，如果不适合或者不成功，推荐植入 ICD。植入 ICD 的先心病患者如频繁放电，治疗策略包括抗心律失常药物、消融（导管或外科）及抗心动过速起搏治疗。目前尚无前瞻性的临床研究提供指导性的治疗建议，因此此类患者的治疗目前仅基于专家共识推荐。

抗心律失常药物常用于室早和低危 NSVT 的治疗，患者症状明显改善或室早减少定义为有效，但是否能降低死亡率目前尚无定论。关于抗心律失常药物（例如美西律、普罗帕酮、索他洛尔和胺碘酮）的安全性和有效性的证据来源于少数病例对照研究，仅胺碘酮用于儿童先心病患者室速的治疗有小部分前瞻性研究。对植入 ICD 的患者和因解剖因素无法植入 ICD 的患者，以上抗心律失常药物仍然可以使用。ICD 程控时，提高室颤的诊断频率及延长室速的识别时间，可以减少针对 NSVT 的抗心动过速起搏（ATP）或者电击治疗，因这些 NSVT 往往可以自行终止。β 受体阻滞剂应用于先心病室速患者同样缺乏前瞻性研究数据，因其使用范围广泛，常被选择用于控制室早的治疗。

小样本的研究结果表明，导管消融先心病患者合并单形性室速的可行性，报道的成功率在 60% ～ 90%。2014 年 ESC 成人先心病指南建议导管消融可以作为持续性单形性室速的单一治疗手段，但少部分病例导管到达心室内膜的径路可能因为先天性的解剖异常而受到限制。心脏结构正常的成人研究结果显示，频发单形性室早（> 15%）及新发的或进展性心功能不良，室早消融可以成为抗心律失常药物治疗无效的有效辅助手段。

室性心律失常在血流动力学负荷较重的患者中常见，新发或者增多的室性心律失常首先应考虑进行血流动力学评估。然而，单纯改善血流动力学不会消除室性心律失常。

在过去的 20 年，先心病患者的 ICD 治疗已从二级预防上升为一级预防。系列回顾性研究结果表明，在不同类型的先心病患者中，除室性心律失常外，无论是左心室或右心室功能障碍均是 SCD 的危险因素。因此，通过外科或介入处理残余缺陷、优化药物治疗及适宜的 CRT 治疗，对有效处理心室功能障碍十分重要。伴有晕厥或 NSVT 的先心病患者应接受血流动力学及电生理检查评估，心室程序刺激可用于确定患者 SCD 的风险。外科修补术后反复发作持续性室速的先心病患者，导管消融及外科治疗可作为 ICD 的选择性或辅助治疗措施。

（三）妊娠合并室性心律失常

1. 流行病学 心悸症状在妊娠期间较常见，另一些研究表明，妊娠期间持续性室速的发生率有所增加。尽管大部分心悸为良性，但妊娠期间新发的室速有一定风险。在结构性心脏病女性患者中，妊娠明显增加室性心律失常风险。先天性 LQTS 女性患者，妊娠后期（怀孕 40 周以后）心脏事件风险明显增高，故在妊娠期间和产后应该继续 β 受体阻滞剂治疗。Brugada 综合征的女性患者在妊娠期和产后可以是安全的，若室速发生于妊娠最后 6 周或产后早期，应除外围生期心肌病可能。

2. 诊断 心悸可以由房性早搏、室早或窦性心动过速所致，大多数为良性。部分患者在妊娠期可因阵发性室上性心动过速导致心悸症状加重。妊娠期出现的新发室速,可能与儿茶酚胺分泌增多有关。有室速病史或存在结构性心脏病的患者,室速复发的危险增高,患有结构性心脏病的女性,妊娠会显著增加肺水肿、脑卒中和 SCD 风险。

3. 治疗 若出现良性心律失常,可不使用药物治疗,应安慰患者,同时应避免咖啡因、吸烟和酒精等刺激物。计划怀孕的妇女,症状性心动过速应在怀孕前行导管消融治疗,如果推荐药物治疗,则应尽可能推迟至妊娠晚期应用,且用最低有效剂量较为明智。妊娠时无结构性心脏病的心律失常通常对 β 受体阻滞剂敏感;若 β 受体阻滞剂无效,可考虑应用索他洛尔或 Ic 类钠通道阻滞剂。妊娠期的头 3 个月药物对胎儿的致畸作用最强,以后应用药物也可能对胎儿生长和发育产生不良影响,且可增加致心律失常风险。发作时有明显症状或血流动力学障碍的右心室流出道起源的 IVT,可用维拉帕米或 β 受体阻滞剂(美托洛尔或比索洛尔)预防。患 LQTS 的孕妇,推荐妊娠期和产后全程服用 β 受体阻滞剂,除非存在明确的禁忌证。特发性左心室分支性室速通常对 β 受体阻滞剂无反应,可以试用维拉帕米,其机制可能与抑制部分除极的浦肯野纤维缓慢钙内流相关。伴有血流动力学不稳定的室速或室颤的孕妇应直接电复律或除颤。对药物治疗无效或难以耐受的心动过速患者,可在有经验的心脏中心尝试导管消融,消融过程中应做好胎儿防射线保护,并告知孕妇和家属相关风险。植入 ICD 的妇女可以成功妊娠,如果怀孕期间有 ICD 适应证,为避免 X 线辐射,可考虑应用皮下 ICD,但应进行目前有限的经验权衡。

(四)心肌病合并室性心律失常

心肌病表现为心肌组织的结构和功能性异常,其异常仅用冠状动脉狭窄或心脏异常负荷不能解释。心肌病根据形态和功能特点的不同可进一步分为遗传性和非遗传性亚组。心肌病主要包括 DCM、HCM、ARVC、浸润性心肌病(如心脏淀粉样变性)、限制性心肌病和其他心肌病(如左心室致密化不全和 Chagas 病)。几乎所有的心肌病与室性心律失常和 SCD 风险增高相关,且随心肌病的病因学和严重性不同而变化。

1. 心肌病并发室性心律失常

(1)DCM:主要表现为左心室扩大和收缩功能异常。至少 20% 的成年 DCM 患者有潜在的基因突变,其亲属中 10% ~ 20% 在临床观察中存在心肌病的表现;一些后天的因素也可以导致 DCM,包括炎症、传染病、系统性疾病、妊娠、药物、酒精和毒素等。DCM 的主要死因为逐渐加重的心衰和猝死,其次为室性心律失常,最后为心动过缓,5 年的病死率约 20%。

(2)HCM:HCM 为常染色体显性遗传性疾病,以左心室特征性肥厚为主要特征,HCM 的年心血管病死亡率为 1% ~ 2%,其中 SCD 约占一半,其他主要的心血管死因是心力衰竭、血栓栓塞和房室传导阻滞。HCM 患者室性心律失常与心肌病变程度相关,有研究显示,25% 的患者在动态心电图中可发现 NSVT,且此 NSVT 与 SCD 相关。MRI 心肌成像检查中的延迟显像代表了心肌纤维化,延迟显像阳性的患者发生室早和 NSVT 的概率要高于阴性患者。

(3)ARVC:ARVC 为进展性心肌疾病,以室性心律失常、心力衰竭和 SCD 为主要特征。ARVC 的组织学特点是心室肌细胞(尤其是右心室心肌)被脂肪细胞和纤维细胞所取代。ARVC 的患病率为 1/5000 ~ 1/1000,病变呈进展性。ARVC 在临床上表现为右心室的结构和功能异常,主要累及肺动脉瓣和三尖瓣环周围的右心室心肌,部分患者可累及左心室,心外膜病变程度明显重于心内膜。应用组织学、遗传学、心电生理和影像参数标准可把患者分为确定的、临界的和可能的诊断类别。在大部分病例中,ARVC 有常染色体显性遗传特征,患者大部分发病于 20 ~ 50 岁,是运动员和年轻人 SCD 的主要原因之一。ARVC 患者的年病死率为 1.0% ~ 2.3%,死亡原因除 SCD 外,主要为心力衰竭。有 2/3 的患者经静息和 24 h 动态心电图及运动试验时检测到室性心律失常,通常为右心室起源,但室速时 QRS 波电轴通常不同于右心室流出道起源室速,并且有多种 QRS 波形态。最近的一项主要针对植入 ICD 的 ARVC 患者研究发现,大多数 ICD 适当治疗的室性心律失常为持续性单形性室速。

2. 心肌病室性心律失常的危险评估 危险评估是指评估心肌病患者发生致命性室性心律失常风险大小,目的是对患者进行危险分层并指导治疗。常用的评估手段主要包括病史、心电图、心功能、自主神经功能和反映心室复极的指标等。心功能状态是 DCM 患者最好的危险评估指标，LVEF < 0.30 的患者持续性室速、室颤和 SCD 的发生率明显升高，LVEF 每降低 0.10，发生室颤、持续性室速和 SCD 的相对危险增加 2.3 倍。出现 NSVT 的患者，SCD 的发生率也明显增高；反映自主神经功能的压力反射敏感性降低和反映心室复极异常的微伏级 T 波电交替阳性，也预示着患者发生致命性室性心律失常的危险性增加。HCM 患者 SCD 的危险因素包括心脏骤停事件、自发的持续性室速、早发猝死家族史、不能解释的晕厥、左心室肥厚≥ 30 mm、运动血压异常、自发的 NSVT。ARVC 患者，有 SCD 史或晕厥史，不能耐受室速的患者有比较高的猝死风险，推荐 ICD 治疗；其他猝死危险因素包括 ICD 因持续性室速频繁放电、频发 NSVT、早发猝死家族史、弥漫性右心室疾病、QRS 时限延长、心脏 NRI 检查延迟钆剂增强（包括左心室受累）、左心室功能不良和电生理检查诱发出室速。

3. 心肌病室性心律失常的处理 首选 ICD 治疗 SCD 高风险的心肌病患者来说，无 ICD 适应证的患者可以首选 β 受体阻滞剂控制室性心律失常发作，用药物并逐渐加大剂量以获得理想的效果，无效可换用胺碘酮或索他洛尔。当植入 ICD 的患者出现频繁室速或室颤时也可采用药物治疗，索他洛尔效果较好，也可联合使用 β 受体阻滞剂和胺碘酮或单独静脉应用胺碘酮。所有心肌病伴发室性心律失常的患者应慎用 I c 类抗心律失常药物，尤其伴有左心室功能受损的患者应禁用。无 ICD 适应证的 SCD 低危患者，导管消融可作为药物治疗无效的症状性持续性室速、非持续性室速和室早患者的治疗选择。对 ICD 植入后频繁电击的患者，导管消融可作为辅助手段减少室速和（或）室颤的发生率，减少患者的痛苦。心肌病室性心律失常的导管消融难度在于部分患者术中心律失常难以诱发，或诱发出的心律失常不能持续，或心律失常发作时伴血流动力学不稳定。近年来应用三维标测技术进行基质标测，在其指导下无需诱发心动过速也可进行消融。值得指出的是，对 DCM 或 ARVC 患者，心内膜联合心外膜消融，可提高消融成功率。然而心内膜联合心外膜消融需要较高的技术且有一定风险，因此，心肌病的室速消融应限制在有经验的心脏中心开展。

（五）心力衰竭合并室性心律失常

心力衰竭患者并发室性心律失常和 SCD 发生率明显增高，临床研究表明，恶性心律失常是心力衰竭患者发生 SCD 的主要原因。室性心律失常的发生和严重程度与心力衰竭的程度相关，但其预测猝死的价值尚不明确。心力衰竭合并室性心律失常的处理，应首先进行病因治疗，包括稳定血流动力学、改善心功能、纠正电解质紊乱等。由于起效迅速和在心力衰竭患者中应用的安全性，静脉胺碘酮应用于急性心力衰竭中威胁生命的心律失常被广泛接受，在急性心力衰竭过程中，患者对室性心律失常可能很难耐受，应尽早电复律，不应尝试药物终止心律失常。患有严重心肌病的患者，常伴有室内传导阻滞，这增加了室性与室上性心律失常的鉴别难度。对血流动力学不稳定的心律失常患者，在室性或室上性心律失常难以明确时，电复律是合适的。24 h 动态心电图检查发现，30% ～ 80% 的患者出现 NSVT，关于 NSVT 能否增加心衰患者死亡率的问题，目前尚有争议，部分研究结果提示，NSVT 与 SCD 间并无关联关系，也没有证据显示抑制 NSVT 可改善心衰患者的预后。

SCD 约占心力衰竭患者死亡的 50%，然而，很少有证据表明抗心律失常药物可以减少 SCD 风险。早期应用胺碘酮预防猝死的多项临床研究结果不一，部分研究提示其可降低病死率，但其他试验结果表明对生存无影响。SCD-HeFT 研究结果显示，与对照组相比，对 LVEF ≤ 0.35，心功能 Ⅱ ～ Ⅲ级（NYHA 分级）的患者胺碘酮并不能改善生存率，而 ICD 可显著降低心力衰竭患者 23% 的总死亡率，这与 DEFINITE 等临床研究结果一致。心脏再同步治疗除颤器（CRT-D）可能有助于晚期心衰（心功能 Ⅲ ～ Ⅳ级）患者生存率的提高和临床症状的改善。临床研究显示，CRT 可以改善患者的血流动力学，增加 LVEF，提高运动耐量和改善生活质量，但对于无 ICD 支持的 CRT 能否降低猝死风险仍有争议。对合并室性心律失常的心衰患者，可在优化药物治疗的基础上，选择胺碘酮、索他洛尔和（或）β 受体阻滞剂作为 ICD 的辅助治疗。心力衰竭患者 SCD 的危险分层十分重要，猝死高危患者，应根据相关指南行 ICD 或 CRT-D 治疗；对 ICD 和药物治疗仍然不能控制的室性心律失常患者，可联合导管消融治疗。

（六）遗传性心律失常综合征

1. LQTS

（1）定义和流行病学：LQTS 是一种常染色体遗传性心脏病，以反复发作晕厥、抽搐、甚至猝死为特征临床性表现，以 QT 间期延长，T 波异常，TdP 为心电图表现的一组综合征。LQTS 平均发病年龄为 14 岁，未经治疗的 LQTS 患者，每年 SCD 的发生率估计为 0.33%～0.90%，而晕厥的年发生率为约为 5%。国内研究结果显示，我国 LQTS 发病特点无地域性差别，女性多于男性，可在任何年龄段发病，但以年轻人为主。疾病的诱因和发作时的症状与国外报道类似，有 15 种基因的突变与 LQTS 有关，大多数为钾、钠或钙电压依赖性离子通道的亚单位编码。基因筛查可发现 75% 的 LQTS 患者存在致病基因突变，KCNQ1、KCNH2 和 SCN5A 3 个主要基因占其中的 90%。

先天性 LQTS 按是否伴耳聋分别命名为 Jervell-Lange-Nielson 综合征（Jervell and Lange-Nielsen syndrome，JLNS）和 Romano-Ward 综合征（Romano-Ward syndrome，RWS），前者为常染色体隐性遗传，仅占 1%；后者为常染色体显性遗传，约占 99%。迄今为止，已经发现 15 个 LQTS 致病基因共约 1 200 多个基因突变，最常见的 LQTS 致病基因主要包括 *KCNQ1*（LQT1）、*KCNH2*（LQT2）、*SCN5A*（LQT3）。最近报道的国内注册研究显示 230 例 LQTS 患者，46 例 *KCNQ1* 突变，54 例 *KCNH2* 突变，4 例 *SCN5A* 突变；国人 LQTS 患者基因型 - 表型分析表明，基因突变位点与临床表型相关，与国际报道一致，表明国人 LQTS 患者基因突变位点致表型特征与非亚系患者也存在共性。在经依赖致病基因突变诊断为 LQTS 的患者中，20%～25% 的患者 QTC 间期正常。对一些激发试验，如仰卧 - 立位试验、运动试验恢复期或对肾上腺素注射期间的 QT 间期进行测量，有助于发现静息状态下 QTC 间期正常的 LQTS 患者。这些检查对难以确诊的患者可能有效，但需要在临床中进行广泛验证。

（2）危险分层及管理方法：个体的风险分层应结合临床、心电图和遗传学等方面的资料。心脏骤停的幸存者有较高的复发风险，即使接受 β 受体阻滞剂的治疗，5 年内的复发率仍高达 14%，这一证据支持在心脏骤停的幸存者中应用 ICD。晕厥的发生与心脏骤停的风险增加相关。LQTS 女性在产后 9 个月内发生心脏事件的风险增加（尤其是 LQT2 患者），对 LQT1 和 LQT2 患者，基因突变位点的位置和类型可能与心脏骤停的风险不同相关，但这些发现在应用于临床实践之前需要作进一步的研究。携带致病性突变的无症状患者有中等强度发生心脏事件的风险，年龄小于 40 岁的患者发生风险约为 10%，这类患者可考虑应用 β 受体阻滞剂治疗。

典型 LQTS 患者较容易识别，但部分临界状态患者，难以做出危险分层的准确判断，基因检测和临床检查有助于患者的危险评估。一些特异基因变异导致的 LQTS，如 JLNS 和极罕见的 LQT8，其恶性心律失常事件常早发且治疗效果不佳；在常见的 LQT1、LQT2 和 LQT3 患者中，突变位点、类型和基因功能损害程度与危险分层相关；此外，同时携带 2 个或 2 个以上位点突变的 LQTS 患者比携带单个位点突变的 LQTS 患者临床表现更趋严重。LQTS 的危险分层主要参考指标有：QTC 间期＞500 ms 者为高危，QTC 间期＞600 ms 者为极高危；确定存在 2 个致病突变基因且 QTC 间期＞500 ms 的 LQTS 患者，尤其有症状者为高危；（心电图）表现为 T 波电交替的 LQTS 患者，特别是已接受适当治疗但仍然存在心电不稳定的患者，是采取预防措施的直接指征；已经接受全面治疗，但是依然出现心律失常事件的 LQTS 患者，属于高危。隐匿的阳性突变患者发生心律失常事件的风险较低，年龄小于 40 岁的低危患者，心律失常事件的发生风险约为 10%。在各基因型患者中，男性 LQT1 患者若在年轻时无症状，之后出现症状的危险较小；然而女性，尤其是女性 LQT2 患者在 40 岁之后仍有发病风险。没有任何证据支持心室程序刺激在 LQTS 患者风险分层中的预测价值。

2. 短 QT 综合征（SQTS）

（1）定义和流行病学：SQTS 是一种以心电图 QT 间期缩短、伴有致命性心律失常为特征的遗传性心脏电紊乱疾病。目前 QTC 值与正常值下限的分界值在 SQTS 的诊断中尚存在着争议。有学者建议 QTC 值应在正常心率时计算，避免因心率过快或过慢时使用 Bazzett 公式校正后出现低估或高估的偏差。目前已发现 5 个基因与 SQTS 相关，但是基因筛查的总体检出率仍较低（约 20%）。目前，我国有关 SQTS 的病例报道共 17 篇，包括 1 个家系和 40 例散发的 SQTS，致病基因主要是 KCNH2、短 QT 合并 Brugada 样波的 SCN5A 基因及 KCNQ1 基因。各年龄组的 SQTS 均具有较高的致命性，包括几个月的婴儿，在 40 岁以前首次心脏骤停发生率 > 40%。SQTS 的猝死率高可能与报道例数少有关，也可能与无症状的 SQTS 患者的识别率过低有关。

（2）危险分层及管理方法：每年 10% 的 SQTS 患者可再发心脏骤停，因此有心脏骤停病史的 SQTS 患者应接受 ICD 治疗作为二级预防，由于缺乏预测心脏骤停的独立危险因素，对 SQTS 患者最佳的一级预防策略尚不清楚。没有数据量化 SQTS 患者在竞技性体育活动中的致心律失常风险。

小样本队列研究表明奎尼丁能延长 QT 间期并减少心律失常事件，患者应用奎尼丁应仔细监测 QT 间期延长和可能导致的心律失常事件。需要 ICD 治疗但存在治疗禁忌或拒绝植入的 SQTS 患者可考虑奎尼丁治疗。我国有研究报道，利多卡因可延长 QT 间期并有效终止和预防 1 例 SQTS 患者的室速发作。目前无证据支持心室程序刺激在预测 SQTS 患者心律失常事件中的价值。

3. Brugada 综合征

（1）定义和流行病学：东南亚地区 Bruga-da 综合征的发病率高于西方国家，占 1/10 000 ～ 1/1000，为常染色体外显性遗传，与年龄及性别相关，多表现为成年发病，男性患者发病率是女性的 8 倍。室颤可以发生在任何年龄段，平均（41±15）岁，常在休息或睡眠时发作。最近的 Meta 分析显示，心律失常事件（持续性室速、室颤或适当的 ICD 治疗、猝死）在有 SCD 病史的患者的年发生率为 13.5%，有晕厥病史的患者为 3.2%，而无症状的患者仅占 1%。我国汉族健康人群中 Brugada 综合征的流行病学资料相对少见，我国南方地区汉族健康人群的流行病学调查资料显示，Brugada 综合征样心电图改变在南方地区汉族健康人群中具有较高的检出率，约为 7.5/1 000，男性发生率为 9.9/1 000，表明 Brugada 综合征样心电图改变在我国健康人群并不少见。发热、过量酒饮和过度进食可引起 Ⅰ 型 Brugada 综合征心电图改变并诱发室颤。应用阿马林或普罗帕酮等药物激发试验有助于对 Ⅱ～Ⅲ 型 Brugada 综合征进行诊断。目前至少发现 19 种基因与 Brugada 综合征有关，仅有 SCN5A 和 CACN1AC 在基因型阳性的患者中所占比例 > 5%。基因检测结果目前对预后和治疗并不产生影响，但对已经明确基因型的先证者的家庭成员，则建议进行基因检测。

（2）危险分层及管理：ICD 是目前唯一可降低 Brugada 综合征患者 SCD 风险的治疗措施，因此，对证实有室速或室颤的患者及存在自发的 Ⅰ 型 Brugada 综合征心电图改变且伴有晕厥史的患者推荐植入 ICD。关于心室程序刺激的预测价值仍有争论，大多数临床研究没能对其在随访过程中发生的阳性或阴性心脏事件的预测意义做出定论。基于奎尼丁可减少程序刺激对室颤的诱发，现已提出将其作为 Brugada 综合征患者的预防治疗药物，然而至今尚没有研究证实其可降低 SCD 的风险。最近有研究表明，右心室流出道前壁心外膜消融可预防 Brugada 综合征患者的电风暴，但这种方法是否可作为临床的常规治疗还需要进一步研究证实。

4. 儿茶酚胺敏感型多形性室性心动过速（CPVT）

（1）定义和流行病学：CPVT 是一种罕见的遗传性心律失常疾病，以肾上腺素诱导的双向性或多形性室速为特征。估计发病率为 1/10 000。CPVT 的两种主要致病基因为常染色体显性遗传的 RyR2 基因和常染色体隐性遗传的 CASQ2 基因，分别引起 CPVT1 和 CPVT2。然而 RyR2 和 CASQ2 基因突变仅能解释 60% 的 CPVT 患者，表明 CPVT 中存在其他基因突变。研究表明，KCNJ2、AnK2、TRDN 和 CALM1 基因突变可能与 CPVT 有关。CPVT 患者通常在 10 岁之前发病，体力活动和（或）情绪激动可诱发。由于 CPVT 患者心电图和超声心动图检查多为正常，因此诊断困难。临床上常推荐进行运动试验，如若运动可诱发房性和双向或多形性室性心律失常，即可以诊断为 CPVT。静脉应用儿茶酚胺活性药物对 CPVT 的敏感性尚没有被明确证实，因此不作推荐。国内关于 CPVT 的研究较少，仅见部分个案报道。

（2）危险分层及管理方法：交感神经兴奋是 CPVT 患者发生复杂室性心律失常的必要条件，多项临床研究表明，β 受体阻滞剂对大多数的 CPVT 患者有效。虽然没有研究对不同类型的 β 受体阻滞剂对 CPVT 患者的治疗效果进行比较，但大多数中心优先使用长效 β 受体阻滞剂纳多洛尔，其他非选择性 β 受体阻滞剂如普萘洛尔、美托洛尔等也同样有效。患者良好的药物依从性对预防恶性心脏事件发生起重要作用，国内一项 CPVT 长期预后及随访研究证实了这一点。运动期间室早二联律或频发的高负荷可能与心律失常事件密切相关，此类患者应加强治疗。

小样本的初步研究显示，氟卡尼可显著减少 CPVT 患者室性心律失常负荷，当 β 受体阻滞剂不能完全控制心律失常发作时，氟卡尼应考虑作为 β 受体阻滞剂首选的联合治疗药物。对不能耐受 β 受体阻滞剂的 CPVT 患者，左心交感神经切除术可能有一定的疗效，但是需要更多的数据和长期的随访量化其有效性。心脏骤停幸存者应接受 β 受体阻滞剂和 ICD 治疗；运动试验揭示心律失常控制不完全时可考虑氟卡尼治疗；对 β 受体阻滞剂和氟卡尼治疗无反应的 CPVT 患者应考虑植入 ICD。由于疼痛刺激可增加交感张力而触发心律失常，导致 ICD 电击的恶性循环甚至死亡，因此应程控 ICD 以延迟放电。心室程序刺激不能诱发双向性或多形性室速，因此对 CPVT 没有诊断和预测价值。

5. 早复极综合征（ERS） 早复极（ERP）是一种较常见的心电图表现，以心电图≥2 个相邻下壁和（或）侧壁导联出现 J 点抬高≥0.1 mV 时称为 ERP。ERP 心电图改变在一般人群中发生率高，我国 ERP 发生率为 3.4%～12.8%，男性较女性检出率高。半个多世纪以来，ERP 被视为是一种良性心电变异，但近来研究发现，ERP 与特发性室颤相关。ERS 的诊断只限于有心电图记录的特发性室颤和（或）多形性室速的患者。ERP 在遗传学上可能是多基因疾病，尚无明确的证据显示 ERS 有家族聚集和传播的现象。鉴于 ERP 心电图形态作为 SCD 预测指标的不确定性，我们认为目前还没有足够的证据对 ERS 的处理给出推荐意见。

（七）心脏结构正常的室性心律失常

1. IVT IVT 是指不伴有明显结构性心脏病，并除外代谢或电解质异常及遗传性心律失常综合征。IVT 起源部位常见于右心室流出道、左心室流出道、主动脉窦、心室流出道心外膜和肺动脉，其他起源部位包括左心室间隔部、左右心室乳头肌、二尖瓣环或三尖瓣环等。

（1）特发性流出道室速：心室流出道是特发性室速或室早最常见的部位，约 70% 起源于右心室流出道，其他起源部位包括肺动脉、主动脉窦、左心室流出道、心大静脉、心外膜、主动脉-二尖瓣环连接。特发性局灶性流出道室速通常发生于无结构性心脏病患者，多在 20～50 岁时出现，女性多见；但在某些患者心脏 MRI 可发现轻微心室壁异常。其局灶性机制包括自律性增高、微折返或触发活动。室速可被运动或应激诱发，或在静息时出现反复发作单形性室速，反复发作的 NSVT 占 60%～92%，而无休止室速仅偶尔发生。部分持续性室速患者可伴随出现同形态的室早。室速发作的频率和持续时间可在运动和（或）情绪应激时增加，运动试验时或恢复期可能激发流出道室速，典型的右心室流出道室速的 QRS 波形态为 LBBB 伴电轴下偏，室速为单形性，多种形态的室速非常罕见，如出现应排除 ARVC 等瘢痕相关性室速。尽管特发性流出道室速总体为良性病程，但恶性室速仍偶有发生。窦性心律时体表心电图通常正常，但 10% 的患者存在完全性或不完全性 RBBB；运动试验和心脏影像学检查有助于排除潜在的结构性心脏病，在某些病例可能需要心导管检查以明确诊断。由于特发性室速可以导致心动过速性心肌病，故可能与左心室功能不良的相关症状，可考虑应用钠通道阻滞剂（IC 类药物）或导管消融治疗。在右心室流出道室速或室早患者中，导管消融可以作为一线治疗；而对左心室流出道室速或室早患者，应在抗心律失常药物治疗失败后考虑导管消融。除典型的右心室流出道室速外，由于右心室流出道、左心室流出道和心大静脉解剖位置相邻近，基于体表心电图形态确定室速的起源部位精确性受限，而在电生理检查中应用激动标测和（或）起搏标测技术可精确定位。标测部位依次为右心室流出道（包括肺动脉窦）、心大静脉、主动脉窦和左心室流出道。如果在心室最早激动部位消融心律失常失败时，可以考虑心外膜标测与消融，但应严格掌握适应证。

导管消融流出道室速或室早安全性较高，并发症低，罕见并发症为流出道穿孔，尤其在游离壁侧消融时。由于左心室流出道的解剖复杂性，有时需结合穿刺房间隔和逆行主动脉途径标测和消融。左心室流出道消融并发症包括心肌穿孔、心脏压塞、脑卒中、瓣膜和冠状动脉损伤，故左心室流出道室性心律失常的消融应在有经验的中心，且在应用至少一种钠通道阻滞剂（IC 类药物）治疗无效后进行。主动脉窦起源的室速占所有特发性流出道室速的 20%，多数起源于左冠状动脉窦，其次为右冠状动脉窦、右冠状动脉窦 - 左冠状动脉窦连接处，无冠状动脉窦则罕见；主动脉窦内消融的主要并发症为冠状动脉左主干急性闭塞，因此通过冠状动脉造影、心腔内超声或消融前 CT 检查明确左主干或右冠状动脉开口解剖非常重要。临床研究发现，主动脉瓣损伤罕见。起源于主动脉窦的室性心律失常导管消融并发症发生率低的原因，可能与研究结果主要来自有经验的大的心脏中心，导致实际结果可能会被低估。经心外膜途径消融流出道室速或室早仅在心内膜途径消融失败后方可考虑。大多数局灶性心外膜室速起源邻近的心大静脉和冠状动脉，主要应关注冠状动脉损伤，覆盖其上的左心耳和心外膜脂肪垫可能为导管消融的解剖障碍。

（2）特发性非流出道起源室速：特发性左心室单形性或多形性室速可发生于伴或不伴有结构性心脏病的患者，可分为维拉帕米敏感性左心室分支性室速、束支折返性室速、分支间折返性室速或 Purkinje 局灶性室速，其中左后分支性室速最常见，约占 90%，主要发生在无结构性心脏病的年轻患者中。典型的左后分支性室速的体表心电图为 RBBB 图形、电轴上偏、QRS 波较窄，常见于年轻患者，应用维拉帕米长期治疗效果不佳，故在有经验的中心将导管消融作为一线治疗推荐。左前分支性室速和左上间隔分支性室速分别占左心室分支性室速的 10% 和 1%，前者体表心电图特征为 RBBB 伴电轴右偏，而后者则表现为窄 QRS 波和正常电轴或电轴右偏。在有经验的中心，也将导管消融作为这两种室速的一线治疗推荐。

少数患者特发性室速或室早可能起源于右心室或左心室乳头肌，起源于左后乳头肌室速或室早，通常心电图显示 RBBB 伴电轴左上偏移、QRS 时限 150 ms 左右，若钠通道阻滞剂（IC 类药物）和（或）β 受体阻滞剂无效，导管消融乳头肌起源的室早或室速是一个有效的治疗选择。在乳头肌区域标测和消融时，很难保持消融导管的稳定性，应该考虑经穿间隔途径，成功消融后的二尖瓣反流是一个潜在但罕见的并发症。

二尖瓣环起源的室早和室速占所有特发性室早和室速的 5% 左右，其体表心电图通常表现为 RBBB 图形，V$_6$ 导联常显示 S 波，胸前导联 R 波移行多在 V$_1$ 导联，部分患者移行在 V$_1$ 和 V$_2$ 导联之间。三尖瓣环起源的室早和室速约占特发性室早和室速的 8%，室速通常呈现 LBBB 图形伴电轴左偏。当钠通道阻滞剂（IC 类药物）和（或）β 受体阻滞剂治疗效果不佳时，有经验的中心应用激动和起搏标测指导消融二尖瓣环或三尖瓣环室早或室速是一个有效的治疗选择。

2. 特发性室颤 特发性室颤的诊断主要依靠排除法，但随着潜在的结构性心脏病诊断率的进一步提高或离子通道疾病新证据的出现，"特发性"室颤的诊断也将随之改变。ICD 植入作为特发性室颤二级预防的强烈推荐。

3. 短联律间期尖端扭转型室速 短联律间期尖端扭转型室速（short-coupled，TdP）是一种罕见的多形性室速，病因尚不清楚。短联律间期 TdP 的特征是以第一个极短联律间期（< 300 ms）的室早触发的室速。这种室速主要发生在伴有不明原因晕厥且有 SCD 阳性家族史的年轻患者中。

（八）运动员合并室性心律失常

与同龄非运动员相比，运动员的 SCD 风险明显增加。年轻运动员 SCD 的最常见原因为遗传性心律失常综合征和冠状动脉疾病（先天性和获得性）。不同年龄运动员 SCD 的发病率有所不同，年龄越大，其发病率越高。对有心律失常、结构性心脏病或其他心血管疾病症状与体征的运动员，除评估运动的影响外，其他评估应同非运动员患者；有晕厥或晕厥前症状史的运动员，应仔细评估以解释潜在的心血管疾病或心律失常；有严重症状的运动员，在充分评价心血管疾病的风险前，应停止竞技性比赛；对疑有结构性心脏病的运动员患者，应常规行 12 导联体表心电图、动态心电图和超声心动图等相关检查。

六、室性心律失常的紧急处理诊治建议

（1）治疗基础疾病，纠正内环境紊乱等诱因，尤其是低血钾。

（2）判断室性期前收缩是否可诱发其他严重心律失常，如室性期前收缩可诱发室速或室颤，可按照室速、室颤处理。

（3）合并器质性心脏病（包括 ACS）的室性期前收缩，如不诱发其他严重心律失常，在处理基础疾病和诱因的前提下可考虑口服 β 受体阻滞剂、血管紧张素转换酶抑制剂等，不建议常规应用抗心律失常药物。

（4）不伴有器质性心脏病的室性期前收缩，不建议常规抗心律失常药物治疗，更不应静脉应用抗心律失常药。恰当的解释，打消顾虑，减轻患者心理压力，有助于症状缓解；对精神紧张和焦虑的患者可使用镇静剂或小剂量 β 受体阻滞剂口服；症状明显者，治疗仅以消除症状为目的，可口服美西律、普罗帕酮或莫雷西嗪；不应使用胺碘酮。

（一）宽 QRS 波心动过速

宽 QRS 波心动过速以室速最为常见，也可见于快速性室上性心律失常伴有束支或室内传导阻滞、房室旁路前传的快速性室上性心律失常。诊治要点：①首先判断血流动力学状态，若不稳定，直接同步电复律。②血流动力学稳定的患者，询问病史，查阅可及的既往病历材料，了解既往发作情况、诊断和治疗措施，陈旧心肌梗死伴有新发生的宽 QRS 波心动过速，极可能为室速。③通过 12 导联心电图和（或）食管心电图寻找房室分离证据，若有房室分离，则可明确诊断为室速；若无房室分离或无法判断，不要求急性情况下精确诊断，可按照室性心动过速处理。

（二）单形性室速

1. 非持续性单形性室速 非持续性单形性室速是指心电图上连续出现 3 个及以上室性期前收缩，持续时间 < 30s。诊治建议有以下几个方面：①无器质性心脏病的非持续性单形性室速一般不是恶性心律失常的先兆，不能评估预后，除注意纠正可能存在的诱发因素外，一般不需特殊急诊处理，症状明显者可口服 β 受体阻滞剂。②发生于器质性心脏病患者的非持续室速很可能是恶性室性心律失常的先兆，应寻找并纠正可能存在的病因及诱因，在此基础上应用 β 受体阻滞剂有助于改善症状和预后。③上述治疗措施效果不佳且室速发作频繁，症状明

显者可按持续性室性心动过速应用抗心律失常药。

2. 持续性单形性室速 持续性单形性室速是指发作持续时间 > 30s，或虽然 < 30s，但伴血流动力学不稳定。诊治建议有以下几个方面：

（1）有器质性心脏病的持续性单形性室速：①治疗基础心脏病、纠正诱发因素。②有血流动力学障碍者立即同步直流电复律。③血流动力学稳定的单形性室速可首先使用抗心律失常药，也可电复律。④抗心律失常药物，首选胺碘酮，静脉胺碘酮应使用负荷量加维持量的方法，应用的剂量、持续时间个性化。静脉应用一般为 3 ~ 4 d，病情稳定后逐渐减量，但减量过程中，若室速复发，常为胺碘酮累积剂量不足所致，可静脉或口服再负荷，并适当增加维持剂量。静脉胺碘酮充分发挥药效需数小时甚至数天，且因人而异。有时需联合口服数日才生效。用药早期，即使室速的发作需反复电复律，也不能说明胺碘酮无效，若无不良反应坚持使用；若有口服胺碘酮指征，可于静脉使用当天开始，起始剂量 200 mg/ 次，3 次 /d。静脉使用胺碘酮的早期，应尽早抽血检查甲状腺功能、肝功能、摄胸片，除外胺碘酮应用的禁忌证，为口服用药的观察留下对比资料。胺碘酮疗效与累积剂量相关，应使用表格记录胺碘酮每日静脉剂量，口服剂量，日总量（静脉＋口服），以便计算累积量（至统计时每日相加总量）。胺碘酮溶液的配制应使用葡萄糖注射液，不用盐水或其他溶液。注意监测静脉胺碘酮的不良反应，避免静脉推注过快，减少低血压的发生；使用静脉胺碘酮的第 2 天起应每日复查肝功能，一旦出现明显肝功能改变，应减量或停药，并给予保肝治疗；胺碘酮输注最好使用中心静脉，也可选择较大外周静脉，应用套管针，减少静脉炎。利多卡因仅在胺碘酮不适用或无效时，或合并心肌缺血时作为次选药，近年来由于其疗效及安全性的问题，应用减少。

（2）不间断室速：是一种特殊类型的持续性室速，多数为持续单形性室性心动过速，室率 120 ~ 160 次 / 分，血流动力学相对稳定，可维持数天或十余天不等，电复律也不能终止，一般药物治疗无效，其间可穿插出现 1 ~ 2 个窦性心搏，但窦性心律不能持久。不间断室速可见于 IVT，也见于结构性心脏病如心肌梗死后，由抗心律失常药物促心律失常引起的室速。不间断室速较难终止，不

宜选用多种或大剂量抗心律失常药，使病情复杂化；应用 IC 类药物或维拉帕米等药物时，一旦出现负性变力性作用，更不易处理。只要血流动力学稳定，胺碘酮和 β 受体阻滞剂联合治疗较安全，胺碘酮可静脉与口服同时应用，逐日累加剂量，到接近负荷量时（7～10 g），多数能终止室速发作。在胺碘酮负荷过程中可再试用电复律，也可试用消融治疗。

（3）无器质性心脏病的持续性单形室速：亦称 IVT，较少见。发作时有特征性心电图图形，起源于右心室流出道的 IVT 发作时 QRS 波呈左束支传导阻滞和电轴正常或右偏；左心室 IVT 也称分支型室速，发作时 QRS 波呈右束支传导阻滞和电轴左偏图形。大多数 IVT 血流动力学稳定，但持续发作时间过长或有血流动力学改变的患者宜电转复。对起源于右心室流出道的 IVT 可选用维拉帕米、普罗帕酮、β 阻滞剂或利多卡因；对左心室流出道 IVT，首选维拉帕米，也可使用普罗帕酮，室速终止后建议患者行射频消融治疗。

（三）加速室性自主心律

加速性室性自主心律的心室率大多为 60～80 次 / 分，很少超过 100 次 / 分。常见于急性心肌梗死再灌注治疗时，也可见于洋地黄过量、心肌炎、高血钾、外科手术、完全性房室传导阻滞应用异丙肾上腺素后，少数患者无器质性心脏病。加速性室性自主心律发作短暂，极少发展成心室颤动，血流动力学稳定，心律失常本身是良性的，一般不需特殊治疗。如心室率超过 100 次 / 分，且伴有血流动力学障碍时可按照室速处理，同时治疗基础疾病。

（四）多形性室速

多形性室速常见于器质性心脏病，可进展为心室扑动或室颤。不同类型多形室速的抢救治疗措施完全不同。治疗总原则有以下几个方面：①血流动力学不稳定的多形室速应按室颤处理。②血流动力学稳定者或短阵发作的患者，应鉴别有否 QT 间期延长，分为 QT 间期延长的 TdP、QT 间期正常的多形性室速和短 QT 间期多形性室速，给予相应治疗。

1. TdP　伴 QT 间期延长的多形性室速称为 TdP。临床上常表现为反复发作的阿斯综合征，重者发生心脏性猝死。心电图显示 QT 间期延长（校正的 QT 间期，女性＞ 480ms，男性＞ 470 ms）。

可分为获得性和先天性 QT 间期延长综合征，获得性多见。

（1）获得性 QT 间期延长的 TdP

1）概述：常由药物（如某些抗心律失常药、利尿药、三环类抗抑郁药等）、电解质紊乱（如低血钾、低血镁、低血钙）、心脏本身疾病（如心动过缓、心肌缺血、心功能不全）等引起，也可由颅内高压、酗酒等引起。心电图除 QT 间期明显延长外，可有间歇依赖现象，即长 RR 间歇依赖的巨大 T 波或 U 波，RR 间期越长，其后的 T 波或 u 波改变越明显，直至激发扭转性室速。室速频率在 160～250 次 / 分，可反复发作和自行终止，亦可进展为室颤。

2）治疗要点：①根据相关指南或共识，分析 QT 间期延长的危险因素，进行危险分层。②对获得性 QT 间期延长的高危患者，积极纠正危险因素，防止 TdP 的发生。③已经发生 TdP 的患者，首要措施是寻找并停用一切可引起 QT 间期延长的药物或纠正相关因素。④硫酸镁缓慢静脉注射用于发作频繁且不易自行转复的患者，静脉输注用于发作不严重的患者，直至 TdP 减少和 QT 间期缩短至 500 ms 以内。⑤积极静脉及口服补钾，将血钾维持在 4.5～5.0 mmol/L。⑥临时起搏适用于并发心动过缓或有长间歇患者，常需 70～90 次 /min 或更快频率起搏，以缩短 QT 间期，抑制 TdP 的发生；临时起搏可能需要数日，待纠正其他致 QT 间期延长的因素后，可逐渐减慢起搏频率，直至停用。⑦与心动过缓相关的 TdP，未行临时起搏治疗前，异丙肾上腺素可用于提高心室率，但不宜用于先天性 QT 间期延长综合征或冠心病患者，阿托品也可用于提高心室率。⑧部分获得性 QT 间期延长合并 TdP 的患者可能存在潜在遗传基因异常，上述疗措施无效时，临时起搏基础上可考虑 β 受体阻滞剂和利多卡因治疗。⑨不推荐使用其他抗心律失常药物。

（2）先天性 QT 间期延长 TdP。

1）概述：为少见的遗传性心脏疾病，典型发作呈肾上腺素能依赖性，即突然运动、恐惧、疼痛、惊吓或情绪激动诱发心律失常，少部分患者可在安静或睡眠状态下发作心律失常。心电图可见发作前 QT 间期进行性延长，T、U 波振幅极易发生周期性变化，但间歇依赖现象少见。

2）诊治要点：①通过询问家族史和既往史，

除外获得性 QT 间期延长的因素，应考虑先天性 QT 间期延长综合征。②减少或避免诱发因素，如剧烈体力活动、声响刺激、精神刺激或情绪激动等；避免应用延长 QT 间期的药物，纠正电解质紊乱。③先天性 QT 间期延长所致的 TdP 有自限性，一般可自行终止；不能自行终止者，应给予电复律治疗。④β 受体阻滞剂可作为首选药物，急性期即可开始应用，可使用非选择性的 β 受体阻滞剂普萘洛尔，也可选其他制剂。通常所需剂量较大，应用至患者可耐受的最大剂量（静息心率维持 50 ～ 60 次 / 分）。⑤利多卡因及口服美西律对先天性 QT 间期延长综合征第 III 型可能有效。⑥急性期处理后，应评估是否有 ICD 指征。

2. QT 间期正常的多形室速

（1）概述：QT 间期正常的多形性室速较 QT 间期延长的多形速多见，常见于器质性心脏病。合并缺血、心力衰竭、低氧血症及其他诱发因素的患者出现短阵多形室速，常是出现严重心律失常的征兆。

（2）治疗要点：①应积极纠正病因和诱因，如纠正 ACS 患者缺血，有利于控制室速。②偶尔出现的短阵多形室速，没有严重血流动力学障碍，可观察或口服 β 受体阻滞剂治疗，一般不需静脉抗心律失常药物。③纠正病因和诱因同时，若室速发作频繁，可应用 β 受体受体阻滞剂、静脉使用胺碘酮或利多卡因。

3. 某些特殊类型的多形室速

（1）伴短联律间期的多形室速：较少见，通常无器质性心脏病，有反复发作晕厥和猝死家族史，可自行缓解。无论单一或诱发多形性室速的室性期前收缩，均有极短联律间期（280 ～ 300ms）。室速发作时心率可达 250 次 / 分，可进展为心室颤动。血流动力学稳定者首选静脉应用维拉帕米终止发作，维拉帕米无效者，可选用静脉胺碘酮；血流动力学不稳定或进展为室颤患者即刻电复律。口服维拉帕米或普罗帕酮、β 受体阻滞剂可预防复发，建议置入 ICD。

（2）Brugada 综合征：Brugada 综合征患者的窦性心律心电图表现为右束支传导阻滞、$V_1 \sim V_3$ 导联 ST 段马鞍形抬高、QT 间期正常、有多形性室速或室颤发作、室速呈短联律间期，心脏超声等其他检查无异常。主要表现为晕厥或猝死，多在夜间睡眠中发生。Brugada 综合征患者发生多形性室速伴血流动力学障碍时，首选同步直流电复律，其次可选用异丙肾上腺素。置入 ICD 是预防心源性猝死的唯一有效方法，抗心律失常药治疗效果不好。

（3）儿茶酚胺敏感性多形室速：指无器质性心脏病患者在应激情况下发生的多形性室速，典型患者呈双向性室速，导致发作性晕厥，可进展为心室颤动；多见于青少年，静息心电图正常。发作伴血流动力学障碍时，首选同步直流电复律；血流动力学稳定者，首选 β 受体阻滞剂。置入 ICD 是预防心源性猝死的有效方法。

（五）室颤或无脉性室速

是心脏骤停的一种常见形式。治疗建议有以下几个方面：①尽早进行规范的心肺复苏（CPR），高质量的 CPR 是抢救成功的重要保障。②尽早电复律，一旦取得除颤器，立即予以最大能量（双相波 200 J，单相波 360 J）非同步直流电复律，电复律后立即重新恢复 CPR，直至 5 个周期的按压与通气（30∶2）后再判断循环是否恢复，确定是否需再次电复律。③心脏骤停治疗中，CPR 和电复律是首要任务，然后才是药物治疗，在 CPR 和电复律后，可开始建立静脉通道，考虑药物治疗：①实行至少 1 次电复律和 2 min CPR 后室颤或无脉室速仍持续时，可静脉应用肾上腺素，之后再次电复律；②对 CPR、电复律和肾上腺素无效时，可快速静注胺碘酮，之后再次电复律；③在无胺碘酮或存在禁忌证时，可用利多卡因；④心脏骤停为 TdP 所致时，可静注硫酸镁，对其他心律失常不推荐使用；⑤室颤或室速终止后，应进行复苏后处理，并处理心脏骤停的病因及诱因。

（六）室速或室颤风暴

室速或室颤风暴是指 24 h 内自发的室速或室颤 > 12 次，并需紧急治疗的临床症候群。治疗建议有以下几个方面：

（1）纠正诱因、加强病因治疗。

（2）室速风暴发作时若血流动力学不稳定，尽快电复律。

（3）使用抗心律失常药物：①首选胺碘酮，快速胺碘酮负荷，可终止和预防心律失常发作，但需注意胺碘酮充分发挥抗心律失常作用需要数小时甚至数天。②抗心律失常药的基础上联合使用 β 受体阻滞剂（美托洛尔、艾司洛尔）。③胺碘酮无效或存在禁忌证时可考虑利多卡因。④抗心律失常药物联合治疗，如胺碘酮联合利多卡因，在心律失常控制后，利多卡因首先减量，胺碘酮可逐渐过渡到口服治疗。

（4）对持续单形室速，频率＜180 次 / 分且血流动力学相对稳定的患者，可置入心室临时起搏电极，在发作时进行快速刺激终止室性心动过速。

（5）应用镇静、抗焦虑等药物，必要时行冬眠疗法。

（6）必要时给予循环辅助支持，如主动脉内球囊反搏、体外肺氧合循环辅助支持。

（7）若患者置入 ICD，应调整 ICD 的参数，以便能更好地识别和终止心律失常发作，必要时评价射频消融的可能性。

第五节　心律失常紧急处理常用技术

一、食管调搏术

（一）适应证

（1）鉴别诊断：在窄 QRS 波心动过速中，可通过分析食管心电图 P 波与 QRS 波的关系鉴别室上性心动过速和房扑、室上性心动过速与室速。

（2）终止阵发性室上性心动过速。

（3）临时起搏：仅适用于窦房结功能障碍者，也作为不能或不适用经静脉临时起搏的临时过渡性治疗。

（二）操作方法

（1）向患者解释检查过程与感觉，检查设备是否良好，工作是否正常。

（2）插入电极：患者平卧或坐位，液态石蜡浸润电极导管，将顶端约 1.5 cm 段部分预扭成约 120° 的弯曲段，经鼻或口腔缓慢将电极插入。当导管尖端抵达会厌（约在进入到预定深度一半）时，令患者做吞咽动作（可预先令患者含水），同时顺势推送导管通过会厌。

（3）电极导管定位：心动过速发作时，难以根据食管心电图定位，仅可根据插入深度定位。成人一般插入 30 ～ 40cm，可根据身高调整。食管心电图看到明确的心房波（最大振幅正负双向心房波）时，应是正确位置。

（4）食管心电图记录：将食管电极的末端与心电图的一个胸前导联相联记录食管心电图，最好同步记录 V₁ 导联、食管和 V₃ 导联心电图，便于与体表心电图比较。也可与除颤器或其他心电图示波仪器相连。如果是多导电极，可选择心房波最清楚的导联进行记录。

（5）刺激电压：从 15 ～ 20 V 开始。若不能夺获心房，逐渐增加电压，一般不超过 35 V。

（6）刺激方法：终止室上性心动过速可从高于心动过速频率 30 次 / 分的频率开始刺激，每刺激 8 ～ 10 次后停止，观察效果；如无效，可以 10 次 / 分的步距增加刺激频率，最高不超过 250 次 / 分。

（7）疗效观察：用食管调搏法终止心律失常全程需心电图监测，室上性心动过速一般随着有效刺激停止而立即终止，出现窦性心律。

（8）起搏：将起搏频率置于所需频率，从 20 ～ 25V 电压开始刺激，观察心电图，确认刺激是否夺获心房；如效果不好，可在刺激的同时增加电压至稳定夺获心房。食管起搏常引起患者的明显不适感，因此时间不宜过长，仅可作为经静脉起搏前的过渡。

（9）促心律失常反应：使用过快的超速起搏终止室上性心动过速偶可诱发房颤，但多数可自行终止，少数需用药或电复律，电极插入过深偶可起搏心室。

二、临时起搏术

（一）适应证

（1）血流动力学障碍的缓慢性心律失常。

（2）长间歇依赖的 TdP。

（3）终止某些持续单形性室速。

（二）起搏方法

（1）经皮起搏：将两个特制电极片粘贴于心尖部和右胸上部，也可粘贴于前后胸部，连接具有起搏功能的除颤器。进行起搏电压和频率调节，一般需数十伏电压才可起搏成功。此法操作简单，但患者往往疼痛不适，难以耐受，起搏不能完全获心室，只可作为紧急情况下或等待经静脉起搏的过渡措施。

（2）经静脉起搏：有症状性的心动过缓，药物治疗无效或存在禁忌证，病因或诱因短时难以去除时，应尽快经静脉起搏，这种方法起搏可靠，患者痛苦小，可在床边或超声心动图指导下操作。采用经皮穿刺法经颈静脉、锁骨下静脉或股静脉置入临时起搏电极，将电极尖端置于右室心尖部，尾端与临时起搏器相连。选择适当起搏频率和电压（电流）起搏。颈静脉或锁骨下静脉途径比较利于固定，但穿刺技术要求较高；股静脉途径操作简单，但不利于长期保留，可出现一些下肢并发症；经静脉临时起搏电极可保留数日，甚至更长时间，但时间过长将出现感染、血栓等并发症。应酌情抗感染及抗凝治疗。

（3）经食管电极起搏：见前述。

三、电复律术

（一）非同步电复律

1. 适应证 适用于室颤或无脉室速的抢救和某些无法同步的室速。

2. 操作步骤 ①患者仰卧位。②将除颤电极板涂以专用导电糊，导电糊应均匀分布于两块电极板上。③选择非同步方式（一般为开机后的定式）。④选择最大电量，即单相波除颤用 360 J，双相波用 200 J。⑤电极板位置安放，"STERNUM" 电极板上缘放于胸骨右侧第二肋间，"APEX" 电极板上缘置于左腋中线第 4 肋间，电极板与皮肤紧密接触。⑥充电，关闭氧气。⑦观察患者周围情况，确定操作者和周围人员与患者无直接或间接接触。⑧对电极板施加一定压力（3～5kg）。⑨再次观察心电图，确认有电复律指征，双手拇指同时按压放电按钮。⑩放电后，移开电极板，继续心肺复苏，以后根据循环恢复情况决定是否需再次电复律。⑪非同步电复律需持续心电监护。

（二）同步直流电转复

1. 适应证 适用于房颤、阵发性室上性心动过速、阵发性室速，尤其适用于伴心绞痛、心力衰竭、血压下降等血流动力学障碍及药物治疗无效的患者。

2. 操作步骤 ①患者仰卧位。②吸氧。③持续心电监护。④建立静脉通道。⑤做好气管插管等复苏抢救准备。⑥将复律方式调为同步，观察心电图，检查除颤器同步性能。⑦经静脉缓慢注入镇静剂（如安定、咪唑安定等），直至神志朦胧状态，停止用药。⑧将电极板涂以导电糊，并分别放置于患者右锁骨中线第 2 肋下方及左腋中线第 4 肋间，电极板与皮肤紧密接触。⑨根据不同心律失常选择复律电量并充电，关闭氧气。⑩充电完毕，周围人员离开床边，持续按住放电按钮，直至放电。⑪观察并记录心电图，如无效，可重复电转复（最多 3 次）；再次复律应增加电量，最大可用到双相波 200 J，单相波 360 J。⑫转复过程中与转复成功后，均须严密监测心律/心率、呼吸、血压、神志等变化。

（芦颜美）

参 考 文 献

方祖祥，江洪，朱中林，等.2003.埋置心脏起搏器及抗心律失常器指南（修订版）.中国心脏起搏与心电生理杂志，17（5）：321-338.

黄从新，张澍，黄德嘉，等.2015.心房颤动：目前的认识和治疗建议.中华心律失常学杂志，19（5）：321-384.

刘文玲，胡大一，郭继鸿，等.2014.晕厥诊断与治疗中国专家共识（2014年更新版）.中华内科杂志，53（11）：916-925.

中华医学会心电生理和起搏分会，中国医师协会心律学专业委员会.2016.室性心律失常中国专家共识.中华心律失常学杂志，20（4）：279-326.

中华医学会心血管病学分会，中国老年学学会心脑血管病专业委员会中国生物医学工程学心律分会，中华医学会心电生理和起搏分会中国医师协会循证医学专业委员会心律失常联盟（中国）.2012.心房颤动抗凝治疗中国专家共识.中华内科杂志，51（11）：916-921.

中华医学会心血管病学分会，中国生物医学工程学会心脏起搏与电生理分会，中国心脏起搏与心电生理杂志编辑委员会，等.2005.室上性快速心律失常治疗指南.中华心血管病杂志，33（1）：2-15.

《心律失常紧急处理专家共识》专家工作组.2013.心律失常紧急处理专家共识.中华心血管病杂志，41（5）：363-376.

Ackerman MJ，Priori SG，Willems S，et al.2011.HRS/EHRA expert consensus statement on the state of genetic testing for the channelopathies and cardiomyopathies thisdocument was developed as a partnership between the Heart Rhythm Society（HRS）and the European Heart Rhythm Association（EHRA）.Heart Rhythm，8（8）：1308-1339.

Brignole M，Auricchio A，Baron-Esquivias G，et al.2013.2013 ESC guidelines on cardiac pacing and cardiac resynchronization therapy：the task force on cardiac pacing and resynchronization therapy of the European Society of Cardiology（ESC）.Europace，15（8）：1070-1118.

Buxton AE，Calkins H，Callans DJ，et al.2006.ACC/AHA/HRS 2006 key data elements and definitions for electrophysiological studies and procedures：a report of the American College of Cardiology/ American Heart Association Task Force on Clinical Data Standards （ACC/AHA/HRS Writing Committee to Develop Data Standards on Electrophysiology）.J Am Coll Cardiol，48（11）：2360-2396.

Calkins H，Brugada J，Packer DL，et al.2012.Heart Rhythm Society Task Force on Catheter and Surgical Ablation of Atrial Fibrillation. Heart Rhythm，9（4）：632-696，e21.

Epstein AE，DiMarco JP，Ellenbogen KA，et al.2008.ACC/AHA/ HRS 2008 Guidelines for Device-Based Therapy of CardiacRhythm Abnormalities：a report of the American College of Cardiology/ American Heart Association Task Force on PracticeGuidelines （Writing Committee to Revise the ACC/AHA/NASPE 2002Guideline Update for Implantation of Cardiac Pacemakers andAntiarrhythmia Devices） developed in collaboration with the American Association for Thoracic Surgery and Society of Thoracic Surgeons.J Am Coll Cardiol，51（21）： e1-62.

Gregoratos G，Abrams J，Epstein AE，et al.2002.ACC/AHA/NASPE 2002 Guideline Update for Implantation of Cardiac Pacemakers and Antiarrhythmia Devices—summary article：a report of the American College of Cardiology/American Heart Association Task Force on Practice Guidelines （ACC/AHA/NASPE Committee to Update the1998 Pacemaker Guidelines）.J Am Coll Cardiol，40（9）：1703-1719.

January CT，Wann LS，Alpert JS，et al.2014.American College of Cardiology/American Heart Association Task Force on Practice Guidelines.2014 AHA/ACC/HRS guideline for the management of patients with atrial fibrillation：a report of the American College of Cardiology/AmericanHeart Association Task Force on Practice Guidelines and the Heart Rhythm Society.J Am Coll Cardiol，64（21）： e1-76.

Page RL，Joglar JA，Caldwell MA，et al.2016.2015 ACC/AHA/HRS guideline for the management of adult patientswith supraventricular tachycardia：Executive summary：A Report of the American College of Cardiology/American Heart AssociationTask Force on Clinical Practice Guidelines and the Heart RhythmSociety.Heart Rhythm.，13（4）： e92-135.

Priori SG，Wilde AA，Horie M，et al. 2013.Executive summary： HRS/EHRA/APHRS expert consensus statement on the diagnosis and management of patients with inherited primaryarrhythmia syndromes. Heart Rhythm，10（12）：e85-108.